# Conversando com o PEDIATRA

**Escrituras Editora e Distribuidora de Livros Ltda.**
Rua Maestro Callia, 123 – Vila Mariana – São Paulo, SP – 04012-100
Tel.: (11) 5904-4499 – Fax: (11) 5904-4495
www.escrituras.com.br
escrituras@escrituras.com.br

| | |
|---|---|
| **Diretor editorial** | Raimundo Gadelha |
| **Coordenação editorial** | Mariana Cardoso |
| **Assistente editorial** | Bélgica Medeiros |
| **Capa e projeto gráfico** | Felipe Bernardo |
| **Diagramação** | Bárbara de Souza e Felipe Bernardo |
| **Ilustrações** | Sérgio Gomes |
| **Revisão** | Jonas Pinheiro |
| **Impressão** | Arvato |

**Dados Internacionais de Catalogação na Publicação (CIP)**
**(Câmara Brasileira do Livro, SP, Brasil)**

---

Conversando com o Pediatra/ organizador e autor principal Otelo Schwambach Ferreira; colaboradores profissionaise familiares. – São Paulo: Escrituras Editora, 2013.

Bibliografia.
ISBN 978-85-7531-454-8

1. Crianças – Doenças – Diagnóstico 2. Pediatria – Obras de divulgação 3. Sintomas em crianças – Obras de divulgação I. Ferreira, Otelo Schwambach.

13-02811 CDD-618.92
NLM - WS - 200

---

Índice para catálogo sistemático:

1. Crianças: Doenças e Tratamento: Pediatria 618.92
2. Doenças infantis: Tratamento: Pediatria 618.92
3. Crianças: Doenças e Tratramento: Pediatria WS – 200

GOVERNO FEDERAL BRASIL PAÍS RICO É PAÍS SEM POBREZA
Chesf

Impresso no Brasil
*Printed in Brazil*

# Conversando com o PEDIATRA

Organizador e autor principal
**Dr. Otelo Schwambach Ferreira**
Professor aposentado de pediatria da Universidade Federal de Pernambuco
Colaboradores
**Profissionais e Familiares**
Ilustrador
**Sérgio Gomes**

escrituras MÉDICAS IMIP
São Paulo, 2013

DEDICADO

AOS MEUS NETOS
Felipe, Bruna, Maria Augusta, Maria Fernanda e Maria Júlia
E A TODAS AS OUTRAS CRIANÇAS BRASILEIRAS,
O MAIS VALIOSO PATRIMÔNIO DO NOSSO PAÍS.

**Dr. Otelo Schwambach Ferreira**

# Introdução

A Medicina é uma ciência cujos saberes parecem muito distantes da vida do cidadão comum. Aos olhos da sociedade, o médico é visto como uma entidade detentora de informações preciosíssimas, frequentemente inacessíveis ao doente e seus familiares. Essa distância, por vezes imensa, não deveria existir pelo bem da relação médico-paciente e, acima de tudo, da saúde da população.

A fim de diminuir esse hiato entre a Medicina e a comunidade, o ilustre pediatra pernambucano, Otelo Schwambach Ferreira, com apoio do célebre Instituto de Medicina Integral Professor Fernando Figueira (IMIP), teve a iniciativa de publicar este livro intitulado *Conversando com o Pediatra*. Trata-se de um guia que traz todas as informações essenciais para pais e familiares a respeito da saúde dos bebês, das crianças e dos hábitos que, se não modificados durante a infância, serão determinantes para a saúde do indivíduo adulto.

Nas 768 páginas, a obra traduz, em linguagem simples, agradável e ilustrada, temas como laringite, convulsão febril, cefaleia, rinite, distúrbios do sono, anemia, alergias, uso de antibióticos, entre tantos outros assuntos. Também aborda de maneira direta os aspectos emocionais que são tão marcantes durante o período do crescimento, como o uso da chupeta, a masturbação e o fantasma da dependência química. Para completar esta obra, há também capítulos importantíssimos que não deixam de lado a questão dos direitos da criança e adolescente, a relação entre o paciente e o pediatra, a adoção e a separação dos pais.

O livro *Conversando com o Pediatra*, contou com a relevante colaboração de diversos especialistas, além de mães, pais, avós, tios que ajudaram a nortear os autores quanto às principais dúvidas e inseguranças da população.

Como médico que sou por paixão, considero que esta obra, seus autores e colaboradores cumprem com a importante função social de informar e preparar cada indivíduo para lidar com as questões marcantes da infância e adolescência.

**Antonio Carlos Lopes**
Presidente da Sociedade Brasileira de Clínica Médica

## CADASTRO DOS MÉDICOS E OUTROS PROFISSIONAIS

**ADEILDO SIMÕES DA SILVA**
Médico, especialista em pediatria, mestre em medicina e professor da UFPE.

**ADRIANO ALMEIDA CALADO**
Médico, especialista em uropediatria, mestre e doutor em medicina, e professor da UPE.

**AGUINALDO JUREMA** (*in memoriam*)
Médico, especialista em otorrinolaringologia e professor universitário.

**ALEXANDRE ADOLFO ROMERO MACHADO**
Médico, especialista em ortopedia, e professor da UFPE.

**ALVARO MACHADO NETO**
Médico, especialista em pediatria, mestre em medicina e professor da UNCISA.

**AMÉRICO ERNESTO DE OLIVEIRA JÚNIOR**
Médico com formação e pós-graduação em medicina do trabalho.

**ANA CAROLINA VALENÇA COLLIER**
Médica, especialista em oftalmologia pediátrica.

**ANA CLÁUDIA ZUANELLA**
Psicóloga.

**ANA MARIA PAIVA BEÇA**
Psicóloga e especialista em psicologia educacional.

**ANA MARIA CAMPOS VAN DER LINDEN**
Médica e pós-graduada na França em neurologia da criança.

**ANDRÉIA YURIKO O. DE ANDRADE LIMA**
Terapeuta ocupacional com especialização na área.

**ANIBAL AUGUSTO GAUDÊNCIO DE MELO**
Médico.

**CÂNDIDA AUGUSTA R. DE MORAES GUERRA**
Odontóloga, especialista em odontopediatria, e mestra em odontologia.

**CARLOS GONÇALVES DE OLIVEIRA**
Médico, especialista em pediatria, e doutor em medicina.

**CARMEN LÚCIA CAMPOS MACIEL**
Psicóloga e mestra em antropologia social.

**CICERO CRUZ MACEDO**
Médico, especialista em pediatria e mestre em medicina.

**CLÁUDIA MARINA TAVARES DE ARAÚJO**
Fonoaudióloga, doutora em nutrição e professora da UFPE.

**CONSTANTINO GIOVANNI BRAGA CARTAXO**
Médico, especialista em pediatria, mestre em medicina e professor da UFPB.

**CHRISTIANA FIGUEIREDO CRUZ**
Pedagoga e especialista em psicopedagogia.

**CHRISTIANA MEIRELES**
Nutricionista.

**CRISTIANA ALMEIDA DE MENEZES**
Nutricionista e mestra em nutrição.

**DANIÈLLE DE BELLI CLAUDINO**
Graduada em ciências sociais.

**ELIANE BUARQUE DE FREITAS MACHADO**
Médica e especialista em pediatria.

**ELIZABETH AZOUBEL**
Enfermeira e coordenadora do programa nacional de imunizações do Recife.

**ELISABETH CAVALCANTI COELHO**
Fonoaudióloga e mestre em fonoaudiologia.

**EMANUEL SÁVIO CAVALCANTI SARINHO**
Médico, mestre e doutor em medicina, especialista em pediatria, em alergia e imunologia, e professor da UFPE.

**ERICA DE ANDRADE LIMA**
Psicóloga e psicanalista.

**ERNST-CHRISTIAN GAUDERER**
Médico e pós-graduado em psiquiatria da criança nos EUA.

**FABIANA ARAUJO SPERANDIO**
Médica, especialista em otorrinolaringologia e doutora em medicina.

**FERNANDO AZEVEDO**
Médico especialista em pediatria.

**GERUSA MARIA DA SILVA**
Técnica de enfermagem.

**GISELIA ALVES PONTES DA SILVA**
Médica, especialista em pediatria, mestra e doutora em medicina, especialista em gastroenterologia da criança, e professora da UFPE.

**IVO DE OLIVEIRA**
Médico, especialista em pediatria, e mestre em medicina e professor da UFPE e da UPE.

**JANISE ARAUJO DE PAIVA**
Fonoaudióloga e especialista em patologias da linguagem e em arteterapia.

**JOÃO FREIRE CAMPOS**
Médico e especialista em oftalmologia.

**JOÃO GONÇALVES DE MEDEIROS FILHO**
Médico, especialista em pediatria, mestre e doutor em medicina e professor da UFPB.

**JOÃO GUILHERME BEZERRA ALVES**
Médico, especialista em pediatria, mestre e doutor em medicina.

**JOSÉ GONÇALVES SOBRINHO**
Médico, especialista em pediatria, doutor em medicina e professor da UFAL.

**JOSEFA CRISTINA SILVA PONTES**
Auxiliar de enfermagem e babá.

**JOSÉ ÂNGELO RIZZO**
Médico, especialista em imunologia e alergia, mestre e doutor em medicina, professor da UFPE.

**JOSÉ DE ANDRADE NUNES**
Engenheiro químico.

**JOSIANE GOLIN**
Psicóloga e especialista em psicologia escolar.

**JULIANA FALCÃO MUNIZ DOURADO**
Psicóloga.

**KÁTIA GALEÃO BRANDT**
Médica, especialista em pediatria e em gastroenterologia da criança, mestra e doutora em medicina pela UFPE, professora de pediatria da UFPE.

**LUIZ FEICHAS CABRAL**
Médico e especialista em pediatria.

**LÚCIO FLÁVIO ANDRADE DE ALENCAR**
Médico, especialista em cirurgia da criança e mestre em medicina.

**MARCELO LONGMAN MENDONÇA**
Médico, especialista em otorrinolaringologia, doutor em medicina.

**MARCELLO PITTA PONTUAL**
Médico, especialista em pediatria, mestre em medicina e professor da UFPE.

**MARCIA LURDES DE C. PRADELLA-HALLINAN**
Médica, especialista em neurologia geral, da criança e dos distúrbios do sono, mestre e doutora em medicina, e professora universitária.

**MARIA BERNADETE MARQUES DANTAS**
Médica, especialista em pediatria e em aleitamento materno.

**MARIA DE FÁTIMA LOPES DA CRUZ**
Médica, especialista em pediatria.

**MARIA LUISA ANTUNES NUNES**
Pedagoga (1964) e especialista em psicologia.

**MARIA MONICA ANTUNES SALES DE MELO**
Pedagoga e especialista em psicologia escolar.

**MARIA STELLA DUNSHEE DE ABRANCHES**
Psicóloga, mestre em psicologia e professora universitária.

**MARTHA PORTO CARREIRO C. CAVALCANTI**
Odontologia e especialista em ortodontia.

**MILTOM MEDEIROS** (*in memoriam*)
Médico pediatra.

**MOACYR SAFFER**
Médico, especialista em otorrinolaringologia e professor universitário.

**NEY MARQUES FONSECA**
Médico, especialista em pediatria e professor de medicina da UFRN.

**NEY CAVALCANTI**
Médico, especialista em endocrinologia e professor da UPE.

**PAOLA BATTAGLIA DIAS ALDEMAN FONSECA**
Psicóloga.

**PATRICIA TENÓRIO BASTOS**
Médica, especialista em pediatria, em alergia e imunologia.

**PAULO JOSÉ CARVALHEIRA DE MENDONÇA**
Médico, especialista em pediatria e professor da UFPE.

**RAQUEL CRASTO** (*in memoriam*)
Educadora.

**REGIS CARNEIRO ANDRADE FILHO**
Médico e especialista em ortopedia.

**ROBERTA CARDOSO DE SIQUEIRA**
Médica e especialista em dermatologia.

**RODRIGO BEZERRA TENORIO**
Médico e especialista em ortopedia.

**ROSA REGINA GONÇALVES DE LIMA**
Babá.

**ROSANA SOUZA CARDOSO ALVES**
Médica, especialista em neurologia da criança, mestra e doutora em medicina, e professora da USP.

**SEBASTIAO TENÓRIO DA SILVA**
Médico e especialista em pediatria.

**SILVIA REGINA GONDIM F. DE ANDRADE**
Psicóloga e espedialista em psicologia clínica.

**SHEYLA BETÂNIA VERAS DE SOUZA**
Psicóloga.

**SÍLVIO NEVES BATISTA**
Advogado, mestre em direito e professor da UFPE – Graduação: concluiu a Faculdade de Direito do Recife da UFPE, em 1964.

**THEREZA SELMA SOARES LINS**
Médica, especialista em pediatria e em endocrinologia da criança, e mestre em medicina.

**VERA LÚCIA DE ANDRADE LIMA ANDERSON**
Pedagoga e especialista em administração escolar.

**VILNEIDE MARIA S. BRAGA DIÉGUES SERVA**
Médica, especialista em pediatria e em aleitamento materno, mestra em medicina e professora universitária.

**WALTER DE MOURA LIMA**
Médico, especialista em cirurgia da criança e professor universitário.

**WILSON ROCHA FILHO**
Médico, especialista em alergia e pneumologia da criança.

**ZAINA MARIA GAMA PEREIRA**
Psicóloga e especialista em psicanálise.

**ZALDO ROCHA** (*in memoriam*)
Médico, especialista em psiquiatria da criança, e professor da UFPE.

## Cadastro dos familiares

*"Não são indicados os familiares que colaboraram na elaboração do capítulo para preservação de privacidade."*

**AELDA VALENÇA FERNANDES LIMA**
Odontóloga.

**ADRIANA REIS DE ALBUQUERQUE**
Bacharela em direito e juíza federal.

**ALEXANDRE JOSÉ DA COSTA SILVA**
Historiador economista e professor.

**ALICIANA MARIA BEZERRA BARROS**
Psicóloga e professora universitária.

**AMARO CEZAR ARAÚJO FERNANDES**
Biólogo.

**AMÉLIA MARIA DE OLIVEIRA REYNALDO**
Arquiteta, urbanista e professora universitária.

**ANA CAROLINA CAVALCANTI T. LIMA**
Administradora e empresária.

**ANA CAROLINA DE AGUIAR GONÇALVES**
Administradora e auditora.

**ANA MARIA FILIZOLA FRIEDHEIM**
Biomédica e empresária.

**ANA REGINA C. LEÃO CANNIZZARO**
Arquiteta, advogada e consultora empresarial.

**ANA ROBERTA DE ALBUQUERQUE PINTO**
Graduada em ciências da computação, auditora.

**ANA TEREZA BONJANIC**
Mãe e colaboradora da série *Conversando com os Pais.*

**ANDRÉA EPAMINONDAS T. DE BRITO**
Bacharela em direito e juíza.

**ANDREZA XAVIER DE BRITO**
Psicóloga, especialista em psicologia hospitalar e empresária.

**BEATRIZ MARIA VEIGA ABREU**
Curso superior de informática, bancária.

**BRUNA FONSECA SELVA DALLE**
Administradora, bacharela em direito e auditora federal.

**CÂNDIDA AUGUSTA REBELO DE M. GUERRA**
Odontopediatria.

**CARLA CAVALCANTI PONTES**
Advogada e pós-graduada em direito civil e empresarial.

**CARLA VIRGÍNIA LOBATO**
Jornalista e publicitária.

**CARLOS ANTÔNIO ALVES PONTES**
Engenheiro e professor da UFRPE.

**CRISTIANE SCHWAMBACH BARROCA**
Administradora e bancária.

**CRYSTIANE MARIA DO N. ROCHA**
Bacharela em direito e juíza.

**CLÁUDIO JOSÉ SÁ LEITÃO**
Graduado em ciências contábeis, auditor e consultor.

**DULCE PERAZZO**
Publicitária.

**EDIGLEIDE MARIA FIGUEIROA BARRETTO**
Nutricionista, doutora em nutrição e professora universitária.

**EMMANUELLE SAMARCOS W. GUEIROS**
Administradora e empresária.

**ERICA DE ANDRADE LIMA**
Psicóloga e Psicanalista.

**ERIKA CRISTIANE SANTOS CAVALCANTI**
Administração e empresária.

**EVELINE MARIA ALVIM DO AMARAL**
Bacharela em direito e assessora jurídica.

**EVIE JULIANA MANUELA DA COSTA CARVALHO DIDIER**
Curso superior de informática e auditora federal.

**FÁTIMA LÚCIA NASCIMENTO CISNEIROS**
Arquiteta e urbanista.

**FLAVIA DA COSTA LINS CAVALCANTI**
Bacharela em direito e juíza.

**FERNANDA LAPA DE BARROS CORREIA**
Bacharela em direito e procuradora federal.

**FERNANDO JORGE SIMÃO DOS SANTOS FIGUEIRA FILHO**
Administrador de empresas e executivo.

**FERNANDO ANTÔNIO GONÇALVES PEREIRA DE MESQUITA**
Graduado em educação física e empresario.

**GIZELIA ANDRADE DE CARVALHO**
Médica.

**GIOVANA BORGES MESQUITA**
Jornalista e assessora de imprensa.

**HENRIQUE ANSELMO SILVA BRAGA**
Bacharel em ciências contábeis, especialista em gestão pública, contador e auditor de contas públicas.

**ISABELLE DUREPAIRE MEDEIROS**
Administradora e gerente financeira.

**JOSE DE ANDRADE NUNES**
Engenheiro químico.

**JOÃO CARLOS C. DE PETRIBU VILAÇA**
Bacharel em direito e empresário.

**JULIANA GUIMARÃES CAVALCANTI**
Economista e professora universitária.

**ISIS MARIA FARIAS DE MEDEIROS**
Administradora.

**KARLA CAVALCANTI DE ALMEIDA CASTRO**
Bacharela em ciências da computação e supervisora de auditoria em tecnologia da informação.

**LUCIANA CARNEIRO LEÃO**
Graduada em comunicação social, habilitação em jornalismo.

**LUCIANA MARIA DE BARROS ALMEIDA**
Licenciada em música e administração de empresas, e professora de música.

**LUCIANA MARQUES ALTINO**
Engenheira elétrica.

**LUIZA MARILLAC DE ARAÚJO ALMEIDA**
Bacharela em ciências da computação e auditora.

**MARCOS FLÁVIO TENÓRIO DE ALMEIDA**
Economista e auditor.

**MARIA BERNARDETE MARQUES DANTAS**
Médica, especialista em pediatria e em aleitamento materno.

**MARIA ELISA DE ANDRADE SOARES**
Administradora e empresária.

**MARIA DA C. LAFAYETTE DE ALMEIDA**
Socióloga, mestre em antropologia, doutora em sociologia, e professora universitária.

**MARIA DE OLIVEIRA REYNALDO**
Graduada em arquitetura e urbanismo, mestre em desenvolvimento urbano.

**MARIA CAROLINA FUGAGNOLI FILIZOLA FRIEDHEIM**
Bacharela em direito e servidora pública.

**MARIA HELENA DE ARAÚJO FERRAZ**
Bacharela em direito.

**MARIA HELENA SOARES BARROS HULAK**
Graduada em comunicação social, habilitação em jornalismo, e jornalista.

**MARIA BERNADETE MARQUES DANTAS**
Médica, especialista em pediatria e em aleitamento materno.

**MARIA BOTELHO DE ANDRADE COUTINHO**
Bacharela em direito e advogada.

**MARIA GORETTE DE FARIAS BRENNAND**
Bacharela em filosofia.

**MARIA RISETE CARLINI DE MOURA**
Pedagoga e artesã.

**MARIA LUISA ANTUNES NUNES**
Pedagoga (1964) e especialista em psicologia.

**MARIA SOFIA M. CARNEIRO LEÃO COSTA**
Fisioterapeuta e comerciante.

**MARIA THEREZA DIDIER DE MORAES**
Bacharela em história e professora universitária.

**MARIANA FANTATO LIMA CAVALCANTI**
Jornalista e publicitária.

**MARÍLIA DIDIER OLIVEIRA REIS**
Arquiteta e artista plástica.

**MARINA QUEIROZ MONTEIRO LEAL**
Administradora, gestora empresarial e empresária.

**MARGARETH GÓES SIMPLÍCIO LIPPO**
Empresária.

**MAYSA COSTA DE CARVALHO ALVES**
Bacharela em direito e juíza.

**MONICA RIBEIRO COUTINHO**
Bacharela em ciências jurídicas.

**MUCIO PIRES DE SOUTO**
Engenheiro civil e funcionário de empresa privada.

**NECY LAPENDA PESSOA DE ALBUQUERQUE DE AZEVEDO**
Bacharela em direito e juíza.

**PALMIRA FERNANDA DE SOUSA REBÊLO**
Bacharela em biblioteconomia.

**PATRÍCIA DE SOUZA DANDA**
Administradora de empresas e servidora pública.

**PAULA CRISTINA PINTO DELGADO**
Bacharela em jornalismo e em administração e produtora e editora de telejornalismo.

**PRISCILA DA SILVA SOARES**
Bacharela em letras e representante comercial.

**RAFAELLA O. PINTO DE CAMPOS MACIEL**
Bacharela em direito e procuradora federal.

**RAISSA MARIA BARBOSA MAGGI**
Bacharela em direito e procuradora federal.

**RAUL WANDERLEY GRADIM**
Arquiteto e urbanista.

**RENATO LIRA BARBOSA**
Administrador de empresas.

**RICARDO DE CASTRO E SILVA DALLE**
Bacharel em direito e em administração, advogado.

**ROBERTA ALMEIDA DE MESQUITA**
Bacharela em administração de empresas e gerente comercial.

**ROBERTA PONTES CAÚLA REIS**
Bacharela em direito, mestranda e advogada.

**ROBERTO NATANAEL DA SILVA MENDONÇA**
Médico.

**RÔMULO CARLINI DE MOURA**
Graduado e vendedor.

**ROSA GALINDO**
Bacharela em direito e em economia e funcionária pública federal.

**ROSA MIRANDA**
Jornalista e assessora de comunicação.

**ROSA NEUDE GALINDO PACHECO**
Bacharela em direito e em economia, pós-graduada e funcionária pública federal.

**ROSANGELA BREDA SCIPIONI**
Engenheira química, mestre em polímeros e professora universitária.

**SONIA NEMENTH PANIQUAR DE SOUTO**
Arquiteta e funcionária pública federal.

**TAMISE SCHWAMBACH MOTA**
Bacharela em direito e procuradora federal.

**THEREZA CRISTINA MONTEIRO SÁ LEITÃO**
Engenheira e funcionária pública federal.

**TIAGO VANDERLEI DE V. CAVALCANTI**
Economista, doutor em economia e professor universitário.

**WALDIR ABREU GONÇALVES**
Engenheiro e empresário.

**ZÓTICO LUÍS SCHMITZ DA SILVA**
Engenheiro químico e diretor industrial.

## Apresentações

A partir de 1964, no quarto ano do curso médico, e por dezenas de anos, recebi marcantes lições do Professor Fernando Figueira e dos demais docentes da Disciplina de Clínica Pediátrica Médica e Higiene Infantil da Universidade Federal de Pernambuco (Helena Moura, Miltom Medeiros, José Carneiro Leão, Flávio Campos, Meira Lins, Saulo Mendonça, Getúlio Trigueiro e outros) e do Instituto de Medicina Infantil – IMIP – hoje Instituto de Medicina Integral Prof. Fernando Figueira (Carlos Serrano, Arturo Aballi, Nelson Ordway e outros).

Uma das lições do Prof. Fernando Figueira foi sobre o valor da educação da comunidade sobre assuntos da saúde. Ele dizia: "Todo ato médico é um ato educativo". E dava exemplos de como uma boa orientação médica (ensinar a mãe hidratar abundantemente a criança ao invés de dar xarope para tosse) tenderia a ser adotada como uma prática comum, dizia ele, "multiplicando o bem", e de como uma má orientação (exemplo: prescrever xaropes para tosse) também tenderia a ser adotada.

Sensibilizado por essa lição, tive contato com alguns artigos sobre o que os norte-americanos denominam *anticipatory guidance* e, definitivamente, incorporei a educação dos familiares como um dos focos da minha atuação médica.

Na década de 1980 implantei, com um grupo de colegas, sessões educativas com os familiares. Consequência natural desse trabalho e dessa linha de pensamento foi a elaboração de textos *educativos com a participação dos familiares que escreviam e que criticavam os materiais elaborados pelos profissionais.* Foram gerados três livretos de uma série denominada *Conversando com os Pais*. O sucesso dos livrinhos foi muito grande e um deles chegou a ser o livro mais vendido no Recife por um curto período.

Esses manuais simples e de baixo custo ajudaram muitas famílias a enfrentar os problemas de saúde dos filhos.

Em 2005, preparei a última edição do *Conversando com os pais*. A receptividade continuou alta e 1.000 exemplares foram impressos e distribuídos basicamente para a clientela do consultório. O modelo continuou o mesmo: *profissionais e familiares escrevendo para a população.*

O atual *Conversando com o Pediatra* é, assim, fruto de um longo processo de maturação. A linha mestra do diálogo, entre profissionais e familiares, continuou intocada e por isso preservei a palavra conversando no título.

A Internet permitiu a ampliação do debate. Além de pediatras de Pernambuco, médicos de crianças de Sergipe, Alagoas, Paraíba, Rio Grande do Norte e Ceará participaram do trabalho. Pediatras de outras regiões, médicos de outras especialidades (neurologistas, otorrinolaringologistas, cirurgiões e outros) e profissionais não médicos da saúde (psicólogos, nutricionistas, fonoaudiólogos, terapeutas ocupacionais e outros), advogados, sociólogos, educadores e químicos, por exemplo, auxiliaram na elaboração dos textos. E dezenas de familiares foram envolvidos no processo. Até as babás e alguns clientes colaboraram. Há algumas contribuições (exemplos: capítulos sobre adoção e amamentação) que merecem reflexão especial. A Internet permitiu inclusive que médicos e familiares que residem em outros países fossem rapidamente chamados a participar.

Mais de seis anos foram usados na gratificante e emocionante tarefa de produzir o *Conversando com o Pediatra*. O livro não pretende ser perfeito, tanto é que deverá ser melhorado no futuro com as críticas e comentários que serão importantes. Mas, sem dúvida, representa uma nova proposta na metodologia de elaborar textos educacionais para a população.

Sou, definitivamente, a partir dessa experiência, um outro pediatra.

Agradeço a cada colaborador que pacientemente respondeu com o máximo da capacidade aos meus insistentes *e-mails*: "comentem, critiquem, sugiram...". Agradeço à CHESF que patrocinou a impressão e à Escrituras Editora, por meio do selo Escrituras Médicas, que acreditou no projeto.

O *Conversando com o Pediatra* também tem finalidade social, pois foi doado ao IMIP – importante reduto científico e humanitário do nosso país –, principal fonte da minha formação pediátrica, para ajudar essa extraordinária instituição beneficente a prosseguir na tarefa de cuidar da criança pobre do nordeste brasileiro.

**Dr. Otelo Schwambach Ferreira**
Professor aposentado de pediatria da Universidade Federal de Pernambuco.

Foi com um prazer muito grande que recebi a incumbência do Prof. Otelo Schwambach Ferreira, um dos meus primeiros mestres no campo da Pediatria, para escrever esta apresentação do *Conversando com o Pediatra*.

O motivo é simples de explicar. Formei-me na tradicional escola pediátrica pernambucana fundada pelo Prof. Fernando Figueira e convivi com toda uma geração de pediatras que faziam do atendimento pediátrico um momento único. Aprendi com eles que para a boa prática médica era preciso uma sólida formação científica e, principalmente, uma formação humanística.

Hoje, a medicina ocidental transformou-se em um campo profissional onde domina o modelo técnico-científico. Mas será que esse modelo atende aos anseios daqueles que procuram um atendimento médico? Creio que não e com uma frequência cada vez maior ouvimos narrativas de pacientes que se sentem "órfãos" quando são vistos apenas como clientes e observam que a relação médico-paciente já não se faz como na medicina tradicional.

O atendimento pediátrico por outro lado apresenta particularidades que o torna único. Atende-se à criança e ao adolescente sem se desvincular do contexto familiar. Tem como objetivo primordial acompanhar o crescimento e o desenvolvimento humano e propiciar as condições para que o potencial genético da criança se expresse num ambiente familiar e sociocultural adequado. O pediatra resiste e se esforça em adotar o modelo de "médico da família" no qual a disponibilidade de tempo para ouvir, esclarecer, apoiar, compartilhar, é fundamental para o estabelecimento do vínculo entre aquele que cuida e o que é cuidado.

É dentro desta proposta que este livro se insere. Creio que o objetivo foi cumprido ao responder as inquietações mais frequentes das famílias de forma didática e propiciar um diálogo entre as necessidades de conhecimento dos pais e um grupo de profissionais comprometidos com a qualidade do atendimento pediátrico. Ao longo do texto, o leitor encontra informações e orientações sobre problemas que ocorrem no dia a dia do consultório e que esclarecem dúvidas, analisam mitos e orientam como enfrentar situações que não necessitam de atendimento médico imediato.

Ganham todos com a sua publicação, famílias e profissionais.

**Gisélia Alves**
Professora titular de clínica pediátrica da Universidade Federal de Pernambuco.

O *Conversando com o Pediatra* é um livro para ser consultado pelos familiares, principalmente por aqueles conhecidos como "marinheiros de primeira viagem", cheios de dúvidas. No entanto, é mais do que isso. No índice, podem-se encontrar temas como febre, asma, acidentes (abrangendo traumas, acidentes por submersão, queimaduras, acidentes provocados por animais, etc), distúrbios do sono, os filhos de pais separados, a mãe que trabalha fora do lar e tantos outros, de diferentes assuntos. Trata-se de uma miscelânea de temas que abordam a prevenção e o tratamento de doenças, desde o nascimento até a adolescência. Até o "homem feito", o cidadão, dentro da mais desejável concepção de cidadania.

Desse modo, *Conversando com o Pediatra* deve interessar também a pediatras, psicólogos, sociólogos, juristas e todas as pessoas que se preocupem com a criança e o adolescente, inclusive políticos dos mais diversos cargos. Certamente, será muito útil para os médicos do Programa de Saúde da Família, muitos dos quais não atuam na área de Pediatria.

Os textos foram escritos essencialmente por médicos pediatras, principalmente nordestinos. Médicos de outras especialidades e outros profissionais de nível superior – psicólogos, fonoaudiólogos, terapeutas ocupacionais, educadores, sociólogos, nutricionistas e juristas – também participaram ativamente da redação dos textos. Essencial destacar, como um marco deste trabalho, a colaboração ativa de familiares que expressam livre e abertamente suas dúvidas, seus temores e suas experiências na arte de criar cidadãos. Nessa tarefa de equipe, foram consumidos mais de cinco anos.

Foi uma interlocução ímpar, interessante e atual, pois o veículo usado por todos os participantes do projeto foi a Internet. Assim, sem nos conhecermos pessoalmente, o colega pediatra Constantino, em João Pessoa, e eu, em Maceió, trabalhamos juntos, em alguns temas. Também tive acesso a informações importantes e pertinentes, escritas, por exemplo, pelo Professor Sílvio Neves Baptista, jurista no Recife, e pelas senhoras Maria Helena Hulak e Paola Dias, também do Recife, e de tantas outras mães (inclusive de Maceió) que participaram de forma brilhante do debate sobre os temas que compõem este livro.

*Conversando com o Pediatra* é o irmão mais novo de *Conversando com os Pais*, no qual foi utilizada metodologia semelhante – discussão dos temas com as mães (pelo fato de estarem quase sempre mais ligadas aos filhos, acabam sendo portadoras das dúvidas e anseios da família) e a participação de profissionais de outras áreas. Sendo mais novo, está mais moderno, mais abrangente. Os dois têm um pai coruja, que muito fez por eles: o Professor Otelo Schwambach Ferreira. Ele foi o mentor dessa criação. *Conversando com os Pais*, o primogênito, além da colaboração de outros profissionais e de mães de crianças, contou com a preciosa ajuda dos doutores Emanuel Sávio Cavalcanti Sarinho, Paulo José C. de Mendonça e Paulo N. Baptista Filho, todos de Recife. Mas Otelo, dentro daquela generosidade imensa que o caracteriza, quis envolver, nesse projeto maravilhoso, pediatras e outros profissionais do nordeste e de outras regiões do Brasil, compartilhando o conteúdo de cada capítulo com saberes e experiências as mais diversas.

Otelo, sempre no comando da grande equipe, enviando propostas de textos "para que todos leiam e critiquem". Todos os capítulos têm a sua marca e, pode-se dizer, ele foi decisivo para o conteúdo de cada texto, às vezes "puxando as orelhas" por atrasos nos envios das revisões, mas sempre incentivando, elogiando e respeitando o estilo de cada colaborador, desde que se enquadrasse dentro da proposta metodológica.

Sinto-me feliz por ter participado, ainda que minimamente, desse projeto de tamanho valor informativo, aliado a valores éticos e morais, como se pode sentir na leitura do livro. E sinto-me honrado e agradecido por ter merecido a confiança do Dr. Otelo Schwambach Ferreira, o nosso querido Otelo, por apresentar o seu filho mais novo, *Conversando com o Pediatra.*

**Carlos Gonçalves de Oliveira**
Médico colaborador

Como todo livro, este também tem sua história e ela começa no início dos anos 1980 quando, em caráter inovador, eram realizadas reuniões educativas que agregavam pais, pediatras e outros profissionais da área de saúde infantil, expondo problemas e experiências. Era quase uma terapia de grupo voltada à tentativa de buscar respostas que ajudassem de alguma forma na educação e saúde de seus filhos. Esse trabalho resultou na série *Conversando com os Pais*, cuja primeira edição foi em 1986.

O aparecimento de novos instrumentos de tecnologia da informação permitiu a ampliação do debate. Com a utilização da Internet, o material foi enriquecido através de perguntas, respostas e sugestões dos colaboradores. A importância do resultado desse trabalho foi percebida na medida em que ele foi tomando corpo e reforçando a ideia de que o relato minucioso de cada pai ou mãe é fundamental num diagnóstico pediátrico. Portanto, a estratégia de envolver esses pais na redação de textos sobre a saúde dos filhos foi a grande e inovadora ideia deste projeto.

A organização e proposta deste livro foram pensadas de forma a expor problemas de saúde que acometem crianças em diversas faixas etárias, suas possíveis causas e até soluções, sem esquecer que a leitura jamais substituirá a opinião do pediatra. Mas isso fica bem claro em cada capítulo.

Textos eram feitos e refeitos na busca incansável de alcançar uma linguagem linear e coloquial. Senti, ao longo desses anos de colaboração, que o objetivo não era elaborar um compêndio formal, mas sim um modelo arrojado em que foram transcritas as perguntas e respostas, segmentadas por temas diferenciados.

*Conversando com o Pediatra* não tem a pretensão de impor condutas, mas de ser um "amigo" dos pais, principalmente dos "marinheiros de primeira viagem". Assim funcionou comigo há 26 anos, quando *Conversando com os Pais* serviu de orientação nos primeiros anos dos meus filhos.

Nada disso seria possível sem a paciência e determinação do Dr. Otelo Schwambach Ferreira, que teve sua vida profissional permeada pela constante dedicação à medicina social. Ter feito parte desse trabalho foi uma delícia. Imagino ser essa a sensação de todos familiares envolvidos, independentemente da frequência com que puderam participar. Cada contribuição me dava uma pontinha de prazer por ter colaborado para um livro que tanto pode ajudar os leitores na condução e prevenção dos problemas relacionados à saúde de seus filhos.

**Maria Helena Soares**
**Barros Hulak**
Familiar colaboradora

Comentários, críticas e sugestões devem
ser enviados para o *e-mail:*
conversandocomopediatra2013@gmail.com

# Sumário

Parte I

# Saúde: Principais Problemas

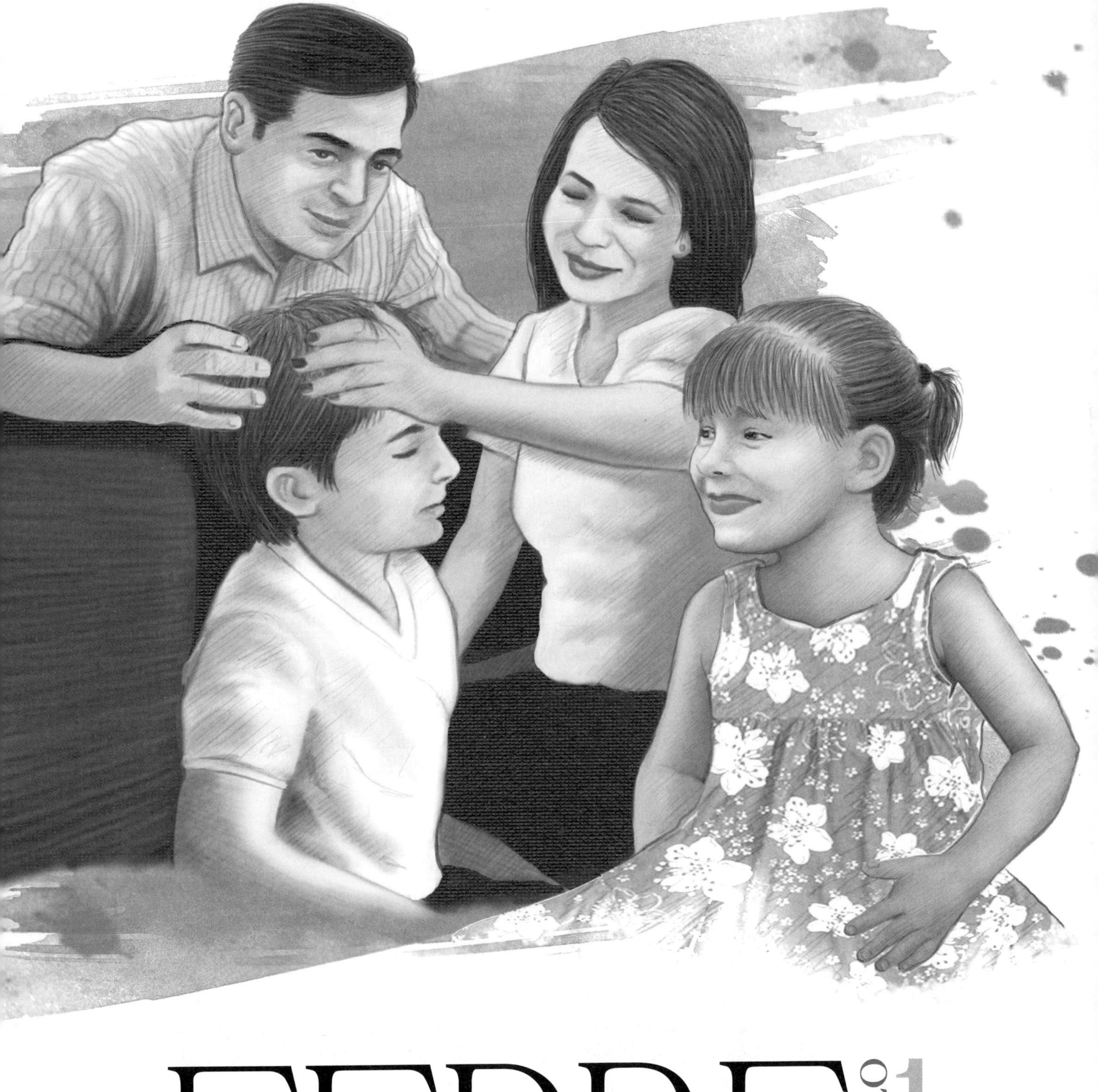

# FEBRE

CAPÍTULO 1

GUIA PRÁTICO

# FEBRE

- Ajude os médicos a definir a causa: vacinação recente; contato com portadores de doenças em casa ou na escola; sinais que indicam o órgão doente (coriza, garganta irritada, dor de ouvido, tosse, vômitos, diarreia, manchas na pele, dor e dificuldade ao urinar e outros dados.
- Procure verificar se as crianças estão dispostas, ativas, espertas e com o apetite preservado. Abatimento, desinteresse e apatia consideráveis, apetite reduzido e outros dados gerais, mesmo com febre baixa, podem indicar doença mais significante.
- Busque uma emergência se existe um ou mais dos seguintes dados: convulsão, vômitos repetidos, dor de cabeça, manchas na pele, grande decaimento geral e outros dados significativos. Também leve para avaliação as crianças de baixa idade. Faça contato com o médico assistente.
- Ofereça muitos líquidos e a alimentação usual, sem forçar. Use roupas leves, banhos com água na temperatura natural ou levemente aquecida e compressas com água (sobretudo nas axilas e nas virilhas). Dê medicação conhecida para temperatura de 38,5°C ou mais, até o contato com o médico.

Use os medicamentos, caso não exista orientação médica recente, seguindo o esquema:

**DOSES DO PARACETAMOL gotas (fórmula de 200 mg / 20 gotas) e DA Dipirona gotas (fórmula 500 mg / 20 gotas)**

**1- DE ACORDO COM O PESO**

PARACETAMOL é usado na dose de 1 gota / 1 kg de peso. Exemplos: crianças com 8 kg – 8 gotas; 12 kg – 12 gotas; 20 kg – 20 gotas.

Dipirona é usada na dose de 1 gota / 2 kg de peso. Exemplos: criança de 8 kg – 4 gotas; 12 kg – 6 gotas; 20 kg – 10 gotas.

**2- DE ACORDO COM A IDADE**

| Idade | Paracetamol | Dipirona |
|---|---|---|
| Antes dos 6 meses | Consultar o médico | Consultar o médico |
| Dos seis aos 12 meses | 6 a 10 gotas | 3 a 6 gotas |
| De um a 3 anos | 10 a 15 gotas | 6 a 8 gotas |
| De três a 5 anos | 15 a 20 gotas | 8 a 10 gotas |
| Após os 6 anos | 20 a 25 gotas | 10 a 12 gotas |

É recomendável ler o texto completo sobre febre.

## Febre

Entregamos um texto sobre *Febre* e *Hipertermia* e o outro sobre *Febrefobia* para estimular o debate.

### Febre e hipertermia

As atividades do corpo produzem calor e em condições normais o ser humano mantém a temperatura entre 36,4ºC a 37,5ºC. A temperatura corporal pode chegar até 38ºC ou mais, sem que exista doença. Isso acontece devido a exercício intenso, banho quente e em dia de muito calor. Isso é *hipertermia*. Não é *febre* que é reação a uma doença.

Ocorre febre se há temperatura axilar acima de 37ºC e infecção ou outra condição que altere a saúde. Associada à elevação térmica, geralmente existe moleza, dor de cabeça, alteração do humor, respiração e coração acelerados e, às vezes, calafrios. Também há sinais da doença que cause a febre (Exemplos: diarreia se é infecção intestinal, e tosse e falta de ar se é respiratória).

A febre produz aumento da atividade dos glóbulos brancos e de inúmeros fatores para o combate à infecção. Ainda reduz a multiplicação viral e produz a morte das bactérias. Enfim, febre é um importantíssimo mecanismo de luta contra as doenças infecciosas. O aumento da temperatura ajuda a identificar a doença. A normalização térmica é um dos indicadores de que o problema foi ou está sendo superado.

A moderna biologia não vê a febre como inimiga. Ao contrário, ela deve ser vista como parceira, como amiga. Portanto, todos devemos pensar e agir assim quando um filho nosso está febril. E, agindo, é importante questionar o combate da febre com o uso intempestivo de antitérmicos, uma prática usual nos nossos dias.

A elevação da temperatura na criança, desde que adotadas algumas medidas como a hidratação, não produz malefícios, ainda que possa provocar desconforto, dores no corpo, dor de cabeça e, em alguns casos, aumentar o risco de convulsões. O uso indiscriminado dos antifebris e dos anti-inflamatórios pode ser extremamente danoso.

Assim, se mudarmos a visão sobre a elevação térmica e passarmos a vê-la como de grande valia para a defesa do nosso organismo, também deveremos mudar a forma de agir. Essa modificação na forma de agir implica sobretudo não empregar mecanismos agressivos para baixar a temperatura do corpo, bem como não usar abusivamente de antitérmicos com objetivo de reduzir a temperatura para menos que 37,5°C. Poucas crianças podem ter indicação de tratamento mais "agressivo" da febre, o que seguramente será motivo de pergunta.

Todos devem pensar e agir assim quando uma criança está febril.

### Febrefobia

Cerca de 80% dos pais pensam que febre causa lesão cerebral ou outros danos para a criança. As frases: "Ele está queimando de febre","Ela está fervendo", "Está pegando fogo", "Está vermelho que nem uma brasa" e outras atitudes ansiosas mostram a fobia, a "febrefobia" que acomete os pais quando têm que lidar com esse fenômeno biológico natural e benéfico. É tão forte esse sentimento que os pais esquecem a doença. Pensam apenas na febre. Um dos motivos a justificar esse comportamento é o uso do termômetro que permite ao familiar aferir a temperatura e admitir que a criança que tem temperatura de 40ºC tem doença mais grave do que aquela que tem 37,5 ºC. Em biologia não é assim, a que tem menos febre pode ter doença mais grave.

Nós gostaríamos que os pais dispusessem de um *doençômetro* para medir a doença e não o termômetro. Pense bem nisso. Vamos dar um exemplo bem simples. A criança com apendicite, uma doença significante que é tratada com cirurgia, apresenta temperatura corporal normal ou não muito elevada.

Esses conceitos errôneos são os responsáveis pelo abuso dos antitérmicos, dos antibióticos e por muita tensão emocional. Muitas vezes, a família pressiona tanto, vai a um, a dois, a três médicos, pela mesma doença febril. E o terceiro, depois de tanta pressão, e talvez por inexperiência, às vezes, cede aos anseios e prescreve antibiótico.

Já falamos que a temperatura não se correlaciona com a gravidade da doença. A aparência geral, sim. Criança com 39°C que brinca e sorri não deve ter problema importante. A outra com 37,5°C que não brinca e não sorri, que "não está bem", seguramente pode ter problema importante, sendo melhor procurar logo um médico.

As infecções virais ocasionam cerca de 95% das doenças febris na criança. É o organismo, e não o medicamento, que cura as enfermidades febris. E a febre ajuda o processo de cura. Antes mesmo de completar o ciclo do vírus no corpo doente, a febre termina, quase sempre, antes de completar 72 horas de duração. Por isso é que o médico repetidamente diz: "Mãe, espere três dias. Conte direitinho, são 72 horas. Fique vigilante. Telefone se acontecer algum problema ou se a febre passar dos três dias". As infecções bacterianas, várias delas tratáveis com antibióticos, também apresentam febre dentre os seus sintomas. Por isso é bom manter uma postura de alerta e avisar sempre ao médico sobre as preocupações e observações feitas.

Há muitas outras causas de febre: excesso de exposição ao sol (insolação), desidratação, reação alérgica (a antibióticos, por exemplo), resposta a substâncias introduzidas no organismo (quimioterapia anticâncer), trauma, cirurgia, corpo estranho, tumores, doenças neurológicas e reação a vacinas.

Agora acreditamos poder rever o tema. Quem começa a perguntar?

### *A FEBRE MODIFICA O QUE NO NOSSO CORPO?*

A biologia montou no nosso organismo esse extraordinário mecanismo para ajudar a resolver muitos dos problemas de saúde, principalmente aqueles causados pelos agentes infecciosos. A elevação térmica aumenta o metabolismo; torna o organismo mais ágil e mais pronto para o embate; estimula a produção de vários fatores de defesa – leucócitos, anticorpos, vários hormônios e outros produtos; incrementa a reparação tecidual; diminui o tempo de vida dos agentes microbianos para reduzir o tempo de doença; mantém o cérebro mais alerta; avisa ao próprio indivíduo ou ao seu familiar que algo errado está ocorrendo; produz ainda outros benefícios cientificamente comprovados.

### *AS CRIANÇAS PODEM PASSAR ALGUNS DIAS COM FEBRE SEM PREJUÍZO?*

Milhões e milhões de crianças tiveram febre por dois ou mais dias sem que a medicina tenha mostrado malefícios. E outras tantas crianças continuarão a ter esses episódios. O que causa malefícios, na verdade, são as doenças que originam a febre.

### *MAS NÃO EXISTEM MALEFÍCIOS PRODUZIDOS PELA FEBRE?*

A febre aumenta a perda de água do corpo e a hidratação adequada é uma das medidas importantes a serem adotadas em crianças febris. A febre causa mal-estar, vômitos, dor de cabeça, dor no corpo, moleza, dificuldade para dormir, inquietação, irritabilidade e até pesadelos e alucinações. Muitas dessas manifestações são causadas pela doença que produz a febre. São clássicas a astenia, a moleza, o mal-estar, as dores no corpo e outras manifestações das doenças virais respiratórias. Esses sinais nas crianças febris podem ser causados pela doença e/ou pela febre. A febre também pode causar, em poucas crianças, a convulsão febril, um dos tópicos mais debatidos no nosso encontro.

### *HÁ CRIANÇAS QUE FICAM ARROXEADAS DURANTE A FEBRE. O QUE É ISSO?*

Durante as rápidas elevações térmicas é comum observar os aspectos citados, sobretudo, em crianças pequenas. Essas alterações não têm valor especial, não sinalizam para infecção importante. A cor arroxeada dos lábios e das extremidades decorre de mecanismos que o corpo usa para redistribuir as trocas de calor com o meio exterior quando a temperatura corporal está anormalmente elevada. É produzida pela diminuição da circulação sanguínea nessas regiões.

### *COMO AVALIAR A TEMPERATURA DO CORPO?*

As mães percebam que os filhos estão com febre mesmo antes de o termômetro registrar temperatura elevada. O dorso da mão encostado ao corpo é a maneira mais prática e a menos estressante de se medir a temperatura. Para a quase totalidade das infecções, basta que as mães usem essa percepção. Importa pouco aos médicos se a temperatura corporal chega a 38ºC ou 39ºC. Nada muda, se as crianças estão bem, com febre, mas brincando, ativas, e não apresentam sintomas importantes de acometimento de um dos seus órgãos como manchas na pele, falta de ar, vômitos, diarreia, abatimento exagerado e outros dados.

### *VOCÊS ESTÃO SUGERINDO QUE NÃO USEMOS O TERMÔMETRO?*

Estamos dizendo que o termômetro é dispensável em boa parte das vezes. Isso foi cientificamente demonstrado. Nas crianças susceptíveis a crises convulsivas, é importante reforçar a vigilância com relação ao aumento da temperatura. Porém, sem que se crie a "neurose do termômetro" – tomada da temperatura a cada 10 ou 15 minutos.

### *COMO USAR O TERMÔMETRO RACIONALMENTE?*

A cada duas, três ou quatro horas. E não usar de 15 em 15 minutos. A "febrefobia" de que falamos anteriormente leva os familiares a avaliar, sem razão, a temperatura repetidamente. Há familiares que colocam o termômetro a cada 15 minutos, por toda a noite. Isso nada produz benefícios. Produz ansiedade na criança e na família. Também não ajuda os médicos a tomar decisões. Sabe-se que a maior parte das mudanças no corpo ocorre lentamente. É prudente recomendar que se controle a temperatura com o dorso da mão e que seja usado o termômetro de forma correta. Não mais do que isso. Mais importante que manter o termômetro, é manter o *doençômetro* ligado.

### *OS PAIS NÃO TÊM ESSA CAPACIDADE DE AVALIAR A DOENÇA?*

A mãe, o pai, a tia, a avó e até a babá que conhecem bem a criança percebem se a doença é grave. Todos vocês têm um *doençômetro* razoavelmente bem desenvolvido. Seguramente, o *doençômetro* aplicado ao filho de cada um de vocês funciona melhor do que quando aplicado a uma criança estranha. Repetimos que a febre não é bom indicador de gravidade da enfermidade. Mais importante é o estado geral. O médico sempre pergunta quando a mãe informa que o filho está febril: "Ele está brincando? Está feliz, ativo, interessado no que ocorre ao seu redor? Está comendo? Ou está triste, deitado, abatido, sem sorrir, sem interesse pelo ambiente? A Sra. acha que ele está muito diferente do que é?". É essa leitura geral do paciente febril que deve ser sempre enfatizada e não simplesmente a avaliação do termômetro.

### *QUAL TERMÔMETRO USAR?*

Diferentes tipos estão disponíveis:

→ *Termômetros eletrônicos* – São plásticos e têm a forma de um lápis. Uma extremidade mede a temperatura e a outra demonstra, num visor, o valor aferido. Eles avaliam como a eletricidade trafega por um fio metálico e a partir daí mostram a temperatura. São usados na boca, no reto ou na axila e seu uso é fácil (ver imagem).

→ *Termômetros auriculares* – São plásticos e de diferentes formas. Eles usam a energia infravermelha para avaliar a temperatura. A parte cônica do aparelho é colocada na orelha e a temperatura é vista num visor. O resultado é obtido rapidamente. Alguns modelos também demonstram as temperaturas na boca e no reto (ver imagem).

→ *Termômetros descartáveis* – São peças chatas, de plástico, com pontos coloridos que marcam a temperatura. Podem ser usados no reto ou na boca. Existe um com adesivo que avalia continuamente a temperatura por 48 horas. Não são tão precisos como os anteriores. Não contém vidro, látex ou mercúrio. Podem ser usados repetidamente numa mesma doença e a seguir descartados.

→ *Termômetros frontais* – Medem a temperatura cutânea. Alguns dispõem de um disco macio que é pressionado contra a pele da região frontal e a temperatura é medida e demonstrada em um visor. Outros são compostos de tiras que pressionadas contra a testa sinalizam a temperatura pela mudança de cor ou pela emissão de sinal luminoso numa escala numérica. Não são também tão precisos quanto os dois primeiros.

→ *Termômetro "chupeta"* – Têm a forma de uma chupeta e a temperatura é lida num visor. A medida da temperatura é obviamente na boca. Não são tão precisos quanto os dois primeiros e a leitura é lenta.

→ *Termômetros de vidro* – Não são recomendados por serem de vidro e por conterem o mercúrio. O ideal, inclusive, é que todos esses termômetros sejam inutilizados seguindo algumas recomendações para a eliminação adequada de produtos tóxicos.

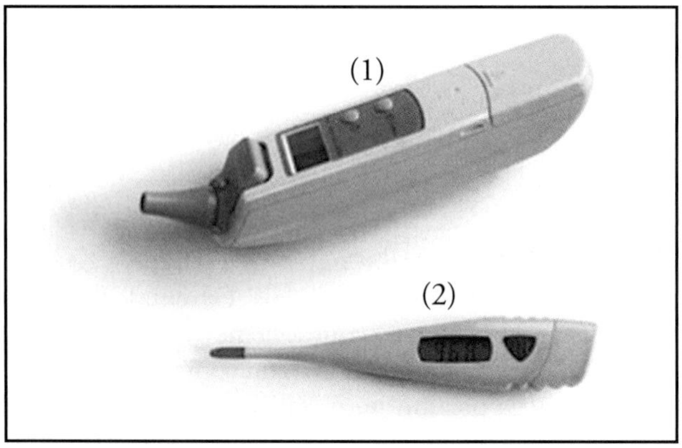


Termômetro para uso na orelha (1) e termômetro eletrônico para uso na axila (2).

## O TERMÔMETRO DE MERCÚRIO AINDA É USADO?

A Organização Mundial da Saúde (OMS) e a Agência Nacional de Vigilância Sanitária (Anvisa) recomendam a substituição do termômetro de mercúrio pelos digitais (eletrônicos ou auriculares). Embora o preço do termômetro digital seja bem maior que o de mercúrio, é esta a recomendação atual. As justificativas são de que o termômetro antigo, tradicional, de mercúrio, quebra com facilidade e libera para o meio ambiente a substância que é altamente tóxica. É importante ter alguns cuidados na aquisição do modelo digital como:

→ Verificar se o sinal sonoro que indica o final da medição está funcionando.

→ Preferir modelos com capas protetoras descartáveis para a proteção da área de contato com o corpo.

→ Dar preferência aos que apresentem visor maior para facilitar a leitura.

→ Perguntar se a bateria é substituível, pois há aparelhos que não permitem isso, o que impede a utilização após o fim da carga.

→ Verificar se as instruções são em português e se há telefone ou *site* do SAC para tirar dúvida.

## EXISTE A FAMOSA "FEBRE DOS DENTES"?

É possível que a "febre dos dentes" exista desde antes da descoberta dos vírus e das bactérias causais da maior parte das infecções febris nas crianças. A medicina não aceita que a erupção dental produza febre de 39-40ºC. Os médicos observam que as doenças infecciosas febris acontecem predominantemente durante o período do nascimento dos dentes. Eles começam o processo de erupção entre sete e nove meses de idade e a maioria das infecções febris também ocorre após essa idade. Como a febre cede espontaneamente e apenas foi observado o dente em erupção, o diagnóstico de "febre dos dentes" é "óbvio". É importante lembrar que, nesse período, a criança leva tudo à boca para diminuir a coceirinha da gengiva. A chupeta que cai no chão ou qualquer outro objeto, comestível ou não, são levados à boca. Isso pode levar ao aumento de probabilidade de infecções virais e bacterianas, as verdadeiras responsáveis pela febre.

## MAS NÃO HÁ MAL EM FALAR EM FEBRE DOS DENTES, NÃO É MESMO?

Essa interpretação "mágica" do fenômeno biológico – "febre dos dentes" – é usada por alguns médicos para convencer as famílias a manter uma atitude de tolerância e de menos agressividade contra a febre, sobretudo, para não se dar antibiótico sem necessidade. Os médicos não devem estimular esse pensamento simplista, mágico, que pode prejudicar a criança. O diagnóstico de "febre dos dentes" pode encobrir uma infecção renal que causará hipertensão arterial mais tarde e outras doenças, até tumorais. Então, há que se ter um certo cuidado ao rotular a elevação térmica como "febre dos dentes" e não agir para diagnosticar o que realmente está ocorrendo.

### *MAS A ERUPÇÃO DOS DENTES PODE DAR UMA FEBRE BAIXINHA?*

Repetimos que a erupção dental é um evento normal do organismo e não uma agressão. É verdade que, em algumas situações, esse processo é doloroso e há considerável inflamação da gengiva. Há estudos mostrando até aumento de certas substâncias químicas liberadas em maior quantidade durante a erupção dental e que podem interferir no organismo. Pode-se pensar que, nesses casos, ocorra febre baixa, irritabilidade, dificuldade com o sono e inapetência.

### *EXISTE CRIANÇA QUE TEM MAIS FEBRE QUE OUTRA. O QUE OCORRE?*

Cada criança tem um padrão de resposta. Até na resposta ao mesmo vírus, cada criança se comporta de forma própria. Uma reage com coriza, nariz entupido e 37ºC. Outra reage, a infecção pelo vírus pelo mesmo vírus, com diarreia, vômitos e febre de 40°C, mas não tem coriza, nem nariz entupido. A mesma infecção apresenta-se, sob o ponto de vista clínico, completamente diferente em pessoas distintas. É provável que a criança que tem a febre de 40ºC deva ter uma reação parecida frente a outras infecções, sempre com temperatura muito alta. É característica do corpo de uma criança. Não significa que uma é mais doente do que a outra que quase não tem febre.

### *ALGUMAS FEBRES CEDEM LOGO E OUTRAS NÃO. O QUE HÁ?*

Cada vírus provoca uma resposta corporal. Assim algumas "viroses" com febre alta duram mais tempo do que outras. Também há febres infecciosas mais resistentes aos remédios do que outras. A resposta biológica é complexa e é possível que a resposta diferente aos remédios tenha ocorrido por outras razões que nada têm a ver com a agressividade viral.

### *POR QUE OS MÉDICOS NÃO PASSAM LOGO O ANTIBIÓTICO?*

Nós dizemos que antibiótico não é para febre. Antibiótico é para tratar uma infecção bacteriana que está causando uma doença em um local do corpo da criança. Então é para tratar a causa da febre. A maioria das infecções é viral e o antibiótico não deve ser usado. Remédio para febre é o antitérmico.

### *E A TERRÍVEL CONVULSÃO?*

Existe capítulo para tratar do tema e recomendamos sua leitura completa.

### *QUANDO PROCURAR O MÉDICO SE A CRIANÇA TEM FEBRE?*

Devem ser examinadas:

→ *Imediatamente*:

a) As crianças febris menores de seis meses.

b) As crianças febris de qualquer idade que estão "diferentes": choro contínuo, irritação, prostração, manchas no corpo, dificuldade de respirar, incapacidade de engolir a saliva, salivando excessivamente, com vários episódios de vômitos, diarreia profusa, dores nas juntas, convulsão, aparência de estar muito doente.

→ *Após 24 horas de doença:*

a) As crianças febris entre seis e 24 meses e que não tomaram vacina.

b) As crianças febris de qualquer idade e que estão largadas, abatidas, "diferentes", sem brincar, sem se alimentar, com dor ou dificuldade ao urinar; sem sinais gripais ou outros dados que ajudem a definir a doença causal ou com algum fenômeno inexplicado.

→ Quando há: febre por mais de 72 horas; febre que cedeu e reapareceu; histórinterior de convulsão febril; dor de ouvido, respiração difícil, micção dolorosa, urina diferente, erupção cutânea ou qualquer outro sintoma fato que chame a atenção; conselho do pediatra para que o doente seja avaliado.

### *E SE A CRIANÇA ESTÁ COM 39ºC O QUE OS MÉDICOS RECOMENDAM?*

A orientação atual é reduzir a temperatura corporal, que diminuirá o desconforto, com *medidas gerais e remédios:*

*Medidas gerais* – Alguns cuidados simples baixam a febre e, às vezes, auxiliam a usar menos ou até mesmo dispensar o uso de drogas. Também são benéficos para manutenção de um bom estado geral. São importantes: *pouco vestuário,* que permite trocas de calor com o ambiente + *ambiente arejado,* que favorece o que antes foi dito. É infundada a crença de que o *ambiente ventilado* agrava a doença (veja que não se está orientando para ir a local com vento ou chuva) + *água fresca* e *suco ou refresco de frutas* que repõem a perda de líquidos provocada pela febre (não forçar nem insistir, basta oferecer; a criança toma quando sentir sede). Devem ser evitados banhos frios ou compressas com água fria ou com álcool. São medidas que provocam reação de "rebote" do organismo. Após a queda da temperatura, há sua rápida elevação;

*Remédios* – Todos têm efeitos colaterais e devem ser empregados com critério, com cuidado, tentando controlar a "febrefobia". Além do mais, é importante atenção muito especial para o uso da dose correta, para evitar superdosagem e intoxicação.

### QUAIS SÃO OS REMÉDIOS PARA COMBATER A FEBRE?

Os usados rotineiramente contém *Dipirona*, *Acetaminofen* e *Ibuprofeno*:

## PRODUTOS COM DIPIRONA POR VIA ORAL E RETAL[1]

→ **Dipirona em gotas** – Todos os produtos disponíveis no comércio têm 500 mg do medicamento por 20 gotas. A dose usual é de 1 gota para cada 2 quilos de peso por dose. Assim criança de 10 kg deve receber 5 gotas e outra de 20 kg deve tomar 10 gotas. A dose máxima recomendada para uso dessas apresentações é de 25 gotas por vez para adolescentes com peso igual ou maior que 50 kg. Para os pacientes com mais peso, é prudente usar a Dipirona em comprimidos.

A tabela que se segue mostra as doses dos remédios com Dipirona em gotas, de acordo com o peso das crianças.

TABELA 1 – DOSES POR PESO DE PRODUTOS COM DIPIRONA EM GOTAS NA APRESENTAÇÃO DE 500 MG/1 ML OU 20 GOTAS*.

| Peso (em quilos) | Doses (em gotas), 6/6 horas, se preciso |
|---|---|
| Menos de 6 | Consultar o médico |
| 6 | 3 |
| 10 | 5 |
| 15 | 7 |
| 20 | 10 |
| 30 | 15 |
| 40 | 20 |
| 50 e mais | 25 (dose máxima) |

* Para os pesos intermediários, por exemplo, crianças entre 10 e 15 kg, dê a dose intermediária, neste caso 6 gotas; observe os comentários sobre os produtos com Dipirona.

→ **Dipirona em solução oral** (xarope) – A apresentação oferece 50 mg / 1 mL) e a quantidade a ser usada é de 1 mL para cada 3 quilos de peso por dose. Assim uma criança de 10 kg deve tomar 3 mL. A dose máxima para uso dessa apresentação é de 10 mL por vez para uma criança de 30 kg. Para a com mais peso, é prudente usar outro produto.

TABELA 2 – DOSES POR PESO DOS PRODUTOS COM DIPIRONA EM SOLUÇÃO ORAL OU XAROPE NA APRESENTAÇÃO DE 50 MG/ML OU 250 MG/5ML*.

| Peso (em quilos) | Doses (em mililitros), 6/6 horas, se preciso |
|---|---|
| Menos de 6 | Consultar o médico |
| 6 | 2 |
| 10 | 3 |
| 15 | 5 |
| 20 | 7 |
| 30 | 10 (dose máxima) |
| Mais de 40 | Usar outra apresentação |

* Para os pesos intermediários, usem uma dose intermediária. Em crianças de 8 kg, por exemplo, deem 2,5 mL; observem os comentários sobre os produtos com Dipirona.

→ **Dipirona em comprimidos** – Os produtos disponíveis contém 500 mg da substância por comprimido. A dose é de 1 comprimido por dose para os adolescentes com peso igual ou maior que 50 kg. A dose máxima para uso dessa apresentação em adolescentes é de 1 comprimido por vez.

→ **Dipirona em supositórios** – Os remédios disponíveis no Brasil destinados ao uso das crianças, contém grande quantidade da substância Dipirona (300 mg). Cada supositório de uso pediátrico é indicado para as crianças de 30 kg. Assim, se for indicado o uso dessa apresentação em crianças com peso inferior a 30 kg, a recomendação é dividir o supositório. Para as de cerca de 10 kg é recomendado usar 1/3 do supositório pediátrico. Para as de 15 a 20 kg a dose é de ½ do supositório pediátrico.

[1] Observe os comentários sobre os produtos com Dipirona.

## Produtos com Paracetamol por via oral[2]

→ **Paracetamol em suspensão oral** – Existem duas formulações disponíveis no mercado brasileiro:

1) Na primeira, o paracetamol é ofertado em maior quantidade por cada mililitro da medicação. Essa apresentação é denominada "Bebê" pela indústria que a fabrica. Permite dar 100 mg do paracetamol por cada 1 mL. O produto vem com uma prática pipeta dosadora que facilita o uso, evitando erros de dosagem. A dose a ser dada, em mililitros, corresponde ao peso da criança marcado na pipeta. É de 0,5 mL para cada 5 quilos de peso por dose. A dose máxima recomendada para uso dessa apresentação é de 2,5 mL por vez para criança de 20 kg. Para crianças com mais peso, usar outro produto.

A seringa dosadora permite dar a dose precisa sobretudo em crianças pequenas. Basta encher a seringa até a marca do peso e dar a medicação. Há uma outra escala que define a quantidade de medicação a ser dada.

2) Na segunda apresentação, 160 mg do Paracetamol são ofertados por 5 mL do xarope. Uma das indústrias que produzem o medicamento a denomina "Criança". Essa apresentação habitualmente também oferece copo medidor com marcas de 2,5 mL, 5 mL, 7,5 mL e 10 mL. A dose é de 1mL para cada 3 kg de peso por dose. Exemplo: para crianças com 30 quilos, a dose é 10mL. Acima deste peso, é recomendável usar outra apresentação.

Na *tabela 3* são fornecidas as doses por peso.

**Tabela 3** – Doses por peso de produtos com Paracetamol suspensão oral ou "criança" (xarope) na apresentação de 160 mg/5 ml*.

| Peso (em quilos) | Doses (em mililitros), de 6/6 horas, se preciso |
|---|---|
| Menos de 6 | Consultar o médico |
| 6 | 2 |
| 10 | 3 |
| 15 | 5 |
| 20 | 6 |
| 30 | 10 (dose máxima) |
| Acima de 30 | Usar outra apresentação de paracetamol |

*Nos pesos intermediários, use doses intermediárias. Assim, em crianças 17 kg empregue 5,5 mL dessa apresentação do Paracetamol; observem os comentários ao fim da apresentação sobre os produtos com Paracetamol.

→ **Paracetamol em gotas** – Todos são na apresentação de 200 mg por 20 gotas. A dose usual é de 1 gota para cada quilo de peso por dose. A dose máxima para essa apresentação é de 30 gotas por vez para crianças de 30 kg. Para crianças de mais de 30 kg, é recomendável usar outro produto.

→ **Paracetamol em comprimidos** – Os comprimidos são usualmente de 500 mg da substância ativa. Existem outras apresentações do Paracetamol com comprimidos, alguns mastigáveis ou que se dissolvem na boca. A dose da apresentação de 500 mg é 1 comprimido para adolescentes com 50 kg. Esta é a dose máxima para adolescentes e para essa apresentação por cada 6 horas, aproximadamente.

**Tabela 4** – Dose por peso de produtos com paracetamol gotas na apresentação de 200 mg/1ml ou 20 gotas*.

| Peso (em quilos) | Doses (em gotas), 6/6 horas, se preciso |
|---|---|
| Menos de 6 | Consultar o médico |
| 6 | 6 |
| 10 | 10 |
| 20 | 20 |
| 30 | 30 (dose máxima) |
| Acima de 30 | Usar outra apresentação de paracetamol |

* Use doses intermediárias nas crianças com os pesos nas faixas intermediárias. Nas crianças de 12 kg, use 12 gotas dessa medicação; observe os comentários ao fim da apresentação sobre os produtos com Paracetamol.

[2] Observe os comentários sobre os produtos com Paracetamol.

## Produtos com Ibuprofeno por via oral[3]

→ **Ibuprofeno em suspensão (xarope)** – Uma apresentação ofertada tem 100 mg por 5 mL do produto. A dose é de 1mL para cada dois quilos de peso por dose. Assim uma criança de 10 kg deve usar 5 mL. A dose máxima para uso dessa apresentação é de 10 mL por vez para criança de 20 kg ou mais peso.

→ **Ibuprofeno em gotas** – Existem três formulações:

**Tabela 5** – Doses por peso de produtos com Ibuprofeno suspensão ou xarope na apresentação de 100 mg/5ml*.

| Peso (em quilos) | Doses (em mililitros), 6/6 horas, se preciso |
|---|---|
| Menos de 6 | Consultar o médico |
| 6 | 3 |
| 10 | 5 |
| 15 | 7 |
| 20 | 10 (dose máxima) |
| Mais de 30 | Usar outra apresentação de Ibuprofeno |

* Nos pesos intermediários, dê doses intermediárias. Nas crianças de 12 kg, use 6 mL da medicação; consulte o texto ao final da apresentação sobre os produtos com Ibuprofeno para conferir avisos importantes sobre o uso dessa medicação.

1) Uma com 50 mg do Ibuprofeno por 20 gotas. A dose usual é de 2 gotas por kg de peso e por dose. Assim, nas crianças de 10 kg, a dose é de 20 gotas que pode ser usada de 6 em 6 horas. A dose máxima para essa apresentação é de 40 gotas por vez para as crianças de 20 kg. Para as com mais peso, usar comprimido de 400 mg ou usar outra apresentação em gotas do Ibuprofeno como a que contém 100 mg por 20 gotas. A seguir, são fornecidas as doses por peso indicadas para a apresentação do Ibuprofeno de 50 mg por 20 gotas.

**Tabela 6** – Doses por peso de produtos com Ibuprofeno gotas na apresentação de 50 mg / 1 ml ou 20 gotas. */**

| Peso (em quilos) | Doses (em gotas), 6/6 horas, se preciso |
|---|---|
| Menos de 6 | Consultar o médico |
| 6 | 12 |
| 10 | 20 |
| 15 | 30 |
| 20 - 40 | 40 (dose máxima) |
| Mais de 40 | Usar outra apresentação |

* Nos pesos intermediários, deem doses intermediárias. Nas crianças de 12 Kg, usem 25 gotas da medicação; consulte o texto ao final da apresentação sobre os produtos com Ibuprofeno para conferir avisos importantes sobre o uso dessa medicação.
** Há apresentações com 50 mg por 1 ml e por 10 gotas; nesse caso a dose é a metade da indicada para peso.

2) Outra oferece 100 mg do Ibuprofeno por 20 gotas. Vejam então como é fundamental estar atento para usar o produto na apresentação correta, como é importante estar alerta para a orientação do médico. Este produto contém o dobro do Ibuprofeno oferecido pela apresentação anterior. Assim, a dose dessa apresentação é 1 gota por kg de peso, a cada 6 horas, se indicado. As crianças de 12 kg devem receber em cada vez 12 gotas do remédio. A dose máxima recomendada para o uso dessa apresentação é de 25 gotas. Para as crianças com peso maior ou para os adolescentes, o ideal é uso do comprimido de 400 mg do Ibuprofeno. Vejam as doses por peso.

3) A última apresentação contém 200 mg do Ibuprofeno por 20 gotas. Mais uma vez, prestem atenção como é importante conferir a quantidade do princípio ativo do remédio que está

sendo dado. Essa apresentação do Ibuprofeno oferece quatro vezes mais remédio do que a primeira apresentação em gotas. E duas vezes mais do que a segunda. A dose então, por cada kg de peso, é quatro vezes menor do que a primeira e duas vezes menor do que a segunda. É de 1 gota para cada 2 quilos de peso por dose. As crianças de 10 kg devem receber 5 gotas. A dose máxima para essa apresentação é de 20 gotas por vez para crianças ou adolescentes de 40 kg de peso. Os com mais peso devem usar comprimidos de 400mg. As doses por peso estão na tabela a seguir.

**Tabela 7** – Doses por peso de produtos com Ibuprofeno gotas na apresentação de 100 mg / 1 ml ou 20 gotas.*/**

| Peso (em quilos) | Doses (em gotas), 6/6 horas, se preciso |
|---|---|
| Menos de 6 | Consultar o médico |
| 6 | 06 |
| 10 | 10 |
| 15 | 15 |
| 20 | 20 |
| 30-50 | 25 (dose máxima) |
| Mais de 50 | Usar outra apresentação |

* Nos pesos intermediários, deem doses intermediárias. Nas crianças de 12 kg, usem 12 gotas da medicação; consultem o texto ao final da apresentação sobre os produtos com Ibuprofeno para conferir avisos importantes sobre o uso dessa medicação.
** Há apresentações com 100 mg por 1 ml e por 10 gotas; nesse caso a dose é a metade da indicada para peso.

→ **Ibuprofeno em comprimidos de 400 mg** – A dose recomendada é: ½ comprimido para os adolescentes de menos de 40 kg e de 1 comprimido para os com mais de 50 kg. A dose máxima é de 1 comprimido por dose, de 6 / 6 horas.

[3] Observe os comentários sobre os produtos com Ibuprofeno.

## Comentários sobre os produtos com Dipirona, Paracetamol e Ibuprofeno

→ As doses recomendadas nas tabelas são para os produtos e para as apresentações discriminadas. Portanto, não se aplicam a outros produtos nem a apresentações distintas dos produtos aqui citados.

→ As doses apresentadas são as menores com efeito terapêutico. É prudente iniciar com a menor dose terapêutica. Essa recomendação algumas vezes conflita com as bulas que usualmente recomendam doses mais elevadas. Cabe aos pediatras indicar doses diferentes das aqui citadas.

**Tabela 8** – Doses por peso de produtos com Ibuprofeno gotas na apresentação de 200 mg / 1 ml ou 20 gotas*.

| Peso (em quilos) | Doses (em gotas), 6/6 horas, se preciso* |
|---|---|
| Menos de 6 | Consultar o médico |
| 6 | 3 |
| 10 | 5 |
| 15 | 7 |
| 20 | 10 |
| 30 | 15 |
| 40 | 20 (dose máxima) |
| 50 e mais | usar outra apresentação |

* Nos pesos intermediários, deem doses intermediárias. Nas crianças de 12 kg, usem 6 gotas desta medicação; consultem o texto ao final da apresentação sobre os produtos com Ibuprofeno para conferir avisos importantes sobre o uso dessa medicação.

→ Os remédios devem ser dados com o máximo de precisão. Para os produtos em solução oral (xarope), o ideal é medir a quantidade a ser dada com dosador. O copinho com as graduações de 2,5 e 5,0 mililitros também podem ser úteis, mas sua precisão é menor do que o dosador.

→ Quanto menor o peso ou a idade, maior o cuidado com os remédios. Os pediatras podem indicar doses maiores.

→ Os remédios contra a febre para as crianças de menos de três meses de idade podem ou não ser indicados pelos pediatras após exame clínico.

→ O remédio pode ser empregado de 6 / 6 horas se a febre persistir. Quando preciso, os médicos poderão receitar outro esquema.

→ Os produtos em solução oral (xarope) contêm muito açúcar e não devem ser usados em diabéticos.

→ A Dipirona e o Paracetamol podem ser usados em casos de dengue. O Ibuprofeno não deve ser empregado.

→ Os principais efeitos colaterais dos remédios contra a febre são: vômitos, reações alérgicas de pele, alterações sanguíneas, hepáticas e renais, asma e hipotermia.

→ Produtos exclusivamente com Dipirona nas apresentações citadas: Dipirona, Anador, Conmel, Magnopyrol e Novalgina.

→ Produtos em que o paracetamol é ofertado como único remédio nas apresentações antes citadas: Paracetamol, Dorico, Tylenol.

→ Produtos que apresentam exclusivamente o Ibuprofeno nas apresentações antes citadas: Ibuprofeno, Advil, Alivium, Artril, Motrin, Termol, Uniprofen,Delsy, Febralgin, Doretrin.

→ Estas listas foram retiradas da versão eletrônica, em setembro de 2011, do *Dicionário de especialidades terapêuticas* (http://www.epuc.com.br/DEF).

→ A Dipirona é o único antitérmico comercializado em supositórios. Os outros podem ser obtidos em supositórios nas farmácias de manipulação.

→ Existem produtos em que esses remédios contra a febre estão associados a outros. Esta nossa revisão não trata desses produtos que não estão indicados com antifebris.

*Essas orientações não substituem a consulta médica.*

## *QUE OUTROS CUIDADOS DEVEMOS TER?*

Vamos reforçar que:

→ O uso de dois antifebris aumenta o risco de efeitos indesejáveis. Além disso, haverá dificuldade na definição de qual produto ocasionou o problema. Só o médico tem autoridade para receitar dois remédios de uso concomitante.

→ Não usar o remédio por via retal ou muscular sem antes tentar a via oral. É importante ensinar à criança que o remédio é para ser tomado pela boca. Muitas crianças protestam, brigam, cospem e vomitam o antifebril. Mesmo assim, a via oral é a preferível. Escolham um remédio com sabor menos ruim. As gotas são usualmente mais difíceis de serem aceitas que os xaropes. Usem certa energia para dar o remédio. Digam que é preciso e ofereçam com conta-gotas ou dosador, aos pouquinhos.

→ Não usar remédio pela boca se existem vômitos repetidos e não usar supositórios se existe diarreia significante.

→ Quando a criança vomita, repetir a metade da dose, ainda pela boca, meia hora após. Se o vômito acontece de novo e a febre continua alta, adotar o supositório. Mas veja bem: na próxima vez, dê pela boca e, se vomitar, repita metade da dose, sempre dizendo: "Você está dodói e precisa do remédio".

→ A medicação pode ser repetida se a febre continua ou volta a ficar alta, quatro a seis horas após a dose anterior. Espere o tempo necessário para que o remédio funcione o que ocorre após 30 minutos do uso. É possível que a temperatura suba um pouco após essa meia hora. Assim não é necessário outro remédio logo após a dose anterior.

## *E AS DOSES PARA AS VÁRIAS IDADES?*

O uso correto dos medicamentos para as crianças exige o conhecimento do peso. Não é prudente medicar usando a idade, pois crianças da mesma idade têm grande variação de peso. Apresentamos no guia prático uma tabelinha simples que valoriza a idade quando o peso não é conhecido. Orientamos que usem essa tabela para a primeira dose, mas logo procurem saber o peso da criança para medicar corretamente. É importante ter o peso atualizado de cada criança para facilitar o uso adequado dos medicamentos.

## *ESSAS TABELINHAS DISPENSAM OS MÉDICOS?*

Nossa proposta visa a: orientar os familiares a adotar as medidas iniciais para os problemas de saúde das crianças e dos adolescentes; tentar mostrar que a maioria dos problemas de saúde das crianças e dos adolescentes é resolvida com medidas muito simples e de baixo custo; procurar evitar que muitos dos erros vistos pelos pediatras e relativos ao uso de medicamentos e a outras práticas com a saúde sejam cometidos; mostrar aos familiares que as medidas domiciliares para a solução dos problemas de saúde têm limites e frequentemente há que se buscar assistência médica; demonstrar que todas essas orientações devem ser adotadas com extremo critério, com muito cuidado e até com certo temor; fazer com que todos saibam que nada substitui a orientação médica criteriosa.

### *FALEM MAIS SOBRE OS REMÉDIOS SOB A FORMA DE SUPOSITÓRIOS?*

No Brasil, todos os supositórios contra a febre e disponíveis nas farmácias contêm *Dipirona*. As recomendações são as seguintes de não utilizar em: crianças com menos de 1 ano, de 1 a 2 anos, 1/3 do supositório que é a dose máxima por vez, de 2 a 4 anos, 1/2 do supositório que é a dose máxima por vez, de 4 a 6 anos,1 supositório que é a dose máxima por vez. Podem ser usados, se preciso, a cada 6 horas.

### *EXISTEM REMÉDIOS PARA USO MUSCULAR OU VENOSO?*

Existem e todos contêm Dipirona. Devem ser usados em situações especiais, importantes, e ministrados em hospitais ou emergências sob supervisão médica. Portanto, não discutiremos o assunto aqui.

### *QUAL DESTES REMÉDIOS É O MELHOR PARA O CONTROLE DA FEBRE?*

A prática pediátrica atual indica que o Acetaminofen e a Dipirona são os dois produtos preferencialmente usados. Eles têm a vantagem de serem utilizados há muitas décadas. O Ibuprofeno vem sendo cada vez mais empregado. É um produto que não tem a tradição dos outros dois. Há muitos pediatras que preferem indicar produtos mais antigos, mais tradicionais, mais conhecidos. Todos eles apresentam reações adversas que são próprias de cada um. A hipotermia, que é abordada em um capítulo próprio deste livro, é uma consequência que pode ser comum a todos os medicamentos antifebris. É importante ler o capítulo *Hipotermia*.

### *POSSO USAR UM REMÉDIO AGORA E NA PRÓXIMA DOENÇA OUTRO?*

Não é boa prática fazer isso. Há várias razões que justificam o uso de apenas um tipo de antifebril, na mesma apresentação ao longo da vida da criança. É mais fácil memorizar a dose a ser usada e reduzir a chance de erros. O fato de o remédio e a apresentação terem sido bem tolerados anteriormente diminui muito os fenômenos de alergia e de tolerância medicamentosa. É mais fácil e mais barato manter apenas um antifebril em casa. O risco de intoxicações também é menor quando se tem menos drogas em casa. Assim, recomendamos que aprendam a manusear um produto, numa única apresentação.

### *NÃO EXISTEM REMÉDIOS NOVOS? E A NIMESULIDA?*

Os produtos com Ibuprofeno, antes citados, podem ser rotulados como "novos", pois têm sido usados nos últimos anos. E, sem dúvida, a "idade" é um fator a ser considerado quando escolhemos remédios para nós e nossas crianças. Os produtos com Nimesulida e Diclofenaco não devem ser utilizados rotineiramente. São empregados em ocasiões muito especiais – exemplo: alergia aos antitérmicos comuns – e devem ser receitados pelo médico. Não são para serem usados de rotina como os que foram detalhados na nossa discussão.

### *E OS ANTI-INFLAMATÓRIOS?*

Os últimos medicamentos citados, Nimesulida e Diclofenaco, e muitos outros, de uma classe de remédios denominados anti-inflamatórios não hormonais, não devem ser usados para febre nas crianças. Seus efeitos colaterais (hemorragia digestiva, erupção cutânea e outros) são de tal magnitude que quando se faz o estudo dos riscos / benefícios é evidente que os riscos são demasiadamente elevados para justificar sua utilização.

### *E AS ASPIRINAS?*

Produtos com aspirina ou ácido acetil-salicílico (*Melhoral Infantil, AAS, Bayaspirina*) são atualmente contraindicados no tratamento da febre. Além de causarem reações comuns (dor do estômago, vômitos, às vezes com sangue, reações alérgicas de pele), causam, raramente, uma doença neurológica e hepática grave. Ocorre, sobretudo, quando usados em algumas viroses (catapora e gripe, por exemplo). É por esse motivo que, no mundo todo, a aspirina é recomendada para doentes com mais de 12 ou 13 anos de idade. Antes dessa idade, é remédio proibido para tratar a febre. Após os 12 anos, já podem ser dados para a febre: comprimidos de 0,5 g de um dos produtos como os antes citados para uso adulto. Doses para adolescentes: 1 comprimido de 500 mg de 6/6 horas.

### *E OS CHÁS? E A HOMEOPATIA?*

Febre é tão frequente, no mundo todo, que cada povo tem a sua maneira peculiar de enfrentar a dificuldade. No Brasil, temos várias formas populares para o tratamento de febre. O Egito também ter suas tem suas próprias maneiras e mesmo o Canadá – a despeito de todo o desenvolvimentotem as suas medidas populares para baixar a febre. De uma forma geral, podemos resumir a posição da medicina sobre as mais comuns medidas empregadas no Brasil: são proibidos os banhos de álcool; o álcool é absorvido pela pele, e o paciente pode apresentar grave intoxicação; são aceitos os outros meios físicos (banhos d'água morna, os de colônia, as compressas nas regiões por onde passam grandes veias e artérias – axilas e virilhas) podem ser confortáveis, relaxantes e roubar um pouco de calor do corpo; são úteis os chás com acônito, de folha de laranja, e outros, com açúcar; ajudam a hidratar.

### *EXISTEM ALGUMAS MEDIDAS MALÉFICAS OU MESMO PROIBIDAS?*

Sim, existem. Vejam algumas: os já citados produtos com aspirina ou ácido acetilsalicílico são proibidos em menores de 12 anos; cobertor é contraindicado, exceto se houver calafrios intensos; exposição a correntes de ar e a mudanças bruscas de temperatura aumenta o gasto de energia para manter o calor (o calafrio e reação intensa que o corpo usa para produzir calor, febre, para combater a doença); banhos frios, com água gelada e outras medidas físicas intensas causam desconforto, produzem efeitos fugazes, pois atuam apenas na pele, e fazem o organismo despenderainda mais energia; envoltório com álcool é proibido; interrupção do sono, pois o repouso é necessário para a cura (interromper o sono daquele que dorme tranquilamente e que está com aspecto normal, só porque a temperatura está em 38ºC, é um absurdo e uma agressão; interromper o sono com tomadas excessivas da temperatura, ou para dar remédio, é outro absurdo).

### *E QUANDO A TEMPERATURA BAIXA MUITO APÓS O REMÉDIO?*

Temos uma discussão interessante no capítulo *Hipotermia*.

Temos sempre lembrado que os textos fazem parte de um projeto educativo e que não pretendem substituir a consulta médica individualizada onde muitos outros aspectos, como os de natureza emocional, são avaliados para a definição da melhor orientação para cada situação.

PROFISSIONAIS COLABORADORES:
João Guilherme Bezerra Alves,
Constantino Giovani Braga Cartaxo,
Carlos Gonçalves de Oliveira,
Cicero Cruz Macedo,
Maria de Fátima Lopes da Cruz,
Luiz Feichas Cabral,
Sebastião Tenório da Silva,
Alvaro Machado Neto,
Eliane Buarque de Freitas Machado,
Paulo José Carvalheira de Mendonça

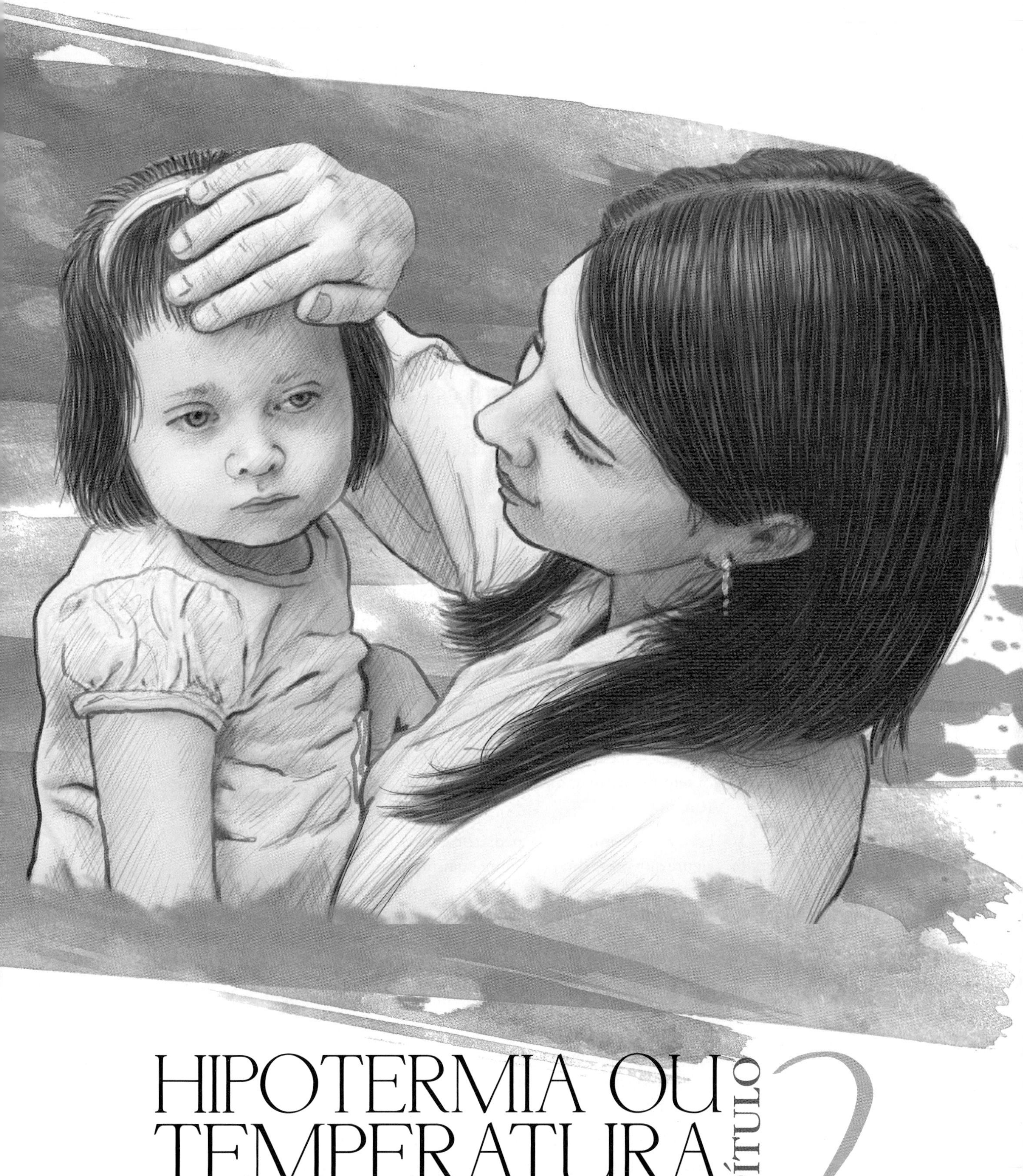

# CAPÍTULO 2

# HIPOTERMIA OU TEMPERATURA CORPORAL BAIXA

GUIA PRÁTICO

# HIPOTERMIA OU TEMPERATURA CORPORAL BAIXA

Se constatar que temperatura corporal da criança baixou drasticamente, faça uma nova aferição, com um outro termômetro, para confirmar se a **hipotermia** existe (ao redor dos 35°C) ou uma temperatura ainda menor.

## CASO A HIPOTERMIA SEJA CONFIRMADA, ADOTE AS SEGUINTES PROVIDÊNCIAS:

- Verifique se houve a ingestão acidental de medicamentos ou de produto tóxico.
- Preste especial atenção a alguns remédios. A **Nafazolina** que existe em "inocentes" remédios nasais pode causar hipotermia e outras graves alterações corporais.
- Avalie se a baixa da temperatura ocorre após doença febril. É comum a hipotermia na fase de cura de uma infecção, o que pode ser potencializado pelo uso abusivo de remédios de febre.
- Observe se existem vômitos, dores abdominais, manchas na pele e alteração da urina. Esses sintomas ajudam os médicos a definir a causa da hipotermia.
- Constate se o estado geral está preservado ou comprometido. Se a criança tem hipotermia, mas se alimenta normalmente e se sente feliz, não tem problema.
- Leve a uma emergência pediátrica, caso haja indícios de problema significativo ou dúvidas sobre sua importância. Crianças que apresentem dados sugestivos de alteração cardíaca ou neurológica, que vomitaram ou que evacuaram muito precisam assitência médica. Faça sempre contato com os pediatras assistentes.
- Mantenha em casa as crianças que estão bem, alertas, comendo bem, sem evidência de desidratação ou de outro problema significativo.
- Mantenha também em casa a criança que apresente a hipotermia após algum tempo de doença febril, pois, esse descontrole térmico é passageiro e não causa maiores transtornos. Porém, aqueça-a e mantenha-se vigilante.
- Não ofereça remédios, pois não existem medicamentos nem outras medidas especiais para elevar a temperatura corporal.

Saiba sempre que a medicina é mais simples após a formulação do diagnóstico.

Leia o capítulo sobre o tema.

## Hipotermia ou temperatura corporal baixa

Temos a impressão de que a queda da temperatura corporal, a hipotermia, assusta os familiares muito mais do que a febre.

Frequentemente o pediatra é chamado para opinar sobre a ocorrência da hipotermia e a preocupação dos familiares é tão grande que dá a impressão de que a criança está numa situação de morte iminente. É possível que o paralelismo com o corpo humano sem vida que é frio cause essa sensação nos familiares.

Vamos ver o que é importante e o que não é. Quem começa a perguntar?

*A HIPOTERMIA NÃO É SEMPRE GRAVE?*

Vamos começar com algumas noções essenciais:

→ A hipotermina é causada por uma grande variedade de situações.

→ A maior parte das crianças hipotérmicas não tem doenças importantes.

→ Mas a redução da temperatura corporal, em poucas crianças, pode indicar uma situação clínica significante. Assim, a queda da temperatura pode exigir medidas imediatas para salvar a vida.

→ Essa última situação ocorre, mas o foco agora é o debate da situação, a queda da temperatura corporal nas crianças que estão bem, brincando, espertas, ativas e sem nenhum dado que indique uma condição grave.

*ENTÃO PODE SER GRAVE, MAS NA PRÁTICA DOS MÉDICOS. NÃO É?*

Vamos tentar dividir o assunto ainda de forma mais didática. Existe a hipotermia VERDADEIRA que faz parte de um problema grave e existe a FALSA que não faz. São problemas distintos que merecem destaques individuais.

*O QUE É A HIPOTERMIA VERDADEIRA?*

A HIPOTERMIA VERDADEIRA é menos comum no nosso país que possui boa parte do território em um clima tropical. Ocorre mais nos países de clima frio em crianças que, devido a acidentes ou a outras causas, têm contato prolongado com água gelada ou gelo. Mas pode ocorrer no Brasil na zona de clima temperado, nos meses frios, em crianças expostas e sem agasalho às intempéries climáticas ou em crianças portadores de quadros graves – desnutrição, hipoglicemia, infecção importante e outros – e não corretamente aquecidas. Essa hipotermia verdadeira pode ser tão grave e ser, ela mesma, a causa da morte. Pode ser mais um elemento a agravar uma condição preexistente que pode terminar com o óbito. Esse problema não faz parte dos objetivos do nosso encontro que é para debater os temas do cotidiano. Esse é assunto para médicos e emergências.

*E A HIPOTERMIA FALSA?*

A HIPOTERMIA FALSA ou HIPOTERMIA APÓS DOENÇA FEBRIL é vista com certa frequência. Ocorre em crianças que apresentaram alguns dias de febre e naquelas submetidas a medidas antifebris mais enérgicas. Já citamos que a experiência mostra que os pais se apavoram ao acharem a temperatura baixa nos filhos e isso provavelmente é devido:

→ Ao contraste entre a febre alta que ocorreu nos últimos dias e a temperatura corporal baixa que passou a ser observada.

→ Ao estresse do período febril que fazia os familiares empregarem medidas antifebris, dia e noite, que não os deixava dormir, que os fazia falar várias vezes com os pediatras, que os induzia a pensar que algo importante estava para acontecer e, que, agora acontece, a baixa da temperatura.

→ À semelhança com o frio do corpo morto.

*NEM TODA CRIANÇA TEM ESSA BAIXA DE TEMPERATURA! NÃO É MESMO?*

A maioria das crianças não apresenta esse fenômeno após o período febril. É provável que a ocorrência seja até maior do que os pediatras percebam, pois é muito possível que as mães mais tranquilas que convivem bem com a febre não se importem muito em controlar a temperatura corporal e não registrem o fato. Os familiares mais ansiosos e mais preocupados e que usavam o termômetro a cada 15 minutos na fase febril devem notar a hipotermia com mais constância.

### *A HIPOTERMIA PODE OCORRER MAIS DE UMA VEZ NA MESMA CRIANÇA?*

Pode, mas é evidente que os episódios subsequentes causam menos transtorno, pois os familiares sabem que não tem significado especial.

### *MAS NÃO É PARA APAVORAR MESMO?*

Nessa situação, não é para se assustar. A temperatura corporal baixa, que acontece em muitas crianças após uma fase febril, não é o que importa aos médicos. Essa queda da temperatura é um fenômeno fisiológico de ajuste do corpo após a fase febril, ou é o resultado das medidas antifebris usadas, ou é o somatório de ambos os fatores. Mas seja lá o que for, quando surge a baixa da temperatura corporal e as crianças estão bem, espertas, ativas, brincando, sorrindo e nada há que indique uma doença importante, há pouca razão para ansiedade ou para intervenção médica.

### *NÃO É PRESSÃO BAIXA QUE OCASIONA A QUEDA DA TEMPERATURA?*

Esse é o pensamento comum face ao conhecimento de que as pessoas com queda real da pressão arterial ficam frias, com sudorese. Na situação que estamos discutindo, não existe baixa da pressão arterial, nem baixa da glicose e nem outras anormalidades. Quando existe, é temperatura corporal baixa após uma doença febril. As mães não se contentam com as palavras tranquilizadoras dos pediatras experientes e levam as crianças para exame. Os médicos, como esperado, nada encontram. Coração, pulmões, sistema nervoso, pressão arterial e tudo o mais está bem. E as crianças estão sorrindo e brincando.

### *MAS NÃO EXISTE UM LIMITE PARA ESSA BAIXA DA TEMPERATURA?*

Não falamos em temperatura abaixo de um determinado nível. Temos falado apenas em queda da temperatura corporal após febre alta. A temperatura observada nessa situação é 35°C. Antes a temperatura corporal estava em 39°C ou mais, e isso é um contraste imenso. A temperatura corporal não importa muito. O que os médicos sempre querem saber é como estão os clientes. O que eles perguntam é sobre a situação geral é se há algo diferente. Os médicos querem saber se surgiram vômitos ou qualquer outra anormalidade que os faça mudar de orientação. Mais uma vez: o importante é ver o conjunto, verificar se as crianças estão atentas, alertas, brincando; não é apenas a constatação de temperatura corporal baixa que define a conduta.

### *E SE A TEMPERATURA ESTIVER MENOR QUE 35°C?*

Isso não é esperado na condição que estamos revisando. Muitas mães telefonam assustadas para os pediatras dizendo que a temperatura corporal das crianças está tão baixa que o termômetro nada registra. A angústia do momento pode ocasionar erros no uso do termômetro. Repetimos mais uma vez que o importante não é o termômetro. É a leitura geral das crianças. Se estão com bom aspecto, com cor normal, ativas, espertas, vivas, respirando bem, a temperatura não tem valor mesmo que o termômetro não tenha indicado a temperatura.

### *ENTÃO OS REMÉDIOS PARA FEBRE CAUSAM A HIPOTERMIA?*

Falamos que uma das explicações é o excesso de medidas antitérmicas. Assim, além do excesso de remédios para febre, o excesso de banhos frios, compressas com água fria e ar condicionado são importantes. Leia o capítulo *Febre* e reflita sobre o significado da elevação térmica e sobre os riscos dos medicamentos e dos outros mecanismos para baixar a temperatura corporal.

### *OUTROS REMÉDIOS PODEM PRODUZIR ESSA BAIXA DA TEMPERATURA?*

Podem. Os médicos perguntam sobre o uso de outros remédios que também produzem queda da temperatura corporal como os antialérgicos e alguns remédios nasais com substâncias que agem na circulação. As crianças que estão usando remédios para febre e também substâncias que agem sobre o sistema nervoso ou sobre a circulação têm maior chance de ficarem muito frias após o período febril. Os médicos também questionam, quando as crianças estão com temperatura baixa, sobre a ingestão acidental de remédios ou de outros tóxicos.

### *QUAL A ATITUDE DOS MÉDICOS NESSA SITUAÇÃO?*

Os médicos mais experientes que conhecem bem seus clientes podem até orientar por telefone. Mas essa orientação telefônica só é segura se as pessoas que informam aos médicos conhecem bem as crianças. Os médicos poderão confiar se os familiares informam que a criança "está com temperatura baixa, após a fase da febre, mas está muito bem, brincando, esperta, ativa". Com a coleta de alguns dados, os médicos podem recomendar que as crianças sejam mantidas em casa sem qualquer intervenção. Mas alguns profissionais, também experientes, preferem que as crianças sejam levadas ao pronto-socorro pediátrico ou ao consultório. Alguns pediatras vão ao domicílio para examinar as crianças.

### *PARA QUE IR AO PRONTO-SOCORRO OU AO CONSULTÓRIO?*

Muitas mães decidem por elas mesmas ir ao médico. As emergências pediátricas, vez ou outra, recebem crianças que as mães levam espontaneamente para rever essa questão da temperatura baixa após doença febril com o plantonista. O médico, que avalia uma dessas crianças, conversa com os familiares, examina detalhadamente o paciente, dá muita atenção ao sistema nervoso e ao coração, e também procura verificar se há alguma condição especial – indícios de intoxicação por medicamentos ou por outras substâncias, ou alguma doença especial – para que possa transmitir confiança ao familiar e para que possa afirmar que nada significante existe.

### *SÃO NECESSÁRIOS EXAMES?*

Algumas vezes os médicos, face às dúvidas surgidas no exame clínico, ou em certas ocasiões até por insistência da família, solicitam exames e pareceres de especialistas.

### *O QUE OS MÉDICOS RECOMENDAM?*

Quando os profissionais examinam os pacientes e nada encontram, eles apenas recomendam que os familiares os observem bem, que informem qualquer outra anormalidade e que adotem algumas medidas para aquecer o corpo hipotérmico com cobertores ou com outras medidas de aquecimento ambiental.

### *O QUE FAZEMOS EM CASA? DAMOS LEITE QUENTE? BANHO AQUECIDO?*

Alguns pediatras recomendam aquecer a criança. Outros nada indicam, certos de que a temperatura se normalizará sem qualquer medida.

### *E OS REMÉDIOS PARA AUMENTAR A TEMPERATURA?*

Não há remédios indicados para essa condição.

### *QUANDO A HIPOTERMIA PODE SIGNIFICAR UM PROBLEMA IMPORTANTE?*

Devem ir ao médico da urgência as crianças que estão frias e que:

- → Não estejam bem, segundo a opinião dos que cuidam delas.
- → Estejam vomitando, com diarreia, com falta de ar, com transtorno mental ou qualquer outro dado que pode indicar doença importante.
- → Apresentem cor roxa nos lábios e nas pontas dos dedos.
- → Tenham tido no passado problema circulatório, neurológico ou qualquer outra situação especial de saúde.
- → Possam ter ingerido uma substância tóxica ou estão usando remédio, mesmo os aparentemente mais simples, como os tópicos nasais.

→ Os familiares estejam muito preocupados com o evento e não seja possível contato com o pediatra assistente.

### *QUANTO DURA A BAIXA DA TEMPERATURA APÓS A FEBRE?*

Dura cerca de 24 horas. Os familiares deixam de se preocupar com o assunto quando percebem que a meninada realmente está bem.

Este texto não substitui a avaliação profissional e o contato com o pediatra é sempre o melhor caminho para que uma conduta apropriada seja adotada.

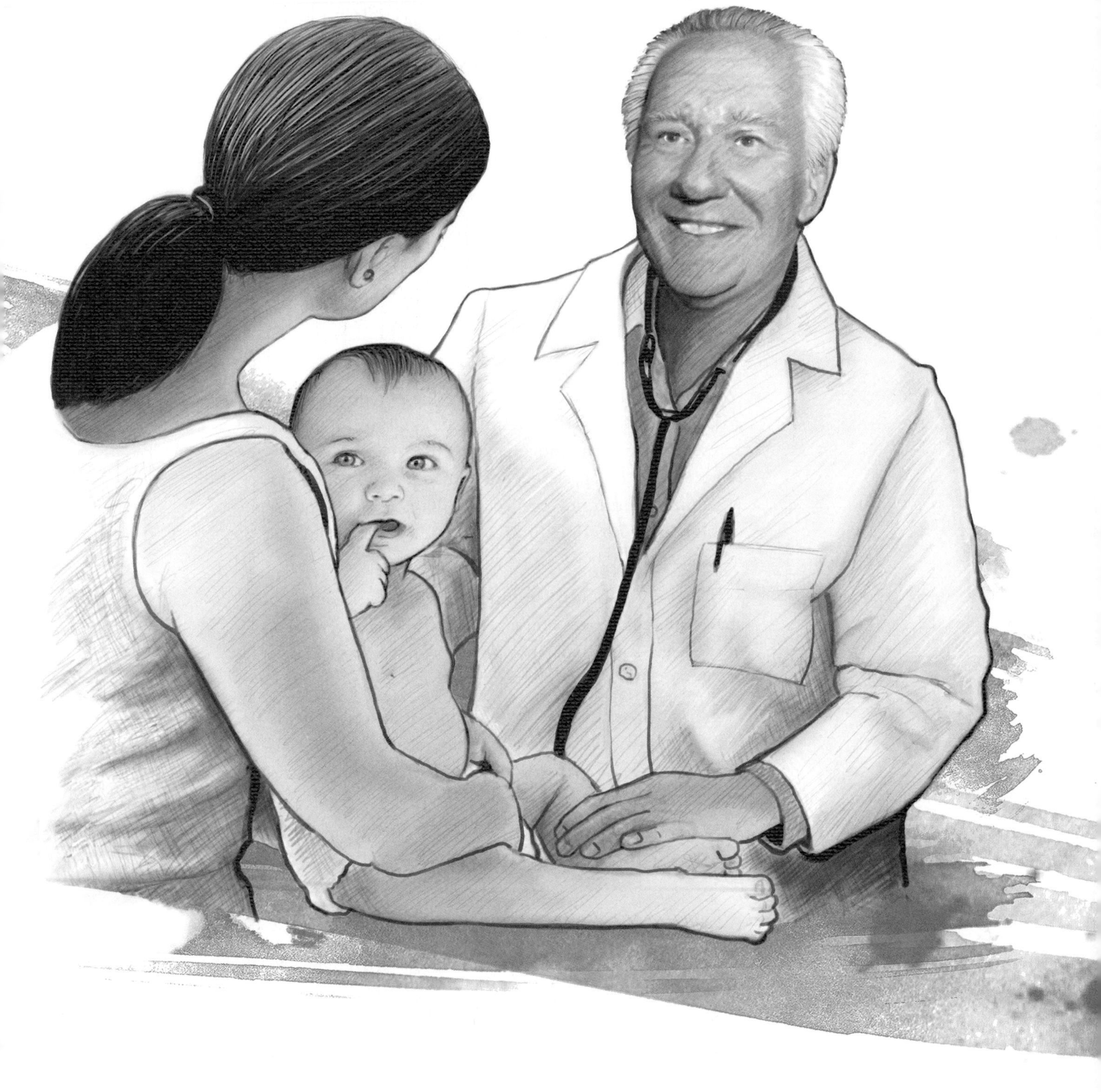

# CONVULSÃO FEBRIL OU CONVULSÃO SEM DOENÇAS NO CÉREBRO

CAPÍTULO 3

GUIA PRÁTICO

# CONVULSÃO FEBRIL OU CONVULSÃO SEM DOENÇAS NO CÉREBRO

Crianças após os seis meses de idade e, sobretudo, ao redor dos dois anos, com o sistema nervoso normal, quando febris, podem apresentar convulsões.

De forma objetiva, o que ocorre é o seguinte:

O início da convulsão é súbito, inesperado. Antes da crise convulsiva, a criança febril pode estar muito bem ou apresentar repetidos movimentos bruscos dos membros. Logo ela fica inconsciente, "desmaiada", com olhar fixo. A seguir, o corpo fica enrijecido e há abalos musculares involuntários nos dois braços e nas duas pernas. A face fica azulada.

Decorridos poucos minutos, espontaneamente, os abalos musculares cessam, a criança chora, a cor volta ao normal. Há sonolência após a crise. A duração da crise é, usualmente, de menos de três minutos.

Numa situação como a descrita ou em outras (existem as convulsões atípicas, como aquela em que a criança "desmaia" no curso de doença febril) é importante agir prontamente.

## ADOTE AS SEGUINTES MEDIDAS:

- Rápida remoção para o hospital mais próximo.
- Deite a criança numa superfície plana, de lado, para evitar dificuldade com vômito ou saliva.
- Não coloque nada na boca da criança. Não dê banhos, não tente respiração boca a boca, não faça compressão no tórax nem execute qualquer outra manobra de ressuscitação.
- Não tente restringir os abalos musculares. Isso pode facilitar traumas.

Tente manter a calma.

## Convulsão febril ou convulsão sem doenças no cérebro

A convulsão é preocupação constante dos que levam as crianças que estão febris aos pediatras. O tema merece debate amplo.

As convulsões não febris serão debatidas. É importante ler o capítulo Convulsão não febril.

Quem começa o debate sobre convulsão febril?

### *POR QUE SE FALA TANTO EM OUTRA CONVULSÃO FEBRIL?*

A convulsão febril ocorre em cerca de três a cinco por cento da meninada normal de três meses a cinco anos. É um evento extremamente traumatizante. A convulsão é um quadro dramático e difícil de ser vivenciado até por médicos.

### *COMO SABER QUE ESTÁ OCORRENDO UMA CONVULSÃO?*

Não é preciso experiência com convulsão nem ter lido sobre o assunto para ver que algo muito estranho, muito diferente e muito importante está acontecendo.

### *DESCREVAM COMO É A CONVULSÃO.*

O que será relatado a seguir ilustra uma convulsão febril típica em uma criança com febre:

- → O início é súbito. Ocorre a qualquer hora, em qualquer local e circunstância.
- → Antes da crise propriamente dita, a criança pode estar muito bem ou apresentar movimentos bruscos dos membros, semelhante a sustos. Logo a criança fica inconsciente, “desmaiada”, com olhar fixo.
- → Em seguida, o corpo fica enrijecido e há abalos musculares nos quatro membros.
- → Surge coloração azulada (cianose) na face.
- → Decorridos poucos minutos, espontaneamente, os abalos musculares cessam, a criança chora, a cor volta ao normal e é retomado o contato com as pessoas e com o ambiente. Em alguns casos, há sonolência após a crise.
- → A duração da crise típica usualmente é de menos de três minutos.

### *EXISTE A CONVULSÃO FEBRIL ATÍPICA?*

São menos frequentes. Podem ser mais prolongadas, durar 15 minutos ou mais, e são caracterizadas por diferentes manifestações convulsivas: além da inconsciência, podem surgir abalos musculares apenas em um lado do corpo, ou então a convulsão se limita ao desvio dos olhos sem movimentos nos membros.

### *COMO OS MÉDICOS SABEM QUE A CONVULSÃO É FEBRIL?*

Os médicos têm cuidados especiais no diagnóstico. A convulsão febril ocorre até os cinco anos, tem características próprias e surge no curso de doença febril. Também é caracterizada pela ausência de outra causa de convulsão (meningite, distúrbio metabólico, etc) e pela rápida recuperação. A ocorrência em outros membros da família ajuda a definir ainda com mais precisão o problema. Habitualmente, não são necessários exames especiais para o diagnóstico. Crianças que tiveram convulsão não febril no passado e que agora apresentam crise convulsiva na vigência de febre não devem ser rotuladas como portadoras de convulsão febril. Mas pode haver uma ou outra situação em que o pediatra fique com dúvidas. Aí, o melhor recurso é rever o assunto com o neuropediatra.

### *CONVULSÃO MOSTRA QUE O SISTEMA NERVOSO É ANORMAL, CORRETO?*

Nem sempre convulsão é indicação, de anormalidade no sistema nervoso. Está demonstrado por todos os cientistas que estudaram o tema que o cérebro das crianças que apresentaram convulsão febril é normal. Elas terão habilidades, competência intelectual, desempenho escolar, características emocionais e todas as outras funções do sistema nervoso absolutamente idênticas às das crianças que não tiveram o quadro. Isso não pode ser dito das crianças que sofreram convulsão não febril. Muitas delas têm o sistema nervoso doente.

### *ENTÃO O QUE OCORRE COM O CÉREBRO DESSAS CRIANÇAS?*

Existem apenas hipóteses como predisposição genética e certas famílias apresentam mais convulsão febril que outras. Se os dois pais tiveram convulsão febril, um filho do casal terá de 40 a 80% de probabilidade de ter. Se apenas um dos pais teve o problema, a chance de um filho ter o quadro cai para 20-30%. Também se conhece que a convulsão febril ocorre dos três meses aos cinco anos de idade. O pico de ocorrência é aos dois anos. Acontece numa fase especial do amadurecimento do cérebro em que a febre desencadeia o quadro. É um problema mais visto em meninos que em meninas. Após cinco anos de idade, o quadro não ocorre mesmo com febre alta e mesmo em quem apresentou a convulsão.

### *A CRISE PODE DEIXAR SEQUELAS?*

Está provado que não. As crises convulsivas febris não produzem danos ao sistema nervoso que possam modificar o futuro das crianças acometidas. Isso é diferente nas que têm convulsão não febril.

### *QUALQUER FEBRE PODE PRODUZIR A CONVULSÃO?*

Na idade citada, qualquer febre, produzida por qualquer doença e até pela vacina, pode desencadear a convulsão. Surge mais no primeiro dia da febre, na fase de rápida elevação da temperatura, e alcança 38°C ou mais.

### *É REAL QUE A FEBRE DA VACINA PODE CAUSAR CONVULSÃO?*

Sim. Mas há convulsões após as vacinas, mesmo que exista a febre, que podem ter outra origem. Existem convulsões que podem ser causadas por outros processos surgidos após a vacinação e não pela elevação térmica. Assim os médicos devem sempre ser avisados quando as crianças apresentam eventos convulsivos relacionados à aplicação das vacinas.

### *É A RÁPIDA ELEVAÇÃO DA TEMPERATURA QUE CAUSA O QUADRO?*

Algumas vezes, é a convulsão que denuncia a febre. O que ocorre é que a elevação térmica surge inesperadamente e a convulsão também. É a rápida elevação da temperatura num curto período de tempo que causa o episódio convulsivo. Quando a temperatura alcança um nível elevado, por exemplo, 40°C, sem a ocorrência da convulsão, o risco de surgimento do quadro é menor.

### *PODEM EXPLICAR DE NOVO?*

A convulsão ocorre principalmente quando a temperatura sobe rápido, mas pode acontecer quando a criança está há horas com temperatura alta. A convulsão pode aparecer no segundo ou no terceiro dia de febre.

### *QUEM TEVE UMA PODE TER MAIS CRISES DE CONVULSÃO FEBRIL?*

Criança que apresentou um episódio pode ter outros. O risco é maior se a primeira crise foi antes dos doze meses de idade e se há familiar acometido. O médico pode evidenciar outros fatores que aumentam o perigo do quadro se repetir. Essa é uma das razões para a avaliação criteriosa de cada criança.

### *O MEDO DA CONVULSÃO CAUSA "NEURA"! O QUE FAZER?*

É difícil responder à questão. É valioso saber que 95 a 97% das crianças não terão convulsão. Talvez ler o capítulo que relata o estudo da febre ajude a desmanchar um pouco a "febrefobia" e a "convulsãofobia".

### *COMO PROCEDER QUANDO A CRIANÇA CONVULSIVA TEM FEBRE?*

É absolutamente natural e entendível que os familiares, sobretudo, os que presenciaram o quadro convulsivo, fiquem preocupados. O medo da febre e da repetição do problema, que realmente existe, é o marco principal dessa fobia. A conversa com o médico de confiança, se necessário, várias conversas, e o tempo é que desmancharão esse receio.

### *COMO AGIR SE A CRIANÇA CONVULSIONA?*

Algumas recomendações são essenciais:

- → Deitar a criança numa superfície plana, de lado, para evitar dificuldade com vômito ou saliva.
- → Não colocar nada na boca. Não dar banhos, não tentar respiração boca a boca, não fazer compressão no tórax nem manobra de ressuscitação.
- → Não tentar restringir os abalos musculares, pois isso pode facilitar traumas.
- → Tentar, embora seja duro, difícil, quase impossível, manter a calma.
- → Providenciar remoção para o hospital mais próximo. NÃO é prudente esperar em casa que o quadro ceda. Ninguém tem certeza, nem mesmo o médico, se a crise durará cinco, dez, ou mais minutos. Mesmo o médico, no momento da crise, é incapaz de dizer se a doença que causa a febre é meningite. O importante é a criança ser examinada logo pelo pediatra para o diagnóstico da causa da febre.

### *O QUE SERÁ FEITO NO HOSPITAL?*

No hospital, são adotadas medidas para:

- → Tentar parar, com medicamentos, se o quadro convulsivo for prolongado.
- → Baixar a febre.
- → Definir se a convulsão é realmente do tipo febril ou se provocada por uma doença que atinge o sistema nervoso. A doença mais importante a ser pensada é meningite. O médico assistente deve e pode ajudar nessa fase.

### *APÓS A CRISE, É PRECISO INTERNAR A CRIANÇA?*

Há médicos e familiares que preferem internar a criança. Outros não agem assim. Voltar para casa de noite após um episódio de convulsão febril é decisão difícil. Algumas horas no hospital facilitam o diagnóstico da causa da febre (leucograma, exame de urina e outros) e permitem que o médico e os familiares amadureçam a conduta futura. É possível que seja mais prudente internar a criança quando a crise ocorre à noite para garantir melhor observação.

### *É IMPORTANTE FAZER ELETRO OU OUTROS EXAMES?*

Logo após o quadro convulsivo, os exames poderão ser necessários para definir a causa da febre. Dias após, superada a fase convulsiva e definida a causa da febre, o médico assistente deve revisar o ocorrido e definir o que fazer. Ele é que pensará com o familiar a necessidade de eletroencefalograma, de consultar o neurologista ou de adotar outras medidas. Há certos casos atípicos que necessitam investigação especial.

### *QUANDO LEVAR A CRIANÇA AO NEUROLOGISTA?*

O tema convulsão febril, principalmente se ocorreu apenas uma crise, é de competência do pediatra. Ele tem condições de levantar o perfil de risco para a repetição do quadro, de recomendar o que fazer nos próximos episódios febris e de como agir caso ocorra outro episódio. O pediatra da família é quem define a necessidade de consultar o especialista. Mas é ideal que a orientação final, usar ou não usar drogas anticonvulsivantes e a adoção de outras medidas, seja sempre discutida entre o pediatra, o neurologista e os familiares.

### *FALEM MAIS SOBRE O RISCO DA REPETIÇÃO DA CONVULSÃO FEBRIL.*

Cerca de 60% das crianças acometidas têm apenas um episódio. Das 40% restantes, a maior parte tem duas crises e uma parte bem menor terá três ou mais episódios. A segunda crise acontece, em 70% das vezes, no primeiro ano após a primeira e, em 90% das vezes, até o fim do segundo ano. A possibilidade de repetição é maior se existem um ou mais dos seguintes fatores: quadro semelhante em familiar próximo (pais, irmãos, tios); convulsão abaixo dos doze meses de idade.

### *COMO AGIR COM A CRIANÇA QUE TEVE CONVULSÃO FEBRIL E ESTÁ FEBRIL?*

Os familiares devem rever, com o médico, o plano que inclui medidas para:

→ Tentar diagnosticar e tratar precocemente, se possível, a enfermidade causal da febre. É o mais importante e, para isso, é imprescindível precisa de auxílio médico.

→ Tentar reduzir a temperatura corporal com mais rigor e mais precocemente: dar remédio e usar outras medidas quando a temperatura alcançar 37,5°C.

→ Estabelecer um programa, caso ocorra convulsão, principalmente no caso de crianças cuidadas por babás. As seguintes medidas podem ser praticadas: manter pessoa com poder de agir ao lado da criança; definir o hospital mais próximo; deixar disponível dinheiro para táxi; proibir a adoção de medidas caseiras que retardam a ida ao serviço médico.

→ Algumas vezes, o pediatra e o neurologista indicam medicamentos que têm ação preventiva.

### *DEVE-SE APLICAR VACINAS NAS CRIANÇAS QUE TIVERAM CONVULSÃO?*

Quando a convulsão apresentada foi do tipo febril, as vacinas devem ser aplicadas seguindo a rotina. Alguns médicos indicam remédios antifebris antes ou junto com a aplicação da vacina nessas crianças. Mas é sempre bom rever o tema com os profissionais.

### *EXISTEM REMÉDIOS QUE EVITAM AS CRISES?*

Existem, mas não são recomendados para quem apresentou apenas uma crise. Há médicos que não prescrevem remédios mesmo para crianças que tiveram duas ou mais crises convulsivas febris. Existem outros que usam medicação anticonvulsiva para criança com mais de duas crises. Há remédios de uso contínuo, dados até que seja ultrapassada a idade de maior risco, portanto, por longo período. Como todos os remédios para uso contínuo e prolongado causam malefícios que a crise convulsiva febril não causa, esse tratamento é raramente recomendado atualmente. Produtos para uso descontínuo empregados por poucos dias, apenas no período da doença febril, são hoje em dia os mais prescritos.

### *CONVULSÃO FEBRIL É EPILEPSIA?*

Há uma probabilidade de mais de 95% de a criança que teve convulsão febril não apresentar epilepsia no futuro. Há cerca de 2 a 4% de risco de a epilepsia surgir com o passar dos anos nas crianças que tiveram convulsão febril. Esse percentual é maior do que o observado na criançada que não teve o problema. Entretanto, isso não é decorrente da crise convulsiva febril. Se a convulsão febril e algumas epilepsias são genéticas, elas podem coexistir em uma mesma pessoa.

Como sempre temos feito nos outros debates, mostramos o depoimento de um casal que recebeu o texto pela Internet e que resolveu falar sobre sua experiência:

*Somos mãe e pai de um garotão normalíssimo, agora, em outubro de 2010, com quatro anos e três meses de idade.*

*Não temos dúvida da sua normalidade. Sentou e andou nas datas certas, brinca, pula, corre, joga bola com seus amigos, ouve e fala normalmente como os da sua idade, dorme e come bem, está perfeito na escola e os professores informam que o rendimento é semelhante ao dos coleguinhas. É afetuoso, carinhoso, a alegria da nossa vida.*

*Mas ele teve oito convulsões durante algumas das doenças febris que apresentou até agora.*

*A primeira convulsão aconteceu aos 11 meses de vida quando teve a primeira febre. Foi desesperador, terrível. Nunca imaginamos ter que passar por circunstância tão inesperada e assustadora.*

*A convulsão logo cedeu e não tivemos tempo de fazer nada. O pediatra nos aconselhou ir a uma emergência e logo após comparecermos ao consultório. Como nosso filho tinha apenas 11 meses de idade, o profissional opinou que deveríamos consultar um neurologista de crianças. Esse médico nos informou sobre o problema, enfatizou que a criança era absolutamente normal, que o quadro poderia se repetir até os cinco anos de idade e falou sobre várias providências que deveríamos adotar em caso de febre e de repetição da convulsão. Mas o neurologista prescreveu uma medicação contra a convulsão que deveria ser usada durante as doenças febris.*

*Aí surgiu outro problema. O nosso filho não aceitava como não aceita ainda hoje medicação pela boca. Então, seis meses após primeira convulsão, em outra doença febril veio a segunda. Novo trauma, nova angústia, apesar da experiência anterior. Um mês após essa segunda, ocorreram dois episódios, um muito leve e outro mais forte. Sempre durante febres e sempre com a mesma dificuldade de dar a medicação oral. Houve um quinto episódio e um sexto, mesmo usando supositório de um remédio contra convulsão. O neurologista passou o supositório, pois o garoto continuava sem tomar medicação oral. Então, mesmo com o remédio retal a convulsão ocorreu.*

*Não é necessário repetir que cada crise nos enchia de incertezas e de angústias. Às perguntas antigas, novas eram somadas face às conversas com os parentes e com as outras pessoas da nossa relação.*

*Algumas convulsões inclusive nos informavam que nosso filho estava com febre. Assim, antes de percebermos a febre, a convulsão acontecia. A partir de 38°C já podia ter convulsão. Percebemos também que as convulsões só ocorriam nas primeiras 24h do estado de febre.*

*Até os três anos de idade, foram seis convulsões, quando o neuropediatra suspendeu a medicação para proteger contra a convulsão que só era feita no estado febril. Após essa decisão, sofremos uma ansiedade quase insuportável com medo de que a convulsão ocorresse. E assim foi durante um ano e seis meses. E, nessa fase, ele teve quatro episódios de febre inclusive altíssima de 40°C sem que tivesse uma convulsão.*

*Estávamos tranquilos pensando que o problema havia sido superado.*

*Agora, neste mês de outubro, quando o garoto tem quatro anos e três meses de idade, durante doença com febre alta variando entre 39,5°C e 40°C, mesmo com medicação antifebril e banhos, teve duas convulsões com intervalo de seis horas nas primeiras 24 horas da doença que mais tarde se revelou ser escarlatina. Foi um tormento, pois já não acreditava e nem esperava que tivesse mais.*

*Ficamos extremamente surpresos. Pior ainda foi ouvir do neuropediatra que não deveríamos dar a medicação anticonvulsiva. A dificuldade de dar remédio oral continuava a mesma e tivemos de recorrer à emergência para baixar a febre. O pediatra e o neurologista mantiveram a posição de não aplicar medicação contra a convulsão, mesmo com as dúvidas do médico da emergência. Passamos doze horas no hospital, a doença foi tratada com antibiótico e a convulsão não voltou a ocorrer. O menino, logo após o antibiótico, ficou sem febre e tudo voltou ao normal.*

*Assim passamos nossa experiência para vocês. Nunca mudamos de pediatras. Nunca mudamos de neurologista. Eles sempre nos informaram que a criança era absolutamente normal e que o problema dependia de uma imaturidade cerebral que desapareceria com o tempo. Lemos muito sobre o assunto e sempre obtivemos as mesmas informações. Esse tipo de convulsão ocorre em crianças normais que serão normais no longo prazo.*

*E temos certeza de que nosso filho é normal. Imaginem que, quando nós achávamos que ele estava curado, aparecem esses dois episódios.*

*A fase difícil já passou, consegui perceber que realmente a convulsão febril é benigna por todos os episódios de que meu filho foi acometido. Repito que ele é uma criança saudável, esperta, inteligente, normalíssimo a com todas as nuances e intempéries de uma criança da sua idade.*

*Acrescentamos ainda que o neurologista nunca solicitou exames e, quando questionado, sempre informou que tudo o que a moderna medicina dispõe, até agora, não mostra anormalidades. Assim não seriam necessários eletro, nem tomografia, nem ressonância, nem qualquer outro tipo de exame. Outro aspecto que ressaltamos é que o especialista sempre nos disse que uma das razões para o uso da medicação contra a convulsão era para diminuir a ansiedade dos pais.*

*Outro fato que nos tranquilizou foi conhecermos uma família cuja filha teve 14 episódios de convulsão febril. Todos os exames da garota foram normais e hoje ela é uma mocinha de 12 anos absolutamente sadia e há muitos e muitos anos nada apresenta de anormal.*

*Queremos passar para outros familiares que vivem essa realidade que acreditem em seus médicos e não se angustiem desnecessariamente, pois é nesta hora que precisamos ser fortes e equilibrados por eles e por nós para não desencadear outros males psicológicos, porque este, sim, podem ficar por toda a vida.*

### QUAIS LIÇÕES TIRAR DO RELATO DESSE CASAL?

Destacamos que o filho deles, que apresentou grande número de convulsões é uma criança e, como se relata e como os médicos afirmam, é absolutamente normal. Ressaltamos a segurança dos profissionais responsáveis pela assistência médica da criança que não solicitaram exames desnecessários, alguns inclusive que necessitariam de sedação, nem empregaram remédios anticonvulsivos nos dois episódios. Enfatizamos a segurança dos familiares que apesar de angustiados com a situação sempre acreditaram na conduta profissional honesta e bem posta. Relatamos o curso caprichoso do quadro convulsivo apresentado pelo garoto. Depois de mais de um ano sem episódios convulsivos, voltou a tê-los, na vigência de uma doença especial, a escarlatina. Isso mostra que a convulsão febril não depende só da febre e de uma resposta especial de certas crianças. Ela depende também da doença apresentada. Há doenças febris que provocam mais convulsões que outras. Assim a medicina é complexa o que dificulta e enriquece o trabalho dos profissionais que trabalham na área.

Sempre temos falado que a proposta da reunião e do texto que a resume é educar os familiares para os principais problemas de saúde das crianças e dos adolescentes. A consulta médica é sempre obrigatória e é o procedimento mais importante na assistência à saúde das crianças.

PROFISSIONAIS COLABORADORES:
Ana Maria Van Der Linden,
Constantino Giovani Braga Cartaxo,
Cícero Macedo Cruz,
Maria de Fátima Lopes da Cruz

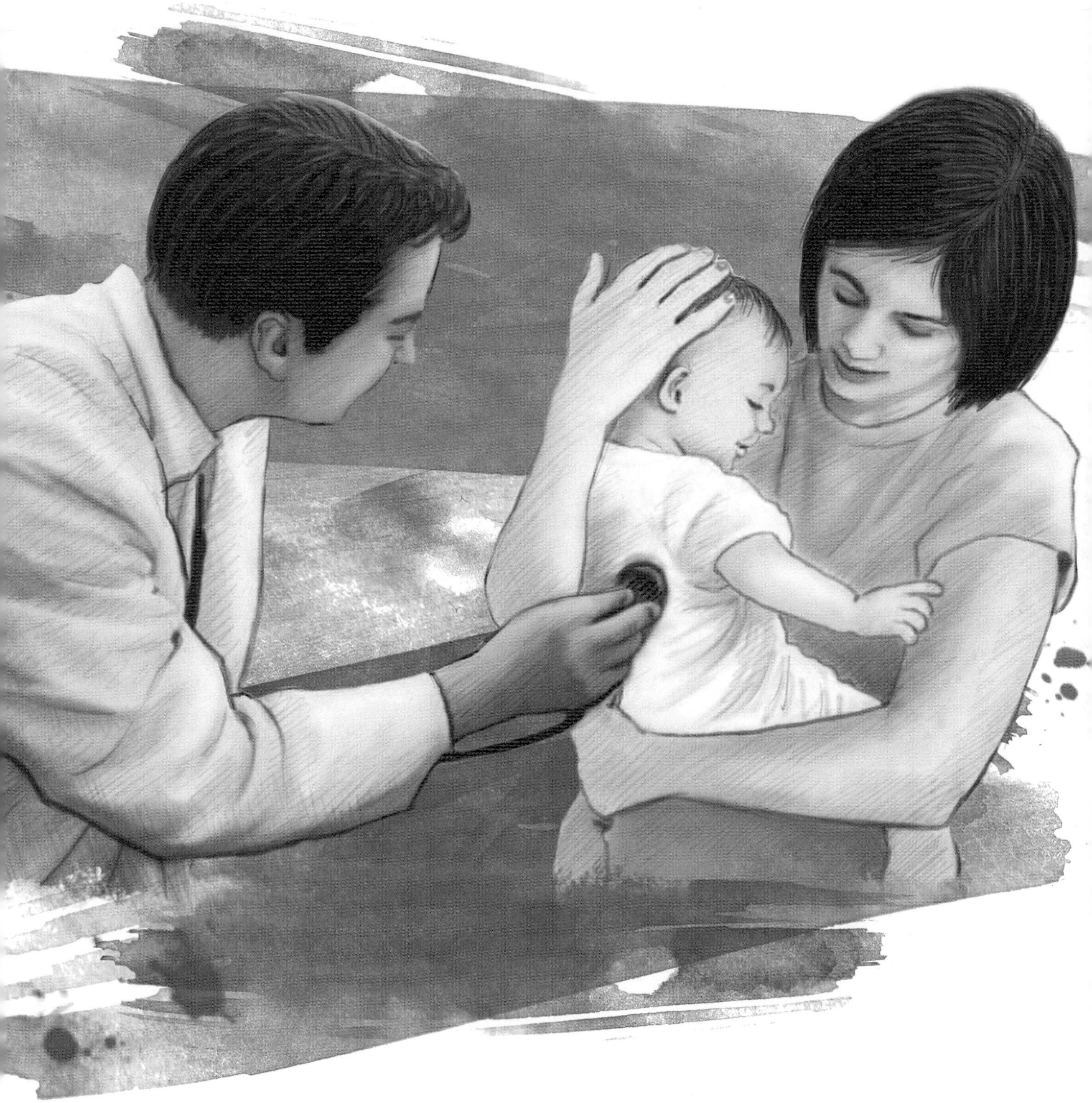

# CAPÍTULO 4

# CONVULSÃO NÃO FEBRIL OU CONVULSÃO PROVOCADA POR DOENÇAS NO CÉREBRO OU EM OUTROS ÓRGÃOS, QUE CAUSAM LESÃO CEREBRAL

# CONVULSÃO NÃO FEBRIL
## OU CONVULSÃO PROVOCADA POR DOENÇAS NO CÉREBRO OU EM OUTROS ÓRGÃOS, QUE CAUSAM LESÃO CEREBRAL

As formas mais típicas se manifestam com contrações musculares, repetidas e involuntárias, nos quatro membros, ou nos membros de um lado do corpo, ou mesmo em apenas um membro ou parte dele. Pode haver perda da consciência e do controle do corpo, bem como queda se o paciente estiver de pé, eliminação de fezes e urina, e outros sintomas.

Porém existem vários outros tipos, sendo importante observar que a convulsão é um sintoma de doença que pode ser grave (meningite, encefalite, defeitos congênitos do cérebro, alteração do metabolismo, hemorragia cerebral e outros problemas). Por isso, todo paciente convulsivo tem que ser atendido pelo sistema de saúde.

Na primeira crise, de qualquer tipo, é obrigatório ir rapidamente ao hospital mais próximo.

Nas crises repetidas, mesmo com os familiares bem instruídos, quando o episódio parecer diferente e estiver mais prolongado ou persistir mais do que o habitual, também é imprescindível o atendimento médico emergencial.

Crianças novinhas devem ficar internadas até o diagnóstico da causa da doença. Portadores de situações especiais (encefalites, meningites, distúrbios metabólicos, defeitos congênitos do cérebro e outros problemas graves) também podem precisar de hospitalização prolongada, estudos e tratamentos especializados.

No longo prazo, o pediatra assistente e o neurologista de criança são mais fundamentais nessa situação do que na convulsão febril. Portanto, é essencial o contato com médicos apropriados.

É importante ler o capítulo completo sobre o assunto.

## Convulsão não febril ou convulsão provocada por doenças no cérebro ou em outros órgãos, que causam lesão cerebral

Hoje, vamos debater as convulsões não febris. Elas são sintoma de múltiplas doenças do cérebro ou de outras partes do corpo que afetam o cérebro.

O significado das convulsões não febris e tudo o que os médicos e os familiares devem fazer dependem da causa da doença.

Quem começa o debate?

### *São comuns essas convulsões sem febre?*

São menos frequentes que as febris, mas ocorrem com certa frequência.

### *Que doenças produzem essas convulsões não febris?*

A lista é enorme. Vamos separar por idades:

- → Em crianças pequeninas, principalmente nas que acabaram de nascer, mais ainda se forem prematuras, as causas mais importantes estão ligadas à redução do fornecimento de oxigênio para o cérebro. Ainda existem os defeitos de formação do cérebro, as meningites, alguns problemas metabólicos adquiridos e congênitos.
- → Em crianças maiores, as meningites continuam sendo importantes. Mas, aparecem outros distúrbios metabólicos, traumas do crânio, tumores do cérebro, intoxicações, algumas infecções que não atingem o sistema nervoso (diarreia por salmonela), hipertensão arterial outros problemas.

### *Os médicos sempre encontram a causa?*

Algumas vezes os médicos e todo o arsenal de exames (liquor, EEG, ressonância nuclear magnética, tomografia e outros) não conseguem definir a causa. Mas essa busca é a tarefa mais significativa que a medicina nos obriga a perseguir. Mesmo o profissional que atende o cliente na urgência deve ter essa preocupação. O médico assistente e a equipe que o auxilia também se obrigam a tentar evidenciar a causa do problema. Quando se descobre uma doença e ela é tratável, o quadro convulsivo desaparece.

### *Quais as características da convulsão não febril?*

A convulsão não febril é mais complexa que a febril e se apresenta com características menos padronizadas. Face às variadas causas, aos distintos mecanismos lesionais, aos vários locais doentes do cérebro e à gravidade e extensão do processo lesional, o quadro convulsivo tende a ter características bem mais variadas em todos os aspectos observados: tipo de manifestação convulsiva, duração, repetição, significado para os enfermos, manejo terapêutico e outros. O que será resumidamente relatado serve para ilustrar os achados mais usuais:

- → O início é súbito, inesperado, embora alguns doentes percebam que a crise vai ser iniciada devido a certos sintomas chamados de aura.
- → Na maior parte das vezes, as crianças ficam inconscientes. Há crises apenas com essa manifestação, em que elas ficam "desligadas" (as ausências). Há crises convulsivas em que a consciência é mantida.
- → Há crises com abalos musculares dos quatro membros ao mesmo tempo (crises generalizadas). Outras vezes, os movimentos ocorrem em apenas um membro ou em parte dele (crises localizadas).
- → O corpo das crianças pode ficar amolecido ou enrijecido. Pode ser notada contração dos músculos da mastigação, o que fere a língua, e eliminação de saliva, urina e fezes. Muitas vezes, surge coloração azulada (cianose) na face.
- → Há crises com um movimento súbito do corpo, como num abraço inesperado.

→ Outras crises são tipificadas por movimentos involuntários e repetidos da musculatura da mastigação, dos olhos, da língua. Outras vezes, ocorre alteração da respiração, do coração e do tubo gastrintestinal.

→ Ainda existem outros tipos que são difíceis de relatar.

### *APENAS OS MOVIMENTOS DE LÍNGUA PODEM SIGNIFICAR CONVULSÃO?*

Há quadros típicos como os observados na crise convulsiva tipo "grande mal" em que inesperadamente o paciente perde a consciência e apresenta vigorosos abalos musculares. Até o leigo sabe que algo importante está ocorrendo. Há outros tipos de crise que serão descobertos por um familiar atento que nota repetidamente algo estranho na criança. Também é muito importante que o familiar perceba se a criança, principalmente do primeiro ano de vida, está com desenvolvimento normal. Atraso na aquisição de qualquer habilidade, no sentar, por exemplo, pode ser significativo na análise que o médico fará. Até o neurologista experimentado pode ter certa dificuldade de rotular o fato relatado como manifestação convulsiva.

### *E A DURAÇÃO E A REPETIÇÃO DESSAS CRISES?*

Esses são outros detalhes que diferenciam essas crises das febris. As convulsões não febris são manifestações de doenças, têm duração não padronizada como a que é observada no episódio febril. Duram segundos (as ausências) ou muito tempo. Alguns episódios são pouco frequentes (crises de grande mal) e outros são muitos e repetidos num mesmo dia.

### *ELAS PODEM DEIXAR SEQUELAS?*

A enfermidade que ocasiona a convulsão é a grande determinante desse aspecto. As convulsões que são sequelas de uma meningite ou de uma carência de oxigênio podem ser para toda a vida. Por outro lado, a convulsão que ocorreu por outras condições (distúrbio metabólico da desidratação ou infecção intestinal, por exemplo) não devem deixar sequelas se tratadas a tempo. Outros aspectos como a crise convulsiva (prolongada, repetida, com falta de oxigenação cerebral) e o tratamento instituído (cirurgia do cérebro e outros) também são potencialmente causadores de sequelas. Várias funções cerebrais podem ser comprometidas por esse conjunto de fatores: visão, audição, fala, inteligência e outras. Sequelas físicas (crescimento retardado e puberdade precoce) também podem ocorrer.

### *QUANDO LEVAR A CRIANÇA CONVULSIVA AO MÉDICO?*

Todo paciente convulsivo deve ser visto pelo médico. Na primeira crise, quando for possível caracterizá-la, é obrigatório ir ao hospital mais próximo da residência. Lá o médico vai prestar a assistência devida (remédio para parar a crise, dar oxigênio suplementar e adotar outras medidas) e iniciar a busca da causa. As crianças novinhas devem ficar internadas até ser diagnosticada e tratada a doença que está causando o transtorno. No longo prazo, o pediatra assistente e o neurologista de criança são fundamentais. Exames diagnósticos, medicamentos e apoio de fisioterapeutas, terapeutas ocupacionais, psicólogos, fonoaudiólogos estão dentre as ações que devem ser bem planejadas e executadas.

### *QUAL O FUTURO DE UMA CRIANÇA QUE TEM ESTE QUADRO?*

Já falamos antes sobre isso, mas vamos repetir. Grande parte não terá problemas no futuro. Principalmente, aquelas que apresentaram apenas uma crise convulsiva em face de um evento isolado não deverão ter dificuldades. Estão entre elas as crises provocadas pela desidratação, infecção por salmonela, intoxicação por medicamentos ou por outras substâncias e mesmo a meningite precocemente diagnosticada e tratada. Mas há doenças muito graves, algumas incuráveis, outras que necessitam intervenções médicas agressivas (cirurgia, quimio e radioterapia, múltiplos medicamentos por longo prazo) que podem ocasionar grandes prejuízos.

### *E O PAPEL DA FAMÍLIA?*

A medicina tem conseguido avanços espetaculares. A cirurgia resolve alguns tipos de convulsão, além de corrigir alguns defeitos antes irreparáveis. Há tumores curáveis. Há medicamentos altamente eficientes. Próteses auditivas e transplante coclear uma realidade. A recuperação fisioterápica é inegável. Confiar, lutar e procurar centros de referência são os melhores conselhos que podemos dar.

Percebam que este texto serve apenas para aclarar alguns aspectos do tema. Não substitui a orientação profissional individualizada que é obrigatória na ocorrência de qualquer tipo de convulsão.

PROFISSIONAIS COLABORADORES:
Constantino Giovani Braga Cartaxo,
Cícero Cruz Macedo

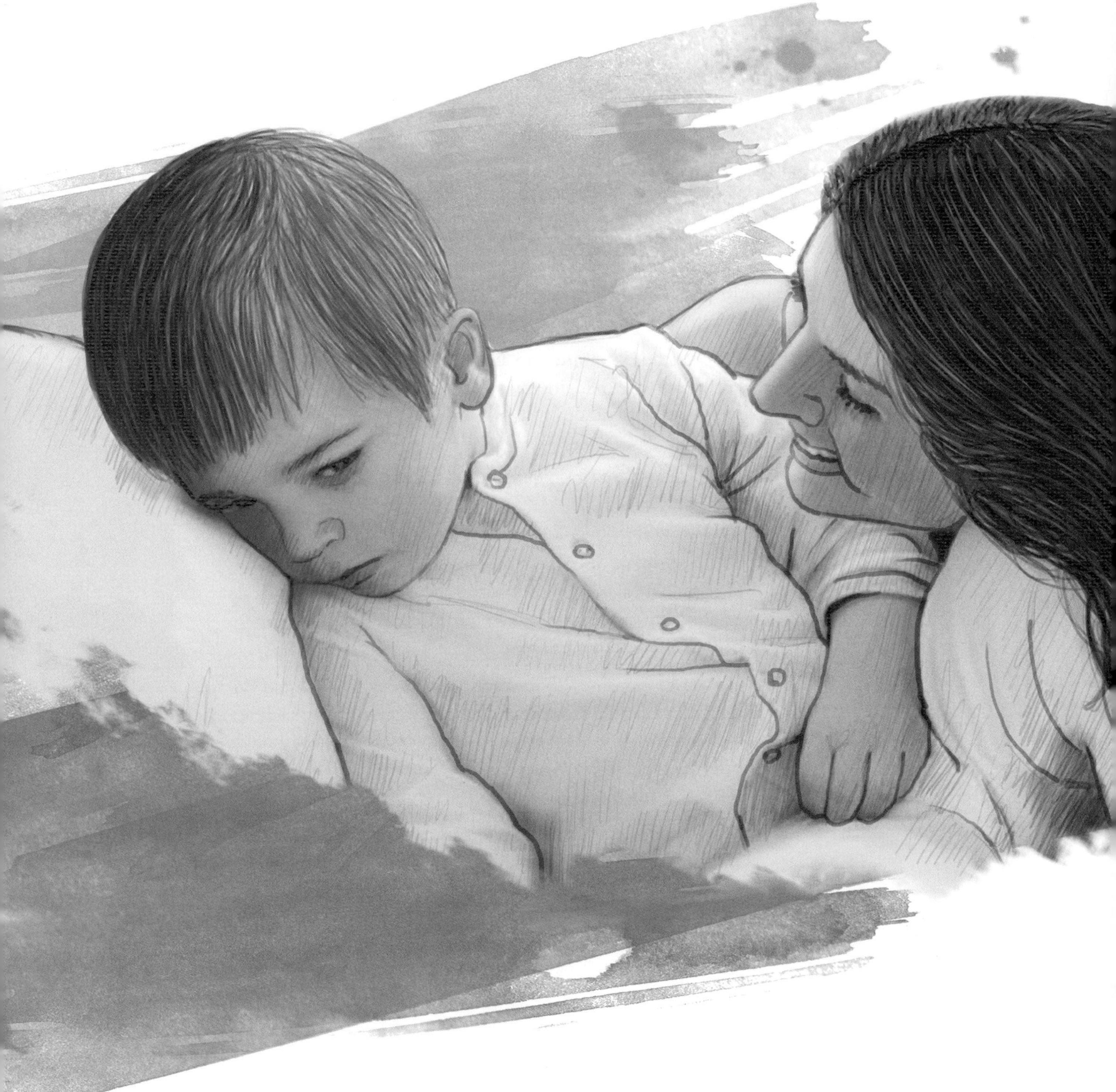

# APNEIA EMOCIONAL OU CRISES DE PERDA DO CHORO

CAPÍTULO 5

# APNEIA EMOCIONAL
## OU CRISES DE PERDA DO CHORO

O primeiro episódio de "perda de choro" é traumático. A sensação de morte iminente é inevitável. Os familiares e outros cuidadores ficam angustiados, inseguros. Sem saber como proceder, adotam vários procedimentos que não ajudam. O episódio cede espontaneamente.

Os episódios seguintes são ainda preocupantes, mas, podem ser enfrentados de maneira mais tranquila, desde que os familiares sejam bem orientados.

**PRINCIPAIS ORIENTAÇÕES PARA OS FAMILIARES:**

- Na primeira crise, é aceitável levar a criança a uma emergência pediátrica para discutir o problema. Os plantonistas têm a obrigação de afastar episódio convulsivo ou outros problemas e habitualmente encaminhar o assunto para discussão com os pediatras assistentes.
- Nas crises seguintes, é aceitável que os episódios sejam enfrentados em casa. É essencial ter a certeza de que se trata de apneia emocional e não de outro problema. Os episódios de origem emocional não são danosos e desaparecerão. Sem essa certeza, é difícil agir com equilíbrio, segurança e eficácia.
- Preferencialmente, mantenha a criança deitada de lado, principalmente numa superfície lisa e confortável para evitar aspiração pulmonar.
- Toque calmamente em seu corpo e fale palavras de conforto.
- Espere um tempinho e tudo voltará ao normal.
- Nada de sopros na face, nem banhos frios ou quentes, nem compressão torácica, nem respiração boca a boca ou outra manobra agressiva. Também nada de remédio ou instrumento na boca da criança. Tudo isso pode atrapalhar a recuperação e criar um ambiente de mais tensão que só favorece a repetição das crises.
- É extremamente necessário atender a criança – na crise e fora dela – com calma, amor, tranquilidade, segurança e com muitos SIM e uma aceitável quantidade de NÃO.

É importante ler capítulo completo.

## Apneia emocional ou crises de perda do choro

Apneia é a interrupção da respiração e pode ser: *voluntária* (por exemplo, a do mergulhador); *involuntária* (por exemplo, a de algumas doanças orgânicas ou psíquicas). Nas crianças, é ocasionada por doenças como o aumento excessivo das adenoides ou doenças neurológicas. Nelas ocorre também a *apneia emocional* em uma resposta a situações psíquicas particulares.

Essa última apneia no Brasil é referida como "a criança engoliu ou tomou o choro". Em espanhol se fala em "*espasmo de choro*" e, em inglês, em *"breath holding spells"*. Isso irá ajudá-los a estudar o tema na Internet.

Quem começa a perguntar?

### *PORQUE É CHAMADA DE APNEIA EMOCIONAL?*

O que desencadeia a apneia é sempre uma experiência emocional. Raiva, frustação, susto, dor, medo, trauma e exame pediátrico produzem a apneia em certas crianças. Experiência normal que, na maior parte dos meninos e meninas, nada provoca a não ser o choro, em alguns provoca também a apneia.

### *O QUE OCORRE?*

Há duas formas: a *azulada* (ou cianótica) e a *pálida*.

→ *Azulada* (mais frequente): após um evento emocional desagradável, a criança chora ou soluça vigorosamente como todas as outras e nada há que sugira que o choro vai terminar com parada respiratória. Subitamente, o choro é suspenso e a respiração para. A criança fica diferente, com a face azulada (cianose) causada pela redução da oxigenação corporal. Ela fica rígida, com a cabeça jogada para trás. Não há perda da consciência. A maior parte desses episódios termina rapidamente sem ocorrência de outros fenômenos. Há uma inspiração profunda e o ritmo respiratório, a cor e o aspecto da criança são normalizados. A duração total do choro e da parada respiratória, na crise curta, é menos de 30 segundos.

→ *Pálida*: após o fator desencadeante, geralmente um trauma leve, há choro mínimo ou ausente, ocorre redução da frequência cardíaca, intensa palidez, sudorese e parada da respiração. Também podem acontecer quedas, inconsciência, abalos musculares, rigidez corporal e até manifestações que sugerem convulsão. Em alguns casos, há eliminação de fezes e de urina. Logo os batimentos cardíacos retornam ao normal, a respiração volta e tudo fica normal. Em aproximadamente um minuto, que é a duração de todo o episódio, tudo volta ao normal e a criança pode ficar sonolenta por um curto período.

### *A DESCRIÇÃO É TERRIVEL!*

A primeira ocorrência é uma surpresa brutal. Quando o familiar sabe que o menino ou menina reage dessa forma, é possível prever o evento e agir com serenidade.

### *EXISTEM MAIS DIFERENÇAS ENTRE OS DOIS TIPOS?*

A *azulada* surge quando a criança está raivosa ou frustrada e parece fazer parte de um comportamento emocional especial. É possível que faça parte das respostas dos temperamentais, explosivos, "de pavio curto". Desaparece com o passar dos tempos. A *pálida* é observada numa experiência dolorosa, numa aplicação de vacina ou numa queda. Algumas pessoas que tiveram apneia na infância poderão continuar a ter síncopes ou "desmaios", após traumas ou emoções fortes.

### *A APNEIA EMOCIONAL É FREQUENTE?*

Ocorre em cerca de 5% das crianças no período de seis meses a cinco anos de idade. A maioria tem o primeiro episódio antes dos 18 meses, período em que ocorre a maior frequência. Aos quatro ou cinco anos, 50%, e aos seis anos 90% das crianças afetadas terão superado o quadro. O número de crises varia muito: ocasional, mensal, semanal, diária ou mesmo mais de uma no mesmo dia. Não existe disparidade importante entre os dois sexos. Parece existir maior frequência em algumas famílias.

### *A MEDICINA NÃO EXPLICA ESSES PROBLEMAS!*

A medicina também não explica a convulsão febril e outros aspectos. O que se sabe é que ela é involuntária. Provavelmente, tudo depende de mecanismos fisiológicos que existem no nosso organismo para nos proteger. Devem estar relacionados com fases do amadurecimento do cérebro. A forma azulada geralmente acontece numa fase de comportamento negativo ou de oposição em que a criança está buscando independência. Isso desaparece quando meninos e meninas conseguem expressar suas posições e emoções em palavras. Na forma pálida, o sistema nervoso estimulado envia sinais que causam os eventos citados. Mais ou menos 25% dos familiares dos meninos e meninas que apresentam esses episódios relatam ter algo semelhante, particularmente a forma pálida. Estudos sobre o perfil emocional não têm demonstrado diferenças das que não as apresentam. A anemia predispõe a essas ocorrências.

### *O QUE FAZER EM CASA SE AS CRIANÇAS APRESENTAREM ESSA APNEIA?*

É possível afirmar que perto de 100% das crises apneicas acontecerão em casa, no local em que a criança vive e brinca, e onde tem suas mais frequentes experiências emocionais. Então os que cuidam da criançada tem que estar prontos para agir, sobretudo quando já se conhece que aquela determinada criança "tomou o choro". São pilares da conduta caseira:

- → Ter a certeza do diagnóstico e certeza de que os episódios de origem emocional não são danosos e desaparecerão. Isso é essencial e sem essa segurança é difícil agir com equilíbrio.
- → Montar um esquema para que durante os episódios a criança seja protegida contra traumas evitando que pernas, braços e cabeça sejam traumatizados por superfícies duras e pontiagudas; mantida deitada de lado, principalmente numa superfície lisa e confortável (sofá, tapete, cama) para evitar aspiração pulmonar se ela tem o episódio após a alimentação; tocada, acalmada e acariciada; nunca agredida, soprada, espremida, banhada.

Mantidos esses cuidados, o episódio cede e o problema desaparece.

### *O QUE NÃO SE DEVE FAZER NAS CRISES?*

Nada de sopros na face, nem banhos frios ou quentes, nem compressão torácica, nem respiração boca a boca ou outra manobra agressiva. Também nada de remédio ou instrumento na boca da criança. Tudo isso atrapalha. O importante, novamente é repetido, é ter certeza de que o episódio termina sem consequência no curto ou no longo prazo. É extremamente significativo atender a criança, na crise e fora dela, com calma, amor e tranquilidade.

### *E LOGO APÓS O EPISÓDIO? HÁ ALGO A SER FEITO?*

Deixar a criança dormir, se ela quiser, ou esperar que gradativamente reassuma as atividades normais. Drama, "chororô", telefonemas desesperados para a avó, correria para o hospital, nada produzem de útil.

### *E O MÉDICO, O QUE FAZ SE PRESENCIAR UMA CRISE?*

Pouquíssimas vezes o médico vivencia o quadro. E ele tem que agir como vocês: ter calma, usar palavras e atos tranquilizadores, manter a criança deitada ou firmemente apoiada no colo e demonstrar a todos que o problema reverte rapidamente sem dificuldades outras. O médico não deve ministrar oxigênio, comprimir o tórax ou usar qualquer outro método que induza o familiar a pensar que a situação só se resolve no hospital.

### *COMO PROCEDER A LONGO PRAZO?*

Devem ser mantidas as condições para que essas crianças possam amadurecer normalmente, num ambiente emocional salutar e estável. Há de haver ganhos, alegrias, sorrisos e vitórias, mas também perdas, frustrações, experiências dolorosas, exame médico, aplicação de vacinas e competição. Com essa atitude, tudo tenderá aterminar mais rapidamente. Se após os episódios forem mantidas ou criadas condições desfavoráveis a um equilibrado amadurecimento emocional, as crises tenderão a ser mais intensas e mais prolongadas. Criança após uma apneia deve continuar a ouvir "sim" e "não", a ter limites, a obedecer a regras, a ter rotina, a ter ganhos e perdas. Superproteção, isto é, quando tudo pode, onde só se ouve "sim", onde nada é proibido, onde se fala "nunca aborreça esta criança" e quando outros erros educacionais são cometidos, prolongam a problemática da apneia emocional e a facilitam o surgimento de outras dificuldadess.

### *QUANDO LEVAR AO MÉDICO?*

A família após o primeiro episódio deve ir ao pediatra para discutir o tema. Ele é o responsável pela definição do diagnóstico e da conduta. É ele que deve estabelecer o diagnóstico de apneia emocional de forma segura e convincente para os familiares. Nessa tarefa, o pediatra deve excluir algumas doenças que têm manifestações que se assemelham com as da apneia emocional. Também cabe a ele verificar se há anemia que precisa de tratamento. E ao pediatra cabe o levantamento de condições emocionais (separação dos pais, nascimento de irmão, escolinha e outras) que favoreçam o desencadeamento dos episódios. Cabe ainda ao pediatra delinear com a família e até com as babás um plano de ação para quando aparecerem outros episódios.

### *E QUANDO LEVAR AO NEUROLOGISTA E/OU AO PSICÓLOGO?*

Quando o pediatra tem dúvidas sobre o diagnóstico ou sobre a conduta, quando ele percebe um distúrbio emocional mais significativo, ou ainda quando a família solicita.

Essas orientações constituem o que a moderna medicina ensina, mas não substituem a consulta médica. Cada criança deve ser seguida por um pediatra e o que debatemos agora necessita obrigatoriamente da orientação pediátrica individualizada.

PROFISSIONAIS COLABORADORES:
Ana Maria Van Der Linden,
João Gonçalves de Medeiros Filho,
Ivo de Oliveira

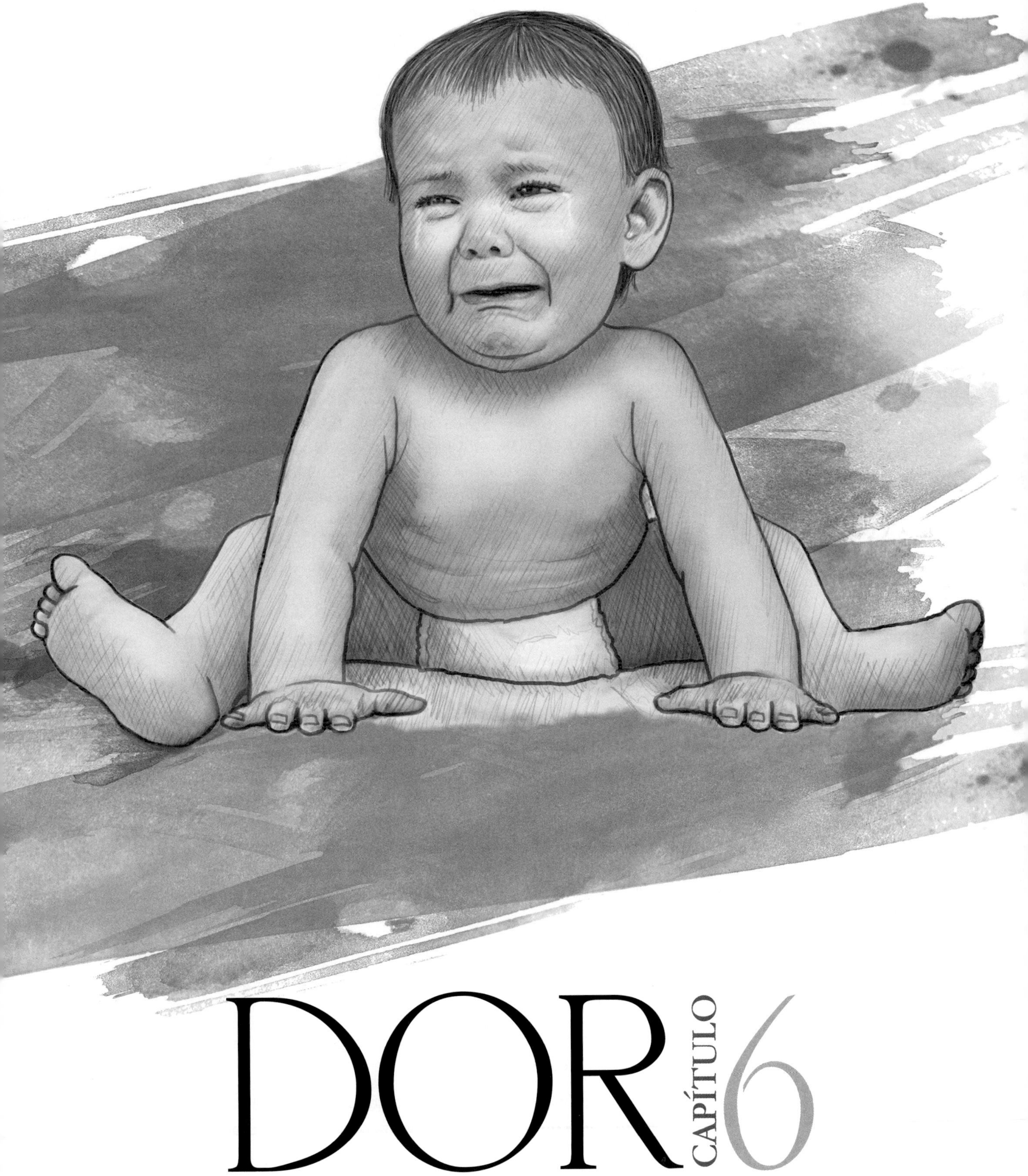

# DOR CAPÍTULO 6

GUIA PRÁTICO

# DOR

A dor é sintoma de anormalidade, de doença. Portanto, os familiares das crianças que reportam dor ou manifestam desconforto, choro, inquietação, irritabilidade, insônia e outros reações, devem ajudar os médicos a definirem o diagnóstico, a doença que causa a dor.

Há dois grandes grupos de quadros dolorosos:

QUADROS AGUDOS, ISOLADOS, NÃO REPETITIVOS – traumas, doenças dentais, afecções do ouvido, abscessos e algumas doenças da pele e dos tecidos anexos, infecção intestinal, indisposição alimentar, infecções da garganta e outras enfermidades agudas sem a característica da repetitividade, apresentam dor como um dos sinais de alerta de que o corpo está doente.

## AS CONDUTAS PARA ESTES QUADROS SÃO:

- Dar um dos remédios (nas mesmas dosagens) indicados para a febre.
- Informar ao médico para que o tratamento da doença que causa o sintoma seja providenciado.

QUADROS CRÔNICOS OU REPETITIVOS – enxaqueca, cefaleia tensional, algumas doenças gastrointestinais e urinárias, certas dores dos membros (de crescimento e outras), as neuvralgias e outras doenças, apresentam dor crônica, que persiste por meses ou anos.

## AS CONDUTAS INDICADAS SÃO:

- Ajudar o médico a definir com precisão o diagnóstico e o tratamento específico da enfermidade.
- Usar, com parcimônia e com orientação médica precisa, os analgésicos ou produtos com distinta função (para cólicas, por exemplo). O uso indiscriminado desses remédios pode provocar graves efeitos colaterais e dificultar o diagnóstico.

  É importante ler o capítulo completo.

# Dor

*Sedare dolorem opus divinun est** ensinou Galeno, um dos médicos mais antigos que a história registra. A lição cruza os séculos e, no tempo do mestre e no atual, diminuir ou abolir a dor é uma das missões dos médicos.

Mesmo que entendida como um grito de aviso ou mecanismo protetor e de defesa, a dor necessita de alívio. A anestesia é um dos importantes exemplos das vitórias nesse campo. Novos conhecimentos são divulgados. Modernas e potentes substâncias contra a dor continuam a surgir.

* Aliviar a dor é missão divina

### *OS NENÊS SENTEM DOR?*

Até a metade dos anos 1980, se pensava que os recém-nascidos não sentiam ou sentiam pouca dor. Cirurgias para fimose e de outra natureza eram neles executadas sem anestesia. Hoje, isso é um absurdo. Em 1987, as evidências definiram que os nenês sentem dor. As frequências cardíaca e respiratória, a pressão arterial e a secreção hormonal são modificadas quando são submetidos a procedimentos dolorosos. Anestesiados, essas alterações são reduzidas. E várias linhas de evidências mostram que prematuros são ainda mais sensíveis. Os dados científicos mostram que todos registram o sofrimento na memória. Hoje, todo procedimento doloroso nos nenês deve levar em conta essa noção. Os dados atuais sobre o sistema nervoso dos fetos definem que a partir da vigésima semana de gestação eles sentem dor. Isso levanta a questão até da dor nos abortos.

### *DOR É UM SINTOMA! NÃO É MESMO?*

Dor é um sintoma que evidencia anormalidades. Repetidamente, falamos que o importante é o diagnóstico da causa. A prática de tomar analgésico e esperar que a dor passe, tomar analgésico de novo e de novo... não é recomendável. A dor no abdome que vai e volta, vai e volta, pode significar um grave defeito renal ou um cálculo biliar, dentre outras condições. A dor no osso, que não cede, pode significar um tumor. A dor de cabeça que sempre chateia pode implicar a existência de um defeito arterial grave. Então quem tem quadro doloroso repetitivo, constante, deve ir, sem demora, ao médico.

### *A ENXAQUECA PODE TERMINAR NUMA DOENÇA MAIS GRAVE.*

Uma dor de cabeça rotulada como enxaqueca pode significar uma enfermidade importante do sistema nervoso ou de outro órgão. Então, o médico deve ser ouvido. A noção mais valiosa que se deve guardar é de que dor de cabeça pode ser manifestação de várias doenças e que dor abdominal pode significar vermes, mas pode também significar apendicite, cólica renal, cólica biliar, gastrite, intolerância a alimentos, problema emocional e mais uma dezena de outros diagnósticos. As crianças que repetidamente se queixam de dor nos membros inferiores e são rotuladas como portadoras de "dor do crescimento" podem ter doenças importantes. O sintoma dor, enfim, pode levar ao diagnóstico de um problema grave. Então, o importante é o diagnóstico da causa. Terapêuticas dirigidas à causa tendem a solucionar a doença e seu sintoma.

### *COMO SE CHEGA AO DIAGNÓSTICO DA CAUSA DA DOR?*

Como em toda a medicina, ouvindo o familiar e, quando possível, a própria criança, examinando o cliente e, em alguns casos, solicitando exames – de sangue, de urina, ultrassom, raio-X e outros. Na pediatria, algumas vezes, como na dor abdominal, o diagnóstico pode exigir várias consultas, avaliação com especialista (gastroenterologista e outros), vários exames e até alguns procedimentos especiais como a suspensão do leite de vaca (intolerância à lactose).

### *COMO AVALIAR A LOCALIZAÇÃO E A INTENSIDADE DA DOR NA CRIANÇA?*

É tarefa difícil, sobretudo, nas criancinhas. O conhecimento é valioso, pois os procedimentos diagnósticos e terapêuticos numa dor leve são distintos dos adotados numa dor intensa. O aspecto que dificulta ou facilita a avaliação da dor é a idade das crianças. Nas novinhas, a tarefa é muito mais complexa.

### *COMO É FEITA ESSA AVALIAÇÃO NAS CRIANÇAS NOVINHAS?*

Os familiares e os médicos devem observar dados que indiquem a existência e o grau da dor: intensidade e frequência do choro; expressão facial; manifestações de alegria ou de infelicidade; movimentação corporal normal ou limitada; alimentação; resposta quando são colocadas no colo e confortadas.

### *E NAS CRIANÇAS DE DOIS A QUATRO ANOS?*

Nessa idade, a capacidade de referir pode existir ou não. E, se existe, pode não ser confiável. A coleta de dados pode ser bem conduzida pelas pessoas que conhecem as crianças e que têm alguma capacidade de conversar e de interpretar o que referem. O adultos, entre eles, nós médicos, nos valemos dos seguintes dados: algumas crianças podem usar a escala de dor que é mais empregada para as que tem quatro e mais anos; devidamente estimuladas, elas podem mostrar em bonecas onde a dor ocorre e depois mostrar no seus próprios corpos; as observações gerais dos familiares são de grande valia, como nas crianças de menos idade; paciência e aguçado espírito de observação são importantes nessa idade.

### *E COM CRIANÇAS COM MAIS DE QUATRO ANOS? O QUE É A ESCALA DE DOR?*

Essas crianças verbalizam o que sentem. Estimuladas, participam de joguinhos e até de encenações que ajudam a definir o local e a importância da dor. Com as mãos, podem mostrar o "tamanho" da dor. Embora ainda seja difícil que elas solicitem analgésico, podem querer a presença constante de um adulto. A escala de dor deve ser mostrada às crianças para que livremente apontem a carinha que corresponde ao que estão sentindo. É importante explicar que a carinha da esquerda não está com dor, a da direita está com um pouquinho, a outra está com mais e a última está com muita. O ZERO significa sem dor. O CINCO significa a dor mais intensa.

Escala da dor:

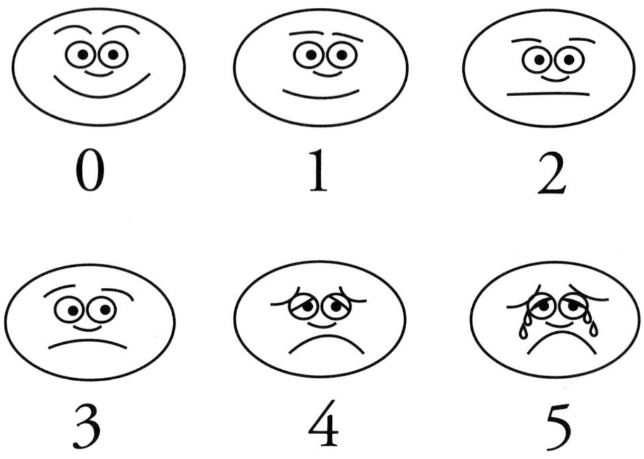


0 – Nenhuma dor

1 – Dor de pequena intensidade

2 – Dor um pouco mais intensa

3 – Dor ainda mais intensa

4 – Dor muito intensa

5 – Dor insuportável

### *NOS ADOLESCENTES, É MAIS FÁCIL, CORRETO?*

Eles referem muito bem o local, a intensidade, a frequência e até o tipo da dor. As que dão sensação de queimadura, as perfurantes, enfim, características que ajudam na elucidação. Eles solicitam medicação analgésica.

### *HÁ CRIANÇAS QUE ESCONDEM A DOR?*

Muitas crianças dizem não estar com dor, por medo de injeções, de outros procedimentos ou de ir ao hospital. E muitas não são capazes de informar, pela idade ou a outras razões. Essa é, obviamente, uma situação que exige um cuidado muito especial na avaliação dos familiares e dos médicos.

### *OUTRAS PODEM SIMULAR A EXISTÊNCIA DA DOR?*

Esse é um problema comum. Frequentemente, na hora da escola, muitas crianças dizem estar com dor de cabeça ou outro problema. Todos devemos ter cuidado ao rotular a queixa de simulação. Pode ser verdade.

### *EXISTEM AS DORES DO CRESCIMENTO?*

É uma questão ainda "misteriosa" para a medicina. As dores do crescimento devem ser explicadas por vários mecanismos e estão na moda as fibromialgias que são dores das estruturas musculares e dos ligamentos que suportam as articulações. O tema é mais explorado no capítulo *Pés, pernas e coluna.* Massagens com creme hidratante, repouso com os membros elevados, um bom "papo" ajudam para aliviar o mal-estar. É importante que o médico veja o paciente, pois há várias doenças que podem simular esse quadro.

### *QUAL O REMÉDIO PARA AS CÓLICAS DOS BEBÊS?*

Esse é um assunto tão complicado, tão polêmico, tão cheio de dúvidas, que a moderna medicina mudou o nome desse problema para *Choro excessivo primário* e é motivo de um capítulo neste livro. Orientamos que leiam o texto.

### *EXISTEM ALGUMAS MANEIRAS DE EVITAR A DOR DA VACINA?*

Os seguintes procedimentos ajudam a evitar ou minimizar a dor da aplicação das vacinas: amamentar, imediatamente, antes e durante a vacinação; dar água com açúcar alguns minutos antes; colocar gelo ou comprimir o local da aplicação; usar anestésico local, uma hora antes; outras técnicas (distração, respiração, e outras, etc) que os vacinadores competentes podem indicar. Temos um capítulo inteiro voltado para o tema *Vacinas*, neste livro.

### *E O QUE FAZER COM A DOR QUE EXISTE APÓS AS VACINAS? O QUE FAZER?*

Para os quadros dolorosos mais leves, empregar compressas com água resfriada (o gelo deve ser evitado) no local da aplicação das vacinas. Quando a dor for mais intensa, além dessas medidas é sugerido usar Acetaminofen ou Dipirona, os analgésicos mais comuns. Leiam o texto sobre *Febre*, pois os principais analgésicos usados nas crianças também têm função antitérmica.

### *E PARA AS CÓLICAS DE INTESTINO?*

Os chás sempre ajudam. Algumas pessoas melhoram com bolsa de água morna e outras com bolsa de água fria. Nos quadros mais intensos, os antiespasmódicos com atropina e produtos assemelhados, associados ou não aos analgésicos Dipirona ou Acetaminofen, podem ser testados. O uso do remédio é responsabilidade do médico. O mais importante é saber que cólica pode significar doença importante. Sempre comunicar ao médico. A atropina e seus derivados são produtos tóxicos e não devem ser usados sem orientação médica apropriada, sobretudo, em crianças de poucos meses de idade.

### *MAS EXISTEM ALGUMAS CÓLICAS VIOLENTAS?*

A cólica renal e a cólica da vesícula biliar ocasionam dor intensa. Para essas, há medicação mais potente, habitualmente feita na veia em hospitais.

### *O QUE FAZER PARA A DOR DE OUVIDO?*

É valioso consultar o capítulo sobre *Dor de ouvido – otite externa e otite média*. São várias as doenças que produzem este sintoma. Mas para aliviar, deem um analgésico e coloquem algumas compressas mornas sobre a orelha que dói. Não coloquem gotas dentro do conduto auditivo. Isso atrapalha o exame médico. O importante é a avaliação médica para definição diagnóstica.

### *E A DOR DE DENTE?*

Dê um dos analgésicos citados neste texto e consulte o dentista.

### *E NA DOR MENSTRUAL?*

Bolsa de água fria ou de água quente ajudam. É importante ver o que é melhor. Os mesmos remédios usados para a cólica intestinal, já citados, auxiliam. O medicamento mais indicado é o que contém ácido mefenânico.

Mas a resposta é sempre muito individual e há quadros mais severos que precisam de ajuda especializada e de produtos mais potentes. Os médicos devem ser ouvidos.

### *E O QUE USAR NA ENXAQUECA?*

Os remédios à base de Dipirona, Acetaminofen ou Ibuprofeno são indicados. Dormir também é um remédio. Nos quadros intensos, há que se buscar ajuda especializada. O capítulo *Cefaleias*, aborda o assunto detalhadamente.

### *COMO ENTRA A PSICOLOGIA NO ESTUDO DA DOR DA CRIANÇA?*

Todos os quadros dolorosos nas crianças induzem sofrimento que causa alterações emocionais que podem ser importantes. Mesmo aquelas que sofrem um quadro agudo, como a dor causada pela infecção intestinal, ficam transtornadas. As crianças, então, devem ser confortadas, apoiadas e carinhosamente informadas de que tudo logo vai passar. E devem ter certeza de que os médicos e familiares estão fazendo algo para aliviar o sofrimento. As crianças que sofrem quadros dolorosos importantes e repetitivos desenvolverão dificuldades emocionais mais marcantes. Assim, o apoio emocional deve ser planejado, com pessoal qualificado, para que a problemática emocional seja minimizada. Algumas vezes, há necessidade inclusive de medicação usada por psiquiatras para ajudar a conviver com o problema.

### *MAS EXISTE A DOR EMOCIONAL?*

A medicina reconhece que há pessoas sensíveis aos quadros dolorosos e outras que os toleram melhor. Assim é que algumas referem que as famosas dores do crescimento se manifestam como cansaço ou mal-estar nas pernas. Outras citam que há dor. Então, o sentir dor também é uma característica pessoal. Dificuldades emocionais, por outro lado, podem produzir doenças que evoluem com dor. Esofagites, gastrites e úlceras digestivas que apresentem dor podem ser desencadeadas, dentre outros fatores, por questões psicológicas. A doença do cólon irritável, que pode apresentar dor tipo cólica, também.

### *QUE REMÉDIOS DEVEMOS TER EM CASA PARA AS DORES?*

A moderna medicina está mais cuidadosa com o uso de remédios. Também critica cada vez mais o excesso de medicamentos em casa. Uma das maiores razões é que quanto mais remédio na casa, maior o risco de intoxicação medicamentosa com as crianças. Então, mas deve ter uma *farmacinha com os remedinhos básicos* para febre, nariz, dor e os problemas mais simples. E mesmo essa farmacinha deve estar muito bem trancada, escondida e com acesso controlado para evitar que as crianças tomem, acidentalmente, esses produtos. Leiam o capítulo *Farmacinha*. E, se algum membro da família usa produtos controlados, como remédios para o sistema nervoso, é bom alertar que são de alto poder tóxico e é prudente que sejam guardados mais escondidos ainda, mais controlados ainda. REMÉDIO PODE MATAR CRIANÇA.

### *EXISTEM REMÉDIOS MAIS FORTES PARA ALIVIAR A DOR, CORRETO?*

Os derivados da morfina, os opiáceos, são os mais potentes analgésicos conhecidos. Também existem anti-inflamatórios não hormonais que possuem potente ação analgésica. São produtos para situações muitos especiais.

### *MAS INFORME QUAIS OS REMÉDIOS TER EM CASA?*

Os produtos para os quadros dolorosos das crianças são os que contêm Dipirona, Acetaminofen e Ibuprofeno. São úteis para dor após a vacinação, de cabeça, de dente e dos traumas menores, cólicas, dor muscular e articular, enfim, para os problemas mais simples. São seguros embora apresentem efeitos adversos. Escolha um deles, aprenda a usá-lo guiando-se pelas tabelas fornecidas no capítulo sobre *Febre*. Cole uma cópia dessa tabela na porta da farmacinha. Evite erros e intoxicação medicamentosa.

### *E QUAIS OS REMÉDIOS QUE NÃO DEVEMOS TER OU USAR?*

A farmacinha não deve conter e, portanto, não se deve usar nas dores comuns os analgésicos e/ou anti-inflamatórios potentes com Codeína, Nimesulida, Diclofenaco, Cetoprofeno entre outros. São produtos para casos muitos especiais e raros nas crianças. Estes remédios têm efeitos colaterais fortes e não se justifica o risco de sangramento gástrico, de nefrite e de outros problemas, quando a dor poderia ser resolvida com um medicamento mais seguro. Os produtos citados e outros só podem ser usados com orientação médica, e, em certas circunstâncias são extremamente úteis.

### *E O GELO AJUDA?*

Ajuda muito. Nos traumas sem ferimento, a aplicação local de compressa ou bolsa de água gelada alivia muito. Nas queimaduras também.

### *E OS REMÉDIOS PARA PASSAR NO LOCAL DA "PANCADA"?*

Há produtos para uso local, com derivados do ÁCIDO SALICILÍCO que ajudam quando há dores musculares e/ou articulares, de diversas origens. Outras medidas, como repouso e imoblilização, junto com compressas de água fria, ajudam. Mas é sempre importante que o médico examine a criança.

### *E HOMEOPATIA? E ACUPUNTURA? E A YOGA?*

Os melhores resultados são obtidos com o tratamento da doença que origina o sintoma. Isso é inquestionável. Um bom exemplo é a remoção de um cálculo renal que está gerando crises dolorosas. A retirada do cálculo resolve a dor e evita que o problema se repita. Nesse exemplo, onde o que resolve é a remoção por meios clínicos ou cirúrgicos das causas da dor, os remédios analgésicos, a homeopatia e/ou a acupuntura são de menor importância. A homeopatia e a acupuntura são úteis nas dores crônicas, sobretudo, quando há forte componente psicossomático, como a enxaqueca provocada por tensão emocional, dor na coluna de origem muscular também produzida por estresse ou postura errônea. Yoga, a RPG e outras terapias, podem ser de grande valia, como recursos auxiliares.

Findo o capítulo, lembramos que esse modelo de trabalho serve a um propósito educacional que não substitui a consulta médica.

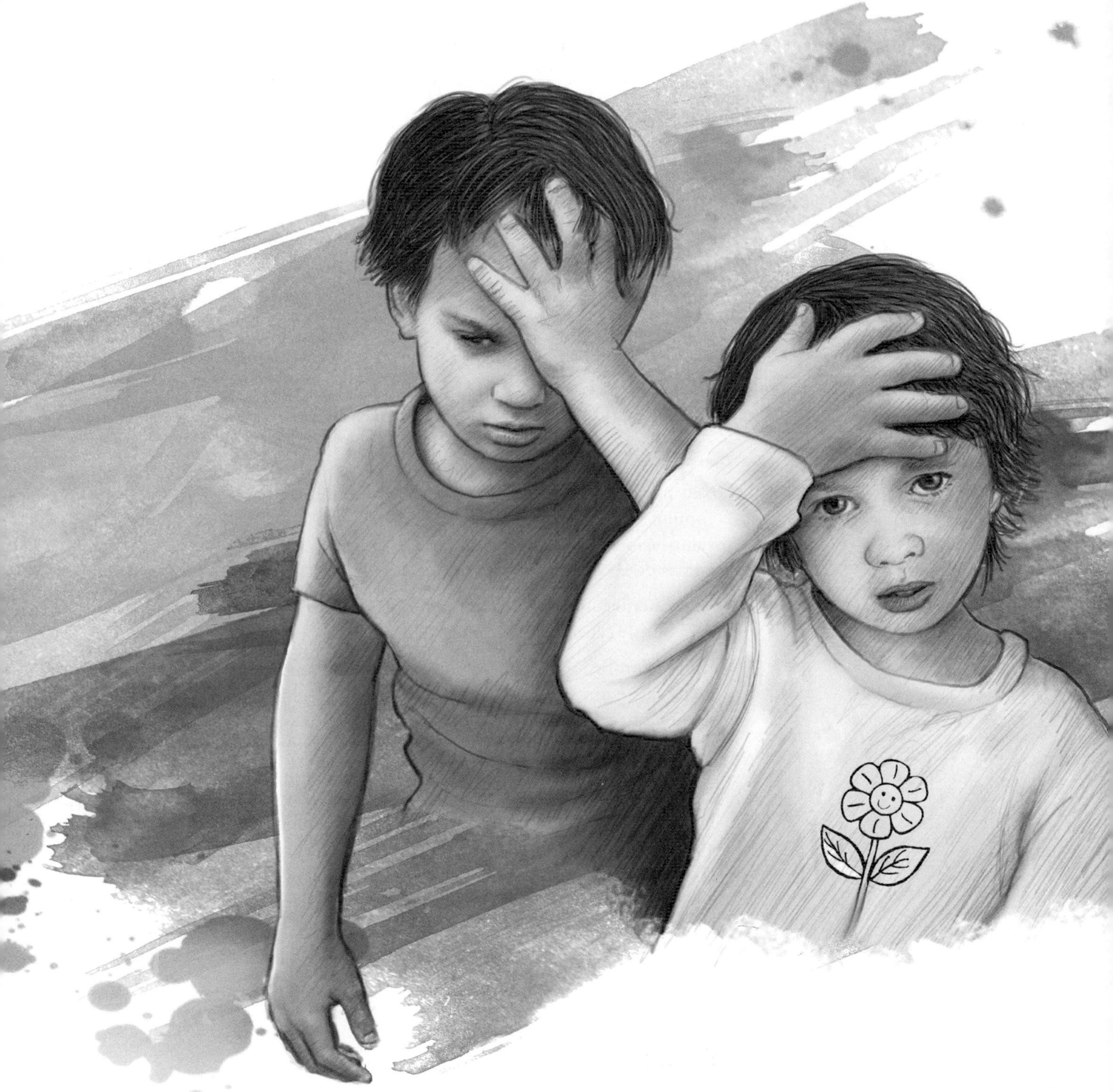

# DOR DE CABEÇA OU CEFALEIA E ENXAQUECA

CAPÍTULO 7

GUIA PRÁTICO

# DOR DE CABEÇA OU CEFALEIA E ENXAQUECA

## ACONSELHAMOS OS SEGUINTES PROCEDIMENTOS QUANDO A CRIANÇA OU O ADOLESCENTE SE QUEIXAR DE DOR DE CABEÇA:

- Não banalize a queixa de dor de cabeça. A tendência comum de dar um "remedinho" contra a dor e não valorizar o sintoma pode retardar o diagnóstico de algumas doenças.
- Faça contato com o médico assistente, sobretudo, quando a dor de cabeça é repetitiva e intensa.
- Ajude os profissionais a diagnosticar a causa, pois, a dor de cabeça é um sintoma, não é a doença. A medicina só funciona adequadamente após o diagnóstico. Assim, observe e informe ao médico se a dor de cabeça ocorre esporádica ou frequentemente; se surge após dificuldades emocionais; se ocorre durante febre e/ou sintomas de doenças bem definidas (sinusite, otite média, amigdalite, pressão arterial elevada, infecção urinária ou intestinal e outras), se existem sintomas neurológicos (tonturas, vômitos, desequilíbrio, desvio ocular, redução da visão e outros).
- Dor de cabeça aguda, isolada, não repetitiva – habitualmente acontece durante as doenças de curso agudo (normalmente virais da via aérea superior – sinusite, amigdalite e outras) e durante as "pressões" da vida (escola, casa, alimentação). De início, recomendamos acalmar o doente, colocar um pano úmido na testa e dar uma "água com açúcar". Mas se o quadro é intenso, um analgésico usado para a febre, na mesma dosagem, é indicado. O médico deve ser contatado.
- Dor de cabeça crônica, repetitiva e contínua – nessa situação, o médico deve obrigatoriamente e imediatamente ser consultado. Dar o famoso "remedinho" é arriscado e, repetimos, pode retardar o diagnóstico de condições mais graves (tumores cerebrais, aneurismas, defeitos congênitos do cérebro, hipertensão arterial) e também da enxaqueca, o que dificulta a vida do doente.

## Dor de cabeça ou cefaleia e enxaqueca

A dor de cabeça ou cefaleia é um sintoma comum na medicina da criança, do adolescente e do adulto e é importante avaliar o tema. E esse sintoma pode ser indício de variadas enfermidades, algumas graves. É um risco não valorizar a queixa de dor de cabeça, como também é perigoso usar várias vezes os analgésicos sem ir ao médico. Um tumor no cérebro pode ter a cefaleia como primeira manifestação.

Feita essa breve introdução, vamos começar o debate.

### *POR QUE A CEFALEIA É TÃO COMUM NA INFÂNCIA E NA ADOLESCÊNCIA?*

A dor de cabeça é um sintoma de várias doenças que ocorrem no ser humano. Isso isoladamente explica a alta ocorrência de cefaleia. A partir daqui, é importante falar que as cefaleias são divididas em dois grandes grupos:

- → *Agudas* – São frequentes na pediatria. As principais causas dessas cefaleias são as doenças também agudas – rinites, faringites, sinusites, otites, diarreias, doenças dentais, dengue e outras doenças febris, hipertensão arterial, trauma craniano ou na coluna, intoxicação medicamentosa, *estresse* emocional e outros problemas.
- → *Crônicas e recidivantes* – Essas têm explicações distintas, são comuns e sua frequência aumenta com a idade. É mais comum nos adolescentes e adultos jovens do que nas crianças. A enxaqueca, a mais comum dessas dores , normalmente se manifesta por volta dos 10 anos de idade. Além dessa, problemas emocionais, doenças prolongadas das vias aéreas superiores, olhos, dentes, ouvidos, doenças cerebrais, hipertensão arterial e outras podem causá-la.

### *QUAL O PAPEL DOS FAMILIARES NO O DIAGNÓSTICO DAS CEFALEIAS?*

É essencial que os familiares observem bem as crianças que apresentam dor de cabeça. E também que refaçam a observação para confirir o que foi percebido antes e analisem o que as outras pessoas informaram. É importante reportar ao médico as anormalidades percebidas. Algumas vezes, não é possível definir com facilidade o diagnóstico da causa, que é sempre o aspecto primordial. Nesses casos, os familiares devem voltar ao médico e insistir para que se façam novas avaliações. A história clínica de cada situação, que traduz o que os familiares percebem, é o aspecto mais importante que o médico valoriza no estudo das cefaleias crônicas.

### *QUANDO LEVAR A CRIANÇA COM CEFALEIA AO MÉDICO?*

Proceda assim:

*Nas cefaleias agudas* – Os médicos devem ser procurados quando for importante definir o que fazer com a enfermidade causadora da cefaleia. Quando não for evidente a causa da cefaleia aguda, independentemente da existência de qualquer outro sintoma, é necessário pelo menos um contato telefônico com o médico para saber que orientação seguir. Atenção para o fato de que dor de cabeça acompanhada de vômitos e febre pode significar meningite. A pressão arterial alta e outros problemas podem ser diagnosticados e tratados a partir do sintoma da dor de cabeça. Sempre manter o "desconfiômetro" ligado é regra.

*Nas cefaleias crônicas e recidivantes* – toda criança deve ser levada ao médico.

### *COMO PENSAR QUE A CEFALEIA POSSA SER PROBLEMA GRAVE?*

Há situações em que o familiar atento, que está com o "desconfiômetro" conectado, logo verifica que o quadro pode ser grave como nos seguintes casos: após trauma na cabeça; se acompanhada de febre alta, decaimento intenso e vômitos, o que talvez signifique meningite; numa criança que está inchada e com redução da urina, que pode significar doença renal e hipertensão arterial; que dura semanas ou meses, sobretudo se acompanhada de alterações do equilíbrio e da marcha, o que pode significar tumor cerebral; todas as outras situações em que existam outros dados (fontanela abaulada nas crianças novinhas, alteração do equilíbrio, erupção cutânea, uso de drogas, mesmo das "inocentes" vitaminas que requerem uma análise mais acurada).

### *O QUE OS MÉDICOS FAZEM?*

Os profissionais atuam para definir o diagnóstico e definir o tratamento. Para isso, examinam os enfermos, solicitam exames apropriados e acompanham os clientes. Sobretudo nos quadros crônicos, há necessidade de seguimento por algum tempo para que possam definir com precisão a(s) causa(s) envolvidas.

### *QUE MÉDICOS DEVEM SER OUVIDOS NO TRATAMENTO DAS CEFALEIAS DAS CRIANÇAS?*

O pediatra deve ser consultado inicialmente. Ele indica os especialistas quando julgar necessário. os otorrinolaringologistas auxiliam na definição do problema quando há dados indicativos de rinite, sinusite, aumento excessivo das adenoides e otite. os oftamologistas devem participar da avaliação se há dados que sugerem dificuldade visual: estrabismo, lacrimejamento e outros. os odontólogos ajudam se há anormalidades dentárias: cárie, abscesso, maloclusão, uso de aparelhos ortodônticos e outros. Há pediatras que indicam a avaliação desses três setores quando a dor de cabeça é crônica ou muito frequente. Pode existir doença que produz a cefaleia mesmo sem que os familiares e os pediatras tenham notado anormalidade ocular, odontológica ou otorrinolaringológica.

### *E OS NEUROLOGISTAS?*

Se as mães e/ou os pediatras constatam qualquer anormalidade ligada ao sistema nervoso, os neurologistas devem ser consultados rapidamente. Alguns pediatras indicam consulta neurológica a todas as crianças que apresentem cefaleia crônica ou recidivante. Os neurologistas usam mecanismos de avaliação mais refinados que os usados pelos pediatras e podem evidenciar dificuldades do sistema nervoso mais precocemente que os médicos não especialistas. Eles também estão mais habilitados do que os pediatras a conduzir as enxaquecas.

### *E QUANDO CONSULTAR OUTROS ESPECIALISTAS?*

Existem médicos especialistas em dor com alta qualificação para a condução dos quadros mais incapacitantes e eles poderão ser ouvidos para os casos mais complexos. Os especialistas em acupuntura, em homeopatia, em psicologia ou psiquiatria e os nutrólogos podem ajudar em circunstâncias especiais.

### *AS MAIORES "BRONCAS" ESTÃO NAS CEFALEIAS CRÔNICAS! CERTO?*

O trabalho dos médicos é mais difícil quando a história define que o quadro é de mais longa duração. A preocupação com problema neurológico é sempre grande. E, além do que foi informado, há problemas especiais como a disfunção da articulação temporomandibular, intolerância alimentar, estresse, postura errônea, fadiga, excesso de atividades e o uso de alguns medicamentos que precisam ser revistos. A enxaqueca é admitida após terem sido excluídas as outras.

### *QUE ALIMENTOS CAUSAM DOR CRÔNICA NA CABEÇA?*

Alguns alimentos e alguns aditivos alimentares agem como gatilho para o surgimento da cefaleia. Os enxaquecosos são especialmente sensíveis. O mais reconhecido é o glutamato adicionado às comidas chinesas e a alimentos em conservas como, sopas e molhos, batatas fritas, maioneses e carne processada e enlatada. A tiramina contida em alguns queijos, no chocolate, no vinagre, no vinho tinto, no molho de soja, no iogurte e em vários outros produtos também produz o sintoma. Também ocorre nos alimentos que contêm nitratos como conservante, como no bacon, salsicha, peixe defumando, hambúrguer, carne enlatada e outros. Os próprios alimentos podem produzir cefaleia em algumas pessoas. Esses alimentos são os consumidos usualmente: carnes, vegetais, grãos e frutas. Milho, soja, suco de maçã, banana e carne de porco são alguns dos mais comuns desencadeantes da dor de cabeça. A cafeína e alguns parentes dela existem no café e nos chás, podendo ocasionar a dor de cabeça. Para informações mais detalhadas sobre o assunto consultar, na Internet, http://www.chronic-headache-new.com. É em inglês, mas vale o esforço.

### *COMO PROCEDER PARA VER SE ALGUM ALIMENTO CAUSA A DOR?*

Existem programas com controle da dieta para tentar descobrir a(s) causa(s) da cefaleia de origem alimentar. Há um que coloca o cliente em dieta com quatro alimentos que usualmente a criança não consome: uma carne (cordeiro ou galinha), um vegetal, uma fruta e um carboidrato por três semanas. Após essa fase, outros vão sendo introduzidos de forma programada. Quando parece que certo alimento produziu o sintoma, ele é suspenso e novamente introduzido até que se tenha uma ideia precisa sobre a sua participação no quadro. Há outro que admite na fase de testes que a família opte por 8 a 10 produtos que a criança usualmente não ingere e, a partir daí, vão sendo introduzidos outros produtos e avaliada a resposta.

### *É COMPLICADO, NÃO É MESMO?*

Fácil não é. Existem algumas boas "dicas" na Internet como em <http://www.sbmi.com/pain_management/headache.>.

### *O QUE SE DEVE SABER SOBRE A CEFALEIA TENSIONAL NAS CRIANÇAS?*

É mais encontrada nos adolescentes e é secundária a uma série de condições que ocasionam o uso excessivo ou inadequado da musculatura cervical. A postura errônea ao dormir e ao sentar, o ficar horas semi-imobilizado na frente do computador ou da televisão, o estresse emocional e as tensões do cotidiano favorecem o surgimento do quadro. É uma dor que se mantém por longo tempo e que não se modifica de forma marcante ao longo dos meses. O quadro doloroso pode ser o de cefaleia ou de dor na parte superior do pescoço. O diagnóstico desse problema exige que se excluam várias outras causas de dor na cabeça e no pescoço, sobretudo a enxaqueca com a qual pode estar associada.

### *QUAIS SÃO AS CAUSAS DA ENXAQUECA?*

A enxaqueca é o tipo de cefaleia que mais incomoda os clientes e os médicos que deles cuidam. Ela evolui por longo tempo e pode se constituir num problema de difícil solução ou controle. São aspectos marcantes: *hereditariedade* – em 88% dos casos, um dos pais apresenta o problema; *idade de início* – 20 % das crianças afetadas têm menos de cinco anos de idade; assim, a maior parte ocorre após essa idade; a frequência aumenta muito na adolescência; *fatores desencadeantes* – emoções, exposição ao sol, mal-estar, vertigem, náuseas e vômitos ao andar de carro ou de avião, alimentos e odores, esforço físico, repouso prolongado seguido de esforço visual e trauma craniano.

### *QUAIS SÃO OS SINTOMAS DA ENXAQUECA?*

Vamos tentar resumir e apresentar os sintomas dos quadros típicos:

- → Antes da dor de cabeça podem ocorrer irritabilidade, alegria excessiva ou tristeza, verborreia ou retração social, aumento ou queda do apetite, retenção hídrica e alterações do sono. Os que apresentam o quadro com frequência reconhecem esses dados como as manifestações iniciais da crise.
- → Após essa fase, algumas crianças, cerca de 10 a 20% apresentam aura, que ocorre 30 minutos antes da cefaleia e dura cinco a dez minutos. As crianças não descrevem bem o fenômeno, mas o mais relatado é a visual (visão borrada, linhas em zigue-zague, cintilações, pontos negros, distorção do tamanho dos objetos e outros tipos). Há também perda da atenção, confusão, amnésia, dificuldade de falar, de se movimentar, vertigem, tonturas e até paralisias musculares.
- → A cefaleia dura de 30 minutos a 48 horas. Usualmente menos de quatro horas e é mais curta que a observada nos adultos e também parece ser menos intensa; habitualmente é unilateral e pulsátil. Mas pode ser bilateral na fronte, nas têmporas ou atrás dos olhos. A tosse, o espirro, o subir escadas agravam a dor.

→ Extremidades frias, náuseas, vômitos, perda do apetite, diarreia, aumento da frequência urinária, sudorese, intolerância à luz e aos sons e outros dados.

→ Após a cefaleia, habitualmente surge exaustão, cansaço e menos frequentemente, excitação que persistem por horas ou dias.

→ Os fatores de melhoria são analgésicos, sono, escuridão, repouso e vômito.

→ A exclusão de causas específicas da dor de cabeça (como hipertensão, sinusite, distúrbios visuais) é aspecto essencial do trabalho com esses pacientes. Os médicos com frequência solicitam tomografia ou ressonância nuclear magnética do cérebro para afastar doença do sistema nervoso.

## *EXISTEM DIFERENTES TIPOS DE ENXAQUECA?*

Existem. *A enxaqueca clássica* é que ocorre com aura, habitualmente visual, e vista em um terço dos clientes. A *enxaqueca comum* que não é acompanhada de aura acontece em 60% das criançadas que tem o problema. Há outras formas (exemplos: *enxaqueca complicada* que é acompanhada de sinais neurológicos e formas menos comuns como a *confusional*, a *abdominal*, a *oftalmológica* e a *síndrome dos vômitos cíclicos).* Veja como o tema é complexo.

## *QUAL A FREQUÊNCIA DAS CRISES DE ENXAQUECA?*

Há pacientes com frequentes crises que chegam a ter dificultado o cumprimento das tarefas cotidianas como o estudo. Outros têm episódios menos frequentes. Excesso de obrigações, cansaço, abuso de TV e de computador, e as tensões do dia a dia explicam a maior ocorrência de crises em alguns.

## *COMO SÃO AS CRIANÇAS QUANDO ESTÃO SEM ENXAQUECA?*

Os portadores de enxaqueca têm mais frequentemente cinetose (náuseas e vômitos nas viagens de carro e navio, por exemplo), dores nos membros ("dor de crescimento"), dor abdominal recorrente e distúrbios do sono (sonambulismo, bruxismo e outros). Mas têm rendimento intelectual e comportamento normais.

## *COMO TRATAR A DOR DE CABEÇA AGUDA?*

A cefaleia aguda é causada por uma doença que deve ser diagnosticada e tratada. Assim, a cura da sinusite aguda resolve a dor de cabeça causada por essa doença. O controle da hipertensão arterial faz a dor de cabeça secundária a essa alteração desaparecer. Isso é válido para a meningite, para o trauma, para o tumor cerebral e para muitas outras situações em medicina. Mas o analgésico para o sintoma dor de cabeça também pode ser empregado.

## *COMO É O TRATAMENTO DA ENXAQUECA?*

Existe o tratamento da crise aguda que apenas é indicado quando há poucos episódios como menos de dois por mês. O sono é o melhor remédio para terminar a crise. Manter o paciente em casa, em repouso, sem atividades esportivas ou escolares; fornecer um ambiente favorável para dormir (quarto escuro, silencioso, ventilado) e medicar com analgésicos. Existe também o tratamento preventivo. Essa orientação, somada à da crise, é indicada quando há mais de crise duas ao mês. Muitos usam acupuntura, técnicas de relaxamento e manuseio da dieta como terapias não medicamentosas para a prevenção do quadro; outros usam medicamentos para evitar os ataques.

As reuniões que estamos fazendo e os textos que estamos produzindo devem ser vistos como um mecanismo para educar os familiares e nunca devem ser vistos como um mecanismo para evitar a consulta médica individualizada.

PROFISSIONAL COLABORADOR:
Ana Maria Van Der Linden

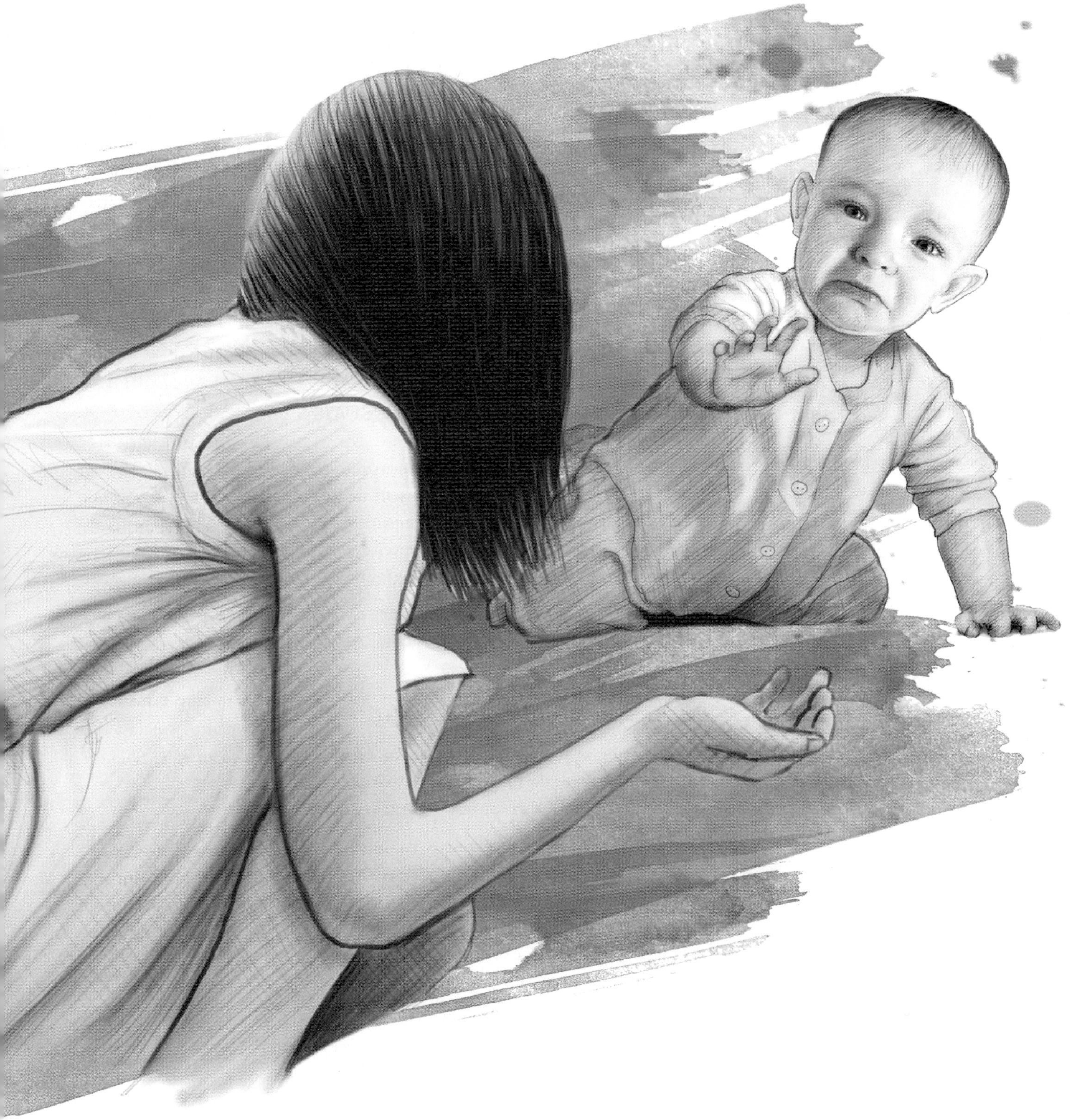

# ESTOMATITES HERPÉTICA E AFTOSA E DOENÇA MÃO-PÉ-BOCA

CAPÍTULO 8

# ESTOMATITES HERPÉTICA E AFTOSA E DOENÇA MÃO-PÉ-BOCA

As estomatites agudas são caracterizadas por inflamação e ulceração na mucosa da boca (aftas) e na gengiva. Causam dificuldade na alimentação e até na ingestão de água pelas crianças. Também podem causar desidratação.

É essencial a avaliação médica, pois são várias as doenças que apresentam estomatite. Algumas são mais importantes e causam mais transtornos; outras são menos significativas.

## OS PROCEDIMENTOS MÉDICOS USUAIS SÃO:

- Esclarecer os familiares sobre a doença que, na maior parte das vezes, é superada em casa, sem maiores transtornos. Ressaltar que o quadro é transitório, autocurável. E que é prudente afastar os doentes dos ambientes coletivos, pois tais doenças são contagiosas.
- Informar que os antibióticos não ajudam e o mais indicado é o uso de antifebris e analgésicos.
- Evitar medicamentos com cortisona.
- Orientar a correta higienização da boca.
- Informar que a solução de bicarbonato de sódio ou de ácido bórico, leite de magnésia e outros produtos têm sido usados de forma empírica, na mucosa doente.
- Debater o tema com cuidado e recomendar que os familiares ajam com o máximo de delicadeza, sem traumatizar, ou agredir. Ensinar "segredos" de como alimentar as crianças. Informar que sorvetes, refrigerantes, brigadeiros e outros produtos podem não ser proibidos, nessa fase.
- Avaliar a cada dois dias a criança, para rever hidratação e quadro geral. Algumas vezes, pode ser necessário hidratar por via venosa no hospital.

Existem estomatites recidivantes e crônicas que demandam orientação especial.

É importante ler o texto completo sobre o assunto.

## ESTOMATITES HERPÉTICA E AFTOSA, E DOENÇA MÃO-PÉ-BOCA

O revestimento interno, a mucosa da boca, pode ser sede de várias doenças. As infecciosas, estomatites, são as mais comuns.

As estomatites usuais das crianças são causadas por vírus ou por fungos. As produzidas pela cândida são debatidas no capítulo sobre *Sapinho*.

A nossa proposta é discutir outras importantes estomatites que ocorrem nas crianças e nos adolescentes. As doenças mais típicas do tema são: *estomatite herpética, estomatite aftosa* e a *doença mão-pé-boca.*

Bem, vamos começar a abordagem sobre a GENGIVOESTOMATITE HERPÉTICA.

### *O QUE É AFTA?*

Afta ou úlcera bucal é uma ferida na mucosa da boca e a lesão típica das estomatites. Junto com vermelhidão, inchaço e vesículas (bolhinhas com diminutas coleções e líquido no interior) tipificam a estomatite. Pode haver apenas uma ou dezenas de aftas na boca. É sempre muito dolorosa e quanto maior o número, maior o sofrimento e dificuldade durante a alimentação. Frequentemente, também ocorre inflamação da gengiva que fica inchada, dolorosa e com tendência ao sangramento. A superfície da língua também pode ser acometida.

### *O QUE É A GENGIVOESTOMATITE HERPÉTICA?*

É a causada pelo vírus do herpes simples e é a doença mais importante desse grupo. É a que mais causa transtorno às crianças. Habitualmente, produz febre muito alta, grande decaimento geral, numerosas aftas na mucosa oral, inflamação nas gengivas, muita dor, muita dificuldade de ingerir alimentos e até desidratação e necessidade de hospitalização em alguns casos. O acometimento das gengivas é muito marcante e elas ficam inchadas, dolorosas e até sangram.

### *O QUE CAUSA ESSA DOENÇA? COMO É ADQUIRIDA?*

É uma doença infecciosa causada pelo vírus do herpes simples que é altamente transmissível da pessoa doente para a sã. É adquirida após contato com portador de doença evidente – estomatite e conjuntivite – ou adquirida de indivíduo que apresenta quadro menos evidente – afta herpética isolada. Espera-se que toda criança, nos primeiros anos, tenha infecção pelo vírus do herpes. Cerca de 90% dos adultos carregam consigo, por muitos anos, esse vírus.

### *COMO É ISSO?*

Há duas situações distintas:

→ A maior parte dos que tem o primeiro contato com o vírus do herpes simples não apresenta problemas. Tem uma infecção sem sintomas. Assim 90% dos adultos já tiveram contato com o vírus e não sabem informar sobre isso.

→ Algumas crianças, por razões desconhecidas, desenvolvem a infecção sintomática, com sinais e sintomas de doença, a estomatite herpética.

Nos dois casos, o vírus continua a se multiplicar lentamente no corpo por muitos e muitos anos. Assim, de 15 a 20% das pessoas apresentam, vez ou outra, sobretudo quando sujeitas a certas situações, alguns sinais e sintomas da infecção. O quadro mais típico é o herpes labial ou bucal.

### *COMO É QUE A DOENÇA SE APRESENTA?*

A criança acometida está na faixa entre dois a cinco anos. A doença se caracteriza por: febre alta por quatro a sete dias; irritabilidade, choro, insônia; muita salivação; intensa dificuldade de comer; pequenas bolhinhas com conteúdo líquido na mucosa bucal, que logo se transformam em muitas aftas distribuídas por toda a superfície da mucosa; a dor é tão forte que dificulta inclusive o exame médico; inchaço e sangramento gengival; mau cheiro na boca.

As lesões da boca são curadas ao redor do décimo dia. A dor dura em torno de cinco a sete dias. A primeira semana é difícil para os familiares e para os médicos que dispõem de poucos recursos para combater a enfermidade.

### *A DIFICULDADE DE INGERIR OS ALIMENTOS PODE DESIDRATAR?*

Quando o quadro é muito intenso, há intensa dificuldade de ingerir água e outros alimentos. Isso causa perda de peso e pode até causar desidratação. Há crianças que necessitam hidratação venosa.

### *COMO É O DIAGNÓSTICO?*

É clínico e o quadro é típico. Até pelo telefone o médico pode definir a conduta. Mas é importante que a criança seja examinada para que seja traçado um programa de ajuda para fase mais crítica do quadro.

### *E O TRATAMENTO?*

Existe substância que age contra o vírus do herpes simples. Usada muito no início, parece reduzir o número de lesões e abreviar o curso da enfermidade. A maior parte da criançada é diagnosticada no terceiro ou quarto dia de doença, quando a droga antiviral não ajuda.

Os doentes são tratados para enfrentar os seis ou mais dias de dor, já que a infecção se cura espontaneamente.

Os médicos habitualmente:

→ Esclarecem os familiares sobre o curso da enfermidade que, na maior parte das vezes, é superada em casa, sem maiores transtornos.

→ Informam que os antibióticos não ajudam e podem até agravar o quadro.

→ Receitam antifebris e medidas gerais de conforto. Prescrevem anestésicos locais, para uso na mucosa, que podem reduzir a dor. Têm que ser usados com receita e controle médico, do contrário, podem ser extremamente maléficos.

→ Evitam os remédios com cortisona, que podem agravar o quadro.

→ Ensinam como higienizar a boca, o que não é fácil: bochechos, gargarejos, limpeza da cavidade oral por qualquer método são úteis, mas difíceis de serem feitos numa criança de três a quatro anos de idade e que está sofrendo. Solução de bicarbonato de sódio ou de ácido bórico, leite de magnésia e outros produtos têm sido usados de forma empírica na mucosa afetada. Os médicos devem debater o tema com cuidado e recomendar: *o que a senhora conseguir, do jeito que conseguir, com a maior delicadeza, será útil; não forçar, não traumatizar, não gerar sofrimento, pois tudo isso prejudica.*

→ Recomendam ainda que os familiares alimentem as crianças da melhor forma possível, do melhor jeito possível, com os alimentos aceitos. As crianças terão grande dificuldade de mastigar ou simplesmente de ingerir alimentos, mesmo líquidos e pastosos por alguns dias. Sorvetes, refrigerantes, brigadeiro, bolos, doces, balas, bombom, chocolate e tudo o que é quase proibido em outras épocas, nessa fase pode ser liberado. Alimentos líquidos ou pastosos, não ácidos, resfriados ou gelados, podem ter melhor aceitação.

→ Avaliam repetidamente a criança, a cada dois dias, por exemplo, para rever hidratação e quadro geral.

### *É IMPORTANTE SEPARAR A CRIANÇA DOENTE DAS OUTRAS?*

A criança doente deve ser afastada da escolinha. Qualquer criança que está com o quadro do herpes labial não deve ter contato próximo com outras crianças, embora isso seja difícil de ser praticado. O prazo de afastamento da escolinha e o para que uma "babá" doente volte a ter contato com a meninada é de sete a dez dias, tempo suficiente para que o quadro agudo desapareça.

### *O QUE É O HERPES RECIDIVANTE?*

Mais ou menos 20% das pessoas da comunidade têm o herpes recidivante nos lábios e tecidos ao redor da boca ou na mucosa oral. As lesões acontecem em situações de estresse, menstruação, exposição intensa à luz solar, ao frio e ao vento. As lesões da mucosa bucal ocorrem mais após manipulação dental. As dos lábios acontecem no encontro da parte vermelha dos lábios com a pele perioral. Tanto nos lábios como na mucosa, o quadro sempre começa pela fase vesicular para depois aparecerem as úlceras. A dor é marcante. O quadro se estende por sete a dez dias e pode ocorrer muitas vezes na mesma pessoa.

O tratamento é com o medicamento antiviral embora seja discutível a sua ação benéfica. O corticoide local não é indicado e pode ser maléfico. Várias pomadas e cremes para uso local têm sido recomendados, mas nada está cientificamente comprovado.

### *ESTE VÍRUS PODE ACOMETER OLHOS, GENITAIS OU LOCAIS DO CORPO?*

Os vários tipos de vírus do herpes simples podem causar muitas doenças:

- → Nos olhos, produzem uma doença grave que requer consulta urgente. A doença pode causar cegueira. É complicação da infecção da boca.
- → Nos genitais, produzem uma vulvovaginite que é causada por um dos tipos de vírus do herpes simples. Também na genitália pode acontecer o quadro recidivante.
- → Também existe uma infecção grave do sistema nervoso. Há quadro dermatológico especial também causado pelo citado vírus.

### *EXISTE VACINA CONTRA ESSE VÍRUS?*

Não existe.

Vamos, agora, debater a ESTOMATITE AFTOSA.

### *O QUE É ESTOMATITE AFTOSA? É DIFERENTE DA HERPÉTICA?*

Sim, é diferente da estomatite herpética. É recorrente e é uma forma muito comum de úlcera, ou afta, bucal. Ocorre várias vezes no indivíduo de qualquer idade, mas, sobretudo, naqueles com mais de 10 anos. Predomina nas mulheres.

### *COMO É ESSA DOENÇA?*

A origem não é bem conhecida. Parece haver tendência familiar para apresentar o problema. Não é transmissível de uma pessoa para outra. A afta pode ocorrer após uma agressão como manipulação pelo dentista ou por uma escovação feita de forma inadequada. Também pode acontecer quando o indivíduo morde a língua ou a mucosa da bochecha. Dificuldades emocionais, menstruação e outros fatores também podem disparar o processo. Doenças virais, da mesma forma, precipitam o aparecimento da lesão. As úlceras ocorrem na superfície interna das bochechas e dos lábios, por baixo da língua, no véu palatino e na base da gengiva. Assim, ocorre em vários locais e isso diferencia essa doença da estomatite herpética. É afebril e após a existência de um ponto vermelho, sem aparecimento de vesícula, surge a úlcera que pode ser pequena, de um a dois milímetros, ou grande, mais de um centímetro de diâmetro. A lesão é dolorosa e pode ser isolada ou múltipla. Algumas vezes, surge febre baixa e mal-estar geral, e os gânglios cervicais podem aumentar.

### *É PRECISO IR AO MÉDICO?*

As famílias habitualmente não vão ao médico por esse motivo, sobretudo se é sabido que determinada pessoa apresenta, vez ou outra, o problema. Mas existem doenças – eritema multiforme, pênfigo, distúrbios imunológicos – que podem se apresentar com lesão muito parecida, na mucosa oral. Portanto, é sempre bom manter uma postura de desconfiança e consultar um profissional.

### *COMO É O TRATAMENTO?*

Não existe tratamento específico. Tocar a lesão com cotonete embebido em água oxigenada (uma parte) diluída em água (uma parte) e em seguida tocar a úlcera com leite de magnésia, quatro a seis vezes ao dia, é conduta caseira. A dor decresce em três a quatro dias e a cura total ocorre em dez ou mais dias.

Vamos, a partir daqui questionar a doença MÃO-PÉ-BOCA.

### *NOME INTERESSANTE PARA UMA DOENÇA. É ISSO MESMO?*

Essa terminologia define exatamente os aspectos mais característicos deste quadro: lesões na mucosa bucal e na pele das mãos e dos pés.

### *E POR QUE ESTÁ NO MESMO CAPÍTULO DA ESTOMATITE HERPÉTICA?*

Está neste capítulo por ser frequentemente confundida com a estomatite herpética. A doença é causada por um ou mais vírus e predomina nas crianças com menos de cinco anos, sobretudo se frequentam creches ou escolinhas. A enfermidade é muito menos intensa, muito menos, que a estomatite herpética. A febre é menor e pode até inexistir. As lesões da boca, pequenos pontos avermelhados na língua e na mucosa bucal ou nas gengivas que se transformam em vesículas e rapidamente em pequenas aftas dolorosas, não perturbam tanto a vida do doente. A alimentação é dificultada, mas não perturba tanto quanto na doença herpética. Surgem lesões nas mãos (dedos e na palma), nos pés (dedos e planta) e até nas nádegas. São pontos vermelhos que rapidamente mudam para vesículas. Nas nádegas, as lesões permanecem apenas como pontos avermelhados. As lesões não são pruriginosas. O quadro cutâneo lembra catapora ou varicela, mas as lesões não incomodam, não coçam. As lesões da catapora coçam e causam desconforto na pele. Todos os aspectos da doença cedem em cinco a sete dias.

### *COMO É O DIAGNÓSTICO E O TRATAMENTO?*

O diagnóstico é clínico, pois as manifestações são extremamente típicas. O tratamento é feito com as mesmas medidas recomendadas para a estomatite herpética sendo que as dirigidas para as lesões bucais podem ser mais simples.

### *A CRIANÇA COM ESTA DOENÇA DEVE SER AFASTADA DA ESCOLINHA?*

É prudente, para proteger as outras crianças.

Sempre temos avisado que os textos deste livro não substituem a orientação médica individualizada. Assim, revisem o assunto na Internet e em outros livros, mas consultem os pediatras assistentes.

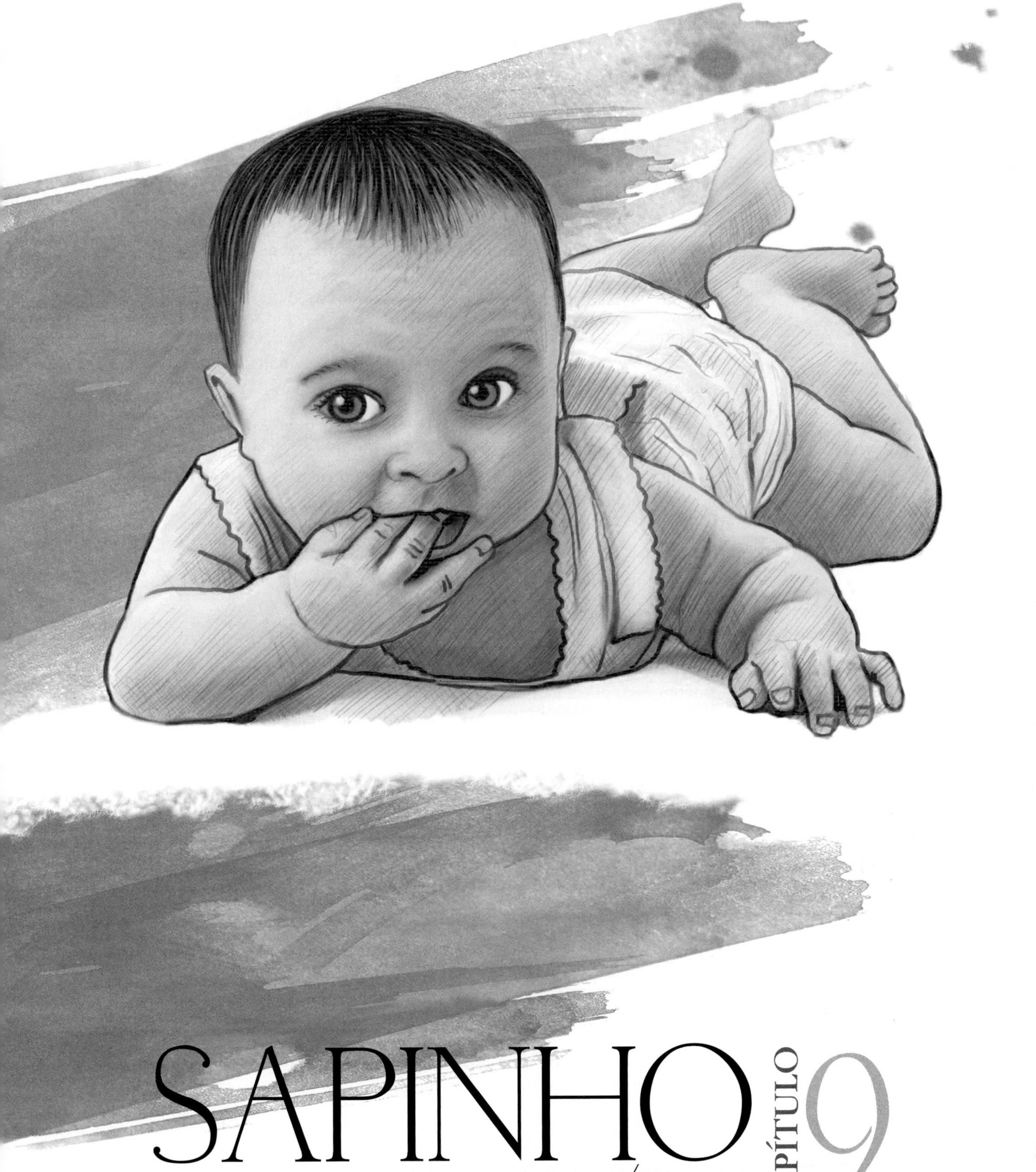

# CAPÍTULO 9

# SAPINHO E OUTRAS CANDIDÍASES

GUIA PRÁTICO

# SAPINHO E OUTRAS CANDIDÍASES

As candidíases (sapinho e dermatites) são doenças que não apresentam gravidade e são curadas, na maior parte das vezes, com simples medidas de higiene.

É importante verificar se existem pessoas, que cuidam das crianças, com candidíase (doenças das unhas ou da genitália), ou se existe higiene inadequada (esterilização das mamadeiras).

A candidíase oral (ou "sapinho") em crianças novinhas é resolvida com o asseio apropriado das mamas e esterilização adequada (fervura ou outro método), e conservação das mamadeiras e dos bicos em solução com um litro de água fervida e uma colher das de chá de bicarbonato de sódio. Deve-se fazer o asseio da boca do bebê, seis vezes ao dia, com uma gaze embebida na solução de uma pitadinha de bicarbonato de sódio em uma xícara de água fervida. A partir do sétimo dia, o quadro cede. Não tente remover as plaquinhas na boca.

Algumas vezes, são receitados remédios específicos para o tratamento dessa infecção. Esses remédios são usados no peito materno quando existe a possibilidade de dermatite causada por fungo.

A dermatite por cândida, usualmente na genitália e na pele que a cerca, surge, sobretudo, durante diarreia aguda medicada com antibióticos ou quando a higiene não é apropriada. Ocorre também em portadores de alergia cutânea.

Quando a infecção é perineal, faz-se necessário manter a região, que é sempre úmida e quente, o mais seca e ventilada possível. Nesse sentido, é importante rever o uso das fraldas descartáveis e as práticas higiênicas. Alguns profissionais recomendam as fraldas de tecido e mandam evitar o uso de cremes e pomadas na região. Outra orientação é ainda para secar muito bem o períneo (com o jato de ar do secador de cabelo – sem o calor).

Em todas as situações, o tratamento com antibiótico favorece o surgimento das infecções por esse fungo.

Existem formas incomuns e mais significantes das candidíases. Por isso é que o médico sempre deve ser consultado mesmo que o problema pareça simples e de fácil solução.

É importante ler o texto completo sobre o tema.

## Sapinho e outras candidíases

As doenças que vamos debater, candidíases, são causadas pelo fungo *Candida albicans*. A estomatite ("sapinho") é a doença típica. São doenças sem grande significado a não ser em algumas situações como nos cancerosos, aidéticos e os que usam ou usaram corticoides e antibióticos.

### *COMO ESTE FUNGO CHEGA AO NOSSO CORPO?*

Nós convivemos com muitos micro-organismos valiosos para a saúde. Na pele, conduto auditivo, fossas nasais, garganta, parte mais alta das vias aéreas, genitália do homem e externa da mulher, e maior parte do tubo digestivo, estão micro-organismos que nos ajudam a viver. Eles nos protegem contra a invasão de micróbios estranhos e produzem nutrientes importantes para nós. Após o nascimento, toda criança tem contato com grande número de germes que passarão a constituir a flora normal. Muitas doenças são produzidas pela interferência indevida sobre esses micro-organismos amigos. O fungo que causa o "sapinho" também faz parte da flora normal e o seu achado não causa surpresa em vários locais no corpo. A cândida habita principalmente o tubo digestivo e a genitália. Por toda a vida nos acompanha.

### *E ESSE FUNGO AMIGO CAUSA DOENÇA? O QUE OCORRE?*

O que transforma esse fungo em inimigo é a quebra de algumas regras da boa convivência. Os antibióticos e os corticoesteroides podem romper essas regras. Algumas doenças graves, como o câncer, idem. Mas a mais frequentemente regra quebrada é a da boa higiene. O que ocorre é mais ou menos o seguinte: *o fungo existe e se multiplica normalmente, quieto, em equilíbrio → alguma transgressão higiênica, como o uso inapropriado de fraldas, ou a falta, ou o excesso de limpeza "irrita" a pele → essa pele irritada favorece a multiplicação excessiva do fungo → surge a dermatite por cândida.* Este exemplo da pele se aplica aos genitais e à boca, os mais comuns locais da doença. Outro exemplo: *o fungo existe e se multiplica normalmente no intestino, tranquilo, em equilíbrio → o uso do antibiótico e a rotura dos mecanismos imunes (AIDS,* leucemia), *desequilibram a flora e favorecem o crescimento desordenado do fungo → surge diarreia ou outras doenças, até meningites, causadas pela cândida.*

### *O QUE É O "SAPINHO"? POR QUE É TÃO COMUM? COMO SURGE?*

"Sapinho" é a infecção da mucosa da boca. Ocorre mais na criança novinha. Vários fatores contribuem para isso: parto vaginal, convívio com pessoas doentes (infecções ungueais), utensílios alimentares precariamente higienizados.

### *COMO É O "SAPINHO"?*

O "sapinho" se manifesta com pequenas plaquinhas brancas e aderentes na mucosa da boca e na língua. Não causa febre. Parece que alguns nenezinhos ficam incomodados. A presença de coágulos de leite na mucosa bucal pode ser confundida com o "sapinho". No entanto, esses coágulos podem ser facilmente removidos. Os médicos devem examinar as crianças e existem exames para definir o diagnóstico.

### *E COMO TRATAR?*

Quando o quadro é leve, com poucas lesões, o tratamento é feito com solução de água com bicarbonato de sódio. Basta colocar uma pitadinha, do bicarbonato em uma xícara cheia com água fervida e limpar delicadamente a boca do bebê com uma gaze embebida na solução, seis vezes ao dia. Após sete ou mais dias, o quadro cede. Não se deve tentar remover as plaquinhas. Causa desconforto e pode sangrar. Os médicos receitam antifúngicos (nistatina e outros) quando houver indicação especial.

### *EXISTEM OUTROS REMÉDIOS USADOS PARA O "SAPINHO"?*

É hábito popular usar a violeta de genciana e outros produtos (mel rosado e o mel rosado boratado). A medicina não os recomenda.

### *TEM QUE ESTERILIZAR A MAMADEIRA DA CRIANÇA COM "SAPINHO"?*

Os utensílios usados na alimentação da criança novinha sempre devem ser bem esterilizados. Alguns pediatras recomendam que, após a lavagem e a fervura, as mamadeiras, os bicos e os demais utensílios usados na alimentação sejam imersos em solução de água com bicarbonato (uma colher das de chá para um litro de água fervida), durante o tratamento das crianças que estão com "sapinho".

### *E É IMPORTANTE CUIDAR DO ASSEIO DO PEITO DAS MÃES?*

O peito da mãe pode ser fonte de contaminação da boca da criança que mama. Assim, se o bebê que mama apresenta "sapinho", os médicos têm que avaliar esse aspecto e revisar as mamas das genitoras. Sempre que preciso, eles devem prescrever medidas higiênicas e terapêuticas próprias. Isso é importante para garantir a cura do "sapinho" da boca da criança. Também os médicos devem perguntar sobre infecções de unha ou de outros locais do corpo.

### *EXISTE DOENÇA DE PELE PRODUZIDA PELO FUNGO?*

A dermatite por cândida é doença clássica e a segunda mais comum causada pelo fungo. Ocorre principalmente na região coberta pelas fraldas. Outros fatores causam esse tipo de dermatite e cabe ao médico definir qual o problema. Diarreia, higiene inadequada, emprego de produtos irritantes para a pele e de fraldas descartáveis, calor, umidade e antibióticos são fatores favorecedores.

### *COMO A DOENÇA SE MANIFESTA?*

As alterações da pele causadas pela cândida são muito parecidas com as de outras doenças. Daí a necessidade de o médico sempre examinar o cliente para definir o que é. A pele afetada fica vermelha e com pequenas placas mais salientes. A área doente pode ser pequena ou muito extensa.

### *COMO É TRATADA A DERMATITE DAS FRALDAS?*

O médico recomenda medidas higiênicas adequadas e algumas são muito simples, como uso de fraldas de algodão e cuidados para manter a região com o mínimo de umidade e de calor, fatores que favorecem o crescimento do fungo. Também há remédios específicos para o tratamento da dermatite. Os lenços umedecidos devem ser proibidos na criança com dermatite. É importante evitar a automedicação. Certas mães utilizam cremes ou pomadas por conta própria, muitas vezes contendo antibióticos e corticoesteroides, que além de dificultar o diagnóstico, podem agravar o quadro.

### *COMO EVITAR ESSA DOENÇA DA PELE NA REGIÃO DAS FRALDAS?*

Nos trópicos, são preferíveis as fraldas de algodão trocadas sempre que preciso. Não é recomendado o uso das fraldas de algodão por baixo de "calça enxuta". Há razões para as mães preferirem as fraldas descartáveis, mas seu uso pode favorecer o surgimento da candidíase. Certas mães deixam seus filhos horas e horas, sem conferir se é preciso trocar as descartáveis. A urina e as fezes em contato com a pele causam irritação local que associada à umidade e ao calor favorecem a proliferação da Cândida. Mesmo com a criancinha dormindo, é aconselhável avaliar para ver se a fralda deve ser trocada. E nada melhor para limpar um "bumbum" do que água e o mínimo de sabonete infantil. É valioso secar bem a pele. Os lenços umedecidos ou as loções de higiene não devem ser rotina. Os cremes contra assaduras podem ser úteis, uma vez que diminuem o contato da pele com xixi e cocô, mas os excessos devem ser evitados. Também se sabe que o excesso de sabonete é maléfico. A virtude está no meio.

### *O FUNGO DO "SAPINHO" PODE ATINGIR O INTESTINO! VERDADE?*

O intestino é a principal moradia do micróbio no nosso corpo. Aí existe normalmente, em todos nós, e não faz mal. Algumas vezes, por exemplo, quando há uso abusivo de antibióticos ou em outras situações onde há queda da resistência orgânica, o fundo cresce excessivamente e produz diarreia importante.

### *FALEM SOBRE AS OUTRAS DOENÇAS CAUSADAS PELO FUNGO.*

Há muitas outras. Uma delas, que tem muita importância na transmissão do micro-organismo para as crianças, é a doença da unha. A vulvovaginite (doença da genitália externa feminina), a postite (doença da genitália externa masculina) e várias outras doenças, até meningites, podem ser causadas pelo fungo. Mas não é objetivo deste capítulo debater essas doenças.

### *É IMPORTANTE EVITAR AS BABÁS QUE APRESENTEM MICOSES NAS UNHAS?*

Não. Como falamos antes, todas as crianças, de um jeito ou de outro, vão ter contato com o fungo do "sapinho" e não há razão para uma atitude de "neura" de tudo evitar, pois tudo faz mal, tudo é perigoso. Evidentemente, as pessoas com micoses ungueais devem ser tratadas e as babás que têm muito contato com as crianças e apresentam o problema devem obedecer a alguns princípios básicos de higiene como fazer um curativo oclusivo na unha doente. Repetimos que o mais importante é tratar a doença e acreditamos que as babás qualificadas não devem ser dispensadas devido as micoses das unhas.

### *RESUMINDO, COMO EVITAR O "SAPINHO"?*

A amamentação é importante. Higiene é essencial: mãos lavadas e esterilização dos utensílios alimentares. Nutrição adequada é sempre importante. Os doentes com candidíase devem ser tratados. Existem medidas específicas para os indivíduos com enfermidades debilitantes (câncer, Aids).

Ressaltamos, ao fim deste capítulo, que as noções expostas não substituem a consulta médica.

PROFISSIONAIS COLABORADORES:
Roberta Cardoso de Siqueira,
Carlos Gonçalves de Oliveira

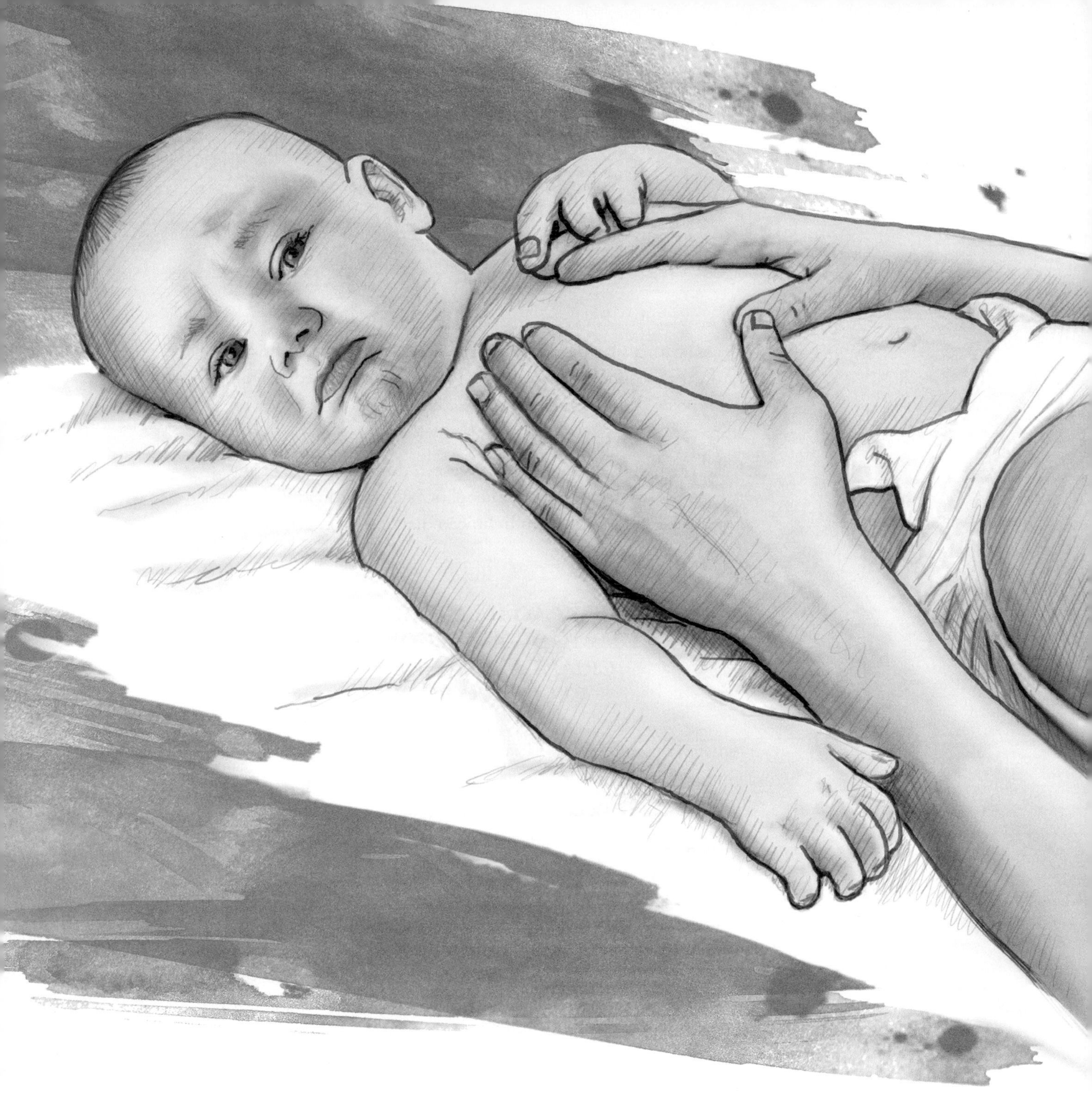

# CHORO EXCESSIVO PRIMÁRIO OU CÓLICAS DAS CRIANÇAS NOVINHAS

CAPÍTULO 10

GUIA PRÁTICO

# CHORO EXCESSIVO PRIMÁRIO
## OU CÓLICAS DAS CRIANÇAS NOVINHAS

Essa é uma situação da prática pediátrica em que a importância do diagnóstico é especialmente ressaltada. Os médicos, ajudados pelos familiares, têm que descobrir a causa (ou causas) do choro excessivo.

Dar remédios alopáticos para "gases", dor, refluxo e esofagite, bem como sedativos, e/ou homeopáticos e/ou fitoterápicos (camomila e funchicórea), sem definição diagnóstica é, geralmente, errado e perigoso.

### A ORIENTAÇÃO DA MEDICINA MAIS CRÍTICA E METÓDICA É RECONHECER QUE A CRIANÇA COM CHORO EXCESSIVO PODE:

- Estar avisando sobre várias situações desconfortáveis (exemplos: fome, calor, frio).
- Estar informando sobre várias doenças que precisem ser diagnosticadas e tratadas. Muitas delas necessitam de várias avaliações médicas, ao longo de semanas ou meses, e alguns exames para descobrir o que realmente esteja ocorrendo. Doenças gástricas, alergia ao alimento que a mãe toma (leite de vaca, por exemplo), neurológicas, renais, dentre outras, podem causar o choro excessivo. Muitas vezes, são necessárias consultas com especialistas (gastroenterologista de criança e neurologista) para diagnosticar e tratar as doenças causais.
- A maior parte das crianças fica "boa" após dois ou três meses, sem que os profissionais e os familiares saibam o que aconteceu.
- Sempre, porém, o recomendado é que os familiares escolham profissionais experientes para conduzir essa situação e que cobrem a definição diagnóstica. Não é boa norma mudar de médico a cada semana.

É importante ler este capítulo completo.

## Choro excessivo primário ou cólicas das crianças novinhas

Os bebês choram por fome, frio, calor, posição desconfortável, fralda com xixi ou cocô, dor ou desconforto causados por muitas situações fisiológicas ou patológicas.

Mas há bebês que choram muito. E os médicos são chamados a explicar o que ocorre com esses "chorões".

Essas crianças novinhas choronas eram antigamente rotuladas como portadoras de cólicas. Essa denominação, cólica, não é a preferida hoje, pois induz as atenções só ao tubo digestivo. Essa é uma visão parcial, enganosa e arriscada.

Muitos autores médicos abandonaram a palavra cólica para esse tema e preferem uma terminologia mais ampla: *choro excessivo primário*. Acham eles que falar em choro é vantajoso pois cria uma conotação mais ampla para o problema. Acham que falar em *excessivo* é autoexplicativo e falar em *primário* mostra que os profissionais habitualmemnte não definem causa específica para explicar o choro exagerado. Mas alertam para a possibilidade de o choro excessivo ser secundário.

### AINDA ESTÁ CONFUSO O TERMO PRIMÁRIO! FALEM MAIS!

Quando a criança é levada ao consultório com essa queixa, o trabalho mais importante do médico é o diagnóstico. Nesse caso, ele deve afastar várias doenças que produzem choro. Quando é definido o diagnóstico de alguma doença, o choro é denominado secundário. Choro secundário: a esofagite ou a doença neurológica, por exemplo. Quando não é definido o diagnóstico, o choro é denominado primário. O diagnóstico de choro excessivo primário é, de início, provisório. A definição da existência ou da inexistência de doenças depende, muitas vezes, da evolução. De início, o médico pode rotular o choro como primário e depois rotular de secundário a enfermidade diagnosticada.

### ENTÃO A CONSULTA NÃO É CONCLUSIVA?

Em muitas situações da prática médica, uma consulta não é conclusiva. Definir o que está ocorrendo com um bebezinho que chora muito, por muitos dias é uma tarefa difícil. E o profissional tem que ter muita habilidade, pois a tendência dos familiares é logo procurar a opinião de outro. E, de forma muito honesta, o médico tem que falar: *"Nada encontrei. A criança está bem. Mas temos que observar. Informem a evolução. Falem sobre novos sintomas. Voltem na semana vindoura. Talvez precisemos de algum exame. É possível que o especialista em tubo digestivo ajude. A medicina nunca está 100% segura, e nessa situação as dúvidas são ainda maiores que em outras"*. Isso pode confortar algumas famílias. Mas, em outras, essas mesmas palavras podem ser um desastre. O médico deve ser sensível para ver qual o modelo de diálogo adotar.

### COMO DIAGNOSTICAR A CAUSA DO CHORO EXCESSIVO?

O diagnóstico dificilmente é feito na primeira consulta. Alguns dados apontam para o diagnóstico de choro excessivo primário: ganho adequado de peso, exame normal e aspecto hígido entre as crises de choro. Os estudos sobre as antigas "cólicas do lactente" ou "cólicas dos três meses" mostram que: os episódios começam na terceira semana de vida (podendo iniciar desde a primeira); a média de duração é de 30 minutos a duas horas; ocorrem em qualquer hora, sendo sua intensidade maior no final do dia; não têm predileção por sexo e desaparecem entre o terceiro e quarto mês de vida. As características incluem, além do choro, distensão abdominal, flexão e extensão dos membros, excesso de gases, irritabilidade e inquietude. Mas o aspecto mais importante é a exclusão das muitas doenças que provocam choro. Assim, o médico deve examinar caso a caso para poder dizer se encontrou ou não a causa do problema.

### É FREQUENTE ESSA SITUAÇÃO DO CHORO EXCESSIVO PRIMÁRIO?

É comum. Do conjunto de crianças novinhas que chora muito, uma parte é de *choro excessivo primário* e outra parte é de *choro excessivo secundário*.

### *HÁ SUSPEITAS SOBRE A CAUSA DO CHORO EXCESSIVO PRIMÁRIO?*

Há três teorias para explicar o quadro: a *gastrointestinal* fala em imaturidade digestiva; a *imunoalérgica* admite alergia a alimentos ingeridos pela mãe e que chegam ao leite materno; a *psicogênica* admite influências emocionais. Discórdia conjugal, marido crítico ou ausente, genitores irritados que gritam com o filho ou o manuseiam asperamente são fatores desencadeantes ou agravantes.

### *O LEITE QUE A MÃE TOMA PODE FAZER A CRIANÇA CHORAR?*

Está provado que o leite de vaca que a mãe toma pode induzir reações alérgicas no bebezinho e produzir dor e choro. Outros alimentos indutores de alergia (castanhas) podem induzir o mesmo fenômeno. A modificação da dieta da mãe que amamenta é uma possibilidade terapêutica.

### *E O LEITE DE SOJA É MELHOR QUE O LEITE DE VACA PARA O NENÊ?*

O melhor é o leite materno. Algumas vezes, a mudança de uma fórmula de leite de vaca para a de soja pode reduzir ou fazer desaparecer o choro.

### *ENTÃO O QUE O MÉDICO FAZ?*

O pediatra pode ter no início dificuldades para definir o que fazer. As dúvidas poderão ser respondidas depois de algum tempo de acompanhamento. A tarefa principal é verificar se existe: otite, infecção urinária, defeito intestinal ou da vesícula biliar, irritação do esôfago, problema neurológico, erro do metabolismo, alergia ao leite de vaca, intoxicação, agressão física e emocional, entre outras. Não é tarefa simples, resolvida com o "olho do pediatra". Com frequência, são necessárias várias avaliações, verificação do ganho de peso, parecer de especialistas – gastroenterologista, neurologista, otorrinolaringologista – e realização de exames (sangue, urina, raio-X, tomografia, ultrassom e outros). Quando ocorre o diagnóstico de alguma enfermidade, o tratamento é instituído e o choro tem chance de desaparecer. Quando isso não ocorre, o pediatra deve continuar a buscar o diagnóstico, a examinar repetidamente o cliente e a demonstrar segurança. Essas consultas são sempre complexas.

### *O QUE FAZER SE NÃO FOI DIAGNOSTICADA UMA DOENÇA?*

Nesse caso, o médico deve:

→ Conversar demoradamente com os familiares e mostrar as evidências de que a criança está bem e não usar remédios;

→ Discutir mecanismos que permitam que os familiares, sobretudo a mãe, fiquem tranquilos e procurem transmitir calma para a criança;

→ Enfatizar que não se evidenciou doença e que é preciso acompanhar o paciente, realizar outras avaliações e, às vezes, ouvir outros especialistas.

### *QUAL O NOSSO PAPEL?*

É importante que vocês:

→ Procurem sinais de doença: dor de ouvido, choro ao urinar ou ao defecar, ganho insuficiente de peso, fome, febre, golfadas excessivas e outros.

→ Vejam o ambiente: calor, frio; verifiquem se o nenê está confortável: fraldas enxutas e posição cômoda; avaliem se a casa não está muito barulhenta. Atenção: nenê ouve, vê, avalia e reclama. Com choro, mas reclama.

→ Estudem se a alimentação está adequada e se está correta a técnica da amamentação e do uso da mamadeira (furo do bico, oferta do leite de forma a não permitir a deglutição de muito ar). Vejam se a criança não está sendo forçada a tomar o alimento.

→ Favoreçam a existência de ambiente tranquilo, com pessoas calmas, com uma boa cadeira de balanço e um gostoso colo.

→ Alimentem na hora em que o nenê manifestar sinais de fome, sem preocupação com o volume ingerido. Ofereçam a fórmula alimentar que mais se ajusta ao bebê. Lembrem que ele tem valores, gostam disto e não gostam daquilo. Vejam tudo o que representa conforto ou desconforto.

→ Informem ao pediatra as dúvidas e observações. A análise do médico é fundamental para avaliar peso, ouvidos, abdome, genitais e todo o corpinho da criança. Algumas vezes, há necessidade de exames.

→ Cuidem também de vocês quando lidarem com esse tipo de crianças. Quando choram excessivamente costumam ter problemas com o sono e produzem angústia e cansaço nos familiares. Assim, são importantes alguns cuidados especiais com os adultos que cuidam deles.

### *E OS PAIS PODEM FAZER MAL?*

Sim, podem:

- → Pensando que tudo é cólica e dando analgésicos, antiespasmódicos e "remédios para gases" de forma indiscriminada. Essas medicações podem ter efeitos colaterais. E assim agindo, podem estar retardando o diagnóstico de uma condição importante.
- → Esquecendo que o choro pode indicar doença.
- → Mudando o leite a cada dois dias.
- → Impondo regras rígidas e ignorando o individualismo da criança: *"antes você tomou 180 mL de leite; agora tem que tomar os mesmos 180; tome o restinho"*.
- → Mudando de médico a cada semana e não informando ao pediatra as suas dúvidas e observações.

### *PODE-SE USAR OS CHÁS CASEIROS PARA ESSAS CRIANÇAS?*

Sim, podem tentar as medidas mais simples. Mas, repetimos sempre: o mais importante é a manutenção de uma postura de observação para ajudar o médico na condução do problema. Aqui também o efeito placebo funciona. O fato de a mãe ou a pessoa que cuida da criança achar que os chás contribuem para "relaxar o ambiente" pode trazer benefício. É preciso lembrar, entretanto, que qualquer bebida, mesmo chás, oferecidos a crianças em aleitamento materno exclusivo, pode ser prejudicial.

### *NÃO SE PODE USAR REMÉDIOS PARA DOR?*

O uso de analgésicos é questionado por pediatras que acham que medicar sem o diagnóstico é sempre um risco. Mas há pediatras competentes que liberam o uso de paracetamol, mas sempre enfatizando para os familiares que o mais importante é saber o que realmente está se passando com a criança.

### *QUAL É O FIM DA HISTÓRIA DO QUE TEM ESSE PROBLEMA?*

Quando o médico não evidencia doença, quando a criança está bem, ganhando peso e tudo o mais está bem, o choro excessivo desaparece lá por volta dos três meses. A partir daí, ela passa a ter padrão de choro idêntico ao da criançada em geral e continua sendo normal em tudo o que o médico avalia.

As perguntas e as respostas deste capítulo exploram apenas uma parte do assunto e os conselhos que nós passamos não pretendem substituir a avaliação médica que pode ser decisiva.

O acompanhamento pediátrico é, assim, um aspecto importantíssimo no seguimento da criança normal e essencial da definição da conduta na criança que, por exemplo, chora excessivamente.

PROFISSIONAIS COLABORADORES:
Carlos Gonçalves de Oliveira,
Constantino Giovani Braga Cartaxo

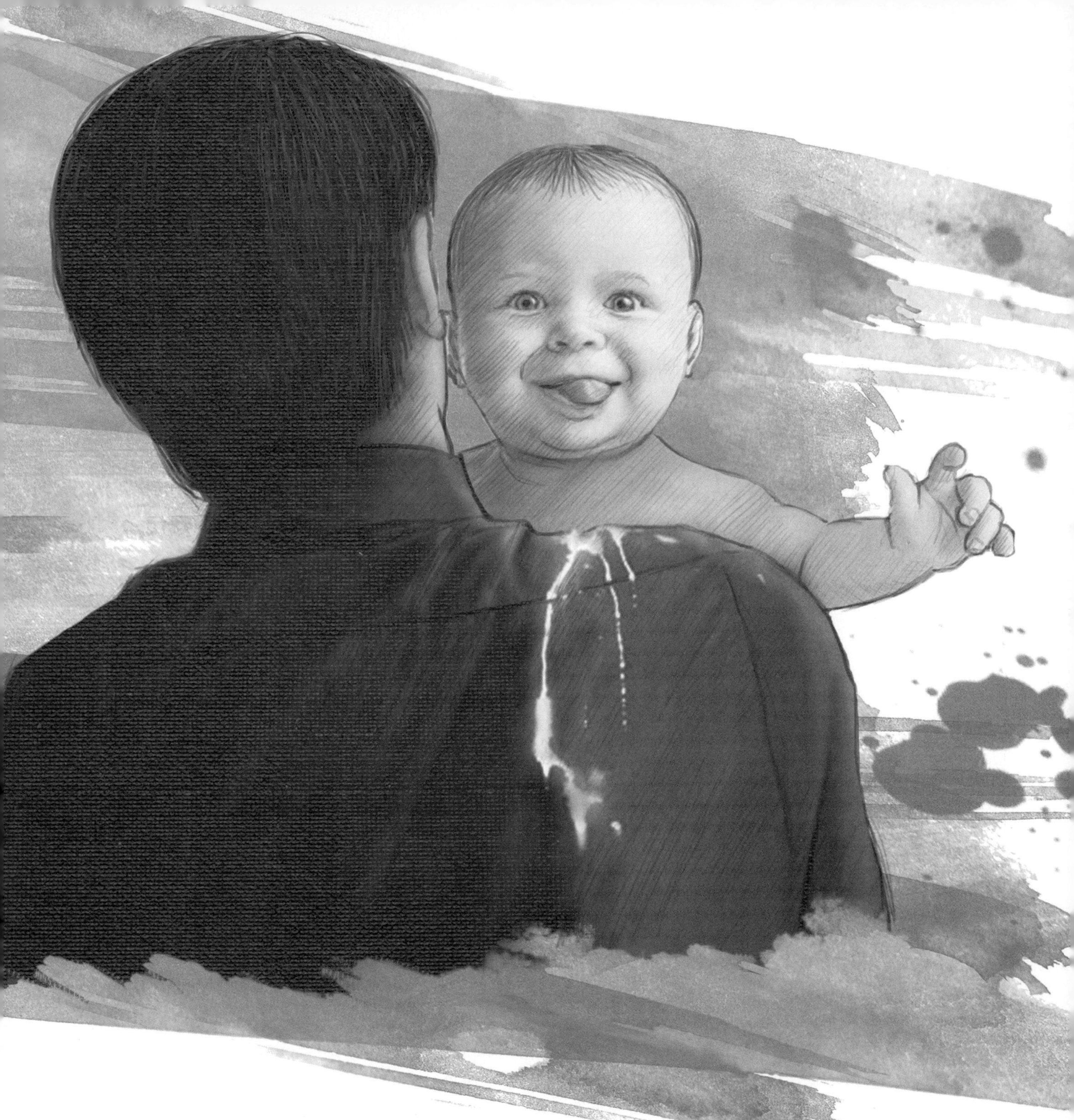

# CAPÍTULO 11

# GOLFADAS, REFLUXO GASTROESOFÁGICO E DOENÇA DO REFLUXO GASTROESOFÁGICO

GUIA PRÁTICO

# GOLFADAS, REFLUXO GASTROESOFÁGICO E DOENÇA DO REFLUXO GASTROESOFÁGICO

As "golfadas" ou regurgitações são o retorno do alimento e das secreções do estômago para o esôfago, boca e exterior. São comuns em crianças novinhas normais, mas podem ocorrer em crianças doentes.

Os pediatras podem ter dificuldades em separar as crianças sadias portadoras de refluxo gastroesofágico fisiológico, das crianças doentes portadoras de refluxo gastroesofágico patológico. Existem dois grupos de crianças golfadoras:

CRIANÇAS SADIAS: Ganham peso, não manifestam choro ou sinal de desconforto, não têm sintomas de doença respiratória. O material que eliminam é leite parcialmente digerido, sem aparência de borra de café. Esse é o refluxo fisiológico.

CRIANÇAS DOENTES: Têm choro excessivo, irritabilidade, dificuldade para ganhar peso, anemia, manifestações de doença respiratória e eliminação de leite com resíduos semelhantes à borra de café. Essas portam refluxo patológico.

## PARA CRIANÇAS NORMAIS, OS MÉDICOS SUGEREM MEDIDAS SIMPLES:

- Dar menor volume de alimento por vez, não "balançar" as crianças após a alimentação, colocá-las no berço com a cabeça e o tronco mais altos do que os membros e reforçar o que habitualmente já se sabe: criança que golfa está engordando.
- Para crianças em situação de anormalidade, os médicos solicitam exames e parecer dos gastroenterologistas.
- Em caso de doença, o tratamento pode variar conforme a intensidade do problema. Há aqueles que passam por dieta, correção da postura no berço e medicação. Em algumas crianças, são necessários exames especiais (endoscopia com biópsia do esôfago, estudo da acidez esofagiana e outros) e a participação ativa do gastroenterologista.
- O refluxo gastroesofágico e seus desdobramentos (esofagite, hérnia de hiato, esôfago curto etc.) ocorrem também em outras idades pediátricas e mesmo em adultos que apresentem dor torácica, queimor retroesternal, anemia, rouquidão, asma, pneumonias de repetição e outras dificuldades.

É importante a leitura completa do texto a seguir.

## Golfadas, refluxo gastroesofágico e doença do refluxo gastroesofágico

*Refluxo Gastroesofágico* é a eliminação de alimentos pela boca, sem esforço, em crianças que não apresentam sinais de doença.

*Doença do Refluxo Gastroesofágico (DRGE)* consiste na presença de sinais de doença produzida pelo refluxo gastroesofágico.

Quem inicia as perguntas?

### *GOSTARÍAMOS DE SABER MAIS SOBRE O REFLUXO?*

Até os dois anos de idade, quase todas as crianças normais apresentam retorno ou refluxo de alimentos do estômago para o esôfago. Parte do alimento que retorna para o esôfago aparece no interior e no exterior da boca – é a "golfada". Os médicos também usam o termo regurgitação para esse evento. Poucas crianças que têm o refluxo gastroesofágico não apresentam a "golfada". Ela consiste na eliminação, sem esforço, pela boca, de pequenas porções do alimento, basicamente leite, que já esteve no estômago. O alimento eliminado apresenta indícios do processo digestivo, como o típico cheiro. Outro dado é que as "golfadas" ocorrem repetidamente na mesma criança. Algumas vezes, o material eliminado é volumoso e parece vômito.

### *MAS O QUE OCORRE REALMENTE?*

O refluxo ocorre devido à imaturidade dos mecanismos que devem impedir que o conteúdo gástrico retorne para o esôfago. Com o passar dos meses, essa imaturidade vai diminuindo e as "golfadas" vão desaparecendo. A "golfada" ocorre nos primeiros meses de vida. É observada mais entre o quarto e sexto mês e há tendência para o desaparecimento gradual após o sexto mês de vida. Após os dois anos de idade, espera-se que nenhuma criança apresente o problema. Deve-se prestar atenção que a maturação ocorre naturalmente e sem remédios.

### *A "GOLFADA" É PREJUDICIAL?*

Ela geralmente não faz mal e o povo sabiamente diz: "criança que golfa está engordando". Se surgem sintomas e outras evidências de dano à saúde, é DRGE.

### *QUER DIZER QUE A "GOLFADA" NÃO É CONSIDERADA UMA DOENÇA?*

Doença significa prejuízo para o corpo. Habitualmente, não existem dados de doença junto com as "golfadas". As crianças que "golfam" usualmente crescem normalmente e nada há que sugira doença. Mas, em algumas crianças, esse vai e vem do alimento entre o estômago e o esôfago pode provocar sintomas. Esses últimos casos, nos quais a "golfada" está associada a sintomas, é que merecem uma atenção especial da medicina, pois, já é possível falar em DRGE.

### *EXISTEM CONDIÇÕES QUE AUMENTAM A OCORRÊNCIA DAS GOLFADAS?*

As "golfadas" são mais vistas quando:

→ É usado leite na mamadeira ao invés do leite natural dado no peito da mãe.

→ Há técnica incorreta no uso da mamadeira (bico com orifício grande).

→ Existe ingestão de ar junto com o alimento. O certo é dar a mamadeira inclinada para o bico ficar cheio de leite a fim de evitar a deglutição de ar.

→ A criança é muito manuseada após a alimentação. Isso é observado ao se trocar a fralda após a tomada do alimento.

→ Não se coloca a criança para arrotar após a ingestão do alimento.

→ A criança é alimentada deitada, na cama. A que toma o alimento no colo das mães "golfa" menos.

→ A ingestão de alimentos é forçada.

→ São oferecidos os alimentos mais líquidos. Os pastosos são menos "golfados".

→ Há ingestão de grande volume de comida. As porções menores são eliminadas menos frequentemente.

→ Há pressão sobre o abdome, como a exercida pelas fraldas muito apertadas.

→ Existem doenças, por exemplo, gripe e tosse.

### *A CRIANÇA QUE NÃO ARROTA APÓS A ALIMENTAÇÃO "GOLFA" MAIS?*

Não necessariamente. A forma com que a mãe carrega a criança pode fazer com que esta, ao arrotar, apresente refluxo. A posição ideal para se colocar o bebê, depois que ele mamou, é "em pé", no colo da mãe, de modo que não se faça nenhum tipo de pressão ou força para que ele arrote.

### *O QUE O MÉDICO FAZ QUANDO A CRIANÇA "GOLFA"?*

Você deve ter percebido, desde o início do capítulo, que é essencial separar as que "golfam" e não tem doença das que "golfam" e tem DRGE. Os médicos então tem que buscar dados que informem ou não a presença de malefícios causados pelas "golfadas". Eles revisam alimentação, conferem o ganho de peso e examinam as crianças. Na maioria das vezes, nada é encontrado, os pediatras orientam sobre a alimentação e sobre outros cuidados e dizem às mães que é necessário observar o andamento do processo. Assim, com frequência, há necessidade de várias entrevistas com a família e de vários contatos com a criança para que uma conduta mais precisa seja adotada. Alguns exames e a consulta com o gastroenterologista de criança são indicados para certos casos.

### *A POSIÇÃO DA CRIANÇA NO BERÇO INTERFERE NAS "GOLFADAS"?*

As recomendações atuais indicam que as crianças que apresentam apenas as "golfadas", sem evidências de DRGE, sejam mantidas no berço deitadas sobre as costas e sem elevação da cabeceira do berço ou uso de qualquer artifício para manter a cabeça mais alta que o corpo. Nessas crianças, é importante não exercer qualquer tipo de pressão no abdome. Essas recomendações indicam que apenas os portadores de DRGE necessitam posição especial no berço.

### *O QUE FAZER PARA REDUZIR AS "GOLFADAS" ?*

Alguns cuidados são essenciais: oferecer leite materno; alimentar com boa técnica quando a mamadeira for usada (bico e posição adequados que impeçam a deglutição de grande quantidade de ar são essenciais); não forçar a ingestão de alimentos; não "balançar" a criança após a alimentação; colocar para arrotar, em posição ereta, após a alimentação; oferecer, nos "grandes golfadores", o alimento em menores volumes e com mais frequência; não usar fraldas apertadas; evitar manuseio excessivo, sobretudo na troca de fraldas e após a alimentação.

### *O MÉDICO PODE INFORMAR QUE NÃO HÁ DRGE E MUDAR DE OPINIÃO?*

Foi dito que, em certas ocasiões, o médico precisa acompanhar o paciente por algum tempo, precisa avaliar repetidas vezes, para definir se há ou não a DRGE. Por exemplo, é necessário que o profissional siga a criança por algumas semanas para verificar se o aumento de peso é satisfatório ou não, ou se surgem dados que indiquem doença. Então vocês vêm que mudar do médico a cada mês e não dar sequência ao acompanhamento dificulta a avaliação.

### *A DRGE É COMUM?*

A DRGE não é incomum. O número de crianças que "golfam" é muito maior do que as que apresentam a DRGE. Assim entre os "golfadores", que são muitos, os médicos têm que ter critério e cuidado para definir os que portam a DRGE.

### *A DRGE É OBSERVADA APENAS NAS CRIANCINHAS?*

A DRGE ocorre em todas as faixas etárias da infância e até os adultos podem ter a doença. As regurgitações, porém, só são consideradas fisiológicas até os 18 meses. A partir daí é mais provável que a persistência de regurgitações se trate de quadro de doença. Nas crianças maiores, é mais comum se observar queixas típicas dos adultos como azia, sensação de dor ou queimor no tórax, sensação de retorno do alimento que não se exterioriza, e tosse.

### *A HEREDITARIEDADE É IMPORTANTE NA DRGE?*

A DRGE pode ter um caráter hereditário. É comum que uma criança filha de pais com a doença bem estabelecida tenha o problema. Porém, à semelhança de outras heranças genéticas, isso não é obrigatório.

### *O QUE CAUSA OS SINTOMAS DA DRGE?*

Os sintomas decorrem de: prejuízo do ganho de peso (causado pela perda de parte do conteúdo alimentar do estômago); sintomas digestivos e respiratórios (causados pelo contato do conteúdo gástrico ácido com o revestimento do esôfago ou com órgãos vizinhos como os das vias aéreas), e de outros problemas como a anemia.

### *A EXPLICAÇÃO PARA A DRGE É A MESMA DAS GOLFADAS?*

A maior parte das crianças com DRGE não porta problemas especiais. Pode-se dizer que a DRGE decorre de mecanismos iguais aos que ocorrem nas crianças "golfadoras felizes", sendo que os mesmos acontecem de forma mais exacerbada. Neste caso, a DRGE é dita primária. Mas ela pode ser secundária a uma anormalidade anatômica, como a estenose hipertrófica do piloro, a uma anormalidade de motilidade do estômago, como o retardo de esvaziamento gástrico, e também pode decorrer de uma reação anormal a alimentos, como na alergia a proteína do leite de vaca, entre outros. É obrigatório que os pacientes com essa doença sejam criteriosamente avaliados e que sejam solicitados exames de investigação para maior esclarecimento quando necessário.

### *ENTÃO A ALERGIA AO LEITE DE VACA PODE CAUSAR DRGE?*

Pode. A substituição da proteína inteira do leite de vaca pela mesma proteína parcial ou extensamente hidrolisada ou até por outra (leite de soja) é um dos tratamentos para alguns casos de DRGE.

### *QUAIS OS SINTOMAS QUE INDICAM DOENÇA DO ESÔFAGO?*

São sintomas: choro contínuo, irritabilidade, sono inquieto, recusa alimentar, perda ou dificuldade de ganhar peso; sangue ou resíduos tipo "borra de café" no material eliminado; perda de sangue nas fezes que é demonstrada por exame especial; anemia que traduz essa perda sanguínea.

### *QUAIS OS OUTROS SINTOMAS DA DRGE?*

Os outros dependem do órgão acometido: dor de garganta, sinusite, otite média, laringite, tosse crônica, bronquite, asma e pneumonia podem ser notados.

### *A DRGE CAUSA ASMA?*

Há casos muito difíceis de asma que podem ser explicados pela aspiração para a árvore respiratória do material gástrico. Não é fácil estabelecer quem começou primeiro, pois o refluxo gastroesofágico pode causar quadro que se assemelha à asma e as crises asmáticas podem produzir refluxo.

### *AS "GOLFADAS" E A DRGE PROVOCAM CRISES DE "SUFOCAÇÃO"?*

Recomendamos que todos leiam o capítulo sobre *Morte no berço ou morte súbita e quase morte súbita*. As ocorrências de "sufocação" ou de apneia (parada da respiração) que muitas criancinhas apresentam durante ou após a alimentação, ou mesmo em outras fases do dia, chamados pelos médicos de episódios de quase morte súbita, podem ter relação com as "golfadas" e com a DRGE.

### *O QUE O MÉDICO FAZ QUANDO HÁ A POSSIBILIDADE DE DRGE?*

Os portadores de DRGE têm orientação diferente da fornecida para os simples "golfadores". Apenas o médico tem condições de separar os que precisam dos que não precisam conduta especial. Ultrassom do abdome com pesquisa do refluxo gastroesofágico e exame do piloro, raio-X contrastado do esôfago, estômago e duodeno, raio-X do tórax, exame com radioisótopos para demonstrar o refluxo e avaliar o esvaziamento gástrico, o estudo da acidez do esôfago (pHmetria) para demonstrar a presença do refluxo do material do estômago e a endoscopia com biópsia são importantes quando bem indicados. Algumas vezes, há necessidade de outras avaliações (exemplos: pesquisa de sangue nas fezes, exames para demonstrar alergia à proteína do leite de vaca, hemograma, exames para asma e laringoscopia).

### *QUAIS AS MEDIDAS A ADOTAR PARA OS PORTADOES DA DRGE?*

São de três tipos as providências a serem tomadas:

→ *Dietéticas* – O leite materno deve ser preservado. Para as crianças que não mamam, há leites especialmente preparados que os médicos indicam. É necessário dar o alimento com paciência e reduzir o volume oferecido por vez. Alimentos que devem ser evitados: cítricos, refrigerantes, chocolate, açúcares concentrados (balas, doces, etc.), chás, tomate, café, alimentos gordurosos, enlatados, embutidos (como linguiças, salames, etc.), frituras e condimentos.

→ *Posturais* – Após ingerir o alimento, as crianças devem ser mantidas eretas, no colo da mãe por cerca de 30 minutos. Não devem ficar curvadas, comprimindo o abdome. Até a troca de fraldas / outras vestes após a alimentação devem ser evitadas. Se necessário, trocar com a criança em pé. Nos intervalos das refeições, na cama, as crianças devem ser mantidas em uma posição que dificulte o refluxo. É possível conseguir isso levantando a cabeceira da cama, de modo a formar um ângulo de 30° ou através do uso de um travesseiro antirrefluxo. Nessa posição, as crianças devem ser mantidas nos seus períodos de sono.

→ *Medicamentosas* – Há alguns remédios que parecem auxiliar. Quando as duas medidas anteriores são ineficazes, pode ser necessária a indicação de drogas. Mais comumente são usadas drogas para diminuir a produção ácida pelo estômago e ocasionalmente drogas que tentam melhorar a motilidade do esôfago e estômago.

### *E O BEBÊ CONFORTO?*

O "bebê conforto", além de quente e desconfortável, aumenta a pressão dentro do abdome o que pode até agravar o refluxo. Não é recomendado.

### *QUANDO A CIRURGIA ESTÁ INDICADA?*

A cirurgia é raramente indicada. Deve ser pensada apenas quando a DRGE estiver causando importante prejuízo à saúde e não houver resposta ao tratamento clínico e com os potentes medicamentos hoje disponíveis.

### *HÁ RISCO DE A DOENÇA DA CRIANÇA PERSISTIR ATÉ A VIDA ADULTA?*

Alguns portadores de DRGE deverão ser seguidos por muito tempo, ou até por toda a vida, face às alterações esofágicas apresentadas. O médico deve ter muito cuidado ao definir os critérios de cura numa criança com DRGE. Se ele dá alta ao cliente, diz que ele está curado, e o esôfago continua a ser agredido pelas secreções do estômago, poderão surgir dificuldades muito lá na frente.

### *EXISTE ALGUM RISCO ESPECIAL?*

Quando a agressão ao esôfago for muito intensa e prolongada, há o risco de aparecimento de células pré-cancerosas na parte terminal do órgão.

Temos apresentado a experiência de familiares sobre os problemas que debatemos. Preste atenção ao seguinte relato:

*Nosso filho, que hoje tem 19 anos, foi levado a um pediatra quando tinha um ano e quatro meses de idade para avaliação. Nós o achávamos pequeno e ele havia apresentado alguns episódios de "sufocação". Além disso, respirava muito mal, de boca aberta e roncava. Como nós, pai e mãe, somos "grandes", estranhávamos o fato de o garoto ser "pequeno". O pediatra pensou que havia a possibilidade de refluxo gastroesofágico e fez exames, inclusive a endoscopia e a biópsia que mostraram graves alterações no esôfago. Ele sempre apresentava vômitos após alimentação e náuseas, bem como dava sinais de sempre estar com um certo desconforto. O pediatra nos explicou que esses são sintomas que ocorrem na doença esofagiana.*

*Consultamos uma especialista em gastroenterologia de crianças e logo o garoto foi medicado para a esofagite e o refluxo. Foi colocado para dormir com a cabeça elevada e foram introduzidas várias modificações na alimentação. Como também apresentava problema de "adenoides e de ouvidos", fez cirurgia nos tímpanos e foi adenoidectomizado.*

*Nessa época, viajamos a São Paulo para realizar avaliação especializada, da função do esôfago que nada resultou de prático.*

*Aos dois anos de idade, o pediatra, o gastroenterologista e o cirurgião de crianças resolveram que o quadro esofagiano era grave e o garoto foi submetido à primeira cirurgia contra o refluxo.*

*Ele continuou sem ganhar peso da forma como nós e a equipe assistencial esperávamos.*

*Os médicos continuaram monitorando o quadro esofagiano com endoscopias e biópsias que sempre mostravam alterações. Continuou sempre, por longos períodos, com medicação contra a inflamação do esôfago. Face à persistência dos dados de doença esofagiana, foi reoperado quando tinha seis anos e sete meses de idade.*

*Três meses após essa segunda operação, continuava com refluxo para o esôfago e também apresentou úlcera no duodeno. Continuou sendo medicado e alguns exames, como o estudo da acidez do esôfago, mostraram normalidade e o menino e passou tempos sem sintomas do estômago e do esôfago, o que animava os médicos. O seguimento com o gastroenterologista de criança era metódico, contínuo, rigoroso.*

*O ganho de peso continuou, durante todo o seguimento, sem modificações. Isto é, não ganhava peso de forma satisfatória.*

*As avaliações endoscópicas, após a segunda cirurgia, continuaram mostrando sinais de refluxo e as biópsias persistiram evidenciando sinais de inflamação, e ocorreu transformação das células normais do esôfago e células anormais (esôfago de Barrett). Os médicos nos disseram que isso era um sinal importante.*

*Quando ele tinha doze anos e sete meses de idade, face à manutenção dos dados de doença esofagiana, levamos o rapaz à Itália, para ser avaliado por um médico alemão estudioso do refluxo gastroesofágico. Esse especialista indicou uma terceira cirurgia que foi realizada no Recife, quando o rapaz tinha quase treze anos de idade, por esse mesmo médico alemão.*

*Hoje, seis anos após a última cirurgia, o menino não apresenta sinais clínicos da doença esofágica, mas estamos seguros de que temos que manter o acompanhamento por longo tempo.*

Após esse relato, informamos que o que acabamos de apresentar são informações gerais sobre o problema do refluxo ácido do estômago para o esôfago que não substituem a avaliação médica criteriosa.

PROFISSIONAIS COLABORADORES:
Gisélia Alves Pontes da Silva,
Katia Galeão Brandt

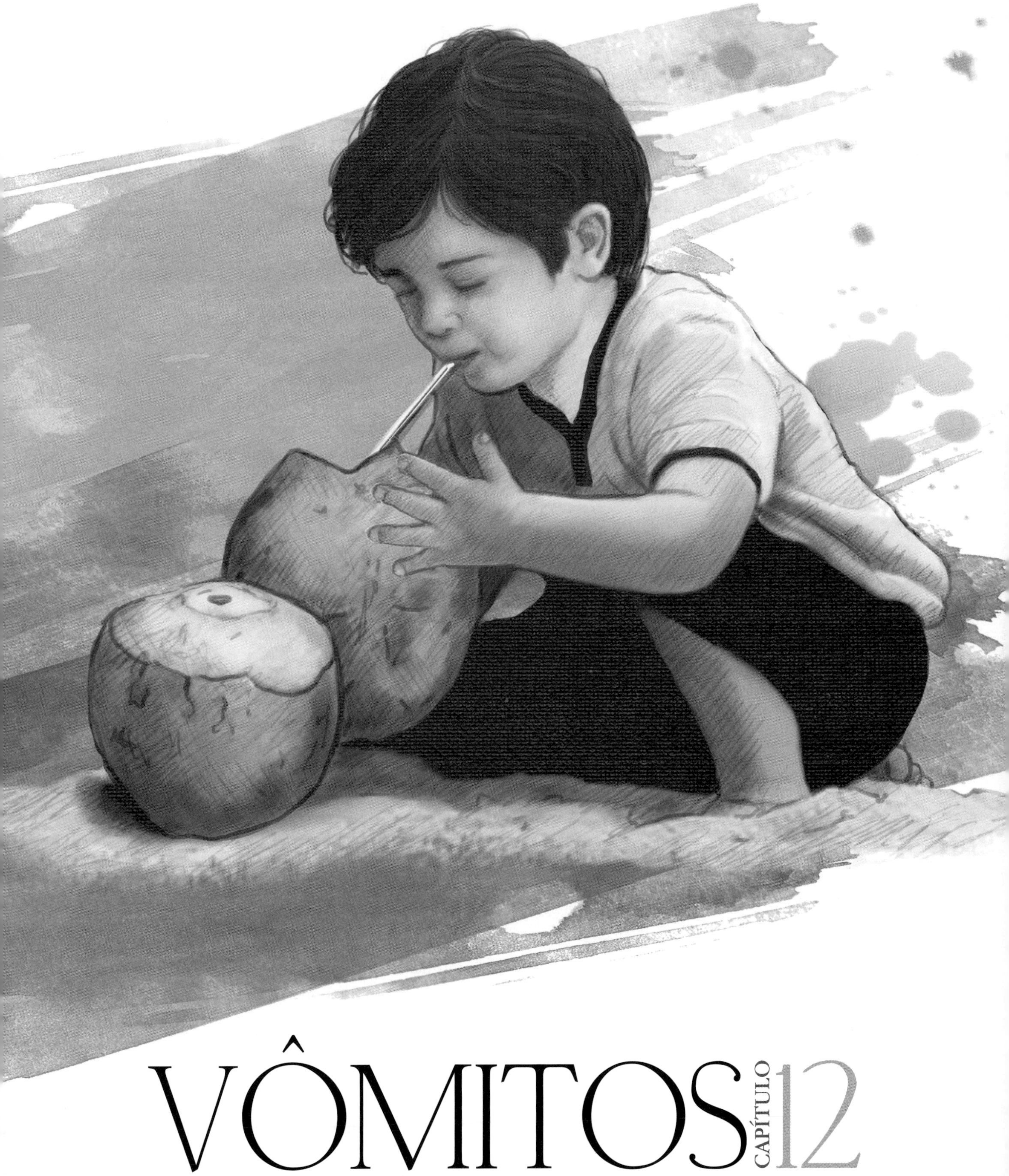

# VÔMITOS

CAPÍTULO 12

GUIA PRÁTICO

# VÔMITOS

Os vômitos são sintoma de várias doenças. Eles prejudicam a hidratação e a nutrição.

Quando se repetem por vários dias, podem significar doença neurológica, psíquica, gástrica, intestinal ou metabólica. Alguns casos são resolvidos com medidas clínicas, outros com cirurgia. Podem ser parte da enxaqueca ou da cinetose (quando ocorrem durante viagens).

Os mais comuns desaparecem em poucas horas ou dias, resultam de infecções habituais: neurológicas, respiratórias, gastrointestinais e urinárias. Também podem ser consequência da tosse (asma, coqueluche), da intolerância a medicamentos (antifebris e antibióticos), a alimentos (proteína do leite) e da ingestão de tóxicos (plantas e outros).

## PRINCIPAIS MEDIDAS A SEREM ADOTADAS:

- Busque apoio médico imediato se as crianças são novinhas, se existem dados de doença neurológica (irritabilidade, turvação da consciência), ou se existem diarreia, dor abdominal; se os vômitos são frequentes e há sangue ou substância estranha no material vomitado.
- Dê o máximo de informações para que profissionais definam com precisão a origem do problema: natureza do material vomitado; ingestão de tóxicos, medicamentos, alimentos de origem duvidosa; febre, doença respiratória, intestinal; perda de peso; estado emocional; histórico de enxaqueca nos familiares etc.
- Nunca dê remédio sem prescrição médica. Alguns, inclusive, podem intensificar a ocorrência de vômitos.
- Até a orientação médica, principalmente se os vômitos são repetidos, suspenda a alimentação (inclusive o leite). Ofereça chás, água, água de coco, refrescos (na proporção, metade suco, metade água e açúcar), repetidamente e devagar. Dê soluções hidratantes (os soros orais) em caso de diarreia.

No caso de vômitos que acontecem após episódios de tosse, eles são benéficos e não devem ser combatidos.

## Vômitos

Vômito é sintoma. Não é doença. É errôneo dirigir as atenções e as medidas terapêuticas para o vômito e esquecer a causa.

### *Por que os vômitos são frequentes nas crianças?*

As doenças que causam o sintoma são frequentes nas crianças. Algumas têm experiências dolorosas e vomitam. Outras têm febre e vomitam. Algumas viajam de carro e vomitam. Há outras que experimentam um novo alimento e vomitam. Forçadas a ingerir um remédio, vomitam. Outras aceitam bem o remédio e vomitam. Outras tossem e vomitam. Todas essas situações são comuns nos primeiros anos e são também muitas as oportunidades que as crianças têm de vomitar. É comum haver vários motivos que expliquem os vômitos na mesma criança: exemplo – vômitos pela doença febril e pelo remédio para a febre.

### *Os vômitos fazem muito mal! Não é mesmo?*

Frequentemente, os vômitos são benéficos. Muitas vezes, ocorrem para eliminar do estômago material estranho, perigoso: planta tóxica, alimento contaminado por bactérias ou toxinas, medicamento tomado em grande quantidade, vários tipos de substâncias perigosas, por exemplo. Podem ter outro benefício: alertar para o diagnóstico de um tumor cerebral, por exemplo. Mas podem ser maléficos.

### *Quais são os malefícios dos vômitos?*

Os vômitos esporádicos causam pouco transtorno. Mas o fato precisa ser relatado ao pediatra, pois podem implicar o diagnóstico de uma condição importante. Os vômitos frequentes, principalmente se acompanhados de diarreia, febre, falta de ar, convulsão, sonolência e outros dados, podem significar problema de maior gravidade, ocasionar a desidratação e prejudicar a nutrição. Sempre os malefícios serão reduzidos se as causas forem descobertas e tratadas.

### *Mas o que realmente causa vômitos na criança?*

Vamos ordenar a lista de causas: *Digestivas*: infecções, parasitoses, apendicite, hepatite, ingestão de alimentos contaminados, defeitos da formação do tubo intestinal, problemas com as enzimas digestivas, refluxo gastroesofágico, erros e excessos alimentares, e outras; *Respiratórias*: amigdalite e outras infecções, pneumonia, asma e coqueluche; *Infecciosas:* não citadas anteriormente: catapora, roséola, mononucleose infecciosa, otite média, infecção urinária e outras; *Intolerância e intoxicação:* por medicamentos ou por outras substâncias: antibióticos, querosene, plantas, toxinas alimentares e outros produtos; *Neurológicas*: meningites, trauma, tumores e outros problemas; *Outras:* enxaqueca, movimento do carro, emocional etc. Nas crianças novinhas, as causas são distintas das observadas nas das outras idades. Nelas, são frequentes os defeitos congênitos do tubo digestivo, a estenose hipertrófica do piloro (obstrução entre o estômago e o duodeno) e alguns outros problemas especiais.

### *Por que algumas crianças vomitam mais que as outras?*

As que vomitam mais têm o estômago e todos os mecanismos do vômito mais sensíveis. Também há crianças que adoecem mais que seus colegas e que, portanto, vomitam mais. O importante é que crianças que vomitam muito podem ser portadoras de um defeito do intestino, um problema cerebral ou outras enfermidades. Elas precisam ir ao médico.

### *O que os médicos fazem?*

A tarefa principal dos médicos é buscar a causa. Eles conversam com os familiares, examinam os clientes, solicitam exames – fezes, urina, sangue, imagem (raio-X, tomografia, ultrassonografia e outros) – e ouvem outros colegas (gastroenterologista de criança, por exemplo) até que o diagnóstico seja definido. Algumas vezes, o diagnóstico é difícil e eles necessitam de algum tempo para isso. Os médicos avaliam também os prejuízos causados (desidratação é o principal) e adotam medidas específicas.

### *COMO SABER SE O VÔMITO SIGNIFICA ALGO IMPORTANTE?*

Devem ser levadas logo ao médico as crianças que apresentam: vários episódios de vômitos em pouco tempo; sangue ou algo estranho no material eliminado; vômitos associados à dor abdominal intensa, convulsão, dor de cabeça e tontura; sinais de doença importante como astenia, desinteresse, febre alta; vômitos após trauma na cabeça; vômitos e decaimento geral, redução da eliminação de urina e da saliva, olhos fundos, palidez e tristeza (desidratação); vômitos que existem há algum tempo sem explicação definitiva.

### *E OS VÔMITOS QUE SURGEM APÓS A TOSSE?*

Eles são benéficos, pois as crianças eliminam grande quantidade de secreção respiratória quando tossem e vomitam. Dar remédio para o vômito, nessa situação, é um erro. Os médicos devem tratar a doença que produz a tosse.

### *O QUE FAZER SE OS VÔMITOS OCORREM APÓS O USO DOS REMÉDIOS?*

Há remédios que produzem reação gástrica. Alguns podem ser repetidos logo após o vômito (as penicilinas, por exemplo). Outros não (os produtos para convulsão, por exemplo). O sabor, a consistência, o modo de dar e a pessoa que dá e outros fatores podem aumentar a possibilidade de vômito. Existem alternativas para algumas crianças que não aceitam a medicação oral.

### *O QUE NÃO SE DEVE FAZER QUANDO A CRIANÇA ESTIVER VOMITANDO?*

Não se deve: usar remédios para evitar novos episódios de vômitos sem orientação médica – os produtos são potencialmente tóxicos; dar antifebris ou antibióticos ou outra medicação por via oral durante a fase em que a criança está vomitando; ficar em casa, quando há sinais de uma situação importante.

### *E O QUE DEVEMOS FAZER?*

Vocês devem: ajudar a descobrir a causa; examinar o material vomitado (restos de plantas, algum cheiro especial); procurar dados de infecção intestinal, ingestão de tóxicos, de alimentos contaminados, de plantas ou de qualquer outro produto; avaliar se o vômito pode ser devido ao antibiótico ou outro remédio; pensar em parasitose intestinal, causa comum de vômito; verificar se há elementos de infecção urinária; informar se houve trauma no crânio; verificar se o vômito é secundário à tosse; pensar sem dificuldade emocional; iniciar a hidratação oral e modificar a alimentação; interromper a medicação via oral (mesmo o antifebril e o antibiótico) e conversar com o médico sobre isso.

### *COMO FAZER COM A ALIMENTAÇÃO QUANDO A CRIANÇA VOMITA?*

Para as crianças que vomitam *poucas vezes*, basta reduzir a quantidade da alimentação, observar o quadro e tudo deverá estar bem. Para as que vomitam *muitas vezes*, num curto período, recomenda-se: suspender a alimentação; oferecer apenas líquidos bem tolerados: água potável, água de coco e chás caseiros açucarados (canela, erva-doce, mate, preto), caldo de carne, água de arroz e suco de frutas diluído com água e adocicado (refrescos); dar os sais de hidratação oral se houver evacuações líquidas; oferecer os refrigerantes, preferentemente os de guaraná ou a soda limonada, junto com outros líquidos, para as crianças mais velhas; dar os líquidos resfriados, mais bem aceitos pelo estômago; não oferecer os "energéticos"; dar os líquidos de forma repetida, em pequenos volumes, sem parar, mesmo que as crianças vomitem; experimentar uma colher das de chá a cada 10 -15 minutos para as crianças com menos de um ano; para as mais velhas, uma colher das de sobremesa ou de sopa; persistir mesmo se os vômitos continuam; deixar as crianças dormir um pouco; esperar que a fase mais crítica que dura seis a doze horas seja superada; começar a dar os alimentos de mais fácil digestão (refrescos de frutas, sopas magras, leite diluído, caldo de arroz e de carnes) após seis horas sem vômitos.

### *E OS REMÉDIOS PARA BLOQUEAR OS VÔMITOS?*

São indicados para os quadros intensos, pelos médicos.

### *COMO VOCÊS DEFINEM QUE O VÔMITO É PSICOLÓGICO?*

O diagnóstico de vômito de causa emocional não é fácil. Primeiro, devem ser excluídas as doenças orgânicas e até quadros complexos como a *doença dos vômitos cíclicos*. Há inclusive doenças de origem mista, orgânica e emocional, e o psicólogo deve ser ouvido quando necessário.

### *EM ALGUNS CASOS, A CIRURGIA É INDICADA PARA CORRIGIR OS VÔMITOS?*

Em casos graves como – estenose do piloro e estreitamento intestinal, por exemplo – o procedimento cirúrgico deve ser adotado.

Finalmente salientamos que as orientações que fornecemos não substituem a consulta médica.

PROFISSIONAL COLABORADOR:
Sebastião Tenório da Silva

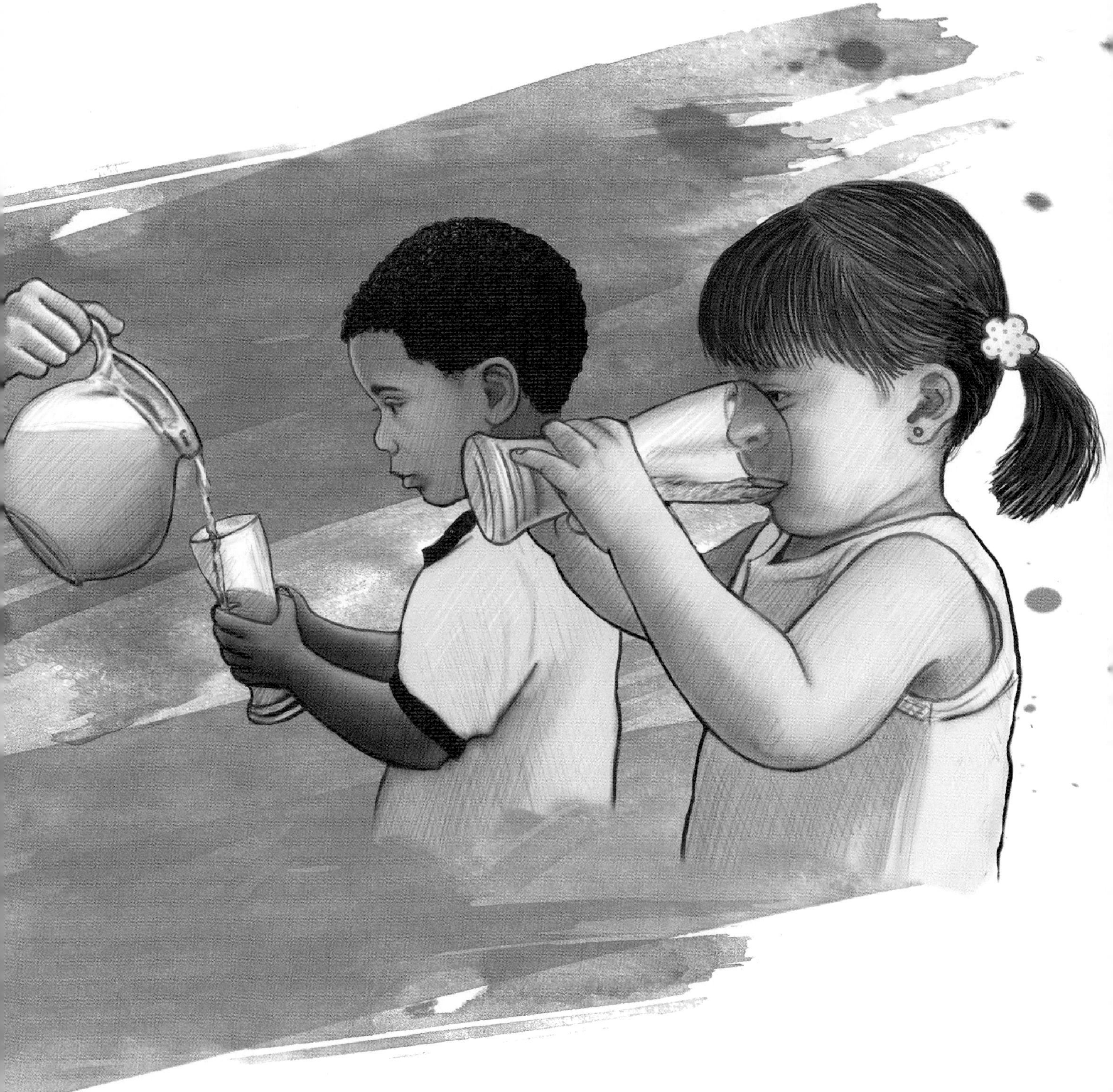

# DIARREIA AGUDA E DESIDRATAÇÃO

CAPÍTULO 13

GUIA PRÁTICO

# DIARREIA AGUDA E DESIDRATAÇÃO

A desidratação é a consequência mais grave da diarreia aguda.

## PARA SER COMBATIDA, OS CONSELHOS PRINCIPAIS PARA O TRATAMENTO DE CRIANÇAS SÃO:

- Avaliar, com o médico se a criança tem: febre alta, vômitos frequentes, e diarreia intensa, sobretudo, em menores de um ano. Também aquelas que, independentemente da idade, apresentam sinais de desidratação: abatimento, redução do volume da urina, mucosa oral com pouca saliva, fontanela baixa.
- Manter a alimentação para as crianças que não vomitam. As que vomitam precisam de outra conduta (leia o capítulo *Vômitos*).
- Preservar a hidratação adequada. Nas diarreias leves, ofereça mais água, água de coco, chás e sucos de frutas. Nos quadros intensos, com grande perda de água pelas fezes, as soluções hidratantes (soro oral) são essenciais. Elas são vendidas em pó para ser diluído em água, ou já vem líquidas. Adote as soluções líquidas com fórmula 45.
- A hidratação por via oral é muito eficiente e pode recuperar a criança sem precisar de hidratação venosa. Porém a orientação para o tratamento sempre será do médico.
- O volume da solução hidratante será de acordo com a intensidade da diarreia. Para quadros mais graves, maiores devem ser as ofertas da solução (também à noite). Ela deve se ministrada enquanto durar o quadro.
- A emissão de urina clara é o melhor sinal de que a hidratação oral está funcionando. Os dados gerais – atividade, alegria – também indicam que o problema está sendo superado.
- Saiba que as defesas orgânicas usualmente curam a diarreia aguda em quatro a sete dias sem antibióticos ou qualquer outra medicação.
- O leite materno é a medida mais eficaz para evitar a diarreia aguda em crianças com menos de um ano de idade. A higiene alimentar, a esterilização das mamadeiras e outros utensílios e a lavagem das mãos são de grande importância.

Recomendamos a leitura deste capítulo completo.

## Diarreia aguda e desidratação

*Diarreia* é o aumento do número de evacuações e/ou do conteúdo líquido das fezes. Às vezes, há muco, pus e raios de sangue nas dejeções.

Nossa reunião vai debater a *diarreia aguda* que raramente dura quatro a sete dias. A que dura mais de quatorze dias não é *diarreia aguda.*

*Desidratação* é a consequência principal das diarreias agudas que podem produzir rapidamente intensa perda fecal de água, sais e de outros elementos químicos corporais. O desequilíbrio orgânico causado por essa perda rápida e intensa de água e de vários componentes do corpo é a *desidratação.*

Acreditamos que poderemos passar para o debate. Quem começa?

### *AINDA HOJE A DIARREIA AGUDA É PROBLEMA IMPORTANTE?*

Os seguintes dados mostram a importância do problema:

- → Apesar da vacina contra o rotavírus, a diarreia aguda ainda é muito presente na população. É problema universal, mais frequente e grave nas regiões pobres. Na população de baixa renda, ocorre dez vezes mais em crianças que tomam mamadeira do que nas que mamam no peito. Ocorre mais nos menores de cinco anos, sobretudo entre seis meses e dois anos de idade.
- → A diarreia aguda é uma das principais causas de morte em crianças de famílias de baixa renda. As mortes ocorrem por desidratação. As soluções combatem o problema e evitam consequências mais graves.
- → Toda criança, até os dez anos de idade, apresenta vários episódios diarreicos agudos. Existem muitos agentes microbianos e não microbianos causais. Isso explica porque a doença se repete muitas vezes na criança.
- → A diarreia aguda é geralmente doença sem gravidade e cura sem o emprego de medicação. Porém, existem situações, em que as crianças, quando não são convenientemente hidratadas, podem ter o quadro seriamente agravado.

### *QUAIS AS CAUSAS DA DIARREIA?*

A diarreia aguda é usualmente infecciosa. Os vírus (rotavírus e outros) e as bactérias (salmonela, chigela e outras) são as principais causas. Esses organismos causais das diarreias são adquiridos no contato com pessoas doentes ou com a ingestão de alimentos contaminados, mal esterilizados. Produtos alimentícios "estragados", mal conservados, e alguns tipos de vermes, também provocam a doença. Há outros problemas que podem produzir diarreia: alergia e intolerância a alimentos (leite, trigo ou cevada, por exemplo), uso de antibióticos e de laxantes.

### *QUAIS SÃO AS CRIANÇAS DE MAIOR RISCO?*

As crianças que não mamam na mãe são as de maior risco. Nelas a frequência de diarreia aguda, nos primeiros meses de vida, é altíssima. E as crianças dos primeiros meses de vida são as mais vulneráveis para as complicações da enfermidade: desidratação, desnutrição e problema com os fermentos digestivos e morte. Os efeitos danosos da diarreia aguda são ainda mais frequentes quando as crianças que não mamam na mãe, são socialmente desassistidas e consomem alimentação inadequada.

### *POR QUE A DIARREIA AGUDA CURA SEM REMÉDIOS?*

Mais de 90% das diarreias agudas curam espontaneamente, sem remédios, em quatro a sete dias. Isso é sabido. Há muitos estudos científicos sobre isso. A cura é natural, sem antibióticos, sem antidiarreicos, sem remédios para a flora, sem qualquer outro medicamento, desde que a criança seja mantida hidratada e continue a se alimentar. São vários os fatores da cura. *Diarreia* é mecanismo de *limpeza do tubo digestivo* e essa é a razão que justifica a proibição dos remédios para reduzir o número de dejeções. A *flora intestinal* luta com os micróbios agressores e esse é motivo de os médicos usarem os antibióticos com cuidado. *Os fatores imunológicos* de defesa intestinal e corporal também contribuem para a cura da infecção.

### O QUE MAIS SE DEVE CONHECER SOBRE A DIARREIA AGUDA?

Vamos falar um pouco mais sobre alguns aspectos:

→ A febre pode inexistir. Quando existe, pode ser intensa nas primeiras horas e pode existir mesmo antes do aparecimento da diarreia. A febre dura 24 a 48 horas e cede naturalmente quando o quadro diarreico desaparece.

→ Os vômitos são comuns e podem ocorrer poucos episódios ou muitos em poucas horas. Nas últimas, o risco de desidratação é alto.

→ A intensidade da diarreia varia. A criança pode defecar poucas vezes e eliminar fezes com menos consistência ou pode defecar dezenas de vezes, fezes líquidas, como xixi. O material eliminado pode conter muco (catarro) ou raias de sangue e o odor é diferente do usual.

→ Também há a falta de apetite, decaimento do estado geral e dor abdominal.

### GOSTARÍAMOS DE SABER MAIS SOBRE A DESIDRATAÇÃO.

A desidratação é consequência da perda fecal excessiva de água e sais e é a causa dos principais transtornos causados pela diarreia aguda. Dentre outros, citamos a queda da pressão arterial, a redução do funcionamento renal e até a morte. Enfatizamos, mais uma vez, que a prevenção e o tratamento da desidratação é a meta principal dos que cuidam da criança com diarreia aguda. E para encerrar a resposta enfatizamos que, é essencial o uso da solução hidratante adequada; o emprego de solução inadequada pode gerar e agravar os transtornos metabólicos – o uso da água potável, dos chás, da água de coco e da água de arroz para hidratar é um erro grosseiro e pode complicar intensamente uma situação já desequilibrada.

### COMO É O DIAGNÓSTICO DA DIARREIA AGUDA?

O diagnóstico é feito, em quase 100% das crianças, sem necessidade de exames. Alguns médicos indicam de rotina: cultura de fezes, pesquisa de vírus, parasitológicos, hemogramas e outros exames para conhecer a causa. Outros acham que estão indicados em situações especiais: casos graves, diarreia em criança de poucos meses, uso prévio de antibióticos, dentre outros.

### QUAIS SÃO OS SINAIS DE ALERTA DE UMA SITUAÇÃO MAIS GRAVE?

Deve-se buscar assistência médica se as crianças com diarreia aguda, são muito novinhas e não tomam leite materno; evacuam muito frequentemente fezes líquidas (como xixi) e apresentam vômitos; não urinam há mais de seis horas e estão sem lágrimas, com boca seca, olhos fundos, com a fontanela (moleira) baixa e sem a elasticidade normal da pele – sinais de desidratação; não aceitam líquidos e estão decaídas, apáticas, sem brincar ou sorrir; apresentam sangue nas fezes e cólicas intensas; exteriorizam outros dados preocupantes – manchas na pele e convulsão, por exemplo.

### O QUE SE DEVE FAZER ?

Quase 100% das crianças devem ser tratadas em casa com hidratação oral adequada. A desidratação importante necessita de hidratação venosa. Há necessidade de alguns cuidados especiais com a alimentação e de atenção rigorosa com o andamento da enfermidade. Crianças que não ingerem líquidos ou alimentos, que vomitam repetidamente, que não urinam, que não brincam, que estão prostradas, que evacuam de forma intensa e ininterrupta, devem ser levadas imediatamente a uma emergência médica.

### E COMO SE FAZ A HIDRATAÇÃO ORAL?

Há três componentes essenciais para o sucesso da hidratação oral:

I) SOLUÇÃO HIDRATANTE ADEQUADA

→ É composta de água, sais e açúcar, em proporções bem estabelecidas; o ideal é o uso dos sais de hidratação oral do posto de saúde ou das farmácias; as soluções vendidas que têm o número 90 no rótulo devem ser usadas sob orientação médica; são preferíveis as que têm a fórmula 45.

→ Alguns professores questionam o uso do soro caseiro. Está demonstrado que há grande variação no seu preparo o que pode complicar a desidratação, a água potável, as soluções usadas pela medicina popular (chás, água de arroz, água de coco e os refrigerantes) e os energéticos não devem ser usadas isoladamente, pois podem agravar a desidratação.

II) TÉCNICA

→ Se há vômitos, ofereçam pequenas porções, repetidamente. Se a criança vomita, persistam em pequenos intervalos da solução por horas até que bons resultados sejam obtidos.

→ Há maior sucesso usando-se uma colher no lugar da mamadeira e o colo da mãe ajuda.

→ Variem o sabor da solução hidratante. As de farmácia têm vários sabores. Vejam o que seus filhos aceitam melhor. Misturem uma boa porção da solução de hidratação com o refrigerante preferido, na garrafa conhecida, e teste. Ofereçam soro, intercalem com um pouco de refrigerante ou outro líquido que a criança aceite (chás, refrescos de frutas).

→ Evitem remédios pela boca (para febre, vômitos ou cólicas), principalmente no caso de vômitos.

→ Nunca parem a amamentação. Se há vômitos, façam pausa alimentar de quatro a seis horas e continuem oferecendo líquidos hidratantes.

III) ADULTO DISPONÍVEL E CALMO

É o componente que mais vezes falha. Já foi dito: é preciso repetir o procedimento inúmeras vezes, o que exige paciência. É essencial que alguém assuma a hidratação oral por longo tempo e obedeça aos princípios técnicos. É importantíssimo que o responsável pela terapêutica seja calmo, que imponha certo ritmo ao tratamento, mas de forma não tensa.

## *E COMO VERIFICO SE MEU FILHO ESTÁ MELHORANDO OU PIORANDO?*

A mãe percebe quando o filho está melhor. É aconselhável observar que:

→ Não devem surgir os sinais de desidratação citados. Se surgirem, procure uma emergência.

→ Se os vômitos ficam menos frequentes ou desaparecem, o problema tem grande chance de ser resolvido. Algumas vezes, a diarreia é tão profusa que a hidratação oral, mesmo numa criança sem vômitos, não é suficiente para manter a hidratação adequada. Nesse caso, há necessidade de assistência médica imediata. Na maior parte dos quadros, não há necessidade de se preocupar com a diarreia, desde que garantida a hidratação e a nutrição. Repetimos: a diarreia cura naturalmente, sem drogas, entre quatro a sete dias.

→ Quando o doente volta a brincar, a sorrir, a se interessar pela vida e pede comida, *viva!*, seguramente, está de fato melhor.

## *E SE A CRIANÇA SÓ QUISER TOMAR ÁGUA?*

Repetimos para firmar o aprendizado que a *água, os chás, a água de arroz, os refrigerantes e a água de coco não são apropriados para a criança que está desidratada ou que está hidratada, mas está com diarreia líquida intensa.* Essas soluções se usadas isoladamente, sem a solução hidratante apropriada, podem causar um problema grave. Há necessidade do uso da solução de hidratação oral adequada. Isso é essencial. As crianças que só querem água são problema. O melhor é rever a situação com o pediatra.

## *E O SORO CASEIRO NÃO É VÁLIDO PARA QUEM MORA NUMA FAZENDA?*

Falamos, mas vamos repetir. Vocês devem ter em mente que é errôneo hidratar as crianças com diarreia intensa com água, chás, água de arroz, água de coco, refrigerantes. As pesquisas demonstram que a maior parte da população não consegue preparar corretamente o soro caseiro. Vejam o seguinte:

→ Esta receita obtida na Internet é vaga e sujeita a erros grosseiros: *em um copo de 200 mL com água limpa e fervida coloque uma medida pequena e rasa de sal (ou uma pitada de 3 dedos) e duas medidas grandes e rasas (ou um punhado) de açúcar.* Pessoas diferentes vão preparar a mistura de formas distintas. Isso é verdade, está provado. Essas soluções diferentes apresentam quantidades muito variáveis de sal o que pode complicar a situação.

→ São essas as razões que fazem com que os estudiosos não recomendem o preparo da solução caseira com o uso de colheres domésticas ou com pitadas ou porções de sal e de açúcar. Para resolver essa dificuldade, os postos de saúde distribuem uma medida padronizada e os envelopes com os componentes para o preparo correto da solução.

### *MAS ENTÃO COMO PROCEDER NA FAZENDA?*

Seguramente, os familiares que habitam uma fazenda ou outra região que não tem acesso fácil a uma farmácia fazem o seu sortimento dos produtos básicos e, entre eles, devem existir alguns envelopes com os sais para a hidratação oral. Quando preciso, é só diluir o conteúdo do envelope na quantidade de água indicada e oferecer às crianças. Tomem as seguintes providências. Os *sais para reidratação oral* são fornecidos e sigam as instruções.

### *MAS VOCÊS NÃO FALARAM AINDA SOBRE A ALIMENTAÇÃO?*

Os cuidados com a alimentação são: preserve a amamentação; se os pacientes não vomitam, não há necessidade de alterar a dieta; aqueles que se alimentam de leite, frutas e sopinhas deverão continuar com a alimentação; se a doença é intensa, aproveitar todas as oportunidades em que a criança manifesta desejo de se alimentar, para hidratar; o leite diluído (com 50% ou 30% de água), os sucos de frutas diluídos (exemplo: 50% de suco de maçã e 50% de água), as sopas e os caldos de legumes e carne (com grande quantidade de água), alimentam e hidratam; os que se alimentam com dieta mais variada devem receber sopas e frutas cruas ou cozidas, torradas e papas de cereais, dentre outras opções.

### *QUAIS OUTROS CUIDADOS COM A ALIMENTAÇÃO?*

Vejam mais alguns cuidados: não forçar a ingestão de alimentos, pois a recusa alimentar na diarreia aguda é mecanismo de defesa e deve ser respeitada; os vômitos e outras consequências poderão surgir se a criança é forçada a comer mais do que aceita naturalmente; os pacientes que vomitam muito precisam de orientação específica que é fornecida no capítulo *Vômitos*; em caso de dúvida, consulte o médico.

### *NENHUM REMÉDIO?*

A medicina hoje sabe muito bem que pode ocorrer agravamento da doença se houver tentativa para reduzir o número de evacuações. Existem remédios com essa função, podem implicar agravamento: aumento dos vômitos, distensão abdominal, febre alta e até disseminação da infecção para todo o corpo da criança. Assim, cada vez que a criança evacua, está mais perto de ficar curada. Os antibióticos são usados em casos muito especiais: prematuros, desnutridos, imunodeficientes, formas muito graves da diarreia e outras. Remédios e outras medidas para a febre e remédios para cólicas, usados com parcimônia, podem ajudar na fase aguda.

### *E OS REMÉDIOS PARA A FLORA INTESTINAL?*

Os remédios para a flora intestinal também são questionados. Podem aumentar a frequência dos vômitos e encarecem o tratamento.

### *O QUE É FEITO COM OS QUE SÃO INTERNADOS?*

A internação é usualmente breve, de 12 a 24 horas, pois logo que a criança é hidratada pela veia, é iniciada a hidratação oral e tudo pode ser concluído no domicílio.

### *A DIARREIA AGUDA É CONTAGIOSA?*

As de origem infecciosa são. Quando a causa é o rotavírus ou outro agente viral, o risco de transmissão é grande. Assim é bom evitar contato íntimo entre o doente e as outras crianças sadias. As infecções bacterianas também são potencialmente transmissíveis do indivíduo doente para o sadio. Assim, se existe uma pessoa com infecção intestinal por *salmonela*, por exemplo, e a pessoa que faz o asseio da criança é a mesma que prepara os alimentos, há essa possibilidade. Quem cuida do paciente com diarreia aguda infecciosa deve ter muito cuidado com o asseio das mãos após cuidar do enfermo.

### *E COMO FAÇO O ASSEIO DA REGIÃO PERIANAL?*

Com água, óleo mineral ou sabão neutro após cada evacuação. E para proteger a pele, pode ser usada uma das pomadas que as mães conhecem.

### *E O QUE NÃO SE DEVE FAZER ?*

Não se deve agir com ansiedade, forçar a ingestão de líquidos e de alimentos ou exigir que o médico prescreva remédios. Não se deve relaxar quanto à observação sobre a criança, ou desobedecer às determinações sobre a hidratação e a alimentação, não se indica seguir a recomendação de vizinhos e parentes. É missão dos médicos prescrever o remédio.

### *E COMO SE PREVINE A DIARREIA?*

O leite materno é o mais potente meio preventivo para a diarreia infecciosa. A vacina contra o rotavírus previne esta infecção e é atualmente usada rotineiramente. Constituem outros mecanismos de prevenção: preparo e estocagem adequados dos alimentos (ver preparo da mamadeira e refrigeração do leite neste livro), lavagem das mãos, uso de água de boa qualidade, destino apropriado dos dejetos, luta contra as moscas, educação da população e melhoria geral das condições de vida.

Como nas outras sessões, ressaltamos que essas noções são puramente de ordem educacional e não substituem a orientação médica apropriada.

PROFISSIONAL COLABORADOR:
Gisélia Alves Pontes da Silva

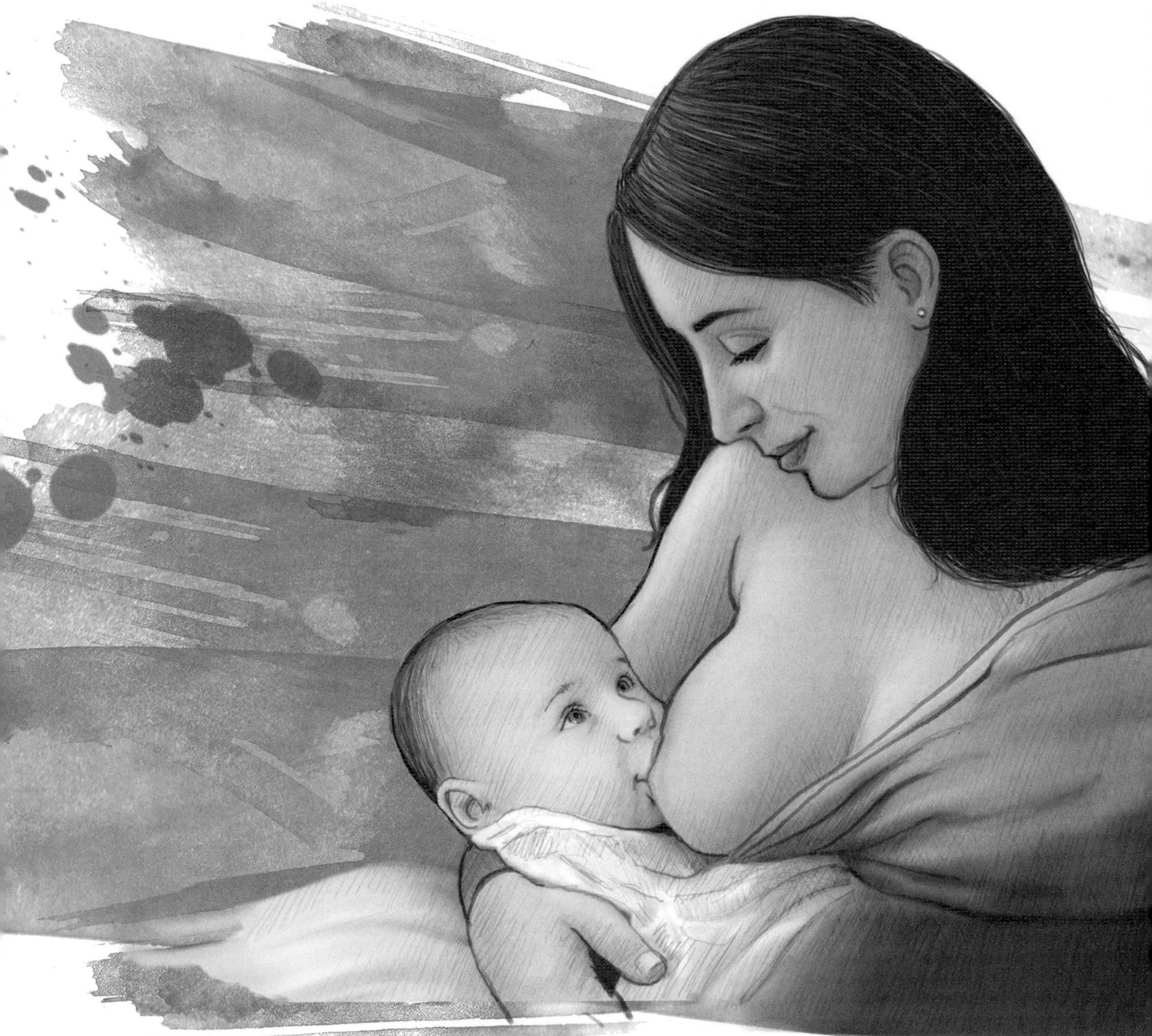

# CONSTIPAÇÃO INTESTINAL

CAPÍTULO 14

GUIA PRÁTICO

# CONSTIPAÇÃO INTESTINAL

A criança que tem constipação intestinal por longos períodos precisa de cuidados médicos adequados. O sintoma pode ser indicação de doença significativa. Defeitos do posicionamento do ânus e ou megacólon congênito são exemplos de doenças que precisam de diagnóstico e tratamento especiais para que o sintoma desapareça.

Mesmo não sendo causada por doença importante, a constipação gera desconforto.

Toda criança cronicamente constipada deve ser avaliada pelo médico. Afastada a possibilidade de doença mais grave, a constipação é classificada como familiar, funcional, psicogênica ou decorrente de erro alimentar, ou de um problema menos grave, como uma fissura anal, ou mista.

## AS CONDUTAS ADOTADAS, NATURALMENTE, PARA ESSES CASOS SÃO:

- Evitar a dieta predominantemente láctea, após os doze meses de idade, e também o uso da mamadeira que cria grande dependência da ingestão de leite. A dieta diversificada é essencial para os constipados.
- Aumentar a ingestão de fibras vegetais encontradas em vários alimentos (aveia, vegetais folhosos, frutas, grãos integrais e outros) e de água.
- Usar algumas fibras industrializadas (consulte o médico).
- Dar suporte emocional, na hora da defecação dolorosa e na vida cotidiana. Grande parte das crianças constipadas vive em condições afetivas desfavoráveis o que agrava a situação.
- Não utilizar, sem prescrição médica, remédios tidos como inofensivos (leite de magnésia e óleo mineral). Eles podem ser prejudiciais.
- Adotar medidas de alívio (supositórios e lavagens intestinais) quando as crianças não conseguem expulsar o bolo fecal.
- Tratar a fissura anal ou outra condição simples que cause o problema.

O médico deve orientar os familiares sobre todos os aspectos da constipação. O resultado surge a longo prazo e os familiares devem estar cientes e envolvidos no processo.

É importante ler o capítulo completo sobre o tema.

## Constipação intestinal

A evacuação difícil e dolorosa é experiência desagradável e traumática. Imaginamos que todos sabem muito bem disso e conhecem a importância do sintoma constipação intestinal que escolhemos para discutir hoje.

Quem inicia o debate?

### *COMO CARACTERIZAR A EVACUAÇÃO INTESTINAL NORMAL?*

A evacuação intestinal normal é caracterizada por: ocorrer sem dor, sofrimento ou dificuldade; produzir, após a eliminação fecal, o prazer do desaparecimento da sensação desagradável de que "está na hora"; eliminar fezes pastosas, hidratadas, não endurecidas e que não ferem nem causam fissuras ou sangramento anal; acontecer com uma periodicidade regular que é particularidade funcional de cada pessoa. Há as que evacuam todo dia, até mais de uma vez, e as que evacuam a cada três dias.

### *O NÚMERO DE EVACUAÇÕES MUDA COM A IDADE?*

A defecação sofre a influência de vários fatores: idade, padrão alimentar usual, transgressões alimentares cometidas, tensão emocional e outros. A criança novinha, sobretudo se amamentada, evacua duas a sete vezes ao dia. Lá pelos cinco meses, a frequência das defecações cai para uma a três vezes ao dia e aos dois ou três anos passa a ser igual ao que é mais vista no adulto, uma vez ao dia.

### *COMO É QUE OS MÉDICOS DEFINEM A CONSTIPAÇÃO INTESTINAL?*

A evacuação normal é: indolor, sem sofrimento, não exige grande esforço, resulta na eliminação de fezes pastosas ou discretamente endurecidas e ocorre uma ou duas vezes a cada dia ou dois. Antes de valorizar o tipo das fezes e a frequência da evacuação, falamos que para ser normal ela tem que ser fácil e indolor. A constipação intestinal é caracterizada pelos três componentes: evacuação difícil, sofrida, com dor e esforço; fezes ressecadas e endurecidas; redução da frequência das evacuações. Os familiares se preocupam mais com a frequência do que com a ocorrência dos sintomas que demonstram evacuação difícil, dolorosa, desagradável.

### *PARECE FÁCIL DEFINIR QUEM É CONSTIPADO. NÃO É MESMO?*

Na constipação, não basta contar o número de evacuações num certo período e dividir pelo número de dias. É preciso demonstrar que a evacuação é dolorosa, que há sofrimento, sangramento ou outro sintoma relacionado. Uma criança novinha que mama na mãe pode fazer cocô cada quatro ou mais dias e eliminar fezes amolecidas, sem que a mamãe note qualquer sintoma de dificuldade ao evacuar. Ela não é constipada. E outra criança pode defecar a cada dia, com dificuldade, com dor. Essa é constipada. Outra ainda pode evacuar todo dia e ter constipação revelada apenas pela ocorrência de dor abdominal.

### *E SE A CRIANÇA FAZ "COCÔ" DURO DE DOIS EM DOIS DIAS SEM DOR?*

Existe a constipação *leve*, *moderada* e *grave*. A *leve* é semelhante à da criança da pergunta. A *grave* é aquela em que o indivíduo passa muitos dias sem evacuar, elimina fezes muito duras e ressequidas, sofre muito na defecação e inclusive apresenta sangramento por fissura anal. A *moderada* é uma condição intermediária. É desejável que as fezes eliminadas sejam pastosas, pois as endurecidas ferem o ânus. O relato de que a criança não faz esforço é questionável. É possível perguntar: será que ela poderia eliminar fezes pastosas de uma maneira mais fácil?

### *QUANDO UMA CRIANÇA "SUJA" A ROUPINHA INTERNA TODA HORA, O QUE É ISSO?*

Isso é o escape fecal. Na maioria das vezes, está associado à constipação intestinal de longa data. O pediatra deve ser informado.

### *A CONSTIPAÇÃO INTESTINAL É COMUM NA CRIANÇADA?*

Há informações de que 15% a 40% das crianças e adolescentes são constipadas. Além de comum, algumas vezes representa problema de difícil solução. Os quadros mais leves, mais simples, são os mais comuns. Os mais intensos, mais graves, são menos observados.

## QUAIS SÃO AS CAUSAS DA CONSTIPAÇÃO INTESTINAL NA INFÂNCIA?

São muitas as causas: *Erro alimentar* – a dieta sem resíduo, sem fibra, como naqueles que tomam mamadeira até quatro ou seis anos, representa a mais importante causa; *Característica familiar* – muitos familiares têm o "intestino preguiçoso"; *Dificuldades emocionais* – treinamento esfincteriano precoce; experiências más ligadas à defecação (crianças rotuladas de "sujas" ao defecar na roupa ou a eliminação de uma lombriga); distintas dificuldades emocionais (separação dos pais e até mudança de ambiente como a que não evacua na escolinha); ou "coisa de criança" como a que só evacua quando está com a fralda. Em *algumas doenças*, há má formação intestinal e anal, problemas neurológicos, enfermidade das glândulas endócrinas. Nos *quadros mistos*, ha tendência familiar, dieta pobre em fibras e dificuldade afetiva podem existir no mesmo enfermo.

## QUAIS AS CAUSAS MAIS COMUNS?

Cerca de 95% das crianças constipadas apresentam quadro dependente de fatores genéticos e alimentares. Essa informação reforça o papel da alimentação apropriada para a prevenção e a cura do problema. A doença fruto de um defeito intestinal congênito, é menos comuns.

## AS CAUSAS SÃO DIFERENTES NAS CRIANÇAS NOVINHAS?

No começo da vida, ocorrem rolha de mecônio, defeitos congênitos do ânus, megacólon congênito e outros problemas não vistos nas idades posteriores.

## ATÉ O "PENIQUINHO" CAUSA CONSTIPAÇÃO INTESTINAL?

Isto mesmo. Pressão para a criança evacuar, na hora e no lugar certo, pois você mamãe é "limpinha" e "odeia cocô", pode fazer mal à cabecinha da criança. Peniquinho, de mansinho, de leve, só após dois anos ou mais. E sem pressão, sem data marcada para que a criança use bem esse equipamento.

## NO MEU FILHO ACONTECEU APÓS UMA EVACUAÇÃO DOLOROSA!

A evacuação dolorosa inicia o problema em algumas crianças. É por isso que um dos objetivos do tratamento é conseguir que as crianças eliminem fezes pastosas, sem dor. É importante que o tratamento da constipação se faça no início, para quebrar a cadeia de anormalidades que pode se formar: evacuação difícil e dolorosa → dor → maior dificuldade para evacuar → mais constipação → maior dor → maior dificuldade → formando um ciclo vicioso +...+...+... Nos quadros intensos e prolongados, surgem consequências importantes como as fissuras anais, sangramento e evacuação extremamente dolorosa e mais constipação.

## QUANDO IR AO PEDIATRA PARA FALAR SOBRE A CONSTIPAÇÃO?

Deve-se dar especial atenção ao assunto e ir ao médico discutir o tema quando acontecer: sofrimento ao evacuar, sangramento nas fezes; agravamento da constipação anteriormente diagnosticada; aumento do volume do abdome; dor abdominal; escape fecal e outro aspecto que preocupe a mãe.

## O QUE OS MÉDICOS FAZEM?

Os médicos têm que caracterizar se o cliente é constipado. Depois disso, têm que classificar se a constipação é leve, moderada ou intensa, e definir a(s) causa(s) do problema. Eles prestam atenção especial à história alimentar e emocional quando já foram afastadas as causas orgânicas – problema neurológico e outros. Em seguida, examinam a criança, o ânus em particular, às vezes até com toque retal, dando atenção às causas da constipação. A análise permite graduar a intensidade do quadro. Algumas vezes, os médicos indicam o esvaziamento intestinal de urgência face ao grande acúmulo de fezes – fecaloma.

## A ANÁLISE DA CRIANÇA CONSTIPADA É COMPLICADA! NÃO É MESMO?

Em alguns pacientes, o médico necessita fazer uma avaliação mais completa que pode chegar à realização de exames como raio-x do intestino grosso, consulta com cirurgião para a realização de exame retal mais detalhado e alguns exames especializados como a endoscopia. Há inclusive situações em que são necessários procedimentos cirúrgicos para corrigir a causa da constipação. Mas, na grande maioria das vezes, a correção do padrão alimentar, alguns cuidados especiais e o uso de laxantes resolvem o problema.

### *QUANDO OS EXAMES SÃO NECESSÁRIOS?*

O pediatra solicita exames para alguns casos especiais. Alguns exemplos: retardo da eliminação de mecônio; constipação nas primeiras semanas ou meses de vida; constipação associada à distensão abdominal, que repercute no ganho de peso, com sangramento intestinal importante.

### *QUAL É O PAPEL DA PSICÓLOGA E DA NUTRICIONISTA?*

O psicólogo ajuda quando existem aspectos emocionais envolvidos. A nutricionista auxilia a mudar o padrão alimentar que oferte alimentação rica em fibras vegetais. Na maioria das vezes, o pediatra é que inicia essas abordagens.

### *COMO TRATAR O QUADRO LEVE? E O GRAVE?*

As medidas diagnósticas no portador de constipação grave são diferentes das adotadas no portador do quadro leve. O tratamento também é diferente nas duas situações. Na constipação leve, bastam as medidas dietéticas, alimentares. Na intensa, há necessidade de um conjunto maior de medidas que incluem também o uso de medicação, como do óleo mineral.

### *POR QUE TAMANHA IMPORTÂNCIA DA DIETA?*

A alimentação previne e cura a constipação intestinal na maior parte das crianças. Para que o intestino funcione bem e a defecação seja indolor, é fundamental que as fezes estejam amolecidas e tenham um volume razoável. Esse cocô facilmente eliminável é produzido pela alimentação rica em água e em produtos naturais – legumes, verduras e frutas. Ou seja, que ofereça produtos ricos em fibras e que contenham talos, folhas, casca e bagaço. O predomínio dos alimentos industrializados na dieta causa constipação. O intestino não tem o que eliminar. A dieta sem resíduo é constipante e produz cárie, obesidade e consequências tardias como doença cardíaca, diverticulose e câncer do intestino.

### *SABEMOS DISSO. MAS COMO PROCEDER PARA QUE COMAM VEGETAIS?*

Essa pergunta é sempre feita e o primeiro e mais importante componente da resposta é: *dê o exemplo.* Os pais que se alimentam mal terão grande dificuldade em desenvolver o hábito de alimentação saudável nas crianças. Portanto, valorizem sempre os alimentos adequados e evitem aqueles que, sabemos, não são adequados. Bom exemplo, enfatizamos, é fundamental.

### *JÁ TENTEI TUDO ISSO E É COMPLICADO! GOSTARIA DE MAIS CONSELHOS!*

É trabalho de longo prazo. Aí vão mais al guns conselhos:

- → A mamadeira, após o primeiro ano de vida, por fixar a criança no leite, alimento com pouco resíduo, causa constipação intestinal. Veja se é possível, com um mínimo de agressão emocional, retirá-la. O que se espera é redução da ingestão de leite e aceitação gradual de uma alimentação mais variada, mais "cocozável".
- → A família deve ter um comportamento dietético apropriado.
- → Para que a evacuação se faça de um modo normal, é importantíssimo o conteúdo de fibra dos alimentos. A fibra vegetal, o principal resíduo a ser eliminado pelo intestino. Ela é encontrada em vários alimentos.Não é fácil educar a criança ou o adulto para aceitar uma dieta saudável. Também não se pensa em alternativas agradáveis que favoreçam a ingestão de tais alimentos.

As mães devem orientar as funcionárias a preparar uma sopinha rica em fibras. Deve-se ir da teoria à prática.

→ O farelo de trigo podem ser acrescidos ao leite. Papas, mingaus e sopas exercem grande ação sobre o funcionamento intestinal. Para paladares mais exigentes, há produtos com fibras que podem facilitar a aceitação. Todos podem ser usados associados aos alimentos que usualmente a criança ingere. O pediatra pode fornecer uma lista de produtos farmacêuticos e dietéticos com fibras.

→ A água também é importante para o correto funcionamento intestinal.

### *OUVIMOS FALAR EM EDUCAÇÃO INTESTINAL. O QUE É?*

Quando o alimento chega ao estômago, desencadeia a vontade de evacuar. As crianças de três ou mais anos devem ser estimuladas a sentar no vaso – após uma das refeições – para treinar esse reflexo. O ambiente deve ser calmo, não coercitivo. É importante que elas tenham os pés bem apoiados no chão para que a evacuação ocorra com maior facilidade. Lidem com naturalidade. Nada de promessas. Não prometam presentes se as crianças evacuarem. Não deixem que o ritmo intestinal das crianças passe a ser o assunto mais importante da família.

### *OS ESPORTES AJUDAM O FUNCIONAMENTO DO INTESTINO?*

O imobilismo e o sedentarismo, tornam lento o intestino e agrava a constipação em quem tem outros fatores que favorecem o aparecimento do problema. A atividade física, o brincar, o correr, o andar de bicicleta, a natação, o futebol e as outras práticas esportivas são métodos que evitam a prisão de ventre.

### *QUANDO USAR LAXANTES? QUAL USAR? COMO USAR?*

Algumas vezes, se faz necessário, por um período curto, o uso de medicamentos. Quando ocorre evacuação dolorosa e eliminação de fezes endurecidas, utiliza-se um óleo mineral com a finalidade de lubrificar as fezes. Não existe uma dose ideal. Ela deve ser individualizada. O pediatra faz esse ajuste de acordo com a resposta clínica da criança ao medicamento. O óleo deve ser evitado na criança pequena e não deve ser dado com ela chorando pelo risco de aspiração. Outros medicamentos que existem no mercado só devem ser utilizados sob orientação médica.

### *E OS CHÁS E PRODUTOS NATURAIS?*

Os produtos ditos naturais para a constipação podem ser danosos. Chás ou remédios fitoterápicos com sene, cáscara sagrada e extrato de ruibarbo produzem vários efeitos danosos no intestino e não devem ser empregados. O uso continuado dos produtos com derivados dessas plantas tende a agravar a prisão de ventre. Quantidades cada vez maiores passam a ser necessárias o que piora a situação. Mesmo o leite de magnésia só deve ser utilizado com orientação médica.

### *QUANDO USAR O SUPOSITÓRIO DE GLICERINA?*

A constipação deve ser tratada desde que surjam os primeiros sintomas. Não esperem que o problema agrave. Mas evitem supositórios, principalmente evitem usá-los com frequência. As crianças que apresentam retenção fecal de vários dias precisam de avaliação médica. Existem várias maneiras de estimular a evacuação. Caso exista dor abdominal, distensão numa criança que esteja sem evacuar faz vários dias, é aconselhável ir a um serviço de emergência. A lavagem intestinal, feita por uma pessoa não habilitada, pode traumatizar.

### *QUAIS SÃO AS CONSEQUÊNCIAS DA CONSTIPAÇÃO INTESTINAL?*

A prisão de ventre não tratada de forma apropriada e que persiste por muito tempo pode produzir graves complicações para o intestino: divertículos, fissuras, hemorroidas e até câncer. O controle adequado do problema depende quase que exclusivamente da alimentação com fibras e vegetais.

### *QUAIS OS ALIMENTOS QUE CONTÊM GRANDE QUANTIDADE DE FIBRAS?*

Os alimentos que estimulam o funcionamento do intestino são folhas, caules, raízes, cascas, bagaços, grãos, sementes, ou seja, nos alimentos vegetais. Aí está a lista dos alimentos abundantes em fibras:

- → *Farelo de trigo* – aumenta o volume fecal, torna as fezes pastosas e acelera o trânsito intestinal; é usado junto aos alimentos que a criança toma.
- → *Folhosos* – alface, repolho, acelga, couve, couve-flor, brócolis, chicória, agrião, escarola, rúcula, alho-poró, erva-doce, aipo, espinafre.
- → *Outros* – abóbora, abobrinha, pepino, berinjela, quiabo, maxixe, vagem, broto de feijão, feijão, aspargo, batata-inglesa com a casca, tomate, inhame, cará, macaxeira.
- → *Frutas (as fibras estão na casca e no bagaço)* – laranja, maçã, pera, uva, abacaxi, manga, tamarindo, ameixa, uva passa, abacate, amêndoa, amendoim e figo; o ideal é que sejam ingeridas inteiras e não apenas sob a forma de sucos.
- → *Milho, grão-de-bico, ervilha, lentilha, gergelim, aveia, arroz integral e pães feitos com farinhas integrais* – todos são importantes.
- → *Líquidos* – importante é saber que a dieta rica em fibra só vai funcionar se a criança passar a receber uma oferta abundante de líquidos.

### *QUAIS ALIMENTOS SÃO PRATICAMENTE ISENTOS DE FIBRAS?*

As proteínas animais (carne, leite, ovos, peixe, queijos), as gorduras (manteiga, óleos em geral, creme de leite), vários tipos de doces e as massas com cereais refinados contêm pouquíssima quantidade de fibras.

### *EXISTEM NOVIDADES NO TRATAMENTO DA CONSTIPAÇÃO?*

Os pesquisadores estão sempre buscando soluções inovadoras. Duas estão se apresentando como capazes de ajudar no controle da prisão de ventre. São produtos sintéticos, quimicamente inertes, não metabolizáveis, não absorvíveis pelo intestino e pretendem fazer o mesmo que as fibras vegetais: reter água, aumentar o volume fecal e facilitar a evacuação intestinal. Uma é o macrogol 3350 e a segunda é a policarbofila cálcica que é uma fibra sintética. Estão sendo usados pelos idosos que são os mais acometidos pelo problema.

O que discutimos e que está relatado no capítulo faz parte de uma proposta educacional para auxiliar os familiares a resolver a problemática mais simples de saúde dos seus filhos. Não substitui a orientação profissional individualizada.

PROFISSIONAL COLABORADOR:
Gisélia Alves Pontes da Silva

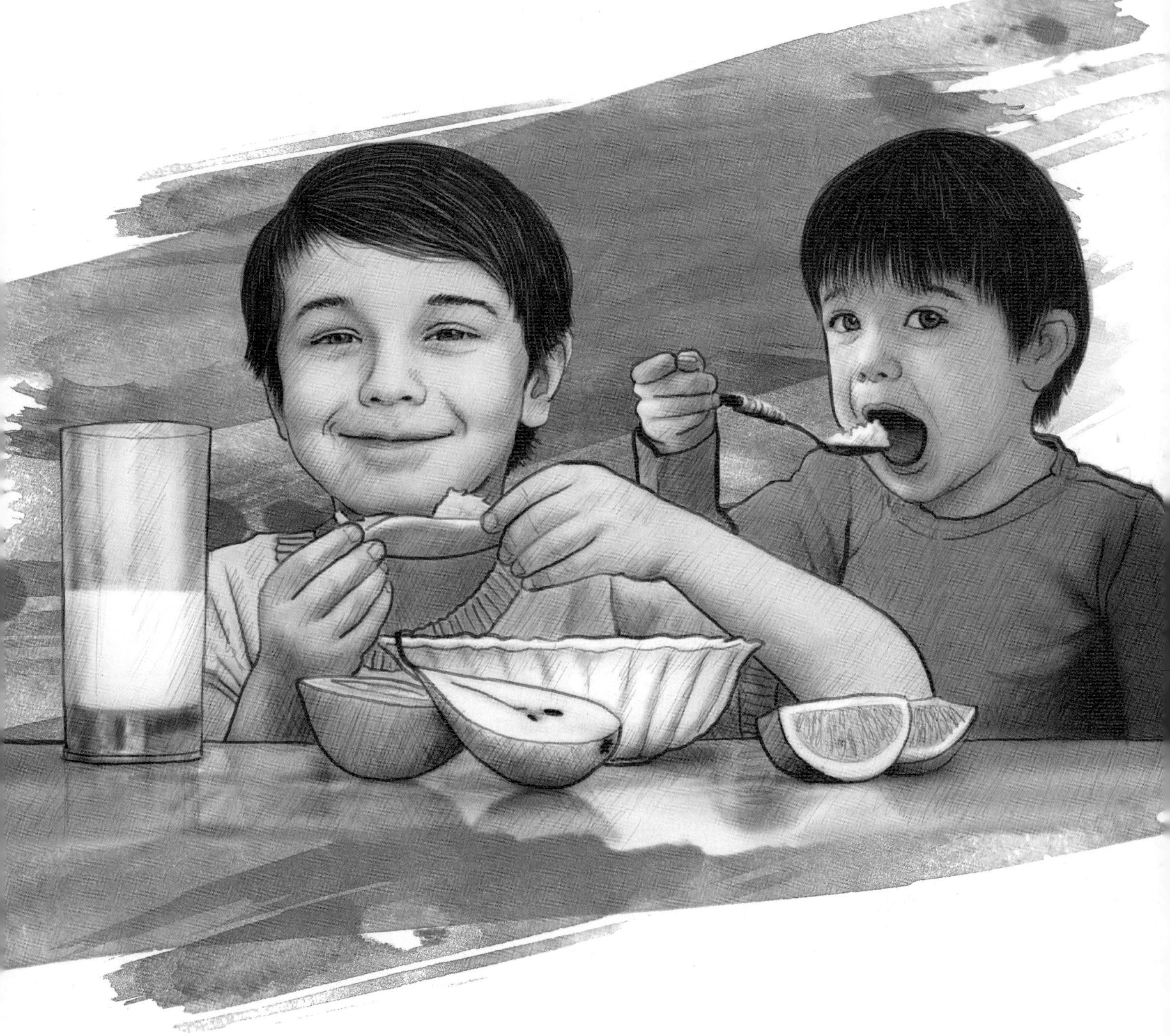

# PARASITOSES INTESTINAIS

CAPÍTULO 15

GUIA PRÁTICO

# PARASITOSES INTESTINAIS

As parasitoses intestinais são comuns nas crianças brasileiras. Há uma proposta de usar antiparasitários de rotina, mesmo sem o exame de fezes.

Fique alerta para as condições que favorecem o surgimento dos parasitas intestinais – pé no chão, na areia, na terra, sobretudo em fazendas, granjas e hotéis-fazenda, clubes de campo, banhos em rios de regiões onde exista a esquistossomose, e ingestão de alimentos com deficiente padrão de higiene – e para os sintomas causados: dor abdominal, vômitos, diarreia, excesso de gases, anemia, tosse, catarro, "bronquites", entre outros.

O diagnóstico é feito com o exame de fezes para a demonstração dos ovos ou de outros elementos dos parasitos (cistos, larvas, anéis de tênia e outros). Algumas vezes, há necessidade de repetidas análises das fezes (exame seriado) ou de técnicas especiais (no sangue ou em outros materiais) para diagnosticar uma dessas parasitoses.

O tratamento deve ser feito pelo médico, pois há parasitoses mais agressivas do que outras (esquistossomose e a estrongiloidose são doenças mais graves). O médico ainda avalia a intensidade da infecção e os distúrbios causados (anemia, por exemplo) para definir com precisão qual a conduta a ser adotada.

Algumas parasitoses, antes tidas como causadoras de doença, como a amebíase e a giardíase, na nossa região, hoje são consideradas de baixo potencial mórbido. Ou seja, habitualmente, essas parasitoses convivem com o indivíduo sem causar sintomas, a não ser em situações especiais.

É importante ler o capítulo completo para conhecer sobre a prevenção e outros aspectos do tema.

## Parasitoses intestinais

As parasitoses intestinais são importantes para os familiares, pediatras e aqueles que planejam a saúde pública no Brasil.

Nossas crianças convivem com ambientes e circunstâncias que favorecem a aquisição dessas enfermidades. Na maioria das vezes, a infecção por um ou mais tipos de parasitos não causa sintomas, mas, algumas vezes, há manifestações clínicas significativas.

Nossa proposta hoje é debater o assunto. Quem começa a perguntar?

### *AINDA SÃO IMPORTANTES AS DOENÇAS CAUSADAS POR PARASITOS INTESTINAIS?*

As parasitoses são problema de saúde pública em vários países. Ocorrem principalmente nas regiões menos favorecidas e são muitas as pessoas doentes em todo o mundo. Há um bilhão de pessoas infectadas pelo áscaris. As "verminoses" intestinais ainda causam prejuízos econômicos, absenteísmo escolar e no trabalho.

### *QUAIS SÃO OS PRINCIPAIS PARASITOS QUE CAUSAM DOENÇAS?*

Vejam os nomes dos principais: *Giardia lamblia* (giárdia), *Entamoeba histolytica* (ameba); *Ascaris lumbricoides* (lombriga), *Enterobius vermicularis* (enteróbio), *Trichuris trichiura* (tricuro), *Ancylostoma duodenale* e *Necator americanus* (vermes do amarelão), *Strongyloides stercoralis* (estrongiloides), *Schistossoma mansoni* (esquistossomo, verme da barriga d'água), *Taenia solium e Taenia saginata* (solitárias).

### *ELES ACOMETEM MAIS AS CRIANÇAS DAS FAZENDAS. É VERDADE?*

As crianças que vivem em apartamentos têm pouco contato com a natureza e pouca chance de adquirir parasitos intestinais. Mas as que vivem nas favelas das cidades, em condições insalubres, têm maior chance de adquiri-los. As que vivem em ambiente rural também têm alta chance de adquirir os parasitos.

### *COMO ADQUIRIMOS AS PARASITOSES?*

Os parasitos intestinais entram no corpo por duas vias: *oral* – falta de higiene das mãos, da água e dos alimentos favorece a aquisição dos parasitos (áscaris, tricuro, giárdia, ameba e outros); *cutânea* – o contato com terra, areia e água onde existem as larvas de vários parasitos permite a aquisição do ancilóstoma, do esquistossoma e dos estrongiloides, por exemplo.

### *OS VERMES TÊM UMA VIDA COMPLEXA! NÃO É MESMO?*

Algumas liçõezinhas sobre a biologia dos parasitos facilitam o entendimento dos principais sintomas que causam:

→ Os ovos e os cistos de alguns parasitos (tênia, tricuro, enteróbio, giárdia e ameba) que entram pela boca, chegam ao intestino, onde se transformam em adultos e vivem; os sintomas, quando existem, são leves e digestivos: cólicas, "gases" e diarreia; a tênia elimina parte do corpo nas fezes, o que facilita o diagnóstico; os sintomas da infecção pelo Enterobius são coceira anal e vulvovaginite; a infecção intensa pelo tricuro causa prolapso retal, e alguns tipos de ameba podem provocar doenças graves (abscesso hepático, por exemplo).

→ Os ovos do áscaris entram pela boca e liberam larvas no intestino que chegam aos pulmões pelo sangue. Daí são expelidas pela tosse, deglutidas e no intestino se transformam em adultos e ovos vistos nas fezes. A passagem pelos pulmões pode condicionar crises asmáticas. Mas é sobretudo no intestino que causa sintomas – diarreia, cólicas e eliminação de lombriga.

→ As larvas de alguns dos vermes entram na pele (estrongiloides e ancilóstoma), vão ao sangue e chegam aos pulmões. Daí as larvas são expelidas pela tosse, deglutidas e vão em busca do intestino, onde crescem e se multiplicam. Eliminam formas reprodutivas nas fezes onde são vistas; causam quadros cutâneos (dermatites), pulmonares e, sobretudo, digestivos: cólicas, vômitos, diarreia, anemia e outros.

→ As larvas do esquistossoma, ao saírem do caramujo, entram na pele e, via sangue, vão aos pulmões. Daí se dirigem para as veias intestinais, onde crescem. Os ovos são eliminados e vistos nas fezes. Essa biologia complexa justifica os múltiplos sintomas: diarreia, cólica, doença do fígado, baço grande, hemorragia do esôfago e "barriga d'água".

### *E AS MANCHAS NA PELE E O RANGIDO DE DENTES?*

Há algumas evidências que justificam pensar que os parasitos intestinais produzem manchas brancas na pele. O rangido dos dentes, ou bruxismo, é atribuído às parasitoses, mas não há comprovações nesse sentido.

### *QUANDO FAZER EXAME DE FEZES?*

O parasitológico de fezes é indicado por alguns pediatras, mesmo nas crianças sem sintomas. Nas que têm sintomas, o valor do exame é maior. Quanto maior o número de amostras examinadas, maior chance de se demonstrar algum parasito. O exame seriado, de três amostras de fezes, é mais útil que o da amostra única. Os exames negativos não excluem a possibilidade de parasitose. Algumas vezes, o médico pede outros exames (sangue, ultrassonografia, raio-X de tórax e outros) para estudar o cliente com uma forma clínica especial das parasitoses intestinais.

### *TODAS AS PARASITOSES PRECISAM DE TRATAMENTO?*

Quando as parasitoses produzem sintomas, sem dúvida o tratamento é necessário. A demonstração da giárdia e da ameba no exame de fezes numa pessoa assintomática não implica tratamento, pois esses parasitos podem conviver com o ser humano sem produzir qualquer malefício. É rotina, no entanto, face aos potenciais perigos, tratar sempre que o exame de fezes demonstrar as seguintes parasitoses: áscaris, estrongiloides, tricuro, ancilóstoma e necátor, oxiúros, tênia e esquistossoma.

### *E A ROTINA DE DAR REMÉDIO CONTRA OS VERMES A CADA SEIS MESES?*

Crianças que estão muito expostas, como as que vivem em ambientes insalubres, podem beneficiar-se com o uso periódico do remédio para vermes, mesmo sem exame de fezes. Nesse caso são usados os remédios de baixíssima toxicidade para o ser humano, apenas contra os parasitos mais comuns, como o áscaris. Não se usa, por exemplo, remédio para esquistossoma sem o exame de fezes. É discutível essa conduta para crianças que vivem nas cidades, em apartamentos, com mínima chance de serem parasitadas. Mas há médicos que dão o remédio, mesmo para essas crianças. E eles devem indicar o produto, a dose e a periodicidade. E há alguns profissionais que indicam a medicação inclusive para os adultos. A indicação de medicamentos contra vermes quando o exame de fezes não demonstrar parasito é questionada.

### *HÁ REMÉDIOS PARA TRATAR MUITOS TIPOS DE VERMES?*

Existem drogas que tratam diferentes tipos de parasitoses. Mas sempre há a medicação mais bem indicada para cada uma das doenças parasitárias. O médico avalia a intensidade e as outras características dos sintomas e é o melhor conselheiro para indicar o remédio a ser usado.

### *DEVEM-SE USAR OS REMÉDIOS "CLÁSSICOS" OU OS "NOVOS"?*

Remédios bons são os que estão em uso há décadas e continuam eficientes. Olhem a nossa penicilina, usada há mais de seis décadas e ainda é útil. Para tratar os vermes, essa noção também é válida. Mebendazol, Albendazol, Tiabendazol, Levamisole e Ivermectina são "clássicos" para o tratamento de várias parasitoses. A automedicação para as parasitoses intestinais é uma prática desaconselhada.

### *COMO TRATAR AS TÊNIAS? E A ESQUISTOSSOMOSE?*

Há remédios específicos para as duas verminoses.

### *OUVI DIZER QUE É BOM TRATAR TODOS DA FAMÍLIA.*

Quando o diagnóstico é de oxiurose, que é um parasito com grande capacidade de infectar outras pessoas da família, é importante tratar todos, mesmo os adultos. Para as demais parasitoses, isso não é preciso.

### *QUE OUTROS TRATAMENTOS SÃO NECESSÁRIOS?*

Dois exemplos: se houver anemia, é importante tratá-la e, se houver cólicas, há medicação e cuidados dirigidos para esse sintoma.

### *HÁ REMÉDIOS FITOTERÁPICOS PARA OS VERMES?*

Existem remédios derivados da hortelã da folha miúda (*Menta crispa*) e de outras plantas recomendados pelos fitoterapeutas para as parasitoses.

### *COMO FAZER A PREVENÇÃO DAS PARASITOSES INTESTINAIS?*

Higiene pessoal – mãos lavadas, unhas cortadas, uso do sapato – e alimentar – lavagem das frutas e verduras – são essenciais. Evitar contato com rios contaminados com esquistossoma é fundamental.

Sugerimos que todos pesquisem um pouco mais – há muito material sobre a biologia dos vermes que fazem parte do nosso mundo – e que leiam o capítulo *A "sujeirinha" que faz bem ou a teoria da higiene.*

Essas recomendações nunca substituem a orientação médica individualizada.

PROFISSIONAIS COLABORADORES:
Constantino Giovani Braga Cartaxo,
Cícero Cruz Macedo,
Maria de Fátima Lopes da Cruz

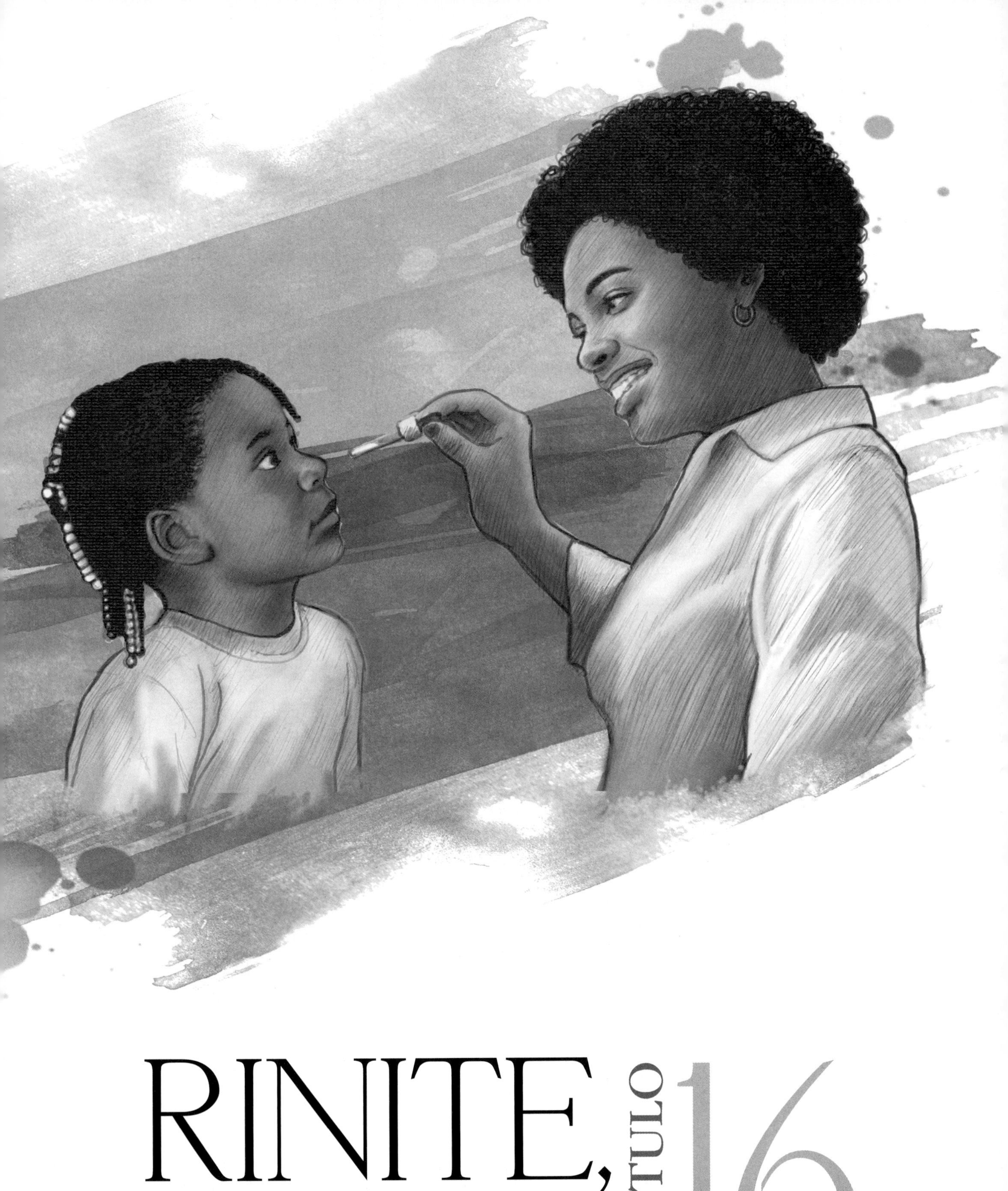

# CAPÍTULO 16

# RINITE, SINUSITE, CORIZA E OBSTRUÇÃO NASAL

GUIA PRÁTICO

# RINITE, SINUSITE, CORIZA E OBSTRUÇÃO NASAL

A secreção nasal (aquosa, viscosa, purulenta, sanguinolenta, com ou sem odor) e a obstrução nasal (de curta ou de longa duração, esporádica, frequente ou contínua) são sintomas de rinites e sinusites virais, bacterianas, alérgicas ou mistas, corpo estranho, má formação, hipertrofia adenoidiana, rinite medicamentosa e outros problemas.

Quadros agudos, esporádicos (com menos de 15 dias), com coriza aquosa ou viscosa e com certo grau de obstrução nasal são típicos das doenças virais das mucosas nasais e dos seios da face. São usualmente afebris. Nesses casos, aumente a hidratação oral (água, sucos) e lave a mucosa com soro fisiológico. Consulte o médico em caso de febre, dor de ouvido ou outra sintomatologia. A coriza sanguinolenta (corpo estranho?) implica em consulta médica.

Os portadores de quadros crônicos prolongados, muito repetitivos, com qualquer tipo de coriza ou com obstrução nasal de qualquer intensidade, devem receber orientação médica. As crianças com menos de seis anos de idade merecem atenção especial. Esses problemas podem ser consequência da exposição precoce a creches e escolinhas, alergia respiratória ou mesmo às duas coisas. A hipertrofia adenoidiana e/ou amigdaliana e as otites médias são um problema comum dessa idade. Más formações e deficiência imunitária também podem estar envolvidas. Portanto, a orientação médica é essencial. Utilize soro fisiológico nas narinas e não medique a criança com remédios contra alergia, antibióticos, corticoides orais ou nasais e outros produtos, sem a conduta médica apropriada. Algumas crianças precisam de tratamentos específicos: afastamento da creche por um período, controle ambiental para conter causas de alergia, exames, consultas com otorrinolaringologista ou com outros especialistas, medicações apropriadas e até cirurgia.

Em março de 2012, os médicos norte-americanos foram orientados a usar menos antibióticos para as sinusites, pois 98% dos casos são virais e são curados sem esses remédios.

Leia o capítulo completo e use o soro fisiológico que é o principal tratamento domiciliar para esses problemas.

## Rinite, sinusite, coriza e obstrução nasal

A elevada frequência das rinites e sinusites e os erros cometidos no seu tratamento tornam o tema importante e atraente.

Acreditamos que sem delongas podemos iniciar as perguntas.

### *PRIMEIRO ESCLAREÇAM: QUAL A DIFERENÇA ENTRE RINITE E SINUSITE?*

Prestamos algumas informações essenciais para começarmos o debate:

- → Os seios da face, onde se instala a sinusite, já existem na criançada. Ao nascer são rudimentares, mas existem, e estarão completamente desenvolvidos lá pelo fim da segunda década de vida. Portanto, criança, mesmo a novinha, pode ter sinusite. Esta não é problema exclusivo do adulto.
- → O revestimento interno do nariz e dos seios da face, a mucosa rinossinusal, é único. A doença, quando ocorre, acomete toda a mucosa. Quase toda rinite tem sinusite associada.

### *CORIZA E OBSTRUÇÃO NASAL NÃO SÃO DOENÇA! VERDADE?*

Coriza, obstrução nasal, espirros e coceira no nariz são sintomas de adoecimento da mucosa nasal e dos seios da face. Não são a doença. Falamos sempre que o importante é o tratamento da causa. O esforço de toda a medicina é identificar a causa – infecção? alergia? defeito congênito? – e removê-la. Usar remédio para o sintoma e esquecer a causa não é boa prática médica.

### *POR QUE SÃO TÃO FREQUENTES A CORIZA E A OBSTRUÇÃO NASAL?*

O contato cotidiano, intenso, que todos temos com o ar atmosférico impuro explica a elevada frequência das doenças nasais e dos seios paranasais. Coriza, espirros e obstrução nasal são reações de defesa que o corpo humano usa para se proteger dessas constantes agressões. Assim, esses sintomas revelam reações naturais, protetoras e benéficas.

### *MAS, NA CRIANÇA, ESSES SINTOMAS SÃO MAIS COMUNS! CORRETO?*

Todos esses problemas são mais comuns nas crianças do que nos adultos. Há um período na vida das crianças, entre um e cinco anos de idade, em que acontecem seis a oito doenças respiratórias por ano. E a quase totalidade acomete a mucosa rinossinusal. Os vírus são os principais agressores da mucosa respiratória e, como existem centenas deles, muitas são as possibilidades de as crianças terem doenças respiratórias nos primeiros anos de vida. Após os cinco anos, a frequência dessas doenças cai. A imunidade explica isso.

### *RESUMAM QUAIS AS CAUSAS DESSAS ENFERMIDADES.*

As principais causas são:

- → *Infecções virais* – Citamos que essas são as doenças mais comuns e informamos que essas viroses são eventos programados para ocorrer. As crianças devem ter contato com os vírus para construir seu patrimônio imunológico. É estranho, mas seremos sadios se tivermos doenças.
- → *Outras infecções* – As bacterianas são menos frequentes que as virais.
- → *Irritantes nasais* – Cigarro, poeira, talco, perfume, fumaça de escapamento de carros, água clorada da piscina, entre outras.
- → *Substâncias que causam alergia* – ácaros, fungos (mofo), epitélio de cão e de gato, barata e outras.
- → *Corpo estranho* – Sementes, papéis e outros objetos.
- → *Medicamentos* – Muitos remédios usados no nariz e mesmo alguns tomados por via oral (aspirina).
- → *Defeitos anatômicos congênitos ou não* – Atresia das coanas, desvio septal.

→ *Mistura de causas* – A criança que tem coriza por ter contato com fumantes também terá as doenças virais. Obviamente, a doença será mais importante.

### *NAS CRIANÇAS NOVINHAS, AS CAUSAS SÃO DIFERENTES?*

Nos bebês, tudo é diferente. Um dos exemplos é a ocorrência de defeitos congênitos nas coanas, o que causa grave dificuldade respiratória. Mas os bebezinhos também podem ter doenças das outras idades.

### *GOSTARÍAMOS DE MAIS INFORMAÇÕES SOBRE AS DOENÇAS VIRAIS!*

As crianças adquirem as doenças virais de pessoa infectada. O convívio com outras crianças – creches, escolinhas e festinhas – aumenta a frequência das infecções. Os vírus provocam reação da mucosa que se manifesta com coriza, obstrução nasal e espirros. Levem em conta os seguintes aspectos:

→ O entupimento nasal mostra que a mucosa está inchada devido à reação inflamatória o que aumenta a secreção local para combater e eliminar o agressor; a coriza e o entupimento nasal são evidências da luta que está ocorrendo no local e que objetiva a cura; as medicações para desentupir o nariz reduzem essa reação normal e é possível que ajudem os vírus e dificultem a cura.

→ Na maior parte das vezes, o corpo naturalmente cura a infecção. Os sintomas desaparecem e a mucosa se normaliza. É o "ciclo da virose".

→ As "viroses" curam sem drogas, sem vitamina C ou qualquer outro remédio.

### *EM QUANTOS DIAS O CORPO CURA ESSAS VIROSES?*

O corpo elimina os vírus em até sete dias. É importante pensar em outras doenças se os sintomas não desaparecem ou não melhoram muito em até duas semanas. Um misto de doenças virais e de "alergia" é a explicação mais provável para as corizas e as obstruções nasais que parecem não ter fim.

### *COMO A FUMAÇA DE CIGARRO ENTOPE O NARIZ?*

Alguns materiais inalados irritam a mucosa nasal, como a fumaça do cigarro. As crianças têm coriza, entupimento nasal, espirram e manifestam sintomas de doença, quando estão perto de fumantes. Isso está bem demonstrado. Fumaça de fogueiras, perfumes, detergentes e outros produtos de limpeza, que têm cheiro, também irritam a mucosa nasal.

### *E OUVI FALAR QUE A ÁGUA DA PISCINA FAZ MAL.*

A água clorada da piscina é um potente irritante da mucosa do nariz.

### *E OS ÁCAROS?*

Ácaros, fungos, epitélio do cão e do gato, pólens das plantas, dentre outros, fazem mal ao nariz do alérgico. Alergia aos ácaros, gato, cachorro, barata, e fungos ocorre em cerca de 10% a 20% das pessoas e os sintomas são: coriza, espirros, entupimento nasal, tosse, asma e outros.

### *ALIMENTO PODE ENTUPIR O NARIZ?*

Alimentos e outros produtos ingeridos podem causar problemas intestinais – vômitos, diarreia, cólicas –, cutâneos – urticária, eczema – e respiratórios – coriza e asma. Banana, quiuí, maçã e mamão, leite de vaca, ovo, cacau, peixe, trigo, camarão e nozes podem causar coceira na boca, espirros e obstrução nasal. A aspirina e outros remédios também provocam sintomas nasais.

### *QUANDO PENSAMOS EM CORPO ESTRANHO?*

O corpo estranho no nariz deve ser lembrado nas crianças que apresentam coriza abundante, malcheirosa, às vezes, sanguinolenta, por vários dias.

### *HÁ SITUAÇÕES EM QUE AUMENTAM AS DOENÇAS DO NARIZ?*

Exposição a creches e escolinhas, falta de nutrição adequada, pouca exposição ao sol e ao ar puro, sedentarismo, excesso de TV e pouca prática esportiva, contato com fumantes, mofo, fumaça e outros poluentes, casa e quarto inadequados, alergia, anemia, falta de vitamina D e outros fatores aumentam a tendência para as doenças nasais.

### *QUAIS OS SINTOMAS DESSAS DOENÇAS?*

Entupimento nasal, coriza de vários tipos, espirros, coceira e mau cheiro no nariz são os mais usuais. Dor de garganta e de ouvido, rouquidão, tosse e respiração bucal são sintomas frequentes. Febre e dor de cabeça também são notados. Os sintomas podem ser de doença aguda – duram poucos dias – ou crônica – duram semanas ou meses.

### *A DOENÇA CRÔNICA É MAIS IMPORTANTE QUE A AGUDA?*

A obstrução e a secreção nasais que persistem por muito tempo são mais importantes do que quando duram poucos dias. Maior importância ainda deve ser atribuída se esses dados de adoecimento crônico acontecerem nas crianças que respiram pela boca constantemente, de dia e, sobretudo, à noite, e nas que têm asma e que usam remédios com frequência para resolver esses problemas.

### *POR QUE OS NENEZINHOS SOFREM TANTO COM O NARIZ ENTUPIDO?*

Nós respiramos pela boca se estivermos com a via nasal dificultada. É chato, mas funciona. Peculiaridades anatômicas e falta de experiência dificultam a respiração bucal e a alimentação dos bebês resfriados.

### *ESTÁ NA MODA O DIAGNÓSTICO DE SINUSITE! ESTOU CERTA?*

Os pediatras têm diagnosticado e medicado muito crianças supostamente com sinusite. O tema preocupa, pois esse diagnóstico é uma das principais causas do uso de antibióticos, sobretudo quando os familiares não aceitam que as crianças fiquem alguns dias com catarro nasal. Essa é uma das razões deste capítulo. Vamos tentar mostrar que alguns dias de catarro nasal nas crianças que estão sem febre, dor de ouvido ou outros sintomas importantes não é problema especial. Não é situação para dar antibiótico, pois seu efeito pode fazer muito mal.

### *QUANDO ENTÃO DEVEMOS NOS PREOCUPAR?*

Merecem atenção médica as crianças que apresentem:

→ Coriza e obstrução nasal que não cedam em 15 dias; é mais significante ainda se aparecerem mau cheiro no nariz, catarro espesso, esverdeado e com raios de sangue e febre; nessa condição, há a possibilidade de sinusite bacteriana.

→ Febre alta, dor de ouvido ou aumento dos gânglios do pescoço, junto aos dados de acometimento do nariz.

→ Obstrução nasal, espirros e coriza de qualquer tipo por longo prazo e que perturbam o sono ou o desempenho escolar ou as atividades sociais (andar de lenço, ser chamada pelos colegas de funga-funga entre outras coisas).

→ Secreção nasal malcheirosa, com sangue, por apenas uma narina. Nessa condição, a possibilidade de corpo estranho deve ser pensada.

→ Respiração bucal por meses.

### *E QUANDO A CORIZA FICA FEIA, GROSSA?*

A coriza nas doenças agudas do nariz é, de início, fina, transparente, aquosa. Gradativamente, fica opaca, espessa e menos abundante. Isso não significa problemas. E tudo desaparece entre cinco a dez dias. O problema é quando a coriza continuar por muito tempo, por exemplo, por mais de 15 dias, e não o tipo de coriza em si. A ocorrência de febre e de dor de ouvido são aspectos que mostram que pode haver complicação e o médico deve ser contatado.

### *COMO É O TRATAMENTO DAS RINITES SIMPLES, AGUDAS?*

Para os quadros simples, a conduta é:

→ Não valorizar demasiadamente os sintomas, mas é importante verificar se os dados não se encaixam numa das situações que implicam avaliação médica.

→ Lavar a mucosa nasal com soro fisiológico; podem ser empregados os produtos comerciais prontos para uso – vejam a nota no fim dessa apresentação. Os produtos são baratos e não precisam de geladeira. Não é correto usar gotas nasais resfriadas.

→ Não colocar umidificador no quarto da criança com obstrução nasal por aumentar o risco de sensibilização aos ácaros e aos fungos; o ideal é evitar o ar condicionado; se o calor for intenso, procurar usar ar condicionado de forma a evitar que na madrugada a temperatura ambiente caia para menos de 24 graus; uma boa dica é usar meias, pois o resfriamento dos pés aumenta a obstrução nasal e é preciso desligar o aparelho no meio da noite.

→ Hidratar com muitos sucos de frutas.

→ Observar a evolução por alguns dias; se a tendência é para a melhora, a conduta é mantida; se não, é importante o contato com o pediatra.

→ Avisar ao médico quando o quadro persistir por mais de 15 dias.

### *ENTÃO NÃO HÁ MUITO O QUE FAZER?*

Vejam alguns conselhos de uma importante clínica norte-americana: *Água e outros líquidos* – Tomar líquidos: água, sucos, refresco de limão aquecido e adoçado com mel de abelha. *Gargarejos com água e sal* – Gargarejar com solução aquecida de sal (¼ a ½ de uma colher das de chá) e água (um copo de água) ajuda.

*Soro fisiológico* – Aplicar no nariz, sob a forma de gotas nasais ou como aerossóis, é importante; pingar, nas crianças mais jovens, várias gotas de soro fisiológico em cada narina e, após, aspirar com uma seringa; puxar o êmbolo até a marca de 0,5 ou 1,0 cm e evitar a aspiração com pressão mais que elevada pode fazer mal; usar seringas ou os aerossóis com soro fisiológico nas mais velhas.

*Canja de galinha* – Esse remédio, usado por gerações de familiares, foi revisto pela ciência e demonstrado que seu efeito é benéfico.

### *E SOBRE OS MEDICAMENTOS E OUTRAS MEDIDAS?*

Os *experts* afirmam que todos os remédios para os resfriados são perigosos para crianças menores de dois anos e a segurança deles está sendo testada nas crianças mais velhas. Os especialistas avisam sobre os riscos do uso excessivo do Acetaminofen que pode causar graves alterações do fígado. Muitos o usam contra a febre e se esquecem de que ele ainda existe em outros remédios para os resfriados. Assim, recomendam-se que as bulas dos remédios sejam lidas para evitar esse risco. Falam ainda que os malefícios dos *anti-histamínicos* são maiores que os benefícios e não devem ser usados; a *umidificação* pode melhorar a umidade do ar, mas também pode auxiliar na proliferação de fungos e bactérias; a *lavagem das mãos* é importante para reduzir a disseminação da doença.

### *E ONDE A UMIDADE É ALTA, HÁ ESPAÇO PARA OS UMIDIFICADORES?*

Eles podem ser úteis quando as crianças dormem em ambiente com ar condicionado que sabidamente retira muita umidade do ar.

### *COMO CUIDAR DOS QUADROS MAIS COMPLEXOS?*

As crianças com esses quadros precisam de diagnóstico e tratamento adequados para definir o que existe: hipertrofia adenoidiana, desvio de septo, hipertrofia dos cornetos, pólipos da mucosa nasal e doença do ouvido médio. Há exames especiais e médicos que conhecem bem o tema. Melhorar o ambiente, evitar piscina clorada, ar condicionado e estofados, providenciar cobertura dos colchões e dos travesseiros; prática esportiva, vida ao ar livre e medicamentos, e até cirurgia são indicados para alguns doentes. A lavagem nasal com soro fisiológico é essencial.

### *E O QUE FAZ MAL NO TRATAMENTO DAS DOENÇAS NASAIS?*

Os familiares não devem:

→ Menosprezar o quadro das crianças que respiram mal por meses e meses, que vivem com catarro nasal, com mau cheiro no nariz e na boca. Elas poderão sofrer importantes consequências: deformidade facial, problemas com a dentição, dificuldade com o aprendizado escolar, dentre outros.

→ Pingar no nariz remédios com substâncias potentes (Fenilefrina, Nafazolina, Oximetazolina e outras). A *Nafazolina* produz alterações importantes no coração e diminuição do oxigênio no sangue. Isso pode matar.

→ Empregar os corticoides nasais e outros remédios sem controle médico. Os anti-histamínicos com vasoconstrictores são de utilidade questionada e produzem vários efeitos colaterais importantes (insônia, irritabilidade, aumento dos batimentos cardíacos e outros).

→ Usar excesso de Vitamina C.

→ Utilizar o aspirador nasal de forma traumática.

### *O ASPIRADOR FAZ MAL MESMO? E O COTONETE?*

O aspirador nasal caseiro pode ser traumático e retira apenas a secreção que pode ser removida por método bem mais simples e que não causa danos. Portanto, é melhor usar o soro fisiológico e remover a secreção com uma gaze comprimindo delicadamente o nariz. Como citamos antes, a seringa pode servir como aspirador. O aspirador hospitalar é indicado em situações especiais. O cotonete não deve ser usado. É traumático e não ajuda.

### *E COMO FAZER COM AS CRIANÇAS NOVINHAS?*

O entupimento nasal atrapalha a alimentação e elas devem ser alimentadas com pequenas porções, dadas a intervalos menores, sem forçar. A posição no berço ajuda a respirar melhor. Deve-se e levar a cabeceira da cama e colocar travesseiro debaixo do ombro de modo que a cabeça fique um pouco caída para trás. Nunca usar o travesseiro de forma que o queixo fique em contato com o tórax. Essa posição dificulta a respiração.

### *E UM REMEDINHO PARA DESENTUPIR O NARIZ?*

Em toda a medicina, há situações que obrigam o uso de procedimentos que não são rotineiros. Aqui também, vez ou outra, por um ou dois dias, o médico pode indicar algum remédio potente para desentupir o nariz e permitir que a criança respire, durma e se alimente melhor. Mas a família deve conhecer os efeitos colaterais dos produtos empregados.

### *E OS PRODUTOS COM CÂNFORA E EUCALIPTO?*

Parece que os ingredientes aromáticos da cânfora, eucaliptol e mentol funcionam. Os estudos científicos não comprovam isso e é possível que o aparente alívio dependa da sensação de frio no nariz que o remédio provoca. Seguramente, não funciona nas crianças com obstrução nasal importante.

### *COMO É A PREVENÇÃO DESSAS DOENÇAS?*

É impossível prevenir totalmente as rinites e sinusites virais, pois há centenas de vírus que produzem o problema. As produzidas por irritantes respiratórios (cigarro, água clorada da piscina e outros) e por substâncias que são causa de alergia (ácaros são um bom exemplo) podem ser, pelo menos em parte, evitadas com medidas de ordem ambiental.

Para concluir, vejam o depoimento dramático de uma colaboradora internauta que colocou algumas gotinhas de um "inocente" remédio no nariz de seu filho.

*Cedinho, percebi que ele (meu filho) estava gripado e com o narizinho entupido. Então, pinguei umas duas gotinhas de um remédio no nariz dele, pois sempre achei que todos os remédios de nariz fossem iguais.*

*A professora ligou e disse que alguma coisa estranha estava acontecendo, porque o meu filho estava mole, gelado e querendo dormir. Perguntou inclusive se podia levá-lo ao hospital. Na hora nem me lembrei do tal medicamento que sempre me pareceu inofensivo. Corri para a escola e vi que meu filho parecia um boneco de pano. Telefonei para o pediatra que, por telefone, diagnosticou o que estava ocorrendo e orientou que imediatamente eu o levasse ao consultório. A criança ficou sendo monitorada, pois seu batimento cardíaco estava lento. Passei horas angustiantes e, após cerca de três horas, a situação do garoto foi normalizando e à tarde estava normal.*

*Através deste depoimento, espero que vocês, mães, prestem muita atenção no uso dos medicamentos nos seus filhos e evitem a automedicação.*

O que ocorreu com a criança é que a mãe pingou no nariz do filho poucas gotas de um remédio com *Nafazolina* que é uma potente droga que pode causar efeitos desastrosos e até a morte.

Assim, sempre recorram aos seus médicos para usar remédios nas crianças. Leiam as bulas antes de usar qualquer produto em vocês ou nos seus filhos. Nessas leituras, deem especial atenção aos efeitos colaterais dos remédios. Evitem a automedicação.

## PREPARO DO "SORO FISIOLÓGICO" CASEIRO E USO NASAL DAS SOLUÇÕES EM SORO FISIOLÓGICO.*/**

I) *Preparo da solução caseira* – diluir uma colher das de café (não muito cheia) de sal de cozinha em um copo de água fervida; manter em recipiente coberto, não refrigerar e, após 24 horas, preparar outra solução.

II) *Uso da solução caseira e das soluções compradas nas farmácias:* todas as soluções para uso no nariz devem estar na temperatura ambiente ou levemente aquecidas; não manter as soluções no refrigerador; utilizar quatro ou mais vezes ao dia, segundo a intensidade do quadro, com as técnicas seguintes:

*Nebulização* – colocar dois a três mililitros no nebulizador – jato ou ultrassônico – e usar até que a solução termine; utilizar, sobretudo, nas crianças novinhas.

*Conta-gotas* – pingar, com a criança deitada, três a quatro gotas da solução em cada narina; é útil em qualquer idade, mas, sobretudo, nas crianças menores; não usar mais que poucas gotas, por vez, em cada narina, para evitar o risco de aspiração bronco pulmonar.

*Aerossóis / sprays* – preferir os remédios com aplicadores que liberem grande jato da solução; preferir os rotulados como aerossóis que liberam uma maior porção do que os *sprays*; usar nas crianças maiores que devem estar sentadas; usar também nas menores desde que o adulto esteja treinado para fazê-lo; se possível instruir que a criança inspire fortemente no mesmo momento em que o jato é liberado; utilizar um jato do aerossol em cada narina e dois a três jatos dos *sprays* por narina por vez.

* Existem "flaconetes" de 10 mL de soro fisiológico puro, sem conservantes; basta colocar esse soro fisiológico num frasco vazio de aerossol para uso nasal ou usar com conta-gotas ou seringa.

** Muitas das soluções comercializadas nas farmácias para uso nasal contêm um conservante (cloreto de benzalconio) que pode ser danoso quando utilizado por longo prazo.

*Seringa* – encher a seringa de 5 mL e injetar em cada narina, com a criança sentada, dirigindo o jato para trás, para a nuca; usar em crianças maiores, e não nas menores, pois há o risco de aspiração bronco pulmonar.

PROFISSIONAIS COLABORADORES:
Marcelo Longman Mendonça,
Fabiana Araújo Sperandio

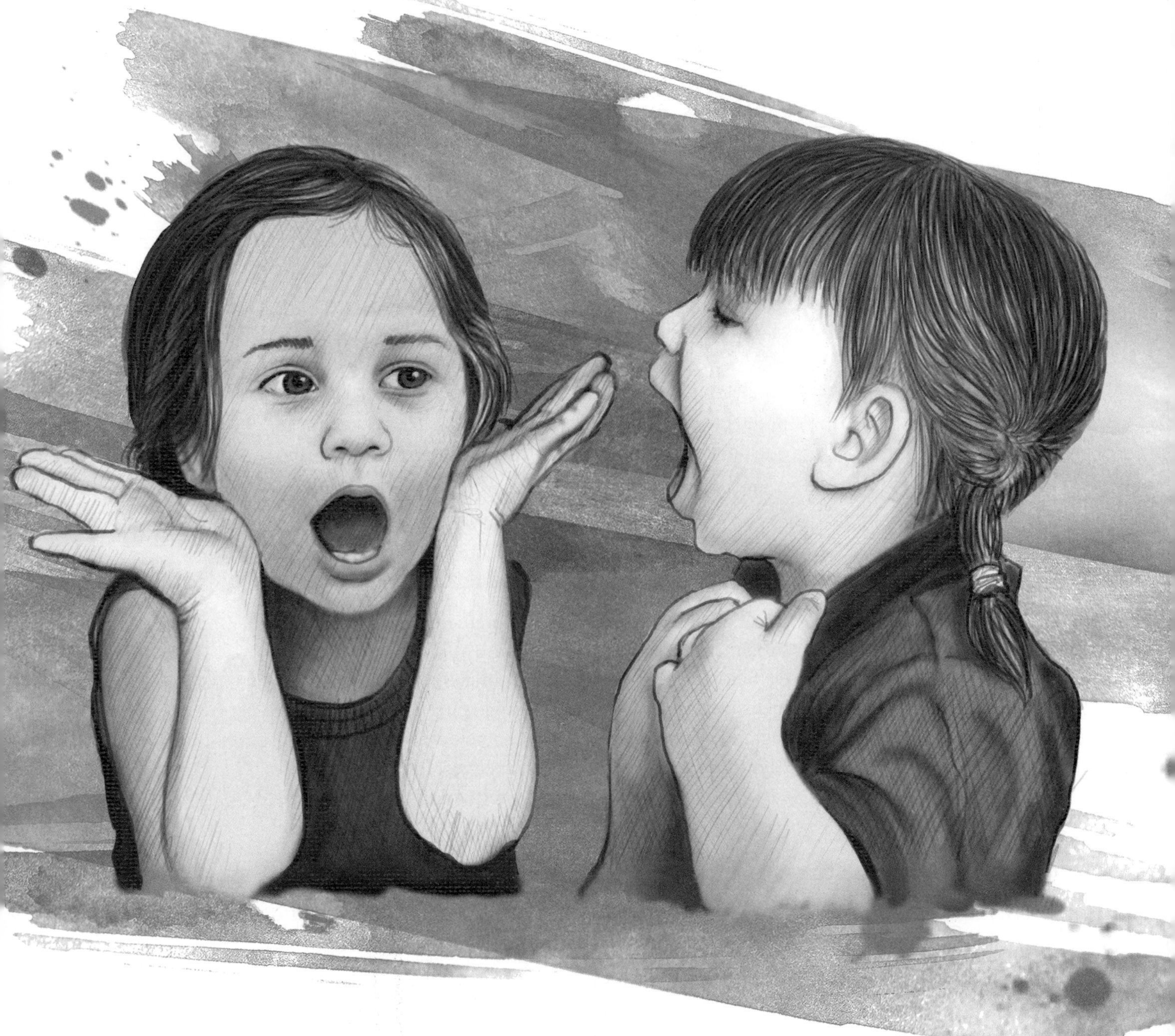

# AMIGDALITE, ADENOIDITE, FARINGITE, HERPANGINA, FEBRE FARINGOCONJUNTIVAL E MONONUCLEOSE INFECCIOSA

CAPÍTULO 17

# AMIGDALITE, ADENOIDITE, FARINGITE, HERPANGINA, FEBRE FARINGOCONJUNTIVAL E MONONUCLEOSE INFECCIOSA

Mais de 80% das infecções da garganta, nas crianças, são virais e não precisam de antibióticos. O médico procura definir se a infecção é pela bactéria estreptococo (a minoria). Essa doença é a causa da febre reumática, que pode produzir doença cardíaca. Essa última condição, que pode ser grave, é evitada com o tratamento adequado.

É difícil que o médico separe as doenças virais das estreptocócicas apenas com o exame clínico. Há testes laboratoriasis que informam rapidamente se há o estreptococo na garganta. O ideal é fazer o teste antes de dar antibiótico.

O diagnóstico é a base do tratamento correto. A consulta médica é essencial se a criança apresenta quadro agudo febril com dor de garganta, dificuldade na deglutição, inclusive da saliva, (faringite, amigdalite) e / ou com ronco e grande dificuldade de respirar pelo nariz (adenoidite). Algumas vezes, há erupção cutânea (escarlatina?) gânglios cervicais dolorosos, vesículas (herpangina?), secreção recobrindo as amígdalas (estreptococo? mononucleose? adenovirose?) ou conjuntivite (febre faringoconjuntival). O exame de sangue define a mononucleose e também ajuda na suspeita de infecção pelo estreptococo (com o teste para pesquisa da bactéria).

Em crianças com menos de quatro anos, o quadro da infecção pelo estreptococo é diferente. Elas não apresentam a amigdalite clássica. Apresentam grandes gânglios cervicais, lesões de impetigo ao redor do nariz, sangramento nasal, com ou sem febre.

As viroses são curadas naturalmente sem antibióticos. O médico prescreve antifebris, gargarejos, medidas gerais e explica aos pais sobre a evolução. Se houver conjuntivite, a orientação é lavar os olhos, várias vezes por dia, com soro fisiológico. Não há necessidade de colírios com antibióticos. A infecção estreptocócica é tratada usualmente com uma das penicilinas.

É importante ler o texto completo.

## Amigdalite, adenoidite, faringite, herpangina, febre faringoconjuntival e mononucleose infecciosa

No nosso encontro, vamos debater as doenças que acometem a garganta e as estruturas vizinhas.

Quem começa?

### *O que são amígdalas? E adenoides?*

As amígdalas e as adenoides são irmãs, feitas do mesmo tecido. São órgãos de defesa, que com outras estruturas da garganta e de outros locais (baço, intestino e gânglios linfáticos) participam da resposta imunitária. As amígdalas são visíveis quando as crianças abrem bem a boca. As adenoides são vistas com aparelhos que os médicos conseguem examiná-las.

### *O que causa tanta amigdalite?*

As amígdalas, adenoides e os outros órgãos imunitários da garganta são a primeira barreira contra uma série de agressões, e suas doenças espelham essa luta constante. O viver é um constante combate entre os vírus, bactérias e outros micro-organismos, bem como do sistema de defesas. Coriza, nariz entupido, amigdalite, adenoidite e outros problemas são indicativos desse combate.

### *Mas o que realmente causa essas doenças?*

De uma forma bem simples, os causadores dessas doenças são: *Vírus* – são os principais responsáveis por tantas doenças; *Bactérias* – basicamente apenas o estreptococo merece atenção; *Outros* – fumaça do escapamento dos carros, cigarro, água clorada, ácaros, fungos e distintas causas de alergia também são importantes.

### *Qual a idade em que as crianças mais têm amigdalite?*

Essas doenças ocorrem, sobretudo, entre um e quatro anos de idade. De uma forma geral, podemos dizer que: até os 5 anos – 95 a 98% de todas as infecções são virais e doença bacteriana incide pouco; portanto, a necessidade de antibiótico é também pequena; após os 5 anos – 80% das infecções são virais; a doença bacteriana pelo estreptococo causa até 15% das infecções da garganta.

### *Algumas crianças têm mais amigdalites que outras. Por quê?*

Isso deve decorrer de: *genética* – pais que tiveram muita doença de garganta; *ambiente* – exposição ao cigarro e ao cloro da piscina, falta de contato com o sol e com a natureza, contato com causas de alergia no caso dos alérgicos, comparecimento muito precocemente a creches, escolinhas e outros; *nutrição* – falta da amamentação, carência de vitaminas e ferro; *outros* – deficiência imune.

### *Qual a diferença entre amigdalite e faringite?*

Como as amígdalas estão na faringe, todas as amigdalites são faringites e o contrário também é válido. O mais adequado é rotulá-las faringo, amigdalites. É oportuno falar que as adenoides também fazem parte da faringe.

### *Quais os sintomas dessas doenças?*

Dor de garganta e dificuldade de ingerir alimentos são os principais. A criança maior refere a dor, a menor chora, tem dificuldade de ingerir alimentos e a saliva fica perceptível. Com frequência, há febre e as mães notam cheiro diferente na boca. Algumas vezes, elas conseguem ver "garganta vermelha" ou "pus na garganta". Há criança que fala como se estivesse "com uma batata quente na boca". Na adenoidite, além do que foi dito, há dificuldade de respirar pelo nariz.

### *O que o médico evidencia nestas infecções?*

O médico consegue mais elementos diagnósticos: contato com adulto ou criança com doença semelhante; intensidade dos sintomas gerais, acometimento dos gânglios (do pescoço e de outros locais – importantes na mononucleose), presença ou ausência de vesículas ou de secreção recobrindo as amígdalas, ocorrência de otite média, de sinusite, aumento do baço e do fígado e outros dados que permitem uma aproximação diagnóstica mais precisa.

### *EXISTEM EXAMES PARA AJUDAR O MÉDICO NO DIANÓSTICO?*

Na maior parte das vezes, o médico não requisita exames laboratoriais. Febre faringoconjuntival, herpangina e grande parte das viroses são diagnosticadas com a clínica. Quando o profissional supõe mononucleose infecciosa, há exames que ajudam. O laboratório é mais importante no diagnóstico da infecção pelo estreptococo.

### *O QUE SÃO A HERPANGINA E A FEBRE FARINGOCONJUNTIVAL?*

Vamos falar sobre essas duas faringites virais:

- → *Herpangina* – ocorre febre alta por um a três dias, intensa dor de garganta e pequenas bolhas que rapidamente se transformam em diminutas feridas na faringe; o médico facilmente diagnostica a doença.
- → *Febre faringoconjuntival* – ocorre febre por três a cinco dias, faringite, às vezes com secreção nas amígdalas e conjuntivite; pode vir acompanhada de tosse, vômitos e diarreia; é doença que o médico diagnostica sem dificuldade.

### *ENTÃO A MONONUCLEOSE CAUSA AMIGDALITE?*

O médico pensa nessa doença em todo cliente com faringo, amigdalite e adenoidite. Os gânglios do pescoço e dos outros locais, o baço e o fígado estão aumentados. Alguns exames ajudam o médico a definir o diagnóstico. Também é tratada sem antibióticos. O curso da doença é lento e o cliente só se sentirá restabelecido após duas a três semanas.

### *POR QUE VOCÊS FALARAM NA FEBRE REUMÁTICA??*

A infecção bacteriana pelo estreptococo é a mais importante das doenças que estamos estudando. O estreptococo causa amigdalite nas crianças maiores, rinite nas crianças pequenas, com impetigo ao redor das narinas, otite média e sinusite. Mas o que mais preocupa nessa infecção é a possibilidade de causar febre reumática, uma grave enfermidade que acomete as articulações e pode atingir o coração e o sistema nervoso. Também pode produzir doença nos rins e provocar aumento da pressão arterial. São esses os motivos que nos fazem temer essa infecção, buscar diagnosticá-la e tratá-la precocemente com antibiótico.

### *QUANDO LEVAR AS CRIANÇAS AO MÉDICO?*

As crianças que apresentam choro, dor na região, deglutição difícil, cheirinho diferente na boca, mas que estão sem febre ou com febre baixa não precisam ir ao médico. Se houver sinais de doença na garganta – grande dificuldade de ingerir alimentos, muito mau cheiro na boca, pus nas amígdalas – ou sinais gerais significativos – febre alta, grande decaimento, manchas pela pele ou outros dados – é importante buscar orientação médica. Também é necessário levar ao médico as que têm dificuldade em respirar pelo nariz, o que pode significar adenoidite.

### *QUANDO CONSULTAR O OTORRINO?*

O pediatra que acompanha a criança é o melhor conselheiro nesse sentido.

### *QUAL É O TRATAMENTO DESSAS INFECÇÕES DA GARGANTA?*

A grande maioria é viral e todos devem ajudar o médico a não prescrever antibióticos. Os familiares, com frequência, ficam insatisfeitos com o diagnóstico de "virose", mas todos devem entender e aceitar o diagnóstico e a orientação terapêutica de deixar que o corpo resolva o problema. Também devem reconhecer que o médico que assim procede mostra conhecimento e competência. Então, a maior parte dessas doenças não precisa medidas diagnósticas especiais nem antibiótico. O papel do médico é sempre de procurar indícios clínicos e/ou laboratoriais de doença bacteriana e, se for o caso, indicar antibiótico.

### *MAS O QUE FAZEMOS PARA ALIVIAR OS SINTOMAS?*

Lá vão algumas dicas: acreditar na orientação do médico; saber que as infecções virais são as mais frequentes e que não há necessidade de antibióticos; ter paciência, pois essas doenças têm um ciclo e terminam após dois a cinco dias de evolução sem drogas miraculosas; usar gargarejos de soro fisiológico (ou água e sal), *spray* de própolis, antitérmicos e analgésicos; observar o surgimento de alguma complicação (dor de ouvido e outras) ou de algum dado novo (grande dificuldade para respirar pelo nariz e manchas na pele), que pode implicar nova orientação médica; informar ao médico sobre essas ocorrências.

### *O QUE NÃO DEVEMOS FAZER?*

Vocês não devem: usar antibióticos sem prescrição médica; dar anti-inflamatórios que são absolutamente contraindicados por apresentar importantes efeitos danosos para a saúde da meninada.

### *E O QUE FAZER PARA AS FARINGITES REPETIDAS, COMPLICADAS?*

Há capítulo para o assunto, mas repetimos que os pediatras recomendam para esses clientes: prática esportiva ao ar livre, melhoria do ambiente, alimentação adequada e até suplementação com alguns nutrientes especiais (ferro, zinco, vitaminas A e D), afastamento, por um período, da creche ou da escolinha. Mas sobretudo os pediatras trabalham no sentido de diagnosticar precisamente (aumento das adenoides, deficiência imunitária).

### *UMA AMIGDALITE VIRAL PODE SE COMPLICAR COM UMA BACTERIANA?*

Muitas das doenças virais se complicam com infecções bacterianas – sinusite e otite média. A diferenciação entre doença viral e doença bacteriana não é simples e exige atenção para tentar evitar o abuso dos antibióticos.

### *AS AMÍGDALAS AINDA SÃO OPERADAS HOJE EM DIA?*

Na medicina moderna, são pouquíssimas as indicações de operar as amígdalas. Aquelas crianças que estão tendo muitas "amigdalites", que estão sendo medicadas com antibióticos, lá pelos cinco ou seis anos de idade, deixam de apresentar essas infecções agudas e a cirurgia é esquecida. A tarefa do pediatra, do otorrinolaringologista de criança e dos familiares é tentar descobrir a(s) causa(s) de tantas infecções, como respondido numa pergunta anterior, e procurar removê-la(s). A operação das amígdalas e/ou das adenoides para solucionar a apneia de sono e os outros quadros decorrentes do crescimento excessivo desses órgãos é mais presente na prática médica atual.

A opinião de uma das mães que tem participado dos nossos grupos de trabalho, transcrita para o conhecimento de todos vocês, ilustra bem o problema enfrentado por muitas mães.

*Meu filho de três aninhos frequentemente tem amigdalite. Os pediatras são contra a cirurgia, dizem que é necessário paciência e alguns cuidados com ele. Já os otorrinolaringologistas acreditam ser caso cirúrgico. É difícil para nós, mães, ver nossos filhos doentes e sofrendo com problemas de garganta. Sei que, na primeira infância, as crianças ficam mais expostas a vírus e bactérias e consequentemente mais doentes se comparadas a outras fases da vida. Gostaria de saber se é mito ou verdade que crianças que operam as amígdalas precocemente ficam mais sujeitas a outras doenças, já que estes órgãos funcionam como filtro. E quanto às adenoides, elas podem voltar mesmo após à cirurgia?*

Olha mãe, a prática médica favorece a ocorrência de orientações opostas; o acompanhamento por um único pediatra é o melhor modelo; é ele quem melhor avalia os quadros agudos e define se existe problema crônico e com o otorrino, e a conduta; a opinião de vários pediatras e a de vários especialistas confunde; as mães devem observar o que está ocorrendo com os filhos e falar com o pediatra sobre a opinião de outro profissional; a informação de que a retirada das amígdalas faz aparecer outras doenças não é aceita pela medicina, pois o corpo é repleto de órgãos com funções semelhantes às das amígdalas; é esperado, quando a indicação da cirurgia foi bem fundamentada, que a criança adoeça menos; o quadro clínico de aumento das adenoides pode reaparecer após a cirurgia; isso ocorre porque o tecido adenoidiano não é retirado totalmente.

Finalmente, e mais uma vez, ressaltamos que os textos compõe uma proposta educacional e não objetivam substituir a consulta médica que continua a ser o pilar essencial da assistência à saúde.

PROFISSIONAIS COLABORADORES
Marcelo Longman Mendonça,
Fabiana Sperandio,
João Medeiros Filho,
Ivo de Oliveira

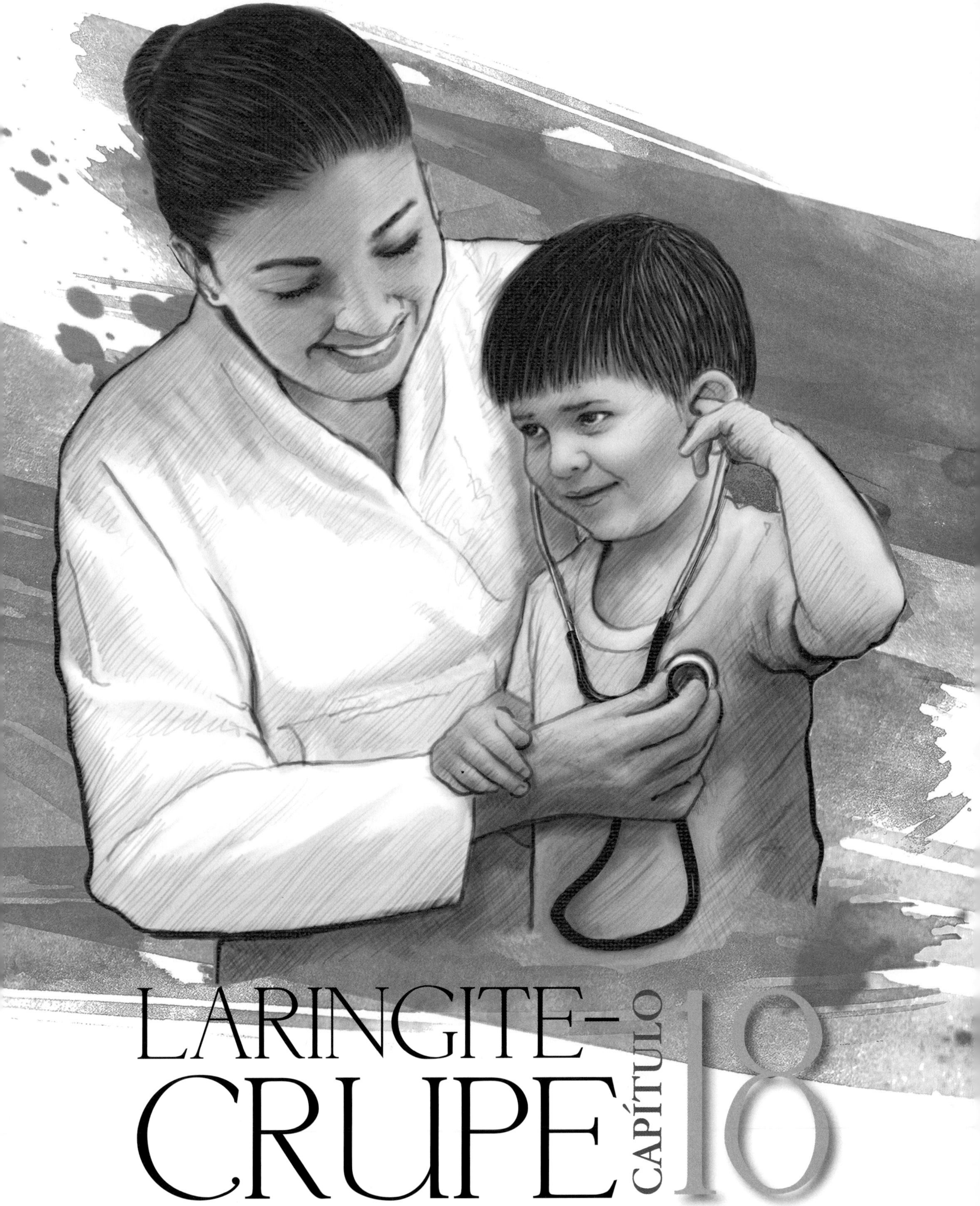

# CAPÍTULO 18

# LARINGITE-CRUPE

GUIA PRÁTICO

# LARINGITE-CRUPE

As doenças da laringe produzem tosse rouca, alteração do choro e da voz, e dificuldade para respirar. A falta de ar indica que a situação requer assistência médica imediata.

A febre sinaliza doença infecciosa (laringite, epiglotite) causada por vírus ou por bactérias. São mais comuns na infância.

Os problemas agudos da laringe podem dificultar a passagem do ar. Criança com sinais de acometimento da laringe deve ser levada a uma emergência pediátrica. Não utilize medicação caseira nem a antes prescrita pelo médico. Isso leva à perda de preciosos minutos.

A tarefa principal do médico é garantir a oxigenação corporal e definir a origem do problema. Laringite? Epiglotite? Corpo estranho? Edema de glote? Há que se fornecer oxigênio suplementar e medicar com produtos de uso exclusivo do hospital. Às vezes, são indicados procedimentos especiais (entubação traqueal e traqueostomia). Os antibióticos são usados em algumas situações. A retirada do corpo estranho engolido (tampinha de caneta, pequenas peças de brinquedos, caroço de feijão, por exemplo) é o tratamento em alguns casos.

Alguns quadros laríngeos são repetitivos. O refluxo gastroesofágico e a alergia respiratória podem estar implicados. Há crianças que têm laringe muito sensível (órgão de choque) e as várias doenças virais que apresentam ao longo da vida podem produzir envolvimentos laríngeos. E há uma situação, a laringite estridulosa, de natureza mal definida, que acomete, de forma recidivante, certas crianças.

Corpo estranho é tratado de uma forma e laringite de outra. Assim, a avaliação médica e um diagnóstico preciso são essenciais.

É importante ler este texto completo.

## LARINGITE – CRUPE

A laringe tem uma anatomia especial para a emissão dos sons e é uma estreita passagem para o ar respirado. Por isso, as doenças da laringe produzem mudança da voz, do choro e uma tosse com características próprias e dificuldade para a passagem do ar.

Cremos poder começar a debater.

### *QUAL A DIFERENÇA ENTRE CRUPE E LARINGITE?*

Crupe é a mesma coisa que laringite. A difteria, antigamente a principal causa de laringite, hoje praticamente extinta, é o verdadeiro crupe. As outras formas de laringite são denominadas falso crupe.

### *COMO A LARINGITE SE MANIFESTA NA CRIANÇA?*

Qualquer doença que acomete a laringe causa: rouquidão, tosse rouca ("de cachorro"), voz e choro abafados e dificuldade respiratória que é o aspecto mais importante e obriga o familiar a levar o cliente à emergência.

### *QUAIS SÃO AS CAUSAS DAS DOENÇAS DA LARINGE?*

As infecções virais são as principais. Há outras: defeitos congênitos, alergia, corpo estranho, refluxo gastroesofágico, doenças neurológicas, problemas metabólicos e outras. A mais comum é a laringite estridulosa.

### *O QUE É E O QUE FAZER PARA A LARINGITE ESTRIDULOSA?*

O quadro é padronizado: ocorre no meio da noite, na criança que estava bem ou com coriza leve; subitamente, surge a tosse rouca "de cachorro", e os familiares acordam. Usualmente, não há falta de ar, mas a situação assusta. É obrigatório que o cliente seja levado à emergência para que o diagnóstico seja definido. Com frequência, a melhoria ocorre no trajeto da casa para o hospital. Na emergência, o médico usa algumas medidas terapêuticas para aliviar o quadro laríngeo, se preciso. O problema tende a se repetir.

### *ENTÃO EXISTE A LARINGITE VIRAL? E QUAL É O TRATAMENTO?*

Existe e é frequente. Além de outros sintomas de doença viral – coriza, obstrução nasal, dor de garganta e tosse – surgem os típicos sinais de laringite. O tratamento depende da intensidade do quadro e é sempre importante que o médico examine o cliente. As formas mais intensas necessitam hospitalização. As formas mais leves são tratadas em casa após a devida avaliação médica.

### *QUANDO LEVAR A CRIANÇA COM LARINGITE AO HOSPITAL?*

As crianças com sinais de acometimento agudo da laringe devem ir à emergência. São várias as razões: *definição do diagnóstico* – corpo estranho, laringite estridulosa e outras situações são definidas pelos médicos; *verificação da oxigenação corpórea* – o principal problema que a laringite causa é a obstrução da via aérea com deficiente oxigenação corporal.

### *COMO É O TRATAMENTO DOMICILIAR DAS LARINGITES VIRAIS?*

Os pilares são: hidratação adequada, umidificação da via aérea com nebulização de soro fisiológico morno, medidas gerais de conforto e vigilância. O agravamento deve ser informado ao médico. Não há indicação para antibiótico.

### *CRIANÇA QUE ESTÁ SEMPRE ROUCA ESTÁ COM LARINGITE?*

Falamos até agora dos quadros agudos que se resolvem em sete ou dez dias. Os problemas crônicos, como os "calos" das cordas vocais e o refluxo gastroesofágico, e outros problemas que produzem rouquidão de longo prazo não fazem parte dos objetivos deste capítulo. Para esses casos, o pediatra solicita exames especiais e a participação do otorrinolaringologista.

### *O CORPO ESTRANHO É TÃO IMORTANTE ASSIM?*

É importantíssimo e é obrigação do médico pensar no problema.

Ao fim da nossa reunião, destacamos a importância das vacinas que exterminaram com a terrível difteria. E enfatizamos o valor do ambiente apropriado como medidas para evitar algumas formas de laringite.

E dizemos que os pediatras são o pilar da assistência médica às crianças. Os textos não substituem a consulta médica.

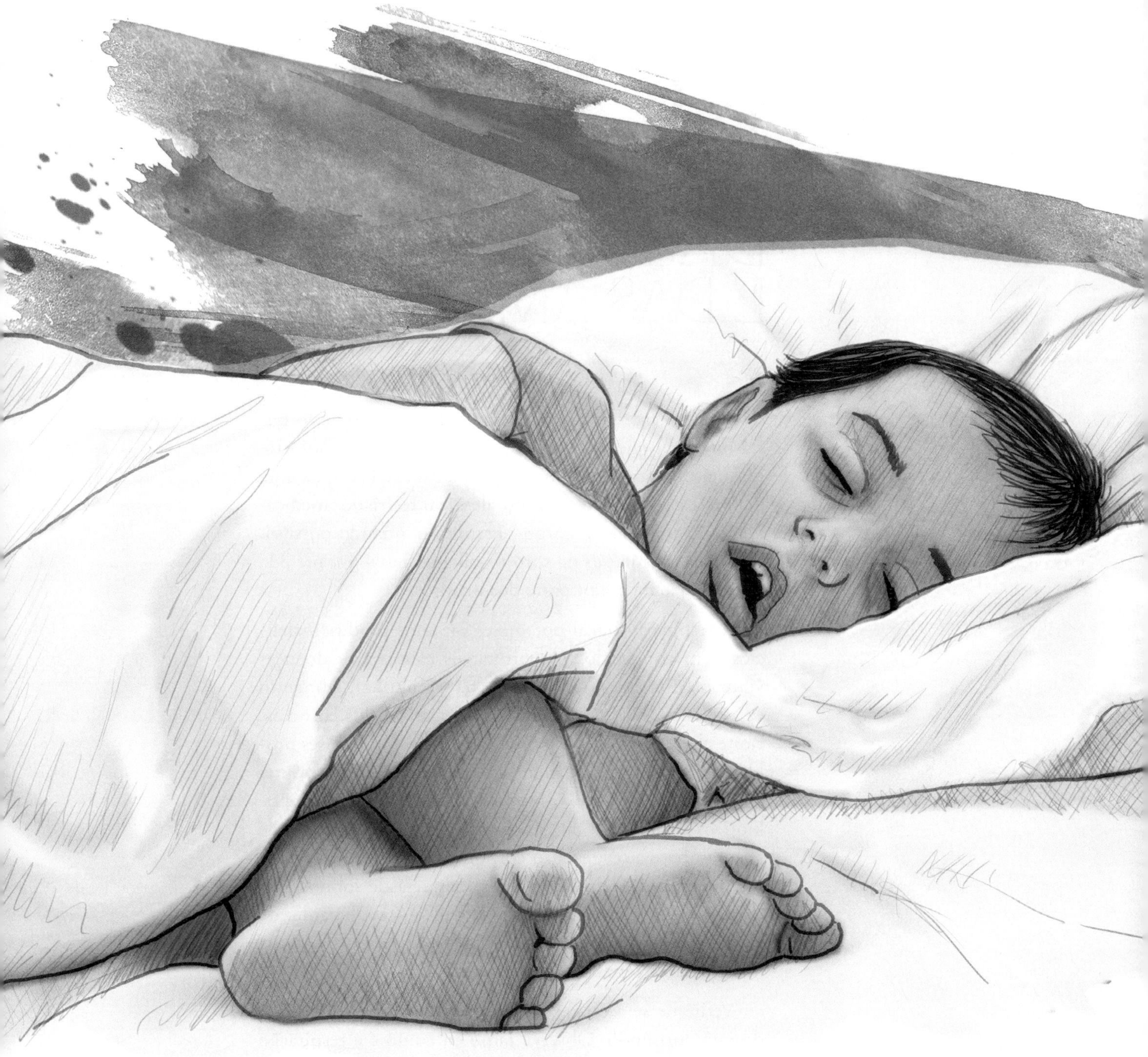

# CAPÍTULO 19

# RONCO, AUMENTO ANORMAL DAS ADENOIDES E DAS AMÍGDALAS

GUIA PRÁTICO

# RONCO, AUMENTO ANORMAL DAS ADENOIDES E DAS AMÍGDALAS

A obstrução nasal significante ocasiona respiração bucal ou mista que durante poucos dias causa desconforto, mas não representa maiores riscos à saúde. É importante definir a causa (rinite viral ou alérgica, resfriado, medicamentosa, traumática, corpo estranho) e, quando possível, tratá-la. A instilação de soro fisiológico nasal é a medida indicada para a maior parte dos quadros.

A respiração bucal por meses ou anos produz malefícios bem conhecidos. As principais causas são: doenças virais respiratórias (adquiridas na escolinha), aumento exagerado das adenoides, das amígdalas ou dos cornetos, rinite alérgica, desvio de septo nasal ou a soma desses problemas. Nesse caso, existem dificuldades ligadas à própria enfermidade (sinusite, otite média, uso excessivo de antibióticos e de outras drogas) e várias ligadas à dificuldade respiratória e à oxigenação corporal: (ronco, deformidade facial, alteração da oclusão dental, apneia de sono, sonolência diurna, dificuldade escolar, deficiência de ganho de peso e de estatura e até dificuldades mais críticas como a hipertensão arterial e a alteração cardíaca).

Verifique se a criança ronca e respira pela boca quando está dormindo. Observe também como é a respiração diurna. O pediatra deve ser avisado se a criança respirar pela boca por mais de dois ou três meses. Ele avaliará a criança, solicitará exames (radiografias) e o parecer do otorrinolaringologista, profissional que ajudará a definir o que fazer. O ortodontista, o alergista e até o cardiologista podem ser chamados a participar. O tratamento pode envolver cirurgia.

Não é recomendado dar remédios contra alergia, corticoides nasais, antibióticos ou outros produtos, sem receita médica.

Aconselhamos a leitura completa do tema.

## RONCO, AUMENTO ANORMAL DAS ADENOIDES E DAS AMÍGDALAS

A respiração normal pelo nariz é um dos aspectos mais importantes para a boa oxigenação corporal e, consequentemente, para a saúde do corpo e da mente.

Nossa proposta de trabalho é discutir o ronco, que é um indicador de dificuldade respiratória e, possivelmente, de deficiente oxigenação. Por isso, antecipamos que o ronco sempre deve ser relatado aos médicos.

Quem começa o debate?

### *O RONCO PODE SER SINAL IMPORTANTE DE DOENÇA ?*

O ronco pode ser sinal importante de anormalidade que produz deficiência na oxigenação. A respiração normal é nasal, com a boca fechada, praticamente inaudível, de dia e de noite. Quando for audível, existir ronco, é provável que a respiração nasal esteja comprometida, que a boca seja usada para a entrada do ar e que ocorra prejuízo para a oxigenação corporal.

### *É IMPORTANTE O ENTUPIMENTO NASAL E O RONCO DE UMA GRIPE?*

Essas são situações agudas, em que o problema vai ser resolvido e o ronco logo desaparecerá. Isso não causa grandes distúrbios. O ronco prejudicial é o que dura por meses ou anos e que altera a oxigenação corporal por longo prazo. E esse ronco não depende de gripe nem de resfriado. Decorre de outros problemas.

### *COMO SABEREMOS QUE O RONCO DO NOSSO FILHO PRECISA DE ATENÇÃO?*

Os familiares devem evidenciar o ronco, definir a duração do sintoma e ir ao médico. Saber que o sintoma existe por longo tempo e não relatar ao médico é deixar a criança sujeita a alterações importantes e de difícil reversibilidade. Cabe ao médico explorar o assunto, definir a(s) causa(s), avaliar a importância do assunto e planejar o tratamento.

### *COMO DESCOBRIMOS QUE NOSSAS CRIANÇAS RONCAM?*

O ronco surge principalmente durante o sono. A medicina orienta que os familiares observem a criança dormindo. Existem duas situações:

- → A primeira é ronco extremamente evidente a ponto de todos na casa saberem que a criança ronca. O som é facilmente ouvido quando o adulto entra no quarto ou passa no corredor e a porta do quarto está aberta. Se a criança tira um "cochilinho" na sala, todos percebem o problema. Isso deve ser descrito ao médico. Mas essa é a situação menos comum.
- → A segunda, a mais usual, é a presença do ronco menos evidente. Por isso, é menos referida ao médico.

### *COMO OBSERVAR O SONO PARA EVIDENCIAR O RONCO?*

Recomenda-se é que a criança seja observada enquanto dorme de "barriga para cima", sem travesseiro. É mais valioso observar por alguns minutos na fase do "sono ferrado" e não no início. Essas condições favorecem o aparecimento do ronco.

### *QUE SINTOMAS, NÓS FAMILIARES, DEVEREMOS OBSERVAR?*

Vamos dar uma lista de assuntos que devem ser informados ao médico: irritabilidade, sono diurno excessivo, dificuldade com a alimentação, problemas com a escolaridade, mudança no ganho de peso, falta de ânimo para brincar, desinteresse geral, dentre outros dados gerais; presença de otite média, repetição frequente de "amigdalites", catarro nasal constante, tosse frequente, asma, eczema e "pneumonias"; uso constante de antibióticos, redução da audição, consulta ao otorrinolaringologista; respiração bucal, durante o dia; deformidade torácica, mudança no perfil facial e dificuldades odontológicas – é importante verificar o que o odontopediatra falou sobre o assunto; presença de apneia.

### *JÁ OUVI FALAR DE APNEIA. O QUE É?*

A apneia é uma parada involuntária da respiração. Pode ser emocional como nas crises de perda de choro ou causada por doenças, inclusive neurológicas. Na criança, o mais comum é a apneia que ocorre durante o sono, associada ao crescimento anormal das adeonoides, das amígdalas ou a outras anormalidades da via aérea alta – rinite crônica e desvio de septo. O aspecto mais importante que os familiares devem observar quando descobrem que a criança ronca é apneia. Nos minutos que recomendamos que observarem a respiração, é importante notar se existem essas paradas.

### *COMO DESCOBRIMOS A APNEIA?*

Vamos tentar reproduzir o que ocorre: numa criança que ronca, parece que a dificuldade respiratória vai aumentando, o ronco intensifica e, subitamente, a respiração para por segundos; após isso, há um ronco mais intenso, uma respiração mais profunda, e a criança volta a respirar espontaneamente, roncando. Isso acontece várias vezes numa mesma noite. Quanto mais apneias, mais problemático é o caso. Essas paradas da respiração provocam queda da oxigenação sanguínea e uma série de outras alterações. A criança com apneias que for portadora de um quadro mais crítico precisa ir ao médico imediatamente.

### *O QUE O MÉDICO OBTÉM NO EXAME?*

Todo pediatra inclui na consulta questões sobre o padrão respiratório da criança durante o sono. E se a mãe não sabe responder, o profissional deve falar sobre a importância do assunto. E quando a mãe cita que o filho ronca ou o médico percebe que pode haver doença da via aérea superior, ele busca informações sobre: sintomas antes citados e que podem ser observados pelos familiares; ganho de peso e sobre os outros indicadores do crescimento; deformidade facial, palato alterado e problemas ortodônticos; doença do ouvido médio, sinusite, rinite e tamanho das amígdalas; deformidade torácica, a cintura diafragmática, que o médico facilmente caracteriza; pressão arterial e alterações cardiológicas porque poucos pacientes com as formas mais intensas da problemática podem apresentar alterações nesses aspectos.

### *QUAIS AS PRINCIPAIS DOENÇAS QUE CAUSAM O RONCO?*

São doenças de longa evolução, que duram meses ou anos e que dificultam a respiração nasal. São doenças do nariz e das estruturas vizinhas. O aumento exagerado das adenoides é a principal causa. As amígdalas muito grandes também originam o problema. Rinite crônica, desvio do septo nasal e outras doenças também podem ser causa. Isso acontece mais entre três e cinco anos de idade, quando as adenoides alcançam seu tamanho máximo.

### *E O QUE FAZER PARA DIAGNOSTICAR O PROBLEMA?*

O pediatra e o otorrinolaringologista são essenciais para o diagnóstico adequado. Esse último dispõe de equipamento para visualizar e filmar o interior do nariz, as adenoides e as estruturas que podem estar causando o distúrbio. O raio-X ajuda e o laboratório de sono é o que há de mais moderno e que mais auxilia na definição precisa do problema.

### *E COMO AVALIAR AS ALTERAÇÕES CARDÍACAS?*

Nos casos mais críticos ou quando o pediatra se preocupa com algum dado especial, o cardiologista pode ser consultado. Eletrocardiograma, ecocardiograma, raio-X de tórax e outros exames podem ser solicitados pelo especialista.

### *QUANDO CONSULTAR O ODONTOPEDIATRA E O FONOAUDIÓLOGO?*

A respiração bucal deforma a face e causa importantes alterações dentárias. Assim, idealmente, o odontopediatra deveria ser rotineiramente contatado pelo pediatra para que ele avaliasse as repercussões ocorridas no cliente e decidisse sobre a conduta e até sobre a consulta a um ortodontista. O fonoaudiólogo ajuda os pacientes a recuperar a respiração nasal.

### *COMO É O TRATAMENTO?*

Quando existe apneia e outras alterações importantes, e a causa de todo o problema é o aumento das adenoides, há necessidade de cirurgia. A maior parte dos que não apresentam apneia, nem distúrbio cardiológico, nem outros problemas significativos, poderá ser tratada clinicamente. Mas todos necessitarão seguimento por profissionais criteriosos, idealmente os mesmos médicos, e por familiares devidamente instruídos, para definir quais clientes estão respondendo ao tratamento clínico e quais não estão respondendo, ou mesmo piorando. Para os últimos, a hipótese do tratamento cirúrgico deve ser colocada.

### *O QUE É O TRATAMENTO CLÍNICO?*

São recomendados: alimentar e vacinar de forma apropriada; reduzir a exposição a ambientes fechados e a poluentes respiratórios; aumentar o contato com ar livre nas praças, na praia, no campo e incrementar a prática esportiva; evitar contato com água clorada em piscinas e estimular o contato com água do mar, com o sol, com a praia; tentar evitar, nas crianças de menos de quatro anos, o convívio em creches e escolinhas; monitorar o crescimento com muito cuidado; tratar as infecções e outros quadros agudos com critério; prescrever vitaminas (A e D) e complementos minerais (Ferro, Zinco e outros) quando indicados; motivar a família para seguir o planejamento que é de longo prazo; isso deve incluir visitas periódicas ao pediatra e ao otorrinolaringologista, que devem encampar a mesma proposta terapêutica.

### *COMO É PREVENIDO O PROBLEMA?*

A fórmula para minimizar o problema do aumento excessivo do tamanho das adenoides e das amígdalas é: peito da mãe e alimentação sadia por toda a vida + vacinação + vida ao ar livre + prática de esportes + luta contra o sedentarismo + tentativa de evitar o convívio com muitas crianças em creches e escolinhas + prevenção do contato com fumantes e outros irritantes respiratórios + prevenção do contato com ácaros e outras substâncias produtoras de alergia, no caso dos alérgicos + assistência médica adequada, com tratamento criterioso das infecções. Mesmo com todos esses cuidados, alguns apresentarão dificuldade face ao crescimento excessivo das aludidas estruturas.

Sempre temos falado que os textos pretendem auxiliar os pediatras nas suas tarefas e nunca substituir a consulta médica.

PROFISSIONAIS COLABORADORES:
Fabiana Araujo Sperandio,
Marcelo Mendonça,
Carlos Gonçalves de Oliveira

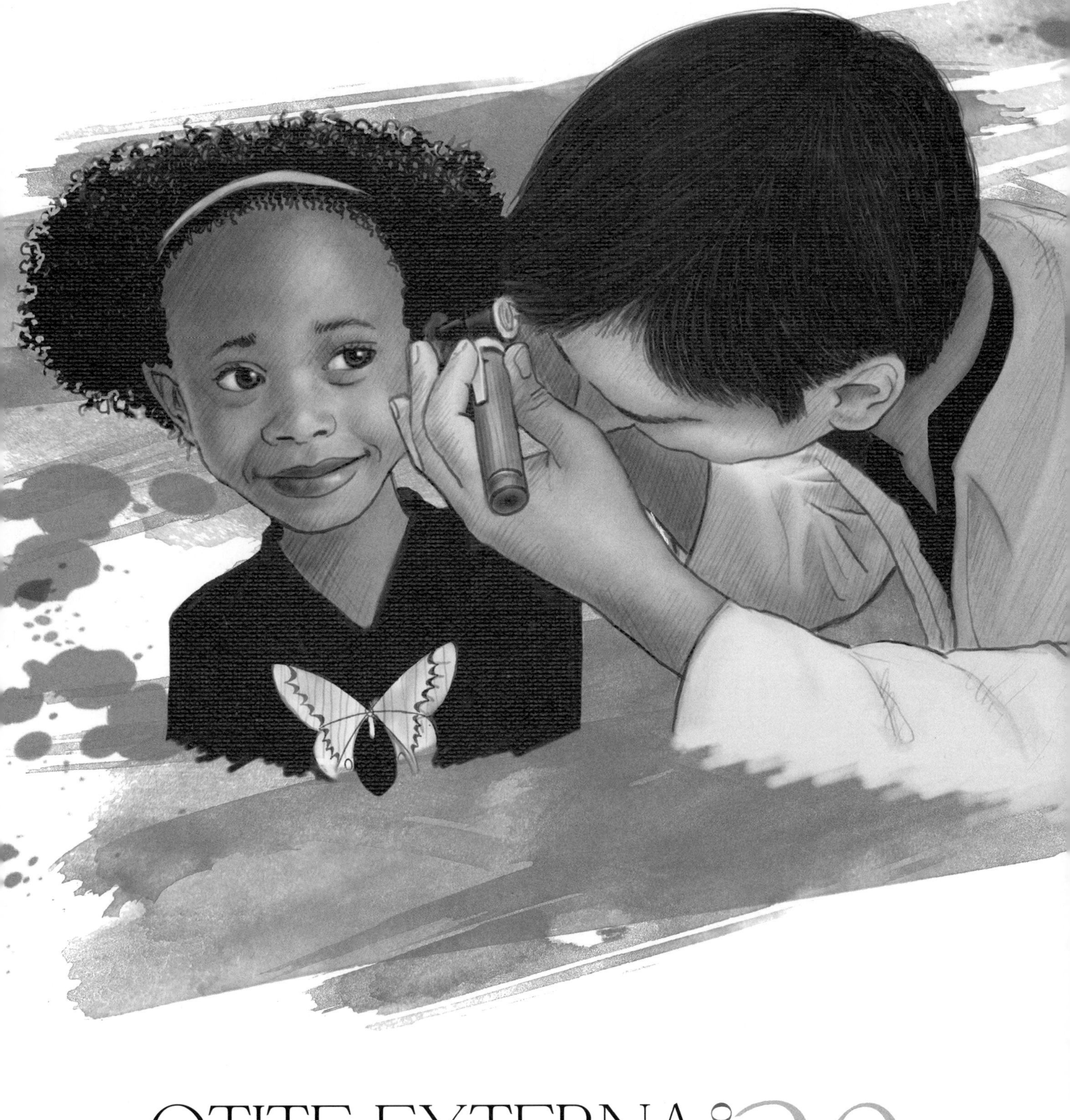

# OTITE EXTERNA E OTITE MÉDIA

CAPÍTULO 20

GUIA PRÁTICO

# OTITE EXTERNA E OTITE MÉDIA

Os sintomas mais comuns da otite externa são: dor local, secreção e mau cheiro no conduto auditivo. Dentre as possiveis causas estão banhos de mar e/ou de piscina, uso de algodão enrolado em palito de dente ou de cotonetes para o "asseio" da orelha externa. Antes de consultar o pediatra, pode-se dar um analgésico. Evite o uso de bolsas ou panos quentes na orelha doente. Não devem ser usados remédios em gotas, pois podem agravar o quadro e dificultar o exame médico. A higiene adequada da orelha externa é essencial para evitar a repetição do problema.

Os principais sintomas da otite média são: dor local, choro inexplicado, coriza e catarro respiratório de alguns dias, tosse e febre. Em algumas crianças, há o registro de otite média anterior, o que alerta pais e pediatras. A orientação é levar para exame médico. Os mesmos remédios, nas mesmas doses, usados contra a febre, podem ser usados como analgésicos. Não devem ser usadas gotas locais. Os médicos passam antibióticos quando há febre e outros dados de otite média significante e orientam sobre os controles.

As crianças que apresentem várias otites médias, as que respirem de boca aberta, ou tenham asma ou outra doença respiratória importante, necessitam de medidas diagnósticas e terapêuticas especiais.

Estimulamos a leitura do capítulo completo.

## Otite externa e otite média

A otite externa e a otite média são doenças comuns na criançada e nossa proposta é revisar aspectos desses problemas para evitar os erros cometidos em casa e ajudar os médicos a bem realizar a sua missão profissional.

Vamos debater primeiro a otite externa e a seguir a otite média.

### Otite externa

Quem pergunta?

*O QUE É OTITE EXTERNA?*

É a inflamação por infecção (bactérias por exemplo) ou por outra causa (alergia) do conduto auditivo externo. Esse conduto é revestido por pele e as doenças que aí se instalam são dermatológicas. Assim, podem surgir furúnculos causados por bactérias, infecções por fungos e reações alérgicas como as do eczema.

*QUAIS AS CAUSAS DA OTITE EXTERNA?*

Os fatores que agridem o conduto auditivo são: **Mecânicos** – uso de cotonetes, palitos, grampos de cabelo e outros objetos para limpar ou coçar o local; **Excesso de água** – banhos de piscina e/ou de mar facilitam a instalação dos fungos; **Medicamentos** – mudam algumas peculiaridades físicas e químicas do conduto auditivo e a flora local, facilitando a instalação das infecções e produzindo eczema.

*ENTÃO NÃO PODEMOS LIMPAR O OUVIDO?*

Vocês devem fazer o asseio do pavilhão auricular com a ponta de uma toalha ou um chumaço de algodão. Nunca se deve empregar cotonetes, grampos ou outras "armas". É comum que, ao querer usar o cotonete só do lado de fora, com a ponta romba, uma pessoa menos avisada "futuque" todos os orifícios da criança com o instrumento. O cerúmen é normal e é eliminado por mecanismos normais. Além de ferir o conduto e facilitar as infecções, a famosa "limpeza" empurra o cerúmen para dentro do ouvido e impede que o processo natural de remoção funcione.

*E O ECZEMA DA PELE TAMBÉM OCORRE NO OUVIDO?*

Ocorre e é comum. Crianças que têm dermatite do couro cabeludo (crosta láctea), por trás da orelha, na face e em outras regiões do corpo, com frequência, também têm o problema no ouvido externo. O conduto, com a reação do eczema, fica úmido e é fácil a instalação de otites por bactérias e por fungos. Os sintomas então podem ser apenas do eczema (coceira) e/ou da infecção (dor, secreção).

*QUAIS SÃO OS SINTOMAS DA OTITE EXTERNA?*

Dor, secreção, mau cheiro e coceira são os sintomas típicos. A dor pode ser intensa. A secreção pode inexistir ou ser abundante, de vários tipos e até sanguinolenta.

*OUTRAS DOENÇAS PRODUZEM ESSES SINTOMAS?*

A otite média é o exemplo mais importante. Outras doenças na região da orelha podem simular a otite externa. O herpes zoster da orelha e a parotidite ("papeira") são exemplos. Também a dor referida como de ouvido pode ser produzida por doença em outros órgãos próximos: dentes ou na articulação temporomandibular. Só o exame médico pode definir qual o órgão acometido e qual a doença existente.

*COMO CONHEÇO O TIPO DE OTITE? E COMO TRATAR?*

O tipo de otite (externa? média?) é definido pelo exame clínico feito pelo médico, sobretudo com o uso do otoscópio. E também é o exame médico que define se a otite externa é por bactérias, por fungos, ou é um eczema. E antes disso, nada de desespero, nada de pingar gotas no conduto auditivo. São maléficas e atrapalham o diagnóstico.

*O QUE FAZEMOS PARA ALIVIAR A DOR ANTES DE IR AO MÉDICO?*

Para alívio da dor, antes do parecer médico, usem analgésico como informado no capítulo *Dor*. O emprego tão popular da bolsa de água aquecida ou do pano úmido aquecido é desestimulado pela medicina. Pode aumentar ao invés de reduzir a dor. O uso de remédios locais, gotas no conduto auditivo, também não é indicado. O melhor é consultar o profissional qualificado após o uso do analgésico.

### *MAS SE EU ESTOU LONGE, NO INTERIOR, POSSO USAR ALGUMA GOTINHA?*

É difícil responder. Quando a criança que está com dor de ouvido já apresentou anteriormente otite externa e foi medicada como tal, é possível usar o mesmo tratamento antes indicado. Mas é sempre importante rever o assunto com o médico. Pode ser que essa dor de ouvido seja de outra doença, uma otite média por exemplo.

### *COMO EVITAR A OTITE EXTERNA?*

Lá vão algumas dicas, falamos, mas vamos repetir: não "limpar" o conduto auditivo com cotonetes; se a doença ocorre após banhos de piscina ou de mar, há duas opções – 1) Pingar, *antes dos banhos,* em cada conduto auditivo, uma a duas gotas de óleo mineral (Nujol por exemplo); ou 2) Pingar, *após os banhos,* em cada conduto auditivo, duas a três gotas da mistura de álcool absoluto (20 mL) com vinagre branco caseiro (20 gotas).

## OTITE MÉDIA

Vamos agora iniciar o debate sobre otite média.

### *O QUE É A OTITE MÉDIA?*

É a inflamação do ouvido médio, cavidade preenchida com ar, que fica por trás do tímpano e que se comunica com a faringe por um tubo chamado trompa de Eustáquio ou tuba auditiva. Secreção nessa cavidade, produzida por infecção (vírus e bactérias) ou por outros fatores (pós-infecção, falta de oxigênio e outros fatores) é doença, é otite média.

### *É FREQUENTE? É DOENÇA IMPORTANTE?*

A otite média ocorre em 80% de todas as crianças e é consequência da alta incidência de doenças do nariz e da garganta. A importância da doença deriva dessa alta ocorrência, que a faz a principal causa de uso de antibióticos na prática pediátrica.

### *A OTITE MÉDIA PODE SE REPETIR NA MESMA CRIANÇA?*

É comum que se repita. O médico sempre avisa: "Olha mãe, a doença da sua filha é uma otite média que pode acontecer de novo. Fique ligada. Se acontecer febre, choro, irritação, durante uma gripe, avise ao médico que ela já apresentou otite média".

### *É IMPORTANTE QUANDO SE REPETE? E POR QUE SE REPETE?*

Uma, duas ou três otites médias não causam preocupação. Número maior merece cuidado especial. Há o risco de prejuízo para a audição, pois há secreção mucosa que pode perdurar por muito tempo e dificultar o funcionamento dos tímpanos. A maior frequência de otite média ocorre em crianças que: não tomaram leite materno; são menores de um ano; frequentam creches ou escolinhas; tomam mamadeira deitadas; são alérgicas e vivem com catarro e obstrução nasal; respiram mal, com a boca aberta, devido à rinite, sinusite ou aumento significativo das adenoides; permanecem muito tempo com "secreção" no ouvido médio.

### *PREJUDICA A AUDIÇÃO? PRECISA AVALIAR ESSE ASPECTO?*

Nos clientes que apresentam muitos episódios de otite média, é usual que o pediatra e/ou o otorrinolaringologista indiquem exames audiológicos para melhor caracterizar o problema e para convencer os familiares sobre a sua importância.

### *O QUE CAUSA TANTA OTITE MÉDIA NA CRIANÇADA?*

As frequentes gripes ou viroses que atingem o nariz entopem a trompa de Eustáquio (ou tuba auditiva) e facilitam a instalação da otite média. Essa ocorrência é ainda mais comum quando a criança tem rinite ou sinusite alérgica, aumento das adenoides ou é filha de pais que tiveram otite na infância. Outros fatores como o tomar o leite deitado também favorece a instalação da doença.

### *QUAIS SÃO OS SINTOMAS DA OTITE MÉDIA?*

As crianças têm sintomas respiratórios – coriza, espirros, dor de garganta, tosse – por alguns dias e apresentam dor de ouvido com ou sem febre. As maiores indicam a dor de ouvido. As menores choram, não dormem, não comem bem.

### *O QUE É O "OUVIDO ESTOURADO"?*

Significa rotura timpânica, que permite que a secreção do ouvido médio apareça no exterior. O tímpano roto rapidamente cicatriza quando a otite é adequadamente tratada. A secreção, que os médicos chamam de otorreia, pode decorrer da otite externa. Então, mais uma vez falamos, é importante que o médico sempre examine a criança com problema de ouvido. Várias otites médias e várias roturas timpânicas devem ser evitadas para não ocorrerem sequelas auditivas permanentes.

### *COMO É FEITO O DIAGNÓSTICO? O QUE O MÉDICO FAZ?*

O médico usa o otoscópio para ver as membranas timpânicas, diagnosticar a otite média e avaliar se há ou não necessidade de antibiótico e de outras medidas. Se houve várias otites médias anteriores, o profissional adota condutas próprias para a situação, inclusive a consulta com otorrinolaringologista.

### *COMO É O TRATAMENTO DE UMA CRISE DE OTITE MÉDIA?*

Quando a situação indica infecção importante, há necessidade de antibiótico + analgésicos / antifebris + soro fisiológico nasal. Quando a condição não indica doença importante, o tratamento inicial é sem antibióticos + analgésicos / antifebris + soro fisiológico nasal + observação + reexame após dois ou três dias. A maioria dos últimos melhora sem antibiótico, mas alguns vão necessitar desse tratamento. Fica bem evidente a importância da consulta médica para selecionar o tratamento e acompanhar a evolução das crianças doentes.

### *E O TRATAMENTO PARA OS QUE TÊM MUITAS CRISES?*

Eles necessitam de: diagnóstico preciso sobre o que está ocorrendo; com frequência o pediatra solicita ajuda ao otorrinolaringologista; exames radiológicos, endoscópicos, audiológicos; tratamento individualizado – colocação de tubos de ventilação, cirurgia das adenoides e outros procedimentos; alguns doentes necessitam de acompanhamento por algum tempo para definir o que fazer.

### *MAS SE ESTAMOS NUMA FAZENDA, COMO ALIVIAR A DOR?*

Evitem as gotinhas auriculares antes que o diagnóstico do tipo de otite tenha sido definido pelo médico. Deem analgésico e apliquem compressas secas aquecidas sobre a orelha que apresenta dor. Há médicos que aceitam, na criança que está sofrendo e não há condições de fazer logo a consulta, usar gotas otológicas até que o paciente possa ser examinado. Repetimos: o tratamento adequado só com a consulta.

### *COMO VER SE A CRIANÇA CUROU?*

A desaparição da febre e da dor, junto com a melhoria do aspecto geral e com a redução do quadro catarral das vias respiratórias, são esperados acontecer a partir do segundo dia do tratamento com antibiótico. O exame das membranas timpânicas indica isso com mais precisão.

### *QUAIS SÃO AS COMPLICAÇÕES DA OTITE MÉDIA?*

As principais são: persistência de secreção, catarro na cavidade do ouvido médio, que pode prejudicar a audição – lembrar que essa cavidade deve ser preenchida com ar para que o tímpano exerça a sua função; rotura crônica da membrana timpânica; mastoidite que é a infecção do osso mastoide, obviamente uma doença importante.

### *E COMO EVITAR TAIS DOENÇAS?*

Alguns itens preventivos: amamentar; não dar mamadeira com a criança deitada; procurar evitar as gripes e os resfriados; levar a criança para a praça, para a praia, a fim de tomar banho de sol; ouvir o pediatra que discutirá alergia, doença por irritantes (cigarro e outros) e mais doenças; vacinar a meninada. Para enfatizar essa informação veja o resumo de uma publicação científica, de agosto de 2010:

*O uso generalizado das vacinas nas crianças tem resultado numa redução da frequência das otites médias agudas bacterianas e das sinusites bacterianas. E, consequentemente, tem reduzido o uso dos antibióticos para estas enfermidades que são das mais importantes indicações dessas drogas na infância. A aplicação rotineira da vacina contra a influenza (gripe) reduz de forma moderada a ocorrência da otite média bacteriana aguda em crianças normais. A vacina contra o H. influenzae tipo B reduziu de forma marcante a ocorrência das chamadas doenças invasivas (pneumonias e meningites) por essa bactéria e também reduziu, de forma menos intensa, a ocorrência da otite média bacteriana e da sinusite bacteriana. A vacina contra o pneumococo (com 7 tipos) também fez decrescer de forma intensa as doenças graves por essa bactéria e teve também um efeito moderado nas otites e nas sinusites causadas por esse micro-organismo.*

Ressaltamos novamente que os temas aqui debatidos servem de orientação geral para o entendimento do que é cada tipo de otite. O que falamos não pode substituir a avaliação médica.

PROFISSIONAIS COLABORADORES
Marcelo Longman Mendonça,
Fabiana Sperandio

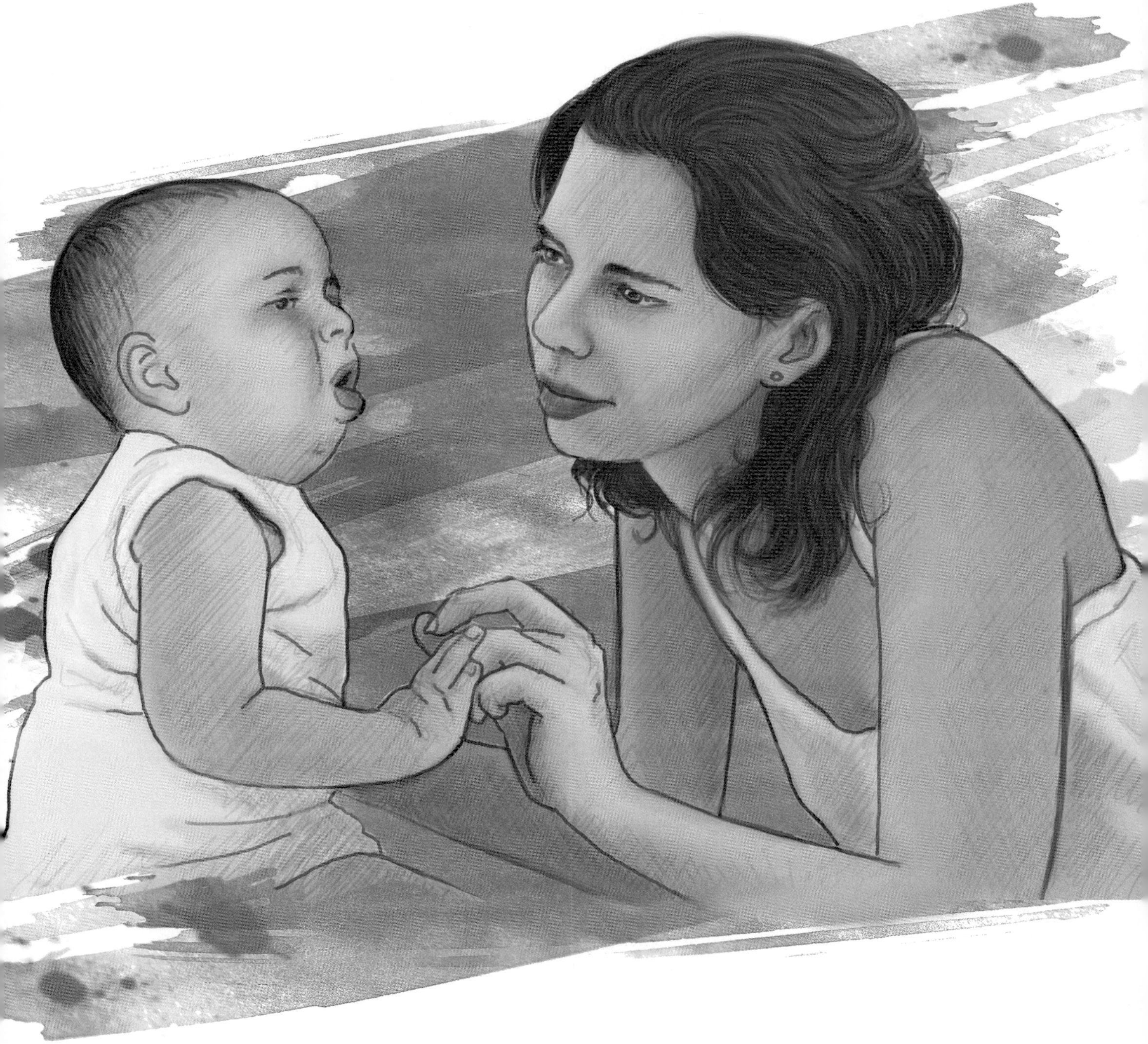

# TOSSE, TRAQUEÍTE, BRONQUITE E PNEUMONIA

CAPÍTULO 21

GUIA PRÁTICO

# TOSSE, TRAQUEÍTE, BRONQUITE E PNEUMONIA

Os familiares erram ao pensarem que tosse é doença e quando usam remédios sem prescrição. Ela pode até incomodar o sono e a rotina das crianças e dos familiares, mas não é o foco principal.

Toda criança tem dezenas de doenças com tosse ao longo da vida, produzidas pelas infecções respiratórias causadas por centenas de vírus. A cura espontânea dessas viroses também faz desaparecer a tosse na maior parte das vezes. Sua presença se dá também em doenças como coqueluche, micoplasma e tuberculose. A alergia respiratória (causada por ácaros e fungos) é outra causa importante. Essas enfermidades acometem a traqueia e os brônquios, mas podem atingir outros órgãos respiratórios. O refluxo gastroesofágico, os tumores, os corpos estranhos e algumas doenças congênitas produzem tosse. Existe também a de origem psíquica.

Na maior parte das doenças, a tosse cede em menos de 30 dias. Seguidas de infecções virais respiratórias fazem-na se prolongar. Coqueluche e tuberculose produzem tosse por semanas ou meses.

Os familiares devem entender as perguntas dos médicos, os exames que solicitam e os cuidados que devem adotar, pois estão tentando descobrir a(s) causa(s) da tosse. (Devem entender quando os médicos prescrevem mel para os maiores de um ano, hidratação abundante, xaropes caseiros e quando pedem alguns dias de tolerância para o corpo resolver a tosse, ou para a definição diagnóstica.

Quando a tosse faz parte dos "quadros gripais", a orientação é hidratar abundantemente (sucos) e dar medicação caseira. Novos sintomas e o prolongamento excessivo da tosse devem ser informados aos médicos.

Busque ajuda médica se existe tosse muito intensa e prolongada com febre, abatimento, expectoração com sangue ou com outro material, se há falta de ar ou qualquer outro dado significante.

Sempre o mais importante é a causa da tosse, isto é, a doença. Evite dar medicamento, qualquer que seja, sem prescrição médica.

E recomendamos a leitura do capítulo por inteiro.

## Tosse, traqueíte, bronquite e pneumonia

A agenda da nossa reunião de hoje inclui o debate sobre o sintoma Tosse e sobre as doenças *Traqueíte, Bronquite* e *Pneumonia.*

Sem delongas, vamos iniciar o assunto Tosse e em seguida vamos debater os outros temas.

## Tosse

É um sintoma comum das doenças respiratórias e algumas vezes de doenças das estruturas vizinhas às vias aéreas – esôfago – e até do sistema nervoso.

Assim, tosse não é doença. Essa é a primeira informação importante, pois é errôneo tentar medicar o sintoma e não valorizar a causa.

Quem começa?

### *O QUE É EXATAMENTE A TOSSE?*

A tosse é mecanismo de defesa e remove secreções das vias respiratórias devido a enfermidades da traqueia, brônquios e pulmões. Também expulsa material estranho da árvore respiratória. Vejam as duas situações: *criança sadia* com musculatura respiratória normal e que tosse vigorosamente tem facilidade de curar as doenças das vias aéreas; *criança enferma* com musculatura respiratória débil e que não tosse com vigor tem maior chance de ter complicações com as mesmas doenças.

### *MAS A TOSSE PODE SER MALÉFICA?*

A tosse é benéfica na quase totalidade das vezes. Dois aspectos devem ser pensados quando se discute sobre os possíveis benefícios e malefícios do sintoma:

*Primeiro é o incômodo que a tosse da criança causa nos pais* – Usualmente, os familiares estão mais transtornados do que a criança. A tosse noturna prejudica o sono e a paciência dos adultos. O desejo imediato é dar um remédio miraculoso. É difícil convencer os familiares que a tosse é benéfica. É difícil convencê-los que não se deve medicar contra a tosse quando é tradição dar remédio contra a febre ou o vômito. E a indústria usa essa paixão pelos remédios para "inventar" fórmulas de todo o tipo contra a tosse, algumas com três ou mais produtos distintos, alguns perigosos.

*Segundo é o prejuízo para o cliente* – Em algumas doenças, a tosse é tão intensa que prejudica o enfermo. Quem vivenciou os terríveis acessos de tosse da coqueluche, hoje menos comum, está bem ciente disso. A tosse excessiva prejudica o sono, a alimentação e pode até produzir outras consequências danosas.

### *A VONTADE É DAR UM REMÉDIO LOGO. NÃO É?*

É difícil ver a criança tossir muito. Uma das funções do médico é a de verificar se a intensidade e a frequência da tosse são realmente significantes ou se os familiares estão supervalorizando o sintoma. Na primeira situação, a tarefa dos pediatras é descobrir e tratar a causa ou as causas da tosse. Na segunda, os remédios são orientação e diálogo.

### *QUAIS SÃO AS CAUSAS DE TOSSE?*

São muitas. As mais importantes são as infecções virais respiratórias e menos significantes as bacterianas – micoplasma e coqueluche, por exemplo. Outras causas são a asma e outras formas de alergia respiratória causadas por ácaros e outros fatores. São importantes as doenças ocasionadas pelos irritantes respiratórios – cigarro, escapamento dos veículos e outros. Algumas doenças do trecho superior das vias aéreas (sinusite, laringite), as pneumonias, o refluxo gastroesofágico também causam tosse. Algumas parasitoses intestinais ocasionam o sintoma. Existe uma forma de tosse que é de origem psicogênica. E ainda existe o sintoma ocasionado por outros problemas. Então, como vocês percebem, o médico tem que pensar em várias causas quando o assunto é tosse.

### *É MESMO! SÃO TÃO NUMEROSOS ASSIM OS MOTIVOS DA TOSSE?*

A situação é ainda mais intrincada porque numa mesma criança dois ou mais problemas podem estar envolvidos. Um exemplo: é comum que a criança, no curso de uma crise asmática (que produz tosse), apresente uma doença viral brônquica (também causadora de tosse) e uma doença bacteriana dos seios da face (que também pode colaborar para a produção do sintoma tosse). E, todas, precisam de diagnóstico e tratamento.

### *O QUE O MÉDICO FAZ PARA DESCOBRIR A(S) CAUSA(S) DA TOSSE?*

Primeiro, o médico ouve muito bem o que os familiares referem: contato com portador de quadro semelhante (coqueluche?), vacinas, história de asma, resposta aos remédios para asma, duração e tipo da tosse (tosse rouca pode ser laringite) e existência de febre e de outros dados são importantes. E exame do médico ajuda. A asma tem uma ausculta típica. A pneumonia também pode ser evidenciada no exame médico. Em alguns casos, há necessidade de hemograma, raio-X de tórax e outros exames para a definição do diagnóstico. Algumas vezes, há necessidade de seguir o cliente por algum tempo ou de consultar colegas para ver o que há.

### *COMO SABER SE A TOSSE SIGNIFICA PROBLEMA IMPORTANTE?*

A tosse significa problema importante quando é: do tipo "tosse de cachorro", sufocante e com falta de ar; acompanhada de febre por mais de dois dias, com decaimento e falta de ar; acompanhada de perda de peso; persistente por mais de 15 dias, principalmente por mais de três meses; repetitiva; com presença de sangue ou de qualquer material estranho na expectoração. Esses pacientes devem ser examinados logo.

### *ENTÃO COMO É FEITO O TRATAMENTO DA TOSSE?*

O tratamento ideal é o da causa do sintoma. Não há tratamento específico para as doenças virais. A tosse da maior parte, quase 100%, cede espontaneamente após cinco a dez dias de evolução. Para a asma, uma das causas mais significativas de tosse na infância, há remédios potentes que reduzem marcantemente a intensidade da tosse e servem inclusive para ajudar o médico a diagnosticar a enfermidade. As pneumonias são tratadas com antibióticos. Enfim, para cada doença que produz tosse, há uma orientação própria que não pode ser esgotada agora.

### *MAS QUANDO DAR UM REMÉDIO PARA DIMINUIR A TOSSE?*

As tentativas de descobrir remédio para minorar a tosse sem produzir danos às crianças não surtiam efeito até agora. A maioria dos remédios produz mais malefícios do que benefícios. Os médicos pensam que reduzir a tosse, impedir o funcionamento desse mecanismo protetor, pode trazer consequências danosas. A diminuição da tosse ajuda a doença e pode provocar alguns problemas graves: pneumonia, ausência de ar em parte do pulmão e outros problemas. Tentar bloquear a tosse é uma ação questionável.

### *MAS O QUE FAZEMOS? FICAMOS DE MÃOS AMARRADAS?*

Vocês têm um papel importante e devem: ajudar o médico a diagnosticar a causa; acreditar que a maior parte das doenças que produzem o sintoma cede em alguns dias, sem remédios, e que a tosse consequentemente desaparece; aceitar o que a medicina recomenda: hidratação (sucos é a melhor pedida), mel de abelha com limão (apenas para os com mais de um ano de idade) e xarope natural (própolis e ervas), e o "lambedor caseiro" das avós nordestinas; observar para ver se surgem sinais de piora (febre, falta de ar, dor de ouvido, intensificação da tosse e outros sintomas); buscar ajuda médica sempre que preciso.

### *E QUANDO A TOSSE PASSA DE SECA PARA A "TOSSE GORDA"?*

A transformação de tosse seca em "tosse gorda" nada muda. A secreção que aparece após alguns dias de tosse seca significa que o processo está perto de terminar. Continuem com a orientação: hidratação, mel, "lambedor" e observação. Os xaropes expectorantes ou mucolíticos ou mucocinéticos que a indústria de medicamentos espertamente divulga em nada influenciam na cura das tosses das infecções virais respiratórias. Antigamente, eram usados produtos com iodeto de potássio, hoje totalmente banidos pela moderna medicina. Estes remédios encarecem a terapêutica e em nada ajudam.

### *AINDA SE ENCONTRAM CRIANÇAS COM COQUELUCHE?*

Ainda existem casos dessa importante doença. A coqueluche é a doença que produz uma das tosses mais importantes e prolongadas e que podem durar até três ou quatro meses. Toda criança que tosse por mais de três semanas, sobretudo se apresenta tosse em acessos, com ou sem vômitos, deve ser investigada para essa possibilidade. Contato com cigarro, fumaça, poluentes domiciliares (tintas, vernizes, poeira) e com uma série de outros produtos e a aspiração de corpo estranho também produzem sintomas parecidos com os da coqueluche.

### *E A TOSSE EMOCIONAL?*

Todos nós devemos lembrar essa causa e toda tosse de origem inexplicada pode ser emocional. É mais comum no adolescente ou no adulto.

### *E A TOSSE DO REFLUXO GASTROESOFÁGICO?*

É muito estudada atualmente e pode ser responsável por uma série enorme de problemas respiratórios (otite, sinusite, laringite, pneumonia e tosse). Essa hipótese deve ser pesquisada em toda tosse de origem obscura.

### *O QUE É CERTO E O QUE É ERRADO NO TRATAMENTO DA TOSSE?*

Vamos, resumidamente, reforçar o que é certo e o que é errado:

**CERTO** – ajudar o profissional a diagnosticar a doença; oferecer maior quantidade de água e de outros líquidos; dar mel de abelha para os que cruzaram o primeiro ano de vida, lambedores caseiros (*) e xaropes sem drogas encontrados em farmácias homeopáticas ou fitoterápicas.

**ERRADO** – medicar com antibiótico ou outro remédio sem avaliação médica; usar derivados do ópio e iodetos; dar remédio para vômito que ocorre após acesso de tosse, pois essa coincidência (tosse seguida de vômito) é, em quase todos os casos, benéfica; nebulizar com água, soro glicosado ou soro fisiológico gelado.

### *SERÁ QUE O MEL DE ABELHA FUNCIONA MESMO?*

A conceituada Clínica Mayo dos Estados Unidos pronunciou-se sobre o uso do mel de abelha nas doenças respiratórias. O primeiro aspecto relatado é que o refresco de limão ou chás aquecidos misturados com mel de abelha realmente aliviam a dor de garganta. Informa ainda que um estudo científico demonstrou que duas colheres das de chá de mel de abelha (10 mililitros), à noite, reduziu a tosse e permitiu um sono mais tranquilo. O estudo mostrou ainda que o mel foi tão eficiente como um clássico remédio para reduzir a tosse. Finalmente, o relato fala para não usar o mel de abelha em menores de um ano e que a tosse não é de todo maléfica. Ela ajuda a remover as secreções das vias respiratórias e se as crianças são habitualmente sadias não há razão para suprimir a tosse.

### *MAS O MEL DE ABELHA NÃO CAUSA DOENÇA?*

O mel de abelha pode causar uma doença, o botulismo, quando dado a crianças menores de um ano. Antes dessa idade não deve ser usado.

## TRAQUEÍTE, BRONQUITE E PNEUMONIA

Vamos debater sobre a outra parte da nossa proposta de trabalho. Quem pergunta sobre os três temas.

### *O QUE É TRAQUEÍTE? E O QUE É BRONQUITE? SÃO IMPORTANTES?*

Traqueíte é a doença ocasionada por qualquer inflamação na traqueia. Bronquite significa inflamação nos brônquios. São doenças agudas e que não causam problema especial para a maior parte das crianças.

### *COMO A TRAQUEÍTE E A BRONQUITE SE MANIFESTAM NA INFÂNCIA?*

Tanto a traqueíte quanto a bronquite apresentam a tosse como sintoma principal. Desse modo, a maior parte das doenças que antes citamos como causa de tosse é na verdade traqueíte e bronquite. Febre, falta de ar, decaimento e outros sintomas também podem vir junto com a tosse e dependem da causa básica da doença.

### *COMO É O DIAGNÓSTICO E O TRATAMENTO DESSAS DOENÇAS?*

O diagnóstico é feito com os recursos utilizados para definir a origem da tosse. A maior parte não tem tratamento específico, pois são doenças virais. Para algumas como a coqueluche, as infecções por micoplasma, a asma, e algumas outras entidades, existem programas terapêuticos próprios. A orientação sobre a tosse que discutimos previamente se aplica muito bem para essas enfermidades. Primeiro diagnosticar e depois tratar.

### *PNEUMONIA É COMUM NA CRIANÇA?*

Os problemas respiratórios são as principais doenças que acometem as crianças. E a pneumonia, como uma das mais importantes afecções infecciosas do trato aéreo, também ocorre com certa frequência. É mais comum nas crianças de menor idade e ocorre ainda mais naquelas que têm outras doenças respiratórias (asma e sinusite são os principais exemplos). Essa doença é muito importante, pois ainda é uma das principais causas de mortes nas crianças, sobretudo nas desnutridas e socialmente desassistidas.

### *QUAIS AS CRIANÇAS DE MAIOR RISCO?*

No nosso país, as crianças desnutridas e socialmente desassistidas, pois elas têm as formas mais graves da enfermidade e nelas o diagnóstico é habitualmente retardado, são as mais vulneráveis. As crianças prematuras, as com menos de dois ou três meses de idade, as que usaram antibióticos previamente, as que foram hospitalizadas, as que têm alguma doença importante (deficiência imunológica e outras) também têm as formas mais críticas.

### *PNEUMONIA PODE SE REPETIR?*

Pode e se ficar bem documentado que a pneumonia ocorreu de novo na mesma criança, o médico deve buscar a(s) causa(s) do problema.

### *QUAIS AS CAUSAS DAS PNEUMONIAS NAS CRIANÇAS?*

As infecções virais são as principais. As pneumonias bacterianas, embora menos comuns, são mais graves que as anteriores.

### *PNEUMONIA PASSA PARA OUTRA CRIANÇA?*

As pneumonias virais são contagiosas. Mas a criança que entrou em contato com o portador da pneumonia viral pode ter apenas uma doença gripal comum, uma bronquite viral, e não necessariamente uma pneumonia. As pneumonias bacterianas, de uma forma geral, não são contagiosas. Existe uma, por micoplasma, que pode ser. É sempre bom conversar com o médico sobre isso.

### *QUAIS SÃO OS SINTOMAS E COMO É O DIAGNÓSTICO?*

Criança que apresenta coriza, tosse, febre alta, decaimento, falta de apetite, gemência, respiração rápida e falta de ar deve estar com pneumonia. O médico também identifica no exame físico alguns outros aspectos que fazem supor ou mesmo afirmar que existe pneumonia. O diagnóstico é feito com esses dados e com os dos exames complementares (raio-X de tórax, hemograma e outros).

### *PARECE COM O QUE ACONTECE NA CRISE ASMÁTICA, NÃO É?*

Há elementos comuns entre a pneumonia e a asma. Por isso é que se deve estar sempre muito atento e é preferível ouvir o médico quando houver qualquer indício de doença mais importante com febre.

### *COMO É O TRATAMENTO?*

Pneumonia diagnosticada nos primeiros dois ou três dias cura mais rapidamente. Pneumonia diagnosticada no sétimo ou décimo dia de doença, quando o quadro da lesão pulmonar é muito mais extenso ou já existe complicação (derrame na pleura e outros), cura com mais dificuldade. Alguns doentes necessitam de hospitalização, mas a maioria pode ser tratada no domicílio, sobretudo quando o diagnóstico é precoce. Em quase 100% das vezes, o médico prescreve antibiótico.

### *QUAL O NOSSO PAPEL?*

Primeiro, saber que a pneumonia é doença grave e estar sempre atentos para facilitar o diagnóstico precoce. Segundo, cumprir rigorosamente as determinações médicas. Dar o antibiótico na hora certa, seguir as orientações sobre a alimentação, a hidratação e o uso de remédios de apoio, voltar para os controles médicos e informar sobre qualquer anormalidade são papéis importantes que devem desempenhar com critério e atenção.

### *COMO É A PREVENÇÃO DAS PNEUMONIAS?*

Lá vão alguns conselhos importantes sobre como tentar evitar que as pneumonias ocorram: evitar a prematuridade e cuidar bem da assistência ao parto; amamentar e após os seis meses nutrir adequadamente; vacinar; evitar o uso desnecessário de antibióticos; lutar contra a exposição aos irritantes respiratórios (cigarro é o melhor exemplo); tratar de forma apropriada as doenças que a criança apresenta (asma, sinusite e outras); incentivar a prática esportiva, a vida ao ar livre e lutar contra o sedentarismo e contra o excesso de TV. Mas com todos os cuidados citados para a prevenção da pneumonia que também se aplicam a outras doenças, a pneumonia pode acontecer, e nesse caso o diagnóstico precoce e o tratamento adequado são a pedra de toque para que tudo saia bem. Então, mantenha o "desconfiômetro" ligado e vamos em frente.

Finalmente, lembramos que todos os textos deste livro fornecem orientações gerais de como se comportar com os problemas mais simples da saúde das crianças e dos adolescentes. Os textos não substituem a consulta médica.

### *PREPARO DE ALGUNS LAMBEDORES CASEIROS USADOS PELA POPULAÇÃO DO NORDESTE

**1 – BETERRABA CRUA:** retirar a casca da beterraba; cortar em rodelas finas; alternar uma camada de beterraba e uma camada de açúcar; deixar no sereno por uma noite; coar no dia seguinte.

**2 – BETERRABA COZIDA:** cortar em pedaços uma beterraba de tamanho médio; colocar a beterraba com açúcar no fogo; cozinhar até a beterraba ficar branca e o líquido começar a ter a consistência de mel.

**3 – CEBOLINHA:** tirar os talos e lavar as cabeças da cebolinha; cortar em rodelas; polvilhar um prato com açúcar e depois colocar uma camada de cebolinha em rodelas e cobrir com açúcar; levar ao fogo em banho-maria por 15 minutos; coar.

**4 – CASCA DE ABACAXI e ANIS ESTRELADO:** lavar as cascas de um abacaxi; cortar em pedacinhos; colocar para ferver em um litro e meio de água por 20 minutos; passar tudo numa peneira tendo o cuidado de espremer bem as cascas da fruta; levar ao fogo com um quilo de açúcar e com o anis estrelado; deixar ferver até dourar e engrossar um pouco.

**5 – TOMATE, ACEROLA e HORTELÃ DA FOLHA GRAÚDA:** cortar três tomates em pedacinhos; juntar os tomates cortados com três acerolas e três folhas da hortelã da folha graúda e adicionar três copos de água; cozinhar até que o volume de água se reduza a cerca de um copo; passar numa peneira e espremer bem as frutas; acrescentar três colheres das de sopa de açúcar à parte líquida e levar ao fogo para ferver; o lambedor está pronto quando o líquido começa a ficar pegajoso, lembrando a consistência de mel.

**6 – ABACAXI:** lavar três rodelas de abacaxi com casca; colocar para cozinhar com três copos de água; retirar do fogo quando o volume do líquido estiver sido reduzido a cerca de um copo; passar tudo na peneira tendo o cuidado de espremer o abacaxi; levar a parte líquida ao fogo, junto com três colheres das de sopa de açúcar; ferver até que o líquido fique pegajoso, com a consistência lembrando a do mel.

**7 – ABACAXI E TOMATE:** na fórmula anterior, basta acrescentar dois ou três tomates cortados;

**8 – MARACUJÁ:** colocar a polpa do maracujá com a água mineral (ou filtrada), em fogo baixo; cobrir a polpa com açúcar escuro (cristal); retirar a espuma que vai se formando, com uma colher; esperar até dar o ponto de xarope; coar.

## Observações:

Alguns recomendam manter os lambedores refrigerados. Mas há os que dizem que isso não deve ser feito, pois não é prudente dar líquidos ou alimentos resfriados para quem está com tosse. Parece que a conduta mais racional é preparar uma pequena porção do lambedor (cerca de um copo) e manter fora da geladeira. Mas o restante do produto deve ser desprezado após cinco a sete dias de uso.

Muita atenção com o uso de fitoterápicos ou o tratamento com ervas que, de modo geral, a população considera como não tóxicos. Algumas plantas produzem potentes substâncias que exercem diversas ações no corpo humano. Os lambedores com colônia, malva-rosa e espinho cigano, por exemplo, devem ser evitados. As duas primeiras apresentam componentes ativos que estão sendo estudados e que podem causar efeitos colaterais indesejáveis. A última é proibida pelo FDA, órgão que regulamenta o uso de drogas nos Estados Unidos, face ao seu poder tóxico.

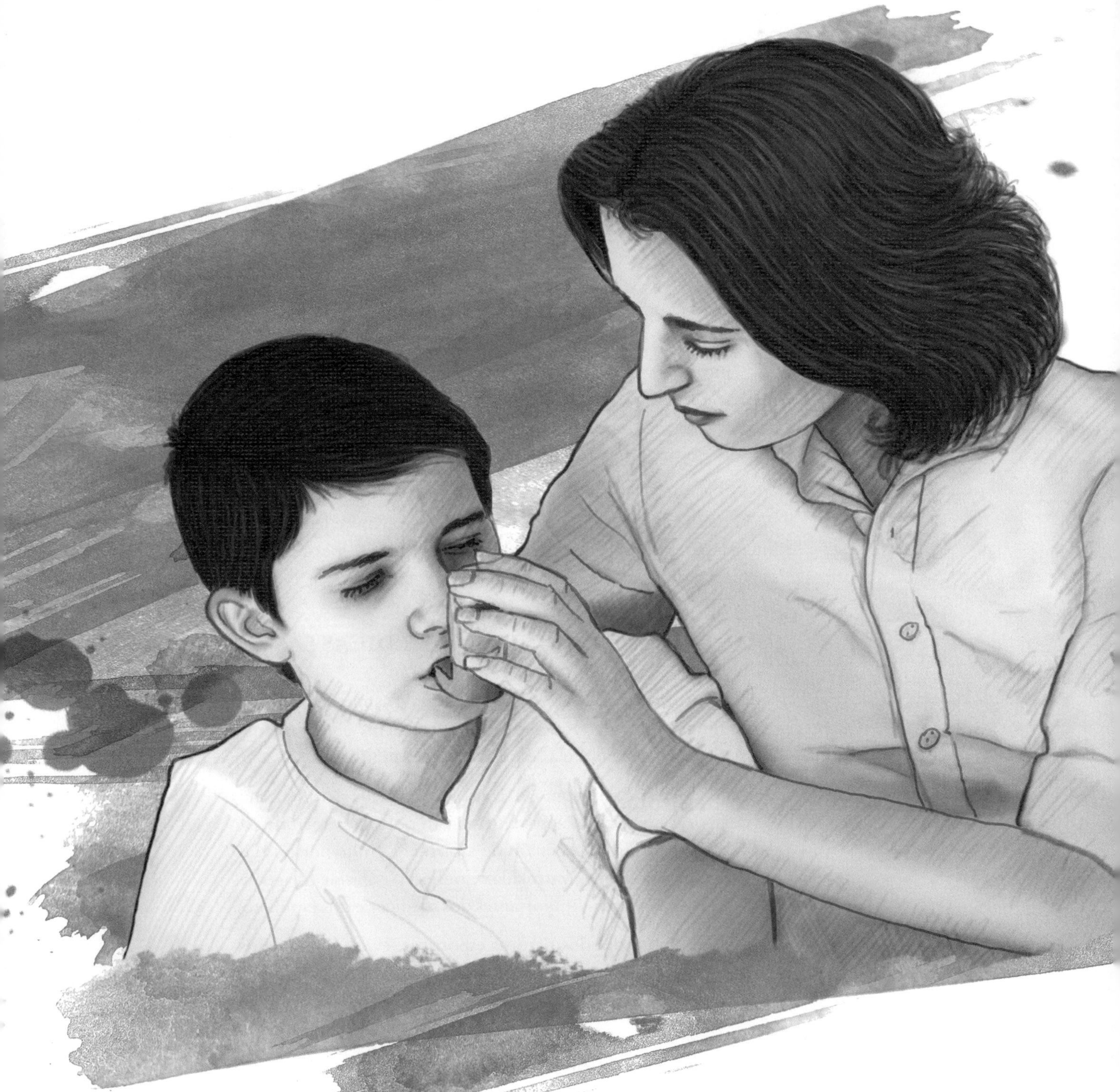

# RINITE ALÉRGICA E ASMA

CAPÍTULO 22

# RINITE ALÉRGICA E ASMA

Essas doenças, repetitivas ou crônicas, são de difícil controle. A criança afetada necessita de acompanhamento médico sistemático e qualificado. Levá-la a diferentes médicos e de forma desordenada não é aconselhável. O pediatra assistente deve ser consultado quando os familiares necessitam de alergista, pneumologista ou outro especialista.

O conhecimento do quadro é primordial. Rinite leve e rinite intensa têm abordagens inteiramente distintas. A mesma noção se aplica para os quadros de asma.

## AS PRINCIPAIS CONDUTAS MÉDICAS SÃO:

- Diagnosticar a(s) causa(s) da rinite e/ou da asma e a intensidade do(s) problema(s) com os exames clínicos, o acompanhamento dos pacientes e a resposta ao tratamento.
- Cuidados especiais como o combate a ácaros e fungos nos quartos e nos outros ambientes são importantes medidas de prevenção. Com a suspensão de aspirina, a rinite por ela causada é inteiramente controlada. Conhecer e afastar os agentes agressores são tarefas importantes dos médicos e dos familiares.
- Também são indicados práticas esportivas, evitar o sedentarismo, vacinação contra as infecções preveníveis, alimentação natural e apoio emocional.
- Familiares devem estar preparados para reconhecer e cuidar precocemente dos episódios dessas doenças. Em crises agudas, devem adotar o medicamento prescrito.
- Os familiares devem, ainda, registrar os eventos entre uma consulta e outra e o médico tem de sensibilizá-los para a importância do cumprimento do programa planejado.
- Há remédios para prevenir e melhorar as crises agudas de asma e rinite. Porém, todos têm efeitos colaterais e, por isso, não devem ser usados sem controle médico.

Recomendamos a leitura do capítulo completo.

## Rinite alérgica e asma

A rinite alérgica é habitualmente companheira da asma, da dermatite e da conjuntivite, todas de natureza alérgica, que podem ocorrer na mesma criança e ocasionam grandes dificuldades para a saúde.

A asma é a doença crônica que causa mais sofrimento às crianças, aos adolescentes e aos seus familiares. Ela produz: angustiantes crises agudas de falta de ar; intermináveis acessos de tosse; sofridas consultas ao pronto-socorro e ao médico; terríveis noites mal dormidas; restrições como os clássicos: *"Você não pode tomar picolé", "Você não pode ir à praia porque está ventando", "Você está tossindo e não pode jogar bola";* uso de recursos que falham, o que pode ser constatado na seguinte declaração: *"Mainha dizia que eu tinha que ir à praia porque lá ficaria melhor da asma. Assim, passávamos grandes temporadas na praia, mas tinha crises de todo jeito";* questões afetivas complexas como na declaração: *"Às vezes, achava bom, pois sentia que chamava a atenção de meus pais e, inclusive, dos colegas";* uso de remédios de duvidosos efeitos terapêuticos; gastos com medicamentos e com outros itens.

Cremos poder começar a debater algumas das dúvidas comuns sobre essas doenças irmãs. Quem começa?

### *A RINITE ALÉRGICA E A ASMA SÃO FREQUENTES?*

A frequência é alta nas cidades. No Recife, de 20 a 30% das pessoas são afetadas com asma e rinite. Na população do campo, as duas enfermidades ocorrem menos.

### *HOJE EXISTE MAIS RINITE ALÉRGICA E ASMA DO QUE ANTIGAMENTE?*

A deterioração das condições de vida das populações urbanas – menos espaço para as atividades esportivas e para o lazer, mais poluição, sobretudo pelo grande número de carros, maior aglomeração e outros fatores – explicam a maior frequência das enfermidades que também são mais conhecidas e diagnosticadas. E por todo o mundo, essas doenças são vistas como um problema de saúde pública. Há programas internacionais para uniformizar os métodos de diagnóstico e de tratamento da rinite e da asma, e para minimizar a multiplicidade de abordagens para os problemas. São guias confiáveis para que o médico não submeta o cliente a aventuras terapêuticas e a riscos desnecessários.

### *AO QUE VISAM ESSES ROTEIROS?*

Eles orientam os médicos a classificar cada asmático de acordo com a gravidade da doença, pois a asma não é uniforme. Existem formas *leves, moderadas* e *graves* da doença. Os portadores das formas leves que constituem mais de 80% dos asmáticos devem ser conduzidos com esquemas diferentes dos propostos para os com as formas graves. Também existem programas para os portadores de rinite alérgica.

### *COMO O MÉDICO DEFINE QUE EXISTE A RINITE ALÉRGICA?*

De uma maneira geral, os médicos utilizam: *história familiar* – existe maior número de riníticos e de asmáticos quando os familiares mais próximos apresentam esses quadros; *sintomas* – a rinite alérgica é caracterizada pelos clássicos dados de obstrução nasal, coriza, espirros e coceira nasal; *duração e fatores desencadeantes* – a longa duração e a evidência de fatores desencadeantes como o frio e o contato com animais e ambientes poluídos; ocorrência de outros quadros alérgicos – a presença de asma e/ou dermatite ajuda a definir o diagnóstico de alergia; *exame médico* – a mucosa nasal apresenta sinais de alergia; *exames laboratoriais e de imagem* – são elementos que ajudam a caracterizar a existência da doença e a sua importância, e definir o papel da alergia na gênese do problema; *resposta ao tratamento* – é mais um dado que o profissional usa para corroborar o diagnóstico.

### *É FACIL ENTÃO DEFINIR QUE EXISTE RINITE ALÉRGICA?*

O médico precisa avaliar se outros fatores – exposição ao cigarro dos pais e a outros poluentes ambientais, aumento excessivo das adenoides, desvio de septo nasal, presença em escolinhas e creches, doenças imunológicas, dentre outros – podem ser a causa dos sintomas apresentados ou podem estar junto da alergia no mesmo doente.

### *TODA "FALTA DE AR" É ASMA? E COMO VOCÊS DIAGNOSTICAM ASMA?*

Outras doenças causam falta de ar. Para que o doente seja diagnosticado como asmático é preciso que existam: crises repetidas de falta de ar que melhoram com os remédios para asma; sinais característicos da doença, como o chiado na ausculta do tórax, nas crises de falta de ar; episódios repetidos de tosse, mesmo sem episódios de falta de ar, que também melhoram com os remédios para asma; casos semelhantes na família, nariz e pele alérgicos; dados de exames como os de função pulmonar e da resposta a um plano de tratamento específico para a doença.

### *É MUITA EXIGÊNCIA PARA DIAGNOSTICAR ASMA?*

Há outras doenças que podem causar um quadro parecido com o da asma: refluxo gastroesofágico, fibrose cística, corpo estranho na via aérea, algumas infecções, parasitoses intestinais e outras.

### *E SÓ A PRESENÇA DE TOSSE PODE SIGNIFICAR ASMA?*

Essa é uma situação frequente. Apenas a tosse, sobretudo noturna, que se prolonga por dias sem fim, que se repete com frequência ao longo de semanas ou meses, sem os episódios agudos de falta de ar, pode significar asma. E essa é uma das apresentações mais comuns desta doença. Algumas vezes, exames especiais feitos pelo pneumologista ou pelo alergista é que podem realmente definir que o cliente que tosse muito é um asmático.

### *OS TESTES ALÉRGICOS AJUDAM A DIAGNOSTICAR A RINITE ALÉRGICA?*

Os testes alérgicos constituem importante ajuda para definir com mais precisão se a rinite e a asma são alérgicas. Ajudam também a definir a causa ou as causas. Com os testes, é possível avaliar a interferência dos ácaros, fungos, epitélio de cão e gato na origem das doenças o que permite orientar o tratamento com mais segurança. O teste cutâneo consiste na aplicação da substância a ser testada na pele. São indicados após os quatro anos de idade e devem ser feitos pelo especialista. Também é possível demonstrar a alergia medindo no sangue a quantidade do anticorpo da alergia a cada uma das substâncias que se deseja avaliar. A interpretação dos resultados deve ser feita por médico com experiência no assunto.

### *O QUE REALMENTE CAUSA ESTAS DOENÇAS?*

Tem estes problemas quem apresenta predisposição genética e é exposto a fatores ambientais adversos. Mas essa fórmula elementar não explica a complexidade das doenças. A rinite alérgica e a asma são doenças com muitas faces, com variadas apresentações clínicas e com diferentes graus de gravidade. No caso da rinite alérgica, podemos encontrar o paciente que de tão obstruído não dorme bem à noite e é chamado de funga-funga pelos colegas, ou aquele que anda continuamente com lenço na mão tanta é a coriza que apresenta. No caso da asma, é possível encontrar um cliente que sofre duas ou três crises leves durante toda a infância e outro que tem crises muito frequentes, por meses ou anos, e que até pode ser fatal. Veja que enorme variação.

### *O QUE JUSTIFICA ESSAS DIFERENÇAS?*

Algumas combinações de gens favorecem o surgimento da rinite e da asma alérgica (aos ácaros, por exemplo), outras combinações permitem o aparecimento da rinite e da asma não alérgica (causada por viroses ou pelo cigarro, por exemplo) e outras combinações produzem um quadro misto. Além da genética, algumas crianças são expostas a um conjunto de fatores e desenvolvem um padrão de doença que é diferente do apresentado por outras expostas a outros fatores. A intensidade e o tipo do tratamento a que o cliente é submetido, justificam parte das diferenças notadas entre clientes distintos. As crises asmáticas são influenciadas por fatores psíquicos. A valorização excessiva do quadro pode induzir as crianças a produzirem mais sintomas para atender à demanda da família. Adoecer pode gerar gratificações que devem ser repensadas pelos familiares dos asmáticos. As crianças doentes precisam de cuidados e controles que são produtivos. Os presentes, as gratificações, por outro lado não são produtivas. São prejudiciais e podem ocasionar, em certas circunstâncias, a permanência na posição de doente que gera esses "benefícios". Mães excessivamente presentes e protetoras podem gerar ansiedade e maiores e mais frequentes crises de asma. Portanto, a doença de cada asmático deve ser conhecida e o tratamento individualizado.

### *EU, NA CONDIÇÃO DE ASMÁTICA, POSSO FALAR SOBRE ISSO?*

Gostaríamos que você falasse muitas vezes.

*Concordo com o que foi dito antes. Só acrescento que isso é algo bom para os pais saberem. Mas quando somos pequenos e ficam dizendo que asma é psicológico ou tem muito que atende à nossa psique, faz mal. Pelo menos, me fazia mal, porque me sentia culpada. Como se passasse por uma escolha minha. Só que criança é levada por estímulos mesmo. Ainda está construindo uma visão crítica das coisas, e ser impregnada com tamanha responsabilidade, sendo tão pequena, gera dor. Eu mesmo acho que são coisas que os pais, mais maduros, podem controlar, mas não cobrar da criança esse controle quando pequenas. Essa é uma percepção minha.*

### *QUEM TEM RINITE E/OU ASMA PODE TER FILHO COM AS DOENÇAS?*

Quem tem rinite, asma e dermatite alérgicas ou mesmo outra manifestação de alergia – exemplos: dermatite e conjuntivite – tem a possibilidade de gerar filhos asmáticos. Quando um dos pais é asmático, a chance de o filho ter a mesma doença é de 50%. Quando pai e mãe são asmáticos, a frequência sobe para 90%.

### *AS VIROSES CAUSAM ASMA. NÃO É MESMO?*

As infecções virais produzem bronquites e pneumonias que são muito parecidas com a asma. Além do mais, a maioria dos pacientes asmáticos pode apresentar crises precipitadas por vírus. Mas não é possível falar em asma numa criança em que a infecção viral produziu apenas uma crise de falta de ar. É imprudente, na primeira crise de falta de ar, dizer que a criança é asmática e que o seu futuro será esse ou aquele. Mas é fato que, até os cinco ou seis anos de idade, muitas crianças que tem tendência para ter sintomas asmáticos apresentam crises desencadeadas pelas infecções virais. E se essas mesmas crianças também são sujeitas a fatores ambientais adversos (pais fumantes e outros), a chance de que apresentem sinais asmáticos é muito maior. A asma é decorrente de uma soma de fatores adversos. E é esse conjunto que deve ser trabalhado para que o quadro seja evitado.

### *POR TODA A VIDA A CRIANÇA VAI TER ASMA CAUSADA PELAS VIROSES?*

A maioria das crianças que apresentam crises de asma desencadeadas apenas pelas viroses tendem a ficarem em livres do problema lá pelos cinco anos de idade. Nessa idade, a frequência das infecções respiratórias virais cai muito e ocorrem mudanças na imunidade e na estrutura respiratória que não mais favorecem o surgimento das crises asmáticas. Mas, em algumas pessoas, especialmente naquelas com histórico familiar ou com outra doença alérgica como rinite ou dermatite, essa tendência a ter sintomas asmáticos produzidos pelos resfriados virais pode permanecer por toda a vida.

### *A ESCOLINHA É UM PROBLEMA PARA AS CRIANÇAS ASMÁTICAS?*

Todas as condições que favoreçam a aglomeração de muitas crianças – escolinhas, aniversários, "shoppings" – favorecem a aquisição das doenças viróticas respiratórias e de crises de asma para quem é predisposto. Isso é tão importante que algumas vezes o médico recomenda afastar, mesmo por um determinado tempo, a criança da creche ou da escolinha. Por outro lado, o contato com alguns vírus pode talvez no futuro ajudar à criança a amadurecer o seu sistema imunológico e, assim, não haverá asma na idade adulta.

### *SINUSITE CAUSA ASMA?*

Asma pode predispor à sinusite e sinusite pode agravar asma. Os asmáticos apresentam infecções nos seios da face (sinusite), no ouvido médio (otite média), nos brônquios e nos pulmões (bronquites e pneumonias) que precisam ser bem diagnosticadas e bem tratadas. É sabido que uma infecção dessas, como uma simples sinusite, desencadeia ou agrava os sintomas da asma e prejudica o tratamento do asmático. É rotina do médico, se os sintomas do asmático não estão se comportando como esperado, buscar o diagnóstico de sinusite e de outros problemas que justifiquem a falta de resposta ao tratamento.

### *QUAL A RELAÇÃO ENTRE A NOSSA CASA E A RINITE ALÉRGICA E A ASMA?*

Os principais inimigos dos asmáticos estão aquartelados na nossa casa. É lá que os fumantes agem com mais intensidade. E também é na casa que se concentram os ácaros, as baratas e os fungos (mofos) que tanto mal fazem. E é na casa que o convívio com animais de pelos e penas (sobretudo gatos e cachorros) é mais íntimo. Também é na casa que está a televisão que favorece o sedentarismo e o aparecimento dos sintomas asmáticos.

### *O QUE MAIS DEVEMOS SABER SOBRE A CASA?*

Acabou-se o tempo das casas amplas, dos espaçosos quintais com fruteiras e das ruas calmas onde se brincava livremente. Sobretudo nas grandes cidades, o tempo é dos apartamentos cada vez menores, de falta de espaço para brincar ou de ter que dividir o local das brincadeiras com a garagem dos carros, de ruas onde não se pode correr livremente. Portanto, é infelizmente tempo de vida sedentária, TV, *videogames*, dos alimentos prontos e do *fast food*, da obesidade. É também tempo das ambientações com cortinas, tapetes, alcatifas, almofadões (pufes), enormes colchas, ededrons e sofás erroneamente estofados e repletos de almofadas. A limpeza disso tudo é quase impossível. Também é tempo de uso de detergentes com muito odor e de muitos outros produtos químicos na rotina da casa, e de pouca água e sabão. E tudo isso favorece a agressão pela poeira doméstica e tudo o que nela existe e por outros agentes ao pulmão dos asmáticos.

### *PARECE QUE PARA O ASMÁTICO É MELHOR VIVER FORA DA CASA!*

Devemos perceber que grande parte da nossa vida é na casa onde moramos. Mais uma vez, a casa onde mora um asmático deve ser muito bem pensada. E também a vida dele deve ser bem programada, com o mínimo de tempo no interior da casa e o máximo no exterior dela, em atividades lúdicas ou esportivas, ao ar livre, no sol, na praia, nas praças.

### *O PISO DA CASA TEM IMPORTÂNCIA?*

O ideal é o piso de granito, mármore, cerâmica, cimento ou fórmica que permitem limpeza com pano úmido. O piso de madeira não é recomendado. Ele permite acúmulo de todo o tipo de resíduos orgânicos entre a madeira e o cimento sobre o qual estão assentados e o consequente crescimento de ácaros e fungos.

### *COMO DEVEM SER AS CORTINAS E OS ESTOFADOS?*

As cortinas devem ser lisas, curtas e feitas com tecido plastificado ou emborrachado. Tudo isso favorece a limpeza com pano úmido ou aspirador. Os estofados devem ser de material plastificado ou couro e também devem ser convenientemente limpos. É melhor não ter os bichinhos de pelúcia, mas, se existem, é recomendável que sejam guardados em sacos plásticos bem fechados. Periodicamente, eles devem ficar um dia no freezer ou no congelador para que os ácaros sejam desnaturados.

### *QUAIS PRODUTOS DE LIMPEZA USAR NA CASA DO ASMÁTICO?*

O ideal é usar água e sabão. Os produtos com muito odor, como os detergentes e outros, podem ser maléficos.

### *E A UMIDADE? MINHA CASA ESTÁ CHEIA DE VAZAMENTOS.*

A casa úmida é repleta de mofo e de ácaros. É importante adotar medidas para resolver o problema dos vazamentos. Casa de asmático deve estar com as janelas abertas de dia, para entrar sol e ar puro.

### *E O AR CONDICIONADO E O VENTILADOR?*

O asmático deve viver em sintonia com a natureza. Quanto menos artificialismo, melhor. Se o tempo está fresco, ótimo. Mas se está quente e a temperatura for tolerável, o melhor ambiente, até para dormir, é sem ar condicionado e sem ventilador.

### *COMO FAZER SE ESTÁ MUITO QUENTE? E AS MURIÇOCAS?*

Quando está excessivamente quente, e ainda mais no nosso meio, com muriçocas (pernilongos), o ar condicionado ajuda a dormir. Muitas mães relatam que seus filhos passaram a ter menos nariz entupido e tosse quando o ar condicionado foi aposentado. O ventilador e o circulador de ar também ajudam nas épocas mais quentes do ano. O mal que o ventilador ou circulador de ar fazem é manter os ácaros e outros elementos em suspensão e favorecer que o asmático os inspire. Esses aparelhos podem ser usados no quarto do asmático e não ser muito prejudiciais se os seguintes cuidados forem adotados: regular o ar condicionado para que a temperatura fique lá pelos 22°C e, se a madrugada for fresquinha, é prudente desligá-lo; limpar o filtro do ar condicionado constantemente e todo o aparelho deve passar por uma manutenção geral a cada seis meses; evitar dirigir o jato de ar do ventilador diretamente em cima do asmático; manter o ambiente bem limpo.

### *ENTÃO O IDEAL É NÃO USAR ESSES APARELHOS?*

Sempre lembrar que o asmático melhora com o contato com a natureza sem utilização de equipamentos que favoreçam um ambiente artificial. Para o asmático, e para toda criança, são ótimos: tomar banho de mar e de chuveiro com a água na temperatura ambiente nos dias mais quentes e com a água levemente aquecida nos dias mais frios; andar; correr; jogar bola; praticar ciclismo e outros esportes; brincar com os colegas e fazer tudo o que as crianças normais fazem. O asmático deve aprender a dizer eu posso, eu sou capaz, eu não vou adoecer.

### *E OS CORTINADOS?*

Os cortinados ajudam a evitar as picadas das terríveis muriçocas (pernilongos). Têm os inconvenientes de aquecer a cama da criança e de acumular poeira na sua malha. Para evitar este último problema, é bom toda manhã retirar o cortinado e guardar numa gaveta. Toda noite é só colocar no lugar. E uma vez por semana é válido lavar para retirar a poeira existente.

### *PODEMOS USAR INSETICIDAS EM SPRAYS OU O DA TOMADA?*

Os inseticidas sem odores à base de piretro que apresentam menor toxicidade e alergenicidade podem ser utilizados duas a três horas antes de a criança se recolher ao quarto, quando for estritamente necessário.

### *É MELHOR USAR INSETICIDA OU CORTINADO?*

Se possível, evitem os inseticidas. Cortinado é melhor. Os sprays desodorizantes fazem mal e são caros.

### *E OS ÁCAROS?*

Está bem documentado cientificamente e os testes alérgicos ajudam a definir isso com muita precisão que os ácaros são importantíssimos provocadores de asma em pessoas sensíveis. No Recife, isso já foi muito bem demonstrado. Então, reduzir o número de ácaros no domicílio, pois eliminá-los é quase impossível, é também tarefa importantíssima na casa dos portadores dos quadros mais significativos de asma e/ou de rinite. E não é muito difícil fazer isso: eliminem ou reduzam drasticamente tudo o que acumula poeira na casa: cuidem do guarda-roupas: mantenham limpo com pano úmido e guardem em caixas plásticas o que não é usado regularmente; removam objetos aglomerados e evitem excesso de prateleiras que sempre permitem a guarda de excesso de objetos; eliminem os carpetes e tapetes; façam as cortinas de material lavável; usem capas de material impermeável no colchão e no travesseiro do asmático e de quem dorme no quarto com ele; revistam os estofados, os "pufes", os almofadões com material que não acumula poeira e que permite limpeza com pano úmido; limpem o quarto com pano úmido duas vezes na semana.

### *OUVI FALAR NUMAS CAPAS PARA O COLCHÃO E O TRAVESSEIRO.*

Existe essas capas que ajudam no controle ácaros. Há nas lojas especializadas em produtos para alérgicos e em lojas de produtos médicos.

### *E AS BARATAS?*

Está definido que os produtos eliminados pelas baratas são potentes desencadeadores de sintomas nos portadores de rinite e de asma. Então reduzir o número de baratas na casa é uma tarefa significativa no tratamento dos alérgicos. Alguns conselhos que ajudam a lutar contra elas: mantenha a casa limpa, sem restos de alimentos; deixe os ralos fechados quando não estiverem em uso; realize dedetizações semestrais, especialmente quando as crianças puderem passar alguns dias em outro ambiente – as empresas divulgam que existem formas de combate às baratas com o uso de substâncias não tóxicas, não causadoras de alergia e sem odor, o que é discutível.

### *E O STERILAIR? O QUE FAZER PARA OS FUNGOS?*

O *sterilair* e outros aparelhos que a indústria apregoa como úteis para reduzir os ácaros na casa são questionados pelos pesquisadores. A preocupação maior é que possam até prejudicar, pois certas mães descuidam do controle do ambiente quando compram um desses aparelhos.

### *E COMO EVITAR O MOFO?*

Os fungos popularmente designados "mofo" são causa de rinite e de asma alérgicas. O ambiente úmido, quente, mal iluminado e sem ventilação natural favorece o crescimento desses micro-organismos. Assim, o primeiro conselho é manter a casa bem iluminada, com boa ventilação natural e com o mínimo de umidade. Para evitar fungos, verifiquem que as paredes não estejam úmidas, sobretudo atrás dos móveis. Se houver sinais de mofo, usem quinzenalmente uma solução de detergente tipo Lysoform nas paredes (conforme as instruções do produto). Outro produto que pode ser usado é o ácido fênico.

### *E OS CACHORROS E OS GATOS?*

As secreções e outras substâncias deixadas pelos animais de pelos e penas, pela casa, são importantes desencadeadores de sintomas em alguns pacientes asmáticos e riníticos. Além disso, os animais domésticos podem estar impregnados de ácaros em seus pelos. Os testes alérgicos com produtos dos cachorros e dos gatos e outras evidências científicas demonstram o fato e alertam para a alergia a esses animais. Não é desejável a presença dos animais de pelo e pena na casa de portadores de rinite e de asma. O nó é saber o que fazer quando o portador da asma está afetivamente ligado a um dos citados animais.

### *QUANDO TER UMA POSIÇÃO RADICAL E AFASTAR O ANIMAL DA CASA?*

Quando há prova confiável, como um teste alérgico demonstrando que a criança portadora de um quadro asmático importante, é alérgica às proteinas do cachorro. Tentar transferir o cão para a casa de um familiar ou para um canil, onde a criança sabe que o animal está sendo bem cuidado e que pode visitá-lo vez ou outra, pode ser uma solução. É sempre útil lembrar que a alergia às proteínas dos cães é menos frequente do que a vista quanto aos gatos.

### *E O CIGARRO?*

É guerra total contra este terrível agressor para as vias respiratórias e para diversos órgãos do nosso corpo. Está suficientemente demonstrado que os produtos da fumaça do tabaco são o principal agressor para as vias aéreas, sejam elas de um asmático ou de pessoa sem o problema. Criança asmática que convive com um fumante adoece mais diferente da que não tem esta convivência. A que convive com dois fumantes sofre ainda mais. Os familiares de asmáticos aceitam mudar todos os outros itens que podem ajudar no controle da doença. Mas é difícil mudar o hábito de fumar e a rotina que o cerca. Por exemplo, dizem que pararam de fumar no interior da casa, mas o carro está impregnado de "inhaca" do cigarro.

### *ENTÃO DEVEMOS SER RADICAIS CONTRA O CIGARRO?*

Algumas famílias, mesmo sem ter asmáticos na casa, face aos outros graves problemas criados pelo cigarro, adotam medidas de controle do fumo no ambiente domiciliar. Elas têm criado um "fumódromo" domiciliar, numa área aberta, com o vento levando a fumaça. É muito interessante que, muitas vezes, o protesto inicial para que sejam adotadas essas medidas tem sido feito pelos filhos.

### *E OS GASES DO ESCAPAMENTO DOS CARROS? E AS FOGUEIRAS?*

Os gases e as partículas liberadas pelo escapamento dos carros, ônibus e outros veículos que usam derivados de petróleo são causa de doença respiratória mesmo em quem não tem asma. No asmático, eles agravam a doença. Criança que apresenta esta enfermidade e brinca na garagem de prédio, misturada aos carros e respirando os produtos por eles eliminados, terá mais sintomas. Qualquer fumaça, de queima de lixo e até dos fogões que usam madeira ou serragem como fonte de calor, e as de fogueira das festas juninas fazem mal.

### *E OS PERFUMES, AS COLÔNIAS E OS DESODORANTES?*

A regra para o asmático é o mínimo de produtos que modificam a natureza e também os odores normais do corpo humano. Os itens dessa pergunta são todos dispensáveis. Água e sabonete são os aspectos essenciais do asseio pessoal. Existe uma linha de desodorantes sem odor, que podem ser usados. E um pouquinho de perfume ou colônia, por trás da orelha, bem pouquinho, para ver a namorada, não deve ser maléfico e deve ajudar o romance.

### *POSSO NOVAMENTE DAR, COMO ASMÁTICA, MINHA OPINIÃO?*

Sem dúvida. Fale.

*Eu destacaria aqui o cheiro sentido no outro. Eu tenho graves problemas com o perfume do outro, que vão de congestionamento automático do seio da face, narinas e coceiras nos olhos, como enxaqueca. As pessoas pensam que implico com elas, quando usam cheiro forte. Se elas tivessem a consciência do quanto me agride, o quanto dói ou me provoca angústia saber que vou perder a qualidade de vida de mais um dia inteiro, talvez pudessem cuidar melhor de mim. Ao mesmo tempo em que preciso de tantos cuidados que parece, às vezes, que espero que tudo seja feito em função de mim. E isso irrita ao outro e me condiciona o comportamento. É chato demais. Mas parece que tudo, realmente tudo que altera o ambiente natural me agride e vivo na batalha entre lutar e sensibilizar meus constantes agressores. Imagine o como isso condiciona a relação com o outro. O quanto isso molda a personalidade de uma pessoa que sofre com estes problemas e a forma de relação com as pessoas ao redor. Somatizo tudo, sempre e muito. E não sei o que provoca o quê, só sei que vivo numa sensibilidade exarcebada e constante com tudo o que me toca. Às vezes, me transformo um pouco em antissocial, até. Pois todo contato me angustia. Às vezes, faço escolhas ruins por não aguentar o isolamento, e até topo ficar numa casa numa reunião de fumantes, para não ficar encerrada na minha bolha de cristal. Mas aí eu sinto que explodo mais. Pois espero do meio o cuidado comigo, e já sei de antemão que a mistura é explosiva. Mas vou de todo jeito. Explodo e a crise de asma explode mais forte depois. As relações ficam mais tensas depois. Aí me encerro novamente na bolha até me limpar e voltar tudo outra vez.*

### *E AS PLANTAS DENTRO E FORA DA CASA?*

As plantas no interior da casa que ficam em xaxim, são fonte de acúmulo de fungos e de poeira domiciliar. Quanto as plantas fora da residência, não há problemas já que em nosso meio não existe a eliminação de pólens inaláveis.

### *E O PICOLÉ?*

No dia e na hora apropriada, na praia, quando todas as crianças estão curtindo ou picolé ou o sorvete, é aceitável que o asmático também goze desta delícia. Mas todo dia, toda hora, para o asmático e para o não asmático, é má prática alimentar e faz mal à saúde.

### *E O VENTO E AS MUDANÇAS DE CLIMA FAZEM MAL?*

Há pessoas que apresentam sintomas respiratórios quando sujeitas às mudanças da temperatura e da umidade. Tanto é assim que o ar frio é usado como teste indutor de asma. Ar muito seco também agride as vias respiratórias. Embora seja teoricamente válido tentar proteger o asmático destas mudanças súbitas na temperatura e na umidade do ambiente, essa é tarefa muito difícil. Para certos estudiosos, é até indesejável, pois vai impedir que a criança alérgica viva em liberdade enquanto seus colegas tudo podem. Há os que defendem que o asmático deve ser exposto ao vento, ao banho de chuva, a passeio num lugar muito frio ou de temperatura com baixa umidade mesmo que isso possa fazer mal a ele. E, algumas vezes, somos informados que um asmático foi para local com temperatura de 30°C negativos e que melhorou dos sintomas asmáticos.

### *NOVAMENTE GOSTARIA DE FALAR SOBRE A MINHA EXPERIÊNCIA.*

Estamos esperando.

*Eu mesmo nunca tive problemas de asma associados a baixas temperaturas na Europa, onde morei por mais de 5 anos. Tive sim problemas drásticos associados à umidade sempre que íamos acampar – era asma, tiro e queda – e ao período de primavera, junto ao processo de polinização das flores. Sinto que me acabo quando o frio é associado com umidade. O clima do Recife, muito úmido, me faz muito mal. É como se, além dos aspectos globais, existissem alguns aspectos locais que também funcionam equilibrando ou desequilibrando o asmático.*

### *E OS ALIMENTOS EM CONSERVAS FAZEM MAL?*

Alimentos em conservas, com corantes, acidulantes ou alcalinizantes, espessantes, conservantes e outros produtos químicos não fazem bem à saúde e em alguns casos foram implicados em algumas formas de alergia (rinite, dermatite e asma). Alguns remédios como a aspirina participam da origem de certas doenças respiratórias que muito lembram a asma alérgica.

### *OLHA EU A ASMÁTICA DE NOVO. POSSO FALAR?*

Pode. Qual é o seu depoimento?

*Eu tenho alergia a corantes de cores quentes: amarelo, laranja, vermelho, e associo diretamente crises alérgicas quando consumo alguns deles. Até xampus, hidratantes e sabonetes fazem mal. Escolho os brancos e sem odor, pois desenvolvo doença de pele quando os uso com cor.*

### *FATORES EMOCIONAIS CAUSAM ASMA?*

Na asma, há evidências de que certas vivências psicologicamente traumáticas, como a separação dos pais, possam agir como fatores desencadeadores de crises asmáticas em crianças susceptíveis. O suporte emocional é essencial para uma resposta terapêutica mais consistente em certos casos. Crianças e adolescentes com desajustes psicossociais tendem a apresentar crises graves de asma e estão entre esses pacientes os que apresentam maiores risco de morte. Fatores psíquicos da dinâmica familiar têm importância na manifestação e no agravamento da doença e até a abordagem psicanalítica pode ser necessária para ajudar na sua solução.

### *OUVI DIZER QUE AS VITAMINAS A E D SÃO BOAS PARA A SAÚDE.*

A criança asmática deve ter dieta rica e variada que favoreça a boa nutrição e que não propicie a obesidade que prejudica o asmático. Os alimentos ricos em vitamina A (cenoura e vísceras, por exemplo) e a exposição ao sol que possibilita a utilização da vitamina D são importantes para a saúde respiratória. Mas o importante mesmo é alimentação variada.

### NOVAMENTE GOSTARIA DE FALAR. POSSO?

Sem dúvida.

*Tenho alergia imensa a ovo. Sinto-me meio mal quando bebo leite e sinto asma muitas vezes quando como melancia. A história da melancia nenhum médico parecia acreditar. Há pouco vi um médico francês que falava que a melancia era uma ótima desencadeadora da asma. Depois vem o chocolate, as conservas e o corante, que acabam comigo. Sinto-me extremamente mal com crustáceos e com ovo.*

### A ALERGIA AO LEITE PODE PRODUZIR ASMA?

A asma é raramente produzida por alergia a alimentos. O leite e o ovo são os alimentos mais incriminados. Quando indicados, alguns testes alérgicos na pele e no sangue ajudam a definir com mais precisão o assunto. Portanto, alergia alimentar é causa rara de asma e de uma maneira geral não proíba seu filho de ingerir qualquer alimento por causa da asma.

### EPA. DEIXA EU FALAR DE NOVO.

Fale quantas vezes desejar.

*Eita! Acabei de falar sobre isso. A pior crise que tive foi em 1995, depois de uma páscoa. Comi muito chocolate e cheguei a pontuar apenas 23% de capacidade respiratória. Entrei direto no corticoide na veia. Passei em poucos dias de 42 a 50 kg e quase morro.*

### GOSTARIA DE SABER SOBRE OS ESPORTES!

O asmático deve ter vida ao ar livre, estar menos no ambiente caseiro – o mais rico de substâncias maléficas –, menos na frente da TV e com vida menos sedentária. Ele deve andar, correr, brincar e praticar esportes. A natação para quem não tem rinite, que agrava em piscina com água clorada, é excelente. Futebol, vôlei, basquete, tênis, ciclismo, balé, dança, dentre outros, ajudam o asmático de uma maneira marcante.

### NOVAMENTE, EU ASMÁTICA, GOSTARIA DE FALAR.

Mais uma vez, desejamos ouvir.

*No meu caso, a televisão ajuda nas crises desencadeadas pela ansiedade, pois uma programação relaxante, com excelente conteúdo cultural, funciona para mim como um analgésico fantástico, pois aliena e não deixa pensar em nenhuma preocupação.*

### EXISTE ASMA CAUSADA PELOS EXERCÍCIOS?

Algumas crianças e adolescentes com asma podem ter os sintomas agravados pela prática esportiva. A maioria não. O futebol e a corrida estão entre os que mais provocam o quadro. O paciente apresenta tosse e até falta de ar durante a prática da atividade física. É importante observar o fato e relatar ao médico. Há exames especiais para esses pacientes. Há tratamento apropriado para essa condição. O desencadeamento de sintomas de tosse e/ou chiado durante as atividades físicas é um dado importante que deve ser relatado ao médico, pois serve de sinal de alerta que a asma de seu filho não se encontra bem controlada.

### NOVAMENTE PEÇO A PALAVRA.

E novamente desejamos te ouvir.

*Eu sempre tentei me esquivar do esporte na escola porque sentia falta de ar. Na Espanha, os professores não eram tão "bonzinhos" como no Brasil e me obrigavam a fazer tudo como os demais. Sentia falta de ar, mas ia adiante, e garanto que foi melhor assim.*

### A FISIOTERAPIA RESPIRATÓRIA É IMPORTANTE?

Tudo o que faz o asmático exercitar a musculatura respiratória e melhorar a função pulmonar ajuda no tratamento da asma. Brincar com "língua de sogra", e praticar música com um instrumento de sopro são ótimas técnicas para fazê-los respirar melhor. E a fisioterapia respiratória também é importante para os casos mais graves da enfermidade, sobretudo se já existe deformidade torácica.

### *QUANDO LEVAR A CRIANÇA ASMÁTICA À EMERGÊNCIA?*

É importante levar à emergência quando: é a primeira crise de falta de ar; a família está insegura; a criança é novinha; a família percebe que o quadro é mais intenso, há cianose (dedos e lábios arroxeados) ou está causando grande desconforto e angústia; a crise dura mais de 12 a 24 horas; a criança usa corticoide; a criança já foi internada pelo problema; a crise é num adolescente com dificuldades emocionais.

### *EU COMO ASMÁTICA, AGORA GOSTARIA DE PROTESTAR. POSSO?*

Deve se manifestar.

*Acho muito taxativo dizer que todo adolescente asmático está com dificuldade emocional. Pois se todo inverno úmido no Recife eu tenho minhas crises intensificadas, não acredito que seja porque acumule minhas dificuldades emocionais para explodirem no inverno. Acredito que a crise advenha de uma conjunção de fatores e que o emocional é um deles, que pode ou não constar no bolo da vez. Muitas vezes, por exemplo, que eu tenho crises de riso, crio num instante catarro nos brônquios e começo a tossir como se estivesse com bronquite. Por alergia ao cloro, tive uma crise tremenda há três anos e eram coisas que independiam de condição emocional, como quando eu como camarão e tenho uma crise imediatamente depois.*

### *VOCÊS CONCORDAM DOUTORES?*

Concordamos com as observações da nossa amiga asmática. Mas o que informamos é que deve ser levado à emergência o adolescente com dificuldades emocionais e que está com crise de asma. O que citamos é que o conjunto: adolescência + dificuldades emocionais + crise de asma, configuram um quadro potencialmente grave.

### *E O QUE FAZEMOS EM CASA ANTES DE IR À EMERGÊNCIA?*

O médico e os familiares devem traçar um plano para o emprego dos remédios para o **início** da crise asmática. O consenso internacional é que o familiar bem instruído tem condições inclusive de usar a medicação contra a crise asmática de forma eficiente e correta. O ideal é que todo o doente tenha um plano escrito sobre como proceder na crise.

### *OS REMÉDIOS PARA COMBATER A ASMA SÃO PERIGOSOS?*

Os remédios que a medicina usa para aliviar a crise asmática devem ser usados com **controle cuidadoso**. São potentes e apresentam importantes efeitos colaterais. Atualmente, os medicamentos são menos maléficos do que seus parentes do passado. Para a prevenção da crise, há alguns remédios com poucos efeitos adversos. Não é nossa proposta informar sobre os produtos recomendados, pois esse é um assunto para a consulta médica.

### *O NEBULIZADOR DEVE SER APOSENTADO?*

As **câmaras para a inalação** para uso dos *sprays* são atualmente o método mais útil para ministrar remédios aos asmáticos em crise. Elas servem para o uso dos mais importantes remédios usados para controlar e evitar a crise. Suas vantagens quando comparadas com o nebulizador: mais baratas, portáteis, dispensam eletricidade, tempo gasto para a aplicação dos medicamentos é muito menor, quantidade do remédio e os efeitos colaterais menores. Os nebulizadores continuam sendo úteis para ministrar os remédios e o oxigênio nas urgências e podem ser úteis na casa em algumas circunstâncias. Assim, não se pode ser dogmático e o importante é reconhecer que cada criança é única e algumas preferem a nebulização ao *spray* com espaçador. Há crianças que aceitam o *spray* durante o dia e a nebulização durante a noite. Para que as câmaras sejam usadas corretamente, há necessidade de uma série de cuidados.

### *DEIXA EU FALAR SOBRE MINHA EXPERIÊNCIA COMO ASMÁTICA?*

Sem dúvida, fale.

*Eu tive muitos problemas com os* sprays, *porque o gás me agredia muito e tinha incansáveis crises de garganta. Hoje só uso aqueles que lançam um pozinho açucarado, pois não tenho aversão aos mesmos, como tinha aos* sprays.

### *O QUE OS DOUTORES ACHAM DO DEPOIMENTO?*

Os *sprays* estão sendo aperfeiçoados para evitar que os gases danosos usados como propelentes sejam trocados por produtos menos agressivos até para a camada de ozônio. Para os adultos e crianças maiores, estão sendo indicados e funcionam muito bem os remédios em pó para serem aspirados. Todos esses detalhes devem ser avaliados na consulta médica.

### *E OS REMÉDIOS PELA BOCA AINDA SÃO USADOS?*

Os remédios por via oral e os injetáveis são eficazes contra a asma. É prudente que o médico reveja o plano de medicação e de cuidados para que o máximo de benefícios com o mínimo de problemas seja obtido.

### *E OS REMÉDIOS CASEIROS?*

A asma é doença tão antiga quanto o homem e em todo o mundo existem múltiplos e diferentes tratamentos populares praticados para ajudar os pacientes. Chás, poções mágicas milagrosas e desconhecidas, inalações de diversos tipos, produtos para aplicar no tórax e rezas, dentre outros tratamentos, ainda hoje existem nas diversas regiões do mundo. E há inclusive charlatanismo e exercício ilegal da medicina como o uso de corticoides como homeopatia. Então é um perigo expor o cliente com doença potencialmente tão importante a condutas inaceitáveis, questionáveis, desconhecidas e perigosas. Nada substitui a consulta do médico capaz de dialogar e de aceitar remédios caseiros como o lambedor e uma boa reza como parte de um planejamento terapêutico bem fundamentado.

### *E A HOMEOPATIA? E A ACUPUNTURA?*

A medicina exercida pelos homeopatas e pelos acupunturistas ajuda em alguns casos de asma. Mas deixar *exclusivamente* com eles o tratamento dos portadores das formas mais graves não é prudente. Lembre-se de que não existem prontos-socorros oferecidos por eles aos asmáticos que necessitem de oxigênio, de hidratação, algumas vezes de ajuda de UTI e de outras medidas para doentes graves. Em certos enfermos, e com profissionais preparados e que conseguem dialogar, é possível que a homeopatia e/ou a acupuntura possam ser praticadas ao mesmo tempo em que se adota um tratamento clássico para a asma.

### *PODEMOS TRATAR A CRISE EM CASA?*

Uma das tarefas que os familiares devem aprender *é reconhecer os sintomas da crise de asma – bem no início – e usar corretamente a medicação.* Isso é para evitar que a crise alcance um nível de gravidade que chegue a faltar oxigênio no corpo da criança. Há dois componentes essenciais:

- → *Reconhecer os sintomas da crise de asma* – Bem no início: A família pode até suspeitar do que está ocorrendo, mas não deve assumir o diagnóstico da primeira crise de asma; isso é tarefa do médico; mas as próximas, sempre muito parecidas com a primeira, devem ser prontamente reconhecidas no domicílio; e quanto mais o conhecimento familiar se estrutura mais precocemente o problema é diagnosticado; então o segredo é reconhecer que o asmático está iniciando uma nova crise bem no começo, naquela fase da tosse chata, repetitiva; reconhecer apenas quando a criança já está "cansada", dispneica, é reconhecimento tardio; a razão para esse cuidado é simples: o remédio dado no início funciona melhor.
- → *Usar corretamente a medicação recomendada:* o pediatra define esse programa de medicamentos, a família deve observar se a criança está bem e pode ser mantida em casa ou se não está e deve ser levada a uma emergência. Isso é essencial.

### *COMO ACOMPANHAR O RESULTADO DO TRATAMENTO?*

Essas são doenças que melhoram ou agravam devido a múltiplas circunstâncias e há que se ter muita atenção para definir se o agravamento observado depende de falhas da medicação ou de outras circunstâncias – até emocionais: mudança de escola, nascimento de um irmão, por exemplo. A elaboração de um *diário de sintomas* – como o do final deste capítulo – e o acompanhamento médico cuidadoso e contínuo definem o melhor caminho a seguir. Algumas vezes, o tratamento é por tempo prolongado e há erros no uso dos medicamentos o que é uma causa comum da falha do tratamento preventivo.

### *E SE A CRIANÇA ASMÁTICA NÃO RESPONDE AO TRATAMENTO?*

Os modelos assistenciais procuram enquadrar o cliente em alguns grupos de acordo com a gravidade da doença. Para os portadores dos quadros mais leves, o tratamento será o mais simples. Para os asmáticos com as formas mais graves, o tratamento será mais intenso, com mais medicamentos e com os mais potentes. Sempre há pacientes, num grupo e no outro, que precisam de ajustes no plano diagnóstico e/ou terapêutico. Um exemplo: hoje se reconhece a importância da sinusite na falta de resposta do asmático ao tratamento a que ele está sendo submetido. Outro exemplo: um cliente tratado como portador de asma por causas alérgicas pode ter a doença do refluxo gastroesofágico ou outro problema. A medicação não está sendo dada corretamente. É o médico competente que avalia e que descobre estes problemas. O asmático precisa de um programa assistencial contínuo com bom relacionamento entre família e médico assistente.

### *O ASMÁTICO PRECISA DE VACINA DE GRIPE?*

A vacina de gripe é indicada para os asmáticos. A contra o pneumococo também. Essas são vacinas que previnem infecções que poderão atrapalhar a vida deles. Além da aplicação dessas vacinas, os asmáticos devem ter um programa de saúde bem planejado e bem executado. Eles devem receber todas as outras vacinas do calendário vacinal e receber também todos os cuidados para que a sua saúde física e emocional seja mantida em nível ótimo.

### *E AS VACINAS PARA ALERGIA?*

O leigo fala em "vacinas", mas na realidade é um tratamento para reduzir à sensibilização e tornar o indivíduo tolerante ao fator que causa a sua alergia. O melhor nome é imunoterapia. Pessoas com rinite e asma comprovadamente alérgica a um determinado tipo de ácaro, com sintomas rebeldes, mesmo com o uso correto de medicações, podem se beneficiar com este tratamento. A imunoterapia está indicada nos pacientes portadores de asma leve ou asma moderada com sintomas controlados. Nos casos de asma grave, esta terapia não deve ser realizada, pois pode desencadear crises.

### *RINITE E ASMA TÊM CURA?*

Quem nasceu com essas condições tende a carregá-las por toda a vida. Em alguns casos, o problema fica "adormecido". A medicina consegue controlar muito bem os sintomas desses problemas a ponto de portadores de rinite e de asma levarem vida normal e longa. Mas isso só é conseguido com a participação da família, do enfermo e do médico assistente, além do cumprimento de um programa preventivo e terapêutico muito bem formulado.

### *A FAMÍLIA É ESSENCIAL ! NÃO É MESMO?*

Controle ambiental, prática esportiva, luta contra o sedentarismo, alimentação saudável, manutenção do equilíbrio emocional, vacinação adequada contra as infecções, detecção e o tratamento das crises, uso adequado da medicação preventiva, ida ao consultório médico com certa periodicidade, realização dos exames, manutenção da confiança no programa estabelecido e muitos outros itens são de *absoluta responsabilidade dos familiares* e, quando possível, do próprio asmático. O trabalho do médico é aplicar para cada indivíduo enfermo os conhecimentos mais modernos da medicina, convencer os parentes, quando possível o próprio paciente, da importância do seguimento de todas essas tarefas para que o sucesso do programa seja obtido e para que ocorra a melhoria ou desaparecimento dos sintomas. Como em qualquer outro tipo de doença, o sucesso do tratamento depende muito do trabalho dos familiares.

### *E COMO CIDADÃOS QUAL NOSSA RESPONSABILIDADE?*

Familiares de pacientes com asma e os próprios pacientes fundaram uma associação onde você pode aprender e discutir sobre a doença e assegurar o direito dos asmáticos no Brasil. Sinta-se convidado a participar, se assim for o seu desejo, da Associação Brasileira de Asmáticos, cujo *site* é www.asmaticos.org.br

### *COMO É A SITUAÇÃO DA CRIANÇA POBRE ASMÁTICA?*

A Sociedade Brasileira de Pediatria, a Sociedade Brasileira de Imunologia e Alergia, a Sociedade Brasileira de Pneumologia e outros organismos não públicos têm pressionado os governos – federal, estaduais e municipais – a organizar programas específicos para o combate à asma da criança e do adulto. Esses programas, que já existem em países mais avançados que o nosso, têm alcançado grande sucesso no combate a essa doença. No Rio Grande do Sul, face à luta de alguns, estão sendo obtidos resultados contra a asma nas populações carentes, o que pode ser ampliado para outros estados.

Como sempre temos feito, alertamos que as orientações aqui prestadas oferecem apenas um roteiro geral de práticas que devem ser adotadas nos pacientes com rinite e com asma, ambas de natureza alérgica. Elas não substituem a consulta médica. É um risco muito grande tentar tratar o asmático sem supervisão médica e os estudiosos sempre alertam que uma das causas de morte no asmático é o não reconhecimento da gravidade da crise e a não busca por socorro adequado.

PROFISSIONAIS COLABORADORES:
Emanuel Sávio Cavalcanti Sarinho,
Patrícia Tenório Bastos

TABELA 9 – DIÁRIO DE SINTOMAS DE ASMA.

| DIÁRIO DE SINTOMAS DE ASMA | | | | | |
|---|---|---|---|---|---|
| **Nome:** | | | | | |
| Toda manhã, para cada sintoma citado abaixo, registre o número que melhor relate o que ocorreu com a criança nas últimas 24 horas. | | | | | |
| **DISTÚRBIO DO SONO CAUSADO PELA ASMA** | escreva o número que corresponde à sua avaliação | 0 – dormiu bem na última noite (sem asma); | 1 – dormiu bem, mas apresentou um pouco de tosse e de chiado; | 2 – acordou duas ou mais vezes devido à tosse ou chiado; | 3 – péssima noite, maior parte do tempo acordado com asma. |
| **TOSSE** | escreva o número que corresponde à sua avaliação | 0 – nenhum; | 1 – ocasional; | 2 – frequente; | 3 – maior parte do tempo. |
| **CHIADO** | escreva o número que corresponde à sua avaliação | 0 – nenhum; | 1 – discreto; | 2 – moderado; | 3 – intenso. |
| **FALTA DE AR AOS EXERCÍCIOS** | escreva o número que corresponde à sua avaliação | 0 – nenhum; | 1 – discreto; | 2 – moderado; | 3 – intenso. |
| **CORIZA OU NARIZ ENTUPIDO** | escreva o número que corresponde à sua avaliação | 0 – nenhum; | 1 – discreto; | 2 – moderado; | 3 – intenso. |
| **MEDICAÇÃO DE ALÍVIO** | escreva o número de vezes em que a medicação de alívio foi usada nas últimas 24 horas | | | | |

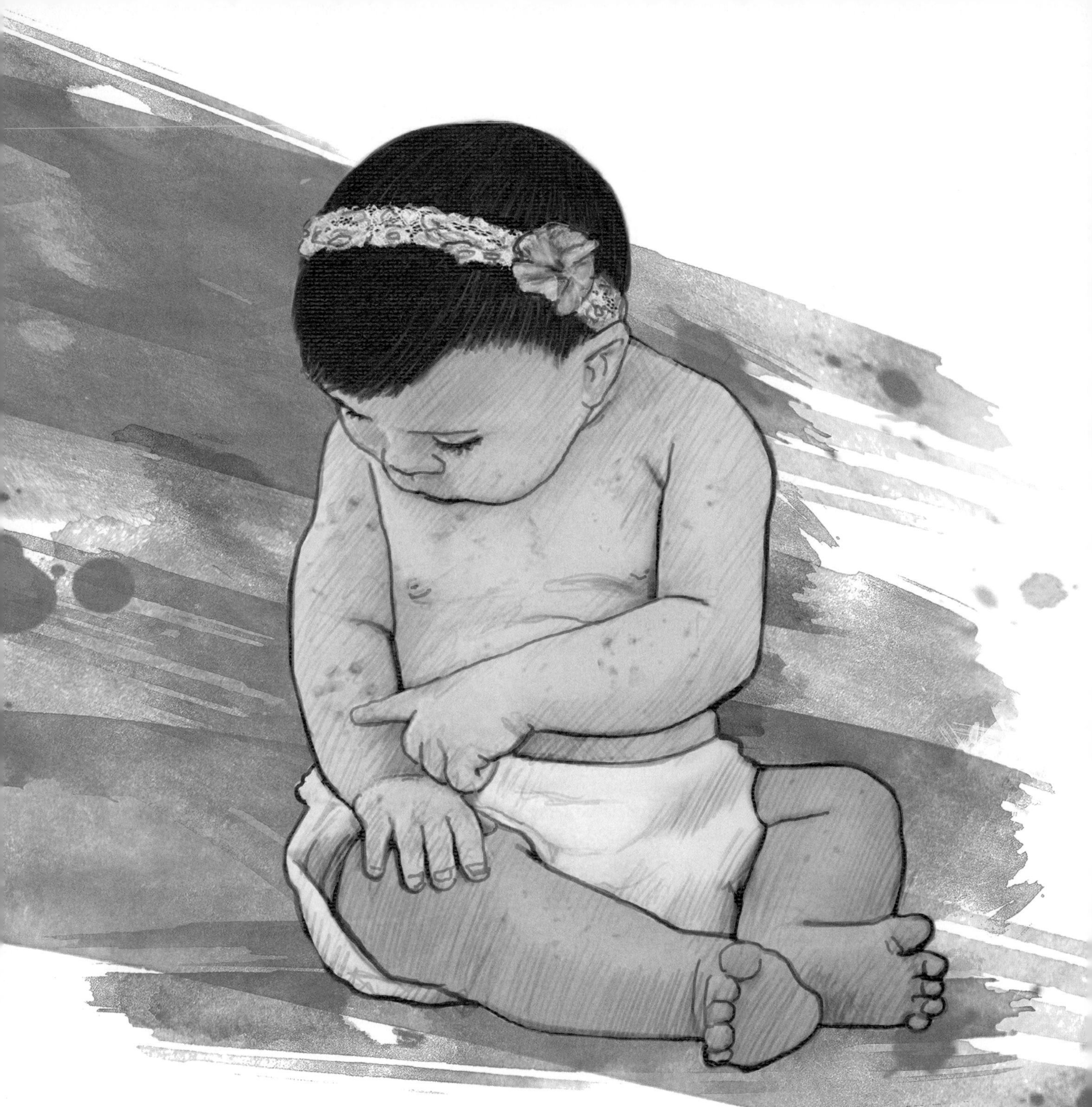

# DOENÇAS INFECCIOSAS ERUPTIVAS

CAPÍTULO 23

GUIA PRÁTICO

# DOENÇAS INFECCIOSAS ERUPTIVAS

A erupção cutânea ocorre em várias doenças infecciosas, afecções de cunho basicamente dermatológico, reações às vacinas, reações alérgicas entre outros casos.

Todos os pacientes com erupção cutânea devem ser examinados. O diagnóstico é essencial e os médicos têm que decidir, entre dezenas, qual a origem do mal.

Os familiares devem evitar soluções caseiras (antialérgicos e cremes dermatológicos), o que pode retardar o diagnóstico.

Os médicos usam as informações clínicas clássicas. Um dos dados é o perfil das infecções que acontece na comunidade num período determinado. O Brasil convive com a dengue e no Recife, em 2011, por exemplo, foram observados muitos casos da doença e de eritema infeccioso. Histórico de reação alérgica, contato com pessoas com varicela, vacinação recente, uso de remédios que causem alergia, ocorrência de febre, resposta à medicação, são alguns dos dados que os familiares devem informar. O médico avalia o estado geral, o tipo da erupção, o acometimento de outros órgãos e outros dados para formular o diagnóstico. Muitas vezes, são solicitados exames e a consulta a especialistas, para definir o diagnóstico que é fundamental.

Orientamos a leitura do capítulo completo e dos capítulos *Dengue* e *Problemas da pele.*

## DOENÇAS INFECCIOSAS ERUPTIVAS (ESCARLATINA, VARICELA, ROSÉOLA, MONONUCLEOSE, DOENÇA MÃO-PÉ-BOCA, ERITEMA INFECCIOSO E OUTRAS)

As vacinas contra a varíola, o sarampo e a rubéola fizeram desaparecer a primeira e já reduziram drasticamente a frequência das duas últimas doenças. Não há motivo para aprofundar essas enfermidades. A catapora (ou varicela) ainda é vista vez ou outra, pois a vacinação não é usada de forma generalizada. Devemos rever essa infecção. E há outras doenças infecciosas que apresentam alguma erupção na pele e/ou nas mucosas que devem ser aprofundadas. Não é nossa proposta abordar as doenças não infecciosas.

Vamos começar o debate?

### *TODA DOENÇA QUE APRESENTA ERUPÇÃO NA PELE É INFECCIOSA?*

Existem várias doenças não infecciosas que podem apresentar erupção cutânea: alergia a medicamentos e a alimentos, artrite reumatoide, lupus eritematoso, síndrome de Stevens Johnson e outras.

### *TODAS AS DOENÇAS QUE APRESENTAM ERUPÇÃO CUTÂNEA APRESENTAM FEBRE?*

A febre pode existir ou não. Muitos pacientes com doenças infecciosas eruptivas podem não apresentar febre: exemplos – catapora e rubéola. Ao contrário, muitos enfermos com doenças não infecciosas eruptivas apresentam febre: por exemplo, na síndrome de Stevens Johnson que é uma reação grave a certos medicamentos.

### *A CRIANÇA COM ERUPÇÃO CUTÂNEA DEVE SER LEVADA AO MÉDICO?*

Acreditamos que sim. O médico é quem indicará se a doença é infecciosa ou não infecciosa, qual a importância do problema e qual a conduta a seguir.

### *JÁ OUVI FALAR NA ESCARLATINA. O QUE É?*

É uma doença causada pela toxina de uma bactéria, o estreptococo, que causa amigdalite. Lembrar que a maioria das amigdalites é viral. O estreptococo também causa abscessos e outras infecções cutâneas. O germe produz e libera grandes quantidades de certa toxina que causa o quadro cutâneo. A escarlatina ocorre durante essas infecções bacterianas, sobretudo da garganta.

### *MAS COMO SUSPEITAM DA ESCARLATINA?*

As mães notam que as crianças, sobretudo as de quatro a oito anos de idade, começam com febre alta, abatimento, vômitos e muita dor de garganta. Logo surge uma vermelhidão difusa pelo corpo. As crianças de pele clara ficam tão vermelhas que ficam com aspecto de casca de lagosta cozida. O médico deve examinar o enfermo, caracterizar os outros aspectos da doença (língua em framboesa, "pus" nas amígdalas), solicitar exames diagnósticos e afastar outras enfermidades com quadro parecido (exemplo: mononucleose).

### *TODA INFECÇÃO PELO ESTREPTOCOCO APRESENTA ESCARLATINA?*

Apenas alguns tipos de estreptococo produzem a toxina responsável pelo quadro cutâneo. Quando a infecção é por uma bactéria que não produz a toxina, existe a amigdalite e não a escarlatina.

### *COMO É O TRATAMENTO DA ESCARLATINA?*

O tratamento é com antibiótico. A infecção da garganta por estreptococo e a escarlatina são doenças importantes. Quando não diagnosticadas e não tratadas corretamente, podem produzir duas sequelas importantes: **febre reumática** e **nefrite**. O diagnóstico e o tratamento precoce de todas as infecções pelo estreptococo impedem o aparecimento desses problemas.

### *ENTÃO A ESCARLATINA É DOENÇA IMPORTANTE?*

É muito importante. Vocês perceberam bem. Mas também é importante em face de outro aspecto.

Há uma enfermidade que muito parece com a escarlatina, a *doença de Kawasaki*. Esta última não tem origem bem definida. O que se sabe, além dessa semelhança com a escarlatina, é que pode deixar graves sequelas no coração da criança. Isso é para alertar mais uma vez que todas as crianças com vermelhidão na pele, com ou sem febre, devem ser consultadas pelos pediatras para que o diagnóstico preciso seja feito.

### *GOSTARÍAMOS DE SABER ALGUNS DADOS SOBRE A CATAPORA.*

A varicela (ou catapora) é doença viral e ocorre principalmente em crianças e adolescentes não vacinados. Descrevemos o quadro clínico. Após um ou dois dias de febre baixa, que pode não existir, e sem que ocorram outros sinais de doença, começam a aparecer na pele pequenas bolhinhas (vesículas) cheias de líquido e que coçam muito. As lesões ocorrem em maior número no tronco e com menor número nos membros. Podem ser observadas lesões na mucosa bucal, vaginal e ocular; as vesículas continuam a aparecer por dois ou três dias. Na situação mais simples, a febre logo cede e o total de vesículas não é muito grande. Mas algumas vezes o quadro é mais intenso, a febre pode ser muito alta e durar muitos dias; existe habitualmente forte astenia, mal-estar e intensa anorexia; o quadro cutâneo pode ser representado por centenas de vesículas o que ocorre principalmente em adultos. A catapora é muito grave em clientes que estão usando cortisona ou têm doenças que comprometem a imunidade. Os pediatras devem ser informados rapidamente quando os familiares souberem que um deles teve contato com portador da catapora. Para esses doentes, pode estar indicada a globulina específica a uma droga antiviral; nas situações menos graves, quando a doença está instalada.

### *COMO É O TRATAMENTO?*

É baseado em medidas higiênicas: evitar coçar para não romper as vesículas; cortar as unhas bem rentes; banhar com sabonete comum e enxugar com cuidado; evitar muitos produtos na pele que podem facilitar a ruptura das vesículas; pensar em medicações que reduzem a coceira (antialérgico) e usar o antifebril – a aspirina não deve ser empregada; avisar ao médico, pois algumas complicações podem ser observadas, principalmente a infecção secundária (piodermite), que podem necessitar medidas especiais.

### *COMO É A RECUPERAÇÃO DA PELE DE QUEM TEVE CATAPORA?*

A recuperação total da pele pode levar de três a quatro semanas. Nessa fase, é importante evitar exposição ao sol.

### *QUAIS OS SINTOMAS DA ROSÉOLA?*

A roséola ou exantema súbito é uma das doenças febris mais típicas da criança. É viral e mais comum em crianças de escolinhas. Vamos repassar alguns aspectos: ocorre na meninada de seis meses a três anos; há febre alta, muito alta, e nada mais, por dois ou três dias; além disso, as mães nada veem nos seus filhos – não há sinais gripais, não há diarreia, não há nada, as crianças brincam, correm, pulam, comem e nenhuma outra anormalidade é notada; elas simplesmente estão com febre muito alta; o remédio de febre é usado e, após um curto período em que cede apenas parcialmente, a temperatura corporal volta a ficar muito alta; os médicos também nada encontram – olham as gargantas, os ouvidos, pensam em infecção urinária, mas nada obtém de positivo e o exame de sangue (leucograma) e o de urina nada informam; lá pelo terceiro dia, pode ser um pouco antes ou um pouco mais tarde, começam a aparecer umas pintinhas ou manchinhas vermelhas na face que rapidamente tomam o corpo; aí, como que miraculosamente, a febre subitamente desaparece; só então é possível definir com precisão o diagnóstico, roséola; a cura, como deduzida dessa descrição, é espontânea, sem necessidade de antibióticos; nada a fazer e o quadro cutâneo cede sem remédios, sem antialérgicos, sem pasta d´água, em dois dias.

### *AS CRIANÇAS COM ROSÉOLA PODEM TER CONVULSÃO?*

A roséola atinge as crianças na faixa etária em que a convulsão febril é mais comum. Na lista de doenças que produzem febre e convulsão, a roséola é destacada.

Existem pesquisadores que citam que o vírus que causa a roséola tem uma capacidade maior de produzir a convulsão febril.

### *GOSTARÍAMOS DE SABER ALGO SOBRE A MONONUCLEOSE INFECCIOSA.*

As características mais marcantes da mononucleose infecciosa: é causada por um vírus que tem intensa afinidade por todos os tecidos linfáticos do corpo: gânglios, baço, amígdalas e adenoides; é transmitida da pessoa doente à sadia; acomete mais frequentemente as crianças da época escolar e os adolescentes; há febre baixa, moleza, falta de apetite e aumento acentuado dos gânglios do pescoço; os médicos também percebem o aumento dos gânglios de outros locais do corpo (axila, virilha), do baço e do fígado; podem inclusive surgir sinais de hepatite – icterícia e alterações laboratoriais de doença hepática; é típico o intenso acometimento das amígdalas – dor de garganta, dificuldade de deglutir, "pus" nas amígdalas – e das adenoides – dificuldade para respirar pelo nariz e ronco; surge, em alguns doentes, erupção cutânea que pode ser de vários aspectos; esse quadro cutâneo ocorre, sobretudo, se o cliente está usando penicilina.

### *O DIAGNÓSTICO PARECE MUITO SIMPLES. NÃO É MESMO?*

Os médicos devem examinar todos os doentes que estão com febre e aumento dos gânglios, com ou sem erupção cutânea, para definir o diagnóstico. Um dos aspectos principais que os médicos têm que resolver é separar a amigdalite por estreptococo da causada pela mononucleose. Além disso, devem verificar a intensidade do adoecimento das adenoides e do fígado, por exemplo, e traçar o plano terapêutico.

### *COMO É O TRATAMENTO DA MONONUCLEOSE INFECCIOSA?*

A cura é espontânea, sem antibióticos. Mas a doença evolui mais lentamente que a grande parte das viroses tão típicas da criançada. São necessárias duas ou mais semanas para que a cura seja total. Algumas vezes, há que se usar medidas de exceção – corticoides, por exemplo.

### *E O QUE É A DOENÇA MÃO-PÉ-BOCA?*

Esta doença foi bem descrita no capítulo das *Estomatites*, neste livro. Recomendamos que seja consultado o texto para evitarmos repetição.

### *E O QUE É O ERITEMA INFECCIOSO?*

De cinco em cinco anos, aproximadamente, são observados casos dessa infecção viral. É doença sem gravidade especial e até os médicos têm certa dificuldade de diagnosticá-la. A criança, de dois ou mais anos, não apresenta febre nem outros dados gerais significativos, brinca, corre, come, e começa a apresentar manchas na pele. As lesões da pele surgem na face e as duas bochechas ficam uniformemente avermelhadas. Nas regiões expostas ao sol, dos membros, é onde surgem mais lesões cutâneas. São de caráter rendilhado, formando desenhos. Não são pruriginosas. As lesões dos membros desaparecem e reaparecem. O quadro pode durar duas a três semanas. Não há tratamento. Não é necessário afastar da escola. A exposição ao sol intensifica a erupção.

### *EXISTEM OUTRAS VIROSES QUE APRESENTAM ERUPÇÃO NA PELE?*

Existem muitas outras. Várias doenças virais que apresentam febre associada a um ou mais dos sintomas de acometimento respiratório (coriza, dor de garganta, aftas na garganta, tosse) e/ou digestivo (vômito e diarreia) podem apresentar erupção cutânea. Até os vírus causadores das hepatites podem produzir o quadro cutâneo eruptivo. Essa erupção pode ser como a da roséola, caracterizadas por múltiplas pintinhas ou manchinhas avermelhadas difusas por todo o corpo, ou por lesões mais grosseiras, elevadas, parecidas com as lesões da urticária alérgica. O diagnóstico só pode ser definido pelo médico que deve sempre tentar diagnosticar com precisão qual a doença causal (hepatite?) e verificar a possibilidade de outras doenças que muito parecem com as doenças virais eruptivas. Mas não é comum que o profissional consiga definir o diagnóstico com precisão e na maior parte das vezes o que ele consegue é dizer que é uma virose eruptiva. A erupção cutânea produzida por remédios numa criança que está com doença febril é o que mais dificulta o diagnóstico do médico.

### QUAIS DESSAS DOENÇAS PRECISAM DE ISOLAMENTO?

Esta é uma questão extremamente importante e aí vão alguns conselhos:

- → Avisar aos familiares das crianças e dos adolescentes que mantiveram contato com o doente. Isso é para facilitar o diagnóstico caso surjam sintomas nas pessoas que tiveram contato com o enfermo.
- → Tentar evitar contato da criança doente com as da mesma família e, se ela mora num condomínio, é prudente evitar o contato com a meninada que ali habita.
- → Avisar aos pediatras e eles recomendarão sobre: isolamento, vacinação e outras medidas preventivas.
- → Evitar que durante uma doença febril as crianças compareçam à escola.
- → Proceder assim no caso de algumas das doenças contagiosas.

*Escarlatina* – O paciente deve ir à escola após dois dias do início do tratamento.

*Catapora* – É transmissível dois dias antes do aparecimento da primeira lesão cutânea e nos sete dias da fase eruptiva. Após o sétimo dia do período eruptivo, as crianças podem ir para a escola. Mas é importante informar que, nesse período, a pele ainda deve apresentar lesões não integralmente curadas o que pode assustar as professoras e as outras mães. É importante levar uma declaração do médico informando que a doença não é contagiosa nessa fase.

*Roséola* – Como a febre é muito alta e nos primeiros dias é impossível diagnosticar o que está ocorrendo, as crianças febris devem ficar em casa para os cuidados da fase febril e para proteger as outras crianças.

*Hepatite* – Os familiares dos pacientes receberão dos médicos uma orientação especial, até sobre vacinação das pessoas que conviveram recentemente com o doente e sobre as medidas preventivas especiais.

*Mononucleose* – Não é infecção que exige o afastamento das atividade escolares. Os médicos orientarão sobre o período que o paciente com mononucleose ficará em casa. Isto depende da forma clínica da doença. Às vezes, por cinco a dez dias, existe grande abatimento que dificulta o cumprimento das atividades cotidianas.

*Eritema infeccioso* – Não é doença que exige afastamento da escola.

*Outras viroses eruptivas sem denominação específica* – não são necessárias medidas especiais de isolamento. Os pacientes são mantidos em casa para observação.

### E O CONTATO DAS GESTANTES COM CRIANÇAS PORTADORAS DESSAS DOENÇAS?

Sabemos do risco para o feto com menos de três meses de gestação quando a mãe adquire a rubéola. Defeitos congênitos graves e até a morte fetal podem ser o resultado da infecção pelo vírus da rubéola nessa fase da gestação. E faz parte do planejamento para uma gravidez sadia, além de muitos outros cuidados, rever a vacinação contra a rubéola. Quando ainda não foi realizada, deve ser providenciada de imediato. O ideal é que seja feita muitos meses antes da sonhada gravidez. O risco de as outras infecções – apresentem ou não erupção cutânea – causarem doença fetal não é bem definido pela medicina. Mas, por prudência, o obstetra deve sempre ser avisado quando a gestante, no início da gravidez, tem contato com uma criança ou um adulto com erupção cutânea de qualquer natureza. Cabe ao médico solicitar exames para definir se a gestante está protegida contra a rubéola – existem exames para demonstrar isso – e também solicitar definição sobre o diagnóstico da doença que acomete a pessoa portadora da erupção cutânea.

### VACINA PODE CAUSAR ERUPÇÃO CUTÂNEA?

A vacina do sarampo pode produzir, num pequeno percentual de crianças, uma erupção cutânea discreta. A da catapora também pode provocar reação idêntica.

### *ROSÉOLA, CATAPORA OU OUTRAS DESSAS DOENÇAS OCORREM DE NOVO?*

Essas doenças causam imunidade duradoura. Ou seja, quem teve catapora bem caracterizada não deve ter outra. O mesmo ocorre com a roséola. Também quem teve mononucleose provada pelo vírus Epstein-Bar (EB) não deve ter de novo. O que ocorre é que há outras infecções virais que produzem quadros clínicos que podem ser diagnosticados erroneamente. A doença mão-pé-boca apresenta alguns dados clínicos muito parecidos com o da catapora e é com ela confundida. Vários outros vírus conhecidos, e seguramente muitos ainda não conhecidos, ocasionam quadro cutâneo semelhante ao da roséola. O citomegalovírus e vários outros distintos do EB também produzem doença semelhante à mononucleose. Portanto, há vários vírus que provocam doenças com quadro clínico superponível. Isto é o que justifica, por exemplo, os diagnósticos de roséola e de mononucleose em clientes que apresentaram anteriormente tais enfermidades.

Repetimos que este capítulo faz parte de uma estratégia educacional para os familiares e nunca procura substituir a consulta médica individualizada.

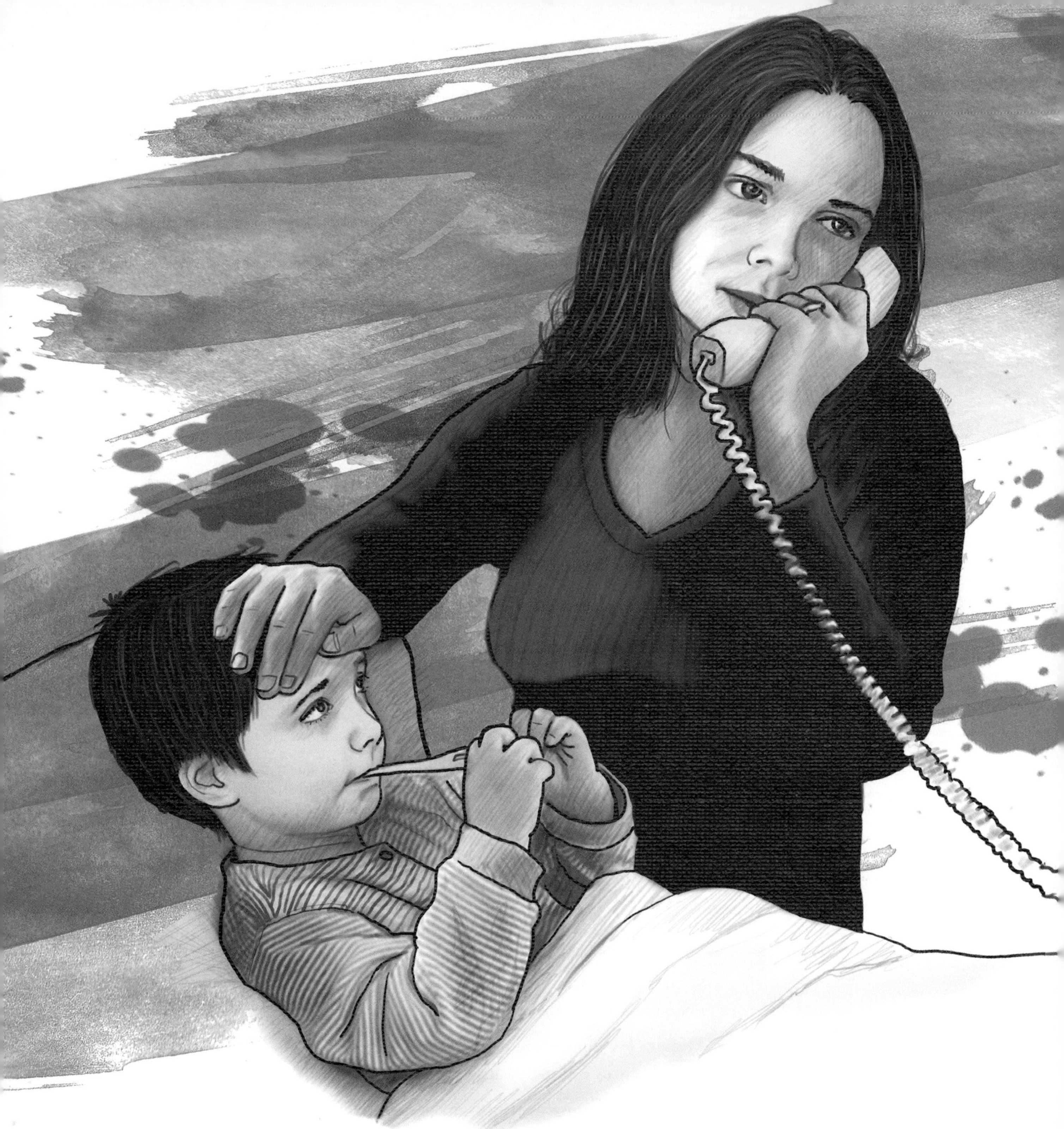

# DENGUE CAPÍTULO 24

GUIA PRÁTICO

# DENGUE

Pessoas portadoras de dengue em geral apresentam os seguintes sintomas:

- Febre alta por dois dias ou mais, muita moleza, falta de apetite, significantes dores na cabeça, nos olhos e em todo o corpo.
- Manchas no corpo, embora essa ocorrência não seja constante.
- Sangramento no nariz, gengiva, pele e em outras partes do corpo, durante ou logo após o período febril, quando o quadro parece estar cedendo.
- Não exibem outra causa para a febre: vacinação anterior, infecção na garganta, no ouvido médio, nas vias respiratórias, nas vias urinárias, no sistema nervoso e em outros locais do corpo.

Moradores de regiões onde existam o inseto transmissor e pessoas infectadas pelo vírus. Os governos dessas regiões sempre mantêm o público informado.

Pessoas sob suspeita de dengue devem buscar auxílio do médico. Ele deve fazer o diagnóstico, solicitar exames, traçar um plano de acompanhamento, orientar sobre os sinais de complicação, sobretudo, da dengue hemorrágica e adotar outras medidas necessárias, como a internação hospitalar.

## OS FAMILIARES, ATÉ A ORIENTAÇÃO MÉDICA, DEVEM:

- Manter os enfermos em repouso, em ambiente arejado, e em observação contínua.
- Hidratá-los abundantemente (água, sucos, refrescos, chás, água de coco) e alimentá-los convenientemente.
- Usar parcimoniosamente os analgésicos e antifebris (Acetaminofen). Evitar o uso de aspirina, antibióticos e de outros medicamentos.
- Levar rapidamente ao serviço de saúde os enfermos que apresentem sinais de sangramento (gengivas, nariz, pele) e que demonstrem sinais importantes, como recusa alimentar, e abatimento intenso.

É importante ler o capítulo completo.

## Dengue

A dengue é a doença infecciosa mais importante do Brasil atual e as informações apresentadas a seguir foram adaptadas de uma publicação oficial do governo brasileiro: PORTAL DA SAÚDE (http://www.saude.gov.br).

### Informações básicas – Transmissibilidade

A dengue é uma doença infecciosa febril aguda causada por quatro tipos de vírus (DEN 1, 2, 3 e 4). A infecção por um deles dá proteção permanente contra o mesmo tipo e imunidade parcial e temporária contra os outros três.

O mosquito Aedes aegypti transmite a doença do indivíduo com dengue para o sadio. Ele pode contaminar muitas pessoas ao longo da vida. A dengue é caracterizada por essa cadeia: *mosquito é contaminado pelo vírus após picar o paciente com dengue → mosquito com o vírus pica o homem susceptível e adoece → mosquito não infectado pica esta última pessoa e o ciclo continua...*

A fêmea do mosquito deposita os ovos em recipientes com água. Ao saírem dos ovos, as larvas vivem na água por cerca de uma semana quando se transformam em mosquitos adultos prontos para picar as pessoas. O *Aedes aegypti* procria numa velocidade prodigiosa e o adulto vive em média 45 dias. A transmissão da doença ocorre mais quando a temperatura gira em torno de 30° a 32° C. A fêmea coloca os ovos e, em condições adequadas, os embriões se desenvolvem em 48 horas. Os ovos embrionados suportam períodos secos de até um ano e podem ser transportados por longas distâncias fixos nas bordas dos recipientes. Da fase do ovo até a fase adulta, há um período de dez dias. Os mosquitos acasalam no primeiro ou no segundo dia após se tornarem adultos. Depois deste acasalamento, as fêmeas passam a se alimentar de sangue, como do ser humano, que possui as proteínas necessárias para o desenvolvimento dos ovos. O *Aedes aegypti* mede menos de um centímetro e tem aparência inofensiva, cor café ou preta com listras brancasno corpo e nas pernas. Costuma picar nas primeiras horas da manhã e nas últimas da tarde, evitando o sol forte, mas, mesmo nas horas quentes, ele pode atacar à sombra, dentro ou fora de casa. Há suspeitas de que alguns ataquem durante a noite. O indivíduo não percebe a picada, pois no momento não dói e nem coça.

### Quadro clínico

Os sintomas da infecção em geral se manifestam, em média, de cinco a seis dias após a picada. Existem duas formas clínicas:

**Dengue Clássica** – Subitamente ocorrem febre alta, dor de cabeça intensa, dor atrás dos olhos e que agrava com os movimentos oculares, perda do paladar e do apetite, erupção cutânea principalmente no tórax e membros superiores, náuseas e vômitos, tonturas, cansaço intenso, moleza e dores no corpo, nos ossos e nas articulações. Esse quadro dura até cerca de sete dias e após esse período os sintomas começam a diminuir até desaparecer.

**Dengue Hemorrágica** – Os sintomas iniciais são os mesmos da dengue clássica e quando a febre desaparece começam a surgir: dores abdominais fortes e contínuas, vômitos persistentes, pele pálida, fria e úmida, sangramento pelo nariz, na boca e nas gengivas, manchas vermelhas na pele, sonolência, agitação, confusão mental, sede excessiva e boca seca, pulso rápido e fraco, dificuldade respiratória e perda de consciência. O quadro clínico da dengue hemorrágica tende a se agravar rapidamente e podem aparecer sinais de instabilidade circulatória com queda da pressão arterial (choque), o que pode terminar com morte em até 24 horas. Cerca de 5% das pessoas com dengue hemorrágica morrem.

**Tratamento** – A primeira medida é buscar ajuda médica. Além do exame clínico existem dados laboratoriais que ajudam a definir a doença e a sua gravidade.

Não existe antibiótico para tratar a infecção. Os cuidados são para ajudar os enfermos a superar a fase aguda da doença. A medida mais importante é a hidratação oral (água, sucos, refrescos, água de coco, chás) que deve ser cuidadosamente executada ao longo de toda a fase febril da enfermidade. O repouso é essencial. Os remédios para a febre e a dor devem ser receitados pelos médicos que prescrevem um plano de seguimento.

## Prevenção

### 1 – Luta contra o *Aedes aegypti*

O problema é que a reprodução do *Aedes aegypti* ocorre em qualquer recipiente utilizado para armazenar água, tanto em áreas sombrias como ensolaradas: caixas d'água, barris, tambores, vidros, potes, pratos e vasos de plantas, tanques, cisternas, garrafas, latas, pneus, panelas, calhas de telhados, bandejas, bacias, drenos de escoamento, canaletas, blocos de cimento, urnas de cemitério, folhas de plantas, tocos e bambus, buracos de árvores e muitos outros, onde a água da chuva é coletada ou armazenada.

Assim, a prevenção e as medidas de combate exigem a participação e a mobilização de toda a comunidade a partir da adoção de um conjunto de medidas simples que visam à interrupção do ciclo de transmissão da infecção. As ações isoladas são insuficientes.

Numa epidemia da dengue, há a necessidade de serem executadas medidas de controle como o uso de inseticidas aplicados através de carro "fumacê" para diminuir o número de mosquitos adultos transmissores e interromper a disseminação da doença. Nessa oportunidade, a comunidade deve cooperar com o processo, mantendo as portas e janelas das casas abertas, de modo a permitir a entrada do inseticida.

### 2 – Medidas que evitam as picadas do inseto

Vejam algumas dicas para evitar as picadas:

*Espirais ou vaporizadores elétricos:* Devem ser colocados ao amanhecer e/ou no final da tarde, antes do pôr do sol, horários em que os mosquitos da dengue mais picam.

*Mosquiteiros:* Devem ser usados principalmente nas casas com crianças. Devem cobrir as camas e outras áreas de repouso, tanto durante o dia quanto à noite.

*Repelentes:* Podem ser aplicados no corpo, mas devem ser adotadas precauções quando utilizados em crianças pequenas e idosos, em virtude da maior sensibilidade da pele.

*Telas:* Usadas em portas e janelas, são eficazes contra a entrada de mosquitos nas casas.

### Medidas para a eliminação dos locais de reprodução do mosquito

*Tampar os grandes depósitos de água:* É essencial a boa vedação com tampas dos recipientes como caixas d'água, tanques, tinas, poços e fossas que impedirão os mosquitos de depositarem seus ovos. Esses locais, se não forem bem vedados, permitirão a fácil entrada e saída de mosquitos.

*Remover o lixo:* O acúmulo de lixo e de detritos em volta das casas pode servir como excelente meio de coleta de água de chuva. Portanto, as pessoas devem evitar tal ocorrência e solicitar sua remoção pelo serviço de limpeza pública ou enterrá-los ou queimá-los, onde isto for permitido.

*Fazer controle químico:* Existem larvicidas seguros e fáceis de usar, que podem ser colocados nos recipientes de água para matar as larvas em desenvolvimento. Esse método para controle doméstico da dengue em cidades grandes tem sido usado com sucesso por várias secretarias municipais de saúde e é realizado pelos agentes públicos de controle da dengue.

*Limpar os recipientes de água:* Não basta apenas trocar a água do vaso de planta ou usar um produto para esterilizar a água, como a água sanitária. É preciso lavar as laterais e as bordas do recipiente com bucha, pois nesses locais os ovos eclodem e se transformam em larvas.

## 3 – Outras importantes medidas

*Qualidade e quantidade da água:* Um eficiente tratamento da água e sua disponibilidade à população são importantes para a prevenção da dengue. A falta d'água força as pessoas a armazená-la em recipientes que podem tornar-se criadouros para os mosquitos transmissores.

*Coleta de lixo:* A coleta regular de lixo também reduz os possíveis criadouros de mosquitos.

*Inspeção domiciliar para controle da reprodução de mosquitos:* Quando isto for necessário, visitas domiciliares determinam se há reprodução de mosquitos dentro e em volta das casas. Os inspetores públicos ensinam aos moradores os meios para impedir a reprodução dos mosquitos.

*Campanhas de educação em saúde:* O primeiro passo para uma ação adequada contra o mosquito da dengue é informar as comunidades sobre a doença e sobre as medidas adequadas para combatê-la.

*Preparação para emergências:* No caso de disseminação da dengue, as comunidades e municípios devem adotar medidas para a proteção contra a doença. Planos de ação devem ser formulados e implantados em conjunto pelas autoridades sanitárias nacionais, estaduais e locais, incluindo a habilitação dos médicos e dos enfermeiros, a identificação de unidades de saúde de referência, a obtenção de equipamentos para a aplicação dos inseticidas, sua estocagem, fornecimento de veículos e outras medidas consideradas necessárias.

*Campanhas de remoção de lixo:* As atividades de remoção de lixo têm efeitos duradouros e amplos, não apenas sobre o mosquito da dengue como também sobre moscas, roedores e baratas.

*Campanhas escolares:* A participação das escolas no processo de promoção da saúde e de uma comunidade é de grande importância. Os estudantes podem participar ativamente das campanhas de informação, levando para sua família e seus vizinhos as mensagens educativas recebidas. Inicialmente, participam limpando a própria escola. Posteriormente, adotam a mesma iniciativa em suas casas e arredores. As escolas podem organizar projetos e centros de interesse.

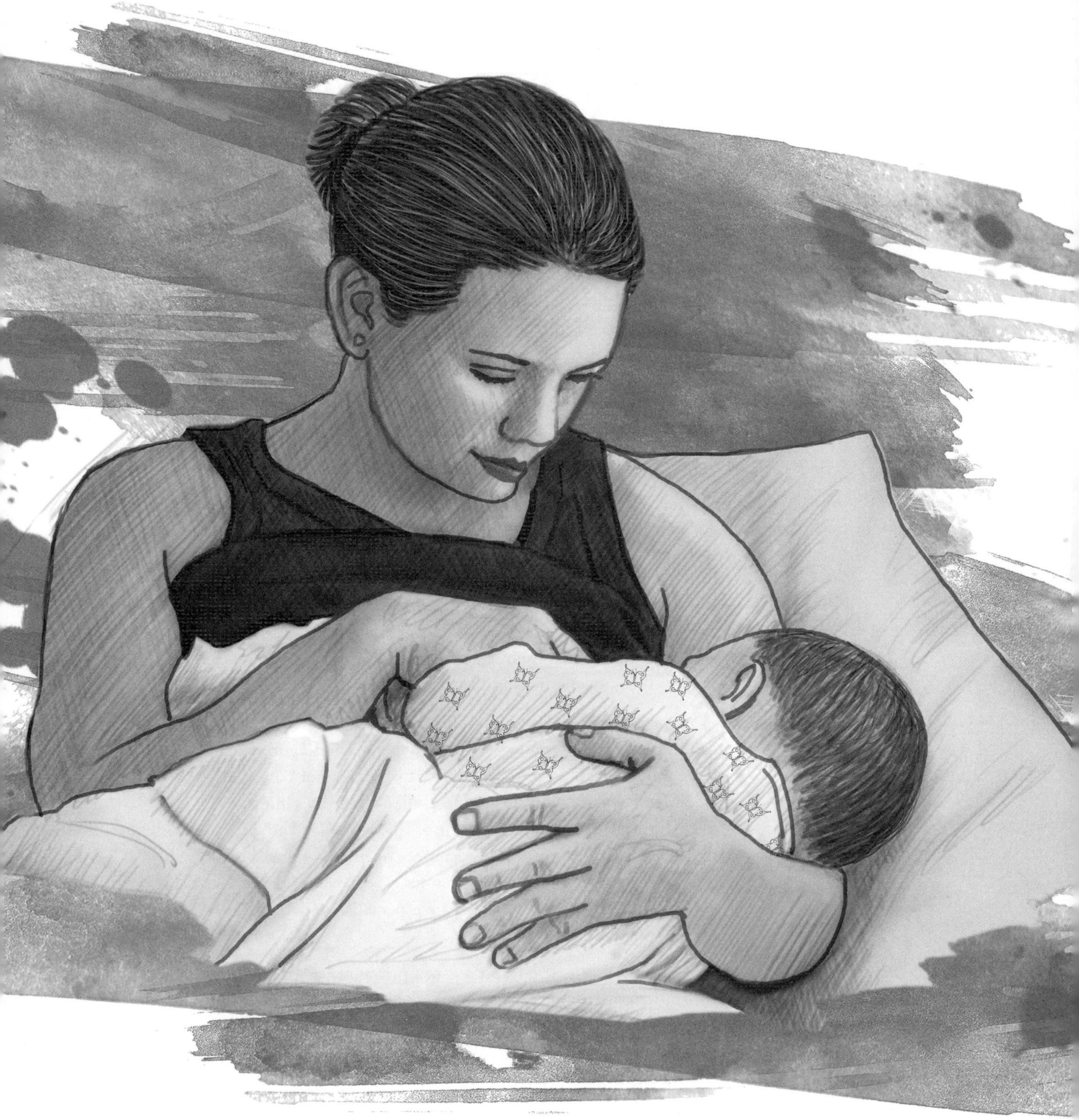

# ANEMIAS CAPÍTULO 25

GUIA PRÁTICO

# ANEMIAS

As anemias são tão comuns que os médicos avaliam o nível de hemoglobina no sangue na rotina assistencial de crianças e adultos. É indicada a ingestão de alimentos ricos em ferro, pois a carência desse mineral é a principal causa da anemia. Os leites para as crianças devem ser fortificados com o nutriente.

Consulte o médico se houver a suspeita de anemia (palidez, pouco interesse pelas brincadeiras e deveres escolares, ganho insuficiente de peso, infecções repetidas e outros), ou quando ela foi constadada em exame de sangue. É importante identificar a(s) causa(s), pois, além da carência de ferro, há muitas outras: perda sanguínea aguda (traumas) ou crônica (intestinal, menstrual), parasitoses intestinais, problemas congênitos (anemia falciforme, por exemplo), tumores e leucemias, problemas na medula óssea e outros. Algumas doenças são graves. Ao definirem o grau de anemia, às vezes, os médicos indicam a transfusão de sangue.

Na maior parte das vezes, o histórico alimentar, o exame físico e o hemograma são suficientes para o diagnóstico, e a prescrição de ferro e a correção nutricional para o tratamento. Mas, além do exame clínico (história clínica, baço e gânglios aumentados, tumor abdominal e outros dados), podem ser necessários exames complexos (cintilografia, radiografia, endoscopia, exames especiais no sangue e na medula óssea etc.) e parecer de especialistas (hematologista, por exemplo).

É essencial buscar e tratar a causa primeira da anemia. Quando a causa pode ser removida, desaparece o sintoma. Infelizmente, algumas doenças não tem cura (anemia falciforme por exemplo) e o problema pode se prolongar por muitos e muitos anos.

É importante a leitura do capítulo completo.

## Anemias

A hemoglobina é o principal componente da hemácia, a célula vermelha do sangue. Ela é essencial para o transporte de oxigênio dos pulmões para todo o corpo e uma quantidade normal de hemoglobina é fundamental para o bom desempenho de praticamente todas as funções corporais.

Anemia é a redução dos níveis de hemoglobina no sangue. Ela causa diminuição da oxigenação dos órgãos e tecidos e, dependendo da intensidade da redução, importantes transtornos. A criança é particularmente sensível à queda da hemoglobina. Quanto mais novinha ela é, mais significativo é o problema.

Quem quer iniciar?

### *QUANDO EXISTE ANEMIA?*

Existe anemia se a hemoglobina é menor que 11% dos sete meses aos cinco anos de idade, menor que 11,5% entre os seis e os nove anos e menor que 12,0% nos adolescentes femininos e 12,5% nos masculinos. Assim, a quantidade normal de hemoglobina varia com a idade e nas crianças dos primeiros meses de vida, onde existe uma "anemia fisiológica", a definição de uma anemia real só pode ser feita com hemoglobina menor que 10,0%.

### *ANEMIA É DOENÇA OU É SINTOMA?*

A anemia é sintoma de várias doenças e a causa deve ser definida. Mas, independente da causa, a criança que está com baixa da hemoglobina não está bem. Não cresce bem, não brinca e não corre como seus colegas, não aprende como esperado, não tem a resistência normal contra as infecções. Está triste e sem ânimo. Anemia requer cuidados e a causa pode ser uma doença grave.

### *QUAIS SÃO AS CAUSAS DA ANEMIA?*

Vamos destacar as mais comuns nas crianças e nos adolescentes: *carência de ferro* – e a mais comum é a causa e a alimentacao pobre em ferro; *vermes e sangramentos ocultos* (do estômago, do intestino e menstrual nas adolescentes) também produzem a doença; *enfermidades congênitas* (anemia falciforme e do Mediterrâneo); *problemas imunológicos* (anemia por incompatibilidade sanguínea entre a mãe e a criança); *uso de drogas e diversas enfermidades* (como o lupus eritematoso); *doenças da medula* (leucemias, destruicao celular por raios-X e quimioterapicos); *infecções* (urinaria e outras).

### *A ANEMIA É COMUM NA CRIANÇADA?*

Cerca de 30% da população mundial apresenta o problema. Mesmo nos países ricos, a anemia por carência de ferro é comum e pode atingir até 12% das crianças com menos de cinco anos de idade. Nas regiões pobres, é muito mais comum e alcança até 70 a 80% dos menores de dois anos. A anemia por deficiência de ferro é mais comum dos seis meses aos dois anos de idade. As outras formas de anemia são menos frequentes.

### *O RECÉM-NASCIDO PODE TER ANEMIA?*

Ele pode ter anemia de múltiplas causas. Hemorragia placentária ou do cordão umbilical, incompatibilidade entre o sangue da mãe e o do bebê e nfecções congênitas (sífilis, rubéola e outras) são algumas das principais. Nessa idade, a anemia é sempre aspecto extremamente importante para a saúde.

### *E NAS CRIANÇAS DE POUCOS MESES?*

Após os seis meses de idade, a deficiente ingestão de ferro é a mais frequente. Se a mãe foi bem nutrida e a gravidez foi normal, a anemia por carência de ferro não ocorrerá nos primeiros meses de vida. O leite materno ajuda a prevenir essa doença. O leite de vaca não contém ferro em quantidade para evitar o problema. A indústria adicionou este mineral em muitos dos leites e a outros alimentos infantis. Criança novinha que toma exclusivamente leite de vaca sem acréscimo de ferro precisa receber complementação alimentar com produtos ricos nesse elemento ou tomar remédio para suprir a deficiência.

# CAPÍTULO 25

### *QUAIS SÃO AS PRINCIPAIS CAUSAS DE ANEMIA NA ADOLESCÊNCIA?*

Nessa idade, em ambos os sexos, ainda predominam as causas da anemia por carência de ferro. Na menina, o sangramento menstrual excessivo é um dos problemas.

### *O QUE A CRIANÇA APRESENTA? O QUE SUGERE A ANEMIA?*

Há dois grupos de crianças anêmicas:

- → *Sem sintomas* – é o grupo mais numeroso e a anemia não é evidenciada no exame clínico; criança desse grupo não tem nível de hemoglobina muito baixo; usualmente o problema é descoberto no exame de sangue e essa é a razão que mostra a importância do exame médico periódico e da suplementação preventiva de ferro para evitar essa carência.
- → *Com sintomas* – os familiares e os médicos percebem palidez que é sinal de anemia com hemoglobina menor que 9%; a palidez é um sinal tardio do problema que deveria ter sido diagnosticado e tratado antes; a meninada com esse nível de hemoglobina está triste, dormindo muito, parada, sem ânimo, sem topar as brincadeiras, cansando com facilidade.

### *OS SINTOMAS DE UMA ANEMIA POR HEMORRAGIA SÃO DIFERENTES?*

A perda crônica de sangue vai acontecendo aos poucos – doença do refluxo gastroesofágico, menstruação – o quadro vai se instalando aos poucos esse tipo de anemia é igual ao da anemia carencial. A perda aguda de sangue – lesão acidental de uma artéria – é situação potencialmente muito grave e necessita imediata intervenção médica.

### *O QUE O MÉDICO FAZ QUANDO DESCOBRE A ANEMIA NUMA CRIANÇA?*

A missão do profissional é chegar à causa da anemia. Para isso, ele: verifica quais alimentos a criança tem ingerido nos últimos meses para detectar carência nutricional do ferro; avalia se há dados de doenças que produzem perda sanguínea; tenta descobrir sinais de infecção ou de outras doenças como as que aumentam o baço e o fígado; solicita exames diagnósticos.

### *QUANDO IR AO HEMATOLOGISTA?*

O pediatra é competente para resolver 95% ou mais das anemias da criançada. O hematologista deve participar da investigação diagnóstica e do tratamento quando o pediatra tem dúvida sobre o diagnóstico. Ele solicita o parecer do especialista se é anemia falciforme, se é anemia do Mediterrâneo, anemia por destruição da medula, entre outras.

### *A CRIANÇA COM ANEMIA PODE PRECISAR DE TRANFUSÃO DE SANGUE?*

Nas anemias muito intensas e, sobretudo, nas que ocorrem por hemorragia aguda (traumas, por exemplo), a transfusão de sangue pode ser salvadora. Nas anemias que vão se instalando lentamente, nas que dão tempo para o coração e os outros órgãos desenvolverem alguns mecanismos adaptativos, a transfusão de sangue não é indicada.

### *QUAIS ALIMENTOS DAR PARA EVITAR A ANEMIA POR FALTA DE FERRO?*

Aí vai uma lista: leite materno nos primeiros seis meses de vida; leites e cereais enriquecidos com ferro (existem várias marcas e é sempre bom consultar a composição dos alimentos ofertados às crianças); vísceras (fígado, coração, moela, rim); ameixa, uva, maçã, mel de engenho; carne, miolo, ovo (gema); espinafre, couve, alface e feijão. Os alimentos ricos em vitamina C (laranja, limão, tomate) ajudam no aproveitamento do ferro da dieta.

### *E DEVO EVITAR ALGUM ALIMENTO?*

Alguns alimentos atrapalham o aproveitamento do ferro da dieta: o excesso de farinhas, de café e de chá. Crianças que tomam exclusivamente leite de cabra têm anemia por falta do ácido fólico (vitamina). Os alimentos mais ricos em ácido fólico são: fígado, rim, vegetais de folhas verdes, feijão e cereais integrais.

### *INTERESSANTE QUE VOCÊS NÃO FALARAM NA BETERRABA. POR QUÊ?*

As mães realmente sempre perguntam sobre a beterraba. A fama dela é tão grande que com frequência é o primeiro alimento que citam quando perguntadas sobre quais as comidas que as crianças devem comer para curar ou prevenir a anemia. A cor vermelha, parecida com a do sangue, é que deve justificar a fama. Mas a beterraba contém pouquíssima quantidade de ferro.

### *E O PREPARO DOS ALIMENTOS NA PANELA DE FERRO?*

Este é outro "mito". As mães também falam em colocar um prego na fase de preparo do alimentos para curar a anemia. Nada disso tem valor.

### *QUANDO DAR OS REMÉDIOS COM FERRO?*

Eles são prescritos pelo médico quando o diagnóstico de anemia por carência do mineral for firmado e quando o reforço alimentar com produtos ricos em ferro não for suficiente para resolver o problema. Nas anemias com hemoglobina em torno de 10%, a alimentação rica em ferro, por muito tempo corrige a deficiência. Mas há crianças que resistem e não aceitam a alimentação rica no mineral e há aquelas com hemoglobina abaixo de 9% em que a correção é feita com a alimentação e medicação. Há uma série de informações sobre o uso desses remédios – aceitação, tolerância, efeitos colaterais – que precisam ser detalhados pelo médico. O uso desses medicamentos é por 60 a 90 dias.

### *EXISTEM MUITOS EFEITOS COLATERAIS COM O USO DO FERRO?*

Muitas crianças recusam os produtos com ferro que não têm sabor agradável. Vômito, náusea, dor abdominal, constipação intestinal e diarreia são eventos comuns e algumas vezes dificultam o tratamento. É comum a coloração escura dos dentes que pode ser retirada com gaze umedecida em suco de limão.

### *COMO O MÉDICO DEFINE SE O TRATAMENTO FUNCIONOU?*

Evidentemente, para cada causa de anemia, há um controle próprio. Mas na anemia por carência de ferro, a maior parte dos pediatras controla a melhoria do cliente com o próprio exame clínico. Mas alguns solicitam, dois ou três meses após o início do tratamento, um hemograma de controle para definir a resposta.

### *PODEMOS DAR O REMÉDIO DE VERME E COM FERRO TODO ANO?*

Alguns médicos indicam o remédio de verme periodicamente, mas outros não indicam. Vocês não devem usar por decisão própria os remédios que contém ferro. O mineral é um dos produtos mais tóxicos que a medicina conhece. O ferro em excesso se acumula no fígado e em outros órgãos do corpo e pode causar importantes transtornos para a saúde. É essa também a razão para que o médico defina o diagnóstico com precisão. Receitar ferro e transfusões de sangue nas crianças que têm anemia falciforme é um erro.

### *COMO TRATAR AS ANEMIAS DE OUTRAS CAUSAS?*

O tratamento é dirigido para a causa. A anemia falciforme é orientada de uma forma completamente diferente da anemia produzida pelo excesso de sangramento menstrual na menina. A anemia da ancilostomose, uma parasitose que produz a doença, é conduzida de uma maneira e a anemia por uma infecção urinária crônica é conduzida de forma diferente.

Findas as perguntas, ressaltamos o que temos sempre feito. Essas orientações sobre as anemias não substituem o trabalho do médico.

PROFISSIONAL COLABORADOR:
João Medeiros Filho

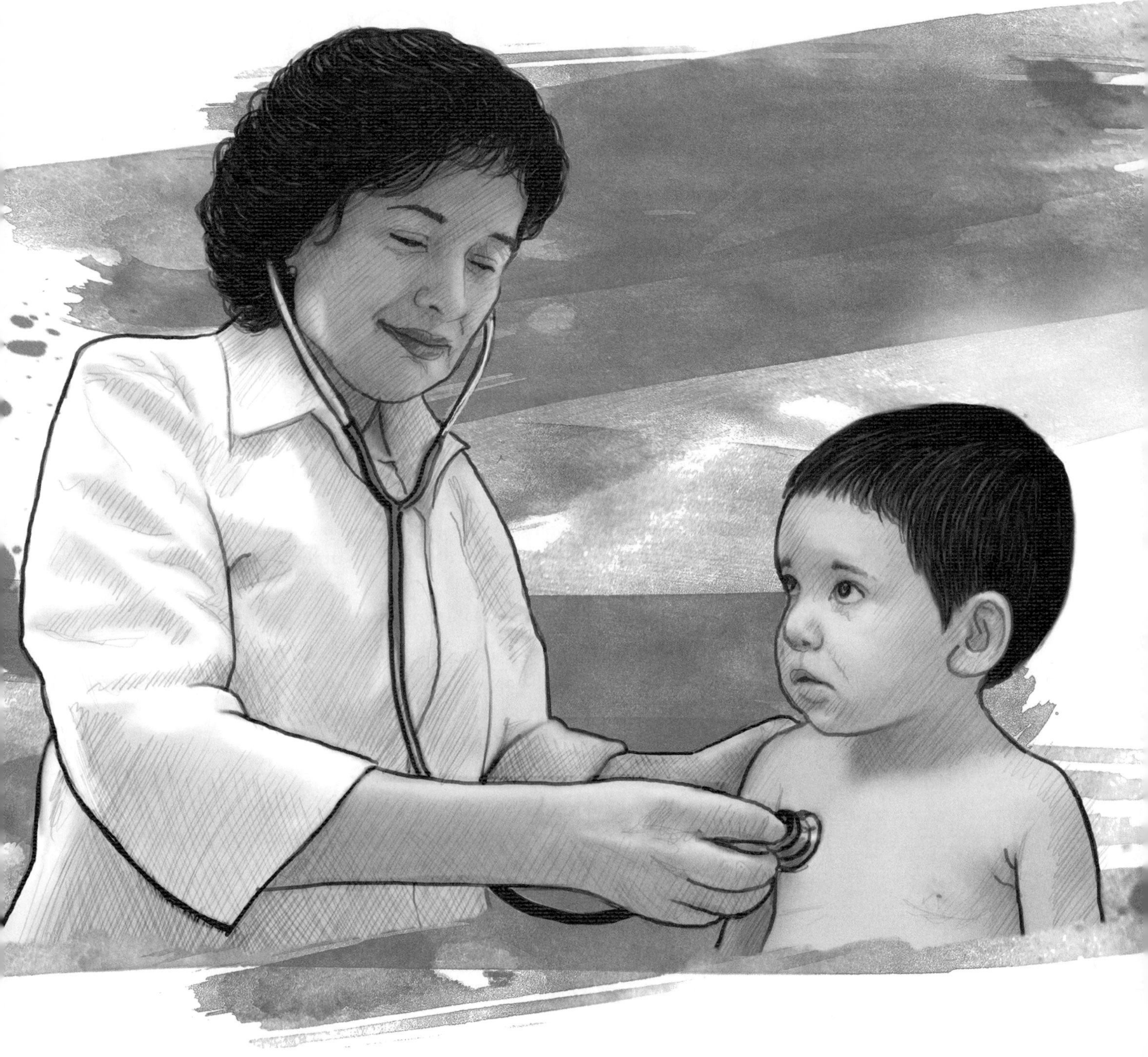

# ICTERÍCIA

CAPÍTULO 26

GUIA PRÁTICO

# ICTERÍCIA

A coloração amarelada da pele, das mucosas e da urina causada pelo excesso de bilirrubinas (icterícia) é um sintoma de uma situação fisiológica normal ou de algumas situações patológicas anormais, que podem ser graves.

A icterícia é comum nos recém-nascidos devido à alta incidência da icterícia fisiológica. Esta não é doença e representa um ajuste para a vida extrauterina. Ela é intensificada pela pouca oferta alimentar, prematuridade, infecções e outras situações anormais. Isoladamente, não representa problema e desaparece espontaneamente.

Ainda nos recém-nascidos, existem muitas icterícias causadas pela diferença entre o sangue do feto e o sangue da mãe. Essas podem representar doença importante. E ainda há aquelas produzidas por infecções, más formações congênitas e outros problemas. São patológicas.

Um mesmo bebê pode ter a icterícia fisiológica e a patológica. Por isso, se o bebê estiver com coloração amarelada, deve ser examinado pelo médico. É arriscado rotular um recém-nascido como portador de icterícia fisiológica sem o parecer profissional.

Em crianças maiores, adolescentes e adultos, a icterícia sempre indica doença: hepatites, destruição anormal do sangue ou hemólise, cálculo nas vias biliares, tumores, más formações. Em qualquer desses casos, também é essencial o exame médico para diagnóstico e recomendação terapêutica.

Recomendamos a leitura do capítulo completo.

## ICTERÍCIA

A icterícia é a coloração amarelada da pele e das mucosas. É causada pelo excesso de bilirrubinas que se acumulam excessivamente e produzem a pigmentação anormal.

Existe normalmente uma pequena quantidade de bilirrubinas circulando no corpo do ser humano o que não produz icteríca. Essa pequena quantidade ocorre face à substituição contínua das hemácias. Os níveis normais de bilirrubinas são menores que 2,0 mg por 100 mL de sangue (2,0%) e a icterícia é notada quando a quantidade é maior que 7,0%. Ela é causada por aumento das bilirrubinas e o que está acontecendo precisa ser explicado pelos médicos.

Certas situações são fisiológicas, normais, dependentes de fatos esperados da biologia humana, como é a icterícia fisiológica do recém-nascido. Outras situações são patológicas, ou seja, a icterícia é indicador de anormalidade: os defeitos congênitos dos canais biliares, incompatibilidades entre o sangue das mães e o dos bebês, as hepatites e outros.

Acreditamos, após a introdução, poder debater o tema. Quem começa?

### *ENTÃO A ICTERÍCIA NÃO É DOENÇA! É COMO A FEBRE, UM SINTOMA?*

A cor amarelada notada na pele, nos olhos e na urina, não é o problema. Assim, os médicos devem, frente a esse sintoma, ouvir bem a história clínica, examinar criteriosamente as crianças, fazer exames e explicar o que está ocorrendo. Eles devem chegar à causa.

### *MAS A ICTERÍCIA, ELA MESMA, NÃO PRODUZ SINTOMAS?*

A icterícia habitualmente não produz transtornos. Habitualmente, são as outras pessoas ou os médicos que percebem que as crianças estão com a pele ou com os olhos amarelados. Mas destacamos: nos bebês novinhos, sobretudo se prematuros e doentes – infecções, anemia e outros problemas – os níveis muitos elevados de bilirrubinas podem produzir doença cerebral, o kernicterus, o que assusta os pediatras; em um tipo especial de icterícia, quando os níveis de bilirrubinas estão muito elevados, há coceira corporal; usualmente, os sintomas que existem nas crianças ictéricas são ocasionados pelas doenças que causam o problema – na hepatite, há febre, mal-estar, vômitos e outros sintomas; na destruição excessiva das hemácias, há anemia e todos os sintomas deste último problema; na tumoral ou más formações de órgãos abdominais, há dor, aumento de volume do abdome e outros sintomas.

### *COMO VOCÊS MÉDICOS AVALIAM A INTENSIDADE DA ICTERÍCIA?*

Existe um aparelhinho *(bilicheck)* para medir o nível das bilirrubinas sem precisar coletar sangue dos nenês. Mas o método mais apropriado é o exame químico do sangue.

### *COMO EXPLICAR A TAL ICTERÍCIA FISIOLÓGICA?*

Ao nascerem, todas as crianças têm muitas hemácias e têm um tipo especial de hemoglobina denominada F, tudo apropriado para a vida dentro e não para a vida fora do útero. Dentre as várias mudanças que ocorrem com o nascimento, existem a redução do número de hemácias e a substituição da hemoglobina F por hemoglobina A. Em todo esse processo, ocorre intensa destruição das hemácias, metabolização da hemoglobina que deve ser substituída, e produção de grande quantidade de bilirrubinas que é uma das principais consequências dessas mudanças. O fígado, por outro lado, não é capaz de transformar essa grande oferta de bilirrubinas face à sua relativa imaturidade. Todos estes fatos são normais, naturais, esperados e justificam a observação da icterícia na maior parte das crianças absolutamente sadias.

### *ESSA ICTERÍCIA FISIOLÓGICA É MUITO INTENSA?*

Na icterícia fisiológica, os níveis de bilirrubinas chegam a 10,0% ou um pouco mais e o pico máximo é alcançado entre o terceiro e o quinto dia de vida. Quando os níveis do pigmento chegam a valores muito altos, é importante pensar em outros fatores causais e não na icterícia fisiológica.

### *COMO ESTA ICTERÍCIA SE COMPORTA NOS PREMATUROS?*

Nas crianças prematuras, a icterícia fisiológica tende a ser mais intensa e durar mais tempo. Em todos os bebezinhos, sobretudo nos prematuros, muitas agressões – infecção, diarreia, desidratação, baixa de glicose no sangue, alteração metabólica, dificuldade respiratória, hipotermia, hematoma – podem provocar icterícias mais intensas e mais prolongadas.

### *A ALIMENTAÇÃO TEM ALGUMA RELAÇÃO COM A ICTERÍCIA?*

A icterícia fisiológica tende a ser mais intensa e mais prolongada nas crianças que estão com dificuldade alimentar, com ganho deficiente de peso e com pouca água corporal. Assim, para que a icterícia fisiológica desapareça mais rapidamente, é importante que a nutrição e a hidratação dos bebês estejam adequadas.

### *QUANDO A ICTERÍCIA FISIOLÓGICA APARECE E DESAPARECE?*

As icterícias que surgem nas primeiras 48 horas de vida tendem a ser mais importantes do que as que surgem após. As que surgem nas primeiras 24 horas são mais importantes ainda. A icterícia fisiológica aparece após o segundo dia de vida, aumenta até o quarto ou quinto dia e a partir daí passa a regredir. Desaparece espontaneamente em cerca de sete a dez dias.

### *NÃO PRECISA FAZER EXAMES NEM TRATAR A ICTERÍCIA FISIOLÓGICA?*

Quando os pediatras estão seguros de que a icterícia é fisiológica, não há necessidade de exames nem de tratamento. Falamos que os pediatras devem estar seguros de que não existe doença e de que a explicação para o fenômeno são fatos fisiológicos. Deste modo, é importante ouvir os profissionais e só eles poderão definir o melhor caminho a seguir. O que parece uma icterícia fisiológica sem importância pode significar uma incompatibilidade entre o sangue das mães e o dos conceptos.

### *A ICTERÍCIA FISIOLÓGICA PODE FAZER MAL?*

Não. A icterícia fisiológica nunca danifica qualquer órgão corporal. As icterícias que fazem mal são as produzidas em certas ocasiões quando o sangue das mães é diferente do sangue dos filhos. É o que se denomina incompatibilidade sanguínea materno-fetal. A mais grave é a produzida pelo fator Rh e a menos grave é a pelo fator ABO. A incompatibilidade Rh pode provocar níveis altíssimos de bilirrubinas, mais de 20,0%, em poucas horas. Nessa situação, pode haver o que a medicina conhece como kernicterus, antes citado, que se caracteriza por lesão de algumas partes do sistema nervoso. Mas repetimos que isso não ocorre na icterícia fisiológica, onde a elevação das bilirrubinas é lenta e não atinge 20,0%. Os pediatras é que definem se a icterícia é realmente fisiológica ou se pode ser secundária a alguma doença.

### *NENHUM TRATAMENTO? NEM A FOTOTERAPIA?*

Não precisa. Esta é a posição científica. Mas não é isso que se observa na prática cotidiana. Os familiares que tem acesso à Internet e a outras fontes de informações, e têm contato com o que significa o kernicterus, passam a ter extremo temor de que isso ocorra com seus bebês. A partir daí, passam a ficar tensos e a cobrar atitudes dos pediatras para uma situação que na quase totalidade das vezes não tem importância. É comum observar que os nenezinhos estão sendo furados a cada dia ou dois para dosar os níveis das bilirrubinas com o receio de que atinjam 20,0%.

### *POR QUE 20,0%?*

Décadas atrás, foi determinado que os níveis de bilirrubinas acima de 20,0% poderiam ser danosos ao sistema nervoso dos recém-nascidos, poderiam produzir kernicterus. A partir daí, muitas discussões ocorreram e muita "neura" foi gerada. Surgiu a "vintefobia", o medo do 20%, que ainda hoje é percebida. Mas o que também ficou demonstrado, décadas atrás, é que para haver dano cerebral são necessárias algumas condições que os pediatras conhecem. E são esses profissionais que devem ditar a conduta. E para isso, eles dispõem de roteiros para ajudar a decidir.

### *COMO O LEITE DA MÃE PRODUZ ICTERÍCIA?*

Em cerca de um para 200 bebês, o leite materno é a causa da icterícia que se confunde com a do tipo fisiológico. Os maiores níveis de bilirrubinas são atingidos na segunda ou terceira semanas. O quadro é causado por certas substâncias do leite humano que reduzem a capacidade de o fígado eliminar as bilirrubinas. O desaparecimento do problema ocorre antes dos dois meses. Não causa qualquer tipo de consequência, não precisa de tratamento e não é razão para suspender a lactação. Não suspender a amamamentação mesmo por poucos dias a título de teste.

### *A INCOMPATILIDADE RH É PREVENIDA! CERTO?*

Certíssimo. Há algumas décadas, a medicina dispõe de medicamento para impedir que as mães Rh negativas fiquem sensibilizadas e causem doença nos seus filhos. Isso não é possível na incompatilidade ABO.

### *COMO FUNCIONA A FOTOTERAPIA? PODE FAZER MAL?*

A fototerapia produz a transformação das bilirrubinas, potencialmente tóxicas, em produtos não tóxicos. Embora seja possível realizar a fototerapia no domicílio, ela é habitualmente um tratamento hospitalar, pois há uma série de cuidados que devem ser implementados para que o resultado seja maximizado e os efeitos colaterais reduzidos.

### *AINDA SE FAZ A TROCA DE SANGUE?*

Ainda é a terapêutica heroica para casos graves de incompatibilidade sanguínea entre a mãe e o filho, quando as hemácias da criança estão sendo destruídas rapidamente e quando está ocorrendo importante anemia e significativo aumento das bilirrubinas.

### *E AS ICTERÍCIAS PELAS OUTRAS CAUSAS? HEPATITES POR EXEMPLO.*

A icterícia nas crianças novinhas, nas outras crianças, em todos os adolescentes e em todos os adultos, deve ser comunicada aos médicos. Cabe a eles diagnosticar e orientar sobre o tratamento de cada uma das entidades causais. Uma doença causada por defeito da formação dos canais biliares e outra causada por defeito no metabolismo devem ser diagnosticadas e tratadas de formas completamente distintas.

Apresentamos a seguir o depoimento de um casal que viveu as dúvidas que assaltam familiares e médicos quando acompanham os recém-nascidos que apresentam icterícia:

*Nosso filho foi diagnosticado como portador de icterícia no terceiro dia de vida. A médica pediu exame de sangue e, aos sete dias de vida, a bilirrubina total foi igual a 15,8.*

*A pediatra fez algumas perguntas, sobre o sangue da mãe e o sangue do bebê (ambos são O+) e aconselhou a não dar muita importância ao resultado do exame. Entretanto, achou que ele estava muito amarelo e pediu para repetirmos imediatamente o exame de sangue. Nessa época, ele tinha 10 dias de vida. Falou que talvez o bebê precisasse ser internado para fazer a fototerapia. Nós, marinheiros de primeira viagem, ficamos preocupados. A ideia de internar nosso filho com 10 dias nos deixava apreensivos.*

*A realização deste exame de sangue nos deixou nervosos. Furaram o bebê numa mão e ficaram espremendo, por cerca de cinco minutos, para sair sangue e encher um potinho. Ele berrou o tempo inteiro. Disseram que teriam que furar a outra mão. O mesmo chororô e o mesmo sofrimento se repetiu por mais uns 10 minutos. Aquela cena, um bebezinho de poucos dias sendo furado daquela maneira, deixa os pais muito angustiados.*

*Ligamos logo para a pediatra, pois, a bilirrubina total havia aumentado para 16,5. A pediatra nos pediu para repetir o exame no outro dia. Nesta hora, entramos em desespero. Repetir novamente aquele exame de sangue horrível. Fazer nosso bebê passar por aquele sofrimento novamente no outro dia. Começamos a questionar se era realmente necessário isto.*

*Foi quando resolvemos ouvir a opinião de outro pediatra, médico da família. Este profissional nos tranquilizou. Falou que o caso do nosso filho era de uma icterícia fisiológica e que pelo conjunto da obra (grupo sanguíneo, tempo de gestação, peso, amamentação, início da icterícia e significado daquelas dosagens das bilirrubinas nos bebês de 10 dias de vida e etc), ele precisava apenas de acompanhamento clínico. Que não havia motivo para grandes preocupações. Disse que não era necessário ficar "furando" o bebê, mas queria apenas fazer o acompanhamento no consultório, para avaliar a evolução da icterícia.*

*Nosso filho não precisou ficar sofrendo fazendo exames de sangue diariamente, e após alguns dias a coloração amarelada desapareceu.*

*Hoje ele está com cinco meses e é um bebê bastante saudável!*

Voltamos a repetir que as noções aqui emitidas fazem parte de uma proposta educacional, importante na saúde e em qualquer outra atividade voltada para o bem-estar do ser humano, e não substituem a avaliação médica.

PROFISSIONAL COLABORADOR:
Adeildo Simões da Silva

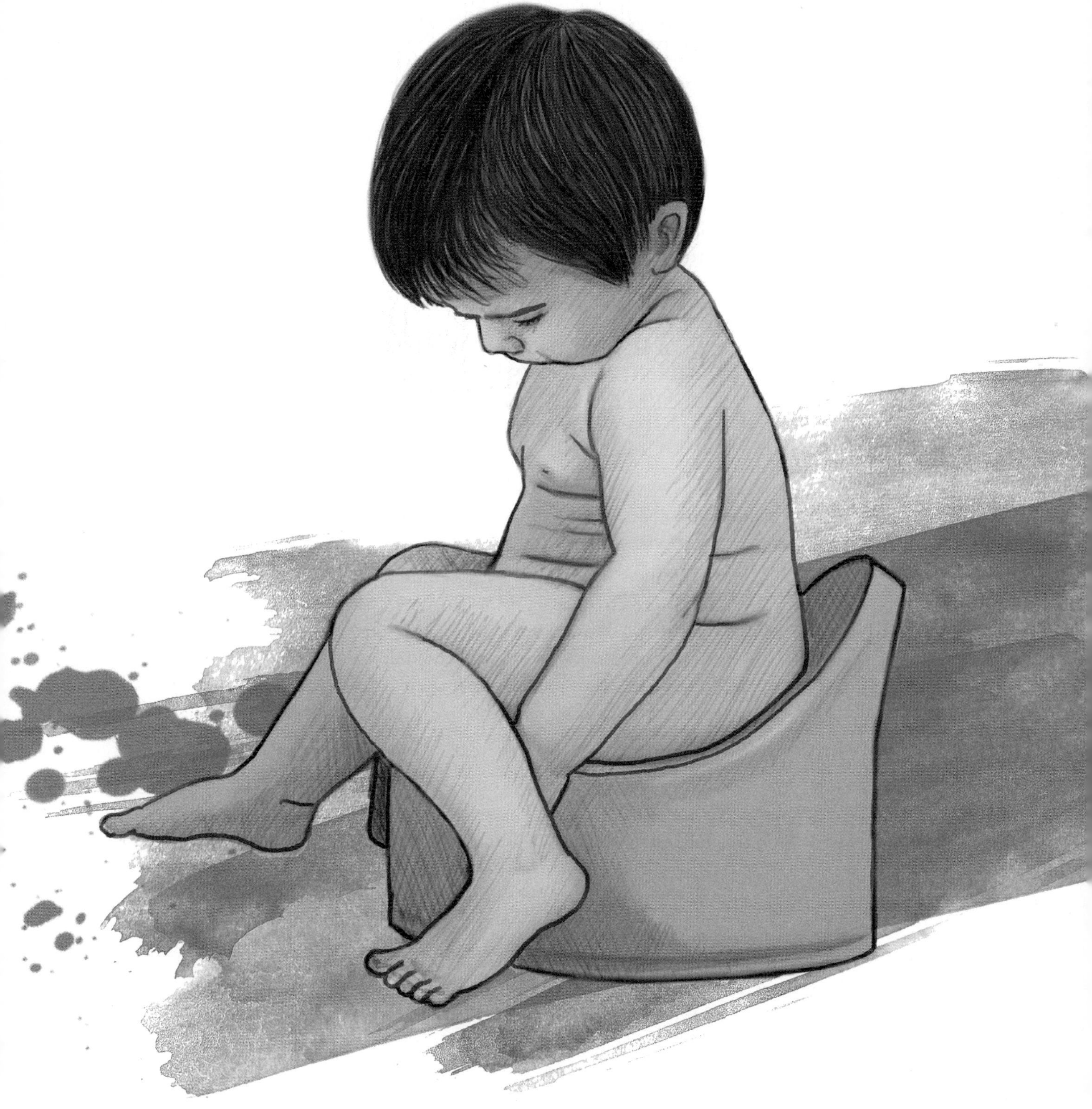

# CAPÍTULO 27

# INFECÇÃO URINÁRIA, CISTITE E PIELONEFRITE

GUIA PRÁTICO

# INFECÇÃO URINÁRIA, CISTITE E PIELONEFRITE

A infecção urinária sinaliza possibilidade de defeito congênito ou outros problema nas vias urinárias e pode implicar lesão renal responsável por hipertensão arterial.

### É MAIS COMUM NA MENINA, MAS NO MENINO É MAIS SIGNIFICANTE. SÃO SUSPEITAS DE APRESENTAR INFECÇÃO URINÁRIA AS CRIANÇAS QUE:

- Têm febre sem causa definida e frequente. O uso frequente de antibióticos mascara a infecção urinária e retarda o diagnóstico, com risco de sequelas futuras.
- Apresentam sintomas urinários: dor na hora da micção, aumento da frequência urinária, jato urinário partido, mudança do hábito miccional (crianças que voltam a fazer xixi na cama), dor abdominal (sobretudo na região lombar), urina turva, com sangue e mau cheiro. Esses sintomas podem ocorrer com ou sem febre.
- Não ganham peso, estão abatidas, apresentam anemia ou têm outros problemas sem causa definida.

Os exames diagnósticos básicos (sumário e cultura de urina) são indicados na suspeita de infecção. O hemograma e outros exames sanguíneos, bem como os exames de imagem (sobretudo a ultrassonografia), são importantes em muitas ocasiões.

A consulta é essencial para definição do tratamento e o médico deve ter especial cuidado no exame da genitália, na tomada da pressão arterial, no exame do abdome, na avaliação do crescimento e de outros indicadores de saúde. Os antibióticos são indicados na fase aguda, febril e, em certas ocasiões, para a profilaxia do problema.

Um especialista pode ser necessário (urologista ou nefrologista). A operação de fimose é indicada quando o problema envolve a gênese da doença. Em outras ocasiões, cirurgias mais complexas são indicadas. Uma infecção urinária pode demandar meses ou anos de acompanhamento médico.

Recomendamos a leitura deste capítulo que aborda o assunto de uma forma mais detalhada.

## Infecção urinária, cistite e pielonefrite

A infecção urinária pode ser o indício de uma doença mais importante nas vias urinárias, como um defeito congênito, e pode ser a causa de hipertensão arterial no futuro.

Cistite significa infecção urinária que atinge predominantemente a bexiga, ou o trato urinário inferior. Pielonefrite significa infecção que atinge, sobretudo, os rins, ou o trato urinário superior.

Acreditamos poder detalhar mais o tema no debate. Quem começa?

### *O QUE É INFECÇÃO URINÁRIA?*

As vias urinárias são estéreis. Apenas o fim da uretra contém bactérias da genitália externa. O crescimento de bactérias nos setores estéreis produz infecção urinária. A maior parte decorre da subida de bactérias da genitália ou da uretra terminal para os locais estéreis das vias urinárias.

### *POR QUE EXISTE A INFECÇÃO URINÁRIA?*

Vamos falar sumariamente sobre alguns fatores conhecidos:

- → Vários mecanismos garantem o fluxo urinário contínuo dos rins para o exterior, num único sentido; qualquer mecanismo que dificulte esse fluxo ou que permita o retorno da urina de um trecho posterior para um anterior pode causar infecção urinária; defeitos anatômicos congênitos – estenose ureteral e outros – ou adquiridos – estenose ureteral pós-cirúrgica e outros –, distúrbios dos mecanismos valvulares – refluxo vesicoureteral e outros –, causam infecção urinária; os cálculos e os corpos estranhos (sondas) também causam infecção urinária.
- → Há outros fatores – imunitários, acidez urinária e outros – e seus distúrbios geram infecção urinária.
- → O diabetes mellitus e o uso de instrumentos nas vias urinárias também podem causar infecção; a falta do aleitamento materno e o uso de antibióticos podem favorecer o aparecimento da doença.

### *PARA QUE ESSAS NOÇÕES?*

Isso foi falado para demonstrar que a infecção urinária pode implicar uma outra doença mais importante. A noção é importante para se entender a razão que faz o médico solicitar exames para melhor diagnosticar o que está acontecendo. São também para se perceber que essa doença pode se repetir várias vezes enquanto não removida a causa primária do problema.

### *A INFECÇÃO URINÁRIA É COMUM?*

A infecção urinária é uma doença comum nas crianças. Ocorre mais nos primeiros anos de idade, principalmente no primeiro. De um modo geral, as meninas são três vezes mais acometidas que os meninos. Mas nas crianças de menos de um mês, é mais comum nos garotos do que nas garotas.

### *O QUE JUSTIFICA A MAIOR OCORRÊNCIA NAS MENINAS?*

A explicação é que a uretra mais longa do pênis protege contra a subida de germes da genitália externa para aquelas áreas onde a urina é estéril. Nas meninas, a uretra mais curta permite essa subida mais facilmente. Outro dado é que as más formações das vias urinárias são mais comuns nos meninos. Como as infecções secundárias, as más formações ocorrem logo após o nascimento. Os meninos são mais acometidos antes do primeiro aniversário.

### *ASSEIO GENITAL INADEQUADO PODE PROVOCAR ESSA INFECÇÃO?*

A vulvite, a vaginite e a postite (infecção do prepúcio), ocasionadas por asseio inapropriado e por outros fatores, favorecem o aparecimento da infecção urinária.

### *E A FIMOSE?*

A fimose que dificulta o fluxo normal da urina que sai da bexiga, pode ser causa desse tipo de infecção.

### OUVI DIZER QUE AS BACTÉRIAS INTESTINAIS É QUE CAUSAM A DOENÇA?

A principal causa de infecção urinária é a bactéria *Escherichia coli* que todos temos nas fezes e na genitália externa. O mecanismo da infecção é a migração da bactéria da genitália externa ou da uretra terminal para outros setores das vias urinárias. Muitos outros tipos de bactérias podem causar o problema.

### QUAIS SÃO OS SINTOMAS DE INFECÇÃO URINÁRIA?

Devem ser investigadas para infecção urinária as crianças que têm:

- → Febre de natureza não definida.
- → Deficiente ganho de peso, falta de apetite, palidez, desânimo, tristeza, "criança diferente" – mesmo sem febre, mesmo sem sintoma das vias urinárias.
- → Urina diferente, com mau cheiro, com qualquer alteração da coloração – mesmo sem febre e sem dados urinários.
- → Micção dolorosa, jato urinário partido, mudança do hábito miccional, reaparecimento da enurese noturna – mesmo sem febre.
- → Dor lombar e dor abdominal sem causa definida – mesmo sem febre e sem sintomas urinários.

### E A PRESSÃO ARTERIAL?

A pressão arterial deve ser sempre aferida, mas é importante em todas as doenças que atingem as vias urinárias. O conhecimento de que a hipertensão arterial é produzida por lesões renais causadas pelas infecções urinárias é um dos aspectos mais importantes dessas doenças.

### DEVEMOS IR AO ESPECIALISTA OU AO PEDIATRA?

O pediatra é quem melhor avalia se: as condições gerais – peso, altura, pressão arterial, existência ou não de anemia, asseio genital e outras – da criança estão boas; a febre pode ser explicada por outra razão; há necessidade de exames para diagnosticar e tratar a infecção urinária e suas causas; é necessária a participação do especialista.

### QUAIS OS EXAMES QUE O PEDIATRA SOLICITA?

Ele solicita sumário e cultura de urina. A partir daí, é que ele requisita outros exames – hemograma e outros exames de sangue, ultrassonografia, radiografia com e sem contraste, estudo com radioisótopo, endoscopia e outros para avaliar alguns casos especiais – e o parecer do especialista.

### COMO É A COLETA DA URINA PARA O SUMÁRIO E PARA A CULTURA?

Esse é o segredo para o correto diagnóstico da infecção urinária. Muitas crianças são medicadas erroneamente com antibióticos após o resultado da cultura da urina colhida sem a técnica apropriada. A parte terminal da uretra e a genitália externa contêm bactérias e a urina contaminada com esse material resultará numa cultura falsamente positiva. Então a regra é mandar para a cultura, urina colhida sem contaminação com material da uretra terminal e da genitália. A urina que deve ser examinada é a que representa aquele trecho das vias urinárias que é estéril. Os cuidados para colher uma boa amostra de urina são:

- → Fazer asseio adequado da genitália: lavar bem com muita água e sabonete comum; enxaguar muito bem para retirar excesso de sabão.
- → Coletar a urina no frasco esterilizado fornecido pelo laboratório; não usar o saco coletor que colherá material da parte terminal da uretra, portanto, urina não estéril.
- → Colher urina de qualquer micção, sem a preocupação de ser a primeira do dia.
- → Aguardar que a criança faça xixi e *desprezar o primeiro jato* para evitar a coleta de material contaminado; colher a *urina do meio da micção diretamente no frasco;* não é preciso encher, pois basta pequeníssima quantidade para o exame.

→ Levar logo ao laboratório; se não for possível, manter o material na porta do refrigerador pelo mínimo de tempo possível.

### *É DIFÍCIL! NÃO É MESMO?*

É fácil nas crianças que controlam a micção. Pode ser menos fácil nas outras, mas não é difícil. A maior parte das mães, tentando de novo consegue colher o material com paciência, se não deu certo da primeira vez. O importante é que se entenda a importância da coleta correta do material.

### *QUAL O ESPECIALISTA QUE O PEDIATRA INDICA?*

O urologista e o nefrologista de criança são os profissionais que ajudam o pediatra no estudo mais aprofundado desses pacientes. O urologista é chamado quando o paciente pode precisar de alguma intervenção cirúrgica. O nefrologista é consultado quando o problema for de ordem clínica.

### *SÃO USADOS ANTIBIÓTICOS PARA TRATAR A INFECÇÃO URINÁRIA?*

O tratamento é com antibióticos por via oral e poucas vezes muscular. Poucas crianças devem ser internadas para hidratação e medicação venosa. O médico também recomenda medidas gerais como repouso, hidratação adequada, antitérmicos e outras medidas de ordem geral.

### *COMO É FEITO O CONTROLE PARA VER SE A CRIANÇA FICOU BOA?*

O controle no *curto prazo*, para ver se o tratamento eliminou as bactérias, é feito com cultura de urina, alguns dias após o fim da medicação. A cura é representada por uma cultura negativa. O controle de *longo prazo* é indicado para os que apresentam as infecções repetitivas. Os familiares das crianças que apresentaram uma infecção urinária devem ser instruídos sobre a possibilidade de a infecção acontecer de novo. Os familiares das que tiveram várias infecções urinárias devem estar mais alertas ainda e devem seguir com rigor as orientações dos médicos. De um modo geral, devem fazer urocultura as crianças que apresentarem febre, dor à micção, dor lombar, urina de aspecto diferente ou outro qualquer sintoma atribuível à infecção urinária

### *E COMO É O TRATAMENTO DA DOENÇA QUE CAUSA A INFECÇÃO?*

Algumas doenças são de tratamento cirúrgico. A fimose é um bom exemplo. Outras, como a maioria dos refluxos, são de tratamento clínico.

### *COMO É A PREVENÇÃO?*

A forma mais importante de prevenção é a cura das doenças causais das infecções urinárias. A amamentação nos primeiros meses é medida significante. A hidratação adequada e a alimentação saudável, sobretudo com alimentos ricos em vitamina A (cenoura, vísceras e outros) são importantes. O asseio genital apropriado, tanto da menina quanto do menino, é medida valiosa. A operação da fimose é indicada em certos garotos. A ingestão abundante de água é valiosa.

Como sempre temos feito, abrimos espaço para a participação dos familiares e transcrevemos a experiência de um casal:

*Aos cinco meses, nosso filho teve febre. O pediatra do serviço de emergência nada definiu e nos aconselhou a medicá-lo com antifebril e esperar 48h. Na ocasião, foi levantada a suspeita de roséola. O garoto continuou feliz, esperto, comendo bem, como se nada houvesse, embora a febre continuasse alta e de quatro em quatro horas.*

*Decorridas as 48h, o pediatra solicitou sumário e cultura de urina. É importante frisar que nada observamos que indicasse doença urinária. Não chorava ao urinar e a urina era de aspecto normal. O sumário mostrou quantidade incontável de leucócitos e a cultura mostrou a* Escherichia coli. *Após o diagnóstico, foi medicado com cefalexina por 10 dias. Melhorou rapidamente.*

*Passado o susto, fomos orientados a realizar ultrassonografia das vias urinárias que foi absolutamente normal.*

*Após o ultrassom, fomos orientados a realizar a uretrocistografia miccional, a fim de tirar quaisquer dúvidas a respeito de má formação do aparelho urinário. Ficamos preocupados, pois esse exame solicitado nos pareceu agressivo.*

*Procuramos outro pediatra que achou precoce a indicação do último exame e ouviu a opinião de um urologista de criança. Esse também achou cedo indicar o exame uretrocistografia e nos orientou a continuar acompanhando a evolução do garoto.*

*Agora, mais recentemente, o garoto surgiu com febre e o segundo pediatra, por telefone, indicou os exames de urina face ao seu passado. Novamente, não existiam sinais urinários ou miccionais e nenhum dado de outra doença. O sumário foi normal e a cultura mostrou uma contagem alta (mais de 1 milhão) de uma bactéria que o pediatra disse que não era um germe usualmente produtor de infecção urinária. Solicitou outros exames de urina, com mais cuidado na coleta (asseio cuidadoso do prepúcio e coleta da urina no jato do meio. Orientou ainda que as análises fossem realizadas num laboratório de referência em bacteriologia. Os resultados foram normais. A cultura, estranhamente, para nós foi negativa. A febre cedeu sem antibiótico. O garoto está ótimo. O pediatra orientou que mesmo sem febre, três semanas após, nós realizássemos outra cultura de urina.*

*Mostramos a nossa experiência para enfatizar a importância do diagnóstico, do perfeito conhecimento da doença, para que os médicos e nós possamos bem cuidar dos nossos filhos. Se fôssemos valorizar essa última cultura de urina, teríamos dado antibiótico sem necessidade. E se tivéssemos valorizado o exame, teríamos a uretrocistografia que é um procedimento agressivo e sem utilidade no caso da nossa criança.*

A situação mostrada por esse casal exemplifica bem três aspectos:

1) Na primeira febre, parece que o diagnóstico de infecção urinária foi bem definido: não havia outra causa para a doença febril, o sumário foi anormal, a cultura evidenciou uma bactéria típica desses quadros e o antibiótico melhorou rapidamente o quadro. O ultrassom do abdome foi bem indicado.

2) Na segunda doença febril, na qual também não havia aparentemente uma causa, o sumário foi normal e a cultura evidenciou uma bactéria que não é causa usual da infecção urinária. A cultura foi repetida com redobrados cuidados higiênicos e foi negativa. A febre desapareceu sem antibiótico. Nesse caso, se o médico fosse olhar apenas o resultado dessa última cultura de urina, provavelmente prescreveria um antibiótico e provavelmente indicaria a uretrocistografia.

3) Os pais foram informados que o sumário e a cultura de urina deveriam ser feitos se ocorressem: febre de origem não conhecida acompanhada ou não de dificuldade miccional e/ou de urina de aspecto diferente do usual.

Finalmente, ressaltamos que a leitura e a reflexão sobre o texto não substituem a avaliação médica que continua a ser o aspecto mais importante para a assistência à saúde.

PROFISSIONAIS COLABORADORES:
Marcello Pitta Pontual,
Carlos Gonçalves de Oliveira

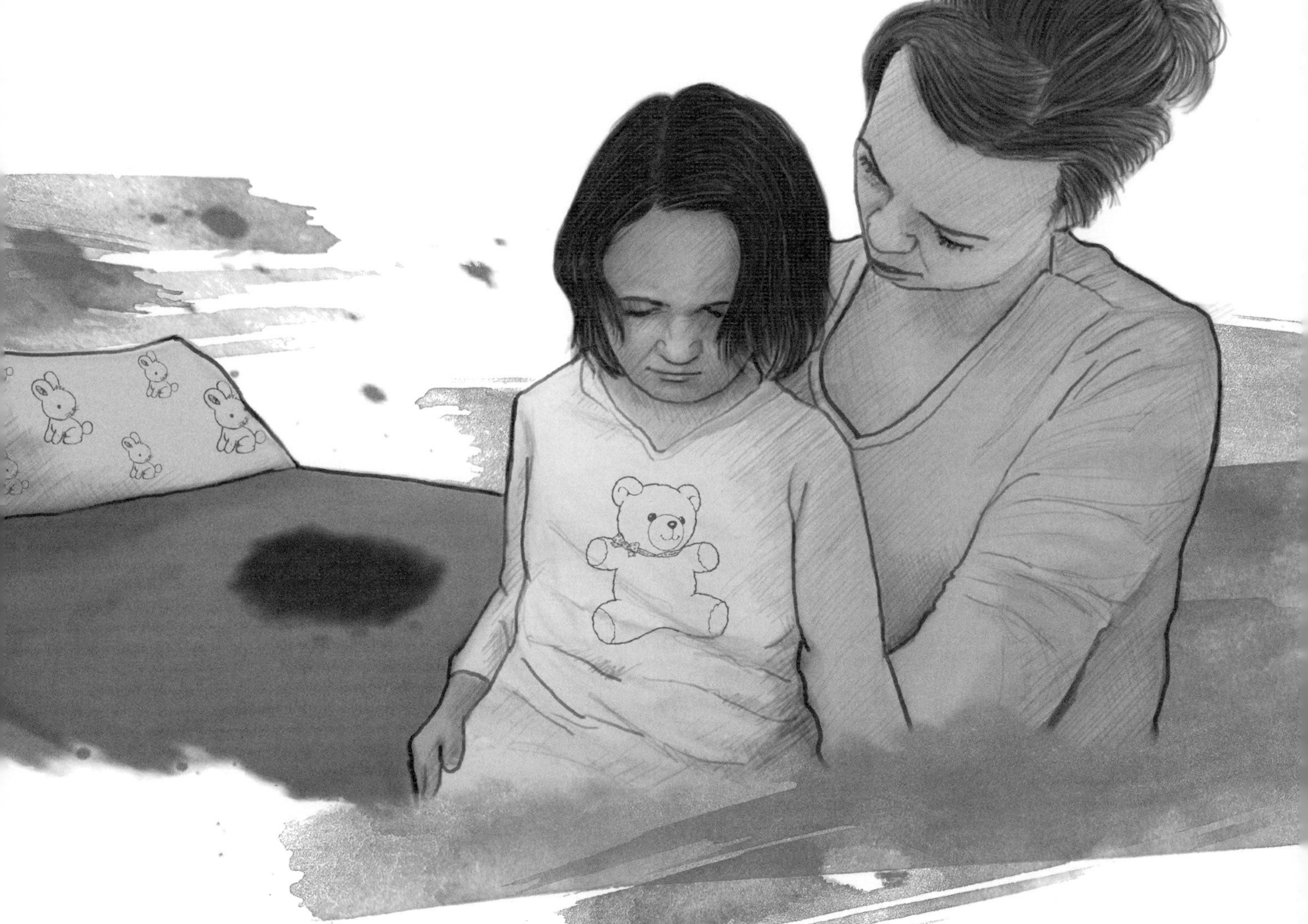

# ENURESE NOTURNA XIXI NA CAMA

CAPÍTULO 28

## Enurese noturna – xixi na cama

Enurese noturna é a nomenclatura médica para a condição apresentada pelas crianças que fazem xixi na cama numa idade em que seus colegas dormem e acordam secos.

Quem começa a sessão de perguntas?

### *O QUE CARACTERIZA UMA CRIANÇA COM ENURESE NOTURNA?*

Portam enurese noturna as crianças que:

- → Não têm doença urinária orgânica; essa "cláusula pétrea" define que as que têm infecção ou qualquer outro problema nas vias urinárias – defeito congênito, cálculo, por exemplo – não têm enurese; também não têm enurese aquelas que eliminam volumes anormais de urina – diabetes insípido, por exemplo; só os médicos podem definir se existe enurese ou anormalidade de outro tipo.
- → Fazem xixi na cama e controlam a emissão de urina durante o dia.
- → Têm idade em que a maioria das crianças dorme e acorda seca.

### *QUAL A FREQUÊNCIA DA ENURESE NOTURNA?*

As crianças até os dois anos de idade não têm controle sobre a micção de dia e de noite. A partir dos dois anos, muitas começam a controlar a micção de dia e não à noite. Lá pelos cinco anos de idade, 15% das crianças ainda urinam de noite na cama, várias vezes na semana, embora tenham perfeito controle diário. A partir daí, ano a ano, muitas delas passam a controlar a micção noturna. Na adolescência, 0,5 a 2% permanecem com o problema que pode se prolongar até a vida adulta.

### *A ENURESE NOTURNA É MAIS COMUM NOS MENINOS OU NAS MENINAS?*

É mais comum nos meninos. A causa disso não é conhecida.

### *A HEREDITARIEDADE É IMPORTANTE?*

A tendência a fazer xixi na cama aumenta 45% se um dos pais teve o problema. Se os dois pais tiveram essa experiência, a frequência aumenta para 75%.

### *COMO OS FAMILIARES REAGEM QUANDO TÊM FILHOS QUE URINAM NA CAMA?*

Reagem mal. Pesquisa recente da Universidade Estadual do Rio de Janeiro, em 149 crianças e adolescentes, entre seis e dezoito anos, que urinavam na cama, revelou que: 89% deles sofreram algum tipo de agressão no domicílio; houve ofensa verbal, brigas, gritos e xingamentos contra eles. Em mais da metade, houve outras agressões: tomar banho frio, lavar o próprio lençol molhado ou ser obrigado a ficar de pé o resto da noite; 48% foram surrados; as agressões foram recorrentes, quase que diariamente em 88% dos casos; a mãe foi a agressora em 88% das vezes; em um caso, aconteceu uma lesão genital grave que precisou de cirurgia. É possível entender que os familiares que assim agem não tenham conhecimento sobre a enurese noturna e não percebam que o problema é de ordem médica. Eles não sabem que as crianças não urinam na cama porque querem.

### *QUANDO ESSAS CRIANÇAS PRECISAM CONSULTAR OS MÉDICOS?*

Elas devem consultar os médicos logo que os familiares e crianças começam a se preocupar com o assunto. Isso deve acontecer lá pelos cinco anos de idade e repetimos que a principal missão dos profissionais é afastar doenças tratáveis e começar a abordar o assunto quando a possibilidade de enurese passa a ser real. Aos seis ou sete anos de idade, todas as crianças que urinam na cama e que controlam a micção durante o dia precisam rever o assunto com os médicos.

### *É PRECISO CUIDADO NO DIAGNÓSTICO DA ENURESE NOTURNA! NÃO É MESMO?*

É terrível rotular de enurético um menino que tem, por exemplo, obstrução da uretra. Há que se ter muito cuidado. Por isso é que achamos que é importante consultar o médico para definir o diagnóstico.

### *E POR QUE BUSCAR CUIDADO MÉDICO AOS SEIS OU SETE ANOS DE IDADE?*

A definição da idade seis ou sete anos para iniciar o tratamento da enurese noturna é baseada na maior percepção do problema a partir dessa faixa etária. É nessa idade que ocorre um aumento da "cobrança", tanto das crianças afetadas, quanto dos familiares, pois todos sabem que a maior parte dos coleguinhas não faz xixi na cama. A experiência internacional indica essa idade ideal para começar a abordar com mais profundidade o tema.

### *O QUE EXPLICA A ENURESE SER NOTURNA?*

Os "sensores" que sinalizam o momento de urinar são mais "ligados" enquanto as crianças estão acordadas e menos "ligados" quando estão dormindo. É isso que explica o controle da micção diurna ocorrer mais cedo. Há uma teoria que cita distúrbio do sono nas crianças que portam o problema. A teoria cita inclusive que 99% dos casos seriam explicados por essa provável anomalia que seria herdada e caracterizada por um padrão de sono extremamente profundo que dificultaria a resposta aos estímulos oriundos da bexiga. Seria assim: a bexiga cheia manda aviso para o cérebro → o cérebro não é capaz de responder aos estímulos que obrigariam o indivíduo a acordar e ir ao banheiro → a bexiga é esvaziada automaticamente e há o xixi na cama.

### *HÁ OUTRAS EXPLICAÇÕES PARA A ENURESE NOTURNA?*

Existem as que citam a maior produção de urina durante o sono, nos enuréticos, o que destoaria do normal. Citam que isso decorre da menor secreção do hormônio vasopressina responsável pela maior produção urinária. Há ainda os que citam o envolvimento emocional como fator determinante. No entanto, a maior parte acredita que os sentimentos de inferioridade, de culpa e de vergonha observados não são a causa do problema e sim consequência da problemática.

### *É POSSÍVEL QUE VÁRIOS FATORES ATUEM AO MESMO TEMPO?*

Essa é uma linha de pensamento de alguns autores. É possível que a coisa se passe assim em alguns casos: filho de pai enurético + bexiga e/ou válvula de contenção da urina com certas peculiaridades → enurese noturna. E que em outros ocorra o seguinte: particularidades do sono + peculiaridades do ambiente emocional → enurese noturna. E é provável que essa heterogeneidade causal também justifique a também heterogênea resposta aos diferentes planos terapêuticos propostos.

### *MAS A QUESTÃO EMOCIONAL NÃO É TÃO SIMPLES! VERDADE?*

Sem dúvida. Foi citado que há autores que acham que problemas emocionais ou psicológicos da família, como falta de atenção ou maus tratos, geram ansiedade e insegurança que podem agir como um dos fatores contributivos para a origem, continuidade ou recidiva dos sintomas. Situações mais simples, como ansiedade, nascimento de irmão e outros problemas familiares, como medo de ambiente escuro (lembrar sempre de colocar luminária fraca no quarto da criança), também podem contribuir para o surgimento da enurese noturna. No entanto, é na enurese chamada secundária que o ambiente emocional pesa mais como causa. É comum que o nascimento de um irmãozinho produza uma fase de regressão no mais velho. E nessa fase, é comum o voltar a fazer xixi e cocô nas roupas e a usar fraldas. Mas é fase transitória e logo tudo volta a ser como antes.

### *O QUE É ENURESE SECUNDÁRIA?*

Usamos na resposta anterior a palavra recidiva para falar nessa situação. Enurese secundária ocorre quando as crianças ou os adolescentes voltam a urinar na cama após terem passado um bom período sem o problema. Notem que, na maioria dos casos, o que foi a tônica da problemática comentada até agora, na enurese chamada primária, não existe período de controle da micção noturna. As crianças chegam aos seis ou sete anos sem nunca ter parado de molhar a cama.

### *QUAIS OS PREJUÍZOS QUE A ENURESE NOTURNA PROVOCA?*

As crianças após os seis, sete ou oito anos de idade têm plena consciência de que seus colegas não fazem xixi na cama. Isso gera sentimento de inferioridade, inibição, dificuldade de relacionamento, isolamento, retração, frustração, medo, culpa, vergonha e redução da autoestima. Estes são sentimentos indesejáveis e vivenciados por longo período pelos enuréticos. Falta às aulas, baixo rendimento escolar, atrito com os colegas, ausência de acampamentos coletivos, falta de convívio na casa de colegas são experiências também indesejáveis vividas por eles. Os adolescentes, por óbvias razões, sofrem ainda mais com o problema. Os pais e outros familiares próximos também têm dificuldade de conviver com o assunto, como citamos no início do debate. Há ainda o custo econômico com a lavagem das roupas do corpo e da cama e com os cuidados com o colchão. Os benefícios obtidos com a superação do problema são marcantes. O sentimento de vitória é imediato. A autoestima é normalizada. Os familiares também participam do júbilo da conquista.

### *QUAL O PAPEL DOS PEDIATRAS?*

Cabe aos pediatras: definir que não há doença e que o quadro é de enurese noturna típica; marcar o melhor momento de iniciar o tratamento; estabelecer o plano terapêutico ajustado a cada paciente e a cada família; transmitir confiança que o problema será resolvido; planejar o controle da resposta ao tratamento proposto; dirigir todo o processo, inclusive ouvindo se a família insiste no assunto especialista ou psicólogo.

### *QUAL O PAPEL DOS FAMÍLIARES?*

Compete a eles: ler sobre o assunto; dialogar com o profissional, expor claramente as questões que preocupam e falar francamente sobre as expectativas e sobre o ambiente emocional familiar; perguntar abertamente sobre o plano terapêutico e cumprir fielmente o que for decidido no encontro com o profissional; manter ambiente de confiança no profissional e no programa estabelecido; estimular a criança a cumprir o programa e tentar manter um ambiente emocional favorável a uma boa resposta ao plano terapêutico; recompensar pelas "noites secas" com elogios e carinho e sempre mostrar às crianças que **elas são capazes de superar e conseguir êxito;** manter postura tolerante nas "noites molhadas" e evitar críticas e/ou as terríveis punições; procurar fazer com que todos da casa, inclusive as babás, participem do programa; evitar a todo custo criticar e culpar as crianças; observar atentamente a resposta e voltar para os controles programados; evitar conversas depreciativas, com críticas, chacotas, gracinhas, sobre o assunto e sobretudo na presença das crianças enuréticas.

### *QUAL O PAPEL DAS CRIANÇAS E DOS ADOLESCENTES?*

O profissional e os familiares devem dedicar um bom tempo do trabalho para "fazer a cabeça" das crianças e sobretudo dos adolescentes para que eles participem do programa terapêutico instituído. Tentar conseguir mecanismos para o convívio social salutar, para reduzir o sentimento de inferioridade, para "blindar" contra as agressões dos colegas e contra outras dificuldades vivenciadas pelos portadores da enurese noturna são tarefas de todos. Fazer com que as crianças, que já têm sete ou oito ou mais anos, e os adolescentes participem do tratamento é essencial. A leitura de textos adequados a cada idade ajuda a entender o trabalho de cada um. Fazer com que eles assumam uma parte das decisões e dos controles é essencial. Assim, levá-los à farmácia para comprar o remédio, se for indicado o tratamento medicamentoso, é ato de extremo simbolismo e de grande utilidade. Também fazer com que eles tomem conta do horário da medicação é ótimo. Deixar com eles a atribuição de preencher o calendário das noites secas é extremamente importante.

### *QUANDO IR AO UROLOGISTA OU AO PSICÓLOGO?*

Algumas vezes, os pediatras solicitam apoio de outros especialistas e os dois citados são os mais importantes. Ansiedade da família ou do adolescente, situação emocional mais complexa, dúvida sobre o diagnóstico, ausência de resposta a uma ou duas tentativas terapêuticas, dentre outros, são elementos que devem fazer o pediatra pensar em rever o assunto com outro profissional. Os familiares, quando mais preocupados e pensarem em ouvir outro profissional, devem expor o assunto francamente ao médico para que o outro profissional consultado faça parte de uma equipe para trabalhar pelo bem do paciente. Em alguns casos, uma equipe interdisciplinar ajudará muito na superação do problema.

## *EXISTEM EXERCÍCIOS PARA AJUDAR A CONTROLAR A ENURESE NOTURNA? AS CLÍNICAS DE FISIOTERAPIA PODEM AUXILIAR?*

Existem tentativas de ajudar os enuréticos a superar sua problemática com o tratamento fisioterápico. As tentativas compreendem alongamento, fortalecimento e eletroestimulação da musculatura do assoalho pélvico. O *biofeedback* vesical é outra proposta terapêutica para os portadores de enurese noturna e há pesquisas demonstrando bons resultados com essa abordagem. O *biofeedback* é uma técnica utilizada para fortificar as "valvulas" ou esfíncteres musculares uretrais e do assoalho pélvico responsáveis pelo controle miccional. A técnica auxilia o aprendizado de quais músculos usar, quando usá-los e qual a intensidade da contração necessária para manter o controle da micção.

## *EXISTEM CLÍNICAS ESPECIALIZADAS PARA TRATAR OS ENURÉTICOS?*

Existem centros destinados a diagnosticar e tratar dificuldades com a continência urinária e, entre eles, a enurese noturna. Nesses locais, os pacientes são sempre cuidados por vários especialistas, médicos, fisiatras, assistentes sociais e psicólogos.

## *COMO PROCEDER COM AS CRIANÇAS DE CINCO ANOS QUE URINAM NA CAMA?*

As medidas expostas a seguir podem ser aplicadas após os cinco ou seis anos de idade, nunca antes, desde que nada remeta à doença urinária:

→ Saber que o controle da diurese ainda não está totalmente estabelecido e que fazer xixi na roupa, aos cinco anos, é comum.

→ Ter um pouco mais de tolerância e jamais insistir, ameaçar ou exigir o controle precoce da micção noturna, sob pena de piorar ainda mais a gravidade da situação.

→ Dedicar muita atenção para os aspectos emocionais.

→ Retirar a fralda.

→ Reduzir **drasticamente** a oferta de líquidos (leite, água, sucos, chás, sopa) a partir das 16 horas. É essencial que mães, pais, avós, babás e o principal interessado, os pacientes, discutam a importância desse tópico importantíssimo para a solução do problema. A sopa deve ser substituída por uma comida sólida.

→ Educar as crianças para fazer xixi antes de irem para a cama.

→ Fechar o seguinte acordo com as crianças: a mãe ou o pai, o que for dormir mais tarde, as acorda para que andem até o banheiro para fazerem xixi. O adulto que levantar mais cedo acorda as crianças para urinarem.

→ Parar por aí, numa criança de cinco anos ou seis anos. Cobrar muito, falar muito, reclamar muito, obrigar a lavar a roupa de cama, rotular de "mijão" e coisas assim são absurdos inaceitáveis.

## *E AS FRALDAS?*

Os familiares, por vários motivos, tendem a prolongar o uso dessa peça do vestuário para as crianças que continuam por muitos anos a urinar na cama. Alguns médicos entendem que isso é errôneo, pois a fralda é para ser urinada mesmo. Então ela pode ser uma peça que estimula as crianças a não fazerem o controle miccional. O que se aconselha é tirar a fralda lá pelos três anos de idade sempre mostrando as razões da decisão, sem cobrança, sem exagero. É aconselhável usar imagens do tipo "mamãe não usa fralda", "papai dorme de pijama", "menininho que não sabe ligar televisão é que usa fralda", "você que já sabe ligar a TV e atender o telefone não é menininho e não deve usar a fralda". Nas crianças de cinco ou mais anos, é possível que outra abordagem seja mais adequada. Mas é sempre bom entender que a fralda prejudica o programa de controle da enurese noturna.

### *GOSTARÍAMOS DE TER MAIS DADOS SOBRE O TRATAMENTO!*

Falamos muita coisa quando respondemos sobre os papéis do pediatra, dos familiares, da criança ou adolescente e dos especialistas. Também citamos alguns conselhos valiosos quando respondemos sobre as medidas que podem ser iniciadas na casa mesmo para uma criança de cinco anos. Mas complementamos falando que a terapia comportamental, ou psicoterapia, em alguns casos, pode ter efeito positivo. Também citamos que a associação com constipação intestinal tem sido relatada em vários casos como fato importante. A retenção fecal funciona como fator mecânico que contribui desfavoravelmente para atrapalhar o funcionamento da bexiga e por gerar desconforto para a criança. Alimentação rica em fibra vegetal e outras medidas que facilitem o esvaziamento intestinal são importantes. As outras medidas terapêuticas devem ser debatidas com o médico.

### *FALEM MAIS! EXISTEM REMÉDIOS?*

Existem. Os remédios propostos não são aceitos uniformemente pelos médicos que estudam a enurese noturna. Há profissionais, muito competentes, que falam que o tratamento do problema não é medicamentoso. Não é com remédios e sim com medidas de outra natureza. Mas há remédios propostos para tratar o problema e vamos citá-los:

- → **Antidepressivos** – Há médicos que recomendam os perigosos antidepressivos que apresentam importantes efeitos colaterais: sonolência ou insônia, secura da boca, distúrbios digestivos, irritabilidade e, raramente, agressividade. A indicação desses remédios é hoje excepcional.
- → **Hormônio desmopressina** – Reduz a produção de urina à noite e é um tratamento para alguns casos.
- → **Outras medicações** – Existem ainda outros medicamentos que os médicos experimentam e que provavelmente agem como placebo.

### *O TRATAMENTO COM REMÉDIOS É MELHOR QUE OS OUTROS?*

Há estudos recentes comparando o efeito das últimas drogas com a terapia comportamental, acompanhada de esclarecimentos para o paciente e para a família. As pesquisas citadas não mostram melhores resultados com os medicamentos. O tratamento sem medicamentos não tem contraindicações, é provavelmente mais barato e demonstra em muitos estudos melhores resultados. Assim é o escolhido.

### *EXISTE UM ALARME PARA AJUDAR NO TRATAMENTO! VERDADE?*

A natureza bolou um mecanismo fisiológico que manda avisos ao cérebro quando a bexiga está cheia. Com o passar dos anos, e após milhares desses avisos, a criança aprende, é condicionada a controlar a micção. Os pesquisadores imitaram esse mecanismo e bolaram um aparelhinho que conectado à roupa do menino ou da menina soa quando algumas gotas de urina são eliminadas. Os enuréticos acordam quando o *pipi-stop* dispara. Após dezenas ou centenas desses avisos artificiais, as crianças que fazem xixi na cama tendem a aprender a controlar a micção. Também parece que há aumento da capacidade vesical e assim o problema é resolvido.

### *ISSO É ACEITO POR TODOS?*

Há profissionais e centros de tratamento da enurese noturna que não aceitam o alarme. Como também não concordam com restrição de líquidos, ir ao banheiro no meio da noite, psicoterapia, hipnose, homeopatia e outras ideias sobre o tratamento desse problema. Recondicionamento do padrão do sono, aumento da capacidade vesical e da "força" da válvula uretral são algumas terapias propostas para substituir algumas práticas clássicas. Há um velho ditado da medicina: "vários tratamentos para um problema significa que o tratamento ideal não existe".

### *QUAL O PERCENTUAL DE CURA?*

É importante ressaltar que após os cinco anos de idade, a cada ano, **15% das crianças enuréticas adquirem**

**o controle da micção noturna.** Isso ocorre de forma espontânea, sem tratamento, sem droga, sem médico e sem psicoterapia. Então ter paciência é uma das artes na definição do que fazer com elas. Cada uma das várias estratégias terapêuticas citadas apregoa resultados satisfatórios com a desaparição do xixi na cama à noite. Os que usam abordagem comportamental dizem que os resultados são tão bons ou melhores do que a obtida com outros tratamentos. Aqueles que empregam outra forma de tratamento, por exemplo, o alarme, falam que os resultados são satisfatórios. Não é simples o estudo do problema e a definição de qual conduta seguir. Os pediatras e os familiares têm que decidir, por exemplo, se as crianças de cinco ou seis anos devem ser tratadas com um dos métodos citados aqui ou se é aconselhável aguardar mais dois ou três anos para ver se o controle natural ocorre. Há casos de insucesso com várias terapêuticas e o problema se prolonga por anos, até a vida adulta.

## *É POSSÍVEL O RETORNO DO PROBLEMA?*

Há crianças que deixam de urinar na cama aos dois ou três anos de idade e que voltam a molhar a roupa à noite. Isso pode acontecer após o nascimento de um irmão. Nessa condição, o controle espontâneo deverá ocorrer rápido. Se o retorno do urinar na cama ocorreu em paciente de sete ou oito anos, com tratamento, a abordagem é mais complexa e a avaliação médica é que definirá a conduta.

Os conselhos citados neste capítulo não substituem a consulta médica individualizada. As crianças enuréticas ou com qualquer outro distúrbio da micção devem ser levadas para avaliação médica.

PROFISSIONAIS COLABORADORES:
Adriano Almeida Calado,
Sheyla Betania Veras de Souza

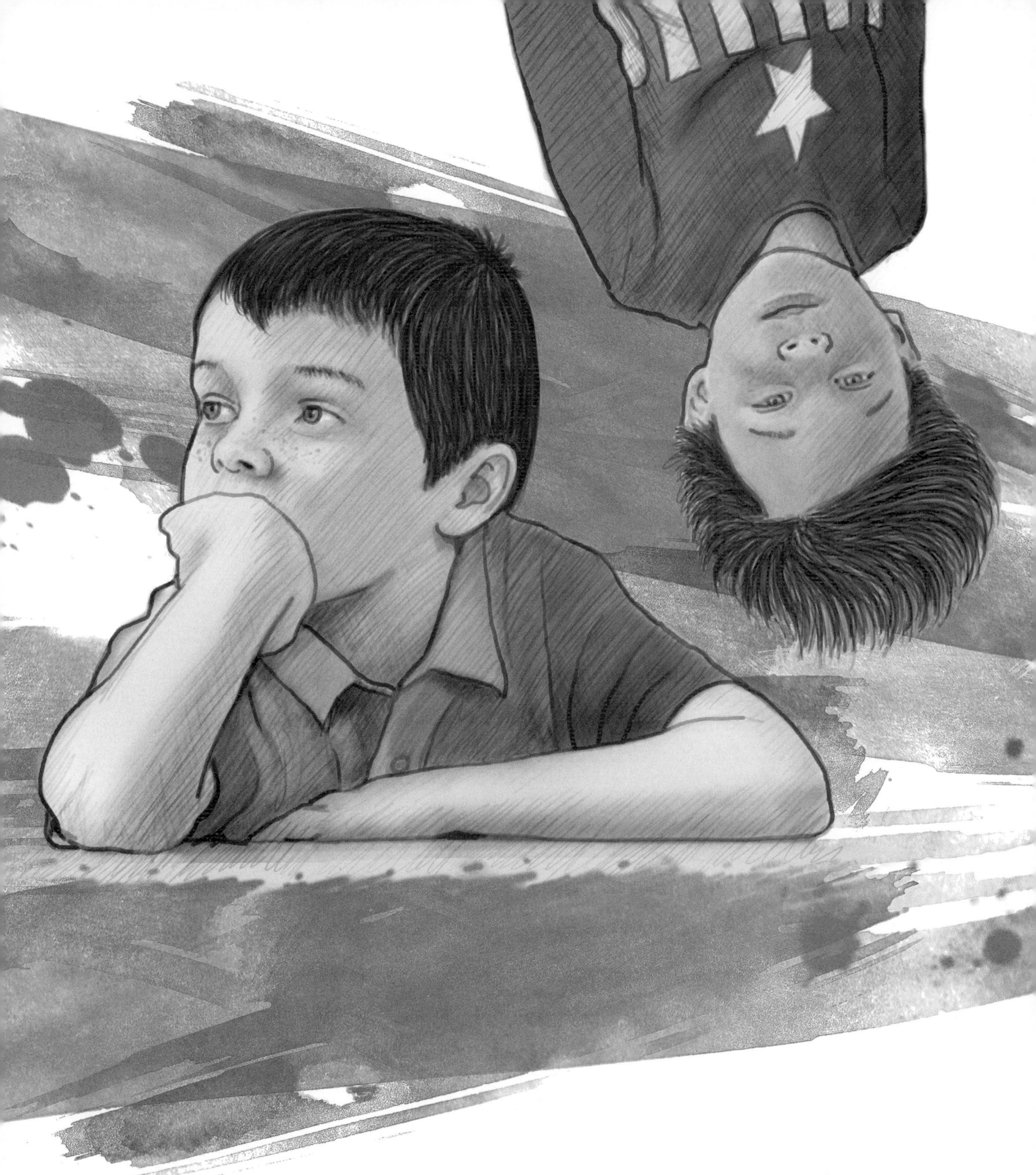

# TRANSTORNO DO DÉFICIT DE ATENÇÃO E HIPERATIVIDADE, TRANSTORNO OPOSICIONISTA DESAFIADOR

CAPÍTULO 29

## Transtorno do déficit de atenção e hiperatividade, transtorno oposicionista desafiador

Há crianças que não se concentram em uma atividade, não terminam o que começaram, estão sempre distraídas, encrencam com os amigos, têm dificuldades na escola, não param, nunca cansam, mexem em tudo, perturbam o ambiente.

Nos primeiros anos de vida, são engraçadinhas e o orgulho dos pais que não imaginam as dificuldades significativas na época escolar. São gostosamente chamadas de "diabinhos" e mais tarde de "malcriadas", "mal educadas", "problemáticas", "desmotivadas", "avoadas", "indisciplinadas", "irresponsáveis" e até de "pouco inteligentes".

Esse grupo de crianças pode ser portador do **transtorno de déficit de atenção e hiperatividade** ou **TDAH.**

Outro assunto que pretendemos abordar, mas de forma mais resumida, é o **transtorno opositivo desafiador (TOD)**.

Vamos começar o debate?

### *QUAL A FREQUÊNCIA DO PROBLEMA?*

É sabido que de 3 a 5% da meninada entre cinco e dez anos de idade apresenta o TDAH. Os meninos são quatro a nove vezes mais afetados que as meninas. É problema crônico, que pode perdurar por anos a fio, e 50 a 70% das crianças afetadas tenderão a ter os sintomas na adolescência e na vida adulta.

### *O QUE CAUSA O TDAH? TEM RELAÇÃO COM OS PAIS?*

Tudo está no terreno das hipóteses. Admite-se que vários fatores atuam e que em cada criança a importância de cada fator varia. É provável que circunstâncias ambientais e psicodinâmicas atuem como desencadeantes em pessoas predispostas devido a fatores genéticos. Alguns gens podem estar vinculados ao problema. Lesões cerebrais mínimas, não evidenciáveis pelos métodos disponíveis, ocorridas na gestação, e/ou no parto e/ou na vida extrauterina também. Eventos emocionais significativos e distúrbios na química cerebral podem estar envolvidos. Os médicos devem ser cuidadosos ao estudarem o ambiente emocional que cerca a criança, pois várias situações podem ser vividas com muita dificuldade e causar o TDAH. Conflito e separação dos pais, mudança de cidade e de escola, doença ou morte na família, nascimento de um irmão e outras condições podem influir de forma marcante no comportamento da criança e causar comportamentos como desatenção, rebeldia e atividade excessiva. Em 2010, pesquisadores norte-americanos conseguiram estabelecer uma relação entre os venenos organofosforados usados para proteger as lavouras e o problema. É uma nova avenida que se abre.

### *HÁ DOENÇAS QUE CAUSAM SINTOMAS SEMELHANTES AO DO TDAH?*

A produção excessiva de hormônios pela tireoide torna a criança hiperativa, irritadiça, "nervosa", inquieta e com certa dificuldade em se fixar em uma determinada atividade. A dificuldade respiratória causada pelo aumento das adenoides também produz um quadro que se assemelha ao do TDAH. Outras doenças também. Mas a problemática emocional é o que mais produz quadros que lembram o TDAH. Essa é mais uma razão para o médico examinar a criança detalhadamente e seguir corretamente os critérios de diagnóstico do problema.

### *CRIANÇA COM TDAH IMPLICA ADOLESCENTE COM O PROBLEMA?*

O TDAH é mais diagnosticado nos primeiros anos da escolaridade. É nesse período em que as crianças são mais cobradas por: organização, cumprimento das tarefas escolares, acordar para ir à escola, entre outras atitudes e comportamentos. Isso por elas já serem "grandinhas", por já terem deixado a chupeta, a mamadeira e a fralda. Na adolescência, os sintomas ainda podem ser marcantes, mas se modificam naturalmente à medida que a idade avança. A hiperatividade diminui, mas a desatenção continua. Nessa idade, podem ser notados os distúrbios do comportamento e da conduta, mais do que os da escolaridade, especialmente se o tratamento não foi adequado na infância. Na vida adulta, predominam os desajustes familiares e profissionais.

### *COMO SABER QUE TAL CRIANÇA É HIPERATIVA? TODAS SÃO!*

Essa é uma das questões centrais. Criança deve brincar, correr, pular, mexer nos objetos, fazer barulho, incomodar os adultos, ser desatenta e descompromissada. Quem pouco brinca não tem a curiosidade usual, não é "buliçoso", está parado e triste, está excessivamente quieto, e deve estar adoentado. É bom discutir isso com o médico. Do outro lado, criança extremamente inquieta, desatenta, hiperativa, curiosa, "buliçosa", "traquina", inconstante também pode precisar de assistência médica.

### *E COMO SABEMOS ONDE ESTÁ O NORMAL?*

Nos primeiros quatro ou cinco anos de vida, isso é particularmente difícil. Nessa idade, os familiares têm dificuldade em fazer com que seus filhos cumpram ordens, sigam os horários, obedeçam às rotinas e mantenham a casa arrumada. A partir dos cinco anos, é usual que toda criança seja menos anárquica, mais organizada, constante, atenta, obediente e cumpridora das obrigações. Após os cinco anos, é possível ver cumpridos alguns acordos sobre as rotinas da casa, sobre a organização do lar, o cumprimento das tarefas e assim por diante. No entanto, não é súbita essa mudança do comportamento. Tudo vai se processando lentamente. Após os seis anos, é possível observar muitas das atitudes que ocorriam antes dessa idade num grau menos acentuado. Portanto, a definição do normal para os comportamentos e atitudes nas crianças de seis anos não é fácil.

### *MAS QUAL O ASPECTO MAIS IMPORTANTE?*

O primeiro e o mais importante aspecto é a constância, a repetição, a continuação dos comportamentos tidos como inaceitáveis. O que queremos enfatizar é: ser desorganizado, desatento, rebelde e excessivamente ativo, vez ou outra, ou num certo período, não deve ter importância. Pode significar desajuste transitório em face de uma experiência emocional, de uma doença e até do uso de medicamentos. Mais importante é quando a criança constantemente, repetidamente, continuadamente, por no mínimo seis meses, apresenta as atitudes e comportamentos inaceitáveis. Além disso, os comportamentos "fora do normal" devem estar presentes nas várias atividades da criança e do adolescente: escola, casa, brincadeiras. O TDAH é caracterizado por: **déficit de atenção e hiperatividade.**

### *E O QUE CARACTERIZA O DÉFICIT DE ATENÇÃO?*

O déficit de atenção é o sintoma mais importante do TDAH. Existe quando as crianças são por longo período, repetidamente, desatentas: **nas tarefas escolares** – professores e familiares podem ter excelentes informações sobre o assunto. As crianças não terminam os deveres, não se concentram, não prestam atenção aos detalhes, não avançam no aprendizado como as outras da turma. Além disso, esquecem com facilidade o que foi aprendido. **Nas brincadeiras**, mudam de interesse a cada momento, são inconstantes, instáveis e muito diferentes quando comparadas aos colegas da mesma idade. **Na sua organização pessoal e grupal**, perdem objetos, não seguem a rotina, são desobedientes, têm sua atenção facilmente desviada, não participam ou o fazem de forma precária das atividades grupais.

### *E A HIPERATIVIDADE?*

Esse componente ocorre em mais da metade das crianças com déficit de atenção. É importante falar também da impulsividade, outra característica do TDAH. Só poderemos falar que as atitudes e comportamentos que fazem pensar que a atividade e a impulsividade são anormais quando são observados por longo período, continuadamente, repetidamente, comportamentos rotulados como anormais. Sobre estes dois aspectos, os familiares e/ou professores observam que as crianças: não ficam relaxadas, paradas, prestando atenção à aula, ou a um programa de TV, ou a um filme no cinema. Estão sempre com os braços e as pernas em movimento, sentam-levantam, sentam-levantam. Abandonam a sala de aula, mexem com os colegas, não ficam em silêncio, isoladas e sozinhas mesmo que por poucos minutos. Estão sempre falando, interferindo nas conversas e nas brincadeiras dos colegas, falam mais que os outros, gritam mais que a sua turma, correm mais que os coleguinhas, sobem escada mais que os outros, caem mais vezes que os companheiros e se acidentam com mais frequência. Respondem precipitadamente antes mesmo de conhecer toda a pergunta. Têm dificuldade de aguardar sua vez na fila e parecem não ter limites.

### *É FÁCIL PARA OS MÉDICOS DIAGNOSTICAREM QUE AS CRIANÇAS TÊM TDAH?*

Não é fácil diagnosticar o TDAH. Além do que falamos – duração, continuação, repetição dos sintomas e as manifestações do TDAH – deve ser demonstrado que as crianças estão sendo prejudicadas pelo problema. É essencial que os professores e a família demonstrem que a escolaridade está sendo comprometida. Também é preciso demonstrar que o convívio dos possíveis portadores do TDAH com os familiares e com os colegas está sendo prejudicado. O prejuízo da escolaridade é mais fácil de demonstrar. O da socialização não é.

### *QUANDO LEVAR A CRIANÇA EXCESSIVAMENTE "TRELOSA" AO PEDIATRA?*

Se um de vocês perceber que seu filho está há meses com a atenção e a atividade fora dos limites do aceitável, quando o professorado informa que está havendo prejuízo e quando outros familiares percebem que está havendo dificuldade no convívio social no lar e fora dele, em qualquer idade, é importante levar ao pediatra e discutir o problema. Vejam essa lista de sintomas e alguns critérios para tentar definir como portadoras do TDAH certas crianças:

## COMO SUSPEITAR SE A CRIANÇA OU ADOLESCENTE TEM TDAH

É possível pensar que a criança ou o adolescente é portador do TDAH se forem atendidos aos itens I e II, a seguir citados:

I – Pelo menos seis dos sintomas de desatenção ou seis dos sintomas de hiperatividade e de impulsividade, abaixo vistos, por mais de seis meses, de forma repetitiva, frequente:

### SINTOMAS DE DESATENÇÃO

A criança:

- → Deixa de prestar atenção a detalhes ou comete erros por descuido em atividades escolares, de trabalho ou outras.
- → Tem dificuldades para manter a atenção em tarefas ou atividades lúdicas.
- → Parece não escutar quando lhe dirigem a palavra.
- → Não segue instruções e não termina os deveres escolares,tarefas domésticas ou deveres profissionais (essas atitudes não podem ser devido a comportamento de oposição ou incapacidade de compreender instruções).
- → Tem dificuldade para organizar tarefas e atividades.
- → Evita, antipatiza ou reluta a envolver-se em tarefas que exijam esforço mental constante (tarefas escolares ou deveres de casa).
- → Perde coisas necessárias para tarefas ou atividades (por exemplo, em tarefas escolares, lápis, livros, brinquedos).
- → É facilmente distraído por estímulos alheios à tarefa.
- → Apresenta esquecimento em atividades diárias.

### SINTOMAS DE HIPERATIVIDADE E DE IMPULSIVIDADE

A criança:

→ Agita as mãos ou os pés ou se remexe na cadeira.

→ Abandona a cadeira em sala de aula ou em outras situações nas quais se espera que permaneça sentado.

→ Corre ou escala em demasia, em situações nas quais isto é inapropriado.

→ Tem dificuldade para brincar ou se envolver em silêncio em atividades de lazer.

→ Está "a mil" ou muitas vezes age como se estivesse "a todo vapor".

→ Fala em demasia.

→ Dá respostas precipitadas antes de as perguntas terem sido completadas.

→ Tem dificuldade para aguardar sua vez.

→ Interrompe ou se mete em assuntos de outros (por exemplo, intromete-se em conversas ou brincadeiras).

II – Além dos critérios do item 1), é importante demonstrar que há prejuízos em dois ou mais contextos da vida da criança – na escola, na casa e na vida social com os amigos.

### *TODOS OS PORTADORES DO TDAH SÃO IGUAIS?*

Em alguns, existem de forma balanceada os sintomas de desatenção e de hiperatividade, é o tipo combinado. Em outros, predominam de forma marcante os de déficit de atenção e são chamados como pertencentes ao tipo desatento. Há ainda aqueles em que, preponderam os sintomas de hiperatividade e de impulsividade e pertencem ao grupo hiperativo-impulsivo.

### *A LISTA É BEM PRÁTICA. MAS O QUE O PEDIATRA FAZ?*

O pediatra é quem está mais próximo à família e junto com ela deve levantar a suspeita da existência do TDAH. Ele ouvirá muito bem o que for relatado, avaliará com cuidado o ambiente emocional, estudará criteriosamente o comportamento dos pais, pois alguns são hiperativos e dormem pouco, examinará cuidadosamente a criança e solicitará exames que julgar importantes. Quando o profissional afastar várias possibilidades que produzem sintomas parecidos e o TDAH for o diagnóstico provável, ele poderá recomendar medidas terapêuticas.

### *E O QI DESSAS CRIANÇAS?*

São inteligentes e criativas, e a inteligência normal é um dos critérios para o diagnóstico. Se não é normal, outro problema deve ser cogitado. É importante citar que é difícil a avaliação da capacidade intelectual das crianças com TDAH. A desatenção que caracteriza o transtorno pode gerar falsos resultados.

### *É IMPORTANTE ESTUDAR A AUDIÇÃO E A VISÃO?*

Essas duas avaliações são recomendadas para toda criança com dificuldade escolar ou com TDAH.

### *A ALIMENTAÇÃO PODE ESTAR RELACIONADA AO PROBLEMA?*

Há estudos indicando que muitas crianças com sintomas de hiperatividade melhoram quando os alimentos ricos em aditivos químicos, particularmente os corantes, são eliminados da sua dieta. Então essa é uma tentativa válida.

### *COMO É O TRATAMENTO?*

Acreditamos poder falar sobre o tratamento para dois grupos de clientes: I – para os que não têm diagnóstico definido; II – para os com diagnóstico definido.

### *COMO É O TRATAMENTO QUANDO O DIAGNÓSTICO NÃO ESTÁ DEFINIDO?*

Nessa situação, quando o problema está no início, quando o diagnóstico ainda não pode ser firmado, o pediatra deverá orientar: observar a criança mais alguns meses; criar atividades físicas e esportivas que tirem a criança da frente da TV; resolver as dificuldades emocionais; tentar outra escola, pois desajuste com a proposta educacional e/ou com os colegas pode estar originando o problema. Meses após, se o problema tornou-se mais crítico ou não mudou, o médico recomendará outra estratégia assistencial.

### *O QUE O PEDIATRA FAZ EM SEQUÊNCIA?*

Essa outra estratégia inclui o acompanhamento do paciente com um neuropediatra e/ou psiquiatra infantil. Eles inclusive aplicam uma tabela de valoração dos sintomas para ajudar na definição. Esses profissionais também ajudam o pediatra a definir o diagnóstico com precisão e afastar doenças que podem se apresentar com sintomas parecidos com os do TDAH. O psicólogo e psicopedagogo podem ser úteis em certos casos. E o tratamento é traçado após esse conjunto de avaliações.

### *SÃO IMPORTANTES ELETROENCEFALOGRAMA E OUTROS EXAMES?*

O diagnóstico do TDAH é clínico. É baseado no quadro clínico e não existe exame ou teste para firmar o diagnóstico. Os exames são realizados quando o pediatra e/ou o neuropediatra têm dúvida diagnóstica. Nesse caso, eletroencefalograma, ressonância nuclear magnética do cérebro, estudos químicos e hormonais, e até análises genéticas poderão ser requisitados.

### *QUAL É O TRATAMENTO SE O DIAGNÓSTICO DO TDAH FOR CONFIRMADO?*

Três aspectos são essenciais:

REVISÃO DO MODELO EDUCACIONAL: professores, psicólogos e psicopedagogos devem planejar o modelo educacional que favoreça o rendimento ótimo do portador de TDAH. Vários aspectos têm que ser pensados: escola espaçosa e com possibilidade do desenvolvimento de atividade física e de lazer; ambiente com a menor fonte de estímulos e de distração; apoio próximo na execução das tarefas; estabelecimento de metas e objetivos como tempo e horários para copiar o trabalho e fazer as tarefas; fracionamento das tarefas em intervalos curtos de tempo, com descansos entre uma e outra; uso de recursos audiovisuais que fixam a atenção e favorecem o aprendizado; gratificação de cada sucesso; uso de métodos para a organização pessoal como cronogramas e agendas.

PSICOTERAPIA: com a participação da família é aspecto essencial.

TRATAMENTO MEDICAMENTOSO: funciona muito bem em alguns pacientes e deve ser conduzido pelo neuropediatra ou psiquiatra infantil.

### *EXISTEM OUTRAS FORMAS DE TRATAMENTO?*

"Rezas", "florais de Bach", homeopatia, mudanças dietéticas, doses altas de vitaminas e outras terapias têm sido usados sem o aval da ciência. O tempo perdido com essas abordagens pode ser danoso para o paciente.

### *O QUE ESPERAR DO TRATAMENTO?*

O tratamento com medicamento pode produzir uma resposta imediata com redução importante da hiperatividade e da desatenção. Entretanto, 70% dos portadores do TDAH habitualmente apresentam outros problemas – conduta de desafio, oposição, ansiedade, humor, tiques – que devem ser abordados. O tratamento deve ser longo o suficiente para o controle dos sintomas e pode se prolongar até a vida adulta. Não é boa conduta mudar de médico repetidamente. Não é recomendável trocar o esquema terapêutico antes do prazo estabelecido inicialmente Os profissionais devem periodicamente rever o cliente e fazer os ajustes necessários. Há casos que respondem muito bem ao primeiro plano terapêutico e outros que não respondem.

Finalmente, poderemos debater de forma resumida o TOD.

### *COMO VOCÊS ENQUADRAM UMA CRIANÇA COMO PORTADORA DE TOD?*

Algumas crianças ou adolescentes que apresentam de forma recorrente, prolongada, contínua, comportamento negativista, desafiador, desobediente, hostilidade contra as figuras que representem autoridade, sobretudo no núcleo familiar e em casa, mesmo após a tentativa de correção dos distúrbios com as medidas comportamentais, podem portar o TOD. Nessa situação, há necessidade de intervenção profissional. O enquadramento como possivelmente portador de TOD exige que: os sintomas durem pelo menos seis meses; haja de forma repetitiva, contínua, interminável, pelo menos quatro dos seguintes sintomas: surtos de raiva, discussão com adultos, recusa a cumprir as obrigações, implicância deliberada e excessiva com outras pessoas, incomodando as, perturbação com situação simples, comportamento de acusações dos outros pelos seus erros, ressentemente, contínuo ocorre deterioração da atividade social, escolar ou esportiva; são excluídas outras anormalidades.

### *ISSO QUE FOI CITADO MAIS ME PARECE FALTA DE "RÉDEAS"!*

Seguramente, muitos dos comportamentos excessivamente rebeldes, questionadores e difíceis dependem do modelo educacional e comportamental praticado em casa. Excessiva permissividade e liberdade podem justificar muitas das rebeldias observadas. E a correção implica a imposição de limites.

### *COMO É O TRATAMENTO DO TOD?*

Os médicos com experiência no assunto, sobretudo os da área da psiquiatria, e os psicólogos são os profissionais autorizados a definir o diagnóstico. Em alguns casos, são solicitados exames como os que estudam a tireoide. O tratamento é feito com medidas educativas e comportamentais e, algumas vezes, com medicamentos.

PROFISSIONAL COLABORADOR:
Ana Maria Van Der Linden

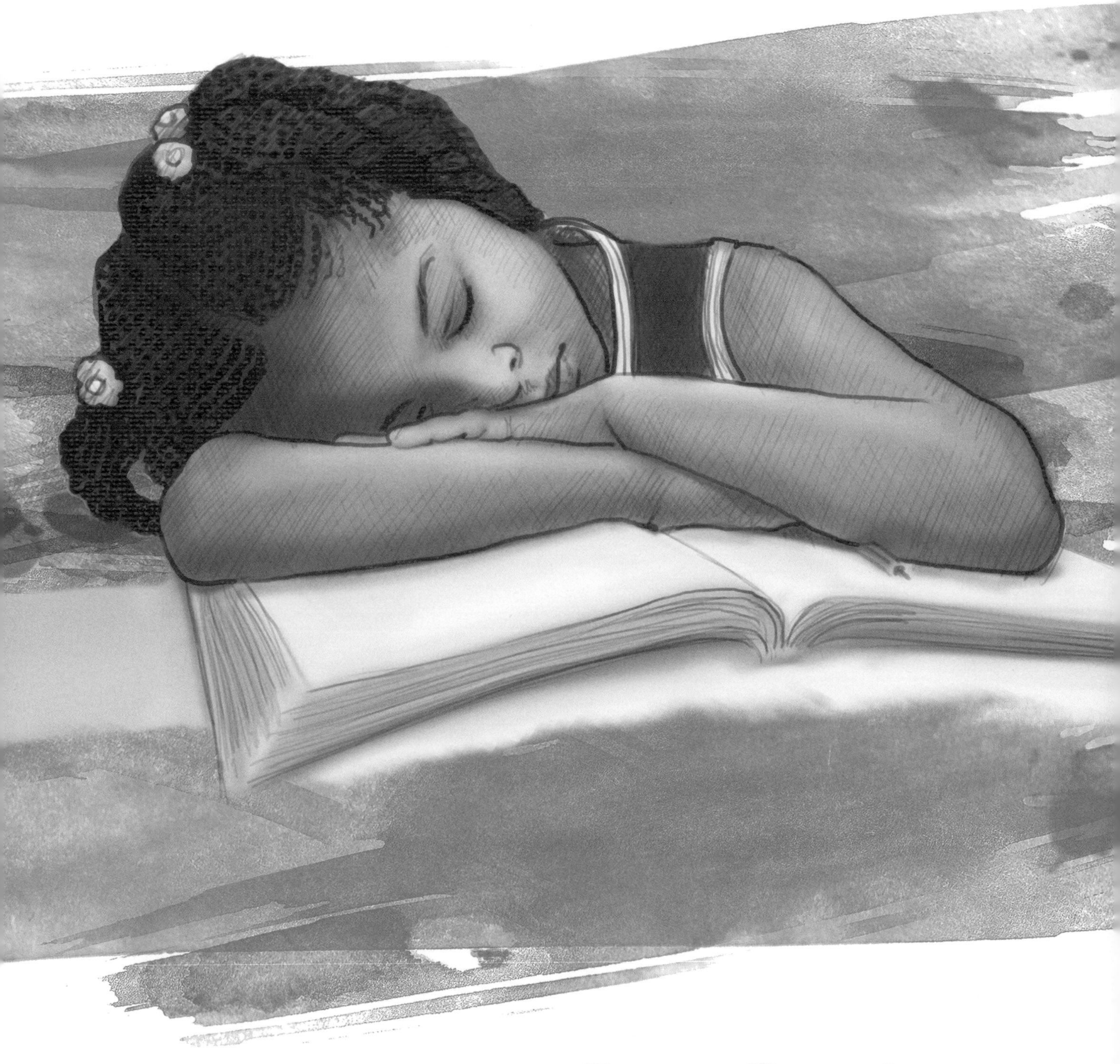

# CAPÍTULO 30

# SONO E SEUS PROBLEMAS

## Sono e seus problemas

Os pais, com certa frequência, relatam aos pediatras dificuldades com o sono das crianças. Isso ocorre principalmente após um ano, quando de 10 a 15% das crianças luta para não ir para a cama e de 15 a 20% acorda muito durante a noite.

Nossa proposta de trabalho, agora é debater aspectos do sono normal e dos seus principais distúrbios, nas crianças e nos adolescentes.

Para facilitar o nosso trabalho, vamos separar arbitrariamente os problemas do sono que as crianças e os adolescentes apresentam em:

- → **Menos significantes** – Não aceitação do horário de dormir, desejo de brincar nas madrugadas, despertares excessivos, sono inquieto, hábito de dormir no colo, medos, sonhos ruins e outras queixas dos familiares são comuns na prática pediátrica. Não representam doença, mas são problemas reais para os quais os médicos têm dificuldade de encontrar literatura pertinente. As recomendações que os profissionais fazem são baseadas no bom senso e na experiência pessoal.
- → **Mais significantes** – Terror noturno, sonambulismo, despertar confusional e pesadelos são temas que merecem mais valoração que os anteriores. Para esses a literatura médica oferece orientações de como os pediatras devem agir. São menos frequentes que os anteriores.

Acreditamos ser importante esmiuçar o primeiro grupo, o dos problemas mais comuns. Aquelas dificuldades com o sono das crianças que quase todos os familiares já vivenciaram e que são a rotina dos consultórios pediátricos.

Vamos começar a debater.

### *O sono é importante para nossas vidas. Não é?*

O sono é essencial para a vida. É importantíssimo para o descanso da mente e do corpo e para que todas as funções orgânicas e psíquicas sejam desenvolvidas com o máximo de eficiência. Todos sabem disso. A importância do sono é tão grande que até uma substância – a melatonina – é produzida à noite, pelo cérebro, para nos induzir a dormir. O sono noturno, o mais prolongado e importante, é caracterizado por vários estágios com características e significados diferentes que são estudados por cientistas e pesquisadores os quais se dedicam ao estudo desse aspecto da nossa biologia, antes tido como uniforme e monótono. Ao contrário, o sono é riquíssimo de eventos. E também é essencial para que o corpo realize algumas tarefas específicas como é a secreção do hormônio do crescimento que ocorre mais à noite. Este é o principal hormônio estimulador do crescimento das crianças.

### *Quais os problemas de saúde causados pela falta ou pelo sono de má qualidade?*

As crianças que não dormem a quantidade de horas necessárias ou que têm sono de má qualidade por problemas físicos (aumento das adenoides), ou psíquicos (angústia, tensão, cansaço) apresentam vários problemas de saúde, alguns até graves. Recomendamos que todos leiam o capítulo *Ronco, aumento anormal das adenoidies e das amígdalas* neste livro. O sono tranquilo, reparador, sem ronco, sem apneia, sem agitação, no qual a quantidade e a qualidade sejam normais, é importantíssimo indicador de boa saúde. Por outro lado, crianças que roncam, que se debatem, que têm insônia e várias outras manifestações de sono anormal precisam de avaliação médica. Até a secreção do hormônio do crescimento pode ser prejudicada e, em consequência, causar problemas com o ganho de estatura e de peso. Isso é hoje tão importante que há médicos especialistas em distúrbios do sono e laboratórios especialmente desenvolvidos para estudar os pacientes com esses problemas.

### *Quais são os sinais de sono insuficiente ou de má qualidade?*

As principais alterações observadas são:

- → **Humor e Comportamento** – Irritabilidade, excesso de alternância entre alegria e tristeza, hiperatividade ou "preguiça", não aceitação das brincadeiras dos colegas e outras.

→ **Conhecimento** – Mau rendimento escolar, desatenção, dificuldade de acompanhar o ritmo da turma e outras.

→ **Físicas** – Ganho de peso e de estatura deficientes, perda de peso, aparência de doente, olheiras e até alterações da pressão arterial, do coração e outras.

## *COMO É O SONO DO BEBÊ NO ÚTERO DA MÃE?*

No fim da gestação, cada criança define o seu ritmo de sono e de vigília. Isso é conhecido pela mãe a partir do padrão de atividade do feto. Alguns bebês, quando no útero, ficam relaxados, provavelmente dormindo, durante o dia, "embalados" pelos movimentos das mães. É possível que esses mesmos fetos façam movimentos e fiquem acordados, enquanto as mães dormem à noite. Outros têm um padrão oposto. Evidentemente, a ausência do estímulo luminoso enquanto a vida é tocada no útero materno é bem diferente do que as crianças experimentam logo ao nascer quando são colocadas subitamente num ambiente que alterna abundância de luz, dia, estar acordado, e ausência de luz, noite, dormir. É importante referir isso, pois após o nascimento as crianças tendem a continuar com o padrão de sono manifestado no útero materno. Os que dormiam mais durante o dia e os que dormiam mais durante a noite tendem a manter esse padrão por algum tempo, provavelmente não mais de três meses. Assim, o padrão de sono da vida extrauterina, que bem conhecemos, só será conseguido após algum tempo de adaptação.

## *COMO É O SONO DAS CRIANÇAS NOVINHAS?*

Logo que nascem, os bebês dormem muito, 16 a 20 horas por dia, com valor médio de 14 horas. Eles apresentam períodos de uma a quatro horas de sono seguidos e outros de uma a duas horas em que estão acordados. Nessa fase, a fome é o principal motor para manter esses ciclos. Nos bebês, a quantidade de horas dormidas à noite é equivalente à quantidade dormida ao dia. Assim, neles, o dia e a noite não são diferentes, o que passa a ocorrer lá pelas seis semanas de vida, sobretudo após os três meses de idade.

## *COMO É O SONO A PARTIR DOS TRÊS MESES DE IDADE?*

A partir dos três meses, ocorre um maior número de horas dormidas à noite. Aos quatro meses de idade, as crianças dormem de 14 a 15 nas 24 horas do dia, e dessas, de nove a 12 horas são no período noturno. Aos seis meses, elas dormem treze a quatorze horas no ciclo de 24 horas e continuam dormindo nove a 12 horas à noite. Nessa última idade, já são notados períodos longos, de até seis horas, de sono contínuo. Assim, elas podem tomar alimento às nove ou 10 da noite e dormir até as cinco ou seis da manhã seguinte. Ocorrem dois a quatro soninhos diurnos de 30 minutos a cada duas horas. Aos nove meses, as crianças dormem muitas horas no período noturno, oito ou mais horas, e dormem em média duas vezes no diurno.

## *E O QUE OCORRE APÓS UM ANO DE IDADE?*

As crianças continuam dormindo longos períodos à noite, oito ou mais horas, e apresentam cerca de dois "cochilinhos" com a duração total de cerca de duas a quatro horas de dia. O tempo total de sono é em torno de 12 horas e lá pelos três anos é comum apenas uma soneca à tarde de aproximadamente uma e meia a três horas. Nessa fase, o sono já passa a ter uma organização parecida com a do adulto e os estágios do sono que antes citamos passam a ser notados.

## *E AOS TRÊS ANOS DE IDADE?*

Após os três anos, a quantidade total de sono é aproximadamente de 11 a 12 horas. A soneca diurna vai desaparecer lá pelos cinco ou seis anos de idade.

## *COMO É NA ADOLESCÊNCIA?*

Os adolescentes precisam de mais de nove horas de sono no período das 24 horas. Eles têm um atraso do relógio fisiológico e por conta disso tem sono cerca de uma hora mais tarde que o habitual. Também têm necessidade de dormir mais porque nesse período crescem muito. Como resultado, o ideal seria que os adolescentes pudessem começar as atividades escolares um pouco mais tarde.

### *O QUE MAIS VOCÊS DESTACAM SOBRE O SONO DAS CRIANÇAS?*

Destacamos mais alguns aspectos:

- → As crianças amamentadas têm ciclos de sono e de vigília mais curtos. O leite materno é rapidamente digerido e nos bebês esses ciclos são controlados essencialmente pela fome/saciedade. As que mamam no peito materno dormem períodos mais curtos e estão sempre de olhos e boca abertos solicitando o peito das mães. Os que tomam leites artificiais, de digestão bem mais lenta, dormem períodos maiores. Mas isso não é regra fixa e há crianças novinhas que mamam e que dormem horas e horas seguidas.
- → Embora as crianças não nasçam com noção de dia e noite, isso é aprendido. Assim, nas primeiras semanas é importante deixar que durmam e acordem livremente. Mas a partir daí, o sono do dia deve ser em ambiente com alguma luz e num ambiente com menos conforto do que o da noite. Esse é um mecanismo para estimulá-las a dormir mais no período noturno.
- → Desde muito cedo, é possível separar as crianças mais relaxadas, que dormem facilmente e por longos períodos, das mais inquietas, que têm certa dificuldade de relaxar e adormecer e que dormem períodos mais curtos. E é possível que características genéticas influenciem nesse aspecto.
- → O estabelecimento da rotina do sono é um processo que pode ser lento e como tudo na vida isso também é pessoal. As crianças relaxadas e calmas se enquadram numa rotina mais rapidamente. As mais agitadas e rebeldes criam maiores dificuldades.
- → A tentativa de reduzir ou abolir precocemente os períodos de sono durante o dia não produz, obrigatoriamente, uma noite tranquila. Essa tentativa pode gerar irritabilidade e cansaço excessivo, o que pode atrapalhar o repouso noturno.

### *MAS COMO SABEMOS SE A QUANTIDADE DO SONO É SUFICIENTE?*

A quantidade de sono necessária, normal, é aquela suficiente para o descanso e para que as funções cotidianas (brincar, correr, pular, estar alegre, cumprir as atividades escolares) sejam bem cumpridas. Evidentemente, a avaliação dos pediatras que acompanhem as crianças é importante, pois eles estudam o ganho de peso, de estatura e outros itens para verificar se as crianças estão bem ou precisando de alguma abordagem especial.

### *E COMO AVALIAR A QUALIDADE DO SONO?*

Além de verificar se há algum dado especial ligado ao sono (despertares excessivos, ronco, frequência exagerada de otites e de catarro nasal, tosse excessiva à noite e outros dados), vocês devem observar a criança no período diurno, pois as crianças que não têm boa qualidade de sono estão sonolentas, irritadas, não se alimentam bem. O capítulo *Ronco, aumento anormal das adenoidies e das amígdalas*, neste livro, dá mais dados sobre isso. Faz parte da avaliação dos pediatras verificar o item sono nos seus clientes. Os laboratórios de sono ajudam muito nessa análise.

### *OS BEBÊS DEVEM DORMIR DE BARRIGA PARA BAIXO OU PARA CIMA?*

A questão da posição no berço é bem debatida no capítulo *Morte no berço ou morte súbita e quase morte* neste livro.

### *OS BEBÊS DEVEM DORMIR NO QUARTO DAS MÃES?*

É costume antigo, ditado pela prudência e pela praticidade na amamentação, colocar as crianças dos primeiros meses de vida para dormirem junto das mães. Hoje, isso é referendado pelos pediatras que indicam que nos primeiros seis meses de vida, elas devem dormir no quarto das mães. No quarto, não na mesma cama. Vejam que desde os primeiros dias, por várias razões, mas também para que os bebês se acostumem com seu espaço para dormir, eles devem ser colocados nos seus berços. Após os seis meses, as crianças devem ir para seus quartos. O ideal é que os quartos das crianças tenham porta de comunicação para os quartos dos pais. Evidentemente, isso é para que a transição seja lenta e gradual até que elas possam dormir totalmente isoladas nos seus quartos.

### COMO DEVEM SER O COLCHÃO, O TRAVESSEIRO E AS ROUPAS DE CAMA DOS BEBÊS?

O colchão deve ser firme, se possível revestido de tecido antialérgico e com proteção para fungos e ácaros. O travesseiro não é necessário e pode até ser prejudicial nos primeiros meses de vida por poder obstruir as narinas e atrapalhar a respiração. O lençol deve ser bem preso ao colchão para evitar que forme dobras ou mesmo que se solte e possa dificultar a respiração dos bebês. Também devem ser evitados objetos dentro do berço pelo mesmo risco.

### O QUE DEFINE A ROTINA DE DORMIR À NOITE E ESTAR DESPERTO DE DIA?

O poderoso "relógio biológico" que existe em todos nós, movido até quimicamente – pela melatonina, substância produzida quando a luminosidade desaparece e nos induz a dormir – tenderá a ajustar naturalmente o sono predominantemente para a noite. Isso ocorre naturalmente entre as seis e dez primeiras semanas de vida. Mas além desses processos biológicos naturais, a rotina de sono é um aspecto aprendido. Cerca de 10% das crianças desenvolvem sozinhas seus mecanismos de adormecer. Chupam o dedo, mexem na orelha ou no cabelo, balançam a cabeça e dormem. Mas 90% devem aprender a dormir. Sobre isso, falamos antes.

### COMO É O APRENDIZADO DA ROTINA DO SONO?

Como todo aprendizado, o do sono envolve a habituação ou a repetição dos mesmos atos, por certo período, com paciência, sem pressa. O aprendizado deve ser iniciado aí pelos três ou quatro meses de idade quando as crianças têm uma tendência a dormir mais à noite. Todos sabem o que fazer, mas é bom repetir que um banho gostoso dado pela pessoa que mais significa para elas, as mães, o peito materno ou a mamadeira, um quarto aconchegante, silencioso, pouco iluminado, fresco, uma musiquinha, um cafuné, um bonequinho companheiro e um beijo de boa-noite fazem todos dormirem. É claro que esse rito muda com o passar dos anos e mais na frente uma historinha ajuda.

### MAS ESSE APRENDIZADO PODE SER TRAUMÁTICO! VERDADE?

Estudiosos australianos mostraram em 2012 que o aprendizado da rotina de dormir sozinho é benéfica e não traumática. Demonstraram que deixar os bebês sadios chorar um pouquinho à noite os ensina a dormir sem a presença dos adultos e a assimilar a rotina de sono.

### O QUE ATRAPALHA ESSE PROCESSO DE APRENDIZADO?

A falta do estabelecimento da rotina desde cedo é o grande problema. Dormir em casas e quartos diferentes, um dia na casa da vovó, outro na casa da tia e outro na casa dos pais, dormir com pessoas diferentes, um dia na rede, outro na cama e outro no colo, e vários outros itens que caracterizam a falta de método, da rotina o que cria o hábito, devem ser evitados. Também deve ser evitado o dormir no colo, pois o estabelecimento desse costume complica sobremaneira a rotina de dormir na cama. Nos despertares noturnos, que ocorrem com as crianças e com todos nós, as que estão habituadas a dormir embaladas vão cobrar de imediato o colo. O melhor hábito, desde muito cedo, é o dormir na cama. Mas o sono noturno, o mais prolongado, é influenciado de forma benéfica ou maléfica por vários outros fatores:

- → **Influências benéficas:** rotina implantada desde os primeiros dias de vida, berço ou cama adequados, paciência e calma para tolerar os protestos e a natural tendência que as crianças têm para a desordem, alimentação prévia, dormir no berço ou cama, quase ou total ausência de luminosidade no quarto, ambiente calmo e agradável, fresco, "denguinho", "cafunés", banho antes da cama, bichinho de estimação (o amiguinho de dormir), inexistência de problemas de saúde e outros itens.
- → **Influências maléficas:** falta de rotina, dormir no colo, ansiedade dos familiares, temperamento

forte, rebelde e protestador das chamadas "crionças", excesso de sonecas de dia e vários problemas de saúde e uso de medicamentos excitantes, eletroeletrônicos no quarto de dormir e outros itens.

### *O QUE SÃO OS DESPERTARES?*

Como já citamos, o sono não é um fenômeno uniforme, monótono. O sono tem fases totalmente distintas. Os despertares ocorrem na transição dos estágios do sono, são breves e rapidamente as crianças voltam a dormir. Mas os despertares podem ser anormais, prolongados, muito repetitivos e ocorrerem em várias outras situações (fome, hábito de dormir no colo) ou mesmo doenças (cólicas e dor de ouvido são exemplos). Portanto, se as crianças despertam excessivamente, por períodos prolongados, se há dificuldade de voltar a dormir, irritação, choro e outros dados que indiquem alguma anormalidade, os pediatras precisam ser consultados. Cerca de 25 a 50% das crianças com menos de um ano têm despertares noturnos. Após um ano, a frequência é de 30% e muitas têm dificuldade de voltar a dormir.

### *DIMINUÍ A QUANTIDADE DE MAMADEIRAS DO MEU FILHO DE UM ANO E UM MÊS, MAS ELE CONTINUA ACORDANDO MUITO À NOITE. QUANTAS VEZES A CRIANÇA DEVE ACORDAR SE FOR DORMIR ÀS 21 HORAS?*

A mamadeira noturna deve ser desestimulada desde cedo. Acreditamos que após os seis ou oito meses de idade a grande parte da meninada pode e deve viver muito sem ela. A última refeição deve ser entre 19 e 22 horas. A próxima só deve ocorrer de manhã cedinho. Existe muita ansiedade dos familiares acerca da alimentação das crianças e isso gera, com frequência, oferta excessiva de alimentos à noite. Leiam o capítulo *Meu filho não come*, neste livro, para mais informações sobre o assunto. Essa excessiva e, às vezes, compulsiva oferta de alimento à noite interfere com o sono das crianças.

### *PODEMOS IMPOR HORÁRIOS DE SONO PARA NOSSOS FILHOS?*

Se impor for igual a montar uma rotina, a resposta é sim. Ter sono e dormir, estar cansado e descansar, são mecanismos fisiológicos, normais e importantíssimos para uma vida normal, feliz, produtiva, legal. Todos sabemos disso e algumas culturas, como na Espanha e em vários outros locais do mundo, preservam a "siesta", o repouso, após o almoço como importantíssima para a vida de toda a população. Isso é para dizer que vocês devem pensar bem, avaliar bem, pesar os prós e os contras, quando pretenderem impor ou propor uma mudança nos horários do sono das crianças. O ideal é deixar que cada criança vá gradualmente montando seu esquema de acordo com suas necessidades. Já foi dito que isso é pessoal, mas pode ser aprendido. Cada uma tem sua necessidade de sono que varia com muitos fatores: intensidade da atividade física, nível de estimulação ambiental e outras características do ambiente físico e emocional da família e do indivíduo. E os familiares devem tentar reconhecer quando as crianças estão com sono e atender a essa necessidade. Às vezes, um "cochilinho" de 30 minutos recarrega as baterias e faz voltar a felicidade e o bom humor. Tentar propor às crianças um esquema de sono para facilitar a vida da família é uma conduta inteligente, que ajuda a tocar a vida. Mas isso não deve ser imposto, colocado de forma absoluta. Queremos dizer que as crianças de dois anos não devem ser obrigadas a dormir uma determinada quantidade de horas durante o dia ou à noite. Mas, de uma forma geral, lá pelos dois ou três anos de idade, a maior parte da criançada está muito bem com um "soninho" breve durante o dia e um "sonão" longo durante a noite.

### *GOSTARÍAMOS DE MAIS DADOS SOBRE OS PROBLEMAS GERADOS PELO HÁBITO DE EMBALAR AS CRIANÇAS NO COLO.*

Já falamos sobre isso, mas vamos repetir. As crianças não devem ser habituadas a dormir no colo. Desde os primeiros dias de vida, elas devem conhecer e se acostumar com o seu berço, onde devem ser colocadas para dormir. Devem inclusive dormir sem a presença do ser humano. Nos primeiros meses de vida, é prudente que o berço esteja no quarto dos pais o que favorece a interação familiar, facilita a amamentação e permite maior atenção.

Cadeira de balanço, cantigas de ninar, colo e o gostoso e dolente gingado do embalo devem ser experimentados pelas crianças e também por quem cuida delas. Mas não devem ser rotina. São extremamente úteis numa fase de turbulência, de febre ou de alguma outra dificuldade. Mas logo superadas, as crianças devem voltar a dormir no berço ou na caminha. Os problemas causados pelo costume de dormir no colo são os despertares excessivos com irritação e choro, não aceitação do berço como o local para dormir, dependência excessiva de outro ser humano e outras dificuldades.

### *COMO DESACOSTUMAR AS CRIANÇAS QUE SÓ DORMEM NO COLO?*

Siga os conselhos do Dr. Greene (www.drgreene.com):

→ Atenda todas as necessidades físicas – alimentação, banho, vestuário – antes do horário da dormida, sobretudo da noturna.

→ Prepare os berços ou as camas com todo o carinho e também com carinho os quartos – iluminação, temperatura, silêncio.

→ Inclua nessa rotina todos os itens importantes para o sono de cada criança: o "ursinho", música apropriada e cantigas de ninar.

→ Faça propaganda desses itens, tranquilamente diga que tudo isso está sendo feito para o sono na cama, mas sem "neura".

→ Coloque as crianças nos berços ou nas camas, logo que demonstrem algum sinal de sono.

→ Fique junto e mantenha algum contato corporal como tocando com a mão o dorso das crianças. Algum movimento suave pode ser feito.

→ Não as retirem da cama quando começarem a chorar. E essa é a fase difícil, traumática, complicada, do processo. Se você as atende e tira-as do berço, elas agirão assim no dia seguinte e no próximo e no próximo...

→ Continue a tocar, a cantar cantigas de ninar, mesmo que continuem a chorar. Esteja seguro de que não está abandonando seus filhos e sim ensinando uma importante rotina de vida.

→ Solicite ajuda de uma outra pessoa calma, paciente, persistente. Uma avó ajuda muito. Quando a mãe cansar, a avó pode continuar a implantar essa rotina, sem mudar os princípios adotados.

→ Continue cantando, acalmando, mantendo contato físico, mas sempre com as crianças na cama, até que durmam.

→ Acrescentamos ao que Dr. Greene disse que é preciso sempre estar vigilante para a possibilidade de existir alguma doença que precisa de cuidado médico.

### *E ISSO FUNCIONA?*

Pode ser difícil em alguns casos, mas funciona. Algumas "crionças" são rebeldes e aceitam com dificuldade uma rotina diferente a que estão habituadas. A primeira vez é a mais difícil. Pode durar uma hora ou mais para as crianças adormecerem. No dia seguinte, pode ser mais fácil, muito mais fácil, ou pode ser da mesma dificuldade. Provavelmente, vão ser necessárias seis tentativas difíceis até que a rotina de dormir na cama seja aceita pacificamente. Você deverá notar que a cada dia a situação vai sendo controlada. Mais é que todos os envolvidos no processo sejam consistentes em seu comportamento. Atrapalha muito se o pai adota uma postura diferente da que está sendo implantada pela mãe. Mas seja maleável quando as crianças estiverem doentes ou de férias e adote uma rotina diferentes para que elas se sintam protegidas, amadas e percebam que os pais são pessoas tolerantes e sensíveis.

### *QUAIS OS BENEFÍCIOS DO DESMONTE DO HÁBITO DE DORMIR NO COLO?*

É essencial que vocês tenham certeza que são muitos e por toda a vida os benefícios dessa luta contra o dormir no colo. E vocês têm que ter consciência desses benefícios para aguentar aqueles dias em que a criançada não quer dormir na cama. O Dr. Greene que sempre temos citado nessa reunião diz textualmente: *Para ter sucesso na vida as crianças têm que aprender a colocar a si mesmas para dormir.* E ele complementa dizendo que: *Quando isso é conseguido, elas e vocês ficarão mais felizes.*

### *E O DORMIR NA CAMA DOS PAIS?*

As populações antigas e muitas das dos nossos tempos dormem – crianças e adultos – numa cama comum. E isso não parece ter produzido malefícios. Mas na nossa cultura é rotina que adultos e crianças durmam em quartos separados. E isso também funciona bem. Nesse nosso modelo, pais dormindo separados dos filhos, as crianças devem ser ensinadas desde muito cedo a aceitar o seu berço. O errado que traz transtorno é definir – o berço é o local para as crianças dormirem – e no primeiro protesto aceitar que elas comandem o processo e passem a dormir na cama dos pais. Orientamos o seguinte:

→ Mantenham a decisão firme, serena, tranquila e contínua de que as crianças devem dormir na sua própria cama, no seu próprio quarto.

→ Permitam vez ou outra, como exceção, que as crianças experimentem a cama dos pais. Elas adoram isso e os pais também. Mas não deve ser permitido que isso vire hábito.

→ Digam, no dia seguinte, que foi legal e que todos os papais e todas as mamães adoram dormir com os filhos. Mas digam que todas as crianças dormem nas camas "pequeninas" que são pequenas porque as crianças são assim. Ressaltem que as camas dos papais e das mamães são "grandonas" porque eles são grandes, mas que nelas só cabem os papais e as mamães. Enfim, consigam que elas voltem para suas camas e que a experiência nas das mamães e dos papais não se transforme em rotina.

→ Não briguem, não elevem a voz, não punam e nada de palavreado vazio como você é grande e deve dormir na sua cama. Isso não funciona.

→ Tentem descobrir a causa quando as crianças resistem à orientação de dormir nas suas camas. Provavelmente, essa razão não será descoberta simplesmente perguntando às crianças. Medo do escuro, de ficarem sozinhas, de monstros, ciúme da criança novinha que nasceu e que está no quarto dos pais, medo de perda do afeto materno e paterno à medida que elas crescem, e outras razões, são reais e precisam de abordagem apropriada. Isso pode necessitar até da ajuda de uma psicóloga, mas algumas sugestões são apresentadas no *site* do Dr. Greene (http://www.drgrene.com).

### *MAS ALGUMAS VEZES DEVEMOS SER TOLERANTES E PERMITIR QUE OS FILHOS DURMAM NO NOSSO QUARTO. NÃO É VERDADE?*

Evidentemente que sim. Quando as crianças estiverem doentes, quando houver qualquer dificuldade emocional importante, quando houver um pesadelo e elas acordam assustadas e com medo, evidentemente a atenção, o carinho, a proteção e o aconchego da cama dos pais ajudam a ultrapassar a fase de dificuldades. Mas, quando a prudência indicar que isso pode ser feito, logo que adormeçam, elas devem ser levadas para as suas camas. É importante que acordem nos seus quartos e que os fantasmas e os monstros não estejam lá.

### *RECEBI O TEXTO PELA INTERNET E GOSTARIA DE REPASSAR PARA TODOS A EXPERIÊNCIA COM O SONO DO MEU FILHO.*

Muito bem, vamos reproduzir a sua experiência e em seguida talvez possamos observar alguns aspectos importantes:

*A gravidez, o parto, a amamentação, a participação efetiva e ativa do pai, o meu próprio compromisso e a minha participação na vida e nos cuidados com meu filho, tudo enfim, foi antecipadamente planejado. E tudo aconteceu, nos primeiros meses da vida do nosso filho, como eu e meu esposo pensamos.*

*Nos primeiros meses, ele dormia direitinho. Acordava para mamar e em seguida voltava a dormir, tranquilo. Adormecia no peito lá pelas 19h30 horas e às 23 horas já voltava a acordar e daí em diante acordava de três em três horas.*

*A partir dos cinco meses, não sei o que aconteceu, o sono dele degringolou. À noite, sempre revezava com meu marido o ninar do garoto. E bem no mês que ele completou quatro meses, ele sentiu mais a ausência do pai, que trabalhava duro, e só chegava de madrugada em casa, quase sem ver o filho durante todo o dia. Não sei se tem relação, mas pouco depois desse período, o sono do meu filho não foi mais o mesmo. Aos cinco, seis meses, ele só começava a dormir ao redor das 23 horas e acordava muitas vezes à noite.*

*Fiquei muito cansada com essa exigência do garoto. Continuava tentando fazer com que ele dormisse desde às 19h30 e nada de ele se entregar ao sono. Pensava: ele está crescendo e no lugar de ele melhorar, está piorando! O mais cansativo era que passou a dormir menos vezes durante o dia, comparando com o período que dormia quando recém--nascido. Mas continuava a dar dois bons cochilos: um pela manhã e outro à tarde (que chegavam a durar, em média, 2 horas cada um).*

*Quando ele completou seis meses, fui introduzindo outros alimentos, que ele aceitou muito bem. Já era a preparação para a minha volta ao trabalho. Inclusive, por orientação de minha mãe (as avós sempre interferindo...), fui tentando dar menos peito à noite, e mais leite artificial – para ver se o "leite mais forte" podia fazer ele dormir mais tempo continuamente. Mas nada feito. A substituição do leite materno pelo leite artificial não alterou em nada o sono do bebê. Resultado: ele mesmo foi deixando o peito, e o sono continuou de passarinho durante a noite.*

*Eu que não queria acostumá-lo a dormir na mesma cama que eu e o pai, não tive escolha. Só lá ele dormia melhor, um pouco mais de tempo, mesmo assim ainda acordava. E quando acordava, algumas vezes era chorando, e muito. No início, achei que era fome, e preparava mamadeiras. Cheguei a oferecer cerca de três mamadeiras de 210 mL por noite. Algumas vezes, ele tomava tudo, e virava de lado, já adormecido. Outras vezes, tomava tudo e ainda continuava aceso, ou seja, sem dormir. E outras ainda, nem tomava tudo, e ainda ficava esperto. Ou seja, nunca consegui achar uma rotina pro dia a dia do meu filho. Cada dia era um dia diferente. Mas uma coisa era certa: o garoto já estava com seis meses e eu continuava bastante cansada e sem nunca ter dormido uma noite inteira.*

*Como não sabia mais o que fazer, procurei uma homeopata, que escutou toda a história e achou curiosa a relação da falta de sono a partir da ausência maior do pai, aos cinco meses do bebê, mas receitou uns florais, que ofereci a ele exatamente como ela mandou, e nada adiantou. Repeti tudo o que já tinha feito antes: tentar preparar delicadamente os momentos antes do sono: dar banho quentinho, dar de mamar, colocar música instrumental e tentar fazê-lo dormir. O problema persistia.*

*Aos sete meses, a situação conseguiu piorar. Retornei ao trabalho das 16 às 23 horas pensando em ser um bom horário para poder curtir o dia com ele. Nosso dia era bastante preenchido, sempre dando o banho de sol, indo ao parquinho ou à praia, e um passeio à padaria, pensando em deixá-lo cansado para dormir melhor à noite. Quando saía às 15h30, a empregada que cuidava da casa passava a ficar com ele e às 19 horas meu marido chegava para assumir o filho, e fazê-lo dormir. Perdi as contas da quantidade de vezes em que eu chegava do trabalho às 23 horas e ainda encontrava o garoto acordado me esperando para dormir, e meu marido estafado, de tanto cansaço.*

*Também marquei consulta com o pediatra que ouviu toda a história dele e disse que uma das possíveis causas desse sono complicado era a estreita ligação dele comigo. O pediatra sugeriu que eu introduzisse uma terceira pessoa na relação – uma babá ou mesmo uma avó na tentativa de que o bebê pudesse começar a perceber que existem outras pessoas além da mãe.*

*Enfim, não sei se a introdução dessa pessoa (babá) interferiu no sono, ou se foi mesmo o crescimento que ajudou. Mas hoje ele está com onze meses e não digo que ele está dormindo perfeitamente, mas já melhorou bastante. Estou agora com duas empregadas: uma para casa e outra babá, que me ajuda com o que necessito para cuidar do garoto, mas ainda continuo querendo me fazer bastante presente no dia a dia dele: ainda sou eu quem o leva todos os dias ao parquinho e quem o alimenta. Mas o banho e o ninar, ela já divide comigo. Ele voltou a dormir numa hora plausível: sempre com o pai, na nossa cama, e por volta das 20 h. Quando eu chego do trabalho, às 23 h, o coloco, já dormindo em seu berço, no mesmo quarto da babá. Mas ele ainda acorda de madrugada e na maioria das vezes, ela consegue fazê-lo voltar a dormir, só com um ninar, ou oferecendo uma mamadeira. Mas há dias em que ele bate o pé e só sossega quando volta para nossa cama, no meio do pai e da mãe. As noites que consegui fazer ele dormir sem acordar sempre foram quando relaxei e deixei-o dormir a noite inteira na minha cama. Mas não deixo sempre e continuo as tentativas para fazê-lo se acostumar no bercinho dele, até o dia em que ele gostar e quiser dormir a noite toda por conta própria, sem a necessidade de ter ao lado o quentinho do pai e/ou da mãe.*

A experiência do casal com o sono do filho ilustra muito do que discutimos no encontro sobre o sono das crianças. A primeira observação é que programaram vários aspectos de extrema importância, mas não planejaram nem estavam preparados para enfrentar as dificuldades com o sono. Talvez – e talvez mesmo – o excesso de expectativa e, mais ainda, de um esquema de superproteção tenham imperado na relação do casal com o filho. No primeiro confronto, que provavelmente ocorreu no item sono, os pais não souberam definir o modelo a ser adotado. E a partir daí, a dormida constante na cama dos pais, a falta de uma proposta contínua para o sono, o despreparo dos pais para enfrentar um chorinho de "chantagem" ou mesmo de real desconforto do filho e outros aspectos devem ter marcado a relação pais-filho e criado as condições para o nascimento das dificuldades com o sono e mesmo a perpetuação do problema. Evidentemente, não se pode esquecer de que algumas crianças são dominadoras, mais tendentes a apresentar essas e outras dificuldades, e isso pode ter contribuído, no caso desse casal, para disparar o processo.

### *DEEM ALGUMAS SUGESTÕES PARA AS CRIANÇAS QUE TÊM MEDO DO ESCURO.*

Para esse problema, talvez funcionem os "equipamentos para enfrentar os medos" como recomenda o Dr. Greene. Equipamentos que funcionam melhor se forem apresentados como realmente eficazes, poderosos, mágicos, extraordinários. Então, há que se reforçar a importância deles. Algumas coisinhas simples funcionam: uma lanterna para brincar de iluminar ambientes escuros durante o dia que vão para a cama com a meninada. Um "*spray* mata-monstros" também funciona, um urso ou outro animal de pelúcia bem grande para servir de protetor, uma gravação com a voz de um dos pais contando a história favorita para ser ouvida quando o medo aparece, ou as próprias crianças podem oferecer soluções inteligentes que possam ser aplicadas. Dormir no quarto dos pais na fase mais intensa ou, melhor ainda, um dos pais dormir no quarto da criança que está com problemas, todas essas soluções, por alguns dias, podem ser importantes. Se o problema for ciúme de um irmão, a solução é distribuir atenção e amor para os dois, sem discriminação, mas a criança ciumenta deve talvez receber uma "atençãozinha" especial quando ela menos espera.

### *PAIS NERVOSOS CAUSAM PROBLEMAS DE SONO NOS FILHOS?*

Pais, mães, vovós, babás irritados, impacientes, extremamente rígidos, que gritam e não conversam com os filhos, causam problemas no sono e em outros aspectos da vida dos filhos e dos outros familiares. As crianças dormem melhor quando são amadas, alimentadas, aquecidas e vestidas apropriadamente. Também dormem melhor num ambiente calmo, relaxante e fisicamente adequado.

### *E AS CRIANÇAS QUE QUEREM BRINCAR DE MADRUGADA?*

Esta é questão comum. As crianças adoram brincar e ter atenção dos pais e mesmo das "babás". Fazem isso por necessitarem de afeto, amor. Para elas, não importa se é dia ou madrugada. O problema pode estar relacionado a muitos fatos e um deles é a necessidade que as crianças têm de estar o maior tempo possível com os pais, principalmente com as mães. É possível que a ausência delas que têm que trabalhar durante o dia estimule esse comportamento dos filhos. Isso também parece ocorrer mais nas crianças que: são dominadoras e que desejam que as coisas se passem do jeito que elas querem; estão acostumadas a dormir no colo das mães ou de outra pessoa; acordaram uma vez, por qualquer razão, e foram tiradas das caminhas para brincar, com a luz acesa e com muita alegria. Recomendamos nessa situação:

- → Adaptar as crianças a dormir na cama, se o hábito é dormir no colo. Isso não se consegue em um dia ou por decreto. É lentamente que se consegue mudar essa indesejável rotina. Deixem que as crianças habituadas a dormir no colo comecem a "cochilar" e as coloquem no berço. De início, há resistência, mas com jeito vai. É importante falar que "papai e mamãe dormem na cama".
- → Não favorecer as brincadeiras nas madrugadas. Não estimular, não acender as luzes. Dizer algumas palavrinhas para as que acordam e tentar fazer com que o sono recomece nas caminhas. Se necessário embalar no colo por alguns minutos, mas logo colocar nos berços.
- → Persistir, insistir, não retroceder que todas elas, embora existam algumas duras na queda, vão se adaptar.

### *E O QUE FAZER COM AS CRIANÇAS QUE TÊM SONO INQUIETO, COM EXCESSO DE DESPERTARES?*

Vários aspectos têm que ser observados: calor, frio, fome, sede e roupa que precisa ser trocada são o óbvio que todas as mães observam. Crianças que dormem excessivamente durante o dia podem ter dificuldade com o sono noturno. Tentar mudar lentamente essa rotina, como antes citado, colocando-as para dormir num ambiente claro e com mais sons durante o dia pode ajudar a reduzir os períodos de sono ao dia e favorecer o noturno. Também é possível que excesso de atividades diurnas as canse e favoreçam o repouso tranquilo à noite. Mas cerca de uma hora antes da hora do início da dormida noturna, elas devem participar de atividades que não as excitem e cansem. Alguns advogam o uso das massagens antes do sono para as crianças irritadas. Evidentemente, dor de ouvido, no abdome e vários outros problemas de saúde, inclusive os do sistema nervoso, podem causar dificuldade no sono. Por isso, é importante relatar ao pediatra o que está ocorrendo.

### *NA NOSSA CASA DORMIMOS À MEIA-NOITE, DEPOIS DAS NOVELAS E DE VER MUITA TELEVISÃO. NOSSO FILHO TAMBÉM DORME NESSA HORA, NA NOSSA CAMA E ACORDA QUASE AO MEIO-DIA. É ERRADO?*

As atividades laborais começam de manhã. As estudantis mais intensas também são matinais, bem como as físicas. Assim o que se observa é que os adultos dormem lá pelas 22 horas e que as crianças dormem mais cedo, pois necessitam de maior quantidade de horas dormidas há pessoas que têm horários diferentes. Dormem mais tarde e acordam mais tarde e algumas aceitam ou até estimulam que os filhos sigam esse ritmo. Não se pode afirmar que essa postura será muito maléfica para as crianças, enquanto não existir a necessidade de atividades matinais. Entretanto, respeitar o ritmo biológico com maior período de sono durante a noite, com certeza vai favorecer um sono de melhor qualidade. Sabe-se que a luz intensa, e emitida por monitores de TV, computadores ou joguinhos eletrônicos, dificulta a liberação da melatonina que é o hormônio que facilita o sono. Então, a recomendação é que cerca de uma hora antes do horário de dormir as crianças, e sobretudo os adolescentes, sejam afastados desses equipamentos para poderem dormir num horário mais adequado. Também é importante saber que o que se oferece como lazer às crianças à noite – companhia dos adultos, televisão, novela, sedentarismo – não é o mesmo que poderia ser ofertado de manhã – companhia de outras crianças, natação, brincadeiras, parquinho, praça, ou praia. Como tudo na vida, há que se fazer um balanço entre perdas e ganhos, e pensar no que é melhor para a criançada.

### *A CHUPETA ACALMA ESSAS CRIANÇAS COM DIFICULDADE NO SONO?*

Nas crianças novinhas, é uma tentativa. Leia o capítulo *Chupeta ou dedo?*, neste livro. Mas nas crianças com semanas de vida, é pouco provável que ajude.

### *AS BABÁS PODEM AJUDAR?*

Babás qualificadas, vovós e outras pessoas que têm paciência podem ser úteis na implantação da rotina. Mas é importante que todos sigam as mesmas orientações. É fácil imaginar como ficam confusas as cabeças das crianças se uma pessoa a mantém na cama, mesmo sob protesto, e na noite seguinte a outra a faz dormir no colo. Então, cada um de nós pode ajudar ou mesmo atrapalhar.

### *O QUE FAZER PARA QUE AS CRIANÇAS ACORDEM CEDO PARA IR À ESCOLA?*

Dormir mais cedo é a solução. Repetimos o que foi dito anteriormente. A rotina de sono das crianças é individual. Cada uma necessita determinado tempo de sono para o descanso necessário. As que têm um dia cansativo e/ou dormem muito tarde tenderão a não acordar cedo na manhã seguinte e prejudicar o horário da escola. Então, no período escolar, é boa norma colocar a turminha para a cama mais cedo. Nas férias, ou nos finais de semana, é possível permitir uma "farrinha" e dormir um pouco mais tarde. Um pouco só. Não muito.

### *AS CRIANÇAS TÊM INSÔNIA? ELAS SONHAM OU TÊM PESADELOS E PODEM ACORDAR?*

Os adolescentes apresentam este problema e a frequência é relativamente alta. As crianças também podem ter dificuldades para iniciar e manter o sono. Isso atualmente é chamado de insônia comportamental e é devido a associações inadequadas com o sono ou à falta de limites. Para o primeiro tipo de dificuldade, o ideal é modificar a rotina de dormir favorecendo os hábitos adequados. Para o segundo tipo, é essencial entender que as crianças estão barganhando, não ceder às reclamações e protestos outros e estabelecer um ritual de sono.

### *OS CHÁS CALMANTES PODEM SER USADOS?*

Podem e devem. Os chás de camomila são classicamente indicados. Os refrescos de maracujá também. Os produtos fitoterápicos com esses e outros vegetais podem ser usados.

### *O CAFÉ QUE A MÃE TOMA PODE PASSAR PARA O LEITE E EXCITAR E ATRAPALHAR O SONO DAS CRIANÇAS QUE AMAMENTAM?*

Isso é discutível. Mas como não há prejuízo em a mãe reduzir a quantidade de café ingerido, é uma boa tentativa a ser feita.

### *E OS REMÉDIOS PARA QUE AS CRIANÇAS DURMAM MAIS?*

Dezenas de anos atrás, os médicos de crianças receitavam com certa liberalidade alguns remédios extremamente potentes para as crianças que não dormiam bem. Sedativos, anticonvulsivantes e antialérgicos, e até produtos para desordens psiquiátricas foram empregados. Alguns eram comercializados até com símbolos que lembravam o sono, o dormir. Atualmente, são drogas proibidas nas crianças normais e que têm simplesmente dificuldades durante o sono. Esses remédios ainda são usados quando há uma doença específica ou a dificuldade com o sono não é numa criança sadia. Os pediatras, os neurologistas e/ou os especialistas em sono são os profissionais que devem ser consultados nas situações especiais.

### *CERTAS CRIANÇAS DEVEM TER MAIOR DIFICULDADE EM ACEITAR ISSO QUE FOI DEBATIDO. VERDADE?*

Falamos sobre isso, mas vamos repetir. As crianças mais dóceis, menos rebeldes, mais cordatas, tendem a aceitar essas orientações sem muita luta e a continuar a aceitá-las no longo prazo. Por outro lado, as mais rebeldes podem ter alguma dificuldade em segui-las e também tendem a mudá-las, a fazer seu próprio esquema, se não houver um pulso firme para a preservação de um modelo ideal do que deve ser feito.

### *E OS PROBLEMAS MAIS SIGNIFICANTES COMO O TERROR NOTURNO?*

Como falamos, nossa proposta neste capítulo é a de revisar os probleminhas corriqueiros, do dia a dia. O terror noturno e outros problemas rotulados de **mais significantes** merecem discussão com o pediatra que, algumas vezes, solicita a participação dos especialistas – neurologistas, psicólogos ou psiquiatras de crianças e até especialistas nos distúrbios do sono – para encaminhar as orientações. Algumas vezes, a problemática assume tal importância que alteram a dinâmica familiar e causam muita angústia. Para terminar, vamos falar rapidamente sobre os principais tipos desses distúrbios do sono que são denominados em medicina de **parassonias**.

→ **Despertar confusional** – Acontece nas crianças pequenas que apresentam, durante o seu despertar normal, choro inexplicado, inconsolável, movimentos dos membros e sudorese.

→ **Terror noturno** – Incide mais quando há história familiar, sobretudo lá pelos seis anos de idade e a frequência é de cerca de 3%. O problema desaparece com a idade. As crianças que aparentemente dormiam tranquilas subitamente acordam, sentam na cama, suam excessivamente, respiram rapidamente, têm a frequência cardíaca aumentada e apresentam expressão facial de terror, de medo intenso. Após segundos ou alguns minutos, elas voltam a dormir e no dia seguinte nada referem.

→ **Sonambulismo** – As crianças afetadas, durante o sono, levantam e andam pelo quarto ou pela casa. Os quadros são repetitivos, mas elas durante os episódios não se mostram angustiadas ou assustadas. No dia seguinte, não se lembram do acontecido. Há sempre o risco de acidentes durante essas crises de sonambulismo. Também tendem a desaparecer com o amadurecimento do sistema nervoso. Os adolescentes são mais acometidos e embora um percentual elevado de crianças possa apresentar um único episódio, os repetitivos ocorrem em cerca de 3% das crianças e adolescentes.

→ **Pesadelo** – É um sonho com forte conteúdo de emoção ou de angústia. Também ocorre sudorese, aumento da frequência do coração e da respiração durante o pesadelo. As crianças acordam e se lembram do conteúdo sonhado. É ocorrência comum em até 30% das crianças na idade escolar. Pode estar associado com as outras parassonias.

PROFISSIONAIS COLABORADORES:
Rosana Souza Cardoso Alves,
Márcia Pradella-Hallinan

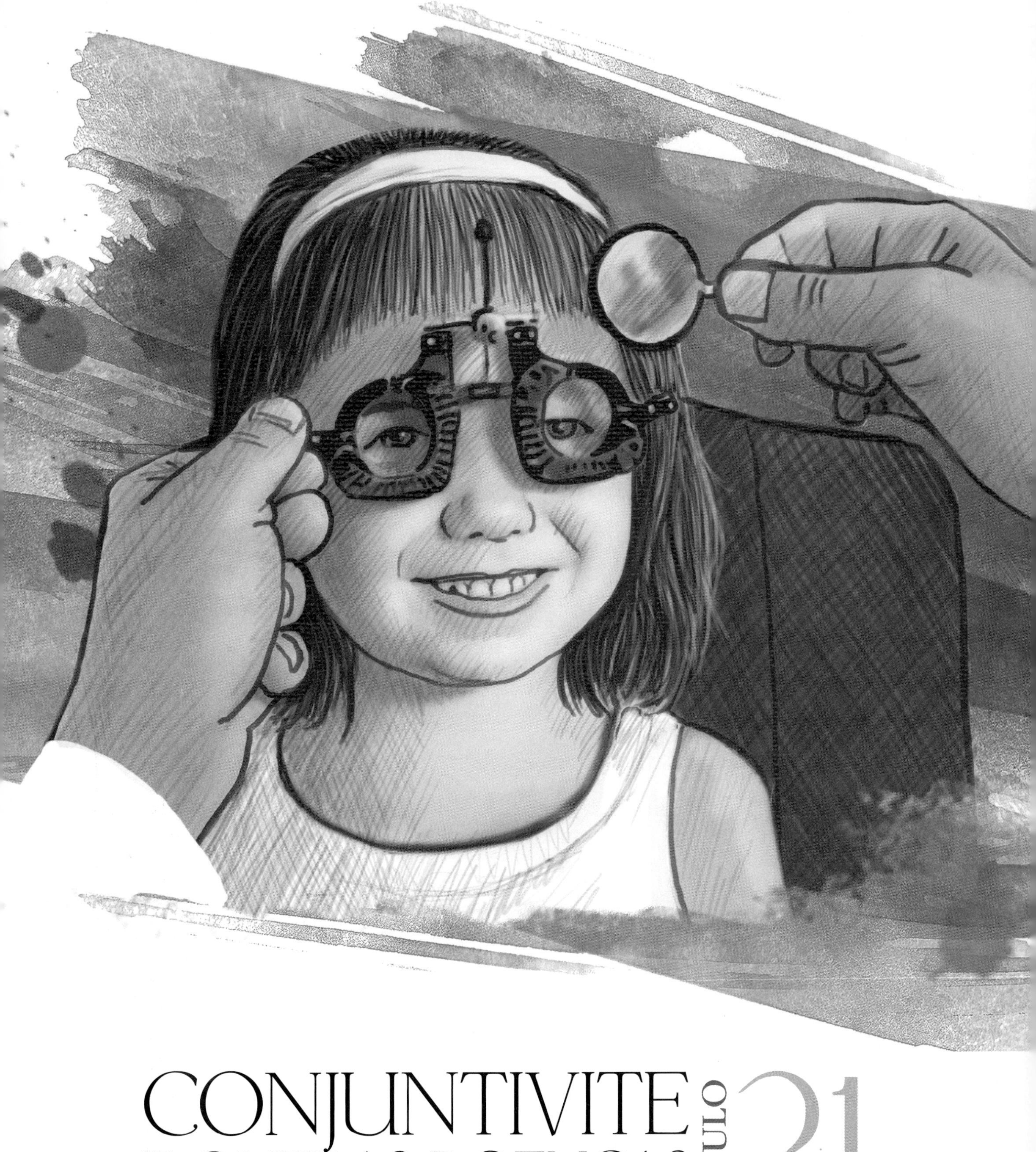

# CONJUNTIVITE E OUTRAS DOENÇAS COMUNS DOS OLHOS

CAPÍTULO 31

## Conjuntivite e outras doenças comuns dos olhos

É possível afirmar que nenhum ser humano atravessa a existência sem apresentar uma ou mais doenças oculares. As crianças são as mais vulneráveis. Além dos problemas congênitos (estrabismo e outros), elas apresentam conjuntivites como parte das doenças infecciosas que frequentemente as acometem. Também são acometidas por traumas e outros problemas.

Acreditamos que podemos começar o debate.

### *AS CONJUNTIVITES SÃO FREQUENTES? QUAIS AS CAUSAS?*

As conjuntivites são as doenças mais comuns dos olhos. Na infância, ocorrem alguns episódios e maior parte é tão leve que não chama a atenção dos pais. As mais comuns são as infecciosas virais. Mais há também as não infecciosas, caso das geradas por alergia (ácaros fungos, pólens) ou tóxicos (cloro de piscina).

### *COMO SE ADQUIREM AS CONJUNTIVITES VIRAIS?*

Existem muitos vírus causais e que são adquiridos de outras pessoas com conjuntivite ou virose respiratória como resfriado e faringite. O contato próximo, em ambientes fechados (elevadores, escola), favorece a difusão. Mãos e objetos contaminados (lenços) e água da piscina favorecem a disseminação. As conjuntivites virais são doenças altamente infecciosas.

### *E AS CONJUNTIVITES BACTERIANAS?*

As infecções bacterianas são menos frequentes, embora comuns. As por gonococo e clamídia são adquiridas no parto vaginal se a mãe está infectada. O tracoma, que é uma doença crônica grave, acontece nas regiões mais pobres do país e é adquirida após o contato com outra pessoa enferma. As conjuntivites bacterianas mais comuns são por estafilococo, hemófilos e estreptococo. Essas bactérias vivem na mucosa nasal e invadem a conjuntiva que está doente por outra causa.

### *FOI DITO ANTES QUE EXISTEM AS CONJUNTIVITES CRÔNICAS...*

As conjuntivites são principalmente agudas. O ciclo dos sintomas dura menos de 15 dias. A maior parte das bacterianas também é de curso agudo. Mas os sintomas da conjuntivite podem durar meses (tracoma e exposição continuada ao cloro das piscinas, por exemplo) ou podem ser recidivantes com ciclos de melhoria e de agravamento como as alérgicas.

### *COMO AS CONJUNTIVITES AGUDAS SE MANIFESTAM?*

Surge coceira e logo o olho fica com vermelhidão difusa que pode evoluir para hemorragia. Surgem lacrimejamento e secreção espessa, uma lágrima "grossa". As pálpebras ficam inchadas, com redução da abertura e até avermelhadas. Ao lado disso, os clientes relatam ardência, sensação de areia ou de corpo estranho, irritação, sensibilidade à luz (fotofobia), sensação de picadas e mesmo embaçamento da visão. O quadro começa por um dos olhos e, com três a quatro dias, passa para o outro. A fase aguda dura sete a dez dias quando existe o maior risco de contaminar outras pessoas. A vermelhidão pode ficar até duas ou três semanas, sobretudo se há hemorragia conjuntival. Os quadros variam de intensidade. Há os muito intensos produzidos pelos vírus mais agressivos e os menos intensos. A visão sempre é preservada.

### *COMO SABER SE A CONJUNTIVITE É BACTERIANA?*

A secreção mais abundante, parecida com secreção purulenta, sobretudo se muito espessa e esverdeada, sugere infecção bacteriana.

### *QUAIS SÃO OS SINTOMAS DAS CRÔNICAS E DAS RECIDIVANTES?*

Nessas, os dados de acometimento conjuntival não são tão marcantes como os das agudas. O que os diferencia é a continuidade dos sintomas ou a sua repetição. O oftalmologista deve ser consultado para excluir outros diagnósticos como ceratite, esclerite, uveíte, glaucoma e corpo estranho.

### *GOSTARIA DE MAIS DADOS SOBRE A DOENÇA ALÉRGICA E A TÓXICA.*

→ Essa conjuntivite ocorre nas pessoas alérgicas – com rinite, sinusite, asma e dermatite. Os dois olhos são acometidos, não é contagiosa e evolui por ciclos de melhoria e agravamento. A coceira ocular é um dado que faz sugerir essa possibilidade. É sempre importante tentar descobrir a causa (ácaros, pólens, fungos, epitélio de cão e gato), pois a eliminação da causa cura a doença.

→ A conjuntivire tóxica é causada por contato direto com colírio medicamentoso, alguns produtos de limpeza, fumaça de cigarro e poluentes industriais, cloro das piscinas, poluição do ar, sabão, sabonetes, *spray* maquiagens e tintas para cabelo. O diagnóstico é baseado na exposição a um desses produtos e o quadro clínico é usualmente de vermelhidão ocular.

### *QUAIS SÃO OS SINAIS DE UMA DOENÇA MAIS GRAVE?*

São indícios de doença mais grave: secreção ocular abundante e purulenta, redução da capacidade visual, dor ocular intensa principalmente ao movimentar os olhos, inchaço nas pálpebras, persistência dos sintomas após o uso da medicação ou aumento da sensibilidade à luz. O médico deve ser procurado.

### *O QUE FAZER NAS CONJUNTIVITES AGUDAS NAS CRIANÇAS?*

Grande número das conjuntivites mais simples cura com as medidas higiênicas que falaremos em seguida. Mas os familiares devem estar alertas, pois o que parece simples pode significar um problema:

→ Aplicar, se o cliente permite, compressas umidificadas com água fervida e morna, sobre os olhos fechados, de três a cinco minutos, para facilitar a limpeza. Podem ser usados o soro fisiológico ou a água boricada.

→ Lavar o rosto com água da torneira, mas, nos olhos e em torno deles, preferir água fervida, soro fisiológico ou água boricada, várias vezes ao dia.

→ Aplicar compressas de gaze molhadas com água filtrada resfriada, sobre os olhos fechados, durante cinco minutos, de cinco a seis vezes ao dia. O frio diminui o desconforto, o edema e o prurido. Nos intervalos das compressas, pingar ou mesmo banhar os olhos com soro fisiológico resfriado.

→ Evitar coçar os olhos com os dedos; usar gazes esterilizadas ou lenços de papel e descartá-los imediatamente; passar com delicadeza, pois o atrito intenso agrava a doença; lavar as mãos logo em seguida; se usar toalhas de tecido, cada paciente deve ter as suas; não compartilhar com ninguém; separar seu travesseiro e trocar a fronha diariamente; não compartilhar lentes de contato, óculos e maquiagem; separar seu sabonete (sólido ou líquido).

→ Evitar a automedicação; a indicação de qualquer remédio só pode ser feita por um médico; alguns colírios são contraindicados porque agravam o quadro.

→ Ofertar sucos em abundância, promover repouso quando houver sintomas gerais como astenia; dar remédio para febre e dor.

→ Usar óculos escuros, se a idade já permite.

### *QUANDO USAR COLÍRIO COM ANTIBIÓTICO?*

O médico é que indica colírios com antibióticos ou outras medidas especiais. Quando o quadro for mais intenso e houver dúvida sobre a existência de conjuntivite bacteriana, com secreção ocular purulenta e abundante, o oftalmologista deve ser consultado. Algumas vezes, são solicitados exames para definir a origem da doença e a partir daí medicar mais apropriadamente. O oftalmologista, inclusive, em alguns casos, deve realizar alguns procedimentos locais (limpeza, remoção de membrana, por exemplo) que auxiliam na cura.

### *POR QUE TANTO CUIDADO NO USO DE COLÍRIOS COM ANTIBIÓTICOS?*

Primeiro porque a maior parte das conjuntivites, as virais, não curam com antibióticos. Segundo porque os antibióticos usados inadequadamente, nos olhos ou em qualquer outro lugar do corpo, ajudam as bactérias a desenvolver resistência. Terceiro porque os antibióticos usados nos olhos podem produzir conjuntivites alérgicas ou químicas.

## *E A CONJUNTIVITE POR GONOCOCO DO BEBÊ?*

É uma doença grave. A prevenção depende do pré-natal e da aplicação de algumas substâncias nos olhos dos bebês que nascem de parto vaginal. A substância usada com maior frequência é o nitrato de prata (solução de Credé). Quando ocorre a conjuntivite nos bebês, há que se pensar sempre na possibilidade de conjuntivite por gonococo que pode causar lesão ocular significativa. Mas também o médico deve pensar em conjuntivite por clamídia, pelo vírus do herpes simples e por outras bactérias. Também pode ser causada pelo próprio nitrato de prata que, usado para evitar a conjuntivite gonocócica, pode causar importante conjuntivite química. O pediatra e o oftalmologista devem ser consultados quando existe conjuntivite após o nascimento. Até antibiótico injetável pode ser necessário numa situação dessa. A falta de diagnóstico e de tratamento adequados podem produzir sequelas irreversíveis.

## *COMO SÃO EVITADAS AS CONJUNTIVITES VIRAIS?*

A maior parte dificilmente pode ser evitada, sobretudo nos grandes aglomerados urbanos. As conjuntivites epidêmicas, essas que acometem milhares de pessoas, são evitadas afastando-se dos portadores da doença.

## *O QUE É E COMO TRATAMOS O TERÇOL?*

Existem dois tipos de terçol (os médicos chamam de hordéolo):

- **Terçol verdadeiro ou hordéolo externo** – É infecção por bactérias de certas glândulas do rebordo palpebral, onde os cílios se implantam. Os sintomas são de um pequeno furúnculo com dor, calor, vermelhidão e formação de um "carocinho" na região. Como no furúnculo, depois de poucos dias, o terçol drena (abre) espontaneamente e cura. A secreção eliminada mistura-se à lágrima e não causa problema especial. O terçol pode ocorrer apenas uma vez ou mais vezes no mesmo indivíduo.
- **Terçol falso, calázio ou hordéolo interno** – É inflamação não produzida por bactérias em outro tipo de glândula existente na pálpebra distante da borda palpebral. Há um pouco de vermelhidão na região com a formação de um pequeno nódulo doloroso. Essa lesão tem uma evolução mais prolongada e pode ser caracterizada por recidivas.

## *COMO É O TRATAMENTO DOS DOIS TIPOS DE TERÇOL?*

O tratamento do terçol verdadeiro é feito com aplicação local de calor úmido e de colírios ou pomadas com antibióticos. No tratamento do terçol falso ou calázio, utilizam-se compressas de calor úmido. Medicamentos locais não funcionam. O pediatra pode solicitar a participação do oftalmologista se o terçol complica (como quando ocorre grande inflamação na pálpebra) ou o calázio se repete com frequência. Algumas vezes, até medidas cirúrgicas podem ser necessárias.

## *E AS OUTRAS ALTERAÇÕES DOS OLHOS QUE SE DEVEM CONHECER?*

Vocês devem estar atentos e avisar ao médico se ocorre: pupila esbranquiçada; desvio ocular ou estrabismo; inchação e vermelhidão nas pálpebras, sobretudo se ocorrerem junto com febre alta e quadro que sugira sinusite – pode significar celulite orbitária que é uma doença importante; olho sempre irritado, avermelhado, coçando; trauma ocular; dificuldade de visão – as crianças manifestam essa dificuldade aproximando muito os objetos dos olhos ou "apertando os olhos"; dor de cabeça constante; dificuldade escolar.

## *E O QUE É O TRACOMA?*

O tracoma é uma conjuntivite com evolução crônica e recidivante e que é extremamente comum nas zonas interioranas do nosso país. Pode causar danos irreversíveis ao olho e até a cegueira. Para mais detalhes sobre o tracoma e sobre todas as outras formas de conjuntivite, orientamos que consultem o endereço na Internet http://www.cve.saúde.sp.gov.br.

### *QUANDO LEVAR A CRIANÇA COM ESTRABISMO AO OFTALMOLOGISTA?*

No primeiro mês de vida, é comum que as crianças apresentem os olhos um pouco desalinhados. Isso não é constante e desaparece até o terceiro mês. Se o desalinhamento for permanente antes desta idade ou se persiste após o terceiro mês mesmo de forma não permanente, é importante ouvir o oftalmologista. Ele define se existe mesmo o problema, pois há o falso estrabismo, e traça o plano de tratamento que é de longo prazo. O olho estrábico tende a não ser usado o que pode gerar deficiência visual intensa. Essa deficiência visual causada pelo estrabismo não é corrigível com lentes. É essa a razão que faz com que o oftalmologista oclua o olho sadio para forçar a estimulação e o desenvolvimento do olho desviado. A oclusão impede prejuízo para a visão, mas não corrige o desvio. A cirurgia pode ser necessária.

### *O QUE É A OBSTRUÇÃO DO CANAL LACRIMAL NA CRIANÇA NOVINHA?*

É uma situação comum nos primeiros dias ou semanas de vida e não representa problema importante. Pode ser em um ou nos dois olhos. A maior parte desaparece sem tratamento. A obstrução transitória decorre da falta de amadurecimento do canal lacrimal que leva a lágrima até a cavidade nasal. Esse amadurecimento se completa nos primeiros meses e o problema some. Os familiares notam lacrimejamento no olho afetado que demonstra que a lágrima não está sendo drenada para a cavidade nasal. A lágrima chega a gotejar pelo canto externo do olho. Nota-se no olho uma secreção mucosa que favorece as infecções. O tratamento é com massagens, pressão e movimentos descendentes com um dedo no ângulo interno do olho. Isso favorece a drenagem lacrimal e permite que a obstrução desapareça. Devem ser feitas quatro vezes ao dia. Igualmente importante é a lavagem diária dos olhos com soro fisiológico com gaze esterilizada (uma para cada olho). A maioria dos casos, aproximadamente 95%, cura espontaneamente antes dos doze meses de idade. Quando isso não ocorre, o oftalmologista desobstrui o canal com uma sonda. O excesso de lágrima pode significar glaucoma. **Cuidado.**

### *E O GLAUCOMA CONGÊNITO?*

O glaucoma congênito decorre de uma má formação do sistema que mantém a pressão dentro do olho nos níveis normais. Representa menos de 0,05% das doenças oculares, mas é responsável por 15% das cegueiras. Em cerca de 30% dos casos, já no nascimento, o paciente apresenta alterações do olho que podem despertar a atenção da família ou do pediatra. Perda do brilho do olho, opacidade ou aumento das dimensões oculares podem chamar a atenção e exigir consulta com o oftalmologista. Na maioria dos casos, entretanto, o quadro manifesta-se nos primeiros meses de vida quando são notados intolerância à luz, lacrimejamento excessivo e redução da fenda palpebral. O diagnóstico é feito pelo oftalmologista.

### *GOSTARIA DE SABER MAIS SOBRE O TESTE DO "OLHINHO".*

A cegueira é evitada pelo diagnóstico e tratamento precoce da catarata, do glaucoma e de outras doenças oculares. É com essa finalidade que existe a recomendação de realizar o exame do "olhinho" nas crianças recém-nascidas. O teste visa a detectar a presença do reflexo vermelho no fundo do olho do bebê. A existência do reflexo é um dos critérios da normalidade ocular. Ele define que o principal eixo visual está livre, ou seja, sem anomalias que possam prejudicar a visão. Em algumas regiões, o exame é obrigatório e há legislação definindo isso. Além de São Paulo, o teste do "olhinho" é obrigatório no Rio de Janeiro, Belo Horizonte e no Recife. Desde o período em que a legislação vem sendo obedecida, foram detectadas alterações em 0,6% dos recém-nascidos. Assim, foi possível evitar que muitas dessas crianças perdessem a visão.

### *COMO É FEITO O TESTE?*

É simples, indolor e dura pouco tempo. O pediatra não usa colírio para dilatar a pupila e dirige uma fonte intensa de luz (lanterna ou oftalmoscópio) contra a pupila. O exame normal é quando são observados tons de vermelho, laranja ou amarelo na pupila. Isso significa que o facho de luz ultrapassou as estruturas anteriores do olho, que elas estão com a transparência normal, e que alcançou a retina. Lembram-se dos olhos vermelhos que aparecem nas fotos tiradas com *flash*? Essas fotos mostram o mesmo efeito. Os olhos vermelhos das fotos são normais. Quando existe qualquer anormalidade, não é possível ver as tonalidades observadas no exame normal, ou a coloração não é nítida, é esbranquiçada. O oftalmologista usa colírios para dilatar a pupila e para a realização de teste mais completo.

### *O QUE O TESTE DIAGNOSTICA?*

Permite suspeitar de retinopatia da prematuridade (doença provocada pelo uso do oxigênio), catarata congênita (perda de transparência do cristalino), glaucoma (aumento da pressão dentro do olho), retinoblastoma (tumor intraocular), infecções, traumas de parto e a cegueira. Essas alterações atingem cerca de 3% dos bebês em todo o mundo. Quando o exame do olhinho é anormal, o oftalmologista é chamado para completar o exame.

### *AS CRIANÇAS NOVINHAS ENXERGAM?*

As crianças ao nascerem ainda não têm totalmente desenvolvidos os olhos e as estruturas que permitem a visão normal. Aos poucos, elas vão percebendo objetos parados e depois passam a perceber objetos em movimento e a segui-los com o olhar. Aos dezoito meses de idade, apresentam capacidade de ver como a dos adultos.

### *E O GRAVÍSSIMO PROBLEMA DA CEGUEIRA INFANTIL?*

A cegueira nas crianças brasileiras ainda é uma triste realidade. Cerca de 32.000 menores de 15 anos são cegos no país. E 10% de todas as crianças brasileiras têm alguma dificuldade na capacidade visual. No Brasil, a catarata infantil é responsável por 5,5 a 12% dos casos de cegueira e uma das suas causas é a rubéola – 30% dos casos. A toxoplasmose congênita é outra doença importante. A hereditariedade é responsável por um grande número de cataratas na infância. Há ainda outras causas importantes de cegueira, como é a doença retiniana do prematuro.

### *A CRIANÇA DEVE IR AO OFTALMOLOGISTA ROTINEIRAMENTE?*

O primeiro exame é o do olhinho realizado ainda no berçário, pelo pediatra. Após isso, há recomendações para que o exame oftalmológico seja feito a cada seis meses nos dois primeiros anos de vida, e após, e tudo seguir normal, um exame anual até os nove anos. Nesses exames, o oftalmologista avalia a capacidade visual, o cristalino, a pressão ocular e a retina. É, assim, um exame detalhado que, mesmo nas crianças de pouca idade, o oftalmologista consegue fazer sem dificuldades. Esses exames rotineiros visam a evidenciar precocemente distúrbios não percebidos pelos familiares (exemplos: luxação de cristalino e miopia, entre outras enfermidades) e que, se tratados precocemente, podem evitar prejuízos importantes para a visão no futuro.

### *O QUE FAZER NOS TRAUMAS OCULARES?*

Levar a uma emergência oftalmológica. Vários tipos de lesões são causadas pelos traumatismos e o diagnóstico e o tratamento adequado são feitos pelos especialistas. Além das lesões superficiais da córnea e da conjuntiva, podem ocorrer lesões das estruturas internas dos olhos que precisam ser bem conhecidas. Exames altamente especializados podem ser necessários em certos casos.

### *E OS CORPOS ESTRANHOS?*

As situações mais simples, conhecidas pela população como "cisco nos olhos", são resolvidas naturalmente pelo abrir e o fechar das pálpebras e pela abundante produção de lágrimas. Pingar várias gotas de soro fisiológico nos olhos é um bom conselho. Mas se os sintomas de agressão ocular persistem, se existem evidências de maiores transtornos oculares e gerais (dor, ardor, lacrimejamento, vermelhidão ocular importante e outros dados) ou se há dados que sugiram uma lesão ocular mais significativa, os doentes devem ser conduzidos a uma emergência oftalmológica. Observe bem que é muito melhor ir a uma emergência e lá receber a informação de que tudo está bem do que não fazer isso e receber a crítica de que a solução seria mais simples e os prejuízos menores se o atendimento tivesse ocorrido horas antes.

Como sempre temos feito, avisamos que as noções aqui expressas não substituem a consulta médica que continua sendo o aspecto mais importante na assistência à saúde.

PROFISSIONAIS COLABORADORES:
Ana Carolina Valença Collier,
João Freire Campos,
Walter de Moura Lima

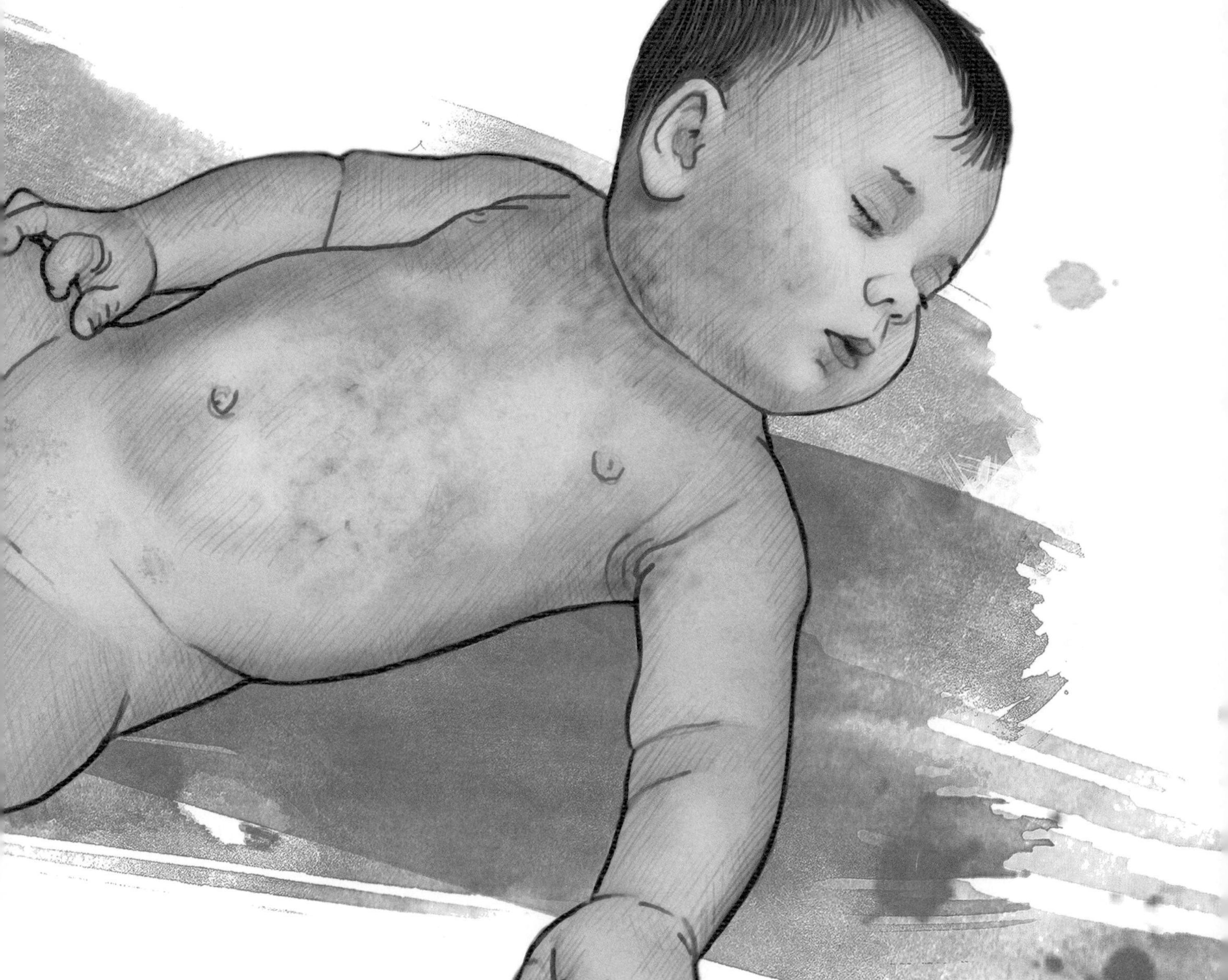

# PELE
## CUIDADOS BÁSICOS
## PRINCIPAIS DOENÇAS

CAPÍTULO 32

## PELE – CUIDADOS BÁSICOS – PRINCIPAIS DOENÇAS

Os temas que os familiares mais questionam são: dermatite de fraldas, crosta do couro cabeludo, brotoeja, acne, eczema atópico, urticária, alergia à picada de insetos, molusco contagioso, verruga, impetigo, furúnculo, micoses, sarna, larva migrans, piolho e bicho de pé.

Tópicos muito importantes para nosso debate.

### *O QUE DIFERENCIA A PELE DAS CRIANÇAS DA DOS ADULTOS?*

As diferenças são mais notadas nas crianças novinhas:

- → *Vernix caseoso* – O material gorduroso e esbranquiçado que cobre a pele das crianças recentemente nascidas desaparece em poucas horas. *Eritema tóxico* – erupção caracterizada por pequenas lesões parecidas com picadas de insetos e provavelmente produzidas pelo contato com roupas ou outros elementos da vida extrauterina. *Milium* – são pequenos pontos branco-amarelados na face que tendem a desaparecer espontaneamente após algumas semanas ou meses.
- → A pele dos bebês é mais delicada, mais fina e mais sensível que a dos adultos e tem tendência a apresentar doenças como o impetigo. É mais vulnerável ao asseio inadequado, aos raios solares, aos traumas e aos produtos químicos.
- → A grande extensão, em relação ao peso e outras características da pele, fazem com que as crianças sofram mais os efeitos do frio e do calor; possam ser intoxicados pelo álcool para baixar a febre e tenham mais efeitos danosos com os corticoides.
- → Os anos tornam a pele mais espessa, menos extensa por quilo de peso, mais resistente e menos sujeita às doencinhas de criança.

### *O QUE SÃO AS MANCHAS ARROXEADAS NAS NÁDEGAS?*

As "manchas mongólicas" decorrem da miscigenação racial e por isso são muito encontradas nos brasileiros que carregam a genética das três raças que caracterizam a nossa população. São ocasionadas pelo acúmulo da melanina e mais notadas na região do sacro, mas podem ser notadas em outras regiões. Não significam anormalidades e tendem a desaparecer, sem tratamento, com a idade.

### *QUAIS CUIDADOS TOMAR COM A PELE DO RECÉM-NASCIDO?*

Falaremos sobre os principais aspectos.

*Banhos* – A rotina é dar banho de imersão logo após o nascimento. Nos primeiros meses de vida, basta um ao dia. A temperatura da água para o banho é ditada pelo ambiente e pela sensibilidade do bebê. No clima tropical, a temperatura da água deve ser levemente aquecida ou natural.

*Sabonete* – Usar sabonete infantil e evitar o uso excessivo.

*Vestuário* – Preferir as roupas de algodão, leves e claras. Evitar as de tecido sintético e de cores fortes. Lavar a roupa com sabão de coco sem amaciantes e alvejantes. Aquecer o bebê apenas o suficiente, o que varia com a temperatura ambiental. Nas regiões quentes e úmidas, é comum ver crianças com excesso de vestuário o que favorece o aparecimento de algumas doencinhas.

*Fraldas, asseio, cremes e pomadas no períneo* – Nos trópicos, são preferíveis as fraldas de algodão. É recomendado trocar as fraldas após cada xixi ou cocô. Os bons produtos descartáveis mantêm a pele do bebê seca, mas ainda assim é ideal que sejam trocados após a micção ou evacuação. Os produtos abafam mais a pele e propiciam mais infecção fúngica e outras dermatites do que as de algodão. As fraldas descartáveis não absorvem as fezes que agridem a pele. Usar algodão com água para higienizar o bebê nas trocas de fraldas. Evitar os lenços umedecidos e as loções higiênicas, sempre que possível. Os cremes e pomadas preventivos das "assaduras" pretendem evitar o contato da pele com fezes e urina. Um bom creme ou pomada é o que protege e não irrita a pele. Às vezes, é preciso testar várias marcas até encontrar o ideal para a criança. Não usar os que contêm nistatina, salvo por orientação médica. É possível não usar cremes e pomadas, e após o asseio com água, basta enxugar bem o períneo. O excesso desses produtos podem produzir doenças na pele da região.

### *E O AR CONDICIONADO PARA OS NENÊS?*

Os familiares de elevado poder aquisitivo e que habitam regiões de clima tropical mantêm seus bebês em ar condicionado 24 horas por dia. Argumentam que é para que durmam melhor. É polêmico. Há pediatras que aceitam pacificamente essa decisão, mas há outros que recomendam que as crianças devem ser expostas às condições ambientais da região onde nasceram com o mínimo de artificialismos. Elas devem experimentar ambiente sem ar condicionado para facilitar a adaptação futura. Nas épocas mais quentes, o ar condicionado ajuda a dormir e reduz os probleminhas da pele causados pelo excesso de calor.

### *O ASSEIO DA MENINA É IGUAL AO DO MENINO?*

O asseio genital nos dois sexos é diferente e isso é visto no capítulo específico. A pele das meninas apresenta alguns problemas especiais pelo uso de brincos, esmaltes, batons e maquiagens.

### *COMO DEVE SER O ASSEIO DA PELE DAS CRIANÇAS MAIORES?*

As que vivem nos trópicos precisam de mais banhos. As que desenvolvem mais atividade física também. O sabonete sempre deve ser do tipo infantil. A educação sobre o asseio é valiosa e no banho a mãe deve falar sobre a sua importância. Aos seis anos, as crianças devem assumir seus banhos, mas por alguns anos as mães devem participar para ver como as coisas estão indo.

### *E COMO CUIDAR DAS UNHAS?*

Nada misterioso. Leia os seguintes conselhos:

- → As unhas dos pés e das mãos dos bebês novinhos são delicadas, embutidas no leito ungueal e não precisam ser cortados. Podem ser cortadas logo após o nascimento em alguns nenezinhos que nascem com unhas longas e a seguir quando necessário. Com tesourinha de ponta romba ou com o cortador de unha, tirem o excesso com cuidado para não traumatizar. É preferível fazer isso durante o sono e nada de trabalho de manicure. Basta tirar o excesso.
- → As unhas das mãos e dos pés das crianças maiores devem ser periodicamente cuidadas. Elas têm contato com areia e terra, brincam sem sapatos e sempre existe debaixo das unhas uma "sujeirinha" que pode ser fonte de doenças. As unhas devem ser mantidas curtinhas. É bom dar uma escovadinha com água e sabão, de leve, no encontro da unha com a pele. Nas crianças, em qualquer idade, nada de tentar tirar a cutícula, nada de embelezamento excessivo.

### *QUANDO PERMITIR O ESMALTE, O BATOM E A MAQUIAGEM?*

É um fato a tendência que as garotinhas têm de imitar as mães e começar a usar os esmaltes, os batons e a maquiagem. As bonecas supermaquiadas e os itens para uso nelas, os presentes das "vovós" e a mídia intensificam ainda mais esse aspecto do consumo. O ideal é retardar o máximo o contato com os esmaltes, batons e produtos de maquiagem, pois todos implicam a exposição a produtos químicos. A linha de produtos para crianças de fabricantes idôneos e responsáveis deve ser preferida. Nunca usar nas crianças os produtos para bonecas. Sempre observar se surgem anormalidades após a aplicação. Há itens antialérgicos indicados para adolescentes e adultos com dermatite de contato aos produtos comuns.

### *E O USO DESSES PRODUTOS NAS ADOLESCENTES?*

As adolescentes devem evitar o uso frequente de bases de maquiagem, mesmo aquelas rotuladas "não acnegênica" e "não comedogênica". Esses produtos obstruem os poros e propiciam acne comum na adolescência. Não há mal em usar batom, principalmente os com protetor solar.

### *COMO CUIDAR DOS CABELOS? ALGUM XAMPU ESPECIAL? E A CASPA?*

A pele do couro cabeludo necessita asseio diário. Crianças devem usar xampus e outros produtos formulados para elas. A escolha é pelos que não causam reações indesejáveis. A pele do couro cabeludo é uma estrutura especial que está encoberta por pelos e apresenta alguns distúrbios próprios: caspa, que pode ser manifestação de dermatite seborreica ou alérgica, piolho, algumas micoses e nevus ou sinais.

### *COMO DEVE SER A PROTEÇÃO SOLAR?*

A proteção solar das crianças deve ser praticada e estimulada desde cedo. Dez a quinze minutos de exposição solar, três a quatro dias por semana, são suficientes para a síntese da vitamina D. Crianças de zero a seis meses não devem usar protetor solar e não devem ser expostas diretamente ao sol. Mantenha-as na sombra. A partir dos seis meses, não deve haver exposição solar direta no horário de 10 às 16 horas. O ideal é usar protetor durante exposição direta ao sol. O emprego do protetor até os 18 anos de idade pode reduzir em até 85% os riscos das doenças produzidas pela radiação solar na idade adulta. Quanto mais clara a pele, maiores os riscos também de queimadura solar, insolação e envelhecimento precoce. Excesso de sol também predispõe a catarata na idade adulta.

### *MAS QUAL PROTETOR USAR?*

Na pele sensível das crianças, deve ser usado protetor solar em loção cremosa (não alcoólica), com fator (FPS) acima de 30. É necessário ptar pelos produtos indicados para criança. Aplicar generosamente, em toda a pele, até na orelha externa e na nuca, 30 minutos antes da exposição ao sol e reaplicar a cada duas horas ou após transpiração excessiva ou banho, mesmo em dias nublados. Icentivar o uso do chapéu e procurar manter a criança na sombra, mesmo com protetor. O comércio vende chapéus e camisas feitos com tecidos que conferem maior proteção ao sol.

### *COMO USAR OS REMÉDIOS EM CREMES, POMADAS E LÍQUIDOS?*

Veja as especificidades para o uso desses três tipos de produtos:

→ **Creme**: os antibióticos, corticoides e outros remédios estão dispersos num veículo que contém água e substância oleosa. São mais aceitos do que as pomadas. São indicados em qualquer área do corpo, principalmente na face. São usados, sobretudo, em lesões agudas e úmidas.

→ **Pomada**: os remédios estão dispersos num veículo oleoso com nenhuma ou pouca água. Apresentam maior capacidade de lubrificação, são mais indicados para lesões crônicas, secas e propiciam maior absorção do princípio ativo do que os cremes. Quando o princípio ativo é um corticoide, deve ser evitado na face.

→ **Forma líquida**: indicados para áreas extensas de pele ou áreas com pelos.

### *O QUE É DERMATITE DE FRALDAS?*

O períneo coberto pelas fraldas é sede de doenças chamadas de dermatite das fraldas. É uma região úmida, muito higienizada e pouco ventilada. O contato com urina e fezes favorece o surgimento de doenças. O contato com resíduos de sabão e outros produtos usados para lavar fraldas de algodão também causa doença. O aumento da temperatura e da umidade local propicia a proliferação de fungos. A pele da região se torna avermelhada, às vezes, descamativa, podendo haver ardor e coceira. O tratamento implica: melhoria das condições de ventilação e de umidade; mudança do tipo de fralda; asseio adequado – redução do contato da pele com fezes e urina; uso de solução de bicarbonato de sódio e de creme antifúngico. Esta última orientação deve ser feita pelo médico.

### *O QUE É A CROSTA NO COURO CABELUDO? E COMO TRATO?*

Também é denominada crosta láctea ou dermatite seborreica do lactente. É comum nos primeiros meses de vida. São observadas crostas gordurosas e aderentes ao couro cabeludo. A pele está geralmente avermelhada e pode ocorrer infecção secundária. A remoção delicada das crostas com algodão embebido em óleo mineral, geralmente, é suficiente para o tratamento. Algumas vezes, é necessária a associação de antifúngico na forma de xampu e até de corticoide local o que deve ser orientado pelo médico. Se houver infecção secundária, o uso de antibiótico local e até mesmo oral pode ser indicado.

### *E A BROTOEJA?*

Brotoeja ou miliária é a erupção cutânea causada pelo aumento da produção e obstrução do canal da glândula que produz o suor. Com a obstrução, o suor não consegue atingir a superfície e extravasa para dentro da pele. É comum em crianças e adolescentes. Ocorre devido à temperatura ambiental elevada, exposição prolongada ao sol, excesso de agasalhos, uso de roupas de tecido sintético, banhos prolongados, surtos febris e exercícios físicos. Recém-nascidos e obesos são mais predispostos. As lesões coçam. É comum ocorrer infecção secundária, com o surgimento de pústulas – vesículas com pus – ou até abscessos – nódulos dolorosos, vermelhos e quentes.

### *COMO PREVENIR E COMO TRATAR A BROTOEJA?*

A prevenção é conseguida pelos meios que evitam o excesso de sudorese: roupas ventiladas e de algodão, banhos frios e proteção contra o calor. A pasta d´água e com goma de tapioca ou amido e água (fórmula popular) são úteis no tratamento. O ar condicionado e todas as medidas de prevenção citadas são aliados no combate ao problema. Corticoide de baixa potência em creme alivia a coceira e diminui o processo inflamatório. Se houver pústulas, lave a região com água e sabonete comum e o médico pode indicar remédio com antibiótico local. Se houver abscessos, faça também compressa morna. Nesse caso, pode ser necessário uso de antibiótico orientado pelo médico.

### *O QUE É A ACNE?*

Acne é própria dos adolescentes e é causada pelos hormônios puberais. O aspecto da pele com acne é bem conhecido e compromete áreas onde há riqueza de glândulas sebáceas como a face e as regiões anterior e posterior do tórax. Existe tendência genética e a causa é o aumento da secreção gordurosa e a obstrução dos canais de drenagem das glândulas citadas. Óleos e cremes podem desencadear ou agravar o quadro. Tensão emocional e período menstrual intensificam o quadro. Pode ser de várias intensidades o que influi no tratamento.

### *COMO TRATAR A ACNE? O QUE É A ISOTRETINOÍNA?*

A maioria dos casos de acne é leve. Higiene adequada com sabonetes específicos para pele oleosa, associada ou não com outros produtos, é o procedimento adequado. Em alguns casos em que há riqueza de lesões, o tratamento pode ser complementado com limpeza de pele. Nos casos mais intensos, o tratamento torna-se mais complexo, requerendo acompanhamento com dermatologista. A acne intensa pode ser desfigurante, desencadeando problemas emocionais e sociais. A isotretinoína é medicação para o tratamento da acne inflamatória. É a primeira escolha nos casos mais intensos e nos de mediana intensidade que não respondem aos tratamentos convencionais. É terapêutica segura que é usada de seis a nove meses, e que requer controle rigoroso. O remédio pode causar má formação fetal, e assim é terminantemente proibido em gestantes. As mulheres que estão usando têm que usar método contraceptivo eficiente antes, durante e até dois meses após o término do tratamento.

### *O QUE É ECZEMA ATÓPICO?*

Eczema atópico – dermatite atópica ou alérgica – é a manifestação cutânea da alergia. A criança atópica, além da dermatite, pode apresentar outros quadros alérgicos – asma, rinite ou digestivos. É frequente a história de alergia nos familiares. Na dermatite atópica, existem lesões avermelhadas, descamativas com prurido e coceira intensa. Acomete qualquer idade a partir de três meses. A localização das lesões varia. Até os dois anos, compromete, principalmente face, couro cabeludo e a área das fraldas. A partir dos dois anos, as dobras flexoras dos joelhos e cotovelos, punhos, pálpebras, face e pescoço são os locais mais acometidos. A pele torna-se mais grossa e áspera. Após os dois anos de idade, pode ocorrer o desaparecimento total das lesões, mas, geralmente, a doença tem curso crônico, com períodos de melhora e de piora. Tende a atenuar-se com a idade. É rara após os 30 anos. Após o desaparecimento da dermatite atópica, aparecem outras formas de atopia (asma ou rinite). A pele do atópico apresenta maior tendência ao ressecamento, o que predispõe aos surtos da dermatite. É comum o desencadeamento ou agravamento da doença também por distúrbios emocionais.

### *COMO É O TRATAMENTO?*

São importantes as seguintes medidas:

- → **Proteção da pele** – Roupas de algodão; banhos frios à vontade (apenas um por dia com sabonete) e devem ser evitados banhos quentes; usar sabonete infantil; hidratação da pele com loção hidratante após cada banho; não usar perfume ou maquiagem e lembrar que a mãe, quando em contato com o filho, também deve evitar o uso destes produtos; evitar o contato prolongado de alimentos ao redor da boca e de fraldas com urina e fezes; lavar a roupa com sabonete de coco, enxaguar bem e não usar alvejantes ou amaciantes.
- → **Controle ambiental físico e emocional** – Tentar controlar a temperatura para evitar sudorese excessiva; retirar cortinas, carpetes, animais de pelúcia do quarto; passar pano úmido nos móveis e piso diariamente; não usar aerossóis; trocar roupa de cama, no mínimo duas vezes por semana; usar protetor antialérgico de travesseiro e de colchão; evitar fumaça de cigarro, gatos, cachorros, passarinhos; ambiente emocional saudável ajuda na prevenção e na cura.
- → **Tratamento medicamentoso** – É feito com corticoides tópicos; para os casos mais difíceis, existem medicamentos modernos; o uso desses produtos deve ser orientado pelo médico; o emprego indiscriminado de corticoide, mesmo para uso tópico, deve ser desencorajado; as mães não devem repetir o remédio que o médico passou, sem o devido controle, por meses, pois isso é danoso; alguns antialérgicos orais ajudam a controlar a coceira e antibióticos tópicos auxiliam em caso de infecção secundária.
- → **Outras terapias** – Há casos complexos que necessitam métodos diagnósticos próprios (testes alérgicos e outros), de dietas especiais (sem leite de vaca e outras proteínas, por exemplo) e de tratamentos médicos com drogas potentes.

### *O QUE É URTICÁRIA?*

É o surgimento súbito de placas avermelhadas e elevadas na pele com muita coceira. As lesões têm duração curta, desaparecem e surgem em outros locais. É reação a medicamentos (antibióticos, antitérmicos), alimentos (leite de vaca, crustáceos, amendoim, conservantes, corantes), substâncias inaladas (perfumes, mofo, poeira, inseticidas e desodorantes), infecções (hepatite e outras), agentes físicos (frio, calor ou pressão) e a causas não identificadas. Angioedema é um tipo de urticária com inchaço que acomete a face – lábios e pálpebras. Quando atinge a laringe (caso do edema de glote), dificulta a respiração. Nesse caso, deve-se buscar assistência médica imediatamente.

### *COMO É O TRATAMENTO DA URTICÁRIA?*

O tratamento da urticária consiste no uso de remédios anti-histamínicos e no afastamento do fator desencadeante. Todo enfermo com urticária deve ser examinado pelo médico para tentar descobrir e afastar a causa que é o verdadeiro tratamento da urticária. Essa tarefa não é simples, mas deve ser tentada. Para os casos mais intensos, pode haver necessidade de empregar adrenalina e corticoide (ou outros medicamentos) em hospital. Produtos de uso na pele, como loções calmantes com mentol e cânfora, podem ajudar a aliviar a coceira.

### *O QUE SABER SOBRE A ALERGIA À PICADA DE "MURIÇOCA"?*

A "muriçoca" ou "pernilongo" e outros insetos ("percevejos", "pulgas" e maruins) injetam substâncias na pele que desencadeiam reações leves ou intensas. A intensidade da resposta depende da sensibilidade do indivíduo. É observado que certas pessoas atraem mais os insetos. Roupas escuras ou brilhantes, calor, umidade, pele ferida ou irritada e uso de perfumes são fatores que também atraem os insetos. Climas quentes e úmidos favorecem o surgimento do problema. A forma mais frequente de alergia a picada de insetos (sobretudo por "muriçocas") no nosso meio é o **estrófulo**. É comum em crianças de um a seis anos, especialmente naquelas que apresentam asma, rinite alérgica ou dermatite atópica. A pele apresenta número variável de lesões arredondadas ("bolinhas"), avermelhadas, encimadas por pequena vesícula, que ao romper-se deixa uma crostícula no local. O quadro dura, em média, uma semana e predomina em áreas descobertas. São intensamente pruriginosas (coçam) e o ato de coçar provoca escoriações que podem infectar-se secundariamente.

### *COMO TRATAR AS DOENÇAS DAS PICADAS DE INSETOS?*

Alguns cremes com corticoides e antibióticos para uso nas áreas doentes e até anti-histamínicos orais são úteis. A intensidade do quadro é que define a estratégia medicamentosa e só a avaliação médica pode julgar o que fazer. Lesões semelhantes às descritas, principalmente nas proximidades dos tornozelos (locais próximos do chão), de pessoas que criam cães ou gatos em casa, podem ter sido causadas por **pulgas**. Passarinhos, pombos, papagaios também podem ser fontes de outros tipos de pulgas que podem causar quadros alérgicos.

### *E A "PICHILINGA"?*

É parasito das aves que pode ocasionar dermatites nos humanos. Nas cidades, é observada nos pombos. A história da presença destas aves no telhado, na caixa de ar condicionado ou em outros locais da casa são fundamentais para o diagnóstico. O quadro cutâneo é indistinguível das dermatites causadas pelos insetos em geral e a população associa a ocorrência de outras doenças alérgicas – asma – à presença desse inseto. O aspecto mais importante do tratamento é a eliminação da causa. É importante destacar também que os pombos podem transmitir outras doenças mais importantes.

### *COMO EVITAR OS INSETOS? PODEMOS USAR OS REPELENTES?*

A prevenção consiste em: tratar os animais domésticos e os locais por onde andam; tentar evitar as picadas – telas nas portas e janelas, mosquiteiros, ar condicionado, higiene pessoal, casa limpa sem lixo, fechamento dos depósitos de água, preservação de sapos, pássaros, aranhas, lagartixas e peixes que se alimentam dos insetos; roupas compridas, claras e de tecido encorpado, repelentes tópicos (com DEET).

### *PODEMOS USAR ABUNDANTEMENTE OS REPELENTES?*

Não. Os repelentes de DEET podem ser tóxicos importantes para as crianças. Os sintomas de intoxicação mais relatados são letargia, dor de cabeça, tremores, movimentos involuntários e até convulsões. Isso pode ocorrer após ingestão acidental do repelente ou mesmo após o uso intenso do produto na pele numa concentração maior de 10%. Assim, embora existam controvérsias sobre o assunto, é prudente não usar excessivamente os repelentes com DEET nas crianças.

### *E OS REPELENTES NATURAIS?*

Certas fumaças, óleo de citronela, óleo de coco, óleo de soja, cedro, eucalipto, hortelã e óleo de andiroba têm alguma ação contra os insetos. A vela de andiroba, desenvolvida pela Fundação Oswaldo Cruz (Fiocruz), tem se mostrado eficaz para prevenir picadas do *Aedes aegypti* (mosquito da dengue) e outros insetos. A quantidade recomendada do produto é de uma vela para cada 10 metros quadrados e deve ficar acesa 24 horas por dia, tendo sua eficácia maior após 48 horas de uso. Os derivados piretroides, exalados por dispositivos térmicos ligados à corrente elétrica, são úteis para uso domiciliar, devendo ser ligados horas antes. Alimentos como alho e vitamina B1 são citados como repelentes sistêmicos.

### *E OS INSETICIDAS?*

Os inseticidas podem ser borrifados nos quartos fechados, horas antes de deitar. É possível que sejam mais danosos que as próprias picadas de inseto.

### *E AS PICADAS DE ABELHAS?*

As agressões pelas abelhas, vespas e marimbondos são importantes causas de acidentes alérgicos. As crianças devem ser instruídas para não importunar esses animais. Repelentes tópicos não são eficazes. Após a picada, bastante dolorosa, aparece em todas as pessoas uma reação **não alérgica** caracterizada por uma placa avermelhada no local, que desaparece em algumas horas. O ferrão, se identificado, deve ser retirado com uma pinça. A lesão não deve ser espremida e a aplicação de compressa fria alivia a dor. Múltiplas picadas podem causar reações gerais (vômitos, febre, diarreia e dor de cabeça). Algumas pessoas podem desenvolver uma reação **alérgica**. São mais intensas e mais graves, tanto no local da ferroada (lesão maior podendo atingir mais de 10 cm e mais duradoura) quanto no contexto geral que dita a gravidade do quadro. O problema geral começa de dois a sessenta minutos após a picada. Pode ser uma urticária generalizada e até podem surgir sinais gravíssimos (queda da pressão arterial, dificuldade respiratória e vários outros dados) que podem redundar na morte. O tratamento do quadro é feito com vários medicamentos e a melhor conduta é conduzir o paciente para uma emergência.

### *O QUE É O MOLUSCO CONTAGIOSO?*

É doença viral adquirida por contato com criança acometidade. As lesões são pequenas, elevadas, hemisféricas, da cor da pele e com depressão central. São isoladas ou agrupadas e o seu tamanho varia de puntiformes a cerca de 0,5 cm de diâmetro e acometem preferencialmente o tronco e os membros. Não existe febre.

### *É COMPLICADO O TRATAMENTO DO MOLUSCO CONTAGIOSO?*

Como toda doença viral, cura espontaneamente embora seu ciclo possa durar meses ou anos. O tratamento mais simples, realizado por familiar, é a expressão manual de cada lesão para retirada de "massinha" esbranquiçada que sai através de orifício central. Causa um pouco de dor, pode-se usar creme anestésico 60 minutos antes. Após a retirada, é útil lavar o local com água e sabão. Outras formas são curetagem, eletrocoagulação, crioterapia, cauterização química e *laser* feitas pelos dermatologistas.

### *A VERRUGA É MUITO COMUM! O QUE É?*

A verruga é doença viral comum. É adquirida pelo contato com pessoas contaminadas. Apresenta-se como lesão elevada, arredondada, endurecida, de superfície áspera, às vezes, com pontilhado escuro, podendo ser isolada ou agrupada, variando de milímetros a centímetros de diâmetro. Acomete mais frequentemente os membros, principalmente mãos, cotovelos e joelhos. Embora também tenha cura espontânea, que acontece após alguns meses ou anos, o tratamento deve ser realizado o mais cedo possível e consiste na destruição da lesão. Pode ser feito em casa com uso de medicamentos específicos prescritos pelo médico, diariamente, até a cura. Nessas aplicações, é sempre importante ter o cuidado de proteger a pele ao redor da lesão para prevenir ferimento desta pele sadia. Também é oportuno ocluir o local com esparadrapo após a aplicação. Outras modalidades de tratamento são a cauterização química, eletrocoagulação, *laser* ou crioterapia realizados em consultório.

### *E SOBRE O IMPETIGO!*

É infecção bacteriana da pele e comum nas crianças. É transmissível através de contato direto. Caracteriza-se pela formação de vesículas ou bolhas cheias de pus que rapidamente se rompem originando lesões rosadas recobertas por crostas espessas, amareladas, que lembram uma queimadura de cigarro. A localização é geralmente na face e nos membros e é mais frequente nas épocas quentes do ano. O impetigo pode curar espontaneamente ou se disseminar para áreas adjacentes, se não tratado. Raramente, há o risco de ocorrência de uma doença renal (nefrite) se a doença é causada pela bactéria estreptococo.

### *FALEM SOBRE O IMPETIGO!*

São duas as etapas do tratamento do impetigo:

→ A primeira é a limpeza da pele doente – deve ser com água e sabonete comum, quando se tenta, delicadamente, sem puxar, retirar as crostas doentes, que são amareladas e úmidas. Com gaze umedecida e ensaboada, procure delicadamente remover as crostas. Nos casos mais difíceis, compressas com solução de permanganato de potássio (**vide fim do capítulo**) podem ajudar.De dois a quatro dias, surge uma crosta dura, enegrecida, que não deve ser removida.

→ A segunda, que pode ser evitada se a primeira for bem feita, é a aplicação de antibiótico local, duas ou três vezes ao dia, até a cura.

### *PRECISA DAR ANTIBIÓTICO PARA A CRIANÇA COM IMPETIGO?*

O tratamento local, antes falado, muito bem praticado, cura quase 100% dos casos. Em crianças novinhas, com a imunidade comprometida, em quadros muito extensos ou em algumas outras situações especiais, o médico pode optar pelo antibiótico oral para complementar o tratamento.

### *E O FURÚNCULO?*

O furúnculo é uma infecção bacteriana caracterizada por um nódulo quente, vermelho, bastante doloroso, centrado por um pelo, onde pode aparecer pequeno ponto de pus ("olho"). O quadro evolui para formação do "carnegão", rompimento e eliminação espontânea de toda a secreção existente. Pode ocorrer uma ou mais lesões e o quadro eventualmente se repete mais tarde. O tratamento é feito com compressa morna de 4 - 5 vezes ao dia e com o asseio da região doente com água e sabonete comum, várias vezes ao dia, especialmente após a eliminação espontânea do "carnegão". Pomadas ou cremes de antibióticos devem ser utilizados, de duas a três vezes ao dia. Nunca "espremer" a lesão. Alguns casos necessitam de drenagem cirúrgica e/ou tratamento antibiótico oral.

### *FALEM SOBRE AS MICOSES!*

As principais micoses da pele, unhas e pelos, nas crianças são:

**Tinha ("impinge")** – Apresenta prurido constante, alta contagiosidade e características distintas de acordo com a localização da doença. No couro cabeludo, frequente em crianças e rara nos adultos, apresenta-se como placa arredondada de tonsura (pelos cortados rente à pele e descamação) única ou múltipla. No corpo e na face, apresenta-se como lesão única ou múltipla, sendo as lesões isoladas ou confluentes, com borda mais ativa avermelhada e descamativa formando arcos e centro com tendência à cura. Nos pés, muitas vezes é confundida com a dermatite atópica e de contato e pode apresentar-se com descamação e coceira ou com vesículas e bolhas, frequentemente com infecção secundária. Outra forma é a chamada vulgarmente de "frieira" que acomete os espaços entre os dedos, causando coceira, descamação e maceração.

**Pitiríase versicolor ("pano branco")** – Forma manchas claras cobertas por descamação fina, demonstrada mais facilmente com o esticamento da pele. Acomete principalmente áreas de maior produção de oleosidade como o pescoço, a face e o tronco. As manchas de pano branco não se pigmentam com o sol, ficam mais visíveis após a exposição solar e a pigmentação da pele ao redor.

### *QUAL É A PREVENÇÃO?*

As micoses cutâneas são evitadas por hábitos higiênicos saudáveis que devem ser estimulados desde cedo: secar bem o corpo após os banhos, principalmente as dobras de pele como o pescoço, as axilas, as virilhas e entre os dedos dos pés; evitar ficar com fraldas ou roupas molhadas por muito tempo; evitar roupas quentes, justas e de tecidos sintéticos; não usar objetos pessoais (roupas, calçados, pentes, toalhas, bonés) de outras pessoas; observar a pele e o pelo dos animais de estimação (cães e gatos) e ao surgir qualquer alteração como descamação ou falhas no pelo, procurar o veterinário; evitar andar descalço.

### *E QUAL É O TRATAMENTO DESSAS MICOSES?*

O tratamento é feito com antifúngicos de uso local e, às vezes, por via oral. Deve-se evitar usar medicamentos por conta própria, pois podem modificar características importantes para o diagnóstico correto. O tempo do tratamento é prolongado e definido pelo médico.

### *O QUE É SARNA?*

Sarna ou escabiose é doença contagiosa causada por um parasito, um ácaro. É transmitida pelo contato com pessoas doentes, na escola ou em casa. Caracteriza-se por pequenas lesões avermelhadas localizadas principalmente no abdômen (especialmente ao redor e abaixo do umbigo), axilas, cotovelos, punhos, espaços entre os dedos das mãos, genitais e nádegas. Nas crianças, há acometimento também do couro cabeludo, palmas e plantas. A coceira intensa, predominantemente noturna, está sempre presente. É frequente a infecção secundária destas lesões com surgimento de pústulas e crostas amareladas. Em pessoas com bons hábitos higiênicos, a sarna pode ser confundida com outras doenças que causam coceira.

### *FALEM SOBRE O TRATAMENTO DA SARNA.*

O tratamento consiste na aplicação de loções escabicidas. O remédio deve ser aplicado na pele de todo o corpo, do pescoço para baixo, mesmo nos locais sem lesões ou coceira, com o cuidado de evitar o uso na mucosa genital e face. Nas crianças, deve ser empregado também no couro cabeludo. Na manhã seguinte, remover a medicação com banho e lavar toda a roupa de cama, banho, de dormir e que se usou durante o dia anterior. Realizar o procedimento por três dias consecutivos e após uma semana, repetir mais um dia.

### *TODOS DA CASA DEVEM SER MEDICADOS? COMO É A PREVENÇÃO?*

Todos da casa devem se tratar, mesmo quem não apresenta coceira. Todos devem iniciar a medicação no mesmo dia. É importante saber que a medicação para sarna pode causar dermatite de contato. O uso excessivo ou errôneo é responsável pela manutenção da coceira. Para prevenir a doença, não use roupas pessoais, de cama ou toalhas de estranhos e evite aglomerações ou contato íntimo com pessoas de hábitos higiênicos duvidosos. O médico definirá o tratamento adequado para a grávida.

### *O QUE É A LARVA MIGRANS?*

É doença conhecida como "bicho geográfico" e causada por parasitas intestinais do cão e do gato. Quando a criança tem contato com a terra contaminada, a larva penetra e se instala na camada mais superficial da pele. Aí, usualmente ela se movimenta e forma um túnel tortuoso e avermelhado. A quantidade de lesões é variável. Acomete principalmente pés e nádegas e há coceira. O tratamento, normalmente é feito com pomada de *Tiabendazol*, massageando o local duas vezes ao dia. A aplicação de gelo apenas melhora um pouco a coceira. Quando há muitas lesões, é necessário uso de medicação oral.

### *COMO TRATAR DO PIOLHO?*

Piolho ou pediculose do couro cabeludo é uma doença parasitária. É transmitida pelo contato direto ou pelo uso de utensílios como escovas, pentes, chapéus contaminados. A coceira intensa é a principal característica, especialmente na parte de trás da cabeça. É comum ocorrer infecção secundária, levando ao surgimento de gânglios no pescoço. Nem sempre é fácil o achado do piolho, especialmente em crianças com bons hábitos de higiene e com cabelos fartos. Entretanto, as lêndeas (ovos de cor esbranquiçada) podem ser facilmente encontradas aderidas aos fios de cabelo. O tratamento consiste na aplicação de medicamentos específicos sob a forma de xampu ou loção. É recomendado repetir o tratamento após sete dias. Os medicamentos matam apenas os piolhos. As lêndeas devem ser removidas com pente fino após uso de solução de vinagre e água morna, em partes iguais. O vinagre é importante para ajudar a descolar a lêndea do pelo. Este procedimento deve ser repetido semanalmente, até o desaparecimento das lêndeas. A prevenção consiste no aperfeiçoamento das medidas higiênicas, embora seja impossível evitar algumas infecções. Se possível, manter os cabelos curtos ou presos. Comunicar à escola para que sejam tentadas medidas para interromper o ciclo de recontaminação.

### *E O QUE É O BICHO DE PÉ?*

Bicho de pé ou tunguíase é uma infecção causada por uma pulga encontrada em terrenos secos e arenosos, principalmente em chiqueiros e currais. A fêmea penetra a pele, suga o sangue do hospedeiro e produz ovos que crescem dilatando seu abdome. Apresenta-se como lesão arredondada e amarelada, com ponto escuro no centro e acomete frequentemente os pés, principalmente ao redor das unhas e nas dobras entre os dedos. É frequente haver prurido e dor no local. Pode ocorrer infecção secundária. O tratamento consiste em retirar o parasito.

### *MEU FILHO MANCHOU A PELE COM LIMÃO! O QUE É ISSO?*

É uma fotodermatite, alteração da pele causada pelo contato com plantas ou suco de algumas frutas, principalmente limão, laranja e tangerina, seguido de exposição do local ao sol. Caracteriza-se por manchas acastanhadas de formatos variados. Dorso das mãos, colo e lábios são os locais mais frequentemente afetados. Quando a reação é mais intensa, o quadro pode iniciar-se com manchas avermelhadas e até mesmo bolhas assemelhando-se a uma queimadura de segundo grau, que ao cicatrizarem deixam manchas escuras. O formato das manchas coincide com a área de contato da substância, sendo frequentes lesões pontilhadas causadas por respingos de limão espremido.

### *COMO É O TRATAMENTO?*

O tratamento consiste em usar corticoide local nas lesões avermelhadas, principalmente se houver ardor ou coceira. Se houver bolhas, lave a região com água e sabonete comum e use apenas antibiótico local ou associado com corticoide. Nas manchas acastanhadas, use protetor solar diariamente. Clareador, prescrito e acompanhado por um dermatologista, pode acelerar o desaparecimento das manchas. Mesmo sem tratamento, muitas regridem espontaneamente dentro de semanas ou meses.

Essas orientações não substituem a consulta médica.

## SOLUÇÃO DE PERMANGANATO DE POTÁSSIO

A) **Preparo caseiro**: Diluir um comprimido ou o conteúdo de um envelope de 100 mg ou 0,1 g (**não usar a apresentação de 3 g**) em 1 litro de água fervida (esta mistura vai constituir a diluição em *1/10.000*); armazenar a solução em garrafa escura, escaldada. Na geladeira, tem até 72 horas de validade. Após este prazo, preparar nova solução. É muito barato.

B) **Preparo na farmácia de manipulação**: Solicitar a solução na diluição em 1/10.000 e exigir que o preparo seja feito no mesmo dia. Adotar os outros cuidados de armazenamento da solução caseira.

PROFISSIONAIS COLABORADORES:
Roberta Cardoso de Siqueira,
Cícero Macedo Cruz,
Maria de Fátima Lopes da Cruz

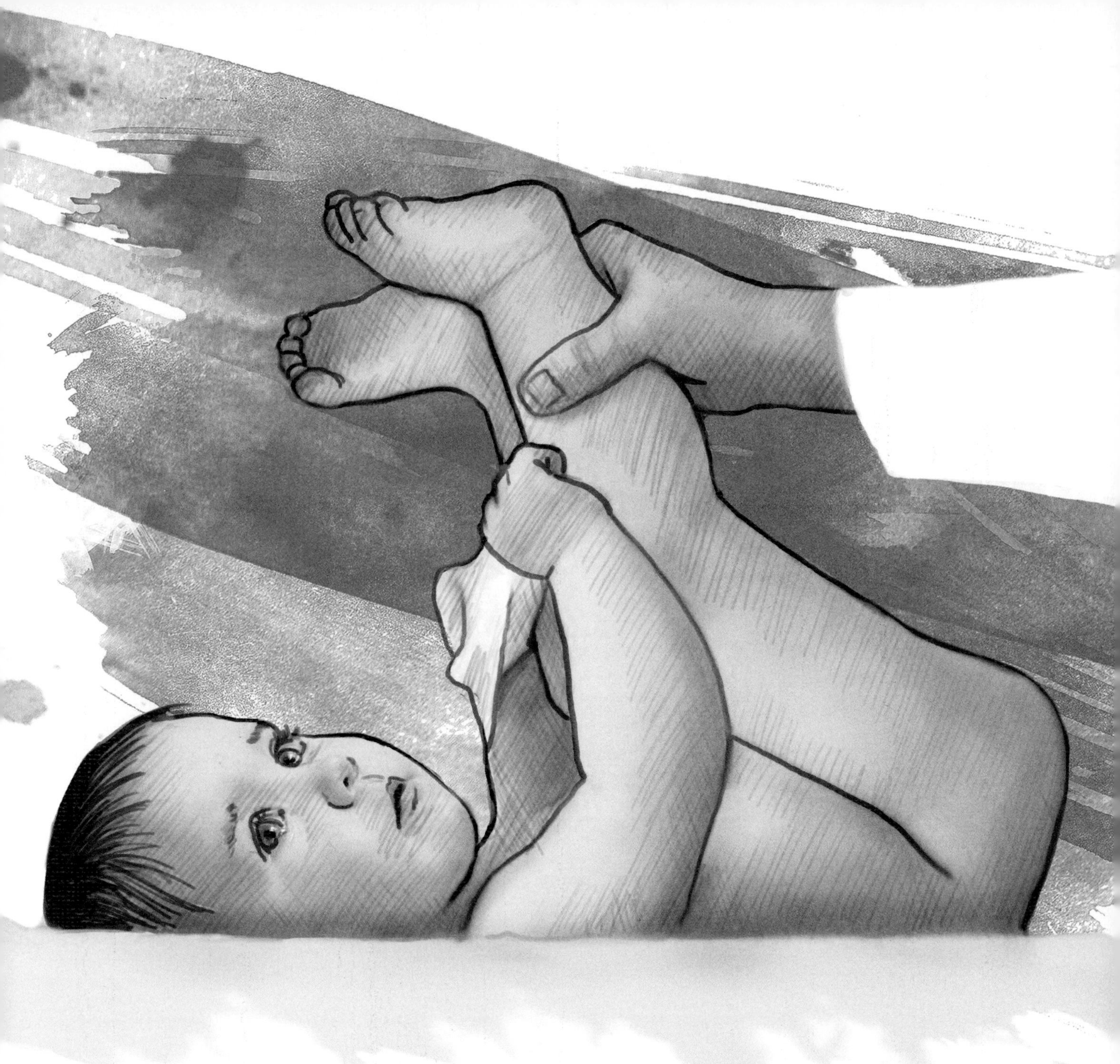

# GENITAIS EXTERNOS

CAPÍTULO 33

# GENITAIS EXTERNOS

## GENITAIS EXTERNOS DAS MENINAS

Vamos conversar sobre os genitais das meninas.

### *OS GENITAIS DAS MENINAS SÃO MAIS COMPLICADOS?*

Vocês devem conhecer a genitália externa (ou vulva) das filhas para cuidar adequadamente da higiene e conseguir perceber os probleminhas. E vocês só vão aprender praticando o asseio das meninas e lendo, vendo figuras, pesquisando na Internet. Há *sites* que apresentam excelente material sobre o tema: http://www.mulheres.org.br, http://www.guiasosexo.uol.com.br e http://www.adolescente.psc.br.

### *MAS TEMOS MEDO DE MACHUCAR.*

Não tenham medo de fazer o asseio, portanto, tocar na genitália das suas filhas. Os grandes lábios são cobertos de pele e vocês podem tocar e afastá-los delicadamente para ver os pequenos lábios que devem estar completamente separados. O esquerdo não pode estar preso ao direito. São separados desde o clítoris até quando a fenda vulvar termina, lá para o lado do ânus. Vocês também vão ver o hímen e podem até perceber o orifício externo da uretra, lá para o lado do clitóris, por onde o xixi é lançado no exterior. No interior da genitália, nos pequenos lábios e no resto, vocês não devem tocar com o dedo, ou com cotonete ou com qualquer outra coisa. Essa parte rósea é mucosa, estrutura delicada.

### *A RESPOSTA NÃO MUDOU A MINHA COMPETÊNCIA!*

É claro que não. O conhecimento é construído aos pouquinhos. E como falou uma das nossas colaboradoras "é preciso ter cuidado para não transformar a genitália das meninas num 'laboratório'". Nem oito nem oitenta. Não explorar excessivamente, sem dúvida. Mas também não ter medo, não criar tabus que fazem pensar que os genitais são órgãos intocáveis. Os médicos são os profissionais mais indicados para mostrar como é a genitália externa das garotas e como cuidar do asseio. Eles devem examinar os genitais externos de todas as garotinhas, rotineiramente, em todas as consultas, da mesma forma que examinam nariz e garganta. Essa conduta é aconselhável para ver se está tudo bem e até para ajudar os pais a quebrarem o desconhecimento e o receio de fazer o asseio. Em cada higiene, estarão evitando doenças e aprendendo.

### *O QUE É A SECREÇÃO BRANCA NA VAGINA DA MENINA NOVINHA?*

O nome correto é vulva. É a parte da genitália que aparece exteriormente. Vagina é o canal, que está por trás do hímen, que vai até o útero. Essa secreção esbranquiçada, que pode apresentar um pouquinho de sangue, como uma pequena menstruação, junto com o aumento das mamas, fazem parte das reações normais das recém-nascidas aos hormônios que as mães passam para elas. Essas reações até mostram que o corpinho funciona. Não há necessidade de remover essa secreção esbranquiçada que naturalmente desaparece. Nem com o sangramento que cede espontaneamente. Basta o asseio normal. Outro aspecto que chama a atenção é que o hímen da menina novinha, também por essa ação hormonal, é diferente. Ele é saliente e em algumas recém-nascidas quase que se exterioriza na vulva. Com o passar dos meses e com o desaparecimento do efeito hormonal, o hímen e a secreção terão o aspecto visto em crianças maiores.

### *ALGUMAS MENINAS TÊM OS PEQUENOS LÁBIOS BEM PEQUENINOS?*

A forma dos genitais externos varia nas meninas. Em algumas garotas, o clítoris é mais facilmente perceptível. Em outras, os pequenos lábios são menos evidentes. Compete ao pediatra definir sobre a normalidade ou não. Assim, falem com os médicos quando tiverem dúvidas sobre qualquer aspecto da genitália.

### *EU GOSTARIA DE FALAR SOBRE A MINHA EXPERIÊNCIA.*

Por favor, fale:

*Minha mãe não era bem informada nesses aspectos. Cresci com ela olhando para minha genitália como se ali tivesse um "monstrengo". Nunca esqueço a primeira vez em que fui a um ginecologista. Foi muito sofrimento desde a hora em que ela marcou até o dia de chegar lá. Eu ficava imaginando as reações dele ao deparar com tamanha "deformidade". Tortura total. Até perceber que não houve nenhum olhar estranho e que outros médicos também não acharam diferente. Isso é muito sério. Foi um grilo que carreguei anos e anos, e capaz de acontecer também com as pessoas que tenham os pequenos lábios bem pequenos ou bem maiores. As pessoas que se relacionam com a criança que tenha algo diferente têm que ser educadas para não provocar este tipo de sofrimento. Pior é que eu percebia que minha mãe achava que era deformada e me olhava com uma expressão de "repulsa". Diferente não é sinônimo de anormalidade, é apenas diferente.*

### *ISSO ACONTECE MESMO?*

Seguramente acontece e o que é pior continua acontecendo nos nossos dias. Este depoimento demonstra como esses aparentes problemas não resolvidos, não discutidos francamente, podem gerar conflitos por muito tempo.

### *E COMO É A ABERTURA DA URETRA NA MENINA?*

A abertura uretral não é facilmente perceptível pelos familiares e está entre o hímen e o clítoris. Quando muito ampla, facilmente perceptível, pode ser doença.

### *HÁ NECESSIDADE DE MONITORAR O JATO URINÁRIO?*

É importante avaliar o jato urinário que deve ser contínuo, sem interrupção, e "forte". As crianças dos dois sexos, mesmo novinhos, devem ser capazes de lançar a urina longe do corpo. O jato não deve ser interrompido, em gotinhas, muito fino. Se isso ocorre repetidamente, sobretudo se existem dor, febre e outros sinais de doença nas vias urinárias, é importante avisar ao médico.

### *COMO DEVE SER O ASSEIO GENITAL DA MENINA NOVINHA?*

O primeiro conselho é que as mães devem cuidar da higiene nos primeiros tempos da vida das crianças. Depois a vovó e uma "babá confiável" podem participar desde que os mesmos princípios gerais sejam seguidos. O asseio é, sobretudo, importante após a evacuação. As fezes, em contato com a genitália externa, podem produzir doença. Veja uma rotina para o asseio das garotas:

- → Coloque as garotinhas de barriguinha para cima; afaste delicadamente os grandes lábios com seus dedos.
- → Use água fervida e amornada nos primeiros meses de vida; faça com que uma boa quantidade de água escorra pela vulva; um chumaço grande de algodão embebido em água é o melhor mecanismo de você deixare o líquido escorrer na genitália; pode ser usado um copinho com água.
- → Perceba que nessa posição, a água escorre no sentido vulva-ânus; é fácil verificar que essa higiene retira até as fezes acumuladas na vulva.
- → Use, após essa primeira fase, ainda com os grandes lábios afastados, um chumaço de algodão bem umedecido para o asseio dos pequenos lábios; passar o algodão no sentido vulva-ânus; nunca fazer a higiene no sentido oposto.
- → Faça o asseio da pele ao redor do ânus e dos genitais, com água e sabonete.
- → Retire o excesso de água encostando uma toalha na pele que cerca a região; não enxugar no interior da genitália.

### *QUANTAS VEZES AO DIA SE DEVE FAZER ESSE ASSEIO?*

Nas crianças novinhas, há necessidade de mais asseio em função do maior número de evacuações. Mas é sempre valioso fazer o asseio também na hora do banho. Quando há diarreia, o asseio deve ser mais frequente.

### *DEVEMOS EMPREGAR O SABONETE?*

Na pele, por fora, sim. Vocês devem usar um sabonete neutro para o asseio. Uma vez ao dia, no banho, e após as evacuações. No interior da vulva, na região dos pequenos lábios, usem apenas água. Um pouquinho, sem excesso, do mesmo sabonete usado na pele pode ser empregado para o asseio da região dos pequenos lábios.

### *E O LENÇO UMEDECIDO OU O PAPEL HIGIÊNICO UMEDECIDO?*

São úteis quando vocês estão fora de casa. Na rotina, não devem ser usados. Como foi informado, nada mais delicado que a água que escorre de um chumaço de algodão ou que é despejada por um copinho para o asseio.

### *MAS NADA DE POMADAS OU DE CREMES?*

Usar pomadas e cremes na pele da região que cerca o ânus e a vulva é um hábito da nossa população. Dizem que é para evitar "assaduras". É discutível. Na região de clima quente e úmido, é bom manter a pele asseada e bem hidratada, mas sem excesso de cremes, pomadas e óleos.

### *NADINHA MESMO?*

A boa hidratação da pele da região ao redor do ânus e da genitália externa, que é submetida ao calor de fraldas, sobretudo das descartáveis, é fator de boa saúde. Nesse sentido, é válido não esfregar algodão ou toalha quando efetuar a limpeza para não retirar as células que servem de proteção. A pele deve ser enxugada delicadamente após o asseio. Então pode ser utilizada uma fina camada de creme hidratante ou óleo de amêndoas.

### *E O TALCO?*

É outro produto usado com frequência. O mais fino e delicado talco, é lixa para o interior da vulva. Como é impossível colocar talco só na pele ao redor do ânus e da vulva, sem que penetre na parte interna da vulva, deve ser evitado. É uma das causas de vulvite, de inflamação no interior da vulva, de secreção da genitália externa. Portanto, não é recomendável.

### *E SE ELA FICAR "ASSADINHA"?*

Quando houver "assadura", "irritação", "dermatite das fraldas" ou outros problemas na região do períneo é que devem ser usados cremes, pomadas ou remédios na forma líquida. O médico é quem indica, pois há muitas diferentes doenças que exigem tratamentos diferenciados. Algumas doenças são simples, mas existem outras que, embora também sem gravidade, precisam de tratamento especial, como a dermatite por fungos.

### *E O ASSEIO DA MENINA MAIS VELHA?*

A mãe deve, desde muito cedo, na hora da higiene genital da garotinha, dizer o que está fazendo e quais as razões. O educar é um ato contínuo, repetitivo, em que pai, mãe e "babá" devem colaborar. A partir dos cinco ou seis anos de idade, quando a criança começa a tomar o banho sem auxílio do adulto, ela deve ser instruída para lavar a genitália. Mas a mãe sempre deve supervisionar e sempre dar uma olhadinha para continuar a se lembrar da anatomia e para fiscalizar o asseio. Após a defecação, ela deve ser ensinada a usar o papel higiênico, sempre no sentido do genital para o ânus, de "frente para trás". E deve ser dito a ela que é para não trazer cocô para genitália externa, que isso pode causar problemas. E se for usar a duchinha, direcione um jato suave de água (nada de violência), tangenciando a vulva, em direção ao ânus. Nunca aponte diretamente para a vulva, em ângulo reto, pois vocês podem jogar material com bactérias para o interior da bexiga.

### *A CALCINHA TEM SEMPRE UM POUCO DE SECREÇÃO! É NORMAL?*

A mucosa vaginal da menina e a parte mais interna da vulva, onde estão o hímen e a uretra, são regiões que apresentam secreções normais. Essas regiões estão sempre com certa umidade. Isso é normal. E isso pode junto com um pinguinho de xixi manter a calcinha úmida. Mas não deve haver secreção abundante, fétida, sanguinolenta. Isso é motivo para consulta médica. Na pré e na adolescência, quando o corpo feminino começar a apresentar seus famosos ciclos, a mucosa genital secreta mais abundantemente e a calcinha pode ficar mais úmida. Mas nada que saia do normal. Em caso de dúvida, é importante consultar o médico.

### *E AS PRINCIPAIS DOENÇAS DOS GENITAIS EXTERNOS DAS MENINAS?*

Existem más formações congênitas (hímen imperfurado, defeitos da diferenciação sexual e fístulas do intestino na vagina), corpo estranho (sementes e outros objetos), infecções e reações alérgicas ou irritações locais (dermatite das fraldas, vulvites e vulvovaginites por produtos de higiene, asseio incorreto, vírus do herpes, bactérias e parasitos – oxiúros), aderência dos pequenos lábios e até agressões sexuais e doenças sexualmente transmissíveis.

### *O QUE FAZEMOS NESSAS DOENÇAS?*

É recomendável que qualquer alteração na genitália ou na pele da região do períneo, chamada região das fraldas da criança novinha, ou mesmo qualquer dúvida surgida, seja informada ao médico para que a orientação específica seja adotada. Há situações simples como as dermatites de contato que são diagnosticadas e resolvidas de forma muito simples – uso de outro tipo de fraldas ou com mudança nos asseio – e as mais complexas que exigem exames e até consulta com o ginecologista – diagnosticar e tratar um corpo estranho. E ainda as que envolvem aspectos médico-jurídicos como as agressões sexuais.

### *AS DOENÇAS VENÉREAS PODEM ACOMETER AS CRIANÇAS?*

Ocorrem mais frequentemente nas adolescentes que tem vida sexual ativa e não usam preservativos, principalmente nas que têm vários parceiros. Pode ocorrer, menos frequentemente, em criança menor, submetida a abuso sexual.

### *DEVEMOS ESTAR ALERTAS PARA O ABUSO SEXUAL! CORRETO?*

É terrível, mas os abusos sexuais ocorrem. Toda menina com irritação genital, qualquer tipo de secreção, que muda subitamente as atitudes em relação ao asseio sexual ou qualquer outro dado que estranhamente chame a atenção para a área genital, pode ter sido abusada sexualmente.

### *EXISTE ATÉ DOENÇA NO HÍMEN?*

A imperfuração himenal impede a saída das secreções normais produzidas na vagina da menina novinha, mas impede principalmente a saída do sangue menstrual. O pediatra no primeiro exame que faz em todas as meninas fiscaliza a existência de orifício(s) himenal(is) no exame rotineiro que faz em toda menina após o nascimento. O diagnóstico é habitualmente feito na adolescência durante os primeiros ciclos menstruais. A não eliminação do sangue menstrual, a presença de tumor no baixo ventre, manifestações de desconforto abdominal e a evidência de um hímen abaulado definem o problema. O tratamento é simples.

### *MENINAS TÊM HÉRNIAS?*

As meninas têm hérnias que podem se exteriorizar no púbis ou ao lado dos grandes lábios. Aumento de volume nessas regiões deve ser avisado ao médico.

### *E A TAL DE ADERÊNCIA DOS PEQUENOS LÁBIOS?*

Vocês se lembram que os pequenos lábios devem estar bem separados. Separados do clítoris até o limite posterior da vulva, lá perto do ânus. Por ter taxas hormonais reduzidas e/ou por irritação da vulva – vulvite por uso de talco ou asseio inapropriado ou outra causa – é comum que os pequenos lábios se unam. É o que se chama aderência ou sinéquia dos pequenos lábios vulvares. A aderência pode ser parcial, em um pequeno trecho dos pequenos lábios ou pode ser total..

### *E ESSA ADERÊNCIA FAZ MAL?*

A aderência pode impedir a saída da urina e provocar infecção urinária ou infecção da vulva e da vagina (vulvovaginite). Então pode fazer mal.

### *COMO SE EVITA ESSA ADERÊNCIA?*

O asseio adequado, como antes sugerimos, evita a maior parte das aderências dos pequenos lábios.

### *E COMO A ADERÊNCIA É RESOLVIDA?*

O tratamento é feito com cremes que o médico pode indicar.

### *O QUE FAZER APÓS O TRATAMENTO?*

O médico indica, quando os pequenos lábios separam, o que a mãe deve fazer para evitar a repetição. Se não houver alguns cuidados, como o asseio para limpar e para afastar os pequenos lábios e o uso de um pouco de vaselina na face interna dos pequenos lábios, o quadro se repetirá.

### *E SE A MENINA APRESENTA MUITA SECREÇÃO VAGINAL?*

Se a mãe julga que a secreção é muito abundante, sobretudo se apresenta outros dados como mau cheiro e sangue, o médico deve ser procurado. Existem várias causas que justificam essa ocorrência: asseio incorreto e o uso de produtos que causam reação alérgica ou de outra natureza (cremes, fraldas, calcinha e sabonetes); oxiurose que é uma parasitose intestinal; brincadeiras em caixa de areia; corpo estranho introduzido na vagina (neste caso, a secreção é usualmente abundante e sanguinolenta); algumas infecções.

### *O QUE FAZEMOS NESSE CASO?*

O médico deve ser consultado. E, com frequência, algumas medidas simples de natureza higiênica e troca de vestuário podem resolver o problema. Algumas vezes, o profissional recomenda higiene com certas soluções (aplicadas em banhos de assento ou de outra forma) associadas a medicamentos.

### *QUANDO COMEÇAR A EDUCAÇÃO SEXUAL?*

Os genitais devem ser tratados como órgãos normais, iguais ao nariz, aos olhos e a todos os outros, e vistos sem mistérios, conotação de coisa suja ou noção de coisa proibida. Os pais devem permitir que os filhos e filhas participem dos seus e dos banhos dos coleguinhas da mesma faixa etária. Isso pode motivar uma série enorme de questões e uma excelente oportunidade para iniciar a educação sexual. As respostas devem ser simples e entrar em assuntos ligados à concepção, à gestação e ao parto. Há livrinhos, inclusive alguns ilustrados, para a turminha mais jovem como o *De onde eu vim? Aprendendo sobre sexualidade* de Mike Gordon e Claire Llewellyn. E há enciclopédias como a *Enciclopédia sexual infantil, O abc sexual infantil.* Existem também muitos livros e enciclopédias para os adolescentes. Esse material impresso deve ficar disponível para livre manuseio.

### *E SOBRE OS JOGOS SEXUAIS NA INFÂNCIA?*

Vejam o texto da Internet no *site* www.montardo-ap.blogspot.com:

*A maioria das crianças apresenta comportamentos sexuais que preocupam os pais, mas que geralmente são normais, saudáveis e fazem parte do processo normal do desenvolvimento. A curiosidade sobre as partes do corpo, principalmente aquelas que geralmente estão "escondidas", bem como sobre as diferenças entre os sexos, é algo esperado e natural. As atitudes mais comuns são tocar ou manipular os próprios genitais, mostrar os genitais para outras pessoas, masturbar-se e tentar ver pessoas nuas. Jogos sexuais entre crianças da mesma idade, como brincar de médico, são geralmente desvinculados de malícia e se constituem em brincadeiras alegres e espontâneas. A masturbação é uma das preocupações mais frequentes dos pais e pode incluir uma variedade de comportamentos, como assumir determinadas posturas, comprimir as coxas, excitação sexual e manipular os genitais.*

*Estes comportamentos têm como principais características o fato de serem transitórios, frequentes entre meninos e meninas, e diminuírem após os cinco anos de idade. Em geral, a criança cessa a atividade quando os pais tomam alguma atitude (como chamar a atenção sobre o comportamento ou distrair, redirecionando-a para outra atividade ou brinquedo). Mesmo quando os pais chamam a atenção, a criança não fica envergonhada, ansiosa ou com sentimento de culpa, pois ela ainda não percebe este comportamento como algo errado ou sua vinculação com questões sexuais. As atitudes dos pais devem ser moldadas na observação de que, em geral, as crianças não têm dificuldades em aceitar os costumes e as normas sociais que os pais e demais adultos vivenciam e ensinam. Portanto, não é difícil conversar com os filhos e explicar que certos comportamentos não são adequados na frente de outras pessoas. Há muitos outros comportamentos, além dos associados às questões sexuais, que também não devem ocorrer em público.*

*Elas aceitarão as explicações com naturalidade, desde que o seu comportamento não seja associado como algo errado, feio ou sujo e não sejam reprimidos com ênfase exagerada ou violência. Com tranquilidade e reforços positivos, as crianças aprendem a se controlar na presença de outras pessoas e diminuem a frequência e intensidade dos impulsos sexuais. Algumas diferenças entre os comportamentos sexuais normais e aqueles que eventualmente possam estar associados a situações problemáticas podem necessitar de intervenção profissional.*

As orientações contidas neste texto visam a educar os familiares, mas não objetivam substituir a consulta com o profissional habilitado.

PROFISSIONAIS COLABORADORES:
Lúcio Flávio Alencar,
Ivo de Oliveira

## Genitais externos dos meninos

Agora vamos debater esse assunto.

### *COMO É O ASSEIO DO PÊNIS NO NENÊ?*

Basta lavar, nos banhos, o pênis com água e sabonete. O excesso de sabonete deve ser retirado. Não fazer esforço para expor a glande. É importante higienizar a parte da glande que a fenda prepucial permite ver. Se não for possível expor mesmo uma parte da glande, basta lavar o prepúcio. A higiene nunca deve causar dor, sofrimento ou sangramento. Toda higiene que causa essas queixas significa trauma que pode induzir a fimose cicatricial.

### *E O ASSEIO NA CRIANÇA MAIOR?*

Até os cinco ou seis anos de idade, o asseio deve ser feito pelo adulto. Nessa idade, os adultos devem ensinar aos meninos a assumir o seu asseio peniano. Os pais evidentemente devem se envolver no processo e devem dar o exemplo, mostrando aos filhos como fazer a higiene. Eles devem ser ensinados a expor a glande ou parte dela para o asseio.

### *É PRECISO USAR ALGUMA POMADA?*

Rotineiramente, não se deve usar. Se ocorrer inflamação ou "irritação" local, o médico pode indicar alguma pomada ou creme.

### *O QUE É ESMEGMA?*

É a secreção normal produzida desde o nascimento por glândulas do revestimento interno do prepúcio. Em alguns meninos, surgem bolsas de esmegma, peroladas, abaixo do prepúcio. Não é problema. Aos poucos, surgem comunicações que permitem a eliminação desse material, de odor desagradável, para o exterior. O esmegma é um dos fatores responsáveis pelo descolamento do prepúcio. Logo que o prepúcio possa ser retraído, mesmo parcialmente, em qualquer idade, é importante que seja feito o asseio da glande para a remoção do excesso dessa secreção. Isso deve ser colocado para o menino como tão importante quanto escovar os dentes. Não é demais enfatizar que o asseio deve ser feito pela mãe ou pelo pai. E lembrem-se que a libido não deve ser estimulada. A produção do esmegma aumenta na puberdade e no adulto.

### *O QUE É FIMOSE?*

Fimose é o estreitamento da fenda do prepúcio que é a pele que recobre a glande ou "cabeça do pênis".

Todos devem estar lembrados que na pontinha da glande existe o orifício da uretra que permite a saída da urina e do esperma. Esse estreitamento do prepúcio impede a visualização ou a exteriorização da glande e pode inclusive, nos casos intensos, impedir a saída da urina e causar infecção urinária e outros distúrbios. A fimose pode ser fisiológica, normal, não causar doenças e não precisar tratamento. Mas a fimose pode ser patológica, anormal, causar doenças e necessitar de tratamento.

### *OUVI DIZER QUE QUASE TODO MENINO NASCE COM FIMOSE.*

Mais de 90% dos meninos nascem com a glande coberta pelo prepúcio. É o que caracteriza a fimose fisiológica. O prepúcio é preso à glande o que impede o deslizamento da primeira estrutura sobre a segunda. Isso é diferente do que ocorre com o adolescente e o adulto onde o prepúcio desliza livremente sobre a glande. Há razões para que isso seja assim. O prepúcio age como a "pálpebra" da glande. Ele evita que fezes e xixi tenham contato com a glande. Evita inflamação e estreitamento da uretra terminal. Médicos competentes questionam a prática da operação rotineira da fimose, pois acreditam que a cirurgia retira essa proteção e pode gerar doenças. Com o passar dos anos, o prepúcio vai sendo descolado e gradualmente até a completa exposição da glande. Isso é o que se espera nos adolescentes. Veja bem, como tudo está bem feito. A glande deve estar coberta para evitar doença, nos primeiros tempos da vida. E mais tarde quando há necessidade que ela fique exposta, para atividade sexual e asseio, o prepúcio poderá ser retraído. Essa é a explicação para essa fimose normal, dita fisiológica, que não causa problema, que não causa infecção urinária. É diferente da fimose patológica.

### *HÁ NECESSIDADE DOS "EXERCÍCIOS" NO PÊNIS?*

Alguém inventou que forçando a retração do prepúcio sobre a glande – o famoso "exercício" –, desde os primeiros tempos, seria possível apressar o processo natural. Essa manobra só causou problemas: dor, rachaduras – fissuras – no prepúcio, inflamação – postite – e muitas fimoses patológicas. A cura das fissuras e da postite é com cicatrização e formação de tecido cicatricial que não é elástico como o natural. É a causa da fimose cicatricial. Portanto, este manuseio, esse "exercício" é proibido.

### *PARTICIPAÇÃO DE COLABORADORA.*

Sem dúvida, mãe:

*O que acho grave é que ainda existem pediatras que recomendam esses famosos "exercícios". Acho que a melhor colocação que vocês pediatras devem ter é deixar claro que conhecem o procedimento, sendo absolutamente contrários à sua adoção. Lembro-me de que um pediatra experiente me disse que esse tipo de "exercício" era para o menino ou a namorada dele fazer no futuro. Achei ótimo e preguei esta postura muito tempo. Algumas pessoas achavam que eu era louca. Esse "babado" de "exercício" é um troço cultural mesmo.*

### *FIMOSE PODE CAUSAR INFECÇÃO DOS RINS E CÂNCER DO PÊNIS?*

Os judeus ainda hoje fazem a cirurgia da fimose fisiológica logo após o nascimento. É uma decisão religiosa e não científica. A relação da fimose com infecção urinária é importante. Toda mãe deve observar a micção do filho. O jato miccional deve ser único e forte. Micção partida, interrompida, jato urinário fraco, dilatação do prepúcio na micção, febre e outros sinais de infecção, no menino, podem indicar infecção urinária. A fimose que causa infecção urinária é denominada patológica, e portanto, necessita de tratamento. O câncer do pênis tem relação com o asseio. Adultos que não expõem a glande para a higiene rotineira têm mais probabilidade de ter câncer peniano.

### *O QUE É A POSTITE QUE FOI CITADA?*

É inflamação da parte terminal do prepúcio. Ocorre, sobretudo, por falta de asseio e/ou por manuseio traumático como o do maldito "exercício". É valioso higienizar bem o pênis naquela fase em que a criança faz muito xixi e cocô, e cuidar bem da região coberta pelas fraldas. Não deixar a pele em contato com fezes e urina por muito tempo, trocar fraldas, fazer asseio ideal da pele da região do períneo, usar produtos adequados para o asseio e vestuário apropriado. A postite causa fimose cicatricial, sobretudo, se de longo prazo ou repetida. E é possível prevenir a ocorrência. Algumas vezes, quando a reação inflamatória é intensa e há a possibilidade de infecção por bactérias e/ou por fungos, é necessário tratamento médico.

## *COMO É O TRATAMENTO DA FIMOSE VERDADEIRA, PATOLÓGICA?*

O tratamento médico está indicado quando ficar definido que a fimose é patológica do tipo cicatricial ou de outro tipo, e/ou que está causando dificuldade à micção e/ou infecção urinária, que está impedindo a exposição da glande para asseio ou para início da vida sexual (masturbação). Hoje, antes da cirurgia, é possível o tratamento com cortisona que é eficaz em grande número de clientes. Mas quando falha, ou por outra razão, a cirurgia resolve.

## *CONTRIBUIÇÃO DE COLABORADORA.*

Pode expor a sua opinião:

*Não seria interessante falar algo que alerte os pais sobre a necessidade de conversar abertamente com os filhos, até mesmo para que a criança / adolescente saiba identificar uma possível anormalidade genital? Não sei hoje em dia, mas acredito que ainda existem pessoas que "frustrem" as tentativas iniciais de masturbação em ambos os sexos e isso, creio eu, traz consequências psicológicas significativas.*

O educar os filhos é sempre extremamente importante. Saber a idade em que os filhos podem ser educados e saber como fazer são os segredos para a solução. O tema é tão importante que é abordado em vários outros locais do livro e há um tema específico sobre **Masturbação na criança**.

## *PARTICIPAÇÃO DE COLABORADORA.*

Sem dúvida, mãe. Pode falar:

*Quando meu filho fez a cirurgia de fimose, uma amiga estava para marcar a cirurgia do filho que estava com uma "pelanca" imensa. No dia em que meu garoto se operou, houve um óbito de um bebê que teve choque anafilático e ela cancelou a cirurgia e nunca mais falou nisso. Contou-me tempos depois. Fora esses acidentes, que são riscos inerentes a qualquer tipo de cirurgia, existem medos enraizados na maioria dos homens e na maioria das mães em tocar o precioso troféu denominado pênis! Tem mais um detalhe: o excesso de "pelanca" dá uma aparência de maior volume e diâmetro, muitos têm medo de perder esta aparente "superdotação", alimentando uma postura inadequada em relação ao tamanho e contribuindo para uma futura patologia.*

## *A CORTISONA PODE SER USADA EM TODO MENINO?*

A indicação da cortisona é para a fimose patológica. Há pediatras que indicam a aplicação da cortisona, lá pelos oito meses de idade, quando o prepúcio continuar com o orifício muito estreito, mesmo quando ainda não se pode falar em patologia. Eles indicam medicamentos com cortisona quando existem indícios de postite. O resultado com o tratamento é, usualmente, excelente e isso é medido pelo significativo aumento do orifício prepucial.

## *O QUE FAZER APÓS O TRATAMENTO COM A CORTISONA?*

O ganho com o tratamento pode ser rapidamente perdido, ou seja, o orifício pode se estreitar novamente, se o pediatra não orientar os familiares sobre o manuseio, o asseio, após o tratamento. A orientação consta do asseio, uma ou duas vezes ao dia, para manter a abertura da fenda prepucial do mesmo tamanho observado ao fim do tratamento. Isso é conseguido pela mãe ou por outra pessoa corretamente instruída e consta da retração não traumática do prepúcio e asseio para manter a fenda como estava ao fim do tratamento.

## *E SE A FIMOSE VOLTAR, A CORTISONA PODE SER USADA NOVAMENTE?*

Os pediatras e cirurgiões de crianças, que são os principais profissionais que cuidam desse assunto, indicam a repetição do tratamento com a cortisona naqueles casos que apresentaram bons ou excelentes resultados com o uso desta medicação. Mas eles também vão procurar definir as causas da recidiva da fimose o que pode ser explicado pelo asseio inapropriado ou pela ocorrência da postite. Assim, além de mandar repetir o tratamento com a cortisona, eles vão indicar medidas para evitar a causa da recidiva.

### *OUVI FALAR EM PARAFIMOSE! O QUE É?*

A parafimose ocorre quando há dificuldade de o prepúcio, após totalmente retraído e com exposição total da glande, ser trazido para sua posição normal. Com o pênis ereto, essa dificuldade é maior. Ocorre face ao estreitamento ou inelasticidade (postite e a formação de tecido cicatricial) da fenda prepucial. Em alguns garotos ou homens, há necessidade de cirurgia.

### *E O FREIO?*

Este freio ou dobra de pele que vai da glande até o prepúcio, na parte de baixo do pênis, habitualmente não causa transtornos. Mas pode causar dificuldade sexual e até se romper. A cirurgia corrige com facilidade.

### *QUAIS AS OUTRAS DOENÇAS DOS GENITAIS DOS MENINOS?*

Além do que foi referido, há más formações – exemplo: hipospádias e epispádias em que o canal uretral se abre em local diferente do normal, defeitos da diferenciação sexual, hérnias e hidroceles –, infecções, reações alérgicas e irritações locais – por fraldas, produtos de asseio, por bactérias como o impetigo –, e lesões produzidas por abuso sexual.

### *E AS DOENÇAS VENÉREAS?*

A resposta que demos sobre a mesma pergunta, quando discutimos a problemática da genitália feminina, se aplica também aos meninos.

### *O TAMANHO DO PÊNIS VARIA DE CRIANÇA A CRIANÇA?*

O tamanho do pênis varia. Na adolescência é que o assunto passa a chamar a atenção dos pais e do próprio garoto. Existem gráficos que servem para acompanhar o crescimento do órgão e valorar a queixa. Quando os pais chamam a atenção para um pênis que aparentemente é pequeno, os pediatras estudam todos os dados de crescimento, pesquisam a existência ou não de certas anormalidades e realizam alguns testes laboratoriais. Em algumas situações, há indicação de tratamento.

### *FALEM SOBRE A AUSÊNCIA DOS TESTÍCULOS?*

Em um pequeno percentual de meninos, sobretudo se prematuros, um ou os dois testículos podem não estar nas bolsas escrotais ao nascimento. Isto ocorre em crianças absolutamente normais. Nos primeiros meses de vida, naturalmente, um ou os dois testículos migram para as bolsas. Mas os pediatras sempre devem acompanhar essas crianças, pois quando o(s) testículo(s) não migram para a sua posição normal, nos primeiros dois ou três anos de vida, pode ser necessária a adoção de alguma medida terapêutica.

### *E A HIDROCELE? E A HÉRNIA?*

São problemas que alguns meninos apresentam. A hidrocele é líquido ao redor dos testículos, comum ao nascimento e tende a desaparecer naturalmente, sem tratamento, nos primeiros meses de vida. Se a hidrocele não desaparece até os seis meses de idade, a possibilidade de hérnia deve ser levantada e o cirurgião de crianças deve ser consultado. A hérnia é habitualmente percebida como um aumento de volume na região inguinal ou como um aumento de volume do saco escrotal. Esse aumento de volume é causado pela presença de um órgão abdominal que aí chega devido a um defeito no fechamento da parede abdominal. É diagnosticada ao nascimento ou pode surgir mais tarde quando o garoto começa a pular, correr, praticar esporte, fazer esforços. O pediatra facilmente diagnostica e orienta.

### *PODE HAVER DOENÇA DA ABERTURA URETRAL?*

A abertura da uretra deve ocorrer bem na extremidade da glande. Quando ocorre em outro local do pênis, representa problemas – hipospádia ou epispádia – que podem necessitar de correção cirúrgica.

### *É TERRÍVEL O ABUSO SEXUAL NUMA CRIANÇA! NÃO É MESMO?*

É terrível e infelizmente ocorre. Todo menino com irritação genital, com qualquer tipo de secreção nessa região que muda subitamente o comportamento em relação ao asseio sexual, ou qualquer outro dado que estranhamente chame a atenção para a área genital, pode ter sido abusado sexualmente.

A avaliação médica é o aspecto mais importante para o diagnóstico que é a base essencial para o tratamento adequado de cada problema de saúde. Leia este e outros textos sobre o tema, mas consulte o médico.

PROFISSIONAIS COLABORADORES:
Lúcio Flávio Andrade de Alencar,
Walter de Moura Lima

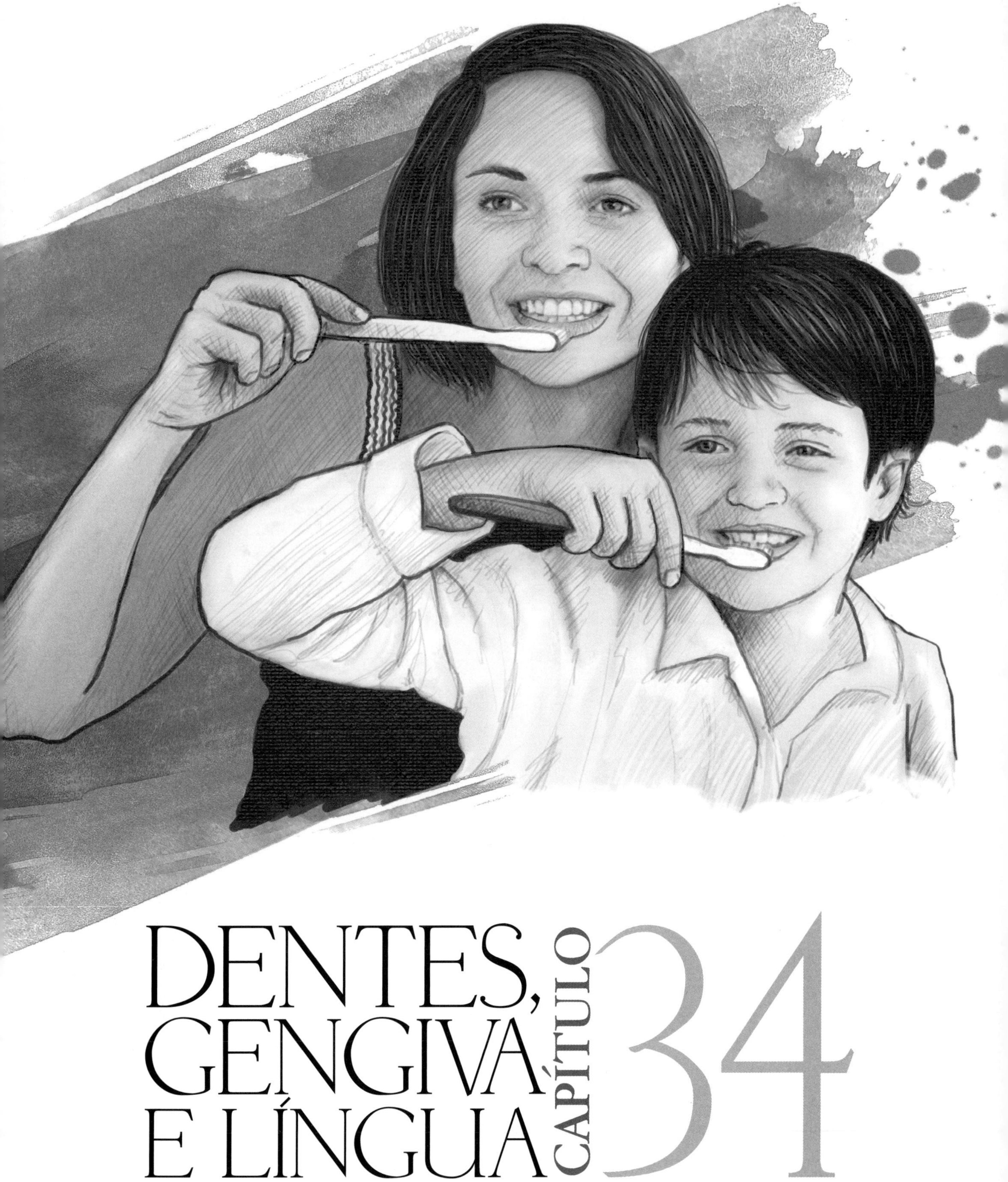

# DENTES, GENGIVA E LÍNGUA

CAPÍTULO 34

## Dentes, gengiva e língua

O tema saúde dental, gengival e lingual é tão importante que deve ser incluído em qualquer agenda destinada a cuidar da saúde das crianças.

Então, vamos debater o assunto.

### *A saúde da grávida é importante para os dentes dos filhos?*

Os dentes de leite começam a se formar a partir da sexta semana após a concepção. A saúde e a alimentação adequada da mãe favorecem o correto desenvolvimento dos dentes do filho. Alimentos ricos em cálcio e fósforo são benéficos. As mães deverão aumentar a ingestão de queijo, leite e peixe, e substituir alimentos com alto teor de açúcar por frutas e vegetais frescos. O paladar dos bebês começa a se desenvolver por volta do quarto mês de gravidez. O consumo de muito açúcar na gestação poderá induzir as crianças a gostar muito de doces. A gengivite e as doenças dos dentes maternos poderão se agravar e prejudicar o feto. Logo, é importante visitar o odontólogo a cada trimestre.

### *Qual é a sequência da erupção dos dentes?*

Pode variar, mas geralmente é assim a erupção dental:

**Decíduos (Provisórios)** – Incisivos centrais e laterais inferiores: entre 6 - 8 meses; incisivos centrais e laterais superiores: entre 8 -10 meses; primeiros molares inferiores e superiores: entre 15 – 16 meses; caninos inferiores e superiores: entre 17 – 18 meses; segundos molares inferiores e superiores: entre 18 a 29 meses. A dentição decídua completa é com 20 dentes.

**Permanentes** – Molares permanentes superiores e inferiores localizados atrás de todos os dentes decíduos: nascem entre 5 – 7 anos; incisivos inferiores e os incisivos superiores centrais e laterais decíduos são substituídos pelos permanentes após os 6 anos; os molares e caninos decíduos inferiores e superiores caem e nascem os permanentes entre 9 e 11 anos; os molares decíduos são substituídos pelos segundos pré-molares definitivos e finalmente os caninos decíduos superiores amolecem e são substituídos pelos permanentes ao redor dos onze anos; o processo continua com a substituição dos decíduos pelos permanentes e nascem os terceiros molares – siso – lá pelas 18 anos. Aí, a dentição definitiva estará completa, com 32 dentes.

### *É preocupante o atraso na vinda dos primeiros dentes?*

Um atraso de poucas semana, é normal. Mas se os familiares estão preocupados com um possível retardo na erupção dentária, é bom falar com os seus pediatras. A erupção também pode ser antecipada. Podem surgir logo após o nascimento ou por volta dos dois a três meses de idade. Os odontopediatras também poderão ser ouvidos.

### *É verdade que erupção causa febre ou outros sintomas?*

O assunto é discutido no capítulo *Febre*. Poucas pesquisas mostram relação da erupção dentária com alterações no corpo. Há uma maior vascularização gengival que provoca a irritação local no momento da saída do dentinho. A maior parte dos estudiosos fala que esses fatos fisiológicos não causam malefícios. No entanto, do ponto de vista clínico, os pais relatam muitas alterações que acontecem no mesmo momento do nascimento dos dentes.

### *O que fazer para favorecer a erupção dental?*

Para ajudar o rompimento dos dentinhos e melhorar esse desconforto, oferecer aos bebês alimentos mais duros e mordedores de borracha para massagear a gengiva. De preferência, devemos armazenar esses mordedores na geladeira, pois eles amenizam ainda mais o desconforto.

### *HÁ REMÉDIOS PARA REDUZIR OS PROBLEMAS DA ERUPÇÃO DENTAL?*

As dificuldades que a erupção causa, se é que realmente ocorrem, são de pequena monta e superáveis com carinho e paciência. Analgésicos e pomadas anestésicas, todos com reconhecidos efeitos colaterais, são um exagero. Remédios fitoterápicos com beladona, arnica e matricária, para beber ou para uso local, são medidas mais apropriadas. Os mordedores de silicone resfriados também aliviam a irritação e massageiam a gengiva. Permitir que as crianças mordam pedaços de cenoura ou talos de vegetais crus também ajuda. Outra medida que auxilia é a massagem delicada da gengiva com uma gaze enrolada no dedo e umedecida com água. Os alimentos aquecidos podem aumentar o desconforto.

### *O QUE É UMA BOLA ROXA QUANDO OS DENTES ESTÃO PARA NASCER?*

Isso é comum e ocorre mais com a erupção dos primeiros molares. É causado pelo acúmulo de sangue ao redor do dente que está nascendo. Não é doença. É denominado hematoma de erupção dental. Não precisa de tratamento.

### *A AMAMENTAÇÃO É IMPORTANTE PARA A SAÚDE BUCAL?*

A sucção no peito é muito importante para o desenvolvimento dos maxilares e estruturas peribucais. Na amamentação, a criança utiliza a mesma musculatura da futura mastigação e reforça a respiração nasal. O padrão correto da deglutição, com movimentos para frente e para trás da mandíbula, estimula o crescimento deste osso e favorece o alinhamento dos dentes quando estiverem erupcionando.

### *QUANDO COMEÇAR A HIGIENE BUCAL?*

Lá pelos dois ou três meses de idade é uma boa norma, mesmo para as crianças que mamam. Antes do surgimento dos dentinhos, use gaze ou fralda embebida em água fervida para a higiene. Realize o asseio duas vezes ao dia, sem trauma, sem força. Para ser mais prático faça, na hora do banho. Procure limpar do jeito que conseguirem.

### *VOCÊS RECOMENDAM O USO DOS MASSAGEADORES DE SILICONE?*

Não recomendamos as dedeiras nem os massageadores para a higienização. Eles ajudam para massagear e estimular a erupção dentária nos momentos de desconforto e irritação. Para a higienização, recomendamos as escovas apropriadas para cada idade.

### *COMO HIGIENIZAR OS MORDEDORES?*

Os mordedores de silicone são preferidos, pois permitem uma higienização mais adequada do que os de látex. Eles não devem ter bordas com saliências que favoreçam o acúmulo de detritos. A higienização é com uma escova de cerdas macias, água quente e sabão neutro. É importante enxaguar bem para não deixar nenhum resíduo sobre a superfície. Antes do uso, é necessário esterilizar os mordedores com água fervente em uma panela apropriada, por cinco minutos. A fervura por maior tempo danifica o material.

### *COMO É A HIGIENE APÓS O NASCIMENTO DOS DENTES?*

Nessa fase, use apenas a escova dental, sem pasta, após as refeições. A limpeza é no sentido da gengiva para o dente em todas as faces, após as principais refeições e principalmente antes de dormir.

### *POR QUE NÃO USAR O CREME DENTAL NO INÍCIO DA ESCOVAÇÃO?*

O creme dental só deverá ser introduzido a partir de um ano, em pequenas quantidades. Enquanto a criança não souber cuspir, não deverá usar creme dental com flúor. A presença do flúor é necessária no creme dental após os dois anos.

### *QUANDO USAR O FIO OU A FITA DENTAL?*

É importante iniciar o uso do fio ou da fita dental a partir dos dois anos de vida. A escova não limpa entre um dente e outro, fator que favorece o aparecimento da cárie. Utilize uma vez ao dia, antes da escovação. Preferentemente, usar o fio e a fita encerados e com sabor para melhorar a aceitação. Embora o início seja difícil, a introdução do fio ou da fita deverá ocorrer sem transtornos logo que as crianças estiverem acostumadas com a escova.

### *O QUE FAZER PARA QUE AS CRIANÇAS VALORIZEM ESSA HIGIENE?*

Primeiro: nunca forçar, não agredir, não traumatizar e fazer o asseio do modo mais delicado possível. Segundo: conversar, explicar, falar repetidamente sobre os benefícios da higiene. Terceiro: dar o exemplo e mostrar que papai e mamãe fazem bem direitinho a limpeza dos dentes, da gengiva e da língua. A motivação é muito importante. A escovação é de responsabilidade dos pais até que o filho tenha pelo menos sete anos. Ainda nessa fase, é importante a supervisão, uma vez que a coordenação motora está sendo aprimorada. Recomendamos especial atenção para a escovação noturna.

### *POR QUE É IMPORTANTE CUIDAR DOS DENTES DE LEITE?*

Os dentes de leite são muito susceptíveis ao aparecimento das cáries e precisam ser tão bem cuidados quanto os definitivos. Eles servem de guia para a erupção dos permanentes e para a manutenção do crescimento adequado das estruturas da face. São importantes também para a mastigação, a deglutição, o desenvolvimento da fala e a digestão dos alimentos. Evidentemente, os definitivos são extremamente importantes, pois ficarão na cavidade bucal o resto da vida. Cáries, dor, infecção, prejuízo estético e até gasto desnecessário poderão ser consequência da falta de cuidados com a dentição decídua.

### *E O ASSEIO DA LÍNGUA?*

A superfície visível da língua é coberta por uma camada esbranquiçada formada por restos de alimentos e de células do próprio órgão (saburra) que pode provocar mau hálito e prejudicar a saúde dental e bucal. É importante realizar a limpeza da língua junto com a escovação. Utilize a escova dental ou o utensílio apropriado para este fim. Comece a limpar delicadamente a ponta da língua, e com o tempo estenda esta limpeza até onde for possível.

### *QUAIS OS CUIDADOS COM A HIGIENE DA GENGIVA?*

A gengiva precisa ser higienizada para não adoecer. A gengivite é um processo inflamatório provocado pela falta de escovação. O uso inadequado da escova que traumatiza a gengiva ao redor do dente deve ser evitado. A escova deve ser passada da gengiva para o dente, com delicadeza. Assim, ela é limpa e massageada, o que evita a gengivite. O uso do fio dental também é importante para a saúde da gengiva.

### *O QUE É PLACA BACTERIANA?*

A placa bacteriana, atualmente conhecida como biofilme dental, é o acúmulo de resíduo alimentar e bactérias da flora bucal ao redor de todo o dente. Ela é importante no desenvolvimento da cárie e da gengivite. Também provoca mau hálito. A placa bacteriana é eliminada com a escovação adequada e com o uso apropriado do fio dental.

### *O QUE É O TÁRTARO? CRIANÇA TEM? COMO EVITAR E TRATAR?*

O tártaro é a placa bacteriana calcificada e está sempre associado a gengivite. A criançada geralmente apresenta um grau menor do problema. O tratamento consiste na remoção pelo odontopediatra. A placa calcificada não sai com a escova. A prevenção é com a boa escovação e com o uso do fio dental.

### *FAZ MAL CHUPAR DEDO OU CHUPETA?*

O assunto é revisto no capítulo *Chupeta ou dedo?*

### *A MAMADEIRA FAZ MAL PARA OS DENTES?*

O uso excessivo da mamadeira após a erupção dos primeiros dentes pode causar a grave cárie da mamadeira (termo atual para o problema é cárie precoce da infância). O acréscimo de açúcar e cereais ao leite agrava o problema dental. A mamadeira noturna é o principal fator para o desenvolvimento da cárie em crianças na faixa etária de 18 a 36 meses. Ela deve ser oferecida apenas com a criança acordada e os dentes devem ser escovados posteriormente. Assim, você deve precocemente estimular o uso do copo e da colher e deve introduzir desde cedo os alimentos não lácteos. Há recomendações para suspender gradualmente o uso da mamadeira entre nove e doze meses de idade. Para aquelas crianças de mais de um ou dois anos que desejam comer algo antes de dormir, o melhor é dar uma fruta.

## *E AS CRIANÇAS QUE "RANGEM" OS DENTES? VERMES CAUSAM ISSO?*

O bruxismo que é o nome científico para o ranger de dentes é comum nas crianças de três a seis anos. Pode até ocorrer em adultos. É observado durante o dia ou à noite na fase mais profunda do sono. A observação popular de que os vermes causam o problema não encontra apoio científico. O bruxismo prolongado e intenso ocasiona significativos desgastes dentários e outros importantes prejuízos para as estruturas da mastigação. O odontopediatra é essencial para o tratamento dos casos mais importantes que deve ser precedido pelo estudo das características emocionais das crianças e dos seus familiares, da frequência e da intensidade do hábito e da análise dental. Ele atua através de procedimentos específicos da odontologia. A tendência maior é usar os recursos da ortopedia funcional dos maxilares. Os aparelhos ortodônticos não são indicados. Em alguns casos, pode haver a necessidade de atuação conjunta de vários especialistas.

## *E O QUE É A CÁRIE?*

A cárie é uma doença infecciosa e é provocada por bactérias da boca. Elas atuam sobre determinados alimentos, principalmente os açucarados, e formam um ácido que descalcifica as estruturas mineralizadas dos dentes. A cárie é uma doença transmissível e um dente afetado contamina os outros. A boca dos bebês é colonizada gradativamente pelas bactérias após o nascimento e as que causam a cárie só estarão presentes entre 12 –18 meses. A contaminação é favorecida quando os adultos sopram os alimentos que serão oferecidos às crianças. Beijos próximos à boca e o hábito dos adultos de colocar o garfo na boca e logo em seguida usar para alimentar as crianças também favorece a transmissão das bactérias.

## *A OCORRÊNCIA DA CÁRIE ESTÁ MUDANDO?*

Nos últimos anos, constatou-se declínio da prevalência da cárie. Mas ainda é problema de saúde pública. É mais notada entre a população carente do que não carente onde é incomum. A cárie dentária pode ser erradicada da face da Terra.

## *COMO A CÁRIE É PREVENIDA? E COMO É TRATADA?*

A prevenção da cárie é possível com: escovação, fio dental, controle da dieta – evitar os açúcares, retirada da alimentação noturna o mais precocemente possível –, creme dental com flúor; visitas regulares ao odontopediatra. Nas lesões iniciais da cárie, sem cavitações, o profissional usa apenas medidas preventivas. Em alguns casos, ele indica o uso de flúor. Nos casos com cavitações, ele realiza o tratamento restaurador convencional e preserva o máximo das estruturas dentárias. A cárie não tratada pode levar ao desenvolvimento de processos inflamatórios (pulpites), infecciosos (abscessos) e até a perda do elemento dental.

## *QUAIS ALIMENTOS PODEM EVITAR OU PRODUZIR A CÁRIE DENTAL?*

Há vários aspectos importantes:

→ Alimentação a intervalos muito curtos não permite que a saliva volte a ter suas características normais o que favorece a ação das bactérias. É recomendável intervalo de cerca de três horas entre uma alimentação e outra.

→ Dieta com biscoitos recheados, refrigerantes, bolos e balas caramelizadas favorece o desenvolvimento da cárie, principalmente se estes alimentos são oferecidos com muita frequência.

Desse modo, evite alimentos aderentes, pegajosos.

→ Os alimentos açucarados devem ser oferecidos apenas como sobremesa.

→ Alimentação com frutas, verduras, legumes, carnes e sem alimentos açucarados entre as refeições é essencial para a manutenção da saúde bucal; os lanches não devem ser cariogênicos, devem ser à base de frutas ou legumes como maçã, laranja, abacaxi, melão, cenoura no lugar dos bolos, biscoitos, geleias e refrigerantes.

### *E O FLÚOR?*

Há vários aspectos a destacar sobre o flúor:

→ Quantidades adequadas de flúor são essenciais para a perfeita saúde dental; o excesso pode ser maléfico.

→ Atualmente, todos os cremes dentais contêm um teor de flúor apropriado para a prevenção da cárie.

→ O uso do flúor sob outra forma é indicado para crianças menores de um ano que não fazem uso do creme dental apropriado e/ou têm necessidades específicas, segundo orientação do profissional.

→ A mancha branca ou cárie inicial pode ser paralisada com a aplicação de flúor; assim, é possível conseguir a reparação do esmalte dentário danificado; quando a mancha branca não é tratada, o processo que produz a cárie progride originando uma cavidade que vai se aprofundando e pode chegar a originar dor e infecção (pulpite); se o quadro avança, surge o abscesso dental; o rosto fica inchado e, às vezes, o pus sai por uma bolinha que se forma na gengiva.

### *O USO EXCESSIVO DA PASTA COM FLÚOR PODE CAUSAR PROBLEMAS?*

As crianças menores de cinco anos ingerem em média 30% de pasta usada na escovação. Quando não se utiliza simultaneamente flúor sob outra forma, não há risco de malefícios. Se são usados água fluoretada + flúor medicamentoso + pasta com flúor, há risco do desenvolvimento de alterações estruturais nos dentes permanentes que é conhecido como fluorose dental. Quando a água para consumo não contém o mineral, a presença de flúor no creme dental é de suma importância. O controle da quantidade de creme dental na escovação é relevante e é importante a introdução gradativa do creme dental com flúor. As crianças devem ser instruídas a cuspir e não a deglutir a pasta. A partir dos três anos, elas devem ser ensinadas a bochechar com água após a escovação. A quantidade de creme dental com flúor, na escova, deve ser o equivalente a um caroço de ervilha.

### *O QUE É FLUOROSE DENTAL?*

O excesso de flúor por longo prazo provoca doença – fluorose – que corresponde a alterações estruturais no esmalte dental de todos os dentes definitivos. Pode ser leve provocando apenas alterações estéticas, como pigmentação branca no esmalte dentário, ou moderada e grave com manchas amareladas ou marrons, além de defeitos estruturais no esmalte.

### *PODE SER FEITO O CLAREAMENTO DENTAL NA INFÂNCIA?*

Os dentes permanentes são mais amarelados que os decíduos porque possuem uma estrutura diferente. O esmalte dentário dos primeiros vinte meses de idade é mais transparente e permite ver a cor mais amarelada de dentina que é a parte mais interna do dente. À medida que a dentição permanente é completada, o esmalte torna-se mais mineralizado, mais maduro e os dentes ficam mais claros e apresentam uma coloração mais homogênea. O clareamento dental não é realizado na infância, mas pode ser feito no final da adolescência, por volta dos 17-18 anos e após criteriosa avaliação profissional.

### *O QUE É PULPITE? O QUE É ABSCESSO DENTAL?*

A pulpite é o processo inflamatório do tecido inervado, a polpa dental. Poderá ser provocada por cárie em estágio avançado ou trauma dental. Nesse caso, a criança sente dor e necessitará de tratamento imediato. O abscesso dental acontece pelos mesmos motivos da pulpite, porém já houve morte do tecido e desenvolvimento de processo infeccioso com formação de pus no interior do dente. Habitualmente, o abscesso abre para a gengiva com uma bolinha amarelada, chamada fístula. Nesses casos, também se faz necessário o tratamento imediato do dente, mesmo sendo de leite.

### CRIANÇA TEM DOR DE DENTE?

Na cárie superficial, a dor pode não existir, ser intermitente ou intensificada pela ingesta de líquidos frios e doces. À medida que a cárie se aprofunda e alcança a polpa dental, a dor fica mais intensa e insuportável. Os analgésicos não funcionam e a solução é ir ao odontopediatra rapidamente.

### A ODONTOLOGIA RECOMENDA A EXTRAÇÃO DENTÁRIA NAS CRIANÇAS?

As crianças devem participar da remoção dos dentes decíduos. Eles amolecem e a meninada, sozinha ou com a ajuda de familiares, retira os dentinhos com muita satisfação. A remoção de dentes permanentes sadios ainda faz parte de certas estratégias de tratamento ortodôntico. Isto é contestado por alguns profissionais que usam tratamentos conservadores, denominados de ortopedia funcional dos maxilares. Infelizmente, a prática da extração dentária, em face de graves doenças odontológicas, ainda é uma forma extrema de tratamento que deveria inexistir se fossem adotadas medidas preventivas adequadas.

### A RESPIRAÇÃO BUCAL PREJUDICA OS DENTES?

A passagem contínua de ar pela boca, por longo prazo, provoca uma série de alterações na estrutura facial, em várias funções corporais, na alimentação e mesmo comportamentais nas crianças. As anormalidades observadas compõem o quadro clínico denominado síndrome do respirador bucal que necessita do acompanhamento por uma equipe multiprofissional.

### A PARTIR DE QUE IDADE OS ODONTOPEDIATRAS USAM ANESTESIA?

A anestesia odontológica é usada já nos primeiros anos de vida, sempre que necessária e bem indicada. Existem equipamentos moderníssimos, sobretudo brocas especiais, que diminuem a dor em 70%. Não produzem aquele som desagradável e, na maioria das vezes, não há necessidade de anestesia.

### E AS CRIANÇAS COM NECESSIDADES ESPECIAIS?

O tratamento odontológico das crianças com necessidades especiais é um desafio que deve ser vencido com competência profissional e muita paciência. Hoje existem profissionais devidamente qualificados para tratar dessas crianças. Algumas vezes, há necessidade inclusive do uso de anestesia geral, em ambiente hospitalar, para que o tratamento seja executado de forma mais rápida, com menos sofrimento e para que se consigam os melhores resultados.

### QUANDO IR AO ODONTOPEDIATRA?

O ideal é que todas as crianças sejam consultadas pelos odontologistas de crianças ainda no primeiro ano de vida. É importante a introdução de hábitos saudáveis, a eliminação daqueles inadequados, como também, o entrosamento entre o cliente, o odontopediatra e o ambiente. A frequência das consultas deverá ser a cada seis meses.

### O QUE O ODONTOPEDIATRA FAZ? O QUE SÃO SELANTES?

Os odontopediatras acompanham o desenvolvimento das dentições, condicionam as crianças ao atendimento odontológico, motivam para a prática da higiene bucal, previnem e tratam as alterações dentais. O selante é um material aplicado pelos dentistas que visa a prevenir o desenvolvimento da cárie na superfície de mastigação dos dentes posteriores. Atualmente, seu uso é mais restrito e não é indicado para todas as crianças. O estudo das condições de saúde bucal é que define ou não o uso. O selante não deve ser colocado em cima de cárie.

### E O ORTODONTISTA E O ORTOPEDISTA DOS MAXILARES?

A ortodontia e a ortopedia dos maxilares são responsáveis pela correção das alterações da forma dos maxilares e da posição dentária por causas genéticas, hábitos de sucção de dedo e/ou chupeta e por alterações funcionais. Estas especialidades usam aparelhos para atingir seus objetivos. Os odontopediatras definem o momento de ouvir esses especialistas.

### *O QUE FAZER NOS TRAUMAS DA BOCA?*

O que vocês devem fazer de início é tentar avaliar o que ocorreu. Tentem fazer isso de uma maneira tranquila, ou peçam a ajuda de alguém mais experiente, pois a maior parte das lesões é simples, sem gravidade. Em lesão de menor importância, a limpeza com água mineral gelada ou soro fisiológico e leve compressão local resolve o problema e nada mais é necessário. Nas primeiras 24 horas, é bom colocar gelo fazendo compressão suave. Mas se a lesão é, ou parece importante, é prudente ir a uma emergência, ou falar com o pediatra assistente ou com o odontopediatra para analisar o tipo de tratamento indicado.

### *E, SE NUMA QUEDA, HOUVE AMOLECIMENTO OU QUEDA DE DENTE?*

Tentem agir assim:

→ Nos casos do amolecimento dentário, procurem evitar ou reduzir os hábitos de sucção para não traumatizar mais e procurem avaliação com um profissional.

→ Se ocorrer fratura, guardem o fragmento dentário no soro ou no leite para não desidratar e procurem o odontólogo para a recuperação do dente.

→ Quando ocorrer perda total de dente de leite, não é possível o reimplante; se o dente for permanente, lavem bem com soro fisiológico, e coloquem de imediato no seu local de origem; caso isso não seja conseguido, conservem o dente no soro fisiológico, no leite ou na saliva por baixo da língua da criança ou do adulto e procurem o odontopediatra nas primeiras duas horas.

### *O QUE FAZER NAS EMERGÊNCIAS ODONTOLÓGICAS?*

Os odontopediatras devem disponibilizar seus telefones para os pacientes. Assim, sobretudo nos problemas mais significativos, esses profissionais devem ser acionados para orientar o que fazer. Portanto, os odontólogos que assistem a seus filhos devem ter essa consciência. Conversem com eles sobre isso. Peçam o telefone celular. Os dentistas também devem, em cada cidade, oferecer opções para o atendimento das emergências da sua área de atuação.

As orientações que vocês acabaram de ler fazem parte de uma proposta educacional que, embora importante, não substitui a orientação profissional.

PROFISSIONAIS COLABORADORES:
Cândida Rebêlo Guerra,
Martha Coelho Cavalcanti

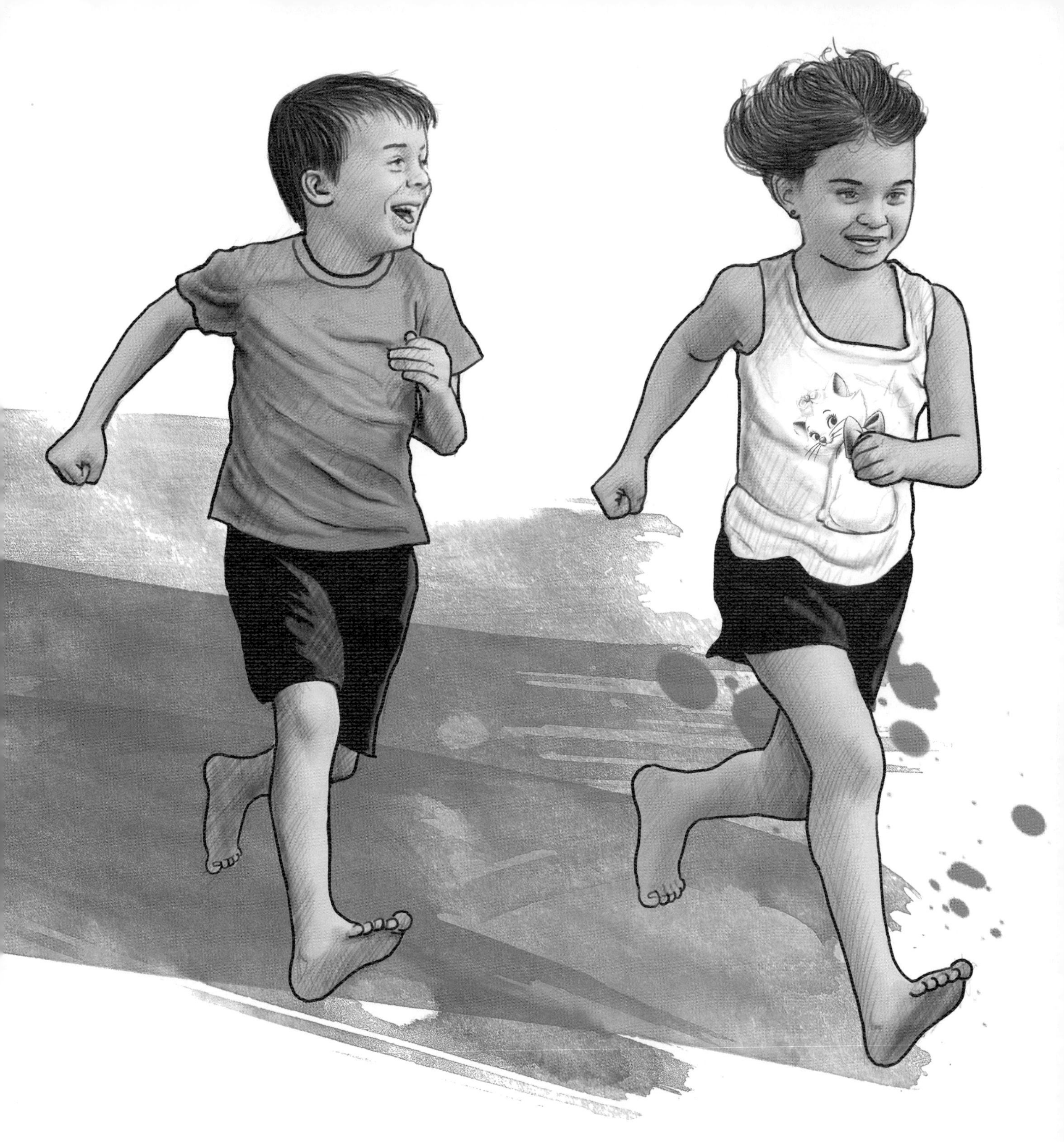

# PÉS, PERNAS E COLUNA VERTEBRAL

CAPÍTULO 35

## PÉS, PERNAS E COLUNA VERTEBRAL

As preocupações com os problemas dos pés, das pernas e da coluna vertebral das crianças são assuntos corriqueiros e são queixas frequentes nos consultórios dos pediatras e são motivos de muitas consultas aos ortopedistas.

Por isso, é oportuno que discutamos esse tema. Quem inicia o debate?

### *OS PÉS E AS PERNAS DAS CRIANÇAS MUDAM COM OS ANOS?*

Mudam muito. E isso é o que justifica os questionamentos de muitos familiares que desconhecem que os principais tipos de pernas arqueadas – *genu valgum* e *genu varo* – os pés planos e outras características dos membros inferiores das crianças são absolutamente normais durante uma fase da vida e desaparecem com o passar dos anos. Vocês devem lembrar que:

- → As crianças normais apresentam variações morfológicas dos pés e dos membros inferiores.
- → A maior parte das intranquilidades sobre o assunto é resolvida com uma conversa com o pediatra e/ou com o ortopedista.
- → Mas, algumas vezes, existem doenças que precisam de diagnóstico e tratamento apropriados.

### *É DIFÍCIL SABERMOS O QUE É NORMAL E O QUE É ANORMAL!*

Há situações em que até o médico precisa ser cuidadoso, dedicar atenção ao que os familiares relatam, acompanha o cliente por algum tempo e fazer exames para definir se as condições observadas são normais ou não. O maior erro das pessoas é a tendência para uma padronização rígida do tipo: pé de menino precisa ter curvinha e perna deve ser retinha. Em biologia, o que se observa são importantes variações normais em todos os aspectos do corpo humano. Isso também ocorre na curvinha dos pés e no alinhamento dos membros inferiores. O corpo da criança sofre profundas alterações durante os anos e o que se observa e que preocupa hoje, mais tarde não existe. E isso ocorre sem qualquer tratamento médico. Esse é o clima que domina muitas consultas dos pediatras e dos ortopedistas em que grande parte do tempo é empregada na tentativa de explicar as variações do normal, as mudanças que os anos vão produzir e a não necessidade de tratamento.

### *GOSTARÍAMOS DE SABER MAIS!*

Devemos lembrar que durante o processo de amadurecimento dos sistemas nervoso, ósseo e muscular as crianças normais assumem posturas e apresentam aspectos físicos que não existem nos adultos. E essas posturas e aspectos físicos não significam doença. Vamos destacar:

- → Muitos aspectos dos membros inferiores, nas crianças novinhas, são decorrentes da posição intrauterina, de certa flacidez muscular, da frouxidão das articulações e do processo de ossificação. Quase todo recém-nascido apresenta os pés marcantemente rodados para dentro e os ossos da perna também arqueados. Isto ocorre face à posição fetal e à adaptação ao útero materno que exerce um importante papel de molde. Estas características dos pés e das pernas desaparecem normalmente ao longo das primeiras semanas, sem fisioterapia, sem bota, sem tratamento médico.
- → Certos aspectos podem representar a repetição nos filhos de características constitucionais presentes nos pais ou nos familiares. As crianças herdam características morfológicas dos pais de forma que o conceito de normalidade deve levar em conta os padrões familiares.
- → Crianças saudáveis apresentam, durante uma fase da vida, aspectos que chamam a atenção dos familiares tais como: pé chato, pés rodados para dentro, desvios das pernas e dos joelhos que se constituem nas principais causas de atendimento ortopédico; e ressaltamos novamente que o padrão morfológico dos membros inferiores incluindo pés chatos, desvio do eixo das pernas

(*genu valgum* e *genu varo*) e pés rodados para dentro mudam ao longo da vida.

→ O mesmo ocorre com algumas curvaturas da coluna vertebral o que será debatido quando começarmos a falar sobre o tema.

### O QUE É PÉ PLANO?

Também citado como pé chato é a ausência ou diminuição do arco longitudinal interno, ou da cava do pé. Acentua-se ou é mais notado quando as crianças ficam de pé. Os pés ficam esparramados e rodados um pouco para fora. Existem dois tipos de pés chatos: o tipo *funcional* ou *postural* e o tipo *estrutural*. O primeiro não é doença. O segundo é.

### O QUE É O PÉ PLANO POSTURAL OU FUNCIONAL?

O pé chato postural, ou funcional ou pé planovalgo flexível é o mais comum tipo de pé observado nas crianças menores. É normal, não precisa tratamento. É parte integrante da morfologia dos membros inferiores das crianças novinhas normais. Vejam que na denominação médica foi dito que esse pé é flexível, é móvel e funciona normalmente. A ausência de rigidez é que define a normalidade. Esse tipo de pé ocorre na maior parte da criançada até os três ou quatro anos de idade. É causado pela imaturidade das estruturas que mantém o arco ou a cava dos pés e pela deposição de gordura a este nível. Caracteristicamente, acentua-se com o peso do corpo, principalmente em crianças abaixo de dois anos. Perto de 95% dos casos regridem sem tratamento até a idade de cinco ou seis anos de idade. Dos 5% restantes, uma pequena parcela apresenta problemas que precisam intervenção ortopédica.

### AS CRIANÇAS COM ESTE TIPO DE PÉ SENTEM DOR OU OUTRO INCÔMODO?

Essa condição é também chamada fisiológica e faz parte das características normais dos menores de cinco anos. Portanto, como toda condição fisiológica, não apresenta sintomas. O pé plano postural não causa dor nem outras queixas. As crianças correm, brincam, pulam, sobem e descem obstáculos, são ágeis e nada há que indique problemas.

### O QUE FAZEMOS ENTÃO?

Esse tipo de pé plano não precisa de tratamento. A formação do arco se dá espontaneamente com o crescimento. É aconselhável estimular a criançada a andar sem sapato, sobretudo na terra, na areia e na grama, brincar de andar na ponta dos pés e sobre os calcanhares, correr livremente, praticar esportes como o futebol e a natação.

### E AS BOTAS E AS PALMILHAS?

Não há prova científica de que as botas ou as palmilhas favoreçam ou apressem o surgimento da cava. É completamente desprovida de fundamento, a necessidade, que parece criada artificialmente pelo comércio, do uso de botas, ou sapatos, ou sandálias ou palmilhas ditas "ortopédicas".

### MAS AS BOTAS FAZEM MAL?

Fazem. Além de caras, são pesadas, desconfortáveis e quentes. Dificultam a locomoção livre e gostosa, o correr, o subir em muros e o chutar a bola que tanto agradam a criançada. Há os que falam que o uso das botas pode causar risco inclusive de atrofia muscular.

### CONTRIBUIÇÃO DE COLABORADORA

*Concordo com as observações feitas no texto e lamento que atualmente ainda existam ortopedistas de crianças que, mesmo sabendo que via de regra os problemas citados são resolvidos normalmente, prescrevem as botas ortopédicas. Meu filho tinha o pé chato e o levei a um ortopedista tido como renomado aqui na Paraíba. Lamentavelmente, ele prescreveu botas ortopédicas. Todavia, mesmo sem ter conhecimento técnico sobre o assunto, achei que seria um sofrimento desnecessário para o meu filho, até porque o problema era bem pequeno. E tanto era assim que hoje, aos cinco anos, ele anda perfeitamente, sem ter usado botas. Por isso, lamento o desconhecimento sobre o tema e especialmente a falta de sensibilidade ao prescrever para crianças as desnecessárias, pesadas e ultrapassadas botas ortopédicas.*

### *QUANDO COMEÇAR A USAR O SAPATO?*

Os sapatinhos dos bebês e das crianças de poucos meses fazem parte do vestuário e exercem pouca função na proteção ou no desempenho funcional dos pés. O contato dos pés sem os sapatos com os diversos pisos é essencial para o aprendizado da marcha, para o desenvolvimento da proteção individual (as quedinhas, a dor e os tropeções iniciais são importantes) e para o desenvolvimento das inúmeras funções relacionadas à adaptação à vida de bípede. Os pés desnudos das crianças devem ter contato direto com o piso regular, com poucas texturas e praticamente sem desníveis na casa e com o piso irregular, com várias texturas, pleno de irregularidades da terra, da areia e da grama nos ambientes fora da casa. Ir aos encontros sociais com os sapatinhos é a norma geral. Fora da casa é que os pés em contato direto com os diversos pisos (areia, terra, seixos, grama e outros), repetidamente, por muito tempo, ajuda no desenvolvimento da função e na forma dos pés. Ajuda na formação dos arcos plantares. Evita os pés chatos. É evidente que os sapatos não impedem essa adaptação.

### *QUAL O TIPO DE SAPATO PARA A MENINADA?*

O sapato deve ser visto apenas como proteção para os pés e nunca como tratamento. Nas crianças de menor idade, os sapatos devem ser flexíveis e com solado que não escorregue com facilidade. Nas de maior idade, os sapatos são indicados de acordo com as atividades desenvolvidas. Mas o solado sempre deve ser antiderrapante.

### *QUANDO O PÉ CHATO MERECE ATENÇÃO ESPECIAL?*

Recomendamos levar para avaliação médica as crianças com pés chatos que: não estão apresentando as modificações esperadas após os cinco ou seis anos de idade; estão tendo alterações mais importantes que com o passar do tempo, estão agravando; estão reclamando de dor; continuam tendo problemas após os oito anos de idade.

### *E O OUTRO TIPO DE PÉ CHATO? O ESTRUTURAL?*

O pé chato estrutural, mais raro que o que discutimos antes, não é fisiológico e não desaparece com o passar dos anos. É decorrente de problemas ósseos, neurológicos e musculares. Não é flexível, nem corrigível com o manuseio. É um pé rígido. Causa dor e limitação funcional. É doença. O pediatra e o ortopedista separam os dois tipos de pés planos com facilidade. O pé chato de natureza estrutural não melhora com o crescimento e necessita de tratamento ortopédico.

### *E OS PÉS RODADOS PARA DENTRO?*

Há dois aspectos a ressaltar sobre esse assunto:

I – O útero exerce ação modeladora sobre os membros inferiores dos fetos que nascem com ambas as pernas e os pés encurvados. Algumas vezes, a posição de um ou dos dois pés chama tanto a atenção dos familiares que existe a preocupação com a existência do pé torto. Na alteração postural, é facílimo fazer com que o pé volte para sua posição normal com o manuseio. No pé torto, não é possível corrigir a deformidade com a manipulação. O problema postural logo desaparece, sem manuseio, sem fisioterapia, sem tratamento.

II – O outro aspecto diz respeito à ocorrência dos pés rodados para dentro em crianças que já andam. Esse tipo de pé existe desde o nascimento, mas é notado apenas quando a criança começa a andar. Também denominados "pés de periquitos", são acompanhados de desvio dos joelhos para dentro e certo grau de arqueamento das pernas (genu varo). O que causa esse desvio é uma característica do fêmur lá no encaixe no quadril. Essa característica regride quase sempre espontaneamente, em torno do oitavo ano de vida. O ortopedista é consultado nos casos muito acentuados, quando há prejuízo do andar e um pé pode tocar no outro, o que pode requerer tratamento especializado. É raro que isso ocorra.

### *O QUE É O PÉ TORTO CONGÊNITO? QUAL É O TRATAMENTO?*

O pé torto congênito é uma má formação complexa que envolve ossos, músculos, tendões e vasos sanguíneos de um ou dos dois pés. O pé acometido é geralmente pequeno, voltado para dentro, rodado para cima e apresenta o calcanhar elevado. A deformidade ocorre em cerca de um para 1000 nascidos vivos e é bilateral em metade das crianças afetadas. Os meninos são duas vezes mais acometidos do que as meninas. O pé torto negligenciado, consequência da falta de tratamento precoce da doença, é a causa mais grave de incapacitação dentre todos os defeitos musculoesqueléticos congênitos. Portanto, o tratamento ortopédico adequado deve ser instituído o mais cedo possível para evitar sequelas. Mais dados sobre essa grave doença podem ser obtidos no *site* http://www.petorto.com.br .

### *EXISTEM OUTROS TIPOS DE PÉS QUE MEREÇAM ATENÇÃO MÉDICA?*

O *calcâneo valgum* existe quando, ao nascimento, o pé toca a frente da perna e o talo vertical ou em mata-borrão. Necessita de atenção médica.

### *ALGUMAS CRIANÇAS ANDAM NA PONTA DOS PÉS. O QUE É ISSO?*

Algumas crianças normais, no início do aprendizado da marcha e ainda por algum tempo, andam na ponta dos pés. Este tipo de pisada pode ser favorecido pelos adultos que seguram as crianças por uma das mãos e as obrigam a ficar na ponta dos pés quando estão aprendendo a andar. O andador que as faz usar as pontinhas dos pés para se movimentarem também pode facilitar essa postura. Esta é mais uma razão usada pelos profissionais para não indicar o uso do andador. O andar na ponta dos pós tende a desaparecer até os três anos de idade quando as crianças já terão tido tempo suficiente para aprender que é mais fácil e seguro, e menos cansativo, andar com os dois pés apoiados no chão. Essa marcha tende a desaparecer sem tratamento.

### *QUANDO ANDAR NA PONTA DOS PÉS É PROBLEMA?*

O pediatra e, algumas vezes, o ortopedista são consultados sobre esse tipo de marcha. Eles devem afastar, dentre várias doenças, as neurológicas e as ortopédicas, para assegurar que o problema desaparecerá e que nada tem a ser feito. Constituem motivo de preocupação as crianças que: andam com um pé corretamente apoiado no chão e com o outro incorretamente posicionado; andavam corretamente e passaram a ter essa postura ao caminhar; persistem com essa posição após os três anos de idade. Há casos em que o tratamento cirúrgico é indicado. Fisioterapia e aparelhos ortopédicos noturnos ajudam em certas situações.

### *COMO EVITAR ESSE PROBLEMA?*

A profilaxia desse problema é conseguida: evitando usar o andador que além, de atrapalhar o aprendizado da marcha, pode provocar acidentes; segurando as crianças que estão aprendendo a andar de forma tal que elas possam tocar o piso com toda a planta dos pés; bom é segurar a criança com um pano bem forte passado por baixo de suas axilas – o adulto, por trás da criança, segura o pano e permite que ela ensaie os primeiros passos.

### *E OS DESVIOS DAS PERNAS E DOS JOELHOS?*

Esses desvios são queixas frequentes, principalmente nas crianças que têm peso acima do normal. Existem duas formas: o *genu varo* ou *varum* – afastamento dos joelhos e aproximação dos tornozelos – e o *genu valgo* ou *valgum* – aproximação dos joelhos e afastamento dos tornozelos. Nas duas situações, é importante lembrar que a influência genética é muito importante.

### *FALEM PRIMEIRO SOBRE O GENU VARO.*

Uma posição em *varo*, onde os joelhos estão muito afastados e existe um arqueamento dos membros inferiores, é normal em crianças até dois anos de idade. Geralmente, a correção natural, sem tratamento médico, se processa ao final do terceiro ano de vida. De uma maneira geral, essa característica não merece preocupação quando: é bilateral, a deformidade regride com o crescimento e existe em outros membros da família. Mas é importante ter atenção quando a deformidade: é assimétrica (mais acentuada em uma das pernas), ocorre após os dois de idade, e continua a se intensificar ao longo dos meses. Nesses últimos casos, são necessários avaliação radiológica e outros exames.

### *AGORA FALEM SOBRE O GENU VALGUM.*

Uma posição em *valgum*, onde os joelhos estão muito próximos, é notada em 74% das crianças acima dos três anos de idade. Elas são trazidas para o médico não só pela estética, mas porque caem com facilidade e apresentam um andar esquisito, jogando as pernas um pouco para o lado. Com isto, evitam que os joelhos se toquem. A história da evolução do *genu valgum* é o desaparecimento espontâneo aos sete ou oito anos de idade.

### *HÁ ALGUMA CONDIÇÃO ESPECIAL QUE CAUSA ESSES DESVIOS?*

O *genu varo* e o *genu valgum* são comuns no raquitismo que é uma doença por carência de vitamina D. Para evitar a enfermidade, é essencial a boa alimentação e os banhos de sol pela manhã.

### *HÁ ALGUM PROBLEMA SE AS CRIANÇAS SENTAM SOBRE AS PERNAS?*

Essa posição deve ser evitada, pois afrouxa as estruturas de sustentação dos joelhos. Nas que têm a característica dos pés rodados para dentro, essa posição de sentar deve ser evitada com mais rigor. Também deve ser evitado que elas sentem ajoelhadas com as nádegas em cima dos pés.

### *O QUE É A ESCOLIOSE?*

A escoliose é curvatura sempre anormal. É suspeitada quando vemos a criança ou o adolescente de costas ou de frente. Os dois ombros normalmente devem estar na mesma altura e a escoliose faz com que um deles esteja mais baixo que o outro. O desvio é reconhecido pelos professores de educação física, de *ballet* e pelas costureiras. Os familiares e os próprios colegas notam o problema em algumas crianças. Todas devem ir ao médico que realizará o exame clínico e solicitará radiografia da coluna. A escoliose pode ser congênita ou adquirida, e clinicamente existem dois tipos básicos:

→ **De causa desconhecida** – surge após o nascimento e corresponde a quase 80% de todos os casos. Sem motivo, algumas crianças saudáveis começam a desenvolver o desvio da coluna. É durante o intenso crescimento da adolescência que a maior parte dos portadores do desvio é diagnosticada.

→ **De causa conhecida** – defeitos ósseos da coluna e da bacia, redução do comprimento de uma das pernas ou outro problema podem ser a causa do desvio. O tratamento da doença que causa a escoliose é importante.

### *COMO É O TRATAMENTO DESSA ESCOLIOSE?*

O tratamento da escoliose de causa desconhecida pode ser apenas com acompanhamento periódico, pois alguns desvios não progridem e podem até regredir espontaneamente. Algumas vezes, o médico indica o uso do colete ortopédico e até cirurgia nas situações mais graves. É importantíssima em todos os casos a realização regular de uma atividade física, em especial a natação, para facilitar o desenvolvimento harmonioso do tronco.

### *O QUE SÃO A CIFOSE E A LORDOSE?*

São curvaturas normais da coluna vertebral, mas podem representar problema. Quando vemos a criança ou adolescente de lado é que podemos perceber essas curvaturas. A lordose é uma curvatura com concavidade posterior e a cifose é com concavidade anterior. Os quadros patológicos são chamados de hiperlodose e hipercifose. A cifose mais importante é notada nas crianças acima dos 10 anos. Na grande maioria dos casos, decorre de um vício postural principalmente nas meninas que curvam o tronco para a frente na época do crescimento das mamas. O mesmo acontece nas crianças que ficam muito mais altas que os colegas da mesma idade.

### *AS MOCHILAS PARA ESCOLARES PODEM FAZER MAL?*

Qualquer peso excessivo que as crianças carreguem de forma repetitiva pode fazer mal. Uma lei do município de São Paulo determina que o peso da mochila não deva ultrapassar de 10% do peso da criança que a carrega. As mochilas com rodinhas, por exigirem esforço de apenas um lado do corpo, podem ser prejudiciais. O consenso dos especialistas para a melhor forma de transportar carga é junto ao corpo e de forma simétrica. Assim, o ideal é que as crianças levem sua mochila, sem excesso de peso, presa por duas alças nos ombros e presas também com cinto abdominal.

### *UMA PERNA CURTA PODE CAUSAR PROBLEMA NA COLUNA?*

Pode. Esse e outros problemas – neurológicos, musculares, defeitos congênitos – podem causar desvios da coluna. É essa a razão maior para a consulta ao ortopedista. Definir a causa para que o tratamento seja especificado.

### *RPG E FISIOTERAPIA AJUDAM A TRATAR ESSES PROBLEMAS?*

Como citado antes, o tratamento dos problemas da coluna depende da intensidade dos mesmos e da causa. Mas independente disso e de outros tratamentos indicados pelo ortopedista, como antes definido, as medidas posturais, a reeducação postural global (RPG), os exercícios de alongamento, a hidroginástica e outras medidas fisioterápicas específicas auxiliam na melhoria dos sintomas. O ortopedista e o fisioterapeuta que conhecem o problema são as pessoas mais indicadas para planejar quais medidas adotar para cada caso.

### *CONTRIBUIÇÃO DE COLABORADORA*

*"Usei o colete de Milwaukee por quase seis anos e tive alguns problemas após o uso. Por se tratar de um aparelho que se usa 23 h por dia, a musculatura das minhas costas ficou atrofiada e cerca de quatro a cinco anos após o encerramento do tratamento, eu comecei a sentir muitas dores musculares.*

*Comecei o tratamento aos dez anos, mas desde os três anos minha mãe notava que eu tinha um lado mais diferente do outro. Seis anos após, aos nove anos de idade, o pediatra solicitou um raio-X que confirmou a escoliose. Tenho uma perna um pouco maior que a outra e comecei o tratamento com uma palmilha. Como não deu certo, passei para o colete. Mesmo após três anos de uso, a escoliose não parava de aumentar e quase fui operada. Consegui terminar o tratamento sem precisar da cirurgia.*

*Mesmo tendo feito exercícios físicos (volei e natação) fiquei com a musculatura atrofiada. Só quando iniciei os exercícios seguindo o método Pilates é que parei de sentir dores. Portanto, na minha opinião, a recomendação seria do Pilates e não da natação. Este método consegue trabalhar a musculatura mais diretamente."*

### *PARTICIPAÇÃO DE COLABORADORA*

*"Estou escrevendo por acreditar que minha experiência poderá ajudá-las e a seus filhos.*

*Quando minha filha mais velha tinha dois anos de idade, apareceu com o dedo indicador apresentando inchaço. O médico dela, de início, achou que não era nada, pois a garota movimentava o dedo, não tinha dor, nem febre. Só que eu, apesar de não ser médica, tinha minha sabedoria de mãe e não me conformei com o diagnóstico. Levei-a a um ortopedista que tirou uma radiografia da mão e descartou qualquer problema ósseo.*

*Segui em frente, mas sempre com uma sensação de que existia algo mais sério por trás do inchaço. Um belo dia, ao acordar, ela falou que quando fechava a mão sentia uma dor. Corri para o pediatra que disse: "Dor não é normal, vamos pesquisar".*

*Na época, o Recife não tinha nenhum pediatra com formação em reumatologia. Socorri-me, então, por uma reumatologista de adultos. Quando eu saí do consultório dessa médica, sabia que tudo o que ela dizia e propunha não fazia sentido. Voltei ao consultório do médico da garota e através de um pediatra do Rio de Janeiro, cheguei a uma reumatologista de crianças. A Dra., logo na primeira consulta, diagnosticou que ela era portadora de artrite reumatoide juvenil.*

*Essa é a primeira mensagem. Quando vocês desconfiarem que algo não vai bem com seus filhos, busquem ajuda competente. No meu caso, foi impressionante a diferença em ser recepcionada por uma especialista tranquila, esclarecedora e segura.*

*Bom, a vida seguiu... Há dois anos, a reumatologista, em uma consulta de rotina, notou que minha filha estava desenvolvendo uma escoliose, à época, mínima. Orientou-me a procurar um ortopedista especialista em adolescentes para acompanhá-la.*

*O primeiro contato com o ortopedista foi decepcionante. Ele mal falou, mas examinou a menina e disse que aquilo não era nem escoliose. Na segunda consulta, ratificou o posicionamento, fiquei "tranquila".*

*Acontece que, em pouco tempo, o desvio da coluna aumentou, como é comum ocorrer, hoje eu sei, na escoliose do crescimento.*

*Procurei mais dois outros médicos e eles disseram que, infelizmente, não havia mais nada a ser feito, pois, a época para o uso do colete corretivo já havia passado.*

*Entrei em contato com um importante especialista de coluna no Brasil. Ele informou que a correção da coluna só poderia ser feita através de cirurgia. Mas, como no caso da minha filha o desvio é pequeno, a indicação é fazer muito exercício para fortalecer a musculatura das costas e aula de RPG para melhorar a postura.*

*Atualmente, ela vem fazendo exercícios, acompanhada de uma "personal", e tendo sessão de RPG duas vezes por semana, o que, visualmente, melhorou o seu quadro.*

*Novamente, reforço o que disse antes. Quando vocês sentirem que algo errado está ocorrendo com seus filhos insistam com os pediatras, busquem apoio."*

### CRIANÇA TEM DOR NAS COSTAS?

Tem e é comum que as dores nas costas estejam relacionadas à postura, à falta de atividade física e a hábitos ruins como o uso de mochila muito pesada. Os pediatras e os ortopedistas devem intervir se a queixa de dor nas costas é muito frequente, pois ela pode significar doença.

### POR QUE O BRAÇO DE ALGUMAS CRIANÇAS SAI DO LUGAR?

Essa condição conhecida como pronação dolorosa, "mal da babá" ou "cotovelo de ama", decorre da luxação da cabeça do rádio, osso do antebraço. Ocorre em crianças até três ou quatro anos de idade e surge quando uma criança é puxada bruscamente pela mão ou quando tropeça e é segurada pela mão para não cair. A cabeça do rádio, no cotovelo, sai do lugar, causa a dor e a imobilização do membro que são os aspectos típicos. Uma conversa com a "babá" ou com quem estava com a criança, antes absolutamente sadia, pode revelar o que ocorreu. Pode acontecer uma única vez, mas há crianças que apresentam episódios repetidos. O quadro é de fácil diagnóstico e tratamento.

### O QUE É A SINOVITE TRANSITÓRIA DO QUADRIL?

A sinovite é inflamação da sinóvia que reveste cada articulação do corpo. A transitória do quadril atinge a articulação coxofemural. A denominação transitória define que o problema é passageiro. Ocorre entre um e cinco anos de idade, principalmente nos meninos mais ativos que brincam mais e pulam mais. A criança que estava muito bem, sem febre, sem ter sofrido trauma, sem ter recebido vacina recentemente e sem qualquer outra anormalidade, começa subitamente a mancar. Ela sorri, brinca e anda para lá e para cá, mancando. O quadro faz supor algo mais importante. Os médicos apenas encontram dificuldade de realizar alguns movimentos da articulação coxofemoral. A ausência de febre, de outros sinais e de acometimento de outras articulações são aspectos que afastam enfermidades outras. Os exames de sangue nada revelam e o ultrassom da articulação pode mostrar elementos da sinóvia doente. A resolução do problema é espontânea, habitualmente em menos de cinco dias, mas há quadros mais prolongados. Os médicos prescrevem medidas para reduzir a atividade física das crianças afetadas. Habitualmente, nem os analgésicos são indicados. Os anti-inflamatórios não devem ser prescritos. Seus malefícios são muito grandes. O aspecto mais importante, sem dúvida, é o acompanhamento médico, pois a sinovite deve ceder em poucos dias. Se os dados clínicos persistem, é importante questionar o diagnóstico e buscar outra explicação para o problema.

### *E A DISTENSÃO MUSCULAR OCORRE NA MENINADA?*

As crianças mais traquinas, que mais pulam e que mais se "aventuram" podem, vez ou outra, usar excessiva ou inapropriadamente seus músculos e ossos, e sofrer consequências em função disso. Uma delas é a distensão muscular que se manifesta por dores musculares que são relatadas por aqueles que têm mais idade. Nos menores, o que se encontra é uma criança chorosa que evita fazer determinados movimentos. Os familiares, no entanto, devem estar muito alertas, pois outros diagnósticos mais importantes podem justificar a queixa (fraturas, artrites e outras doenças) e os pediatras devem sempre ser avisados se o quadro não cede em dois ou três dias.

### *QUAL O VALOR DA ATIVIDADE FÍSICA E DA PRÁTICA ESPORTIVA?*

Os exercícios do dia a dia da meninada – correr, pular, jogar bola, subir em obstáculos, rolar, nadar, sobretudo com os pés na terra, na areia, – são essenciais para o desenvolvimento das habilidades motoras, do equilíbrio, da musculatura e da ossatura. O desaparecimento da maior parte dos problemas dos membros inferiores – pés planos, *genu varo* e *genu valgum* – é mais rápido se a criançada tem vida ao ar livre, nas praças, na praia ou no campo. A prática esportiva rotineira, como a natação, a equitação e a dança, também somam para a melhoria de todos esses problemas, mas sobretudo para os da coluna.

### *O QUE VOCÊS ACHAM SOBRE AS DORES DO CRESCIMENTO?*

Vamos destacar alguns pontos:

- → Todas as crianças crescem e só algumas apresentam as "dores do crescimento"; muito estranho, não?
- → É tema polêmico e existem respostas diferentes dadas por profissionais distintos; isso denota pouco conhecimento sobre o assunto.
- → Quando existe um cisto ósseo ou outro problema, o diagnóstico de dores do crescimento é afastado; o médico fala que certa criança tem "dor de crescimento", mas é difícil que ele dê um atestado informando isso; ele, no máximo, diz que na falta de um diagnóstico existe "dor de crescimento".

### *MAS COMO É ESSE QUADRO?*

As dores surgem após o desempenho de atividades absolutamente comuns. Também aparecem em dias de muita atividade física. Ora as queixas são numa perna, ora são na outra. Em alguns momentos, a criança aponta para a perna como o ponto mais doloroso e outras vezes para a coxa. Algumas vezes, doem as articulações e outras vezes isso não é notado. Não há febre nem outros dados que indiquem doença mais geral. Não há atrofia muscular pelo desuso o que seria observado se houvesse uma doença definida. Na maioria das vezes, os médicos examinam, questionam e nada encontram. Fazem raio-X dos ossos das pernas e outros exames para várias enfermidades e nada encontram. Os profissionais falam, por exemplo, em fibromialgia que é dor provocada pelo uso excessivo dos músculos e das outras estruturas dos membros. O mais importante é que, quando não se firma nenhum diagnóstico, os médicos devem orientar para que os familiares: observem as crianças rotuladas como portadoras de dores do crescimento; entendam que o diagnóstico não é definitivo; registrem dados novos que no futuro que poderão implicar um diagnóstico preciso. Muitas crianças deixam, depois de algum tempo, de apresentar essa queixa. Mas, algumas vezes, o quadro continua e familiares e médicos são surpreendidos com a descoberta de uma doença que não foi definida antes. Vale lembrar que a medicina evolui a cada dia e que é possível explicar, no futuro, muitos desses quadros dolorosos inexplicados hoje.

O texto faz parte de um projeto educacional que não substitui a consulta médica, sobretudo não substitui o seguimento pediátrico contínuo e sistematizado.

PROFISSIONAIS COLABORADORES:
Alexandre Adolfo Romero Machado,
Regis Carneiro Andrade Filho,
Constantino Giovani Braga Cartaxo,
Rodrigo Bezerra Tenório

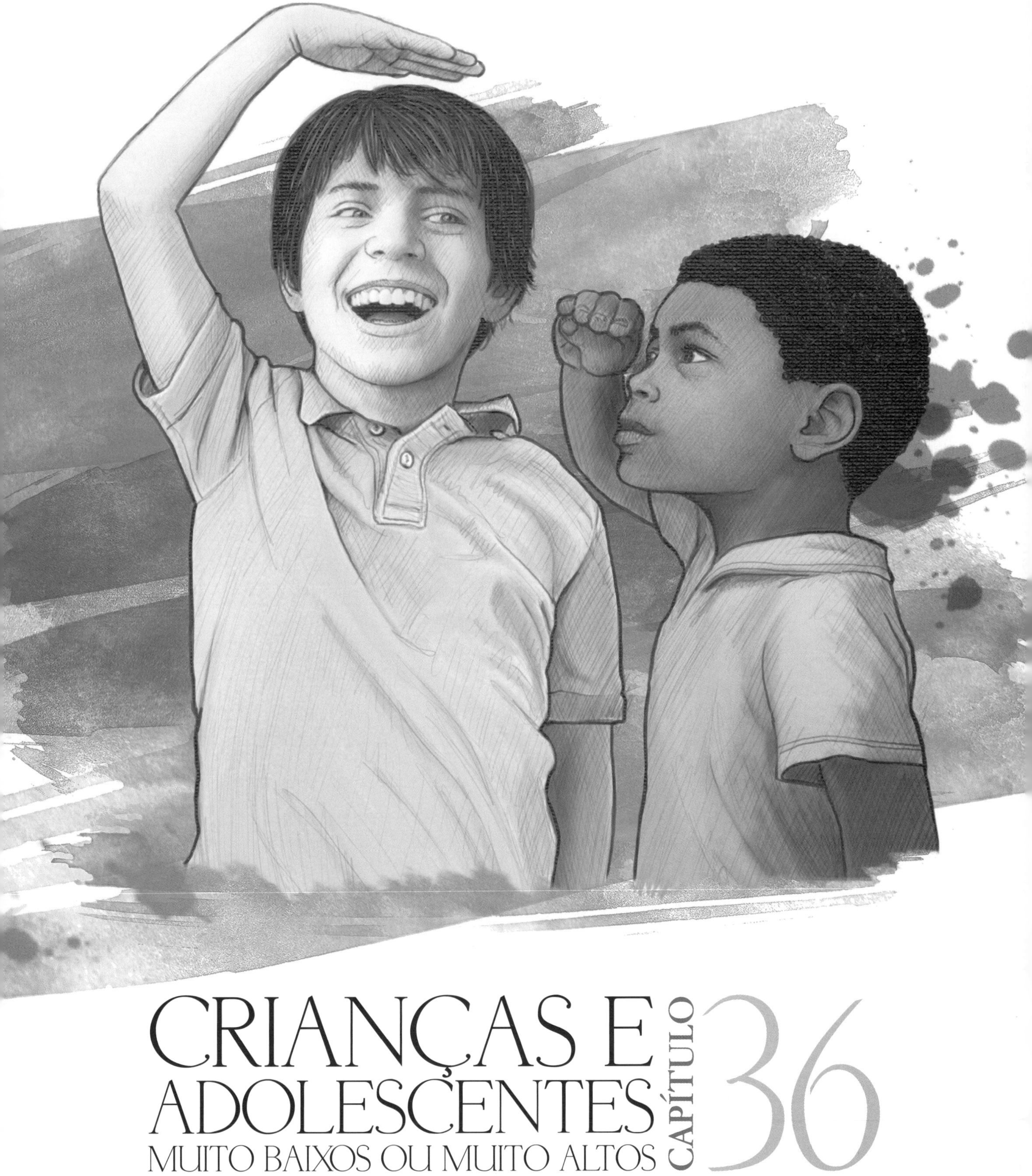

# CAPÍTULO 36

# CRIANÇAS E ADOLESCENTES MUITO BAIXOS OU MUITO ALTOS

## CRIANÇAS E ADOLESCENTES MUITO BAIXOS OU MUITO ALTOS

É frequente a preocupação com a altura dos filhos, sobretudo com a aparente pequena estatura dos garotos.

Nosso encontro é para discutir isso. Quem começa a perguntar?

### *QUAL A IMPORTÂNCIA DA MEDIDA DA ALTURA PARA A SAÚDE?*

A altura é um indicador de saúde e os pais têm razão de procurar os médicos quando acham que as crianças estão crescendo pouco ou muito. A tomada única da estatura pode chamar a atenção dos médicos para várias anormalidades, mas é o acompanhamento contínuo do ganho estatural e ponderal que fornece as informações mais importantes. Essa é uma das múltiplas razões para o acompanhamento pediátrico contínuo de toda criança. A medida da altura é obrigatória na consulta pediátrica e há muitos anos os pediatras registram num gráfico as medidas. Crianças que apresentem redução ou aumento do ganho estatural podem apresentar várias doenças: genéticas, metabólicas, endocrinológicas, nutricionais, digestivas, neurológicas, ósseas e psíquicas, dentre outras. A avaliação do ganho estatural ocorre junto com a análise de outros aspectos: peso, perímetro cefálico e outros.

### *O QUE DETERMINA A ALTURA?*

O crescimento estatural tem forte base genética. Em condições normais, os genes herdados são os mais importantes limitadores da altura final do ser humano. Mas as condições nutricionais, a saúde geral, a prática esportiva e várias outras, todas essas chamadas ambientais, são também importantes.

### *É IMPORTANTE SER ALTO?*

O importante é ser sadio e os homens e as mulheres de menor estatura podem ser tão hígidos quanto os mais altos. A comunidade pensa que os mais altos são mais sadios. Isso não é verdade. Os mais altos, dos dois sexos, podem ser melhores atletas de vôlei, de basquete, de natação e de muitos outros esportes. Os mais altos, sobretudo os rapazes, podem até chamar mais a atenção na escola e nos encontros sociais. Mas não se pode falar que eles sejam os mais sadios. As mulheres com 1,60 m casadas com homens com 1,70 m tendem a comparar seus filhos com os das mães com 1,75 m casadas com homens de 1,95 m. Essa e uma comparação indevida. Mas isso é esquecido e a imagem de que os mais altos são mais sadios, mais belos, mais destacados nos esportes e até na carreira profissional é sempre mais forte. Não é assim. Os conceitos de boa ou má saúde envolvem muitos outros aspectos e não são definidos por apenas um fator como a estatura.

### *E NÃO É MELHOR QUE O RAPAZ SEJA MAIS ALTO QUE A MOÇA?*

Os familiares toleram mais a menor estatura nas filhas do que nos filhos. Ao fim do crescimento estatural, os homens são em média 13 cm maiores do que as mulheres. Os pais ficam preocupados quando percebem que seus filhos são menores do que alguns meninos da mesma idade, ou pior ainda, quando percebem que são mais baixos que algumas meninas da mesma faixa etária. E eles passam a agir em função dessas observações. Falam com os pediatras e procuram outros quando a orientação dos anteriores não foi convincente. Buscam os endocrinologistas, exigem exames e vivem angustiados com a estatura dos filhos que, na maioria das vezes, são normais.

### *QUANDO É FEITO O DIAGNÓSTICO DO RETARDO ESTATURAL?*

Numa estrutura assistencial modelar, onde todas as crianças fossem assistidas e acompanhadas de forma sistemática e qualificada, os desvios do crescimento estatural poderiam ser descobertos pelos pediatras muito precocemente. E tudo seria mais fácil. O diagnóstico seria feito mais cedo e o tratamento teria maior chance de funcionar. Um exemplo clássico é o exame do pezinho que permite aos pediatras descobrir e tratar precocemente várias enfermidades graves, algumas delas com importante influência no crescimento.

### *NOS BEBEZINHOS, É POSSÍVEL DIAGNOSTICAR OS BAIXINHOS?*

O teste do pezinho e a consulta pediátrica permitem diagnosticar doenças que atrapalham o crescimento. O pré-natal, o nascimento e todas as fases da infância deveriam ter assistência médica adequada, sistematizada, o que permitiria descobrir cedo as anormalidades do crescimento. Quando existem anormalidades evidenciadas ao nascimento – dos membros, olhos, coração e outras – que fazem pensar em doenças específicas, é possível ao médico diagnosticar desvios na altura e no perímetro cefálico, por exemplo. Mas não é possível ao pediatra falar, logo ao nascimento e nos primeiros meses, sobre as crianças normais que tendem a ser adultos altos ou baixos.

### *QUANDO VOCÊS SABEM QUE AS CRIANÇAS SERÃO ADULTOS BAIXOS?*

Os pediatras que usam curvas de crescimento e acompanham as mesmas crianças por muitos anos têm condições de perceber precocemente quais são as que precisam de atenção especial. Acreditamos poder separar essas crianças em dois grupos:

→ **Sadias**: esta é a situação mais comum; os pediatras têm condições de conhecer as crianças que, embora normais, absolutamente hígidas, apresentam estatura que provavelmente as caracterizará como adultos baixos ou altos; nessa situação, é possível falar sobre o crescimento estatural dessas crianças antes que os pais perguntem sobre o assunto; nas crianças saudáveis, o crescimento estatural tem características harmônicas, sem desvios para cima ou para baixo; nos primeiros anos de vida, os pediatras podem medir a altura dos pais e das mães, calcular o alvo estatural e falar se a altura da criança está ou não dentro do perfil familiar; é possível começar a montar desde muito cedo uma estratégia para abordar o assunto.

→ **Portadoras de doenças crônicas:** os pediatras têm condições de analisar os dados das curvas de crescimento, os dados clínicos e os laboratoriais e definir quais crianças apresentam crescimento anormal e secundário a doenças crônicas: intestinais, cardíacas, respiratórias, neurológicas, renais, ósteo-musculares, endócrinas, metabólicas e genéticas, dentre outras; essas crianças doentes, mais vezes muito pequenas, mas às vezes muito altas, precisam de diagnóstico e de tratamento apropriado.

### *POR QUE VOCÊS USARAM A PALAVRA PROVAVELMENTE?*

Não é possível nos primeiros anos definir com precisão como será a estatura final. Há crianças pequenas que parecem que serão adultos baixos e que apresentam um extraordinário crescimento pubertário que derruba a previsão inicial. As meninas que parecem que serão muito baixas na vida adulta poderão alcançar uma estatura maior do que a imaginada se a primeira menstruação ocorrer lá pelos 14 ou 15 anos de idade. Os garotos que crescem entre os menores da turma e que apresentam os sinais puberais lá pelos 14 ou 15 anos, poderão alcançar uma estatura final maior do que a antes prevista. Por outro lado, quando as garotas menstruam mais cedo e quando os rapazes apresentam sinais puberais mais precocemente, há maior chance de alcançarem estatura menor. Assim, não é possível definir com exatidão a estatura final nos primeiros anos, mesmo usando as curvas de crescimento como a da idade óssea, que ajuda a definir o que provavelmente ocorrerá no futuro.

### *O QUE FAZER QUANDO EXISTE ANORMALIDADE NA ESTATURA?*

Pouca ou muita estatura pode existir em várias doenças. O primeiro objetivo é diagnosticar o que existe. Essa tarefa é conseguida com exames (sangue, urina, imagem e outros) e consulta com especialistas (endocrinologistas, geneticistas, neurologistas e outros). O tratamento pode resultar na total normalização do padrão de crescimento e no desaparecimento dos sintomas da doença. Um dos melhores exemplos é a deficiência do funcionamento da tireoide. A medicação com hormônios tireoidianos produz a retomada do crescimento e o desaparecimento dos sintomas. Há outras situações que a medicina ainda hoje não consegue mudar.

### *E QUANDO NÃO EXISTEM ANORMALIDADES?*

Nas crianças normais, as preocupações com a estatura são comuns nas consultas do quinto ao sexto ano de vida quando os colegas de escola começam a falar em "baixinhos" ou "tampinhas". Mas essas questões são mais intensas antes do início da puberdade. E nessa idade, é possível perceber as diversas preocupações dos familiares:

→ A mais comum é com a aparente pouca estatura dos garotos, pois os pais desejam sempre que seus filhos homens tenham mais de 1,80 m de altura; essa preocupação existe com mais ênfase antes dos primeiros sinais puberais.

→ A segunda situação é com a primeira menstruação nas meninas baixinhas; as mães sabem que se o primeiro ciclo menstrual ocorrer muito cedo a altura será menor.

→ Outra preocupação, menos comum, é com as garotas que sempre foram as mais altas do seu grupo; as mães manifestam suas preocupações, sobretudo quando elas, apesar de estarem com onze ou doze anos, não apresentam sinais puberais o que significa que a altura final será muito alta; a preocupação com a estatura final dos garotos que terão 1,95 m ou 2,00 m de altura não existe.

### *O QUE É A IDADE ÓSSEA?*

A idade óssea consta de um estudo radiológico dos núcleos de crescimentos dos ossos. As doenças que retardam o crescimento também retardam a idade óssea. Há doenças que fazem a idade óssea avançar. Vamos falar sobre alguns exemplos de idade óssea em *crianças baixas*:

I – **Idade óssea atrasada em relação à cronológica:** quando não existe doença, a idade óssea atrasada significa maior potencial de crescimento; essas crianças sadias estão amadurecendo lentamente e terão início tardio da puberdade e uma estatura final maior; mas é importante buscar enfermidades nesse grupo de crianças.

II – **Idade óssea compatível com a cronológica:** geralmente significa que não há distúrbios hormonais; também significa que existe menor potencial de crescimento do que nas crianças que têm atraso na idade óssea; a Idade óssea mais avançada do que a idade cronológica: ocorrem em crianças que alcançam mais cedo a estatura programada e que podem ficar com a altura menor do que se a puberdade fosse anos depois.

III – **Idade óssea mais avançada do que a idade cronológica:** são crianças que alcançam mais cedo a estatura programada e que podem ficar com a altura menor do que se a puberdade fosse anos depois.

### *EXISTEM DOSAGENS HORMONAIS QUE AJUDAM OS MÉDICOS?*

Existem sim e devem ser solicitadas pelos médicos baseadas no estudo da situação a ser definida. Assim o conjunto – estudo clínico para avaliar se existem ou não doenças que causam retardo estatural + análise do padrão de altura da família + verificação da idade óssea + dosagens hormonais – permite definir qual a melhor proposta terapêutica.

### *O QUE FAZER PARA OS GAROTOS NORMAIS QUE NÃO SERÃO ALTOS?*

Nessa situação, os médicos devem:

→ Ter certeza que não existem doenças; a doença celíaca mostra que o diagnóstico da enfermidade que causa baixa estatura pode ser complexo.

→ Estimular a prática de esportes; reduzir o sedentarismo; buscar as melhores condições de saúde (nutrição e vacinação adequadas).

→ Tentar estabelecer um vínculo de confiança com os familiares; discutir sobre uma entrevista com o endocrinologista de crianças.

### *EXISTE TRATAMENTO HORMONAL PARA ESSES GAROTOS?*

Os pediatras e os endocrinologistas de crianças têm condições de avaliar os riscos e os benefícios dos tratamentos propostos para as crianças normais pequenas. A preocupação dos pediatras é a de mostrar que esses garotos são normais, que eles se transformarão em rapazes normais, que a estatura final que eles alcançarão, por exemplo, 1,68 m, é uma estatura de muitos homens sadios, e que não existe tratamento sem efeitos colaterais.

## *AINDA SÃO USADOS OS HORMÔNIOS MASCULINOS?*

Esses hormônios são usados nos adolescentes do sexo masculino quando existem: *ganho estatural insuficiente, importante retardo da puberdade, idade óssea e exames que afastam doença endócrina.* São usados quando o assunto passa a preocupar os garotos e a interferir com a socialização deles. A melhor alternativa é garantir ao adolescente e aos familiares que não existem anormalida-des e que tudo é apenas uma questão de tempo. A indicação e o uso da medicação devem ser supervisionados pelo endocrinologista de crianças e de adolescentes. Essas substâncias não são indicadas nas garotas.

## *É POSSÍVEL RETARDAR A MENSTRUAÇÃO?*

É essencial que os médicos definam com precisão as garotas normais que menstruarão mais cedo e que provavelmente ficarão com baixa estatura. Se existem anormalidades ou mesmo dúvidas sobre o diagnóstico, é importante revisar o assunto. O que discutimos antes sobre a importância da prática esportiva, da luta contra o sedentarismo, do fornecimento de condições para o desenvolvimento pleno da saúde e do acompanhamento pediátrico adequado também é aplicável nessa situação. É possível que, para muitas famílias, a terapêutica pare por aqui e não sejam usados medicamentos. Mas os familiares devem ser avisados que existe medicação hormonal destinada a retardar o início dos ciclos menstruais e permitir que alguns centímetros de altura sejam ganhos.

## *O QUE FAZER COM AS MOCINHAS NORMAIS QUE SERÃO MUITO ALTAS?*

Os pediatras deverão debater à exaustão com os familiares, sempre com o apoio dos endocrinologistas de crianças, os riscos e os benefícios do uso de medicamentos para induzir a parada do crescimento das mocinhas que deverão se transformar em mulheres muito altas.

## *QUAL O PAPEL DOS ENDOCRINOLOGISTAS DE CRIANÇAS?*

Os endocrinologistas são essenciais em muitos dos problemas de crescimento. Quando as crianças são normais, eles auxiliam os pediatras a debaterem os riscos e os benefícios da adoção de qualquer medida. Quando são anormais e há doenças que diminuem o potencial de crescimento e causam transtornos, eles são fundamentais na escolha do tratamento.

## *PARTICIPAÇÃO DE COLABORADORA*

*Nosso filho tem doença neurológica e sempre foi o mais baixo da turma. Com o passar do tempo, isso ia ficando mais evidente. O pediatra, que o acompanha desde o seu nascimento, há muito detectara através da curva de crescimento, que ele crescia menos do que o esperado. A idade óssea era abaixo da sua idade cronológica.*

*Quando ele estava com 13 anos de idade, o pediatra então achou que deveríamos acompanhar isso com um endocrinologista infantil. Este então solicitou exames específicos e fez a indicação do hormônio do crescimento. Fomos pesquisar na Internet e encontramos diversas opiniões de endocrinologistas, uns a favor e outros radicalmente contra o uso do hormônio. E ainda tínhamos a dúvida devido à sua doença neurológica. Sempre perguntamos se o tratamento poderia ter alguma interferência na doença que ele tem. Decidimos procurar uma segunda opinião que reforçou que a administração do hormônio era necessária.*

*Nossa decisão foi difícil, mas na última consulta, nosso pediatra a apoiou inteiramente O tratamento é muito caro. Quando começamos, em fevereiro de 2009, custava cerca de R$ 2.300,00 por mês. Logo nos primeiros três meses, ele cresceu três centímetros, o que para nós foi o início de uma evolução. No mês de maio, já preocupados com o aumento do custo do medicamento fomos orientados a procurar o SUS, que poderia fornecer o medicamento.*

*Foi o que fizemos. Marcamos uma consulta com o endocrinologista infantil do SUS, que solicitou alguns exames e marcou uma junta médica que o incluiu no programa de medicamentos especiais do governo, sem qualquer custo, aliviando bastante a preocupação financeira. Hoje, mais de um ano e meio após a administração do medicamento, nosso filho já cresceu 13 cm, tem 16 anos e 1,53m de altura, e continua firme e forte com o tratamento.*

*O que temos a dizer a outros pais é que verifiquem o motivo de seu filho ter baixa estatura. Se ele tiver deficiência do hormônio do crescimento, não há dúvidas, o remédio deve ser administrado, pois as consequências dessa deficiência podem ser graves no futuro.*

### PARTICIPAÇÃO DE COLABORADORA

*A preocupação com a altura do nosso filho nasceu da observação de que a maioria dos nossos familiares, pais, irmãs, tios, avós, tem estatura entre 1,50 m e 1,60 m.*

*Quando nosso filho tinha sete anos de idade, além das consultas periódicas ao pediatra, procuramos uma endocrinologista infantil. Ele foi submetido aos exames clínicos rotineiros, a uma série de dosagens hormonais e à verificação da idade óssea. Foi constatado que ele era sadio, que tinha as taxas hormonais normais, inclusive que eram normais os níveis do hormônio do crescimento. A idade óssea era menor que a idade cronológica e indicava que ele teria um crescimento mais longo antes da puberdade.*

*A partir desse estudo, o pediatra e a endocrinologista nos mostraram que ele teria um crescimento normal, mas ficaria com uma altura final baixa, em torno de 1,60m. Eles aconselharam o uso do hormônio do crescimento.*

*Ficamos muito preocupados por causa dos efeitos colaterais a longo prazo do tratamento hormonal, pois nos pareceu serem pouco conhecidos os efeitos de longo prazo. Além disso, o tratamento era exaustivo, principalmente para a criança e a mãe, uma vez que é necessário tomar uma injeção subcutânea diariamente.*

*Diante das nossas dúvidas e incertezas, resolvemos ouvir a opinião de mais um especialista em crescimento infantil, e procuramos um endocrinologista de crianças e de adolescentes em São Paulo que também indicou o uso do hormônio do crescimento.*

*Nosso filho iniciou com o hormônio do crescimento aos 10 anos de idade e teve uma resposta excelente. No primeiro ano de tratamento, cresceu 13 cm.*

*Ele praticava futebol e tênis, e tinha uma alimentação saudável.*

*Quando estava para iniciar a puberdade, usou um medicamento para retardar essa fase. O objetivo dessa nova medicação era ganhar mais um tempo de crescimento que poderia implicar o ganho adicional de uns centímetros. Usou a medicação até que a idade óssea igualou com a idade cronológica.*

*Ele usou o hormônio do crescimento por cinco anos, ou seja, até os 15 anos de idade. Hoje com 17 anos, está com 1,75m de altura, com peso ideal, um rapaz lindo, inteligente, normal, sadio e satisfeito com o resultado do tratamento.*

*E nós pais estamos seguros que fizemos o melhor para ele.*

### CONTRIBUIÇÃO DE COLABORADORA

*Concordamos que a maior preocupação é com as crianças do sexo masculino. Tínhamos uma grande preocupação com nosso filho no que sua altura poderia vir a interferir nas suas relações pessoais, sociais e futuramente profissionais. Já em relação à menina, a nossa decisão se baseou muito mais na questão de como sua baixa estatura poderia influenciar nas atividades funcionais do seu dia a dia. Apesar de também levarmos em consideração o fator emocional, pois ela sempre se mostrou bastante incomodada com sua altura.*

*Um dos aspectos que nos angustiou foi com a preocupação dos médicos com a Síndrome de Turner, que incide sobre o sexo feminino e que foi um dos nossos pontos de ansiedade nos exames prévios realizados anteriormente ao tratamento.*

*A baixa estatura incomoda as crianças e os nossos filhos demonstraram isso de várias maneiras, em várias épocas da vida. Isto foi uma questão que nos afligiu, principalmente em relação à menina, pois ela se mostrava constantemente incomodada com sua baixa estatura, e sempre me questionava por isto. E, por vezes, me responsabilizava.*

O Prof. Ney Cavalcanti, endocrinologista e estudioso do crescimento, publicou em setembro de 2010, o seguinte texto sobre a baixa estatura.

## *A BAIXA ESTATURA TEM TRATAMENTO?*

*O fato é que a preocupação com estatura é motivo frequente de consulta ao pediatra e/ou ao endocrinologista. A primeira tarefa do profissional é verificar se a queixa tem realmente fundamento. Em um bom número de casos, a altura das crianças se encontra dentro dos parâmetros normais para sua idade, sexo e também coincide com a expectativa definida pela herança familiar. Mas, menor, é verdade, do que a idealizada pelos pais. E os genitores de menor altura valorizam mais esse componente da aparência. Afinal, eles já sentiram e sentem o quão foram e são discriminados por serem baixos.*

*Quando as crianças são realmente menores do que seria normal para elas, cabe ao médico tentar descobrir a razão. Isto é conseguido através da história e do exame clinico e, quando necessário, da investigação laboratorial.*

*Caberá aos médicos descobrir a causa e, se possível, tratá-la, se for constatada anormalidade no desenvolvimento estatural. Qualquer doença crônica – respiratória, digestiva, renal e de outra natureza – prejudica o crescimento. Doença genética cromossômica ou hormonal podem ser a causa. Má alimentação é um motivo frequente de alterações do peso e da altura. Crianças que não dormem bem ou que vivem em ambientes hostis, também podem ter o crescimento prejudicado. A falta de afeto faz causar a síndrome da deprivação afetiva que reduz a secreção do hormônio do crescimento.*

*O hormônio do crescimento só deve ser usado em umas poucas situações. A deficiência da secreção pela hipófise, condição rara, e o déficit do crescimento intrauterino são duas indicações para o uso do hormônio. Nas doenças em que existe indicação para o uso, o governo, através do SUS, fornece o medicamento.*

*Alguns pesquisadores têm demonstrado que o hormônio do crescimento pode aumentar a altura das crianças normais e sãs. Essa indicação não é aceita pela maioria dos estudiosos do assunto que ainda estão preocupados com os efeitos colaterais a longo prazo. O outro problema é o custo do tratamento, dois e três mil reais mensais, durante anos.*

*Finalmente, para demonstrar a importância do acompanhamento médico sistematizado e contínuo da curva de crescimento, mostramos a vocês o exemplo de um rapaz. Os nove círculos que vocês notam representam os dados de acompanhamento do garoto e depois adolescente seguido pelo mesmo pediatra por muitos anos. O primeiro círculo mostra quando ele foi medido aos seis anos e o último quando foi avaliado perto dos 16 anos. Os primeiros cinco círculos mostram que ele estava crescendo na curva inferior, característica dos que serão rapazes baixos. Como existia uma forte tendência familiar para a baixa estatura, o endocrinologista indicou o tratamento com hormônio do crescimento que foi iniciado aos 10 anos de idade. A resposta foi excelente o que pode ser constatado pelos últimos quatro círculos. O rapaz deixou a curva inferior e chegou a alcançar a terceira curva. Passou de uma expectativa de altura de 1,60 m para mais de 1,70 m. A curva de crescimento permitiu aos profissionais decidir sobre o tratamento e aos familiares acompanhar o resultado da medicação. E permite a vocês avaliarem a importância do registro adequado dos dados médicos.*

*Finalmente, ressaltamos o valor da consulta médica.*

PROFISSIONAIS COLABORADORES:
Ney Cavalcanti de Albuquerque,
Thereza Selma Soares

**Altura de MENINOS de 2 a 18 anos**

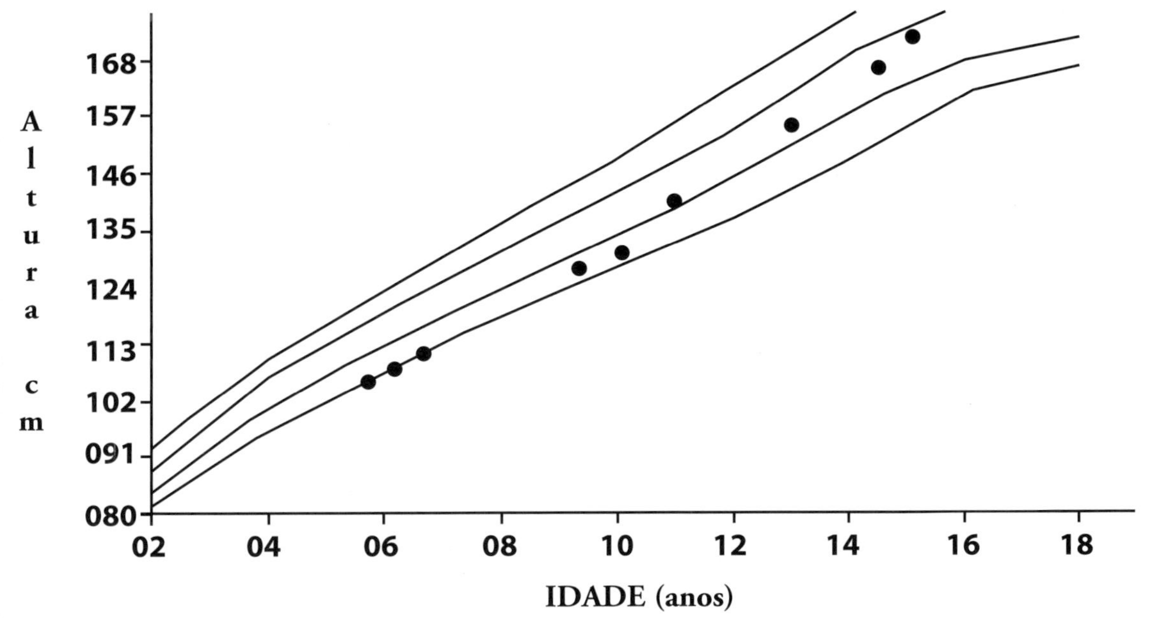

Parte

# II

# Saúde: Aspectos Gerais

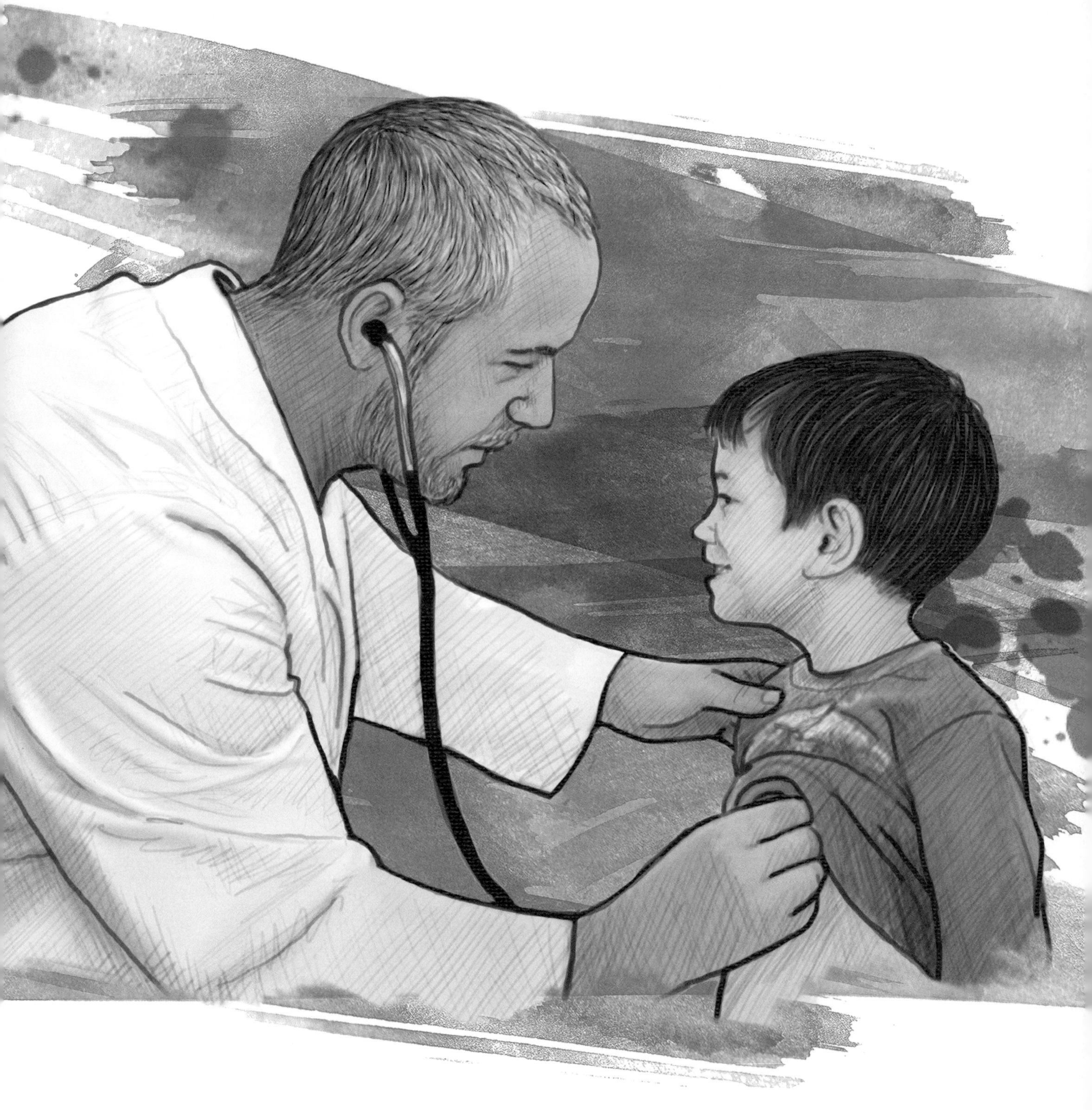

# O QUE É NORMAL? O QUE É ANORMAL?

CAPÍTULO 37

## O QUE É NORMAL? O QUE É ANORMAL?

Os médicos estão sempre envolvidos com a pergunta: é normal ou é anormal?

O que é normal não precisa ser corrigido. O que é anormal precisa.

Em muitas situações, a separação entre os dois aspectos é simples. Exemplos: ferida na pele, tumor no abdome, tosse, diarreia, vômito, febre, dor, convulsão, crise histérica, desvio ocular, surdez e deficiência visual.

Mas, em muitas outras, o limite entre o normal e o anormal é complexo. Exemplos: criança que não come; adolescente com estatura menor do que a desejada pelos pais; dificuldade na escola; irritabilidade; sono inquieto; número de doenças respiratórias que uma determinada criança está apresentando.

O que torna essa separação complexa é a *diversidade* entre as características morfológicas, funcionais e comportamentais do ser humano: o peso das crianças normais do sexo masculino de um ano de idade varia de nove a onze quilos; o comprimento desses mesmos meninos normais varia de 72 a 76 centímetros; alguns deles, todos normais, têm quatro dentes enquanto outros têm doze; uns, também normais, andam livremente, enquanto outros precisam de apoio para ensaiar os primeiros passos. Além dessas, outras características – capacidade de reagir ao mesmo estímulo, tipo de sono, dentre outras – variam entre as crianças do mesmo sexo e idade.

O normal para os médicos é o que ocorre mais frequentemente. É traduzido de forma concreta: números, tabelas, curvas, percentis, desvios, médias, medianas e outros indicadores. O normal para os leigos traduz o que é mais visto. É traduzido de forma abstrata: "esta criança deveria estar mais gordinha".

Portanto:

→ *Mais frequentemente,* as *crianças normais* de um ano de idade e do sexo masculino têm entre nove e onze quilos, entre 72 e 76 centímetros, quatro a oito dentes e andam pequenas distâncias sem apoio. Os leigos comparam as crianças entre si e têm uma noção do que é normal e se elas têm as características citadas nesse exemplo, eles não se preocupam com elas;

→ *Menos frequentemente,* as *crianças normais* de um ano de idade e do sexo masculino têm sete quilos de peso, 71 centímetros de altura, apenas dois dentes e estão apenas iniciando a marcha. Quando isso ocorre, os leigos adotam uma atitude diferente e essas crianças passam a ser vistas como anormais.

A última situação é comum e as crianças pequenas, magras, que não crescem, que não comem, são motivo usual de consulta. E os médicos devem responder se essas crianças são normais ou anormais.

Nossa proposta é rever com vocês os instrumentos que os médicos usam para dizer se essas crianças são normais ou anormais.

Quem começa a debater?

### *ENTÃO TUDO É MUITO VARIÁVEL, NÃO É?*

Essa é a primeira informação que vocês devem guardar: *é grande a variação das características das crianças normais:*

→ *Físicas:* peso, altura, perímetro da cabeça, força física, tipo físico, exuberância dos gânglios linfáticos, tamanho do pênis, volume das mamas e outras;

→ *Químicas ou metabólicas:* capacidade de acumular gordura, perfil hormonal, capacidade de eliminar remédios, nível de hemoglobina no sangue e outras;

- *Funcionais:* pressão arterial, número de evacuações ao dia, frequência respiratória, época da menstruação e outras;
- *Comportamentais, intelectuais, psíquicas ou emocionais:* resposta às agressões, paciência, irritabilidade, habilidade física e manual, e outras.

## MAS QUAIS AS RAZÕES PARA DEBATERMOS ISSO?

São muitas. Vamos apresentar algumas:

- os familiares vão ao consultório reclamar que as crianças estão pequenas. E a primeira obrigação dos médicos é avaliar se a estatura é normal ou anormal. Isso é válido para peso, tamanho do pênis, volume dos testículos e das mamas e para todos os aspectos físicos;
- os pediatras são chamados a opinar sobre o nível de hemoglobina no sangue das crianças de quatro meses de idade quando existe uma condição normal chamada anemia fisiológica; mais um exemplo, são as mudanças no nível dos anticorpos sanguíneos do nascimento até a adolescência; os pediatras têm que demonstrar que várias características químicas das crianças normais variam ao longo da vida e o que é normal aos quatro meses pode ser anormal aos sete anos;
- outras vezes os familiares estão preocupados com um aparente atraso do início da menstruação nas meninas ou com a falta de pelos pubianos nos meninos, aos doze anos de idade; os profissionais devem estudar e responder se essas características são normais de um grupo de adolescentes que tem desenvolvimento pubertário mais lento ou se é anormal; isso se aplica a inúmeros aspectos como o início da erupção dental, interesse pelo sexo oposto e outros;
- com frequência, os familiares vão ao médico para ouvir a opinião dos profissionais sobre o por que as crianças são inquietas, muito ativas, excessivamente espertas; mais uma vez os profissionais devem tentar enquadrar os clientes dentre os normais que têm essas características ou dentre os anormais que precisam de assistência médica;
- em outras consultas, os médicos são chamados a opinar sobre as crianças quietas, paradas, desinteressadas, tristes, sem criatividade. Também aqui eles devem opinar sobre isso se pode ser característica normal de muitas crianças normais ou se isso é anormal e pode representar falta de hormônio da tireoide, anemia, deficiência auditiva ou outro problema.

## COMO OS MÉDICOS SEPARAM O NORMAL DO ANORMAL?

Eles fazem isso a partir de: dados fornecidos pelos familiares; suas próprias observações; exames laboratoriais; marcos referenciais por idade e sexo – exemplos: curvas de peso, de altura, de perímetro cefálico, de tamanho do pênis e de volume dos testículos, valores da pressão arterial, da hemoglobina e dos anticorpos sanguíneos; entrevistas com profissionais de outras áreas e realização de exames especializados; acompanhamento de certos clientes por um período de tempo – a tarefa de definir se os clientes são normais ou anormais pode ser complexa e não pode ser definida de pronto, numa única consulta. Vocês devem guardar essa noção: *o normal não é um único valor; o normal compreende um conjunto de valores entre um menor e um maior.*

## ENTÃO PODE SER DIFÍCIL?

Genericamente, o tema pode ser visto assim:

- é mais fácil trabalhar com as questões que têm representação física – peso, altura, tamanho do pênis, pressão arterial –, ou laboratorial – ureia, hemoglobina, glicose, velocidade que o ar é eliminado dos pulmões;
- é mais difícil trabalhar com as questões funcionais, intelectuais, psíquicas e comportamentais – habilidade física, desempenho escolar, grau de atividade, necessidade de sono, alegria, tristeza;
- quando os médicos veem as crianças pela primeira vez, a separação do normal e do anormal é mais complexa. Com frequência, eles usam dados colhidos por outros pediatras, pelos professores das escolinhas e por outros familiares, e devem inclusive avaliar aspectos físicos e emocionais dos familiares.

### *COMO É DEFINIDO O QUE É O NORMAL PARA A PRESSÃO ARTERIAL?*

O médico que deseja saber se a pressão arterial de um garoto de 12 anos é normal, usa referenciais para a mesma idade e sexo. E para definir isso, pesquisadores de uma localidade avaliam a pressão arterial de milhares de adolescentes masculinos de 12 anos de idade, todos normais. Os dados colhidos vão se situar entre um valor mínimo e um máximo – exemplo: pressão arterial mínima entre seis e nove – e poderão ser usados como referenciais para os garotos de 12 anos e do sexo masculino. Isso deve ser feito para o sexo feminino e por cada grupo etário. O mesmo é feito para peso, perímetro cefálico, tamanho de pênis e dos testículos, aparecimento dos caracteres sexuais, glicose, hemoglobina e leucócitos no sangue, e qualquer outro aspecto que necessitar ser avaliado. Apesar desses padrões, o diagnóstico do normal e do anormal exige, com frequência, acompanhamento clínico. Não se pode afirmar que uma criança que apresentou valores elevados de pressão arterial (de acordo com o padrão conhecido) seja hipertensa em uma primeira medida. O estado emocional no momento da consulta pode ser o único responsável por isso.

### *OS DADOS DE OUTROS PAÍSES SERVEM PARA OS BRASILEIROS?*

Há padrões internacionais que servem como referências para a definição do normal e do anormal. Mas é sempre ideal que cada país, cada população, tenha os seus referenciais normais que sirvam de modelo para os médicos.

### *E COMO SE DEFINE O NORMAL PARA OS ASPECTOS INTELECTUAIS?*

Existem mecanismos de avaliar o que é normal e o que é anormal para os assuntos funcionais, intelectuais e comportamentais que não podem ser medidos com balança ou com fita métrica. Há padrões conhecidos para perder os reflexos fetais, sustentar a cabeça, sorrir, pegar objetos, rolar na cama, sentar, ficar de pé, iniciar a erupção dental, emitir as primeiras palavras, controlar o cocô e o xixi, compor frases, encaixar peças de um joguinho, pular num pé só, nadar, andar de bicicleta e de *skate,* pensar nas fadas e deixar de pensar nelas, brincar com bonecas e carrinhos e deixar de fazer isso, aprender o alfabeto, ler, escrever, somar e assim por diante. Há também a fase em que as crianças levam tudo à boca, a da exploração do corpo e da genitália, a fase do "não", da maturação sexual e assim por diante. Os próprios familiares conhecem os principais marcos desses múltiplos aspectos. Com frequência, eles próprios vão ao consultório dizendo que a criança está "atrasada" ou "adiantada". Os médicos, os psicólogos, os educadores e outros profissionais, por sua vez, usam instrumentos científicos para avaliar se as preocupações dos familiares são fundamentadas ou não. O neurologista de crianças, por exemplo, usa escalas padronizadas de desenvolvimento neurológico para buscar essa definição. O psicólogo também usa escalas conhecidas – exemplo: quociente intelectual. O endocrinologista usa escala de amadurecimento sexual para falar se a puberdade está normal, precoce ou retardada. O radiologista usa a escala de amadurecimento ósseo para informar se a maturação do esqueleto é condizente com a idade. E a prudência, o acompanhamento, a revisão com outros especialistas devem ser companheiros dos profissionais.

### *PODEM OCORRER ERROS NESSAS AVALIAÇÕES DOS MÉDICOS?*

Todo ato médico tem alguma chance de estar errado. O aparelho do laboratório descalibra, o raio-X e o ultrassom podem ser interpretados de forma equivocada. Entenda bem que essa é uma limitação da medicina e que se reflete na ação de todo médico. E para evitar isso é que todo médico tem que ser prudente, não fechar posições, acompanhar, examinar de novo e ouvir outros colegas. Evidentemente, há situações muito simples em que não é necessário ouvir os médicos para dizer que existem anormalidades. A presença de temperatura de 39°C, de convulsão, de diarreia, de vômitos, de dor à micção, de sangue na urina e de várias outras situações, a ausência de sinais de contato com o ambiente numa criança de seis meses de idade e de dentes numa de dois anos de idade são dados anormais.

### *O PESO DE DEZ QUILOS NUM MENINO DE UM ANO PODE SER ANORMAL?*

Criança tida como normal, por ter dez quilos aos doze meses de idade, pode estar crescendo pouco, pode ser anormal, se o seu potencial genético é para doze quilos nessa faixa etária. E a criança de sete quilos pode ser absolutamente normal se o seu potencial genético é para alcançar tal meta nessa idade. No entanto, o menino de dez quilos tem mais chance estatística de ser normal do que o de sete quilos. Mas os pediatras têm que ter igual cuidado com os dois. Verificar a potencialidade genética, registrar os dados na curva de crescimento, tentar descobrir anormalidades que, às vezes, passam despercebidas – respiração bucal, apneia de sono, infecção urinária e outras condições – e sempre mostrar aos familiares a necessidade de acompanhamento.

### *OS GÂNGLIOS VARIAM DE TAMANHO DE UMA CRIANÇA PARA A OUTRA?*

Lá pelos oito ou nove meses de idade, os familiares começam a apalpar os gânglios linfáticos nos seus filhos. Eles existem em várias regiões – pescoço, axilas, virilhas, dentro do tórax e do abdome. Os gânglios linfáticos são órgãos de defesa e em algumas crianças são mais perceptíveis. Isso ocorre entre um e cinco anos de idade, época em que as infecções são comuns. É característica de algumas crianças e isoladamente não significa doença. Mas os médicos devem ter cuidado na interpretação, pois os gânglios aumentados podem indicar doença.

### *MAS TUDO ISSO QUE OUVIMOS É SOBRE O DIAGÓSTICO. CERTO?*

O diagnóstico é a principal tarefa dos médicos. Definido que a queixa dos familiares é fundamentada, por exemplo, que o peso do menino de um ano e que tem sete quilos é anormal, cabe o diagnóstico da causa. Essa é outra etapa. O peso baixo pode depender de doença no intestino, nos pulmões, no sistema nervoso, no sistema hormonal, nos rins e até carência afetiva. Os profissionais têm que trabalhar com critério, ouvir os familiares, examinar detidamente os clientes, rever os dados antigos sobre o peso, rever as condições gestacionais, estudar a genética familiar, ouvir colegas, solicitar exames até a definição completa do diagnóstico. E só após isso o tratamento será delineado e as chances de recuperação integral serão definidas.

Esperamos que vocês entendam a posição de prudência dos pediatras que muitas vezes se mostram reticentes, com dúvida, sem poder responder às suas inquietações. Os profissionais que demonstram incerteza, que solicitam novas avaliações, que pedem um tempo para observar e para refletir mostram maturidade e competência.

Finalmente informamos que este conteúdo não substitui a avaliação médica que além das variáveis físicas (peso, altura e outras) considera as de ordem emocional e as de ordem familiar. E o conjunto de informações é que permite aos profissionais o julgamento sobre qual a melhor conduta a ser adotada.

PROFISSIONAIS COLABORADORES:
Constantino Giovani Braga Cartaxo,
Carlos Gonçalves de Oliveira

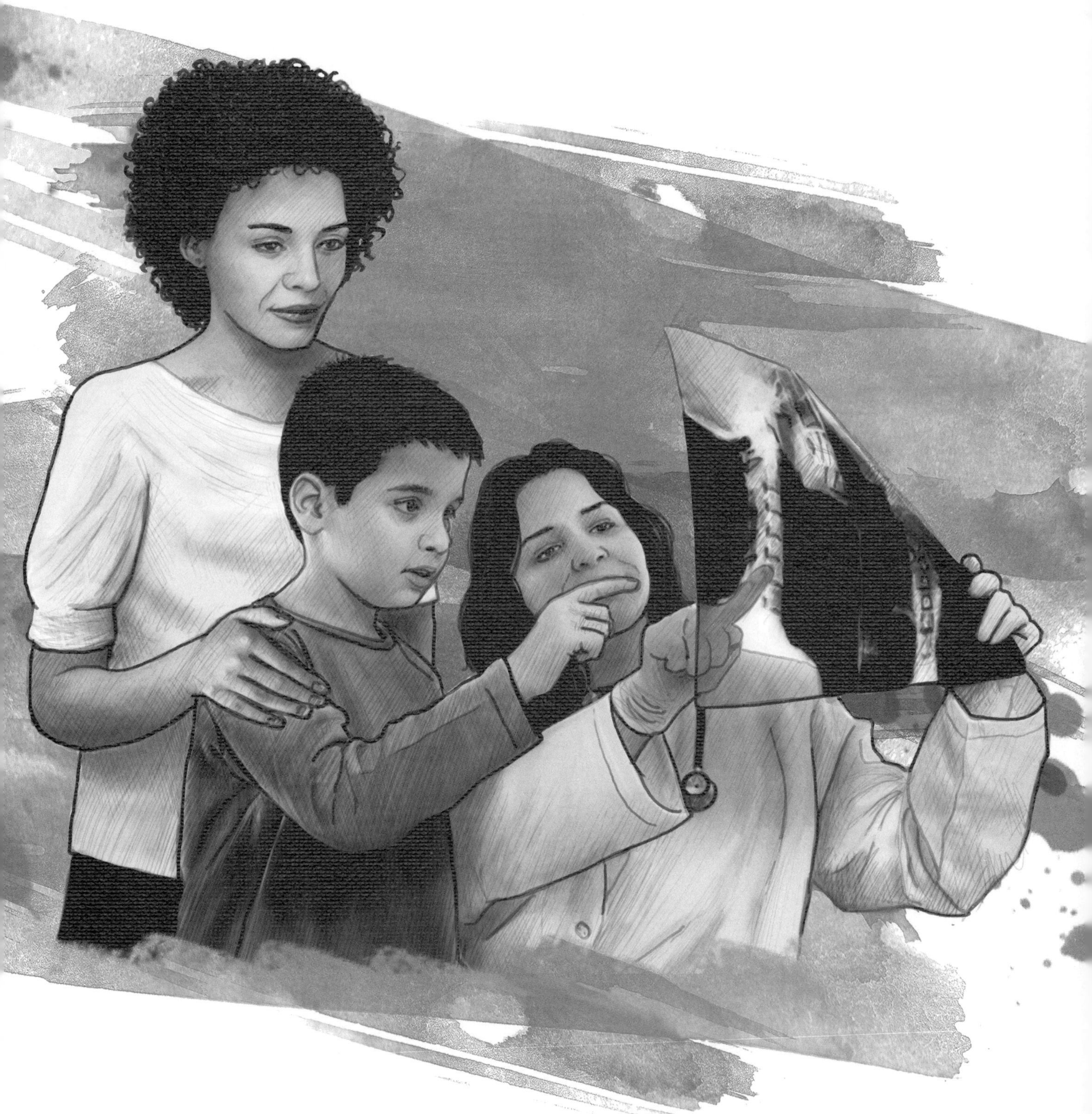

# AS INFORMAÇÕES DA MÃE SÃO AS MAIS VALIOSAS PARA OS MÉDICOS

CAPÍTULO 38

## As informações da mãe são as mais valiosas para os médicos

O tema da reunião de hoje é instigante e pouco explorado. Vamos debater o valor de cada uma das fontes de dados que os médicos usam nas decisões.

Ao cuidar dos clientes, os médicos analisam os seguintes dados:

- → Os *fornecidos pelo familiar* (a história clínica);
- → Os *colhidos no exame que ele faz no cliente* (o exame físico);
- → Os *obtidos dos exames complementares* (de laboratório, raio-X e outros);
- → As *informações sobre a evolução da enfermidade e sobre a resposta ao tratamento* que também são essenciais para a tomada de decisões.

Quem começa a perguntar?

### *Vocês médicos sabem até qual o valor de cada informação?*

É valioso saber qual o peso de cada um desses itens para explorar mais e melhor a informação. Mas é o conjunto dos dados que deve ser pesado na hora da decisão diagnóstica e terapêutica. As pesquisas na área médica exploraram o assunto e existem algumas informações importantes.

### *E o que revelam essas pesquisas?*

Os estudos mostram que a informação do familiar é a principal fonte de dados que o médico usa nas decisões. As pesquisas indicam que *apenas o relato das famílias permite que os médicos façam o diagnóstico e definam o tratamento em 80% das vezes.* O exame do cliente, isoladamente, possibilita que sejam feitos 10% dos diagnósticos. Todos os outros dados juntos, inclusive os laboratoriais, possibilitam o diagnóstico do restante.

### *Então devemos caprichar?*

As mães, os outros familiares e as "babás" que conhecem as crianças fornecem os dados mais valiosos que devem ser bem pesados pelos médicos. Vocês quando falam "Esta criança não está bem, ela parece doente", "O intestino dela não é assim", "Ela está quente", "Ela está irritada", "Ele não está comendo bem", "Estou dando o antibiótico, mas ela não está melhor", "Minha filha não está ouvindo bem", "Não está enxergando normalmente", "Está urinando com dificuldade" e "Apareceu sangue nas fezes" estão informando que algo diferente está sendo observado. Vocês estão informando baseados no conhecimento que têm do funcionamento do organismo e do psiquismo das crianças. Os médicos têm que valorizar e tentar descobrir o que está ocorrendo. Vocês têm é que caprichar mesmo, e os profissionais.

### *O que podemos fazer para caprichar?*

Vocês devem vivenciar a alimentação, a higiene, as brincadeiras, o estudo, o sono e todas as atividades dos seus filhos. Significa pegar, cheirar, olhar, perguntar, desconfiar, estar atenta. É óbvio que isso é facilmente realizável quando as mães cuidam dos filhos. Mesmo quando trabalham fora de casa, elas devem ter o cuidado de saber o que se passou nas suas ausências. As avós fornecem informações confiáveis e as fornecidas pelas "babás" devem ser criteriosamente analisadas. É importante, não há a menor dúvida sobre isso, que vocês devem relatar as mudanças na aparência dos órgãos das crianças (na pele, no olho, no odor da boca, e em outros órgãos). Devem falar sobre as modificações nas funções (coração acelerado, respiração diferente, sono excessivo ou insônia, mudança no padrão de evacuação e de micção, dentre outros). Devem informar sobre as alterações do comportamento e no aprendizado (irritabilidade, baixa do rendimento escolar, dentre outros). É evidente que o relato dos dados deve ser o mais caprichado possível. Os pediatras ficam satisfeitos quando os familiares levam uma listinha com o que deve ser relatado na consulta.

### *E OS MÉDICOS, O QUE DEVEM FAZER PARA CAPRICHAR?*

No nosso tempo, os médicos têm tido forte tendência para o uso abusivo dos exames laboratoriais em detrimento da história referida pelos familiares. Isso tem preocupado os educadores das escolas médicas. O que os profissionais têm que fazer é ouvir a família, ouvir o cliente. Os médicos que ouvem com atenção, colhem dados de extremo valor e estabelecem sólidas relações com seus clientes e com seus familiares. Eles confiam mais nos médicos que ouvem mais.

### *PODEMOS INDUZIR O MÉDICO A ERROS SE EXAGERAMOS NO RELATO?*

Sem dúvida. As informações têm que ser prestadas de forma equilibrada traduzindo o que realmente ocorreu ou está ocorrendo. O subdimensionamento induz a erros e o superdimensionamento também. Omitir dados não é bom. Informar o que não está ocorrendo é um absurdo. A medicina conhece situações em que os familiares informam problemas inexistentes nos filhos e isso cria dificuldades para o médico e graves problemas jurídicos para os informantes, casos como, esconder traumas e agressões sofridos pela criançada.

### *COMO OS MÉDICOS AVALIAM SE O QUE DIZEMOS É CORRETO?*

O exame que o médico faz – pesar, medir, apalpar o abdome, escutar o tórax, examinar a genitália, por exemplo – tem menor valor que a história. Mas o exame do médico e o laboratório são decisivos em algumas situações. Os médicos sempre trabalham com a soma dos dados. E a experiência dos profissionais é decisiva nesse aspecto. Os médicos analisam as queixas dos familiares, fazem o exame físico e confrontam com as informações colhidas dos acompanhantes. Em seguida, comparam os resultados dos exames laboratoriais com a noção obtida do somatório dos dados informados pelos familiares e dos obtidos no exame físico. Isso tudo, feito meticulosamente, cuidadosamente, mesmo por profissionais experientes, não garante 100% de certeza. Assim, é sempre importante ter uma atitude aberta para a possibilidade de outro diagnóstico, mesmo após a análise competente de todos os dados apresentados.

### *O QUE OS MÉDICOS CONSEGUEM SABER APENAS COM O QUE FALAMOS?*

Os médicos podem com as observações que vocês fazem pensar sobre:

- → *O órgão acometido*: Exemplificamos para mostrar como funciona. A presença de diarreia, vômitos, cólicas e distensão abdominal mostra que o problema é intestinal. A presença de tosse e falta de ar indicam que a doença atinge o sistema respiratório. Erupção na pele indica acometimento cutâneo e, se vem acompanhada de febre, o médico dirige a atenção para certo grupo de doenças. Dor de ouvido geralmente indica adoecimento nessa estrutura. Dor ao urinar e urina avermelhada indicam doença das vias urinárias. Essa é a primeira conclusão do médico: "o órgão acometido é este". Mas há situações em que não é possível definir, apenas com a história clínica, qual o(s) órgão(s) acometido(s). Há, por exemplo, algumas doenças febris na criança, a roséola ou exantema súbito (vejam o capítulo sobre *Doenças eruptivas*, neste livro) é um excelente exemplo. As crianças acometidas têm febre altíssima e os familiares nada encontram: não há diarreia, tosse, dor de ouvido, coriza, mau cheiro na boca ou qualquer outro dado de adoecimento de um órgão. A evolução e o exame físico do médico, junto com outros dados, é que sugerem o diagnóstico que só pode ser confirmado quando surge o quadro cutâneo e a febre vai embora.
- → *A doença mais provável* – alguns exemplos: criança com olhos vermelhos, erupção cutânea e febre, que não tomou vacina contra sarampo e que 10 dias após ter tido contato com outra criança com essa doença começou a apresentar os sintomas referidos, deve estar com sarampo; se a erupção cutânea é acompanhada de muita coceira e ocorre numa criança que não tem febre e que está usando antibiótico, é provável que esteja acontecendo uma reação alérgica ao medicamento; menino que apresentou dor de ouvido várias vezes, está sendo seguido pelo otorrinolaringologista, já foi medicado com antibióticos devido ao mesmo problema, e que agora está com muito catarro nasal, chorando e pegando na orelha, deve estar com otite média aguda; febre que surge após a aplicação de determinada vacina deve ser produzida por ela; vejam que

todos esses dados podem ser conseguidos com a mãe.

→ *A potencial gravidade da doença* – vocês já devem conhecer a pergunta clássica do médico: "Como está o estado geral?". A pergunta é para os profissionais avaliarem a gravidade da doença. Criança com febre muito alta que brinca, sorri, corre, come e que está corada, com bom aspecto geral, não deve ter doença grave. Outra com febre baixa, mas que está decaída, dormindo muito, pálida, sem comer, brincar e sorrir, pode ter doença significante. Essa leitura do estado geral é bem feita pela mãe ou por outra pessoa que bem conhece a criança. E esses dados são, ao lado de outros, usados pelos profissionais para, pensar na gravidade do problema apresentado e na necessidade de buscar assistência médica imediata. Essas são informações passadas pelos familiares. Evidentemente, há condições em que os próprios familiares percebem a gravidade potencial do problema e os faz buscar assistência médica imediata. São bons exemplos: crises convulsivas, traumas cranianos e acidentes.

→ *A evolução e a resposta ao tratamento* – As informações de como os sintomas da doença estão caminhando, e de como a resposta ao tratamento está ocorrendo, também são informadas por vocês.

## *ENTÃO O ATENDIMENTO TELEFÔNICO, EM PEDIATRIA, É VÁLIDO?*

As mães atentas e que acompanham diuturnamente o que está ocorrendo com os filhos, podem transmitir preciosas informações por telefone aos seus médicos. E os profissionais experientes ouvem e fazem algumas perguntas chaves – "está com febre?", "está com tosse, catarro, diarreia, vômitos, manchas na pele?", "tomou vacina recentemente?", "está tomando antibiótico ou outro medicamento como está o estado geral?". Tudo isso somado permite que os profissionais orientem sobre o que fazer.

## *ENTÃO PODEMOS DISPENSAR O EXAME DO MÉDICO?*

A orientação telefônica tem um problema: é por telefone. Por isso, a margem de erro da consulta telefônica, não presencial, é muito maior do que a orientação que os médicos fazem após ouvir presencialmente os familiares, depois de olhar seus clientes como um todo e cada órgão isoladamente, após apalpar, auscultar e cheirar cada aspecto do corpo. Assim, a consulta médica apenas com a história clínica fornece muitas, mas não todas as informações necessárias para a tomada de decisões. O exame físico feito pelo médico, os exames laboratoriais e de imagem podem fornecer dados decisivos. Novamente, damos exemplos: médico percebe tumor abdominal em menino normal, sem queixas e que é levado para a visita de rotina; profissional evidencia crescimento anormal da cabeça, produzido por um cisto que precisou de cirurgia, em outra criança, também normal, sem queixas; pediatra descobre sopro cardíaco que precisa de investigação especial em criança normal e sem queixas. O exame do pezinho é o melhor exemplo de como o laboratório pode informar sobre doenças não manifestas. O exame permite o diagnóstico de anormalidades existentes, mas sem sintomas e com o exame médico normal, que poderão se transformar em gravíssimo problema poucos meses após. Então o importante é o conjunto.É a história contada por vocês, o exame dos médicos, os elementos dos exames laboratoriais e de imagem, a evolução da enfermidade, a resposta ao tratamento e outros elementos que permitem aos profissionais definir o melhor caminho a seguir.

## *A CONSULTA MÉDICA COMPLETA É ENTÃO ESSENCIAL?*

Vocês devem ter percebido que o papel dos médicos é muito maior. É o de ouvir, examinar, apalpar, pegar, medir, anotar nos gráficos, cheirar, olhar, olhar de novo, refletir, pensar, avançar numa linha de raciocínio, desistir dela e tentar outra. É o de verificar se os resultados dos exames complementares se ajustam aos outros elementos que ele dispõe. É de somar tudo, pensar sobre tudo e tentar concluir. É o de ajustar o tratamento às expectativas e até aos recursos que dispõe e à competência financeira da família. Então, a resposta é que o contato com os médicos é essencial e o papel dele transcende o conversar com vocês, o exame clínico e a análise do exame laboratorial. O conjunto é mais importante que uma parte. E quanto mais complexa a situação, mais verdade é essa assertiva.

Os pediatras experientes podem orientar por telefone a conduta a ser seguida para as crianças que apresentem coriza, tosse, vômito, diarreia e muitas das condições simples da clínica pediátrica. Mas eles não podem orientar, por telefone, o que fazer nas condições mais complexas, como numa criança que está respirando mal.

### E SE OS MÉDICOS NÃO QUISEREM NOS OUVIR?

Esperamos que vocês:

- → Saibam que ouvir faz parte da técnica e da arte da prática médica. A *técnica* que permite aos profissionais ter uma ideia muito aproximada do que realmente está acontecendo e também permite a eles desenhar um quadro do ambiente emocional e social em que vivem os clientes. E tudo isso é essencial para o andamento do ato médico. A *arte* que possibilita aos profissionais demonstrar solidariedade, paciência, cumplicidade, interesse pelo que está ocorrendo. E ouvir é, sem dúvida, o mais importante aspecto para captar a confiança dos familiares.
- → Insistam com as suas observações. É isso mesmo: vocês devem insistir. Falar de novo. Mostrar as preocupações. Voltar a referir as queixas.
- → Entendam, além disso, que esse é um mecanismo essencial para melhorar a chance de que o diagnóstico e o tratamento sejam adequados. Mais uma vez, citamos que a prática médica, como um todo, não é 100% segura. Há sempre um percentual de erro. E esse percentual de erros diminui, ou seja, o percentual de acertos aumenta, se os médicos ouvem detalhadamente as informações que, devem ser minuciosas, do que realmente está ocorrendo com os clientes.

### QUAL O NOSSO PAPEL NO ACOMPANHAMENTO DA DOENÇA?

Toda doença tem uma dinâmica própria. Algumas andam muito rapidamente, são as agudas. Outras andam mais lentamente, são as crônicas. As da criança são predominantemente do primeiro tipo. São enfermidades que duram dois, cinco ou mais alguns dias, em média. E é a observação materna, na casa, no dia a dia da criança, que fornece os mais importantes elementos sobre a dinâmica da enfermidade. Não é a observação dos médicos que faz isso, embora ela seja importante e algumas vezes decisiva. Para um melhor entendimento, usemos o exemplo da maior parte das doenças febris da criança. Nas primeiras horas das enfermidades que cursam com elevação térmica, se a mãe nada notou além da febre, é pouco provável que os médicos descubram alguma coisa no exame físico. Após 24 a 48 horas, quando a mãe já percebe algo diferente, por exemplo, nariz entupido, tosse, diarreia, manchas na pele, é mais provável que os médicos possam definir qual o problema. Isso acontece em muitas e muitas outras enfermidades, mesmo as afebris. Por isso é que se recomenda que os mesmos profissionais avaliem os pacientes, repetidas vezes, se há dúvida diagnóstica. É uma orientação clássica e que deve ser respeitada quando os médicos dizem no fim da consulta: "Não posso definir o que está ocorrendo. Observem seu filho, é também preciso examiná-lo após alguns dias para verificar o que há. Telefonem se ocorrer algo especial". Então, mais uma vez, vejam o papel de vocês. As mães é que dormem com os filhos, os alimentam, os higienizam e os observam de perto, dia e noite. Os médicos não fazem isso. Eles usam os dados que vocês informam. Observem bem as suas "crias" e comuniquem aos profissionais, direitinho, com precisão, as anormalidades notadas.

### E NOSSO PAPEL NA RESPOSTA AO TRATAMENTO?

A resposta ao tratamento instituído é item de extrema importância para os médicos definirem se o diagnóstico e a orientação estão corretos. Isso é óbvio por si só. Os médicos têm a obrigação de definir o diagnóstico, prescrever o tratamento e instruir sobre a resposta que será observada. Para que os profissionais usem esse dado é essencial o fiel cumprimento da orientação terapêutica. Ele não poderá avaliar o resultado se ao invés de dar o antibiótico de 6 / 6 como foi prescrito o familiar estiver usando a cada 24 horas. Esse é um dos pilares dessa avaliação e sem o fiel cumprimento da prescrição não é possível tirar conclusões. Assim, conclamamos à todos vocês para cumprir a prescrição e, se houver dúvidas, o caminho é discutir o assunto com os médicos. Quando, apesar do cumprimento fiel da receita médica, os familiares notarem que a resposta não está ocorrendo conforme as instruções dos profissionais, eles devem voltar para rediscutir o assunto. O correto é voltar aos mesmos profissionais. Isso é essencial e a medicina não anda sem esse retorno, sem as informações de como o cliente está se comportando frente ao tratamento. E novamente, é o familiar atento, perceptivo, observador, interessado, que traz as informações mais valiosas. É ele quem diz "A febre desapareceu", "A diarreia melhorou", "A criança voltou a comer", "A dor desapareceu". Também é o familiar que refere "A febre continua", "Ela não está melhor", "Acho que está pior", "Surgiram manchas na pele após o uso do antibiótico". E estes dados, cotejados com o exame que os médicos fazem nos clientes e com alguns outros complementares, definem qual o caminho a seguir. Novamente, cremos que isso ficou bem definido, que vocês é que têm a maior responsabilidade com a coleta de dados para os médicos avaliarem e decidirem. Prestem atenção nos seus filhos. Falem com os médicos. Telefonem para eles.

### *QUAL NOSSA PARTICIPAÇÃO NOS OUTROS DADOS?*

Com certa frequência, os profissionais que estão cuidando das crianças necessitam ouvir outros médicos, habitualmente um que tenha mais experiência na provável problemática apresentada. Mas nesse caso, os dois profissionais, o que indicou a consulta com o especialista, e este último, devem entrar em acordo para definir o que fazer. Nessa situação, vocês devem prestar as mesmas informações aos dois profissionais. É ideal que os dois profissionais trabalhem com os mesmos dados fornecidos por vocês. Informações díspares podem gerar condutas diferentes o que é totalmente indesejável. Então, vejam mais uma vez a importância da atenção dos pais e mães para que as anormalidades observadas na meninada sejam repassadas integralmente e fielmente para os médicos. E quando há dois profissionais envolvidos no diagnóstico e no tratamento de uma criança, o familiar também deve auxiliar na comunicação entre eles, o que beneficiará a criança. É óbvio que os principais responsáveis por isso são os dois médicos que devem enviar relatórios ou telefonar, para que uma orientação uniforme seja obtida. Mais uma vez, o papel dos familiares é importante.

### *PODEMOS AJUDAR OS MÉDICOS A ENFRENTAREM AS DIFICULDADES?*

A prática médica é complexa. Profissionais e familiares, com certa frequência, estão tristes com diagnósticos imprecisos, resultados inesperados aos tratamentos, falta de respostas apropriadas para as dúvidas e uma série de outras questões do ato médico. E vocês podem ajudar os médicos sabendo que:

- → A medicina não é exata. Há sempre a possibilidade de erros em tudo o que os médicos fazem. A prática dos médicos de crianças é particularmente difícil, pois as queixas são, usualmente, informadas por uma pessoa que não é a enferma.
- → Os familiares desempenham um papel importantíssimo, no diagnóstico e no tratamento da criança.
- → Os médicos devem ser informados sobre todas as alterações que vocês acham que estão ocorrendo com a criançada. Eles também devem ser informados sobre o andamento da enfermidade, sobre a resposta satisfatória ou não ao tratamento instituído, sobre a ocorrência de reações adversas aos remédios usados.
- → Todas as informações prestadas devem ser precisas, inquestionáveis. A fidelidade da informação tem a importância do segredo que abre o cofre. Sem o dado preciso, não há como penetrar nessa estrutura física, mental e espiritual tão complexa, que é a criança. Nem sempre existe má-fé quando a informação é distorcida. Às vezes, a ansiedade leva a isso. Vejam o exemplo: se há diabetes na família, há tendência a superestimar pequenas mudanças no padrão de sede ou das micções nas crianças que passam a ser vistas como sinais da doença.
- → Mudar de médico, quando há algum desencontro, usualmente, não é o melhor remédio.

Provavelmente, voltar aos profissionais e relatar francamente o que aconteceu é uma recomendação saudável.

→ Sem isso, os mais diferenciados e mais experimentados pediatras do mundo podem falhar.

Para finalizar o relato, informamos que o texto faz parte de um projeto educativo e que a consulta médica é insubstituível.

PROFISSIONAL COLABORADOR:
Carlos Gonçalves de Oliveira

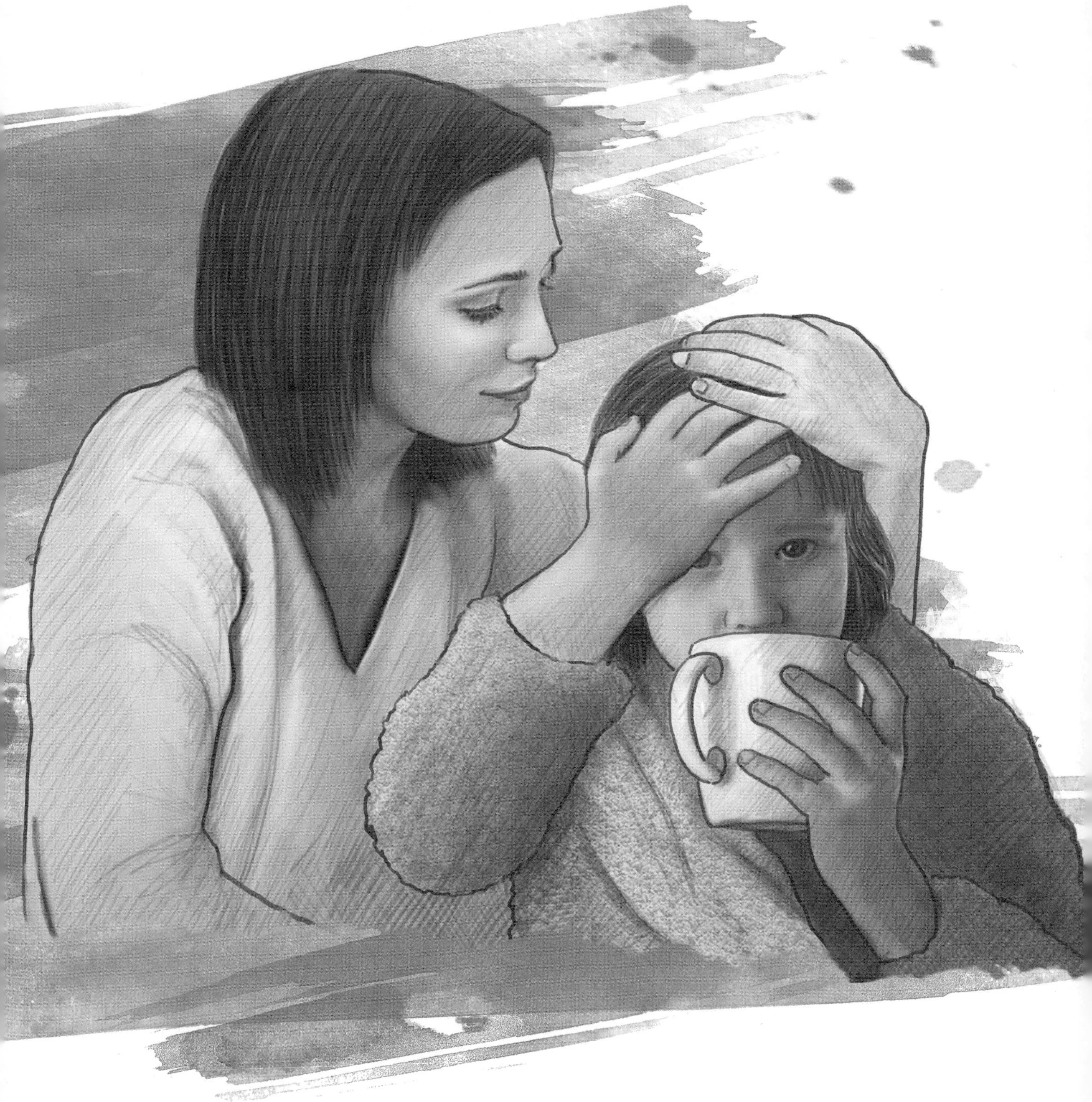

# 100 DOENÇAS ATÉ OS 10 ANOS DE IDADE

CAPÍTULO 39

## 100 DOENÇAS ATÉ OS 10 ANOS DE IDADE

Toda criança normal tem, até os 10 anos, cerca de 100 doenças. Esse é o modelo biológico estruturado para que o ser humano desenvolva o seu principal sistema de defesa, o imunológico. Para ter saúde, as crianças precisam adoecer.

E é para debater sobre isso que estamos reunidos. Quem começa?

### *É DE ASSUSTAR! 100 DOENÇAS!? É ISSO MESMO?*

É aproximadamente esse o número de problemas de saúde que todas as crianças normais devem ter até completar 10 anos de idade. Isso ocorre no Brasil, na Europa, na América do Norte e na Ásia. É assim em todo o mundo.

### *E COMO VOCÊS SABEM DISSO?*

Esse número de 100 doenças até os 10 anos de idade é revelado em várias pesquisas realizadas pelo mundo. São pesquisas bem feitas, onde o nariz entupido, a feridinha na pele, a cárie dental, o corte na pele, o olho irritado e até a verruga, enfim, todos os desvios do normal, são rotulados como doenças.

### *MAS NÃO SÃO DOENÇAS IMPORTANTES. ESTOU CERTA?*

A grande maioria é representada por doenças sem gravidade. Sobretudo na criançada bem cuidada, bem nutrida, bem vacinada, bem protegida contra os acidentes e bem assistida pelo sistema de saúde, as doenças são usualmente simples, sem gravidade e não necessitam remédios especiais nem de médicos especializados. Habitualmente, são problemas solucionados em casa ou em estruturas assistenciais muito simples. Mas, vez ou outra, pode haver uma pneumonia ou outra enfermidade que necessita cuidados especiais. Por isso, a família deve estar sempre muito alerta com a saúde dos filhos.

### *QUAIS SÃO ESSAS 100 DOENÇAS?*

A variedade de doenças que atinge a meninada é muito grande: cáries, traumas e outros problemas dentários; rinites, faringites, otites médias, sinusites, traqueítes, bronquites e várias outras doenças respiratórias; parasitoses, diarreias infecciosas, não infecciosas e outros distúrbios gastrointestinais; urticárias, eczemas, outras reações alérgicas dermatológicas; impetigo, sarna, distintas infecções, doenças da pele e dos tecidos próximos; hematomas, feridas na pele, entorses, fraturas e outros problemas traumáticos; fimose e doenças do prepúcio nos meninos; vulvites, vaginites e aderência dos pequenos lábios nas meninas; cefaleias e enxaquecas; algumas infecções próprias da infância, como a roséola e a doença mão-pé-boca; diferentes viroses com febre ou outros sintomas; enurese noturna; distintos problemas emocionais e comportamentais; dificuldades ortopédicas como as dores do crescimento; problemas oftalmológicos; estomatites; cistites e outras doenças urinárias; otite externa; e várias outras.

### *QUAIS SÃO AS DOENÇAS MAIS VISTAS NAS CRIANÇAS?*

Vamos falar sobre as principais:

→ As doenças respiratórias são as mais comuns. Cerca de 60 a 70 dos 100 problemas de saúde que as crianças apresentam, antes dos 10 anos, são respiratórios. Resfriado, gripe, faringite, amigdalite, sinusite, otite média, laringite, traqueíte, bronquite, asma, pneumonia e outros problemas de natureza respiratória são as doenças mais comuns da infância até os 10 anos. Dessas, cerca de 95% ou mais são doenças causadas por vírus. Portanto, quando o médico refere que a doença do seu filho é viral, ele tem alta possibilidade de estar absolutamente correto. São doenças simples, diagnosticadas sem exame laboratorial e tratadas em casa sem antibióticos.

→ As enfermidades digestivas formam outro conjunto importante dessas 100 doenças. Durante estes primeiros anos de vida, a criançada apresenta vários quadros com episódios de vômitos, diarreia, distensão abdominal, cólicas, com ou sem febre, de várias origens. Cerca de 70 a 80 das doencinhas, na primeira década de vida, são respiratórias e digestivas.

→ As outras – 20 a 30 – para somar as 100, atingem os diferentes órgãos corporais: olho, pele, genitais, vias urinárias, músculos, ossos, articulações, sistema nervoso e outros.

### *QUAL A IMPORTÂNCIA DESSA NOÇÃO PARA NÓS?*

É muito grande o valor dessa informação. Vamos listar alguns dados que sustentam o valor desse conhecimento para os familiares:

→ As vacinas e todo o conjunto de ações médicas e sociais para a prevenção de doenças e de acidentes conseguem evitar problemas importantes. Mas não conseguem evitar todos. Os pais devem estar prontos para enfrentar várias doencinhas que, embora sem gravidade, precisam de orientação apropriada.

→ Os pais precisam valorizar que as doenças respiratórias representam o principal problema a enfrentar. E não devem se angustiar quando a criança novinha apresentar o segundo resfriado: são menos dois dos 60 problemas respiratórios esperados até os 10 anos.

→ Também precisam ter conhecimento de que as principais doenças são virais e que o médico não tem como evitá-las nem como tratá-las.

→ Outro aspecto relevante é o conhecimento de que as doenças são usualmente simples, não graves e a maior parte pode ser resolvida no domicílio.

→ É preciso também saber que o papel do pediatra é muito importante, pois há doenças que necessitam de medidas especiais.

### *HÁ CRIANÇAS QUE PARECEM ADOECER MAIS! NÃO É MESMO?*

Há diferenças individuais e sociais que fazem variar o número, o tipo e a gravidade das enfermidades que atingem as crianças. A condição de alérgico é uma delas. A criança alérgica tem todas as doenças da não alérgica, que já são muitas, e também apresenta as da sua condição especial. Então, vive com mais catarro, coriza, gripe, otite e tosse, tem dermatite, conjuntivite, toma mais antibiótico, vai mais a médico diferente das que não tem alergia. Outro aspecto é a exposição precoce à creches e escolinhas que aumentam a frequência das doenças respiratórias. As crianças que vivem em fazendas adoecem menos. As da cidade, frequentemente em aglomerações – aniversários e *shoppings* – adoecem mais. As crianças pobres, que moram em casas miseráveis, sem água encanada e sem esgotos, não vacinadas, expostas aos acidentes, mal alimentadas, adoecem mais e também podem apresentar doenças mais graves.

### *QUAL A IDADE EM QUE A CRIANÇA MAIS ADOECE?*

É clássica a observação de que a primeira doença respiratória, habitualmente o primeiro resfriado, é aos nove meses de idade. É quando a imunidade herdada da mãe cai muito e também quando as crianças começam a circular, a se expor. As doenças são mais frequentes até os cinco anos de idade. A partir daí, como a criança já teve contato com vários tipos de vírus, que deixam proteção duradoura, a frequência das doenças respiratórias e também das digestivas diminuem.

### *SÃO UMAS OITO "GRIPES" POR ANO!*

Numa fase da vida, são seis a oito doenças respiratórias por ano. O aparecimento delas não é organizado. Não basta dividir doze meses por seis e achar que ocorre uma gripe a cada dois meses. Na biologia, não é assim. As crianças podem passar vários meses sem adoecer e outros com várias doenças seguidas. Esse aspecto é importante, pois há fases em que o catarro não desaparece, a coriza é constante e as otites e/ou as crises asmáticas se sucedem. A explicação pode ser a ocorrência repetida de enfermidades num período curto.

### *O QUE FAZER PARA REDUZIR ESSAS DOENÇAS?*

A maior parte dessas doenças é inevitável. Mas citamos algumas medidas preventivas importantes:

→ Amamentar por no mínimo seis meses e cuidar muito bem da alimentação por toda a vida. Todos os nutrientes são importantes.

→ Vacinar contra as doenças que são evitáveis por vacinas.

→ Cuidar para que as crianças participem de atividades ao ar livre, pratiquem esportes e reduzam o tempo de sedentarismo.

→ Evitar as aglomerações desnecessárias. Levar crianças novinhas ao *shopping* é errôneo. Evitar creches e escolinhas muito cedo.

→ Tentar impedir que a meninada seja exposta a poluentes ambientais (cigarro, fumaça do escapamento dos veículos e outros) e lutar para que os alérgicos não entrem em contato com as principais causas de alergia (ácaros, por exemplo).

→ Estar sempre atentos para ajudar o médico a descobrir cedo as doenças mais importantes. Todos os que respiram mal, com a boca aberta, que vivem com tosse, fazem uso de antibióticos e outros remédios com frequência, apresentam vômitos constantemente e fezes continuadamente amolecidas, têm o abdome distendido, estão "magros", tristes, sem ânimo, sem vitalidade ou têm outros sinais e sintomas que mereçam atenção especial, devem ser levados ao pediatra para análise adequada. Essa é a forma de impedir que os problemas mais importantes sejam diagnosticados e tratados tardiamente.

E a última mensagem é que evitar os acidentes é uma tarefa importante dos familiares. Todos teremos que tolerar as "chatas viroses", por muito tempo ainda. Mas a prevenção dos acidentes é um problema para ser tratado logo, sem delongas.

Essa proposta educacional não substitui a consulta médica.

PROFISSIONAIS COLABORADORES:
Carlos Gonçalves de Oliveira,
João Gonçalves de Medeiros Filho

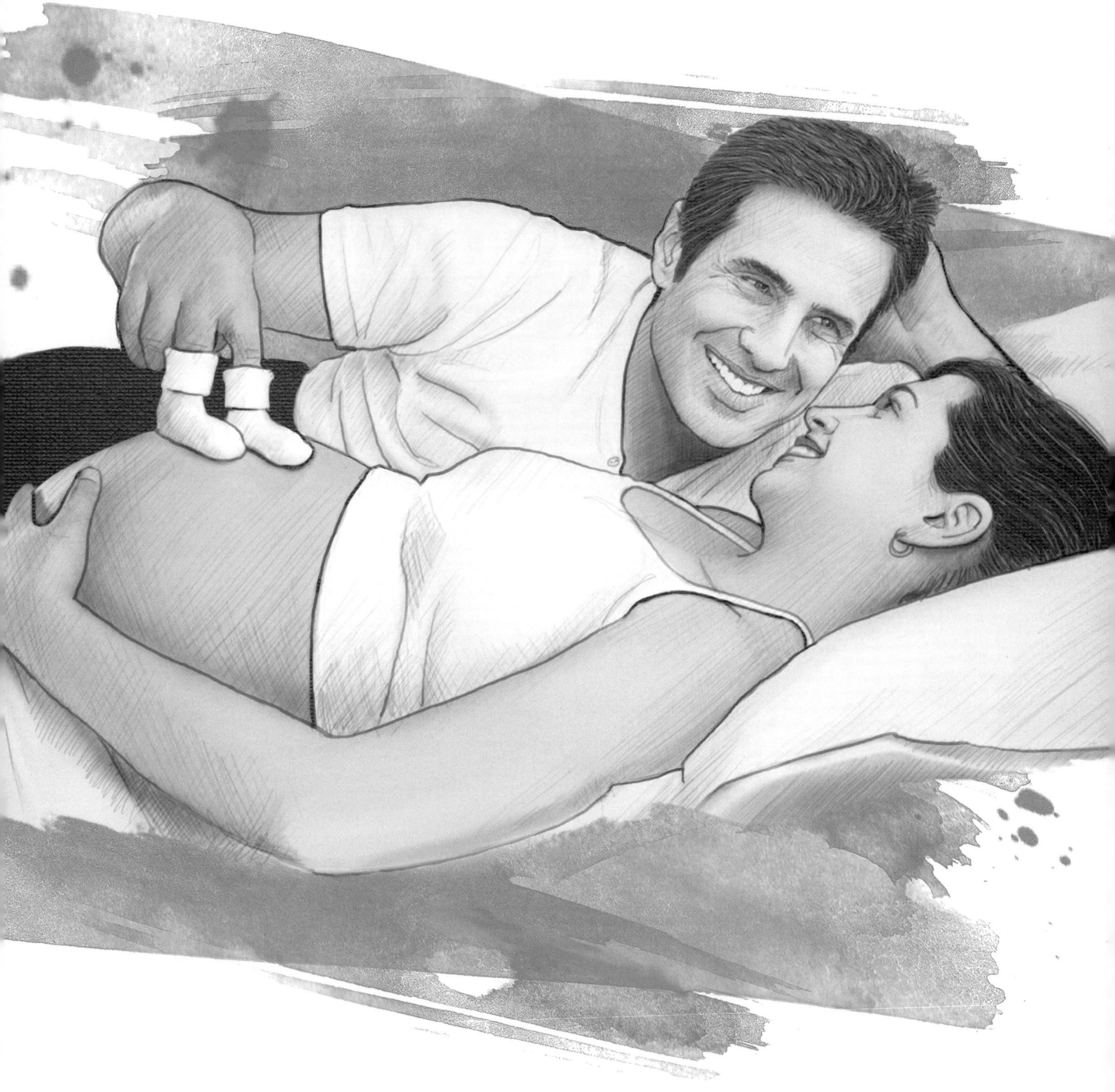

# DOENÇA NO ADULTO PREVENÇÃO NA CRIANÇA

CAPÍTULO 40

## Doença no adulto<br>prevenção na criança

Neste capítulo debateremos os cuidados que deveremos adotar antes da concepção, na vida intrauterina e sobretudo na infância, para que o ser humano tenha maiores chances de chegar sadio aos 80, 90 ou mais anos.

Quem começa?

### *A PREVENÇÃO TÃO CEDO NÃO É UTOPIA?*

Não é utopia. Vamos dividir as ações antes do nascimento em:

*Antes da Concepção* – a higiene pré-concepcional é uma realidade, embora não disponível para toda a comunidade. Os métodos são muito caros. Consiste num conjunto de medidas que visa a geração de fetos sadios com maiores possibilidades de enfrentar a vida intrauterina sem transtornos, de cursar a infância com mínimas dificuldades e, assim, chegar à vida adulta com o máximo de chances de ir em frente sem grandes obstáculos.

*Após a Concepção* – a medicina do nosso tempo tem condições de oferecer medidas de baixo custo que previnem e resolvem problemas da saúde do feto e que terão importantes impactos no futuro do ser. *É sabido que:* condições nutricionais adversas podem predispor ao aparecimento de diabetes, infarto do miocárdio e acidente vascular no futuro; a placenta e seus vasos são essenciais para a adequada nutrição do feto; várias infecções e várias outras condições de saúde da mãe interferem com todos os processos de gênese e de crescimento do embrião e do feto e que podem trazer consequências pontuais e futuras; algumas drogas podem causar danos graves ao ser em formação; medidas muito simples como a tomada da pressão arterial das gestantes e da medida do fundo uterino oferecem indicadores de extrema importância para o acompanhamento da saúde do concepto.

### *ENTÃO EXISTEM DOENÇAS DO ADULTO QUE TÊM INÍCIO NA INFÂNCIA?*

Grande número das doenças de adultos tem suas raízes na infância. É importante que vocês saibam quais são elas e quais os cuidados a implementar nas crianças para minimizar os seus efeitos na vida adulta.

### *E QUAIS SÃO ESSAS DOENÇAS?*

Destacamos: doença das coronárias (angina, infarto), aterosclerose, pressão arterial elevada, derrame cerebral, aneurismas, tromboses, diabetes, excesso de peso e obesidade, osteoporose, enfisema e bronquite crônica, dificuldades emocionais, alguns tipos de câncer, certos problemas ortopédicos, doenças dentais, surdez, e cegueira.

### *ALGUMAS DOENÇAS SÃO GRAVES, NÃO É MESMO?*

Os problemas que citamos são todos graves ou potencialmente graves. Alguns deles que começam na infância e "explodem" na vida adulta podem causar incapacitações e mortes precoces. As principais doenças dependem da obstrução dos vasos sanguíneos pelas placas gordurosas. É o que a medicina conhece como aterosclerose. Nas artérias do cérebro, as placas são a principal causa do derrame cerebral. Nas do coração, são a mais importante causa do infarto do miocárdio e da angina. As placas ainda podem ocasionar importantes problemas nas grandes artérias do corpo como a aorta, as carótidas, as ilíacas e as renais onde produzem dilatações e obstruções com gravíssimas consequências.

### *COMO PREVENIR ESTES PROBLEMAS AGINDO NAS CRIANÇAS?*

Existem dois grupos básicos de doenças e de ações preventivas:

→ *Glaucoma congênito, alterações ortopédicas dos membros inferiores, hipotiroidismo congênito, defeitos hereditários da hemoglogina, algumas infecções congênitas como a sífilis e a toxoplasmose* e outros exemplos – essas doenças podem estender suas consequências até a vida adulta se não forem conhecidas e tratadas convenientemente na infância. Assim, o diagnóstico e o tratamento de entidades como as citadas é uma forma de prevenção de problemas na vida adulta. E, como citamos antes, alguns deles podem ser evitados por medidas antes da concepção (aconselhamento genético) ou após a concepção, ainda na vida intrauterina.

→ *Hipertensão arterial, obesidade, derrame cerebral, infarto do miocárdio, aneurisma da aorta, dificuldades emocionais* e outros exemplos – esses problemas dos adultos que começam a ser gestados na infância são habitualmente dependentes de uma mistura de múltiplos fatores: genéticos, alimentares, emocionais, sedentarismo, excesso de peso, tabagismo dos pais e outros. Os fatores usualmente agem em conjunto, ou seja, o problema de saúde de um adulto que começou a ser cultivado na infância pode depender da interação de fatores genéticos, alimentares e sedentarismo. Essa situação é comum. A prevenção de doenças desse tipo nos adultos, com a adoção de cuidados na infância, depende da atuação em vários setores e não apenas, por exemplo, na quantidade de gordura ingerida. Mas a prevenção é possível.

## *COMO É FEITA A PREVENÇÃO NO PRIMEIRO GRUPO?*

Existem algumas abordagens básicas que serão citadas brevemente:

*Teste da mamãe* – Além das avaliações do pré-natal – diabetes, hipertensão arterial, infecção urinária, doença cardíaca e vários outros problemas – existem modernas abordagens que permitem diagnosticar e tratar doenças surgidas antes ou durante a gestação e reduzir os prejuízos para o concepto. Toxoplasmose, rubéola, infecção pelo vírus citomegalo, sífilis, doença de Chagas, hepatite B, infecção por Clamídia, fenilcetonúria materna, hipotiroidismo materno e anormalidades da hemoglobina são as principais.

*Teste do risco fetal* – Permite avaliar o risco de anomalias cromossômicas e do sistema nervoso. Os dados do teste sanguíneo devem ser cotejados com os exames do líquido amniótico ou das vilosidades coriônicas.

*Teste do pezinho* – Diagnostica várias doenças hereditárias – hipotiroidismo, fenilcetonúria, alterações da hemoglobina e várias outras. O diagnóstico precoce permite que o médico prescreva medidas que evitem as consequências do problema. No hipotiroidismo congênito, a administração do hormônio tiroidiano evita o surgimento dos gravíssimos e habitualmente irreversíveis sintomas da doença. Na fenilcetonúria, a simples eliminação de um aminoácido da alimentação impede que os terríveis sinais e sintomas da enfermidade se perpetuem e levem o indivíduo a uma vida absolutamente improdutiva. Nas alterações da hemoglobina, o diagnóstico precoce impede que a criança afetada sofra repetidas transfusões de sangue que podem produzir malefícios irreversíveis. O teste do pezinho também permite o diagnóstico de infecções congênitas como sífilis, Aids e toxoplasmose que, se tratadas precocemente, evitam dificuldades futuras.

*Teste do olhinho* – Permite diagnosticar o glaucoma congênito e outras doenças que facilitarão a vida futura.

*Teste da orelhinha* – Possibilita a descoberta das deficiências auditivas. O implante coclear é realidade e evita as graves consequências do problema.

*Assistência adequada à saúde* – Muito mais é conseguido pela assistência pediátrica que permite o diagnóstico precoce de distúrbios que, tratados precocemente e adequadamente evitam problemas no futuro. Doenças cardíacas, neurológicas, renais e pulmonares, retardos do crescimento, hipertensão arterial, más formações e muitos outros problemas são evidenciáveis pelos pediatras e podem ser evitadas sequelas que se prolongam até a vida adulta. Os dentistas e outros profissionais da área da saúde auxiliam na tarefa de produzir saúde agora e de prevenir problemas futuros. Os fisioterapeutas podem executar e ensinar aos familiares e aos pacientes, técnicas que ajudam, por exemplo, a enfrentar a asma e outras doenças pulmonares ou do sistema nervoso. Os nutricionistas auxiliam a entender e a enfrentar os problemas nutricionais, um dos mais importantes.

### *E A PREVENÇÃO PARA AS DOENÇAS DO SEGUNDO GRUPO?*

Aí vão os pilares básicos das ações preventivas:

*Alimentação adequada* – Há vários itens importantes.

→ *Amamentar ao peito* – A primeira coisa é dar de mamar, sem qualquer outro alimento, durante os seis primeiros meses de vida.

→ *Nunca abusar do sal e do açúcar* – Em nossa sociedade, ingerimos 5 a 10 vezes mais sal do que precisamos. Esse excesso, além de dar mais trabalho aos rins, aumenta a chance de pressão alta em indivíduos predispostos. O açúcar, idem. Além de gastar o pâncreas e favorecer o aparecimento de diabetes na vida adulta, contribui para criar excesso de peso e promover cáries dentárias.

→ *Estimular o consumo de frutas e outros vegetais* – Além das vitaminas, eles oferecem sais minerais, potássio, cálcio, ferro e fibras, que facilitam o funcionamento do intestino. Também evitam que o organismo absorva gordura em excesso. Hoje também se sabe que frutas e outros vegetais ajudam na prevenção de câncer.

→ *Evitar excesso de gordura (colesterol)* – Nos churrascos, desestimular o consumo da gordurinha da picanha ou da costela do porco. Idem para *os excessos* de alimentos do tipo *fast food*, como os hambúrgueres, *bacon*, batatas fritas. Ovos, apenas dois por semana se houver história de colesterol elevado ou doença cardíaca na família. Incentivar o consumo de carne branca, especialmente o peixe, de preferência de água salgada. Além da excelente qualidade da proteína, a carne do peixe ajuda na limpeza dos vasos.

*Lutar contra o excesso de peso e a obesidade* – Menino gordinho não é sinônimo de menino saudável. O peso deve ser mantido dentro do gráfico que o pediatra lhe mostra. Evite *excessos* de frituras – batata, ovo, bife à milanesa –, massas – biscoitos, pão, bolacha, macarrão, pizzas – refrigerantes e doces.

*Atividade física* – A principal atitude que uma pessoa pode tomar para diminuir o risco de morrer do coração é praticar uma atividade física regular. Uma caminhada de 30 minutos todos os dias, ou alguma outra atividade que seja equivalente: correr, subir escadas ou andar de bicicleta durante 15 minutos ou nadar durante 10 minutos. Limitar as horas de TV, *videogame*, computador e internet. Todos esses conselhos também são válidos para os adultos.

*Vacinação* – É uma medida barata e importante para evitar problemas de saúde na infância e que poderão ter repercussões no futuro. Exemplo: a vacinação contra a coqueluche impede a doença na criança que poderá ser causa de doença respiratória crônica no adulto.

*Hábitos higiênicos // uso da chupeta e outros hábitos* – Em 2010, pesquisadores ingleses verificaram que as pessoas que escovaram os dentes pelo menos duas vezes ao dia, por longo tempo, tiveram menos eventos cardíacos, como infarto, no futuro. Os dados provavelmente demonstram que as pessoas que escovam os dentes regularmente devem manter outros bons hábitos que redundarão em menos doenças futuras. Outras observações poderão ser feitas sobre o uso prolongado da chupeta, sobre o hábito de sugar o dedo por longo período, sobre o emprego da mamadeira por anos que também poderão implicar problemas de saúde no longo prazo.

*Maus hábitos* – O hábito de fumar ou de beber ou, até mesmo, de usar drogas, geralmente começa na adolescência. É melhor prevenir do que remediar. Oriente, acompanhe, arrume tempo para o seu filho, antes que outros o façam.

*Exemplo dos familiares* – Para uma criança, o exemplo vale mais do que mil palavras. A vocês, pais, também cabe seguir esses conselhos.

*Assistência à saúde* – A adequada assistência à saúde é essencial para o alcance do que foi exposto no primeiro grupo e também para o que está sendo agora debatido para o segundo. Por toda a vida, a partir da infância muito precoce, a adequada, continuada, programada e bem executada assistência à saúde é um fator relevante na prevenção de eventos mórbidos futuros. Os pediatras podem agir precocemente quando existem tendências para a obesidade e para o aumento das gorduras sanguíneas. Os dentistas poderão agir com aplicação de selantes e com o uso de outras medidas para evitar as cáries e vários outros problemas dentais. Os psicólogos, os nutrólogos, e nutricionistas, os fisioterapeutas e outros profissionais da área da saúde podem ajudar a manter as pessoas mais sadias por muitos e muitos anos.

*Ação dos profissionais de outras áreas do conhecimento* – Os biólogos com suas maravilhosas vacinas e os engenheiros com suas extraordinárias obras de engenharia sanitária e de fornecimento de água tratada, também são peças importantes na manutenção da saúde hoje e na preservação da vida longa e com qualidade.

*O conjunto de ações benéficas* – Funciona mais intensamente do que uma ação isolada. Os indivíduos que se alimentam bem, que praticam esportes, que têm atividades de lazer, que vão aos médicos e aos dentistas regularmente, que evitam os maus hábitos e que adotam várias outras medidas salutares serão mais sadios no presente e no futuro.

## *PODEMOS FAZER RESTRIÇÃO ALIMENTAR INTENSA NAS CRIANÇAS?*

O cérebro da criança se desenvolve mais nos primeiros anos de vida e a gordura (ácidos graxos essenciais) da alimentação é imprescindível para que o órgão tenha todo o desenvolvimento normal. O leite materno oferta este tipo de gordura e os leites modificados industrialmente para nutrir as crianças pequeninas também suprem essa necessidade. As recomendações de limitar a ingestão de gordura são válidas apenas para as crianças maiores de três anos de idade

## *E SE AFERE A PRESSÃO ARTERIAL DAS CRIANÇAS?*

Sim. A criança também pode ter pressão alta. Praticamente, todos os adultos com a chamada hipertensão arterial essencial já tinham indícios de hipertensão na infância. Ou seja, a hipertensão arterial é uma doença que se apresenta na vida adulta, mas se inicia já na infância, sorrateiramente, sem demonstrar qualquer sinal. Daí a importância de que toda criança, já a partir do terceiro ano de vida, tenha, ao menos uma vez por ano, aferida a pressão arterial.

## *HÁ TRATAMENTO PARA A PRESSÃO ALTA NAS CRIANÇAS?*

Sim. Inicialmente, o pediatra precisa afastar algumas doenças nos rins, no coração e nas glândulas endócrinas. Nesses casos, que não são a maioria, existem outras queixas como dores de cabeça, vômitos, inchação e falta de ar. O tratamento depende da causa. Afastadas essas causas, a criança passa a ser rotulada como porta. Para crianças que não apresentam queixas, o tratamento consiste, basicamente, em:

- → Mudanças na dieta como: redução do sal e da gordura; aumento da ingestão de alimentos ricos em fibras, potássio e cálcio, ou seja, incremento da alimentação com frutas, legumes e vegetais.
- → Orientações gerais como controle do peso para evitar e tratar o excesso de peso e estimulo à atividade física regular, com caminhadas diárias com duração aproximada de 30 minutos.

## *O EXAME DE GLICOSE DEVE SER FEITO EM TODAS AS CRIANÇAS?*

A dosagem da glicose no sangue deve ser feita nos casos de suspeita de diabetes. Esta doença, nas crianças, é diferente da que os adultos apresentam. Elas começam a urinar exageradamente, a comer e a beber excessivamente e perdem peso de forma acentuada. É importante lembrar que a pesquisa de glicose na urina também ajuda no diagnóstico do diabetes nas crianças. A dosagem de glicose também é realizada nas crianças e nos adolescentes com excesso de peso, que apresentem aumento da circunferência abdominal ou que tenham a pressão arterial elevada. Atualmente, os pediatras realizam a dosagem da glicose, do colesterol, dos triglicerídeos, do ferro e o hemograma como avaliação rotineira da saúde dos adolescentes.

### *E AS "TAXAS" DE COLESTEROL E DE TRIGLICERÍDEOS?*

Rotineiramente, em todas as crianças, não. Em alguns casos particulares, como por exemplo, quando existe na família história de infarto, derrame cerebral, trombose ou níveis anormais de colesterol e/ou de triglicerídeos no sangue, é importante avaliar os níveis destas substâncias desde a infância. Não existe idade ideal para fazer isso na situação antes descrita. Se existe história familiar muito evidente de anormalidade no colesterol sanguíneo, é possível que após os seis anos de idade, quando já é mais fácil coletar sangue nas crianças, o exame deva ser feito de rotina. Por outro lado, é importante examinar esses dados químicos do sangue, em todas as crianças, mesmo quando não exista doença cardíaca frequente nos familiares, quando elas forem colher sangue para fazer um outro exame, por exemplo, um hemograma para estudar doença febril. E para mostrar a importância do assunto para a comunidade, transcrevemos a seguir um texto escrito pelo Prof Ney Cavalcanti e divulgado em maio de 2007 num jornal de grande circulação na cidade do Recife.

### COLESTEROL ALTO EM CRIANÇAS

Tratar? Quando e como?

*Há muito se sabe que a doença arteriosclerótica se inicia na infância e que os sintomas geralmente só aparecem nos adultos. Também é de longo tempo sabido que na maioria dos casos a elevação do colesterol e dos triglicerídeos, no sangue, ocorre mais frequentemente na idade adulta.*

*Por não serem habitualmente muito elevados os níveis de colesterol e de triglicerídeos nas crianças, a recomendação era realizar as avaliações apenas nas com história familiar de enfermidade vascular precoce. Mas o grande aumento da obesidade de infância modificou esta recomendação. Segundo as novas normas da Sociedade Americana de Cardiologia, é recomendável solicitá-las não só em crianças com antecedentes familiares de arteriosclerose precoce, mas também naquelas com sobrepeso, obesidade ou hipertensão arterial.*

*Quando detectada alteração do colesterol e dos triglicerídeos, surge a pergunta: quando e como tratá-la? Sabemos que devemos tratar inicialmente estes tipos de problemas com mudanças dos hábitos de vida. Exercício físico e redução da ingestão de gorduras, são métodos seguros por não apresentarem efeitos colaterais.*

*Acontece que isto é fácil de ser prescrito, mas muito difícil de ser seguido no longo prazo, até pelos adultos, e muito mais ainda por crianças ou adolescentes.*

*Desta maneira, nos casos mais graves, só se obterão resultados com o uso de medicamentos. O uso dos remédios com essa finalidade foi recentemente liberado desde a idade de dez anos.*

*Que repercussões psicológicas terão o compromisso diário e eterno de tomar remédio? Quais os efeitos colaterais dessas drogas sobre a saúde das crianças? Afinal, as crianças vão usar uma quantidade total de drogas muito maior do que aqueles que só iniciaram os medicamentos quando adultos. E crianças não são adultos em miniatura de modo que, muitas vezes, os seus organismos reagem de maneira muito diferente.*

*Os benefícios proporcionados serão iguais aos observados nos adultos?*

*São perguntas que ainda não podem ser respondidas.*

### *QUESTÕES EMOCIONAIS NA INFÂNCIA REPERCUTEM NO ADULTO?*

É na área comportamental, no psiquismo, que se situa o maior contingente de ações benéficas ou maléficas que poderão resultar em boas ou más consequências a longo prazo. Infelizmente, apesar das leis que pretendem proteger as crianças e os adolescentes, o que se nota no Brasil e pelo mundo afora são crianças desrespeitadas, pressionadas, agredidas física e psiquicamente, abusadas sexualmente, forçadas a comer quando existe alimento em abundância ou forçadas a não comer quando falta alimento para suprir as necessidades mínimas, sem espaço para brincar, sem lazer, sem vida ao ar livre, sem colo, sem afeto, sem sorrisos, sem alegrias, sem família estruturada, sem amor, sem escolas apropriadas, sem higiene, sem assistência médica adequada e sem vacinas. É nesse amplo palco de condições desfavoráveis que é forjado o futuro de milhões de cidadãos que, infelizmente, pela vida adulta vão exteriorizar desencanto, tristeza, falta de perspectiva, apelo para as drogas lícitas ou ilícitas, carência de todos os tipos e vários problemas de saúde decorrentes desse conjunto perverso de fatores.

## *COMO EVITAR ALGUMAS INFECÇÕES DO ADULTO?*

A tuberculose, o tétano, a difteria, a poliomielite, a coqueluche, a rubéola, a "papeira", a catapora ou varicela, o sarampo e as hepatites A e B são exemplos de doenças que são evitadas na vida adulta pelas vacinas aplicadas nas crianças. A vacina contra o tétano deve ser aplicada a cada dez anos, pela vida afora, para garantir resistência contra esta terrível doença. Assim, vacinar as crianças garante saúde na vida adulta. Evidentemente, outras condições da vida das crianças, como a alimentação saudável, são importantes para garantir boa saúde futura e para prevenir as infecções.

## *COMO PRESERVAR A SAÚDE DOS DENTES?*

Existe um capítulo *Dentes, gengiva e língua* destinado ao estudo da saúde dos dentes e das gengivas.

## *O QUE FAZER PARA EVITAR A CEGUEIRA E A SURDEZ NA VIDA ADULTA?*

O teste do olhinho feito após o nascimento é essencial para o diagnóstico precoce de várias doenças que poderão prejudicar a visão na vida adulta. Evidentemente, o exame oftalmológico periódico é importante nessa tarefa. O exame da orelhinha, também feito logo após o nascimento, fornece dados aos médicos para o diagnóstico precoce da surdez. Algumas doenças do ouvido médio, como as otites secretoras, são responsáveis por alguns casos de deficiência auditiva. O teste do pezinho, também realizado logo após o nascimento, ajuda na detecção de várias enfermidades que poderão trazer consequências para a vida adulta. Assim, estes três exames, devem ser realizados rotineiramente. O acompanhamento pediátrico contínuo não deve nunca ser esquecido como o pilar mais essencial para a saúde das crianças e dos adolescentes e para o diagnóstico e a prevenção de problemas que, se não resolvidos no tempo certo, poderão implicar problemas por toda a vida.

## *PODEMOS EVITAR OS PROBLEMAS ORTOPÉDICOS NA VIDA ADULTA?*

Existe um capítulo *Pés, pernas e coluna vertebral* sobre esse tema.

## *É TERRÍVEL VER ADULTOS CARREGANDO UM CILINDRO DE OXIGÊNIO PARA AJUDAR NA RESPIRAÇÃO. O QUE FAZEMOS PARA EVITAR ISSO?*

O diagnóstico e o tratamento adequados da asma nas crianças e nos adolescentes são importantíssimos na prevenção do que se chama Doença Pulmonar Obstrutiva Crônica (DPOC) que é a principal razão de os adultos serem dependentes de um cilindro ou de um concentrador de oxigênio na vida adulta. A prevenção da coqueluche com a vacinação apropriada e o diagnóstico e o tratamento correto de enfermidades como a bronquiolite e a fibrose cística, esta última diagnosticada pelo teste do pezinho, também são importantes.

## *COMO AGIR PARA PREVENIR ALGUNS TIPOS DE CÂNCER DO ADULTO?*

A origem da maior parte dos cânceres é desconhecida, mas enfatizamos:

- → A proteção precoce e apropriada contra o excesso de raios solares é fundamental para evitar o câncer de pele na vida adulta.
- → Existem evidências científicas de que vários tipos de tumores ou cânceres do ser humano têm relação com um grande conjunto de fatores que

vão desde o tipo de alimentação ingerida à exposição aos agrotóxicos e vários outros fatores ambientais. É um assunto extremamente complexo e recomendamos que você leia o livro *Anticâncer*, escrito pelo Dr. David Servan-Schreiber, editado pela Fontanar.

→ Mais uma vez, reforçamos a noção de que a assistência pediátrica qualificada deve ser oferecida a cada criança e é importante até nesse aspecto. O diagnóstico precoce de vários tipos de câncer, tarefa que os pediatras podem exercer, permite a cura num percentual muito elevado se o tratamento for apropriado. É notória a observação, hoje, que mais de 80% das leucemias sejam curáveis. Evidentemente, isso tem implicações para o bem-estar futuro do indivíduo que pode chegar à vida adulta com saúde.

*A criança é o pai do homem* – a frase é do poeta inglês William Wordsworth (1770-1850) e exprime bem o espírito do nosso encontro de hoje que tentou mostrar que a saúde e a longevidade do homem de amanhã pode depender de ações desenvolvidas junto às crianças.

E para finalizar, mais uma vez, repetimos que além da amamentação e das outras práticas alimentares ideais para cada grupo etário, além da vacinação adequada, além da proteção contra os acidentes, além dos estímulos cognitivos, além da moradia adequada, além da prática esportiva, além da vida ao ar livre e de uma série de outros aspectos que favorecem a saúde, as crianças, todas elas, deveriam ter assistência pediátrica adequada que é essencial para que se transformem em adultos hígidos

A consulta médica amplia e aperfeiçoa o que foi exposto.

PROFISSIONAIS COLABORADORES:
João Guilherme Bezerra Alves,
Ney Cavalcanti

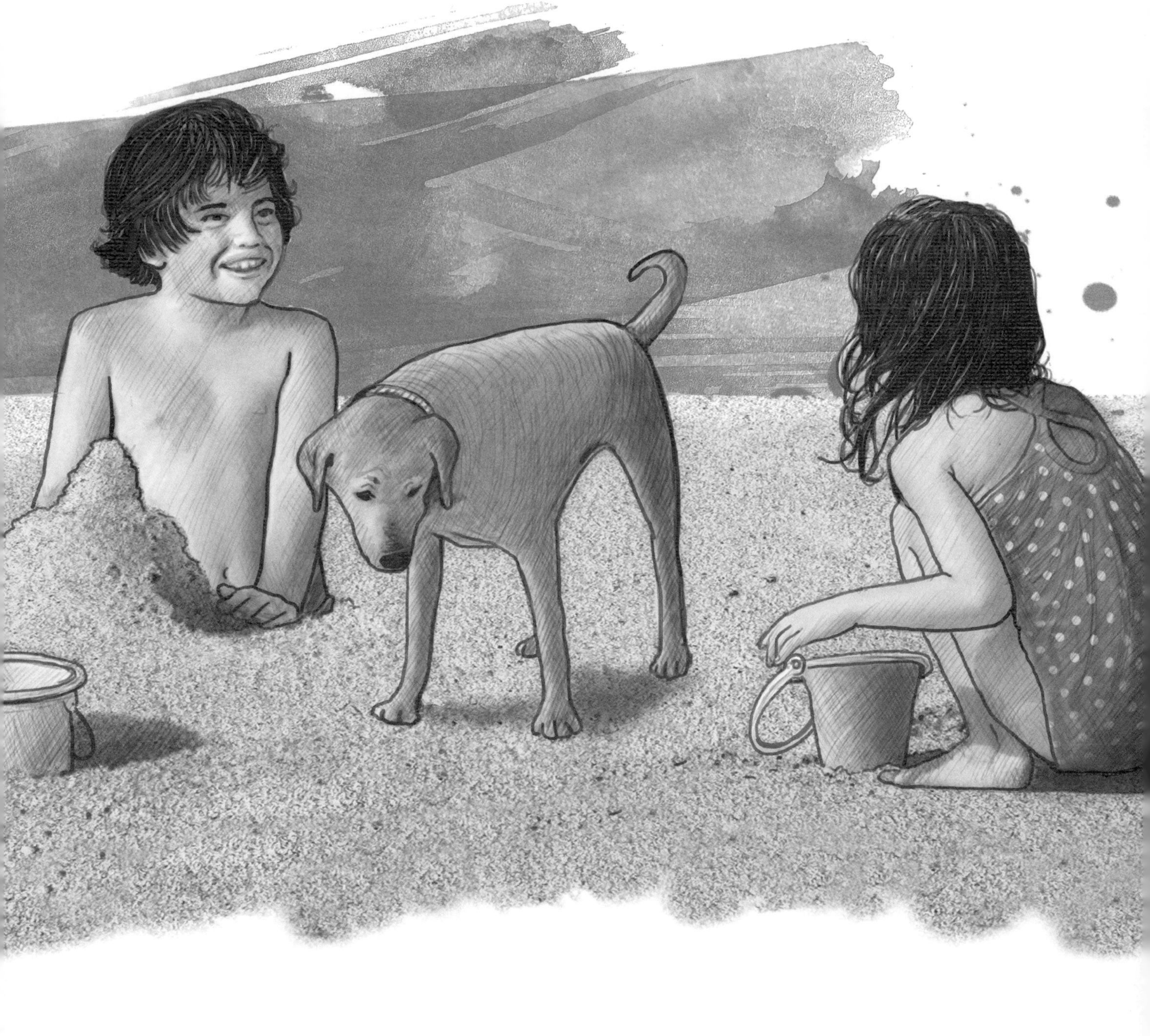

# A "SUJEIRINHA" QUE FAZ BEM OU A TEORIA DA HIGIENE

CAPÍTULO 41

## A "SUJEIRINHA" QUE FAZ BEM OU A TEORIA DA HIGIENE

O tema que escolhemos para debater aqui é extremamente inquietante e o próprio título deve estar causando espanto.

Acreditamos que podemos começar a responder às perguntas, sem palavras introdutórias desnecessárias. Quem pergunta?

### *A SUJEIRA PODE SER BENÉFICA?*

A higiene não pode ser negligenciada. A do corpo, dos alimentos, da água, dos dejetos e do ambiente é extremamente importante para a saúde. Muitas enfermidades desapareceram ou foram drasticamente reduzidas devido a medidas higiênicas. Um bom exemplo é o desaparecimento da cólera, em vários países, pelo tratamento adequado da água e pelo destino apropriado dos dejetos humanos. Então "sujeira" não. Higiene sim. O que o título sugere é que uma "sujeirinha" pode ser benéfica.

### *NÃO ENTENDI! GOSTARIA DE MAIS INFORMAÇÕES!*

O assunto está sendo debatido há alguns anos, quando estão sendo procuradas todas as razões para o aumento da incidência das doenças alérgicas. Há dados informando que 30 a 35% da população dos países industrializados, com estilo de vida dos países ocidentais, sofre doenças de cunho alérgico. As explicações até então expostas para tentar justificar o aumento das citadas doenças – exposição a poluentes ambientais, às causas de alergia, moradias inadequadas, urbanização, sedentarismo e outras – não convenceram. Novas observações foram feitas e fizeram nascer a teoria da higiene.

### *O QUE A HIGIENE TEM A VER COM AUMENTO DAS DOENÇAS ALÉRGICAS?*

Vamos apresentar alguns dados curiosos:

- → Na Alemanha mais pobre, a oriental, a ocorrência das enfermidades alérgicas é menor que a da parte ocidental, a mais rica; num país africano, a população que não teve sarampo, pois estava vacinada, apresentou mais alergia do que a que sobreviveu ao sarampo.
- → Foi também observado que recrutas italianos que tiveram contato natural com o vírus da hepatite A tinham menos alergia.
- → Crianças japonesas que com teste de Mantoux (para tuberculose) fortemente positivo apresentaram menos alergia; em um país europeu, a tuberculose na infância reduziu a ocorrência de asma.
- → Foi evidenciado que certos componentes bacterianos (endotoxinas) da poeira dos colchões de crianças de áreas rurais protegiam contra a rinite e a asma alérgicas, desde que a exposição tenha sido nos primeiros anos de vida.

### *MAS QUAL A CONCLUSÃO DOS ESTUDIOSOS?*

O sistema imunológico necessita de estímulos. Os vírus, as bactérias, os vermes, produtos dos animais e vários outros elementos da natureza são os estímulos para o amadurecimento imunitário. Assim, parece que os excepcionais níveis de asseio e de higiene alcançados por alguns países podem estar privando a população do contato com os estímulos. A higiene, vacinação, disponibilidade de água potável e de saneamento básico, uso dos antibióticos protegem, mas podem dificultar o contato das crianças com estímulos infecciosos leves que são importantíssimos. A "sujeirinha" e uma virose leve de vez em quando podem ajudar. Quando faltam esses estímulos, o sistema imunológico "desocupado" vai produzir as doenças alérgicas. E isso é chamado *teoria da higiene*. Há dúvidas sobre o assunto. No Brasil, onde há muita pobreza e pouca higiene, há alta frequência das doenças alérgicas, inclusive nas crianças que moram em favelas.

### *NO RECIFE, AS CRIANÇAS TOMAM BANHO NOS CANAIS IMUNDOS!*

Essas crianças foram tão estimuladas por vírus, bactérias, parasitos, toxinas e outros produtos que a imunidade que desenvolveram as capacitam a enfrentar desafios como os já mencionados. Dá para pensar mesmo que as crianças pobres e que enfrentam tais desafios são de um outro mundo, não longínquo e sim de um mundo que está ao nosso lado. Essa teoria da higiene é mais um mecanismo que usamos para enfatizar a importância de a criançada ter contato com a natureza, brincar ao ar livre, nas praças, na praia, nos jardins, no campo, de evitar o sedentarismo e o excesso de TV.

### *ENTÃO A MENINADA QUE VIVE NAS FAZENDAS ADOECE MENOS?*

É exatamente isso que alguns pesquisadores constatam e que a teoria da higiene tenta explicar. Observações de vários locais do mundo mostram que as crianças criadas no campo, em fazendas e granjas, em contato com animais, com plantas, com os pés descalços, em contato direto com a terra, têm menos doenças alérgicas que as criadas em ambientes urbanos.

### *ENTÃO É BOM TER UM CACHORRINHO EM CASA?*

A única restrição é quando for demonstrado que há alguém na casa com alergia aos resíduos do cão. Nos dois primeiros anos de vida, o contato com o cachorrinho pode ajudar a amadurecer a imunidade e alegrar a criançada. Está bem demonstrado que o mais importante estímulo para o desenvolvimento da boa imunidade é um produto das bactérias (endotoxinas) que existe em grande quantidade no intestino dos animais – vacas, cavalos, porcos, gatos e cães. As toxinas estão presentes na poeira doméstica e no ar das casas em que a higiene não é excessiva. Inaladas ou engolidas, as toxinas, atuam como potentíssimos estímulos para a maturação da imunidade. Essa é a "sujerinha" benéfica.

### *ENTÃO AS VACINAS PODEM FAZER MAL?*

Os benefícios das vacinas são um marco na história da humanidade. O que não podemos esquecer é o conjunto de vantagens que as vacinas nos proporcionam. As crianças que receberam todas as vacinas e que têm contato com praças, jardins, fazendas e granjas, que brincam no ambiente externo da casa em contato com terra, que botam uma "sujeirinha" na boca, que têm a oportunidade adquirir parasitoses intestinais, que brincam com animais e que são expostas a outras condições salutares de vida terão sua imunidade bem desenvolvida. E são mais felizes. O que a teoria da higiene tenta explicar é que as crianças vacinadas e que vivem trancafiadas em apartamentos, sem contato com a natureza, sem convívio com animais, sem oportunidade de adquirir parasitoses intestinais podem ter sua imunidade menos ajustada a esses estímulos e serem mais tendentes a apresentar as doenças alérgicas.

Lembrem-se sempre de que o seu papel é mais importante que o do médico e dos remédios no manejo das doenças alérgicas. E também perceba a importância, para a criançada, da vida ao ar livre, da luta contra o sedentarismo, dos esportes, das brincadeiras, da participação de uma turminha de amigos, do exercício da liberdade de criar e de ter as próprias experiências e de vários outros aspectos não só importantes para prevenir e/ou controlar as alergias, mas também para formar o indivíduo mentalmente sadio.

Essa proposta educacional visa a auxiliar o médico na sua missão insubstituível.

PROFISSIONAIS COLABORADORES:
Emanuel Sávio Cavalcanti Sarinho,
Constantino Giovani Braga Cartaxo

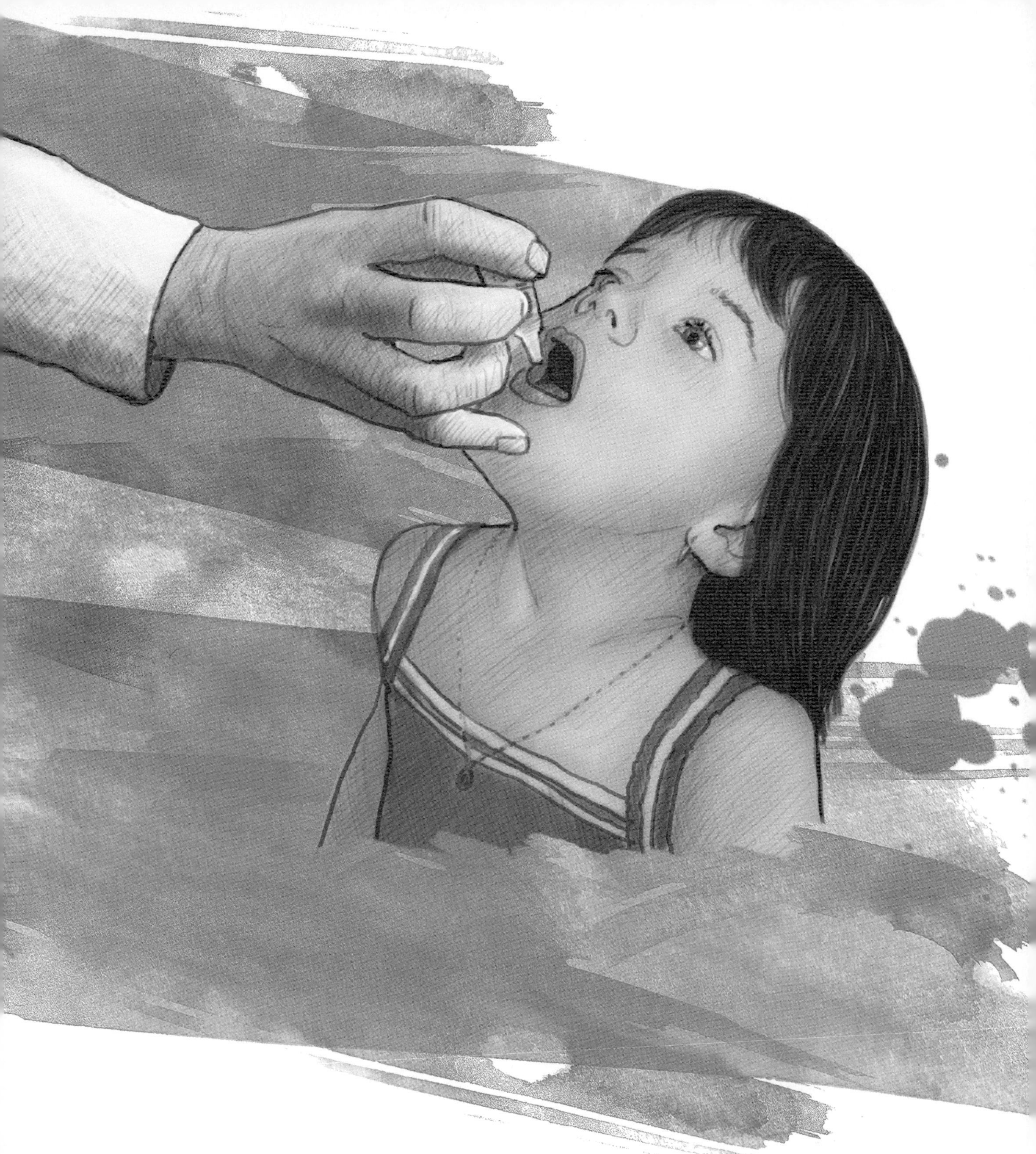

# VACINAS

CAPÍTULO 42

## Vacinas

A varíola que acometeu, fez sofrer e matou muita gente pelo mundo afora, por séculos e séculos, não existe mais graças à vacina. A poliomielite, (paralisia infantil) que incapacitou pessoas por toda a vida, também não mais existe em todos os países desenvolvidos e brevemente deverá estar extinta da terra, graças à vacina. Tétano, difteria, sarampo, rubéola, parotidite, tuberculose, câncer do colo uterino causado pelo HPV, gripe influenza , infecções graves pelos pneumococos, meningococo e H. influenzae B são evitadas pelas vacinas.

Não se conhece na prática médica alopática, homeopática, fitoterápica, indiana (ou ayurvédica), chinesa ou de qualquer outro tipo, um procedimento que tenha uma relação custo / benefício tão favorável quanto a vacinação.

Vamos, então, abordar o tema das maravilhosas vacinas.

### *O QUE PRETENDEM OS CALENDÁRIOS DE VACINAÇÃO?*

Os calendários pretendem orientar médicos, enfermeiros, familiares e usuários sobre as vacinas disponíveis; o número de doses para cada caso; as idades em que devem ser aplicadas as doses iniciais e as subsequentes e outros dados. São transcritos os calendários para a vacinação das crianças e dos adolescentes: do *Programa Nacional de Imunizações* (PNI) do Ministério da Saúde, da Sociedade Brasileira de Pediatria (SBP) e da Associação Brasileira de Imunizações (SBIm). O programa do PNI é a proposta do governo federal para todas as crianças brasileiras e as vacinas estão disponíveis nos postos de saúde pública. Os calendários da SBP e o da SBIm e o Ministério da Saúde, hoje, são praticamente iguais.

### *O PROGRAMA DO MINSTÉRIO NÃO ESTÁ DEFASADO?*

O Ministério da Saúde oferece um dos mais modernos programas de vacinação do mundo. É importante citar que o controle da paralisia infantil que é um exemplo para o mundo com oferta, na rede pública, das vacinas contra o rotavírus, pneumococo (10 valente) meningoco tipo C. Em agosto de 2012, foi ofertada a vacina contra a poliomielite inativada (IPV). No biênio 2013/2014 os psotos públicos oferecerão as vacinas: tetraviral, hepatite A, HPV para as crianças e adolecentes e a dTpa para gestantes. Notícia auspiciosa para todos. Não se admite que crianças ou pessoas de qualquer idade adquiram sequelas permanentes ou morram por doenças que podem ser evitadas.

### *E SE A CRIANÇA NECESSITAR VACINA NÃO EXISTENTE NOS POSTOS?*

O Ministério da Saúde adotou uma solução para essas situações. Por exemplo, a DTPa (acelular) é indicada para casos especiais (crianças convulsivas) e está disponível nos Centros de Imunobiológicos Especiais (CRIE). No Recife, funciona no Isolamento Infantil do Hospital Osvaldo Cruz. O site do Ministério da Saúde oferece uma lista com esses centros especiais em várias cidades do Brasil.

### *PODEMOS DAR AS VACINAS DO PNI E AS OUTRAS NAS CLÍNICAS?*

Essa é uma atitude sábia.

### *É SEGURO JUNTAR VÁRIAS VACINAS NUM ÚNICO PRODUTO?*

Os estudos científicos autorizam isso. A vacina hexavalente que associa seis vacinas é o exemplo mais moderno. As pesquisas demonstram que a proteção obtida contra as infecções é muito boa e os efeitos colaterais não são mais intensos. Se somemos a essas vantagens biológicas as operacionais (menos idas ao serviço de saúde e menos "agulhadas") e econômicas (menor custo), verificaremos que é mais válido usar esses produtos que associam várias vacinas. Além da aplicação da vacina hexavalente, as crianças de dois meses devem ser vacinadas contra o rotavírus (é por via oral) e contra o pneumococo (é injetável). Algumas mães preferem não fazer duas aplicações injetáveis no mesmo dia e então os profissionais programam separar as vacinas por via parenteral (injetáveis) para dias distintos.

### *QUANDO NÃO DEVEMOS LEVAR AS CRIANÇAS PARA VACINAÇÃO?*

Há duas situações bem distintas:

- As crianças com doenças agudas importantes devem ser vacinadas após a cura. É prudente postergar a vacinação se existem: febre alta com ou sem diagnóstico definido; infecção respiratória aguda (asma, sinusite, otites, bronquites, pneumonias e outras enfermidades que exigem tratamento antibiótico ou outro tratamento especial); doença aguda do tubo digestivo (com vômitos e diarreia); ou qualquer outro quadro agudo que pode ter algum significado especial (exemplos: urticária e convulsão recente). As doenças sem febre ou outros dados importantes – resfriados, faringites, amigdalites, dermatites e outras – não devem interferir no calendário vacinal. Mas é sempre bom rever o tema com os pediatras.
- As crianças com algumas doenças crônicas que estão sendo investigados e/ou tratadas merecem uma orientação especial dos pediatras. Estão nessa categoria os portadores de: asma que estão recebendo corticoides; de outras doenças respiratórias crônicas; de dermatites crônicas, muitos delas sendo tratadas com derivados da cortisona; de doenças renais crônicas como os com a síndrome nefrótica e com nefrite; de doenças neurológicas como a paralisia cerebral e os quadros convulsivos; de doença cardíaca como as más formações; de doenças hematológicas como as anemias importantes, as leucemias e as enfermidades relacionadas a elas; de tumores em qualquer local do corpo. Há doenças crônicas que não perturbam a vacinação, mas há outras em que ela deve ser modificada e cabe aos médicos definir o que fazer.

### *O QUE FAZER QUANDO RETARDAMOS A APLICAÇÃO DA VACINA?*

A aplicação das vacinas pode ser feita alguns dias antes ou alguns dias depois da data marcada. As grandes antecipações e os grandes atrasos devem ser evitados. No entanto, o corpo humano guarda as informações da vacinação anterior – é a chamada memória imunológica – e não há necessidade de repetir as vacinas anteriormente aplicadas quando houve algum atraso na aplicação das subsequentes. O importante é vacinar e cumprir o programa vacinal. Ou seja, dar o número de doses programadas para cada vacina.

### *RECEBI O TEXTO PELA INTERNET E TENHO UMA DÚVIDA.*

Transcrevemos uma pergunta e, em seguida, um dos profissionais responde:

*Li que a vacina injetável contra a paralisia deve substituir a dada pela boca. Li ainda que a vacina oral pode ser dada nas campanhas. A minha dúvida é o que significa esse "pode". A vacina injetável é melhor? Há algum problema para a criança vacinada com a vacina injetável se não pudermos vacinar a criança nas campanhas? São dúvidas desse tipo que gostaria que vocês esclarecessem.*

*A vacina contra a poliomielite, que hoje todo o mundo adota como rotina, é a injetável. Esta vacina dá proteção ótima. A vacina oral é usada nas campanhas e o programa do nosso governo é um sucesso. A razão é operacional e econômica. As crianças que tomam a vacina contra a paralisia infantil, de forma rotineira, não precisam da vacinação da campanha. Mas a campanha precisa que as crianças sejam levadas ao posto nos dias marcados. Se possível, elas deveriam fazer propaganda e levar toda a criançada do prédio, da rua, da comunidade, para os postos da campanha. Então, comparecer a esse grande movimento nacional é um dever cívico. Pensa-se sempre que a mãe que não vai à campanha com sua criança que está corretamente vacinada pode induzir o mesmo comportamento na funcionária, cujo filho precisa.*

### *FALEM MAIS SOBRE AS CAMPANHAS CONTRA A PARALISIA INFANTIL.*

O objetivo dos dias nacionais de vacinação contra a poliomielite é vacinar, 95% dos menores de cinco anos, de forma a contribuir efetivamente para manter o

Brasil livre da poliomielite. Foi essa a melhor forma que o país conseguiu para estabelecer proteção coletiva contra a doença e a disseminação do vírus vacinal no meio ambiente. A vacinação é indiscriminada, ou seja, todas as crianças com idade entre zero e cinco anos deverão ser vacinadas com a vacina oral contra a poliomielite independente de tê-la recebido antes.

### *QUAIS OS RESULTADOS DAS CAMPANHAS?*

As campanhas erradicaram a paralisia infantil do nosso país. Em 1989, foi registrado no país o último caso da doença e, em 1994, o Brasil obteve o certificado internacional de erradicação da transmissão do poliovírus selvagem. No entanto, para evitar a reintrodução do vírus ainda presente em alguns países, é preciso manter as campanhas anuais de vacinação. As campanhas de vacinação se preocupam com a proteção coletiva e não com a individual.

### *AS GESTANTES DEVEM SER VACINADAS CONTRA A COQUELUCHE?*

A vacina contra a coqueluche na gestante faz arte de uma estratégia conhecida como cocoon (casulo). Consiste em proteger quem está próximo de pessoas que não podem receber a vacina contra coqueluche, como os recém-nascidos. A mãe vacinada na gestação é protegida e são transmitidas para o filho, via sangue placentar e via leite materno, os anticorpos protetores contra essa que é uma enfermidade grave nos novinhos.

### *PELA INTERNET: POR QUE A VACINA DE TÉTANO PARA AS GRÁVIDAS?*

O tétano é uma doença transmissível que apresenta duas formas de ocorrência: acidental e neonatal. O acidental ocorre após ferimentos contaminados com material rico de bactérias que causam a doença (fezes de animais, por exemplo). O tétano neonatal é causado pela contaminação quando o cordão umbilical é seccionado com instrumentos cortantes não esterilizados ou quando são usados materiais contaminados (teia de aranha, pó de café, fumo, esterco) no curativo do coto umbilical. Esta última forma de tétano, que é doença extremamente grave, é evitada por meio da vacinação das gestantes durante o pré-natal. A mãe vacinada transmite seus anticorpos protetores para o filho que, assim, fica protegido contra o tétano. A proteção é transitória e aos dois meses de idade todas as crianças devem receber a vacina antitetânica.

### *E QUANDO TOMAR A VACINA CONTRA O TÉTANO APÓS OS FERIMENTOS?*

A bactéria que causa o tétano está presente em 20 a 65% das amostras de solo. Desse modo, toda ferida contaminada com terra, sobretudo a existente em propriedades rurais, onde há abundância de excrementos animais, deve ser considerada perigosa. Como a vacinação rotineira contra o tétano oferece uma proteção elevadíssima, a orientação sobre o que fazer nos pacientes com ferimentos depende da pergunta básica: "a pessoa ferida é ou não está corretamente vacinada contra o tétano?". Apresentamos a seguir um resumo da orientação clássica para que vocês saibam da importância de buscar ajuda médica logo após o ferimento. Evidentemente, a operacionalização do que é demonstrado depende da avaliação médica.

### *O QUE É O HPV? COMO É TRANSMITIDO E PORQUE VACINAR?*

HPV significa Papiloma Vírus Humano. Existem vários tipos deste vírus e alguns podem causar câncer do colo do útero. Os HPV causadores de câncer (tipos 16-18-31-45) são responsáveis por mais de 80% dos casos de câncer de colo de útero. Os tipos 6 e 11 causam as verrugas genitais. O vírus é transmitido, normalmente, por via sexual. Assim, a infecção é uma doença sexualmente transmissível (DST). A prevenção mais eficaz contra a infecção pelos HPV, que ocasionam câncer, é através, da vacinação. O uso de camisinha diminui a possibilidade da transmissão durante a relação sexual e a mulher que teve ou tem atividade sexual deve realizar exame ginecológico preventivo periodicamente. A maior liberdade sexual e o início da atividade sexual na adolescência fazem com que a disseminação deste vírus seja extremamente frequente entre os jovens de todo o mundo. Isso transforma a questão da infecção pelo HPV num grande e global problema de saúde pública.

TABELA 10 – ESQUEMA DE CONDUTAS PROFILÁTICAS PARA O TÉTANO ACIDENTAL DE ACORDO COM O TIPO DE FERIMENTO E SITUAÇÃO VACINAL.

| VACINAÇÃO PRÉVIA CONTRA TÉTANO | Ferimentos com risco mínimo de tétano (1) | | Ferimentos com alto risco de tétano (2) | |
|---|---|---|---|---|
| | Vacina | Soro (SAT) | Vacina | Soro (SAT) |
| Incerta ou menos de 3 doses | Sim[3] | Não | Sim[3] | Sim |
| Três doses ou mais, sendo a última dose há menos de 5 anos | Não | Não | Não | Não |
| Três ou mais doses, sendo a última dose há mais de 5 anos e menos de 10 anos | Não | Não | Sim (1 reforço) | Não |
| Três ou mais doses, sendo a última dose há dez ou mais anos | Sim (reforço) | Não | Sim (reforço) | Não |

1 FERIMENTOS SUPERFICIAIS, LIMPOS SEM CORPOS ESTRANHOS.
2 FERIMENTOS PROFUNDOS OU SUPERFICIAIS SUJOS, COM CORPOS ESTRANHOS, QUEIMADURAS, FERIDAS PUNTIFORMES OU COM ARMAS BRANCAS E DE FOGO, MORDEDURAS, POLITRAUMATISMOS E FRATURAS EXPOSTAS.
3 VACINAR E APRAZAR AS PRÓXIMAS DOSES PARA COMPLEMENTAR O ESQUEMA BÁSICO. ESTA VACINAÇÃO VISA A PROTEGER CONTRA O RISCO DE TÉTANO POR OUTROS FERIMENTOS FUTUROS.

### *MULHER QUE JÁ TEVE INFECÇÃO PELO HPV PODE SER VACINADA?*

A infecção é causada apenas por um tipo e as vacinas possuem mais de um tipo viral. Assim, mesmo as pessoas infectadas devem ser vacinadas.

### *É NECESSÁRIO FAZER A PESQUISA DE HPV ANTES DE TOMAR A VACINA?*

Não é necessário o exame prévio de Papanicolaou para as adolescentes ou mulheres que decidirem fazer uso da vacina contra HPV.

### *NÃO É IMPORTANTE VACINAR OS HOMENS?*

A vacina quadrivalente contra o HPV está indicada para a proteção do sexo masculino, entre 9 e 26 anos, com esquema de três doses – segunda e terceira dose aos dois e seis meses, respectivamente, após a primeira.

### *O QUE É O ROTAVÍRUS?*

O rotavírus é um dos mais importantes agentes causadores de diarreia e de óbitos em crianças menores de cinco anos em todo mundo. É a principal causa de internamento de crianças nos países desenvolvidos. A maioria das crianças são infectadas nos primeiros anos de vida, porém os casos mais graves ocorrem principalmente até os dois anos de idade. Sabendo muito bem da gravidade da doença e dos gastos que o sistema de saúde pública tem com a doença, o Ministério da Saúde introduziu a vacina no calendário público de vacinação.

### *POR QUE A VACINA CONTRA ROTAVÍRUS NÃO DEVE SER ADMINISTRADA APÓS TRÊS MESES E MEIO?*

A vacina contra Rotavírus não deve ser administrada fora das faixas etárias preconizadas. A razão para isso é que foi observado que a aplicação em crianças acima dos limites de idade está diretamente relacionada com o surgimento de um problema intestinal grave, a invaginação intestinal, que pode precisar até de cirurgia. É possível que no futuro essa posição seja modificada ou que outros produtos sejam desenvolvidos para suplantar a limitação atual.

### *PORQUE A VACINA DE GRIPE MUDA DE UM ANO PARA OUTRO?*

As pesquisas anuais que envolvem o vírus da gripe em todo o mundo indicam que é possível prever quais cepas circularão no inverno subsequente. É essa a razão que a OMS usa para mudar na próxima vacina as cepas virais para cada hemisfério do Planeta.

### *COMO É A PREVENÇAO DA RAIVA?*

As orientações essenciais são:

- → A penetração do vírus ocorrer através da pele ou das mucosas por mordedura, arranhadura ou lambedura, mesmo não existindo necessariamente agressão. O morcego é um importante transmissor da raiva, pois pode infectar bovinos, equinos e outros animais. Todos estes animais podem transmitir a raiva para o homem. Em zona urbana, o principal transmissor é o cão, seguido do gato. Em zona rural, é o morcego. Os animais silvestres (macacos, mesmo os "inocentes" saguis, raposa, onça, ratos selvagens e outros) são os reservatórios naturais do vírus e propiciam a contaminação dos animais domésticos. Os roedores (ratos domésticos e "hamsters" ) não participam da transmissão da raiva. Mesmo com essa listagem disponível, é sempre importante consultar os pediatras quando as crianças, os adolescentes ou os adultos são agredidos por um animal.
- → É importante: não tocar em animais estranhos, feridos e doentes; perturbar animais quando estiverem comendo, bebendo ou dormindo; separar animais que estejam brigando; entrar em grutas ou furnas e tocar em qualquer tipo de morcego (vivo ou morto); criar animais silvestres ou tirá-los de seu "habitat" natural; difundir preconceitos ou informações, sem ter certeza da sua veracidade ou sem conhecer a fonte.
- → As recomendações seguintes devem ser rigorosamente obedecidas mesmo que o animal agressor tenha sido corretamente vacinado contra a raiva: lavar imediatamente o ferimento com água e sabão; procurar com urgência o Serviço de Saúde mais próximo para que seja avaliada a indicação do soro e/ou da vacina; nunca interromper o tratamento preventivo sem ordem médica; não matar o animal que agrediu; deixá-lo em observação durante 10 dias, para que se possa identificar qualquer sinal indicativo da raiva; dar água e alimentação ao animal que deve ser preservado num local seguro, para que não possa fugir ou atacar outras pessoas ou animais; voltar imediatamente ao Serviço de Saúde para informar se o animal adoecer, morrer, desaparecer ou mudar de comportamento; procurar sempre o Serviço de Saúde quando um animal apresentar comportamento diferente mesmo que ele não tenha agredido ninguém.

### *QUAIS AS REAÇÕES INDESEJÁVEIS DAS VACINAS?*

Cada vacina apresenta algumas reações. E é comum observar doenças, na mesma época da aplicação das vacinas, que nada têm a ver com o produto usado na vacinação. Então, como saber se a febre é produzida pela vacina ou pela roséola que é uma das doenças febris mais marcantes e que ocorre entre seis meses e dois anos, período em que a criança recebe várias vacinas? E em alguns outros eventos ocorridos após a vacinação acontecem as mesmas dúvidas. Só a análise caso a caso pode tentar responder. E o assunto é tão importante que, nos países mais desenvolvidos, há registros nacionais sobre as reações observadas após a aplicação de vacinas e há critérios rígidos para responder a este questionamento. As autoridades do setor, no Brasil, estão tentando coletar informações sobre os eventos adversos das vacinas. Certamente, precisamos criar a cultura de que esses eventos sejam comunicados aos médicos para que os dados possam ser registrados e analisados nacionalmente. Só o médico após analisar o que o cliente apresenta tem condições de diagnosticar se existe provável ligação entre a vacina e a reação apresentada.

### *A REAÇÃO NÃO OCORRE SEMPRE. POR QUÊ?*

A ocorrência do efeito indesejável varia de acordo com as características do produto utilizado, da pessoa que recebe e até com a técnica da aplicação. Muitos fatores interferem. As reações também estão relacionadas com o tipo de produto usado. A vacina tríplice bacteriana (contra difteria, tétano e coqueluche – DTP de células inteiras) não é a mais recomendada atualmente exatamente em função das reações apresentadas. Existe produto mais moderno que provoca menos reações indesejáveis e que confere imunidade. A administração de maior número de doses da vacina tríplice bacteriana (DTP de células inteiras) aumenta a frequência das reações. Mas há outros fatores que interferem e que justificam as reações observadas, com esta e com outras vacinas:

**Relacionados à vacina** – Tipo da cepa do micro-organismo usado para produzir a vacina, meio de cultivo do micro-organismo, processo de inativação ou atenuação.

**Relacionados ao cliente** – Idade, sexo e outros dados.

**Relacionados à administração** – Injetor a pressão, agulha e seringa, e via de administração e prática ou experiência do vacinador.

### *VACINA "ESTRAGADA" PODE DAR REAÇÃO?*

Vamos discorrer sobre os vários aspectos:

Comecemos com o seguinte exemplo: a vacina Sabin, contra a paralisia infantil, contém vírus vivos modificados, atenuados, que imunizam contra a infecção. Este delicado vírus, para se manter vivo e para imunizar, precisa de uma série de cuidados especiais. E, nós os brasileiros, somos testemunhas da maior estratégia universal de vacinação com a vacina Sabin e presenciamos o extraordinário esforço para que tudo funcione bem. E vimos várias demonstrações do cuidado para a manutenção da vacina viva, com os frascos sendo conduzidos em geladeiras especiais, com prazos definidos, com mobilização até do exército, polícia, marinha e aeronáutica para que tudo ocorra nos "conformes". Então, a vacina deve chegar viva e ser aplicada viva para funcionar, lá num igarapé do Amazonas, por exemplo.

→ Cada produto biológico tem prazo de validade definido e conservação padronizada. E a conservação, a chamada "cadeia de frio" é o item mais importante e que se transgredido pode resultar na perda de potência, numa vacina "estragada".

→ O principal problema da vacina Sabin e de outros tipos de vacinas que foram mal conservadas é a perda de potência com o risco de fracasso da vacinação. E, pelo menos teoricamente, qualquer produto que não foi adequadamente conservado ou que foi usado fora do prazo de validade, portanto, uma vacina "estragada", tem maior chance de causar fenômenos indesejáveis.

→ Vacina deve ser muito bem conservada, com muito rigor técnico, com muito controle; deve ser usada no prazo de validade; deve ser manuseada por gente competente e aplicada em serviço qualificado.

### *ANTIGAMENTE, AS CRIANÇAS TINHAM MAIS REAÇÕES. É REAL?*

Sim, é verdade. O aprimoramento dos processos utilizados na produção das vacinas permite hoje aplicar apenas o componente que produz a imunidade e não aplicar aquela parte responsável pelas reações indesejáveis. Isso é notório com a vacina contra a coqueluche que antes continha o corpo total da bactéria responsável pela doença e atualmente contém apenas o componente imunizante. Antigamente, vacina era celular e agora é acelular. Vejam que maravilha. Ao invés de ministrar todo o vírus ou toda a bactéria, mesmo que atenuados, como era antes, é possível vacinar apenas com o componente que interessa. Isto significa aplicação de menos produtos e ocorrência de menos efeitos indesejáveis. Outros detalhes importantes como o conhecimento sobre a importância da conservação, a fiscalização dos órgãos responsáveis pelo controle dos postos de vacinação, a maior conscientização sobre o valor de uma série de outros aspectos também produziram redução destes eventos indesejáveis. Agora, mais do que antes, o aumento dos efeitos protetores e a redução dos problemas causados favorecem, grandemente, o uso das vacinas como medida protetora.

### *A TÉCNICA DA APLICAÇÃO É TÃO IMPORTANTE ASSIM?*

A má técnica de aplicação pode causar reações indesejáveis e isto é marcante com certos produtos como o BCG. Então, é importante que o profissional que aplica vacina seja bem capacitado e experiente. O uso de material de boa qualidade também irá contribuir para diminuir a dor e outras reações.

### *A APLICAÇÃO DA VACINA NA COXA DÁ MENOS REAÇÃO QUE NO BRAÇO?*

Não, as reações são as mesmas. Tecnicamente, é aconselhável, em crianças com menos de dois anos de idade usar a coxa para vacinas com aplicação profunda intramuscular. Nessa idade, é na coxa que é encontrado o músculo de maior massa o que diminui a possibilidade de acidentes na aplicação. Em crianças maiores, deve-se usar o músculo do braço. A aplicação de injeções na nádega em menores de dois anos não é recomendável pelo risco de atingir um nervo importante.

### *O LOCAL DA APLICAÇÃO NA MINHA FILHA FICOU DURO E VERMELHO.*

Vermelhidão, calor, endurecimento, inchação e dor no local das vacinas injetáveis são muito usuais e resultam da ação irritante dos componentes da vacina. A frequência das reações locais aumenta com a aplicação das doses subsequentes. As vacinas que produzem esse tipo de reações são as DTP e dT, e as contra Hepatite B, gripe e infecções pneumocócicas. Recomenda-se o uso de compressas frias para tratamento destas reações locais.

### *TENTEI DAR O BCG NO BUMBUM, MAS NÃO ACEITARAM.*

O BCG é rotineiramente feito no braço direito, no nível inferior do músculo deltoide. O uso desse local tem por finalidade facilitar a identificação da cicatriz em avaliação da atividade de vacinação e limita as reações ganglionares da região axilar. A aplicação em qualquer outro local do corpo aumenta o risco de efeitos indesejáveis. Quando a recomendação de aplicar na região deltoide não puder ser seguida, deve-se registrar o local da administração no cartão de vacinação.

### *POR QUE O BCG PROVOCA AQUELA FERIDA NO BRAÇO DAS CRIANÇAS?*

O BCG injetado na pele produz reação lenta, demorada, que passa por várias fases, e que é essencial para que o organismo se proteja contra a doença. Para que ela funcione, tudo isso tem que ocorrer. E ao fim, fica a cicatriz típica. A aplicação correta do BCG é intradérmica e produz uma cicatriz pequenina.

### *VI CRIANÇA QUE FICOU COM UM CAROÇO FEIO NO LUGAR DO BCG.*

Normalmente, a reação local da vacina é lenta e benigna, variando de pessoa para pessoa. Observa-se que as lesões vacinais nas pessoas já vacinadas são geralmente um pouco maiores e de evolução mais acelerada, com cicatrização mais precoce. As complicações da vacinação BCG são pouco frequentes. A maior parte resulta de má técnica, como aplicação profunda, inoculação de dose excessiva e contaminação. As complicações mais comuns são os abscessos no local da aplicação, a úlcera de tamanho exagerado e os gânglios. Mas se a aplicação for profunda (no subcutâneo) por pessoa inexperiente, ou por outro motivo, toda a sequência de eventos naturalmente observados fica diferente. Também ficam diferentes as lesões que se tornam mais exuberantes. A cicatriz também será maior, às vezes muito maior.

### *QUAIS SÃO AS VACINAS QUE CAUSAM REAÇÃO FEBRIL, POR QUE CAUSAM, E O QUE FAZER?*

Vamos destacar alguns pontos: a vacina que causa febre com maior frequência é a tríplice (DTP); as vacinas contra sarampo, febre amarela, pneumococo, hepatites e a tríplice viral (MMR) causam febre com menor frequência; a febre é indicação de que os mecanismos de defesa do organismo estão sendo acionados, que o corpo está reagindo e não indica gravidade; a febre pós-vacinal ocorre poucas horas após a aplicação e dura entre um a dois dias; algumas vacinas, como a tetraviral, provocam uma reação febril que pode aparecer entre o quinto e vigésimo dia após a aplicação; se a febre é baixa, menos de 38,5°C e a criança está bem, ativa, esperta, comendo, o antifebril pode ser dispensado; basta dar líquidos em abundância e observar; mas se a febre é mais alta que 38,5°C ou a criança está decaída, irritada, ou há motivo especial para medicar, dê o remédio para febre e oferte muitos líquidos.

### *NÃO É MELHOR DAR O REMÉDIO ANTES DA VACINA?*

De rotina, para toda a criança, não. Mas, se ocorreu febre a partir de 38,5ºC após a administração da vacina tríplice (DTP), na próxima vacina deste tipo é recomendado o uso de antitérmico, no momento da vacinação e com intervalos regulares nas 24-48 horas seguintes.

### *OUVI QUE A VACINA DO SARAMPO CAUSA UM "SARAMPINHO"!*

Cerca de 5% das pessoas vacinadas pela primeira vez contra o sarampo poderão apresentar um sarampinho, cinco a doze dias após a vacinação e com duração de dois a quatro dias. Mas atenção que isto também pode representar roséola ou outra doença. Então é sempre prudente avisar ao médico.

### *E A DA CATAPORA PODE DAR UMA "CATAPORINHA"?*

Muito raramente isso pode acontecer. Até um mês após a vacinação podem surgir lesões semelhantes à catapora no local onde a vacina foi aplicada. Essas lesões podem surgir também em outros lugares do corpo (de duas a cinco lesões). Mas pode ser impetigo ou outro problema. Fale com o médico.

### *EU TOMEI VACINA CONTRA HEPATITE B E FIQUEI COM DOR DE CABEÇA!*

Raramente ocorrem reações como dor de cabeça, mal-estar, fadiga após a administração da vacina contra hepatite B. Essas queixas podem depender de outro problema. É sempre bom avisar ao médico.

### *A VACINA CONTRA A PARALISIA INFANTIL PODE CAUSAR A DOENÇA?*

No Brasil e em outros países onde a paralisia infantil ou poliomielite está erradicada, há uma tendência a ligar os casos de problemas neurológicos ocorridos após a vacinação à vacina com o vírus vacinal. É importante falar que isso só ocorre quando a vacina aplicada é a oral que usa vírus vivo atenuado. Não se sabe exatamente o que ocorre. É possível que o vírus enfraquecido da vacina possa sofrer uma modificação e tornar-se agressivo causando doença. O problema não ocorre com a vacina inativada que usa vírus morto. Esta é uma das razões da adoção da vacina contra a paralisia infantil com vírus mortos nos programas vacinais do mundo todo. A doença após a vacina contra a poliomielite pode ser devida a outras causas. O médico sempre deve ser avisado.

### *VACINA PODE DAR CONVULSÃO?*

Pode. A convulsão é uma reação rara da vacina tríplice (DTP), que pode ocorrer até 72 horas depois da aplicação. Geralmente, é acompanhada de febre. Esta convulsão não deixa sequelas a curto ou a longo prazo. Algumas doenças também causam convulsão e só o médico pode distinguir o que é causado pela vacina ou por outro problema.

### *A VACINA CONTRA A RAIVA PODE CAUSAR DOENÇA NEUROLÓGICA?*

A antiga vacina que era usada para prevenir a raiva continha tecido nervoso e podia desencadear reações neurológicas. Mas essa vacina não é usada no Brasil. A que se usa atualmente é a vacina de cultivo celular que é altamente confiável e que não produz problemas no sistema nervoso. A raiva continua sendo doença fatal em quase 100% dos casos. Então, mordedura de cão ou de outro animal que transmite a raiva merece muita atenção.

### *TEM GENTE QUE FALA QUE TEVE MAIS GRIPE APÓS A VACINA.*

A vacina não causa gripe nem qualquer reação grave. Nela só existem vírus mortos, que não são capazes de provocar doença. A confusão que muita gente faz entre resfriado e gripe é que gera esta dificuldade de entender o que a vacina contra a gripe objetiva. Os resfriados são causados por muitos e diferentes tipos de vírus. Eles não causam grande desconforto e apenas dor de garganta, coriza e curam em dois ou quatro dias. E a vacina contra a gripe não os evita. A gripe é causada pelo vírus influenza e é uma doença com manifestações mais intensas (dor de garganta, obstrução nasal, tosse frequente), tem início súbito com febre alta, dores musculares e mal-estar generalizado e pode ser grave e se complicar com pneumonia até fatal. E é esta doença que a vacina previne.

### *SOUBE QUE UMA MOÇA DESMAIOU APÓS TOMAR VACINA.*

Algumas poucas pessoas passam mal, desmaiam após coleta de sangue ou em outras situações como ver uma pessoa com um ferimento. Isto também pode ocorrer após a vacinação. Indivíduos ansiosos e que tem medo de injeção podem ter este problema, chamado lipotímia (desmaio) após a vacinação. Isto acontece particularmente em adolescentes e adultos jovens. Não é grave, embora seja desagradável. Para evitar, deve-se manter a pessoa sentada ou deitada por 15 minutos após a vacinação. Mas só o médico ou outro profissional devidamente qualificado pode separar uma reação simples (desmaio) de outra mais importante (choque anafilático). É por isso que é ideal que o ambiente para aplicar vacinas disponha de oxigênio, de alguns medicamentos para enfrentar essas urgências e de profissionais que saibam agir na situação.

### *MEU FILHO É ALÉRGICO A ALGUNS PRODUTOS. ELE PODE SE VACINAR?*

As vacinas contra sarampo, caxumba são derivadas de culturas de tecidos de embrião de galinha. Pessoas com histórico de reação alérgica importante (choque, anafilaxia e outras reações importantes) após ingestão de ovo não devem receber este tipo de vacina. Quando a reação após a ingestão do ovo for leve ou localizada, a vacina pode ser usada com cuidados especiais. Quando ocorrem, são do tipo local e retardadas e não implicam riscos. Por isso, não há malefícios ao usar a vacina nestas pessoas desde que sejam adotados cuidados especiais.

### *A VACINA CONTRA RUBÉOLA PODE CAUSAR DEFEITOS NO FETO?*

A rubéola que acomete a mãe no primeiro trimestre de gravidez tem alta chance de produzir defeito no feto. Nunca se demonstrou que a vacina contra esta infecção causasse o problema. Mas, por prudência, não se indica vacina com vírus vivos (sarampo, rubéola, papeira, catapora, SABIN e febre amarela) na mulher grávida e também se recomenda que após uma destas vacinas a procriação seja evitada por no mínimo um mês.

### *EXISTEM OUTRAS REAÇÕES NÃO CITADAS NAS NOSSAS PERGUNTAS?*

Existem relatos muitos raros de baixa de plaquetas e outros eventos muito raros. Muitos pesquisadores não aceitam esses eventos extremamente incomuns como relacionadas às vacinas.

### *É BOM AVISAR SE A CRIANÇA TEVE CONVULSÃO, FEBRE APÓS A VACINA, ALERGIA A OVO E OUTROS PROBLEMAS RELACIONADOS À VACINAÇÃO?*

Isto mesmo. E os serviços mais modernos em todo o mundo obrigam que o cliente seja entrevistado por médico ou por outro profissional da área de saúde, devidamente qualificado, antes da vacina. A entrevista é guiada por um questionário com perguntas dirigidas para tornar o procedimento mais seguro e com menos efeitos adversos. Gravidez, febre quando tomou vacina, convulsão febril ou por outra enfermidade, alergia a ovo e várias outras questões fazem parte da rotina.

### *É IMPORTANTE O REGISTRO DO LOTE DA VACINA USADA?*

É essencial que seja anotado na carteira vacinal da criança o máximo de dados dos produtos empregados para que se possa, a qualquer momento, verificar o que ocorreu em caso de reação inesperada e/ou inexplicada. Produto usado, fabricante, lote, prazo de validade, vacinador e data da aplicação é o mínimo de informações que devem ser registradas na carteira. Existem organizações internacionais que cuidam da segurança das vacinas e nós todos podemos colaborar para que o conhecimento sobre o tema evolua continuadamente. É importante falar com o médico e avisar ao serviço de saúde do município, do Estado ou mesmo do País, quando houver alguma coisa estranha após a vacinação.

## *QUAL A IMPORTÂNCIA DO CARTÃO VACINAL?*

O cartão vacinal é um documento importante e deve ser guardado por toda a vida. Assim, é prudente colocar a carteira em uma capa plástica. É útil agendar as vacinas a serem tomadas em grafite e utilizar caneta de tinta apenas para as vacinas que já foram aplicadas. A carteira vacinal:

- → Ajuda o profissional a tomar decisões importantes. Quando as crianças se acidentam, os médicos perguntam sobre a vacinação contra o tétano. Quando existe a possibilidade de varicela (ou catapora), eles perguntam sobre a vacinação.
- → Deve, junto com as curvas de crescimento, as prescrições medicamentosas e os exames realizados, fazer parte da documentação pessoal.
- → Deve acompanhar as crianças em suas viagens. As de intercâmbio cultural e/ou educacional exigem o preenchimento de uma ficha cadastral detalhada onde constam os dados vacinais passados.
- → É um documento que atesta a importância que os familiares dedicam à saúde dos filhos.
- → Deve ser foto copiada ou ter os dados transpostos para uma planilha eletrônica (computador) por causa da importância dos registros.

## *COMO PROCEDERMOS SE PERDEMOS A CARTEIRA VACINAL?*

Essa infelizmente é uma situação comum. Mas devemos cuidar para reverter essa impressão que nós da área da saúde temos de que os familiares valorizam pouco o documento. Quando o cartão vacinal for perdido, adotem as seguintes providências: tentem buscar mais uma vez nas gavetas onde são guardados os "perdidos"; compareçam aos serviços que vacinaram as crianças e tentem recuperar o máximo de dados; usem a memória se os itens anteriores não foram ou foram apenas parcialmente bem-sucedidos e informem aos profissionais sobre o passado vacinal das crianças. Evidentemente, as informações devem ser precisas e são úteis quando as mães têm absoluta certeza do que foi feito; não é prudente informar com base no "eu acho" ou no "parece"; quando vocês têm segurança do que foi feito e do que falta é aceitável recompor uma carteira a partir desse método e providenciar apenas as vacinas não dadas até então. Mas se vocês têm dúvidas, é mais seguro vacinar as crianças.

O Ministério da Saúde oferece uma série de informações úteis sobre o assunto no endereço http://www.saúde.gov.br e lembramos o que disse o Dr. Plotkin, um dos mais importantes pesquisadores sobre os benefícios produzidos pelas vacinas: "O impacto da vacinação na saúde da população mundial é extraordinariamente grande. Com exceção da água potável, nenhuma outra modalidade, nem mesmo os antibióticos, tiveram maior efeito na redução da mortalidade e no crescimento da população".

Mas lamentamos, como noticiou a *Veja*, em março de 2012, que um levantamento recente feito pelo Ministério da Saúde do Brasil, mostrou que 82,6% das crianças brasileiras tomaram todas as vacinas recomendadas até os 18 meses de idade. O estudo, que avaliou 17.295 crianças das 27 capitais, descobriu, no entanto, um dado inusitado: nas classes mais ricas das capitais, a vacinação era deficitária. Em São Paulo, por exemplo, 71% das crianças do estrato A (o mais rico) haviam recebido a imunização completa – enquanto no estrato E (o mais pobre), a cobertura foi de 81%.

**Tabela 11** – Calendário de vacinação das crianças.

| VACINAS | INDICAÇÕES DE NÚMEROS DE DOSES | CALENDÁRIOS | |
|---|---|---|---|
| | | PNI(a) | SBP(b)SBIm(c) |
| BCG (tuberculose) | Esquema de 1 dose: ao nascer | Sim | Sim |
| Hepatite B | Esquema de 3 e de 4 doses: ao nascer - 2m – 6m ao nascer – 2m – 4m – 6m | Sim | Sim |
| Tríplice bacteriana (difteria, tétano e coqueluche) – DTP ou DTPa (1) | Esquemas de 5 doses: 2m – 4m – 6m – entre 15m e 18m – entre 4a e 6a | Sim (DTP) | Sim (DTP ou DTPa) |
| Hemólios influenza B | Esquema de 3 e de 4 doses: 2m – 4m – 6m – entre 15m e 18m | Sim 3 doses (sem a dose de 15 –18m) | Sim 4 doses |
| Poliomelite OPV ou IPV (2) | Esquemas de 4 e de 5 doses: 2m – 4m – 6m – entre 15 e 18m – entre 4 e 6a | Sim IPV – 2m – 4m OPV – 6m – 15m | Sim Exclusivamente com IPV – 5 doses |
| Rotavírus – monovalente ou pentavalente (3) | Esquemas de 2 e de 3 doses: 2m – 4m – 6m | Sim monovalente (2 doses – sem a de 6 meses) | Sim pentavalente (3 doses) ou monovalente (2 doses) |
| Pneumococo conjugada (10 V – 10 tipos ou 13 V – 13 tipos de bactérias) (4) | Esquema de 4 doses: 2m – 4m – 6m – 15m | Sim (10V) | Sim (10V e 13V) |
| Meningococo C conjugada | Esquema de 3 doses: 3m – 5m – 15m | Sim | Sim |
| Influenza | Esquema de 2 doses: 6m – 7m e anualmente a partir daí | Sim nas campanhas | Sim |
| Poliomielite (OPV) | Campanhas Nacionais de vacinação | Sim | Sim |
| Febre Amarela | Após os 9m para habitantes ou visitantes de áreas endêmicas (1 dose) e reforços a cada 10 anos (5) | Sim | Sim |
| Hepatite A | Esquema de 2 doses: 12m e 18m | Sim | Sim |
| Tríplice Viral – Sarampo, Caxumba e Rubéola | Esquema de 2 doses: 12m e entre 15 e 24m | Sim | Sim |
| Varicela (Catapora) | Esquema de 2 doses: 12m e entre 4 e 6a | Não | Sim |
| HPV (Vírus do papiloma – câncer de colo de útero | Esquema de 3 doses: Após os 11 – 12a; 1ª dose – dia zero; 2ª dose – 1– 2m após a 1ª; 3ª dose – 6m após a 1ª | Não | Sim |
| Tríplice bacteriana (difteria, tétano e coqueluche) – sTpa ou vacina acelular | reforço entre 14 e 16a (1 dose) para os vacinados corretamente | Não | Sim |
| dT (difteria – tétano tipo adulto) | Entre 14 e 16a (1 dose) para os vacinados corretamente | Sim | Não |

a – PNI – Programa Nacional de Imunização – m – meses de idade.

b – SBP – Sociedade Brasileira de Pedriatria – a – anos de idade.

c – SBIm – Sociedade Brasileira de Imunização.

1 – Vacina DTP (de células inteiras) ou DTPa (acelular) – A primeira causa mais eventos colaterais que asegunda. Assim, a tendência mundial é indicar o segundo produto. Existem vacinas em que a acelular é combinada à injetável contra a poliomielite e a outras.

2 – OPV ou vacina oral contra a poliomielite (tipo Sabin) contém vírus vivo atenuado (enfraquecido). IPV ou vacina inativada contra a poliomielite (tipo Salk) contém vírus morto. Esta última é injetável e usualmente associada a outros agentes imunizantes (DTPa por exemplo).

3 – Rotavírus – há dois produtos atualmente disponíveis:

→ Vacina Monovalente – existe na rede pública com uma cepa de vírus. O esquema é: 1ª dose aos dois e 2ª dose aos quatro meses de idade.

→ Vacina Pentavalente – existe na rede privada com cinco cepas de vírus. O esquema é: 1ª dose aos dois, 2ª dose aos quatro e 3ª dose aos seis meses de idade. A última dose pode ser usada até o oitavo mês de vida.

4 – Crianças com esquema completo da vacina pneumocócica 7 e 10 valente podem e devem ampliar a proteção recebendo uma dose extra da vacina 13 valente.

5 – Ver informação sobre áreas endêmicas na tabela sobra a vacinação dos adolescentes.

Tabela 12 – Calendário de vacinação dos adolescentes.

| VACINAS | INDICAÇÕES/OBSERVAÇÕES | PNI | SBIM |
|---|---|---|---|
| Hepatite B | Três doses para os não vacinados antes e que não tiveram a doença:<br>1ª dose: primeiro dia<br>2ª dose: 30 dias após a 1ª<br>3ª dose: 180 dias após a 1ª | Sim | Sim |
| Hepatite A | Duas doses para os não vacinados antes e que não tiveram a doença:<br>1ª dose: dia zero<br>2ª dose: 180 dias após 1ª | Não | Sim |
| Difteria – Tétano – Coqueluche acelular tipo adulto (dTpa) | Uma dose de reforço a cada 10 anos para os que receberam 3 doses de DTP, DTPa, DT ou Dt | Não, só nas gestantes | Sim |
| Difteria e Tétano (dT tipo adulto) | Uma dose de reforço a cada 10 anos para os que receberam 3 doses de DTPa, DTP, DT ou dT | Sim | Não |
| Tríplice Viral – sarampo, caxumba ou papeira e rubéola | Para os que não tomaram duas doses da vacina Tríplice viral | Sim | Sim |
| Febre Amarela | Para residentes e visitantes de área endêmica* Fazer 10d antes da viagem – reforços a cada 10a | Sim | Sim |
| HPV (papiloma vírus – câncer de colo útero) | Três doses a partir dos 9 a 12a:<br>1ª dose – dia zero<br>2ª – 1 a 2m após a 1ª<br>3ª dose – 6m após a 1ª | Não | Sim (meninos e meninas) |
| Varicela (catapora) | Duas doses com intervalos de 2m para os não vacinados ou que não tiveram a doença | Não | Sim |
| Influenza (gripe) | Uma dose anual | Não | Sim |
| Antimeningocócica conjugada quadrivalente (A, C, W135 e Y) – Indicada para pessoas após os 11 anos de idade | Dose de reforço a partir dos 11 a para os vacinados com a vacina conjugada contra o meningococo C há mais de cinco. Uma dose para os adolescentes e adultos não vacinados com a vacina conjugada contra o meningococo C | Não | Sim |

(a) – PNI – Programa Nacional de Imunizações.
b) – SBIm – Sociedade Brasileira de Imunizações.

* Áreas endêmicas no Brasil: Estados: AP, MA, MT, MS, RO, AC, RR, AM. Áreas de transição: PI, BA, MG, SP, PR, SC, RS. Areas de risco potencial: ES e MG.

O texto é parte de uma proposta educacional e não substitui a avaliação médica.

PROFISSIONAIS COLABORADORES:
Elizabeth Azoubel,
Carlos Gonçalves de Oliveira,
Ney Marques Fonseca,
Álvaro Machado Neto,
Eliane Buarque de Freitas Machado

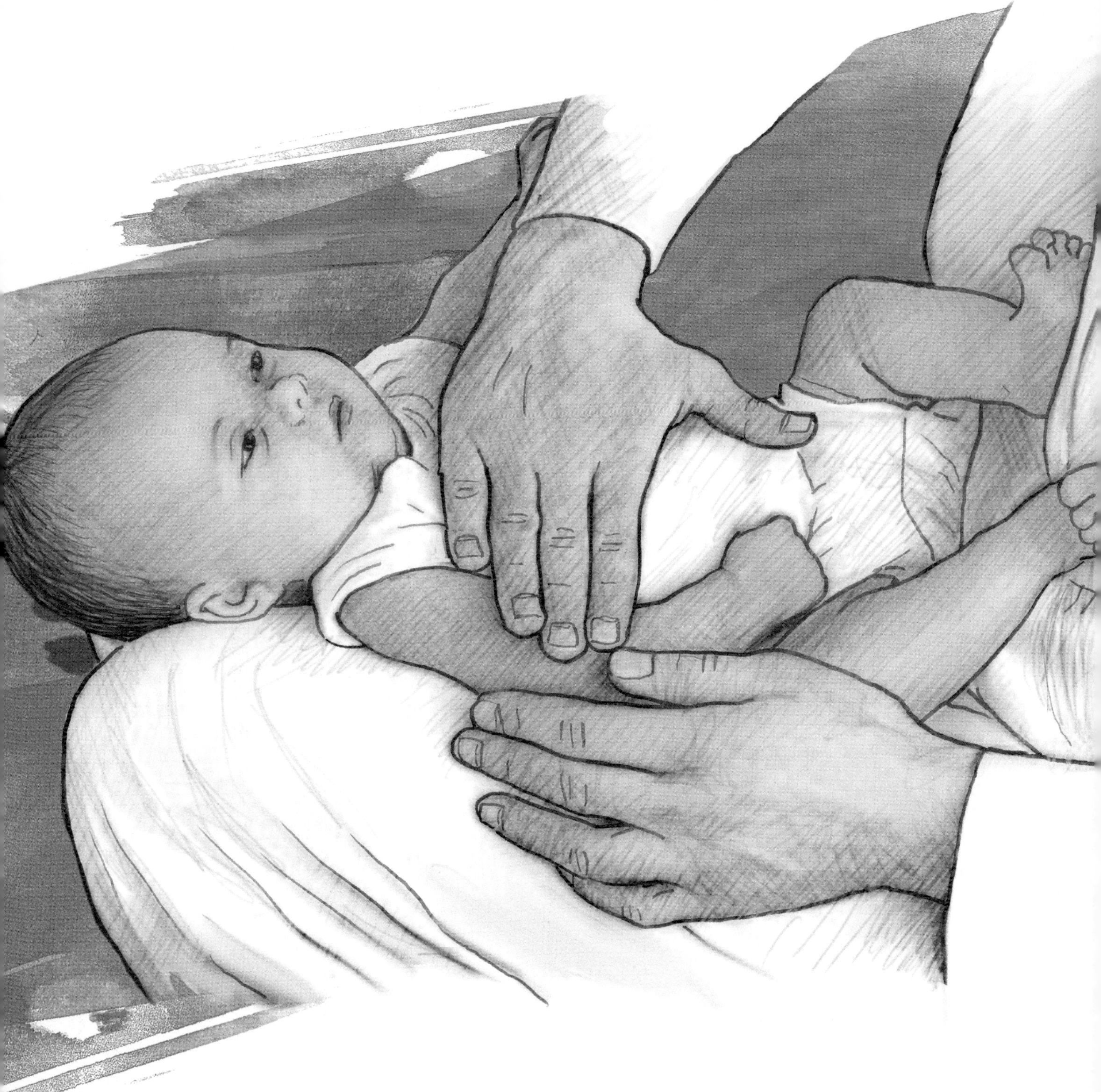

# OS CUIDADOS COM OS BEBÊS

CAPÍTULO 43

## Os cuidados com os bebês

Nossa proposta é debater com vocês os principais cuidados com os bebezinhos que acabaram de nascer e seus primeiros dias de vida.

Mas vamos às perguntas.

### *Qual a importância dos cursos para gestantes?*

Quanto mais consultarmos os textos nos livros e nas revistas, quanto mais buscarmos ler temas educacionais na Internet, quanto mais cursos frequentarmos, mais preparados estaremos. Os cursos para gestantes oferecem uma excelente oportunidade para aprender sobre a gestação, parto, amamentação e cuidados com os bebês.

### *Como é que os médicos sabem que os bebês são normais?*

Algumas observações sobre esta pergunta:

→ Os médicos trabalham com um somatório de informações; eles devem saber sobre a saúde da mãe, do pai e dos familiares e outros dados, por exemplo, se existe parentesco entre os genitores; os médicos avaliam também todas as condições da gestação e do parto. Evidentemente eles devem ter acesso a todas as avaliações que os obstetras fizeram como os resultados das ultrassonografias; avaliam as condições que os bebês apresentaram no nascimento e o melhor exemplo disso é a verificação da vitalidade pela escala de Apgar. Em seguida, analisam fisicamente as crianças no sentido de verificar se existem anormalidades perceptíveis clinicamente. O ideal é que cada bebezinho seja examinado pelo mesmo profissional duas ou três vezes em dias diferentes.

→ A presença do pediatra na sala de parto permite a correção de problemas e a coleta de informações importantíssimas na definição da normalidade.

→ Mesmo com esse somatório de dados, não é possível garantir que 100% dos bebês serão normais; há uma série de problemas que serão descobertos com a observação dos familiares e/ou com o acompanhamento médico. Os pediatras, ao dar alta aos bebês, sempre recomendam que os familiares observem o padrão das evacuações e das micções, olhem a cor da pele e a respiração, anotem a aceitação alimentar e a vitalidade geral, vigiem o aparecimento de movimentos diferentes, sintam a temperatura, vejam o aparecimento de sangue no material "golfado", anotem a ocorrência de vômitos e, enfim, estejam muito junto dos filhos para logo informar sobre a existência de outras situações que possam significar doença.

→ Os pediatras, por sua vez, devem valorizar as informações expressas pelos pais ou outros familiares, fruto do convívio cotidiano com os bebês, e buscar mais dados que definam se há anormalidades ou se o que eles notam são situações fisiológicas que os bebês apresentam.

→ Os testes do pezinho, da orelhinha e do olhinho auxiliam na busca por problemas que não podem ser definidos com os dados clínicos pelos pediatras.

→ Então, vejam que a definição da normalidade é um processo complexo e que a resposta "o seu bebê é normal" pode ser reformulada mais na frente.

### *Devemos contratar enfermeiras?*

O ideal é que os bebês sejam cuidados pelas mães apoiadas por outros familiares. Mas, infelizmente, isso atualmente não é visto com frequência. O parto cesareano e pouca disponibilidade de familiares quase que obrigam a contratação de profissionais. As pessoas contratadas devem ser qualificadas e ter uma razoável experiência com bebês, o que é facilmente comprovado com uns dois ou três telefonemas; devem aceitar as orientações dos pediatras e acatar as ordens e supervisão exercidas pelas mães.

### *Devemos ouvir a experiência das avós e das tias?*

Falamos antes que o melhor modelo para cuidar dos bebezinhos é centrado nas mães e nos familiares. Mas essas pessoas experientes podem adotar práticas equivocadas e não aceitas pela pediatria. Assim, é importante que as orientações clássicas da pediatria sejam definidas pelos médicos que cuidam dos recém-nascidos e que as avós e as titias "experientes" cumpram essas condutas.

### *COMO RESOLVER OS NOSSOS MEDOS?*

As crianças normais, frutos de gestações e de partos normais, e que nasceram muito bem não devem apresentar problemas significativas. Mas podem apresentar pequenas dificuldades e os "medos" são até benéficos. Implicam atenção, em "desconfiômetro" ligado. Recomendamos que, principalmente, nos primeiros períodos da vida, mas em toda a infância e adolescência, vocês se mantenham alertas, desconfiadas, vigilantes. As crianças novinhas podem ter apneias – paradas da respiração –, "golfadas", vômitos e outros pequenos problemas que requerem atenção. O medo excessivo, o receio de eventos graves e o medo da morte, que fazem com que as mães não assumam os filhos e as leva a contratar as "enfermeiras" especialistas em bebezinhos, são maléficos.

### *COMO DEVEMOS PREPARAR O QUARTINHO PARA RECEBER OS BEBÊS?*

Lá vão algumas orientações básicas:

→ Os bebês precisam de ambiente calmo. Arrumem os quartinhos com decoração sóbria, evitando tapetes, cortinas e objetos que possam acumular poeira. Assegurem iluminação discreta; escolham ambientes ventilados que recebam luz natural. Tenha um ambiente calmo propício amamentação.

→ Os recém-nascidos normais tanto podem apresentar temperatura elevada ou baixa; o verão, usem pouca roupa, vistam-os como vocês gostariam de se vestir, e usem o ar condicionando, mantendo a temperatura ambiente por volta dos 25°C, de forma que a temperatura dos bebês fique em torno de 26,5°C.

→ Tudo em excesso irrita os bebês. Evitem os odores fortes, como perfumes e desinfetantes que podem incomodá-los e causar alergia.

### *AS MÃES DEVEM TER CUIDADOS ESPECIAIS COM O CORPO?*

As regras da boa higiene corporal devem ser muito bem cuidadas nessa fase. Roupas limpas e mãos e unhas bem higienizadas são essenciais. Isso é válido para todos que têm contato com os bebês. Uma das nossas colaboradoras passou inclusive um tempo sem usar perfume para não incomodar o filho e também por ter lido que é importante que os bebês conheçam o cheiro das mães.

### *COMO COLOCAR OS BEBÊS PARA DORMIR E QUAL A MELHOR POSIÇÃO?*

Evitem acostumar as crianças a dormir nos braços ou no carrinho. Procurem acalmá-las no berço, ao invés de fazê-lo no colo. Evitem colocar os bebês para dormir de bruços, pois é sabido que essa posição está associada à morte súbita do lactente. Mantenham os bebês deitados de costas ou de lado no primeiro ano de vida. Evitem deitá-los sobre superfícies moles, porosas, colchões d'água e almofadas. Usem colchão firme coberto por lençol. Mantenham brinquedos, tecidos moles ou peludos fora do berço.

### *É MAIS SEGURO PARA OS BEBÊS DORMIR NO QUARTO DOS PAIS?*

Isso favorece: conhecimento do comportamento dos nenezinhos, amamentação, troca de fraldas e todo o conjunto de cuidados que eles precisem nos primeiros meses. Se tem maior controle sobre vários eventos que podem ocorrer e não ser conhecidos pelos familiare se as crianças dormirem em quartos separados com as enfermeiras ou babás.

### *MAS QUANTO TEMPO ELAS DEVEM FICAR NO NOSSO QUARTO?*

Após alguns meses de vida (entre seis e doze) quando os pais já devem estar suficientemente seguros, é possível transferir as crianças para os seus quartos. Embora possam ser usadas as "babás eletrônicas" é ideal, por mais um tempo, que adultos durmam no quarto com elas. Muitos pais colocam as crianças em quartos anexos aos seus, sem supervisão eletrônica ou humana, desde que existam portas de comunicação entre os cômodos. Evidentemente, há que se dispor de berços apropriados. A manutenção das crianças junto dos pais não é benéfica. Elas precisam começar a conhecer e a estabelecer os seus espaços e a viver sem monitoramento excessivo, com certa liberdade. As crianças que dormem sozinhas desde cedo terão mais facilidade de se libertar da dependência emocional dos pais e se sentirão mais seguras mesmo na ausência deles. Claro é que a transferência das crianças do quarto do casal para os seus pressupõe a montagem de um esquema que permita dar segurança à noite.

### *COMO CUIDAR DA PELE E COMO PROCEDER EM RELAÇÃO AO BANHO?*

Destacamos que a pele dos bebês:

- → É mais fina e menos resistente que a do adulto e tem reduzida capacidade de produzir gordura e suor, o que a torna mais susceptível às infecções; produz melanina de forma lenta e é mais sensível aos raios ultravioletas. Também tem maior tendência ao aparecimento das erupções cutâneas.
- → Precisa de cuidados especiais. Em geral, um banho por dia é suficiente para os recém-nascidos, mas é necessário o asseio a cada troca de fraldas; o excesso de banhos e sobretudo do uso do sabonete poderá contribuir para o ressecamento de sua pele. O ideal são os banhos de imersão com água morna testada com o dorso da mão e sabonete neutro glicerinado. Atenção especial deve ser reservada ao asseio das dobras, axilas, pescoço e genitais.
- → Deve ser cuidada por pessoas que: lavam bem as mãos antes e depois de fazer o asseio e trocar os bebês; sejam delicadas e evitam esfregar a pele; mudam as fraldas com frequência, inclusive à noite; lavam as roupinhas de algodão com sabão de coco e não usam alvejantes, amaciantes e outros produtos que não sejam específicos para bebês; empregam loção hidratante específica; evitam loções, óleos ou talcos de forma rotineira; usam os cremes apropriados para prevenir as assaduras; transformam o banho num momento de prazer, de relaxamento e de interação humana.

### *VOCÊS RECOMENDAM O USO DE TALCOS, DE CREMES E DE POMADAS?*

Algumas doenças podem ser causadas pelo uso de produtos na pele dos bebês. Talcos, cremes, pomadas e colônias são usados com a finalidade de evitar "assaduras" e para que os nenezinhos fiquem cheirosos. Algumas crianças chegam ao consultório com a pele do períneo cobertas de pomada que os médicos têm dificuldade de examinar. Dermatites de várias naturezas inclusive as alérgicas, soldadura dos pequenos lábios nas meninas, rinites e outros quadros respiratórios são potencialmente causados pelo uso desses produtos. A não ser que o médico oriente, o asseio corporal de todas as regiões, inclusive da área das fraldas, deve ser feito com o mínimo de artificialismos, de cremes, pomadas, talcos. O capítulo sobre a pele trata do tema.

### *E OS LENCINHOS UMEDECIDOS?*

Os lencinhos umedecidos são muito práticos e a maioria das mães não relata problemas com seu uso. No entanto, não devem ser usados rotineiramente. O ideal é usar água e sabonete para higienizar o bumbum, sempre que preciso. Essa recomendação é, sobretudo, importante nas crianças com menos de seis meses de idade. Nelas, a pele é muito delicada e o uso desses produtos pode ocasionar reações cutâneas o que é mais visto com o uso dos perfumados. Os lencinhos devem ser usados quando não for possível ou não for prático fazer a higiene dos bebês, por exemplo, no carro, num passeio ou em outras situações semelhantes.

### *QUAL A OPINIÃO SOBRE A CONSERVAÇÃO DO SANGUE DO CORDÃO?*

Preferimos que vocês consultem o *site* http://www.abrale.org.br *(Doenças e tratamento – Sangue do cordão).*

### *QUAIS OS CUIDADOS QUE DEVO TER COM O UMBIGO?*

Existe capítulo específico sobre o tema.

### *QUAL A OPINIÃO DE VOCÊS SOBRE AS CHUPETAS E AS MAMADEIRAS?*

Mamadeiras e chupetas há muito estão arraigadas à nossa cultura. Mas podem ser maléficas e sabiamente a Agência Nacional de Vigilância Sanitária (Anvisa) decidiu incluir nas embalagens dos produtos a seguinte inscrição: "O Ministério da Saúde adverte: a criança que mama no peito não necessita de mamadeira, bico ou chupeta. O uso de mamadeira, bico ou chupeta prejudica a amamentação e seu uso prolongado prejudica a dentição e a fala da criança". Há capítulos sobre os dois temas.

### *A MAMADEIRA NÃO AJUDA AS MÃES A ALIMENTAR SEUS FILHOS?*

Transcrevemos o depoimento de uma das mães:

*Ainda que eu seja uma entusiasta da amamentação, não posso esquecer que a mamadeira é um grande aliado até mesmo da mãe que pretende alimentar seu filho exclusivamente com leite materno. Isso porque permite que ela se ausente (seja para divertimento, seja por alguma obrigação), liberando o estresse natural da fase em que se tem um bebê em casa. Na minha experiência, usada com pouca frequência, com o meu próprio leite congelado, a mamadeira permitiu-me, por exemplo, ir ao cinema e voltar para casa disposta e seguramente com maior produção de leite e não interferiu na amamentação. Acho que o importante é, quando da introdução de outros alimentos, usar copinho e colher, para não acostumar e bebê com a mamadeira.*

### *MEU BEBÊ GOLFA MUITO. O QUE FAZER?*

Consulte o capítulo próprio.

### *MEU BEBÊ EVACUA MUITAS VEZES, ISSO É NORMAL?*

Em 95% dos bebês normais, o mecônio é eliminado nas primeiras 24 horas de vida. Se isso não ocorrer, deve-se investigar a causa. Aos poucos e à medida que se consolida a amamentação, o mecônio vai mudando de coloração, dando lugar a fezes amarelo-ouro, comumente líquidas e explosivas, com odor característico e que são eliminadas logo após as mamadas. Portanto, é normal que os bebês evacuem, nas primeiras semanas, seis ou mais vezes por dia. Mais adiante, a frequência das evacuações vai diminuindo e, por vezes, as crianças ficam alguns dias até uma semana, sem defecar, sem que isso represente anormalidade. Portanto, em ambas as situações, não há motivo para estresse.

### *MINHA NENÊ APRESENTA SECREÇÃO VAGINAL COM SANGUE.*

A presença de fluxo vaginal mucoso ou sanguinolento e o ingurgitamento mamário, que também pode ocorrer nos meninos, resulta da influência de hormônios maternos nos recém-nascidos. Não raro, observa-se até secreção láctea, conhecida como leite de bruxa. Nunca tente espremer as mamas para eliminar essa secreção. Fique tranquila, pois com o tempo esses achados vão desaparecer. No entanto, se as mamas se apresentarem dolorosas e com vermelhidão, entre em contato com seu médico, pois pode ser mastite.

### *QUE TIPO DE EXERCÍCIO DEVO FAZER PARA CORRIGIR A FIMOSE DO BEBÊ?*

O prepúcio – a pele que recobre a glande de praticamente todos os recém-nascidos masculinos – encontra-se firmemente a ela aderido, como forma de protegê-la. Durante o primeiro ano de vida, o descolamento vai se processando aos poucos, à medida que se produz uma substância sebácea conhecida como esmegma. Exercícios intempestivos visando a acelerar esse processo são contraindicados, pois podem provocar sangramentos ou fibrose cicatricial. O capítulo sobre *Genitais externos dos meninos*, neste livro, traz mais detalhes.

### *MEU BEBÊ ESTÁ AMARELINHO! É GRAVE?*

Recomendamos a leitura do capítulo relacionado.

### *E OS TESTES DO PEZINHO, DA ORELHINHA E DO OLHINHO?*

Vamos falar de cada um isoladamente:

→ O *teste do pezinho* objetiva detectar doenças que se diagnosticadas e tratadas precocemente poderão propiciar a cura.

→ O *teste da orelhinha* visa a identificar precocemente problemas auditivos, pois é demonstrado que crianças com perda de audição atendidas precocemente tem melhor desenvolvimento que as não diagnosticadas e não tratadas cedo.

→ O *teste do olhinho* detecta catarata, glaucoma congênito, opacidades congênitas de córnea e outras doenças oculares. Essas doenças tratadas precocemente permitem vida normal.

## *MAS SEMPRE TEREMOS MUITAS DÚVIDAS?*

Na medida exata, o temor é produtivo e permite a montagem de um esquema para proteger os bebezinhos na fase em que eles mais precisam. O excesso é danoso. Evidentemente, não existem fórmulas mágicas, mas certamente as boas orientações, o adequado apoio familiar e a boa assistência pediátrica serão de grande valia e lhes darão mais segurança e tranquilidade. E, além do que discutimos, ressaltamos mais algumas dicas:

→ Amamentem seus filhos, de forma exclusiva, nos primeiros seis meses. Lembrem-se de que amamentar, a par das inequívocas vantagens intrínsecas do leite humano, é, antes de tudo, um ato de amor.

→ Acompanhem o crescimento e o desenvolvimento dos seus filhos, comparecendo regularmente às consultas de puericultura; sigam as recomendações médicas; procurem criar um vínculo estável com os pediatras que cuidam dos seus filhos e informem a eles sobre todas as suas dúvidas; levem suas crianças a um serviço confiável de emergência sempre que ocorrer uma situação que pareça mais importante; evitem automedicação.

→ Mantenham o calendário vacinal das crianças em dia.

→ Tenham confiança, mas sempre desconfiando. Sigam esses preceitos e com o instinto materno, dom sublime e inato das mães, vocês não terão maiores dificuldades de propiciar a seus filhos as condições necessárias para uma saúde completa.

## *COMO DEVEMOS CUIDAR DO EMOCIONAL?*

É mais fácil programar e executar os cuidados com as roupinhas, higiene, quarto, alimentação e vários outros aspectos que envolvem o bem-estar físico do que programar e executar atos que objetivam o bem-estar psíquico. Mas não podemos ser omissos e com as questões emocionais.

→ Mães e pais devem estudar, debater, conversar com os mais experientes, ler e comparecer a reuniões, tudo isso para a montagem de um ambiente emocional adequado, desde o princípio da vida pós-natal; os pais devem estar plenamente cientes de que as crianças novinhas são seres sensíveis e afetivos; elas têm desejos e vontades, percebem, ouvem, veem, amam, sofrem, sentem dor, fome, frio e calor, ficam frustradas, sentem-se protegidas ou abandonadas. Sem dúvida, deve ser terrível nascer e não sentir afeto, carinho, atenção, calor humano, contato físico, proteção contra frio, calor, fome e outros desconfortos, sorrisos, palavras doces, cantigas de ninar, atenção no meio da noite, fralda sequinha, bumbum limpinho, o doce ninar de um colo amigo e o inesquecível sono embalado numa cadeira de balanço.

→ Família planejada que produz gravidez e parto programados são um bom início para o bem-estar psicológico. Isso envolve a escolha do parceiro, do melhor momento para a gravidez e de outras variáveis; envolve a escolha dos profissionais que auxiliarão na tarefa de gestar e parir, do tipo de parto – seguramente o parto natural permite maior vivência emocional do que o parto cesareano marcado – do hospital e de vários outros aspectos que cercam essa fase; passa também pelo envolvimento dos avós e dos outros familiares.

→ Definição muito precoce, mesmo antes da gestação, para que a possibilidade de sucesso seja mais real, que a amamentação é, de todos os cuidados a serem praticados, o que demonstrará maior amor, maior doação, maior atenção e maior carinho. A amamentação é o mais importante fator na montagem de um esquema ideal para o bem-estar emocional dos filhos; mas devemos salientar, que, algumas vezes, ela não é possível, e as mães conseguem dar carinho, dedicação, amor, atenção, afeto e segurança mesmo ofertando alimentação artificial.

→ Escolha adequada das enfermeiras ou babás que além de serem selecionadas para prestar cuidados com o corpo devem estar aptas a dar carinho.

→ Seguramente, na estruturação desse ambiente emocional favorável, deve estar bem presente a importância de rotinas sobre sono, alimentação, higiene, vestuário, banhos de sol e outros aspectos que serão importantes por toda a vida e mais bem aceitos se começados precocemente.

Para concluir, como sempre temos feito, transcrevemos alguns trechos do texto escrito por uma das nossas colaboradoras, logo após ter recebido, para comentar, a primeira versão, de um relato escrito pelo Prof. João Gonçalves de Medeiros Filho:

*O amor que as mães dedicam aos filhos tem início na gestação e explode no nascimento. Mas é o contato contínuo, corpo a corpo, olho no olho, que determina o desenvolvimento emocional das crianças e o aperfeiçoamento da relação maternal e paternal. A natureza do amor e como nós desenvolvemos a capacidade de amar nossos bebês são vivenciados pelas mães e seus filhos desde os primeiros contatos. As mães que aprendem a cuidar dos seus próprios filhos, sem delegar a terceiros essa prazerosa atividade, desenvolvem com eles fortíssimo elo emocional e físico.*

*O primeiro momento do desenvolvimento mais íntimo desse amor é vivenciado na amamentação. O dar o peito cria uma relação de dependência tão íntima que os dois corpos passam a funcionar como se fossem um só. Quando as mães amamentam tudo o mais passa a ser simples e elas estarão mais seguras e capazes de realizar, por si só, todos os demais cuidados para com os seus pequenos. Com muita facilidade, dão o banho, cuidam da troca de roupas e cuidam de todos os outros detalhes sem dificuldades. Fortalecerá ainda mais a relação: olhar os filhos atentamente no momento dos cuidados, massagear seus corpos e permitir o contato de ambos os corpos.*

*O amor das mães age como um modelo para o amor por si só, influenciando a capacidade de as crianças amarem por toda a vida.*

*Disse um professor que a principal conclusão na última década das pesquisas em neurociência comportamental é que o cérebro infantil é projetado para ser moldado pelo ambiente onde ele se encontra. Ou seja, os bebês nascem com uma carga genética, mas os genes serão ativados pelas primeiras interações e experiências. O mesmo professor preconiza que o componente decisivo das interações consiste no papel das mães e disse:* "O primeiro relacionamento da criança, com a mãe, atua como um modelo, e molda permanentemente a maneira com que esta criança agirá em seus relacionamentos afetivos no futuro". *Outros pesquisadores entendem da mesma forma e informam que os primeiros meses de vida das crianças constituem o que é conhecido como um período crítico. É o período em que* "os acontecimentos são impressos no sistema nervoso". *Abraços e beijos durante esta fase crítica fazem com que os neurônios cresçam e se liguem adequadamente com outros neurônios, ressalta outro professor.*

*É possível concluir que mães e filhos são programados biologicamente para viver esta união. Os hábitos de amamentar, dormir junto e vestir favorecem o aparecimento dos dois principais componentes da ligação ideal mães/crianças que são proximidade e toque. Outro importante pesquisador diz que:* "O meio mais fácil e rápido de induzir depressão e alienação numa criança é não tocá-la, não segurá-la ou não carregá-la junto ao seu corpo".

*Pesquisas mostram que o toque é necessário para o desenvolvimento humano e que a falta dele não afeta somente os indivíduos, mas toda a nossa sociedade. Toque e amor são essenciais para a saúde. A falta de toque e da estimulação amorosa provoca estresse, criando um ambiente que pode danificar o psiquismo dos bebês.*

"Em qualquer cena de nascimento na natureza, a mãe sempre é a cama, o desjejum, o transporte ou mesmo o divertimento para seus bebês. O mesmo ocorre para a maioria dos bebês humanos do mundo", *diz outro estudioso do assunto que ainda ressalta:* "O contato íntimo com os bebês leva a um desenvolvimento mais feliz e saudável". *Os recém-nascidos esperam ser segurados, manipulados, acariciados, esfregados, beijados e talvez mesmo lambidos! Todos os mamíferos lambem vigorosamente seus recém-nascidos nas primeiras horas e mesmo dias depois do nascimento.*

Como sempre temos feito, voltamos a ressaltar que as noções contidas no texto são uma orientação geral e não substituem a avaliação médica. Assim, leiam este e outros textos sobre os cuidados com os bebês novinhos, mas façam contato com o pediatra da criança.

PROFISSIONAIS COLABORADORES:
João Gonçalves de Medeiros Filho,
Carlos Gonçalves de Oliveira,
Adeildo Simões da Silva

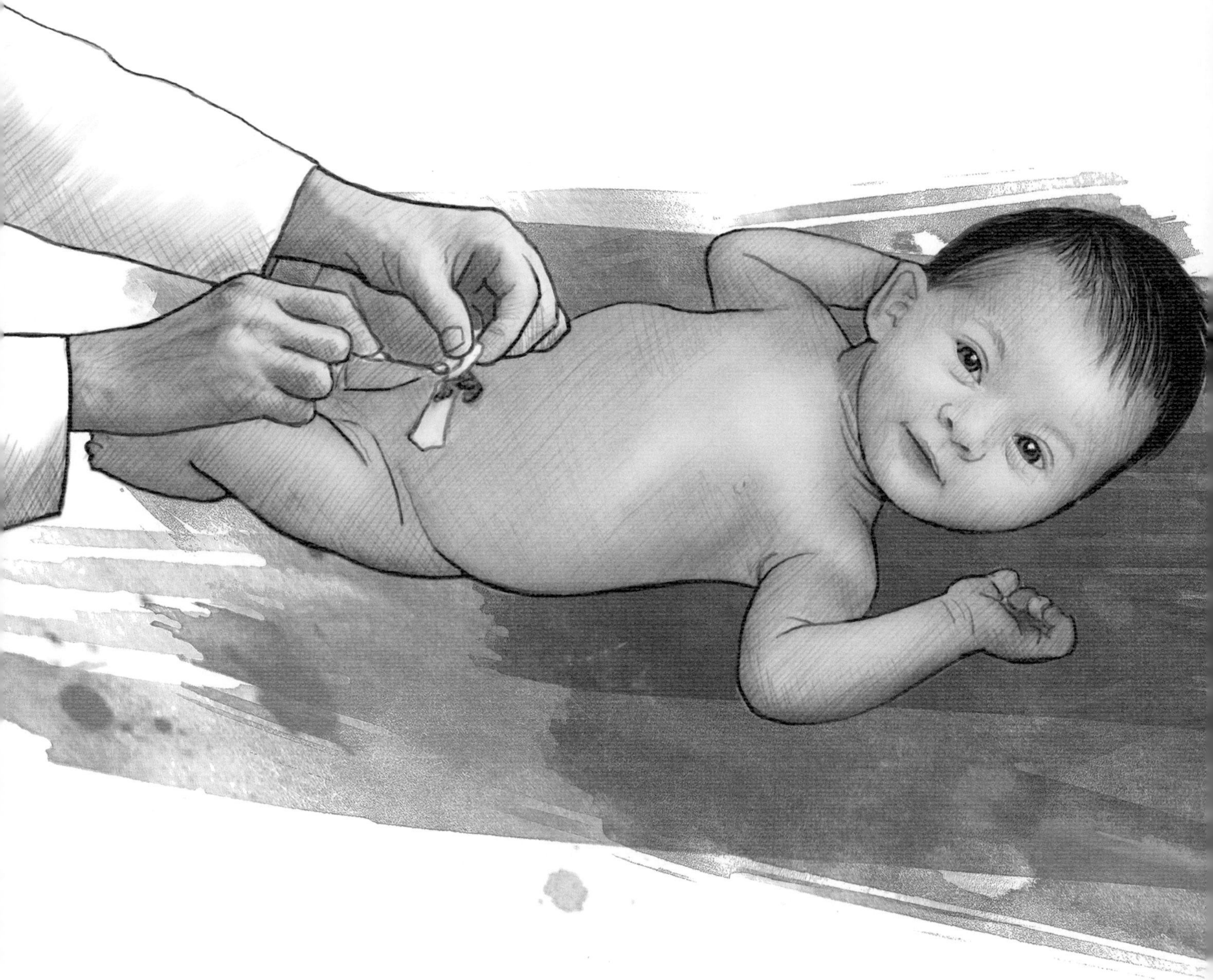

# UMBIGO

CAPÍTULO 44

## Umbigo

Os médicos usualmente não demonstram preocupação com o resto do cordão – coto umbilical – após o nascimento. Mas não é esse o comportamento dos familiares e é isso abordaremos detalhadamente em nosso debate.

### *O QUE ACHAM DA CONSERVAÇÃO DO SANGUE DO CORDÃO?*

Preferimos que vocês consultem o site http://www.abrale.org.br *(Doenças e tratamento – Sangue do cordão).*

### *COMO É O CORDÃO UMBILICAL NO NASCIMENTO?*

No nascimento, o cordão é amolecido, gelatinoso, de coloração branco-azulada, e é possível visualizar os vasos sanguíneos em seu interior. Logo após o nascimento, começa o processo de mumificação, desidratação que leva à queda do coto. Ele muda de cor, vai ficando enegrecido, endurecido e mais fino. O coto com menos "gelatina" desidrata mais facilmente, fica muito fino, seco, negro e rígido. O com mais "gelatina" desidrata menos e permanece mais grosso, úmido, amolecido e de cor pardacenta. No local em que o coto se fixa na pele é onde ocorrem as alterações para a queda. Nesse local, nada é notado nos bebês com coto mais desidratado, seco, duro. Não se nota secreção e nem cheiro, e a queda se processa usualmente entre o quinto e o décimo dia de forma inesperada. Nos outros bebês, onde a desidratação não é tão intensa e o coto é úmido e amolecido, é possível notar alguma secreção em geral clara, até com um pouco de sangue e odor desagradável. Mas isso nada significa de especial e quando surgem esses últimos dados, a queda deve estar próxima.

### *TODOS OS UMBIGOS SÃO IGUAIS?*

Há dois tipos básicos: o *gelatinoso* em que todo o coto é constituído desse material e de vasos e o *cutâneo,* em que uma pequena porção cilíndrica de pele saca da parede abdominal, e a partir daí, começa o cordão gelatinoso.

### *O QUE É A PINÇA PLÁSTICA QUE SE VÊ NO UMBIGO DE UMA CRIANCINHA?*

A laqueadura (ou ligadura) dos vasos sanguíneos é o primeiro cuidado que os pediatras dedicam ao umbigo. A laqueadura pode ser feita com fio, fita de algodão ou de outro material, com um anel elástico, ou com uma pinça plástica que é atualmente o mecanismo mais usado. E após isso é providenciado o corte do cordão. Passados dois dias do nascimento, quando a mãe habitualmente ainda está na maternidade, a pinça pode ser retirada. O ideal é que a criança vá para casa sem ela. Mas se for, não há problema. Talvez apenas dificulte um pouco os cuidados com o coto. Alguns pediatras tiram a pinça se a visita ao consultório for feita nos primeiros dias após o nascimento. Mas não há problema especial se pinça é deixada até a queda do coto.

### *COMO CUIDAR DO COTO?*

No hospital, as enfermeiras banham os bebês, enxugam e aplicam um pouco de álcool a 70% na base do coto. Não cobrem com gaze e não colocam a famosa cinta que as nossas vovós usavam. Em casa, as orientações são: retirar a pinça; evitar cobrir o coto com gaze, faixa ou com outro material; manter o umbigo exposto, para fora da fralda; secar o coto após o banho com gaze esterilizada; lavar bem as mãos, levantar delicadamente o umbigo pela extremidade livre – sem receio, pois é indolor – e tocar o local onde o coto encontra a pele com cotonete embebido em álcool a 70%. Repetir duas ou três vezes ao dia, sendo que após o banho é obrigatória essa higiene.

### *E QUANTO AO USO DE REMÉDIOS ANTISSÉPTICOS, POMADAS, CREMES?*

Nada são indicados e, inclusive podem ser alérgicos.

### *MAS É IMPORTANTE O ÁLCOOL? OS OUTROS ANIMAIS COMO PROCEDEM?*

É discutível a indicação do álcool. Mas a aplicação dessa substância é o cuidado mais simples. Ajuda a desidratar o coto umbilical o que pode apressar a queda. Os outros animais cortam o umbigo com os dentes ou ele se rompe naturalmente logo após o parto. E nada há, nem sangramentos. E não tocam o umbigo dos seus bebês com álcool e tudo fica bem. Nós, os humanos, somos mais complicados. Há médicos que nada indicam para o curativo do coto.

### *QUANDO SE SABE QUE HÁ DOENÇA?*

Não existe doença apenas com: cordão amolecido, úmido e com secreção na base, mesmo com um pouco de sangue, e com cheiro desagradável. Quando existem estas condições, a recomendação é continuar com os cuidados rotineiros que a queda do coto se processará sem dificuldades. A onfalite, infecção da pele ao redor do coto umbilical, é uma doença que merece atenção. Existe onfalite quando ocorre vermelhidão na pele (celulite) ao redor do umbigo. É comum, ainda, a ocorrência de inchação e secreção purulenta. Febre e decaimento geral indicam doença mais significante. O tratamento é com antibiótico. O médico deve ser ouvido quando a mãe tem dúvida sobre o aspecto do coto umbilical.

### *E APÓS A QUEDA DO COTO O QUE OCORRE?*

Após a queda do coto ainda são notados restos do processo que resultou na queda. Ainda é possível observar a existência de um material esbranquiçado, úmido, que molha a fralda, no local onde estava implantado o umbigo. Isso não tem significado especial e faz parte do processo de cicatrização. Em poucos dias, a cicatrização é completa e o local fica seco e sem cheiro. Assim, poucos dias após a queda do coto, todo o processo está findo. O processo completo de cicatrização habitualmente leva menos de quinze dias. Se a secreção persiste por vários dias, o médico deve ser avisado. A cicatriz habitualmente é mais pigmentada que a pele normal ao redor do umbigo. Isso chama a atenção, mas não tem valor.

### *QUAL É O PRAZO MÁXIMO PARA ESPERAR QUE O COTO UMBILICAL CAIA?*

A maior parte dos cotos cai na primeira semana de vida. É incomum observar cotos que permanecem até quinze dias de vida. É um sinal de alerta para algumas doenças quando o coto não cai nos primeiros 30 dias após o nascimento.

### *COMO FAZER PARA QUE O UMBIGO FIQUE BEM BONITINHO?*

Os mecanismos naturais de retração dos vasos umbilicais é que puxam a cicatriz para dentro produzindo o umbiguinho que todos queremos. Quando o coto cai, a cicatriz é plana e só estará invertida tempos após. Esse processo ocorre com o passar dos meses. É só esperar. Também é a natureza que define a aparência final da cicatriz umbilical. Se o umbigo é do tipo gelatinoso, a tendência é que a cicatriz fique em pouco tempo com o aspecto que aprendemos a admirar. Se o umbigo é do tipo cutâneo, a cicatriz não deve ter, em pouco tempo, o aspecto que conhecemos e desejamos.

### *OUVI MÃE DIZENDO QUE OS MÉDICOS NÃO CORTAM BEM O UMBIGO!*

O profissional corta o umbigo para que o coto fique com aproximadamente cinco a sete centímetros. Essa secção do umbigo não tem relação com a forma final da cicatriz umbilical, nem com hérnias, nem com outro problema umbilical. Na maioria dos bebês, o umbigo é gelatinoso e neles a cicatriz é plana com a parede do abdome e agradável aos olhos. Quando o umbigo é do tipo cutâneo, a cicatriz não fica plana com a parede abdominal. Ela ocorre nesse excesso cilíndrico de pele e é esteticamente menos agradável. Com o passar dos meses, essa abundância de pele desaparece e o aspecto do umbigo passa a ser igual ao outro. Mas algumas vezes, após anos, isso não ocorre e o cirurgião pode ser chamado para eliminar o excesso de pele.

### *EXISTEM DOENÇAS DO UMBIGO E DO COTO UMBILICAL?*

Citamos os principais problemas:

→ Acontecem alterações da estrutura da placenta e do próprio umbigo. O pediatra que assiste a criança no momento do parto deve examinar com critério estes órgãos. Anomalias dos vasos sanguíneos do umbigo e da placenta são importantes pistas para alguns problemas da saúde do nenê.

→ Ocorrem, frequentemente, hérnias umbilicais. Apenas raramente surgem algumas doenças importantes como a onfalocele, que é um grave defeito da parede abdominal.

→ Existem ainda as onfalites, já referidas no nosso debate, e um outro tipo especial de infecção o granuloma umbilical. Poucas vezes, a cicatrização não se completa totalmente e resta um resíduo de inflamação que caracteriza o granuloma umbilica. Alguns dias após a queda do coto umbilical, já se pode observar o granuloma em formação que, quando bem definido, se apresenta como uma bolinha brilhante, úmida, indolor, lá no fundo da cicatriz umbilical. O pediatra diagnostica e trata com facilidade.

→ Existem, raramente, doenças em que parte do corpo (intestino, por exemplo) se comunica com o exterior por um canal anormal (fístulas) e isso pode ocorrer na região umbilical. Nesse caso, a criança fica sempre com o umbigo molhado, com secreção, com algo que chama a atenção. A solução é falar com o médico.

### *E AS HEMORRAGIAS DO UMBIGO?*

Eram ocorrências relativamente comuns, junto com hemorragia em outros locais do corpo, até no cérebro, antes da descoberta do papel da vitamina K usada para evitar esses problemas. Hoje é norma nas maternidades dar essa vitamina aos bebês que acabaram de nascer, principalmente nos de risco, como os prematuros, e as hemorragias desse tipo não são vistas como antes.

### *E O TÉTANO DO UMBIGO?*

O tétano no recém-nascido é uma doença em extinção. Infelizmente, ainda é uma ocorrência em certas regiões muito pobres onde as gestantes não são vacinadas e ainda se empregam teia de aranha, esterco, pó de café e outras coisas estranhas no coto umbilical. Toda gestante deve cuidar da vacinação para evitar que ocorra o tétano neonatal. É evidente também que os partos devam ocorrer em ambientes higienizados e que boas práticas devem ser oferecidas para evitar o tétano neonatal e outras importantes enfermidades.

### *GOSTARIA DE SABER MAIS SOBRE A HÉRNIA DO UMBIGO.*

Com certa frequência, ocorre a hérnia umbilical. É mais vista nos prematuros (até 80%) do que nos bebês nascidos na época certa (cerca de 20%). Aos cinco anos, a frequência do evento cai para cerca de 5%, sem tratamento médico. Olhem bem que de forma natural sem tratamento médico. A hérnia, como a percebemos, uma protusão na região do umbigo, decorre de um defeito nos componentes da parede abdominal nessa região.

### *E COMO É O TRATAMENTO DA HÉRNIA? O BOTÃO AJUDA?*

A retração dos vasos sanguíneos inverte a cicatriz umbilical. É assim também que a natureza corrige as hérnias na maior parte das crianças. A redução da frequência da hérnia – 20% ao nascimento para 5% lá pelos cinco anos de idade – é um processo natural. Se o orifício herniário for grande, de dois ou mais centímetros, a possibilidade de a hérnia desaparecer totalmente é menor. Os pediatras que têm grande experiência seguramente já notaram enormes hérnias umbilicais que desapareceram naturalmente. Muitas pessoas pensam poder ajudar a natureza com o uso de botões ou sementes. Esses produtos são envolvidos em tecido para tornar o contato com a pele mais agradável, comprimidos contra a pele e fixados com adesivo ou com faixas. Ai de nós, médicos, se contestarmos a observação popular. E agrada muito às vovós e às babás, muitas vindas do interior, a sapiência do "doutor" que admite esse tipo de tratamento, que usualmente não é maléfico. Mas este tipo de tratamento deve causar certo desconforto, sobretudo num clima quente como o nosso e os adesivos podem causar irritação cutânea local, as dermatites de contato, que algumas vezes impedem ou dificultam o uso. O cirurgião corrige algumas hérnias, ainda existentes e importantes, habitualmente após os três anos de idade.

Sempre temos referido que os nossos textos fazem parte de um modelo educacional e não substituem a consulta médica.

PROFISSIONAIS COLABORADORES:
Sebastião Tenório da Silva,
Carlos Gonçalves de Oliveira,
Ivo de Oliveira,
Adeildo Simões da Silva

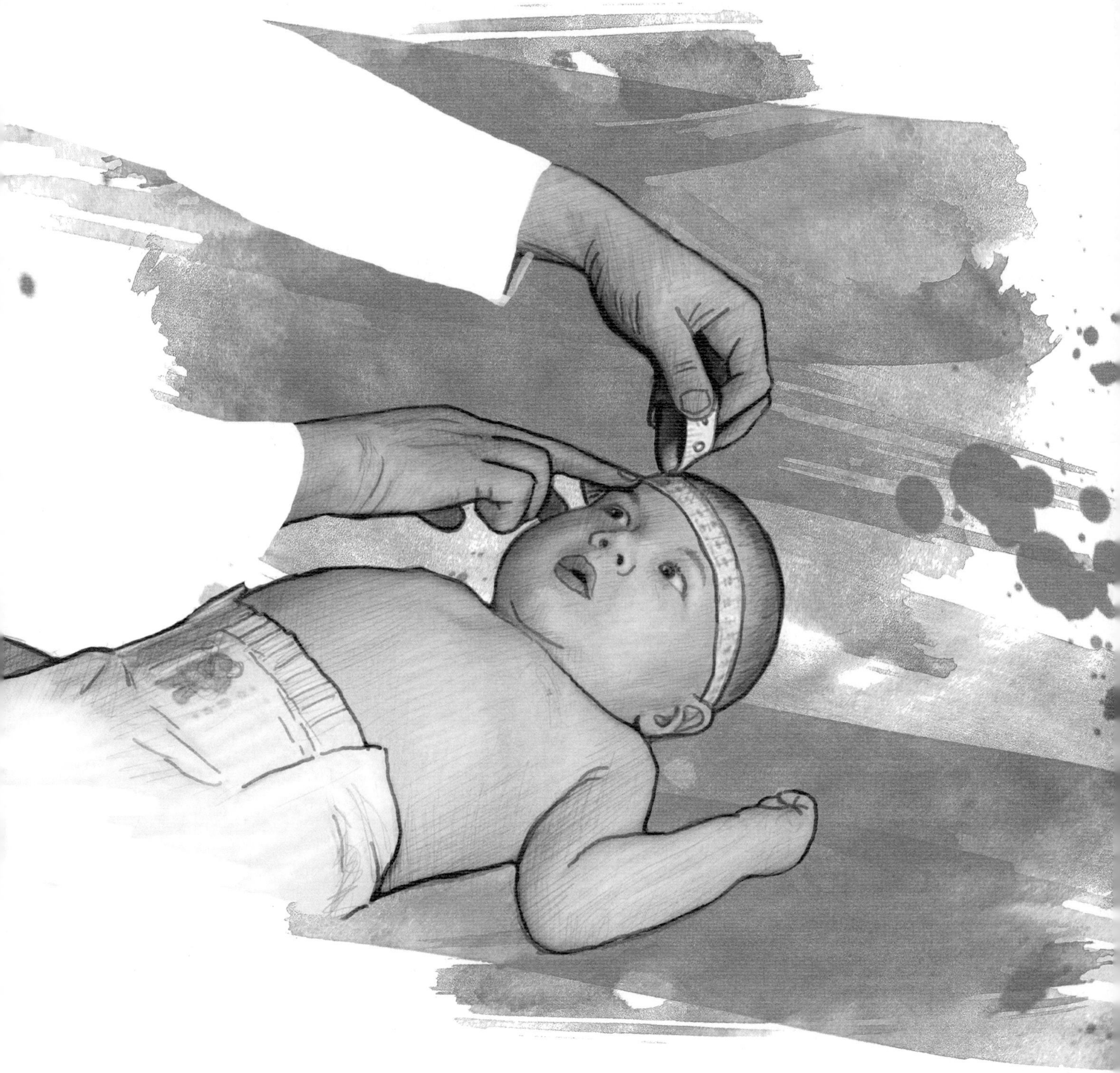

CAPÍTULO 45

# FONTANELAS E SUTURAS CRANIANAS "MOLEIRA"

## Fontanelas e suturas cranianas – "moleira"

A nossa proposta é debater aqui questões relativas às suturas e fontanelas cranianas nas crianças.

Acreditamos poder conversar sobre o temário. Quem começa?

### *O que são as suturas e fontanelas? Para que servem?*

Nos primeiros anos de vida, os ossos do crânio estão separados por tecido não ósseo que compõe as suturas – separam dois ossos – e as fontanelas – separam três ossos. Nessa idade, o crânio não é rígido, é maleável, tem certa plasticidade. Isso facilita o parto vaginal e o crescimento do cérebro. Após alguns anos, os ossos cranianos se soldam e constituem uma estrutura única, óssea, rígida, compacta, dura, com pouca plasticidade. Dá para se notar uma diferença marcante entre o crânio do recém-nascido e do adulto. As figuras a seguir ilustram bem o assunto. É possível constatar as suturas que existirão pela vida afora completamente ossificadas. Também são visíveis as fontanelas e a maior é a "moleira". Todas desaparecem com o processo de ossificação da calota craniana.

### *Então existem várias fontanelas?*

Existem, mas a anterior ou grande fontanela, a "moleira", é que chama a atenção dos familiares e tem importância maior na clínica pediátrica. É fácil observar que a fontanela anterior varia de tamanho entre as crianças. Essa variação é normal e habitualmente sem valor. Nas crianças prematuras, as fontanelas e as suturas são mais amplas e mais facilmente perceptíveis.

### *Quando a "moleira" realmente desaparece?*

A "moleira" vai diminuindo de tamanho e desaparece até os dois anos de idade. O mesmo ocorre com todas as fontanelas menores e com todas as suturas que gradativamente vão sendo ossificadas. A outra fontanela mais importante, a posterior, é ossificada mais cedo, antes dos seis meses de idade.

### *E se a "moleira" desaparece precocemente?*

Falamos várias vezes que todas as crianças deveriam ter assistência pediátrica contínua e organizada. Assim, os pediatras poderiam monitorar vários aspectos das modificações físicas, comportamentais e psicológicas vividas pelas crianças. As modificações do perímetro cefálico e

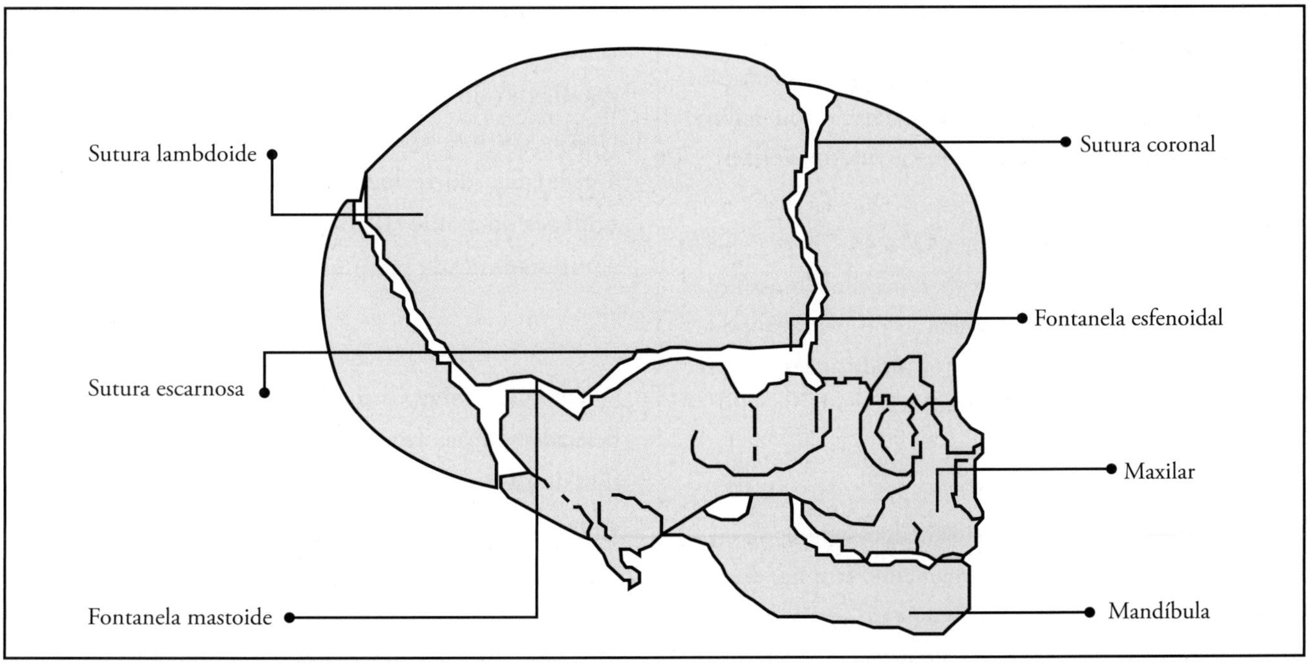


Visão lateral de um crânio de recém-nascido.

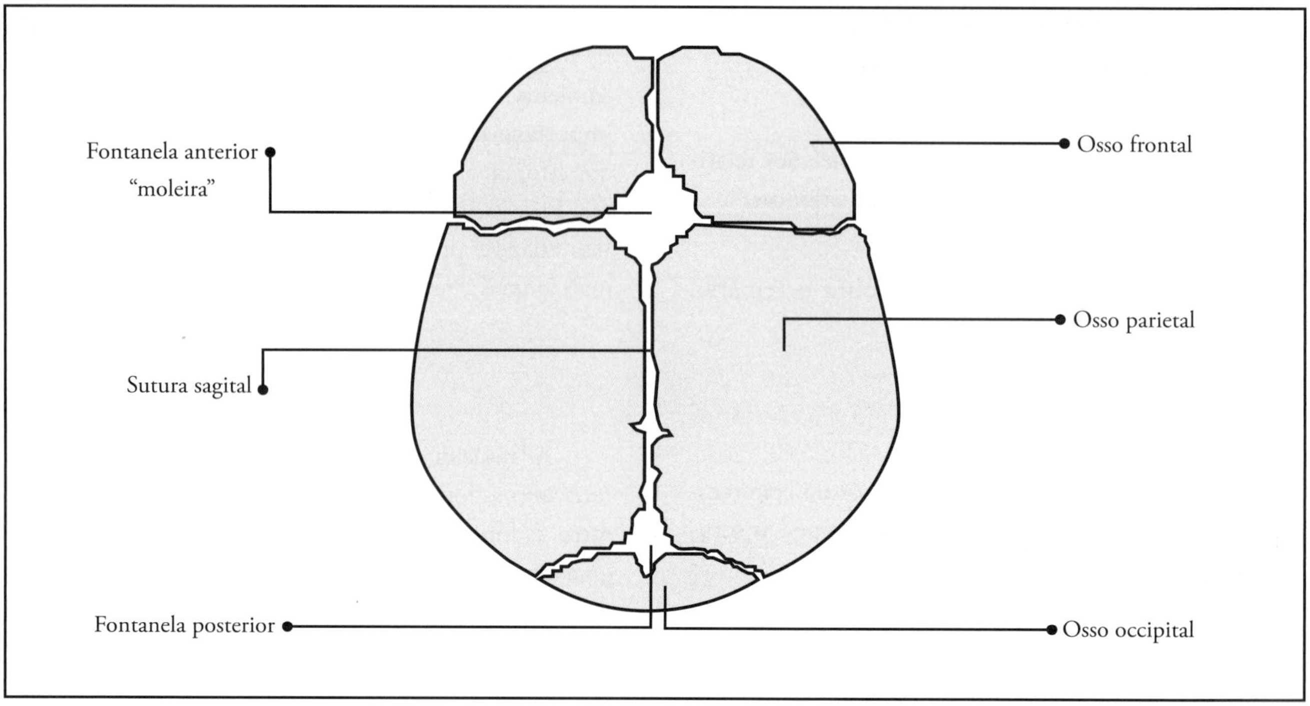


Visão superior de um crânio de recém-nascido.

do tamanho da "moleira" são itens essenciais. O aumento do perímetro cefálico significa aumento do cérebro e ocorre segundo um programa conhecido que é acompanhado com o gráfico de crescimento do crânio. Se a fontanela anterior parece pequena e o crescimento do perímetro cefálico continua normal, é pouco provável que exista doença. Se a fontanela parece pequena e o crescimento do perímetro cefálico é anormal, há necessidade de diagnosticar o que está ocorrendo. Se ocorrer redução do crescimento do perímetro cefálico mesmo com a fontanela ampla, há necessidade de buscar anormalidades.

### *O MESMO OCORRE COM AS SUTURAS?*

As suturas e as fontanelas menores estarão ossificadas antes dos dois anos. A aceleração do processo pode impedir o crescimento do cérebro, produzir lesão cerebral e ocasionar deformidade craniana.

### *ENTÃO ISSO PODE SER GRAVE?*

Sim. Existe doença chamada cranioestenose ou craniossinostose que decorre do fechamento de uma, duas e até de todas as suturas. A consequência é o aprisionamento do cérebro que não cresce normalmente. O diagnóstico e o tratamento devem ser precoces.

### *COMO É DIAGNOSTICADO ESSE PROBLEMA?*

O mais importante é a medida repetida do perímetro cefálico e o acompanhamento do seu gráfico de crescimento. O médico pensa em doença quando o gráfico mostra que a circunferência parou de crescer ou está crescendo menos do que o previsto. É nos primeiros dois anos de vida em que o cérebro cresce intensamente que a avaliação do perímetro cefálico é de extrema importância. Outros aspectos que chamam a atenção para a existência do fechamento das suturas são as deformidades do crânio. Raio-X convencional e tomografia computadorizada são úteis no diagnóstico.

### *O QUE CAUSA O PROBLEMA?*

Muitas vezes, o diagnóstico da causa não é estabelecido. Outras vezes, é possível chegar à causa. Algumas drogas usadas na gravidez podem causar o problema como é o caso do uso do valproato de sódio que é remédio indicado para certos quadros convulsivos. Excesso de vitaminas e outras drogas usadas durante e algumas infecções que as mães apresentem enquanto estão grávidas também têm sido vinculadas ao problema. Após o nascimento, o excesso de vitamina D é o grande causador da doença.

### *COMO É O TRATAMENTO?*

O tratamento é cirúrgico. Se há alguma condição conhecida que causa a doença, como o uso abusivo de vitamina D, isso tem que ser abordado.

### *OCORRE TAMBÉM O FECHAMENTO TARDIO DAS FONTANELAS?*

Ocorre sim e existem doenças em que isso é notado. Em certas doenças congênitas, é notado que as suturas e fontanelas são excessivamente amplas e em algumas elas permanecem assim por toda a vida. Em outras, as fontanelas parecem normais, mas o ritmo de desaparecimento é lento. Na síndrome de Down e na deficiência congênita do hormônio da tireoide, isso ocorre. Em algumas doenças surgidas após o nascimento – exemplo: raquitismo por falta de vitamina D – a "moleira" permanece aberta após os dois anos de idade.

### *E QUANDO A "MOLEIRA" ESTÁ BAIXA?*

Crianças que estão vomitando, com diarreia, abatidas, com a fontanela baixa, estão desidratadas. Devem ser tratadas rapidamente. Algumas vezes, os familiares notam que a fontanela anterior está um pouco baixa em crianças que não apresentam sintomas. Isso habitualmente não tem valor, mas é sempre bom falar com seus médicos.

### *O QUE É QUE CAUSA A "MOLEIRA" ALTA?*

A meningite é a principal causa. As crianças febris e com sinais de doença importante – vômitos, decaimento, manchas na pele e outros sinais – e com a "moleira" abaulada devem ser levadas imediatamente ao médico. Nas doenças que implicam a expansão anormal do cérebro – tumores – no aumento da pressão ou da produção do líquido do cérebro – espinhal (hidrocefalia) – isso também ocorre. Os excessos de vitaminas A e D também causam o sintoma. Os médicos devem ser consultados quando existe.

### *E QUANDO A "MOLEIRA" PULSA?*

Os batimentos cardíacos causam esse fenômeno. O aumento e a diminuição da fontanela são normais se as crianças estão bem, sem febre, sem vômitos ou outras anormalidades. É prudente relatar o assunto aos médicos. Quando as crianças fazem esforço para vomitar ou para evacuar e choram intensamente, a fontanela anterior também fica um pouco saliente.

As noções aqui expostas visam a educar a população e não substituem a consulta médica.

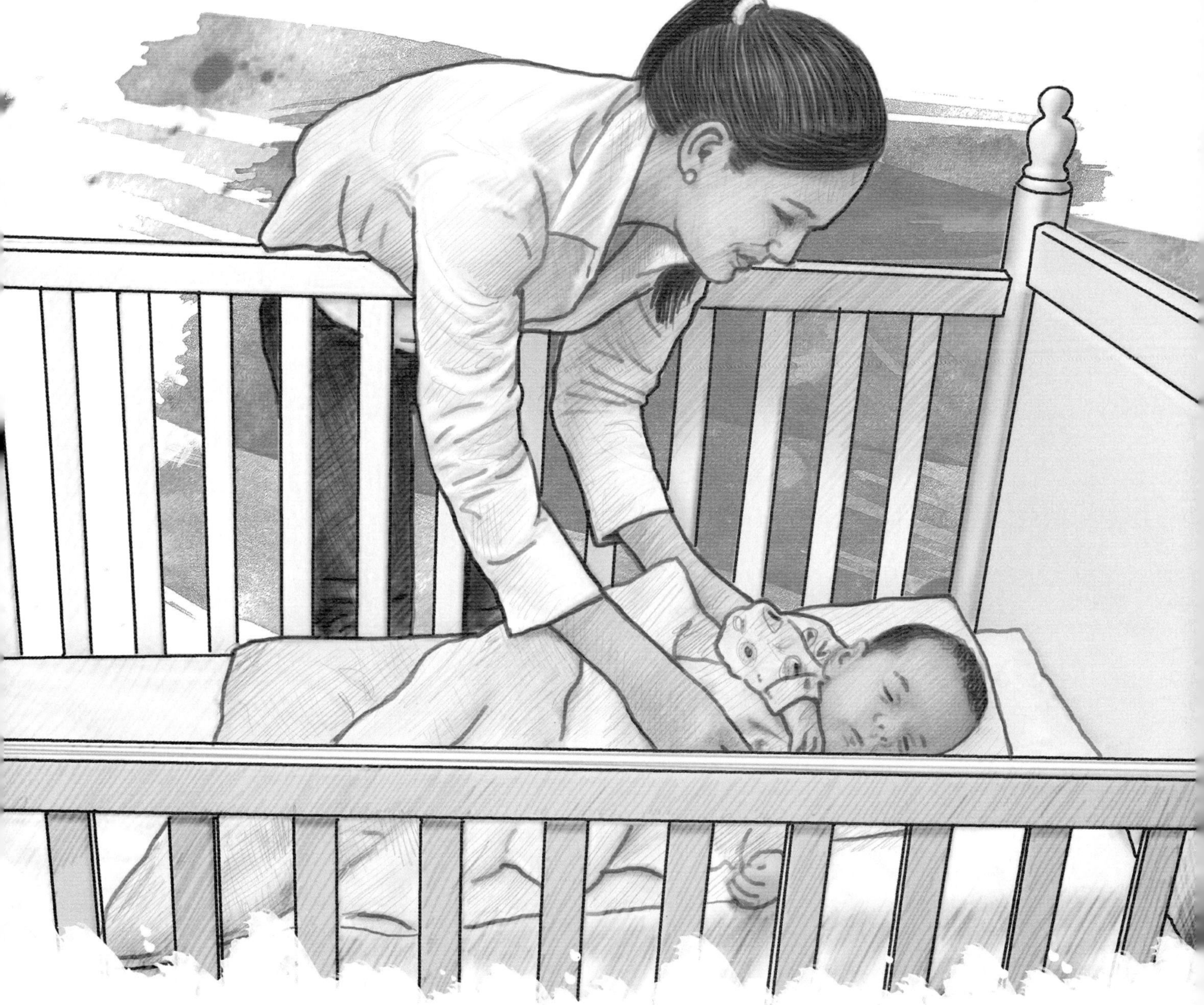

# CAPÍTULO 46

# MORTE NO BERÇO OU MORTE SÚBITA E QUASE MORTE SÚBITA

## Morte no berço ou morte súbita e quase morte súbita

O assunto que vamos ver é traumático e polêmico. Os familiares dificilmente admitirão que a criança sadia tem risco de falecer subitamente. Os médicos, embora sabedores desse risco, não explicam o que acontece e não tem informações seguras para prevenir a ocorrência.

Quem pergunta?

### *Nos Estados Unidos, o assunto é muito abordado! Lá é diferente?*

Os norte-americanos lideram os estudos sobre a morte súbita em crianças e, há décadas, têm alertado os médicos de todo o mundo sobre a gravidade da problemática. Realizam congressos sobre o tema. Lá existem organismos governamentais e não governamentais envolvidos com o tema. São tão cuidadosos que nos enviam mensagem desse tipo: "Desde 1983, a frequência da morte súbita de crianças caiu 50%. Infelizmente, ainda há 2.500 mortes por ano nos Estados Unidos e mais de milhares pelo mundo afora...".

### *Essa morte é frequente? Qual a idade de maior risco?*

O que acontece nos Estados Unidos dimensiona o problema, pois a morte no berço é a causa mais comum de óbito nas crianças de um mês a um ano. Os óbitos ocorrem: mais nas crianças de dois a quatro meses de idade; nos sexos, predomina mais no masculino; mais nos meses frios; mais nas classes sociais desfavorecidas; mais nos negros e nos índios do que nos brancos. De forma geral, parece ocorrer mais nos países de clima temperado.

### *Como é a situação do problema no Brasil?*

São pouquíssimos os estudos sobre a morte súbita na infância no Brasil. O tema é discutido em aulas de congressos, sempre com dados do estrangeiro. São poucos os pediatras do Brasil que tiveram contato real com o problema. Um de nós vivenciou uma dessas situações que por falta de estudos adequados não pode ser rotulada como típica da morte súbita no berço. Muitos casos não diagnosticados de morte súbita na infância devem estar acontecendo no nosso país. Na faixa etária em que ocorrem, as maiores causas de óbitos ainda são as infecções respiratórias. É possível que, quando superarmos esses problemas, o diagnóstico seja mais frequente.

### *O que mais pode favorecer o aparecimento da morte súbita?*

Aumentam a chance de uma criança apresentar o problema: familiares que fumam e consomem álcool e outras drogas em pré-natal insatisfatório; baixo peso e prematuridade; idade materna menor que 20 anos; uso de roupas do corpo e de cama que causam aquecimento corporal excessivo; hábito de dormir de bruços.

### *A posição no berço é realmente importante?*

A citada redução das mortes súbitas nos Estados Unidos decorreu da ampla campanha para evitar que os bebezinhos sejam colocados para dormir de bruços. Vejam alguns dados biológicos durante as duas posições ao dormir:

**Tabela 15** – Dados biológicos durante as posições ao dormir.

| As crianças | de bruços | de costas |
|---|---|---|
| Choram mais | | x |
| Movimentam-se mais | | x |
| Têm dificuldade para acordar | x | |
| Têm maior temperatura corporal | x | |
| Respiram mais o ar expirado | x | |
| Têm mais gás carbônico corporal | x | |
| Têm mais apneia | x | |
| "Golfam" mais | igual | igual |
| Têm maior frequência de sufocação | igual | igual |
| Têm maior risco de morte súbita | x | |

As crianças que dormem emborcadas são mais calmas, choram menos, toleram mais os ruídos cotidianos, estão mais aquecidas do que as que dormem em outras posições. Mas, por outro lado, essas crianças respiram ar que elas mesmas expiraram, portanto menos puro, e por isso têm tendência a aumento do gás carbônico corporal. E principalmente tem mais apneia (parada da respiração) e morte súbita. A conclusão sobre o que fazer é óbvia.

### *INCRÍVEL!*

E vocês ficarão ainda mais convencidos se souberem que as criancinhas que dormem de barriga para baixo tem 13 vezes maior chance de ter morte súbita do que aquelas que dormem de costas. Desde 1992, quando a Academia Norte-Americana de Pediatria desencadeou campanha no âmbito nacional do seu país, para que todos os bebês de menos de um ano dormissem de costas e não dormissem de bruços, a frequência da morte no berço caiu 40%.

### *A POPULAÇÃO ESTÁ ACATANDO ESSAS RECOMENDAÇÕES?*

Nos Estados Unidos, apesar do todos os esforços, cerca de 30% dos bebês ainda são colocados para dormir de barriga para baixo. Os pais argumentam que nessa posição dormem mais relaxados e choram menos.

### *EXISTE RELAÇÃO COM AS VACINAS OU COM OUTROS FATORES?*

Nada está demonstrado. Vamos discutir alguns itens:

→ As pesquisas negam que as vacinas favoreçam a ocorrência da morte súbita.

→ Parece que o uso do leite materno reduz o risco da morte súbita.

→ Um estudo demonstrou que o uso da chupeta reduziu a morte súbita na infância em 90%; admitem os autores que defendem essa ideia que a chupeta mantém uma boa passagem de ar e facilita a boa oxigenação corporal.

→ Há estudos mostrando a relação da morte súbita com algumas infecções; em 470 crianças que morreram entre 1996 e 2005, na Inglaterra, foi demonstrada infecção em 181 bebês; metade dos 365 óbitos não pode ser explicada.

→ É questionável se refluxo gastroesofágico causa morte súbita; os pediatras investigam-no em crianças com episódios de sufocação que alguns estudiosos citam como episódios de "quase morte súbita".

### *O QUE É ESSA "QUASE MORTE SÚBITA"?*

Muitas crianças novinhas apresentam episódios súbitos de sufocação, de parada ou dificuldade com a respiração, ficam pálidas ou arroxeadas e apresentam outros dados de um mal-estar súbito inexplicável. Os episódios cedem espontaneamente ou após manobras como o "sugar o nariz e a boca" ou após manobras de ressuscitação como a respiração boca a boca. Algumas vezes, o problema ocorre durante ou logo após a ingestão de alimentos. Outras vezes não existe relação com nada especial. Pode ocorrer apenas um episódio ao longo do primeiro ano de vida ou vários numa mesma criança. Esses bebês precisam de investigação. Os programas dos Estados Unidos para reduzir a morte súbita reduziram de forma marcante os episódios de quase morte súbita. Essa é uma evidência de que os dois assuntos estejam relacionados.

### *QUAL A CAUSA DA MORTE SÚBITA NA INFÂNCIA?*

O que há são hipóteses e não são conhecidos os mecanismos causais do evento. Está demonstrado que são normais: sangue, metabolismo, coração e outros órgãos da circulação, sistema nervoso, fígado, rins e tudo o que é investigado. Também não são encontrados: traumas e tóxicos – botulismo e outros – ou qualquer outra causa de morte. As hipóteses mais aceitas vinculam o problema à baixa de oxigênio e ao aumento do gás carbônico corporal:

→ **Posição ao dormir** – Quando os bebês dormem de bruços com a face envolta por travesseiro muito mole e/ou por lençóis ou cobertores, tendem a reinalar o ar expirado que produz as duas alterações citadas.

→ **Imaturidade do cérebro visceral que controla respiração, circulação, batimento cardíaco e temperatura ligados à serotonina** – crianças que têm quantidades suficientes de serotonina, que estão de bruços, quando ocorre a redução do oxigênio, reagem com mudança na respiração, choro e aumento da frequência cardíaca e superam o problema; crianças que produzem quantidades insuficientes de serotonina não reagem e o risco de morte súbita ocorre.

## *COMO EVITAR A MORTE SÚBITA?*

As medidas preventivas aceitas são:

→ Não colocar as crianças de menos de um ano de idade para dormir de bruços; nas de menos de quatro meses isso é mandatório; aos quatro a sete meses de idade é aceitável que as crianças assumam a posição mais cômoda para o sono.

→ Evitar travesseiros, "rolinhos", "bichinhos de pelúcia" ou outras peças soltas, ao redor dos bebezinhos, durante o sono; essas peças podem cobrir a cabeça das criancinhas e causar falta de oxigenação corporal; colocar as crianças para dormir num lençol bem esticado; não usar colcha de chenile ou de outro material que não possa ser bem esticado.

→ Não fumar, beber ou usar drogas na gravidez; fazer pré-natal; procurar evitar o parto prematuro e o baixo peso ao nascer; fazer os exames periódicos de saúde da criança; estimular o aleitamento.

→ Não aquecer demasiadamente as crianças; evitar agasalhos, luvas, meias, cobertores e outras medidas que aqueçam excessivamente; manter o quarto numa temperatura agradável para o adulto; vestir as crianças com roupas leves e as cobrir com lençóis leves até o ombro.

→ Favorecer o uso da chupeta, mas é assunto polêmico.

→ Retornar os bebês para os seus berços, após alimentá-los e confortá-los; manter os berços no quarto dos pais, nos primeiros meses de vida.

→ Discutir com o médico se há sinais de refluxo gastroesfágico.

## *OS MONITORES AJUDAM?*

A indústria tem tentado oferecer soluções que ajudem os pais a monitorar seus filhos. Foram desenvolvidos sensores de apneia, de movimento e de oxigenação. São mais usados pelos familiares que passaram pela experiência da morte súbita e os médicos indicam para as crianças com risco elevado de apresentar o problema. Para ilustrarmos o assunto, transcrevemos um texto retirado da Internet: **O monitor é preso na fralda do bebê e funciona à noite enquanto os pais dormem. Ele acompanha os movimentos do bebê e age se algo irregular ocorre. Se a criança não se mover por 15 segundos, ocorrerá um movimento vibratório para estimulá-la. Se depois o bebê não se movimenta, após 20 segundos, é acionado um alarme para alertar os adultos.** Evidentemente existe um enorme interesse comercial envolvido e os familiares devem rever o tema com seus pediatras assistentes para não "comprar gato por lebre", adquirir e usar equipamentos desnecessários e/ou neurotizantes.

## *QUAL O PAPEL DO MÉDICO?*

O papel mais valioso do médico é a educação dos familiares. O profissional que atende a uma situação que pode ser enquadrada como morte súbita na infância deve solicitar perícia médico-legal. Esse é o único meio de diagnosticar acidentes, ingestão de tóxicos, aspiração de alimentos para as vias respiratórias, dentre vários outros problemas que podem vitimar a criança. Uma das nossas comentadoras enviou a seguinte observação via Internet:

*As causas são vagas e hipotéticas, e a prevenção é difícil. Se a criança tem uma infecção e morre de repente, qual é a causa: é infecção ou morte súbita? O que aparece no atestado de óbito? A causa da morte é infecção, ou "morte súbita" passa a ser uma "doença"? Se a criança morre, de repente, por problemas respiratórios, a causa é "problemas respiratórios" ou "morte súbita"? Deu pra entender minha dúvida?*

Esperamos que o texto tenha mostrado que o termo morte súbita só se aplica ao evento ocorrido em crianças normais, sem doença, sem febre, sem problema respiratório, sem dificuldade neurológica ou sem outro problema conhecido e definido antes ou mesmo após a morte. Quando a criança estava enferma antes do evento fatal, não é possível falar assim. O atestado de óbito deve indicar a infecção ou outra causa conhecida que gerou óbito. Pode ter sido uma meningite, uma miocardite (inflamação do coração) ou outra doença infecciosa. Como já referido, há necessidade de avaliação necroscópica para que a *causa mortis* seja conhecida ou rotulada como indefinida. O atestado deve referir a real causa do falecimento e só se pode falar em morte súbita quando a causa for realmente desconhecida com os recursos à disposição da medicina.

Para concluirmos, acreditamos que todos saibam que este capítulo não finaliza o assunto e não substitui a discussão com os pediatras assistentes.

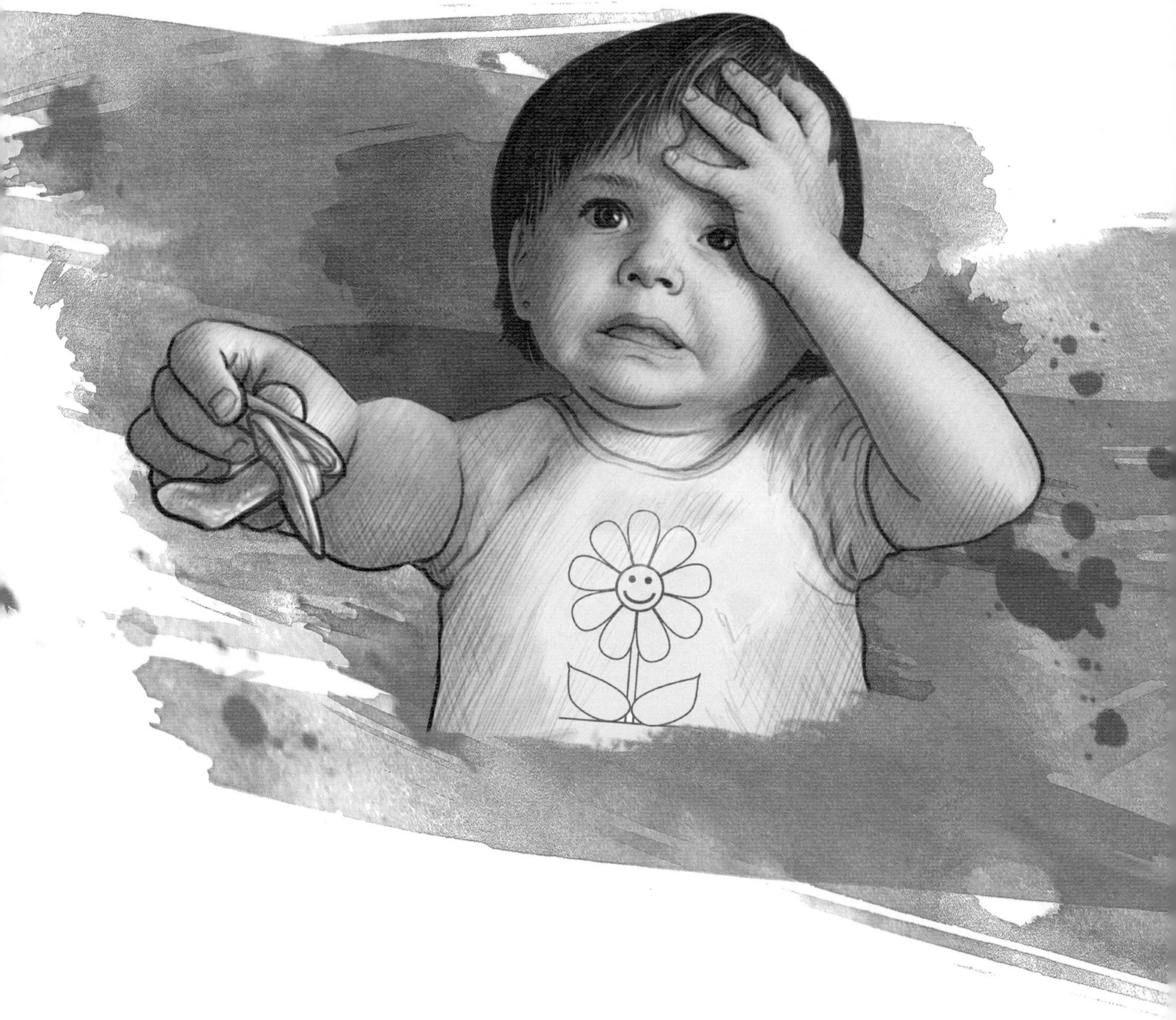

# CHUPETA OU DEDO?

CAPÍTULO 47

## Chupeta ou dedo?

A sucção do dedo e da chupeta são práticas antiquíssimas e embora pensemos que os médicos manifestem mais dúvidas do que certezas sobre o tema, vamos tentar apresentá-lo aqui.

A sucção no feto e no recém-nascido é reflexa, "automática", independe da vontade. Fetos chupam o dedo lá pelas 18 semanas de gestação. A maioria das crianças novinhas continua a sugar de forma não voluntária. Sugam tudo: seu dedo, sua mão e a do médico, a roupa. Essa capacidade de sugar é um dos critérios de normalidade do recém-nascido. O que não suga está doente.

Os mamíferos desenvolveram a sucção para sua sobrevivência: sugam o peito materno. Após algum tempo, a sucção involuntária desaparece e passa a ser voluntária.

A chupeta, inventada para substituir o mamilo materno, ou dedo, é registrada há muitos séculos. Há relatos sobre os primeiros formatos, sempre imitando o mamilo das mães, e dos primitivos materiais usados na sua confecção. A forma e os produtos atuais usados na fabricação – látex e silicone – são escolhidos pela indústria para que a chupeta se assemelhe ao mamilo materno.

Não pretendemos debater a sucção involuntária do dedo ou da chupeta nos primeiros tempos da vida, na fase reflexa. Isso faz parte da biologia normal do ser humano, mamífero. Pretendemos discutir as implicações para a saúde da sucção do dedo ou da chupeta, por meses ou anos.

Vamos começar o debate. Quem inicia?

### *Será que a chupeta não é imposta à maior parte das crianças?*

Há dados indicando que nove de dez mães dão a chupeta se o filho que acabou de nascer está chorando. E cremos ainda que a maioria das mães a inclui no enxoval. O bebê, que tudo suga automaticamente, pega a chupeta com avidez. Os desavisados, que não sabem dessa fase não voluntária, pensam que ele está gostando da "pepeta". Nos berçários, a oferta generalizada, abusiva, não criteriosa, não pensada, da chupeta é evidente. "Chorou, chupeta no bebê. Está sugando o dedo, chupeta nele. Está com fome, chupeta para enganar." Chupeta até quando não há razão aparente para oferecê-la. Mas independentemente do fato de ser bom ou mau hábito, ela vem sendo usada por séculos.

### *E quando deve ser dada a chupeta?*

Não deve ser ofertada com tanta liberalidade. A chupeta não deve fazer parte do enxoval. Se oferecida, o bebê vai sugar e se deliciar. Lembrem-se sempre disso. A boa prática é não dar a chupeta nos primeiros momentos e mesmo nos primeiros dias da vida. Nesses primeiros tempos, a mãe deve amamentar, levar a criança ao peito livremente. E também deve pegar no filho, colocar no colo, acalentar, acariciar, acalmar com palavras, num ambiente tranquilo, com pouca luz. Esse tempo é para aprender sobre as necessidades e características do nenê. E só com algum tempo de conhecimento, de observação, é possível ver se há algum espaço para a chupeta.

### *Mas a pressão para dar a chupeta vai ser grande! Como reagir?*

A nossa cultura é de dar a "pepeta". Todos que cercam o bebê vão insistir. A mãe, cansada, também tende a usar a lei do menor esforço. Mas não é correto. Mãe, pai, avós, babás têm que esperar algum tempo. Vejam se o bebê se ajusta e se acalma com a amamentação e com o carinho, o colo e a tranquilidade de todos. Tentem conhecer o bebezinho, nos primeiros dias. Chupeta é exceção.

### *Mas qual a hora de dar a chupeta?*

O ideal é não dar. Nosso povo chama a chupeta de "consolo" e na língua inglesa se diz *pacifier* (pacificador). Denominações geniais, não acham? Algumas crianças, mais que as outras, necessitam sugar intensamente, continuamente, tanto é que chupam o dedo. Após algum tempo de vida, se o bebê é irritadiço, mesmo no peito e bem atendido em suas necessidades, se quer sugar mais, se está sempre com o dedo na boca, se não quer nada com o berço, é possível que a chupeta ajude. Não existe fórmula para informar qual o momento certo. Nosso pensamento é que chupeta é o mesmo que remédio. Deve ser usada com critério, com cuidados, sempre que preciso, após esgotadas as outras alternativas.

### *QUAL CHUPETA DAR?*

Os odontólogos recomendam as ortodônticas e preferentemente devem ser de silicone. Mas há crianças que se adaptam melhor às chupetinhas antigas, de borracha, bem baratinhas, vendidas nas feiras livres. Todas as chupetas têm prazo de validade. Após três meses devem ser trocadas. Trocar por um tipo diferente do anterior é mecanismo para desestimular o apego ao "consolo".

### *SERÁ QUE A CHUPETA DEVE SER DADA PARA OS QUE SUGAM O DEDO?*

É possível que esse seja um dos critérios para oferecer a chupeta.

### *MAS ALGUNS SÓ QUEREM O DEDO! O QUE FAZER?*

Existem crianças que sugam o dedo e não aceitam a chupeta. Na visão dos estudiosos, para os ávidos pelo dedo, a chupeta é uma alternativa menos maléfica. Mas isso não deve ser forçado. Não deve ser uma decisão dos adultos. Se ela quer o dedo, mesmo com todas as tentativas com chupeta diferente ou de outro material, que assim seja.

### *OS DENTISTAS CRITICAM OS DOIS HÁBITOS! O QUE DIZEM ELES?*

Eles são os principais críticos. Demonstram que vários problemas da arcada dentária são produzidos. Provam que sugar o dedo é mais nocivo que a chupeta. São três malefícios: o dedo tende a ser chupado por mais tempo do que a chupeta; a relação que o dedo sugado mantém com as estruturas bucais é mais maléfica do que a produzida pela chupeta; há maior esforço para chupar o primeiro do que a última. Falam os dentistas também que a chupeta ortodôntica é menos lesiva e que os problemas da dentição serão mais graves quanto maior for o tempo de uso. Demonstram as graves alterações produzidas que podem necessitar de custosas, prolongadas e agressivas intervenções terapêuticas. Apresentam dados sobre os problemas com a posição da língua, dos lábios, com a musculatura e o perfil facial. E falam dos problemas com a mastigação e a deglutição dos alimentos.

### *E OS FONOAUDIÓLOGOS?*

Eles também são críticos ferozes do uso da chupeta, da mamadeira e do hábito de sugar o dedo. As alterações da arcada dental, lábios, língua e musculatura facial causam dificuldades com a emissão dos sons.

### *OS PSICÓLOGOS TAMBÉM CRITICAM?*

Eles sempre mostram muita preocupação com a criança que é abandonada e entregue à chupeta. Eles criticam a postura de oferecer o "consolo" com a pretensão de que a criança fique mais calma, menos ávida por contato humano, por colo, por alegria, por afeto. Os psicólogos, embora reconheçam que alguns bebês têm uma necessidade intensa de sugar, pensam que a chupeta não substitui a relação mãe-filho, ou avô-neto, ou pai-filho. Dizem que a chupeta não é solução para o choro e a inquietação das crianças. Tudo o que é usado na criança para substituir a falta de presença, de afeto e de ternura poderá prejudicar o seu desenvolvimento psíquico. Para falta de carinho, é necessária a presença de carinho e chupeta não é capaz de preencher esse vazio.

### *E OS PEDIATRAS?*

A maior atenção é com a interferência na amamentação. Há acordo que a oferta de chupeta logo após o parto, numa fase em que o bebê deve conhecer e sugar apenas o peito materno, causa o que é conhecido como a confusão do mamilo. Está documentado que a chupeta interfere com o número de mamadas por dia e com a duração, eficiência e exclusividade da amamentação. Só esse aspecto nos deve fazer pensar no uso liberal da chupeta no recém-nascido. Infecções do ouvido médio são mais vistas se a criança usa chupeta. Diarreias e parasitoses intestinais ocorrem com mais frequência nas crianças que usam chupeta e já engatinham ou andam. Os pediatras referendam o que os odontólogos, fonoaudiólogos e psicólogos comentam sobre os dois hábitos.

### *E OS BENEFÍCIOS DE CHUPAR A CHUPETA E O DEDO?*

O "consolo" e o dedo parecem acalmar crianças que necessitam sugar intensamente, são inquietas, choram excessivamente, cansam os familiares. Isso é questionável. Mães muito calmas, tranquilas, que têm tempo para se dedicar à maternidade, que botam o peito para fora e dizem "vêm mamar, querido" não precisam dar a chupeta e nem seus filhos vão precisar sugar o dedo.

### *QUANDO COMEÇAR A TIRAR A CHUPETA?*

O ideal é planejar o desestímulo logo no início do uso.

### *E COMO FAZER ISSO?*

Vejam alguns conselhos:

→ **Ter apenas uma chupeta**: várias estimulam o uso; vemos crianças com uma chupeta na boca, outra na mão e outra pendurada na roupa; há as que têm um pote cheio de chupetas; isso é errado.

→ **Trocar a chupeta a cada três meses**, preferentemente por outro tipo, na tentativa de reduzir o apego a um determinado modelo; fazer isso de forma bem natural, sem festa para a chegada da "nova pepeta"; trocar quando a que está em uso apresentar sinais de desgaste.

→ **Não oferecer a chupeta sempre que a criança chora**: tentar acalentar sem a chupeta, conversando, passeando, acariciando.

→ **Ofertar o "consolo" poucas vezes ao dia, quando realmente necessário**; por exemplo, na hora do "soninho"; e retirar logo que a criança adormeça.

→ **Usar a chupeta mais simples, que não lembre um "aviãozinho" ou um "coelhinho"**, ambos sedutores.

→ **Manter a chupeta escondida em recipiente fechado**; não pendurar na roupa.

→ **Usar objetos que as crianças possam levar à boca livremente** (bichinhos, mordedores) e que substituam a chupeta, logo que possam fazê-lo.

→ **Orientar a vovós e titios para não presentear com chupetas**: fazer com que a babá e todos os que cuidam da criança participem dessa luta.

→ **Conversar com a criança, o mais cedo possível, sobre os malefícios da chupeta.**

→ **Tentar tirar a chupeta da criança mais nova antes de tentar na maior**: é difícil que a maior aceite ficar sem a chupeta se a mais novinha continua.

### *POSSO TENTAR TIRAR A CHUPETA TROCANDO POR UM PRESENTE?*

Essa estratégia é criticável. Conhecemos um pediatra que admite que a mãe não participe diretamente dessa troca e monte uma estratégia com o vendedor. Este passa a ser o negociador: "este presente pela sua chupeta". A criança habitualmente aceita, seduzida pelo brinquedo. E quando a criança reclamar a chupeta, a mãe deve dizer: "então vamos lá à loja, devolver o brinquedo para o rapaz e pegar a chupeta". Ele, o pediatra, nunca citou o resultado dessa prática. Essa, e seguramente outras, são "politicamente incorretas". Será válido usar esse mecanismo de troca no lugar de mostrar os danos do uso da chupeta? O que é mais criticável? O diálogo sincero, mesmo que o resultado esperado possa durar meses, ou uma mentira? A mentirinha pode ser bem mais fácil. Mas é a melhor opção?

### *É INDICADO TENTAR TIRAR A CHUPETA NUM MOMENTO DE TENSÃO?*

Óbvio que não. O nascimento de um irmãozinho não é hora nem de falar em parar com a chupeta. Mudança de babá, de escolinha, de casa, e outras situações que criam ansiedade, também. A hora de largar a chupeta é quando tudo está ótimo, com a criança, pai, mãe, avó, babá todo mundo feliz.

### *CRIANÇA PODE VOLTAR À CHUPETA APÓS O NASCIMENTO DE UM IRMÃO?*

Quando o bebezinho começa a usar a chupeta, o veterano também volta a chupar e às vezes toma a do novinho. Habitualmente, é por pouco tempo. Nessa fase, difícil para a criança mais velha, pressionar não adianta. Deixem-na com a chupeta por algum tempo e depois comecem a desestimular e aproveitem para adotar a mesma postura com o bebê. É mais fácil retirar dos dois, ao mesmo tempo.

### *SERÁ QUE AS BONECAS COM CHUPETA ESTIMULAM O HÁBITO?*

Sem dúvida, as bonecas com chupeta e mamadeira estimulam o uso desses dois produtos. É bom que as bonecas sejam "mocinhas", sem chupeta e sem mamadeira, para desestimular o uso dos citados objetos.

### *COMO IMPEDIR O HÁBITO DA SUCÇÃO DO DEDO?*

Isso é mais complexo. O ideal é lutar para que o sugar reflexo do dedo não se transforme em hábito. O dedo está disponível o tempo todo, o que complica a instalação de uma política de desestímulo. Dar a chupeta no lugar do dedo é aceitável. Isso é conseguido antes dos dois meses de vida. Depois é muito difícil. Mas há os que sugam os dois. Alguns dos conselhos sobre o desestímulo à chupeta, antes citados, são aplicáveis. Quando a criança é dependente do dedo, o que faz supor que ela tenha alguns meses de vida – antes disso é fase reflexa – deve começar o desestímulo com conversas, explicações contínuas, repetidas, por exemplo, "água em pedra dura tanto bate até que fura". Essa postura deve ser combinada com todos que cuidam da criança. É terrível a mãe orientar num sentido e o pai noutro.

### *E A PIMENTA? E A PLACA DO DENTISTA?*

Práticas agressivas – pimenta ou enrolar o dedo com gaze e esparadrapo – devem ser evitadas. É possível que seja mais fácil corrigir uma arcada dentária, mais tarde, do que corrigir frustrações e decepções causadas pelos que devem amar, proteger, cuidar. As placas usadas pelos odontólogos podem ser tentadas. Mas tanto o profissional como os familiares devem explicar a finalidade do aparelho e tentar captar a adesão do amante do dedo para com o tratamento.

### *E QUANDO O HÁBITO DA SUCÇÃO TRAUMATIZA//FERE O DEDO?*

É uma oportunidade para falar sobre os malefícios e usar isso para desestimular a sucção.

### *COMO É A HIGIENE DA CHUPETA?*

Deve ser a mesma dos utensílios alimentares. Se a chupeta cai ao chão, deve ser higienizada. Após ser sugada por algum tempo, também. Então, ela deve passar por esse processo de higiene algumas vezes ao dia. E vejam então o funcionamento da estratégia de ter apenas uma chupeta como desestímulo ao uso. Nesse momento em que está sendo limpa, a criança vai ficar sem chupeta.

### *E DO DEDO?*

Tudo com o chupar o dedo é mais complicado. A higiene também. Lavar o dedo toda vez que o dedo toca no chão numa criança que engatinha é loucura. Cuidar bem da higiene corporal, cortar bem rente e escovar a unha do dedo sugado, talvez sejam conselhos úteis. E rezar.

### *EXISTEM ACIDENTES COM A CHUPETA?*

Existem e, para evitá-los, obedeçam a essas recomendações:

- → Usar chupeta "monobloco", que não tenha peças que possam se soltar, de indústria confiável; evitar a artesanal; esses cuidados são para evitar o "engasgo" com partes da chupeta e com fragmentos da peça artesanal.
- → Evitar fita para manter a chupeta no pescoço; pode causar estrangulamento.

### *O AMBIENTE EMOCIONAL INFLUI NOS DOIS HÁBITOS?*

No início, foi enfatizada nossa dificuldade de abordar cientificamente o tema. Não conhecemos estudos, até devem existir, que respondam a essa pergunta. Vamos usar o exemplo de outra situação para tentar responder. Há pesquisa mostrando que o bebê novinho reage com choro quando percebe que é seguro por mãos tensas, por pessoas que choram. Existe relação entre a frequência da cólica e o estado de ansiedade materna. Mães não ansiosas têm 3% de probabilidade de ter um bebê com cólica. Nas ansiosas, essa probabilidade passa a ser de 27%. Naquelas que não têm o apoio para a maternidade – solteiras, adolescentes – o percentual alcança 60%. Se transportarmos essa experiência para o tema que debatemos, é lógico pensar que a ansiedade das pessoas que lidam com os bebês deverá causar: maior frequência, mais tempo de sucção durante o dia, maior duração e dificuldade de deixar o hábito praticado. As crianças percebem a ansiedade da mãe no olhar, nos gestos, no tocar.

*VEJAM A OPINIÃO DE DUAS "INTERNAUTAS" SOBRE O TEMA:*

*PRIMEIRA – Preocupada com a interferência da chupeta na amamentação do meu filho, que chorava com "cólicas", terminei dando a chupeta na primeira semana de vida. Fiquei muito angustiada com a possibilidade da confusão de mamilo e tentei, a todo custo, evitar oferecer a chupeta, sem muito sucesso, pois muitas vezes era a única coisa que o fazia acalmar. Felizmente, acredito que por ele ser muito guloso, isso não causou nenhuma interferência com a amamentação. Talvez não se deva chamar a atenção da criança que chupa o dedo para o problema com frases do tipo "tire o dedo da boca", mas sim tentar distraí-la, oferecendo-lhe uma coisa para pegar ou mostrando qualquer coisa de modo a que a criança tire o dedo da boca e vá perdendo o hábito.*

*SEGUNDA – Creio que todas as mães que deram chupeta têm as suas desculpas literalmente (para tirar sua culpa, aliás, mãe coleciona culpas). As da minha faixa etária seguiam a "moda" da época que era nunca dar chupeta. Você sabe que até nisso tem modismo. Eu recorri ao uso da chupeta quando descobri que meu peito funcionava como uma chupeta. Meus filhos mamavam, enchiam a pança e ficavam só "chupando" o mamilo, sem fazer esforço maior. Eu ficava exausta, sem dormir, com a "chupeta" ali devidamente pendurada. Quando dei a chupeta, fiquei* arrasada *porque não houve a menor reação ou repulsa por parte dele, eu descobri que não passava de uma chupeta ambulante. Também a chupeta se tira, o dedo é mais complicado.*

Há muito material na Internet que ajuda a conhecer o assunto como o encontrado nos *sites*: bebe2000.com.br e guiadobebe.uol.com.br.

Os textos que divulgamos pretendem ajudar os médicos no seu labor e não substituir a avaliação individual na consulta.

PROFISSIONAL COLABORADOR:
Carlos Gonçalves de Oliveira

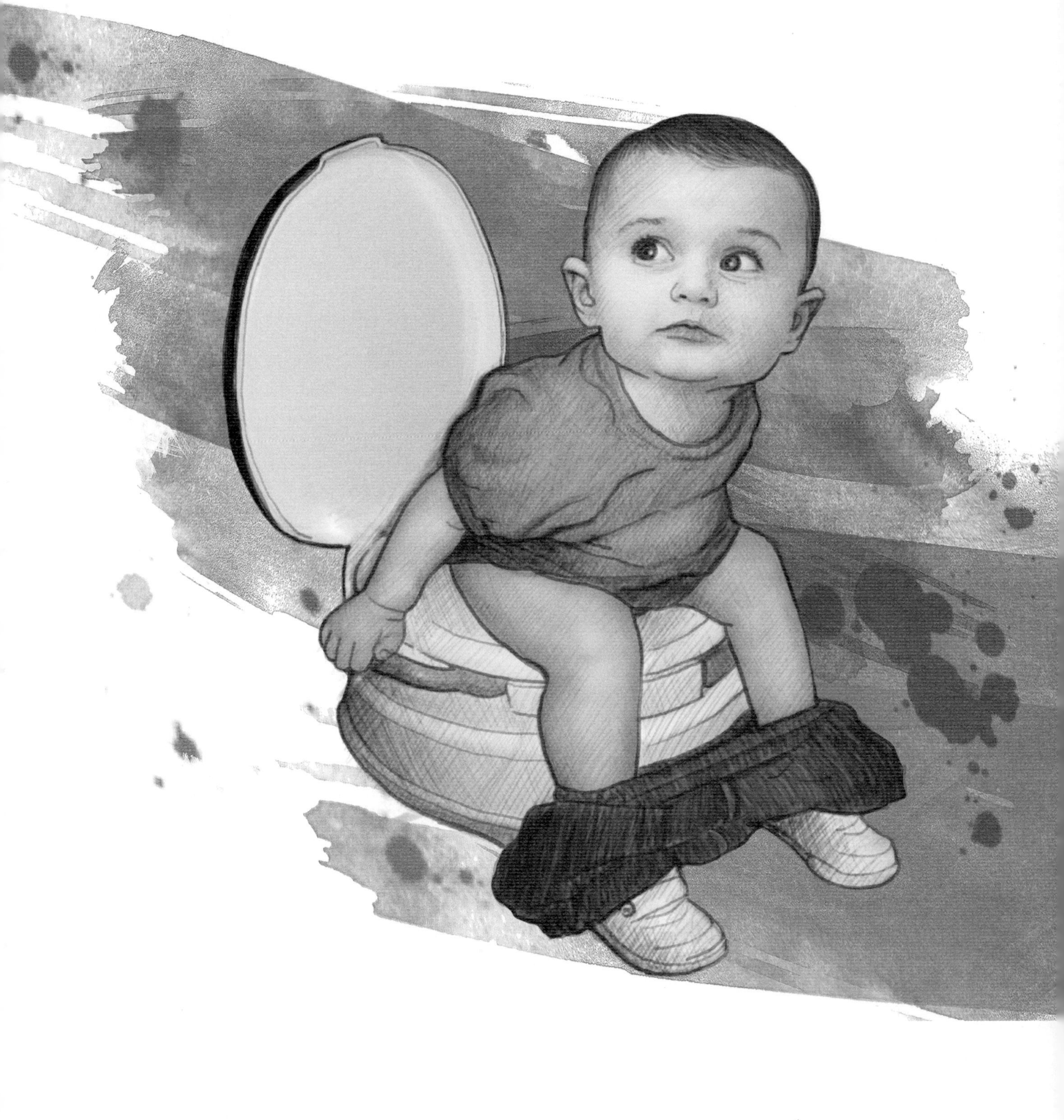

# FRALDA E PENIQUINHO

CAPÍTULO 48

## Fralda e peniquinho

Observamos crianças de quatro, cinco ou mais anos de idade vestindo fraldas, usando chupetas e tomando leite na mamadeira como se ainda fossem bebês. Assistimos a mães chamando, carinhosamente, seus filhos de "meu bebê" ou "meu nenê" sem se dar conta de que eles já cruzaram essa fase. Sabemos ainda que as mães perguntam como usar o peniquinho e como ajudar as crianças a superarem a fase do xixi e cocô na roupa.

Então vamos debater. Quem começa?

### *CHAMAR AS CRIANÇAS DE QUATRO ANOS DE "BEBÊS" NÃO É LEGAL?*

O fato isolado de chamar crianças de quatro anos de "bebês" ou "nenês" já é um erro. Há um conjunto de atitudes, mais adequadas às de menos idade, que atrapalha mais. Além de chamá-las de "bebês", os pais as vestem com fraldas, dão mamadeira, estimulam o uso da chupeta e adotam uma série de outros comportamentos inapropriados como a dependência das "babás". Isso dificulta o passar da fase do "bebê" para a do garoto/garota. Os pais precisam criar mecanismos para que seus filhos passem de uma fase para a seguinte, como se passassem de uma série para outra na escola. As crianças de quatro anos que falam com desenvoltura, que correm, brincam e competem com destreza, que ligam e desligam aparelhos eletrônicos com habilidades que até surpreendem, comem com suas mãos, montam quebra-cabeças, vão ao colégio e fazem muitas outras coisas de forma independente, não devem ficar felizes ao serem chamadas de "bebês". Elas dizem "eu já sou grande". Essas crianças preferem ser comparadas com as maiores, espertas, que correm, que fazem coisas desconhecidas para elas, que falam no telefone, que ligam e desligam a televisão e o computador, e jogam bola.

### *É INACREDITÁVEL!*

Os termos "bebês" e "nenês" são ótimos, maravilhosos, carinhosos, sobretudo quando cercados de abraços, beijos e afagos, se aplicados a crianças novinhas. Mas é um erro continuar a usar essas denominações para crianças de mais de dois anos que começam a usar o peniquinho e que iniciam a retirada das fraldas. Assim, lá pelos dois anos, vamos encher de carinhos e de afeto as palavras "minha garota", e "meu garoto" ou equivalentes e vamos esquecer os termos "bebês" e "nenês".

### *E A MAMADEIRA? E A CHUPETA? QUANDO SUSPENDER?*

Há um capítulo sobre os assuntos e estimulamos que vocês leiam.

### *QUANDO INICIAR A RETIRADA DAS FRALDAS?*

De modo geral, o controle sobre os mecanismos que permitem reter fezes e urina se inicia por volta de 18 meses de idade. Para saber a hora certa de começar a retirar as fraldas, o melhor é esperar que as próprias crianças comecem a avisar ou indicar, de alguma forma, que evacuaram ou que urinaram. Essa é a hora de começar. A cobrança ou o treinamento feito antes da hora pode dificultar o processo e trazer complicações.

### *CONTRIBUIÇÃO DE COLABORADORA*

*Li que "A cobrança ou o treinamento feito antes da hora pode dificultar o processo e produzir consequências desagradáveis". Mas quais são elas? Problema urinário? Prisão de ventre no futuro? Sugiro que os médicos respondam, pois é isso que nos apavora.*

A constipação intestinal é uma dessas consequências desagradáveis. Há crianças que se habituam a fazer cocô nas fraldas e ficam constipadas quando sem elas. Do mesmo modo, as crianças podem tentar não urinar quando sem as fraldas. Isso tudo, mais tarde, pode atrapalhar o controle da defecação e da micção, e o uso do peniquinho e do vaso sanitário. Outras consequências que podem advir, sempre que se adotam modelos rígidos, são as de natureza psicológica. Assim, a relação mães / filhos pode ficar dificultada quando as crianças são obrigadas a deixar as fraldas que representavam conforto e segurança. Por fim, ressaltamos que as crianças também têm senso crítico e ficam constrangidas.

### *O USO DAS FRALDAS POR MUITOS ANOS ATRAPALHA?*

As crianças logo percebem que os adultos e os irmãos mais velhos não as usam. Assim, é desejável que lá pelos três anos nenhuma delas use fralda. Elas se sentirão maiores, "grandes", importantes, mais valorizadas, quando passarem a usar calcinha como a mamãe e cueca como o papai. A manutenção da fralda a partir de certa idade, aí entre dois e três anos, quando elas já percebem bem as diferenças entre o vestuário dos adultos e o das crianças maiores e o delas, passa a ser sentido de forma depreciativa. "Continuo a ser bebê" ou "Meu coleguinha já cresceu, ele usa cuecas" e outros pensamentos desse tipo devem passar pelas cabecinhas desses que continuam a ser tratados como se estivessem com um ano de idade. E é notado no consultório do pediatra que as fraldas prolongam a eliminação da urina e fezes nas vestes. É como se as crianças pensassem assim: "fralda é para fazer xixi e cocô". Seguramente, a retirada das fraldas auxilia no uso do peniquinho.

### *MAS NOS DEEM UM MODELO A SEGUIR.*

Esperem que seus filhos sinalizem o momento de iniciar a retirada das fraldas. Esse momento é quando eles avisam que fizeram cocô ou xixi lá pelos 18 ou 24 meses de vida. A partir daí, evitem o uso diurno e expliquem a seus filhos, pois eles já conseguem entender muito bem, que a cuequinha é o melhor para o garoto e que a calcinha é o melhor para a garota. Evidentemente, os exemplos do pai, da mãe e dos irmãos mais velhos devem ser dados e, sem dúvida, as crianças de dois anos já conhecem bem essas peças do vestuário até porque foram usadas por cima das fraldas nos tempos anteriores. E se as crianças fazem suas necessidades nessas roupinhas mais sumárias, nada de reclamar ou de voltar atrás. Continuem a usar essas peças e em pouco tempo as crianças terão passado essa fase. Dessa maneira, a fralda é tolerada, à noite, por mais seis meses ou um ano, mas logo também deve ser eliminada, sobretudo para as crianças que apresentam controle sobre o xixi e o cocô de dia. O tema é significativo e tem motivado, inclusive, a elaboração de livros e textos como o *Tirar a fralda sem choro e sem trauma*, escrito por Penny Warner e Paula Kelly, editado pela Ground.

### *COLHI NA GRANDE REDE A SEGUINTE ORIENTAÇÃO NO BLOG "COISAS DE MÃE" QUE NOS AJUDA A ENFRENTAR ESSA FASE.*

Vamos expor o que a senhora colheu na Internet:

*Desde outubro, mais ou menos, que a Maria não usa fraldas de dia. Houve alguns acidentes, houve uma fase em que tivemos que construir um mapinha de autocolantes de "prenda" por cada xixi feito no devido sítio. Mas ultrapassados os obstáculos, está o desfralde completo.*

*O desfralde da noite teve início há cerca de um mês. Até agora, tem havido alguns acidentes, mas nenhum descalabro. Normalmente, coloco-a para fazer xixi antes de se deitar e, cerca das três da manhã, levo-a ao banheiro. Esta rotina tem funcionado bastante bem. Ontem e anteontem, dormiu a noite completa, sem a colocar para urinar no meio da noite e acordou seca, o que é bom – http://www.coisasdemae.eu/category/desfralde/*

*Aproveito para deixar aqui um "truque" que li um dia num blog que agora não me recordo qual. Para que durante a noite, quando acontecem os acidentes, seja mais rápida a troca do lençol, colocar sobre o colchão um protetor.*

### *QUANDO USAR O PENIQUINHO?*

Não pode ser muito cedo e nem com muita "pressão", com prazo definido, com muita cobrança. Há consenso de que as crianças que são induzidas muito cedo a usar o peniquinho por familiares muito rígidos podem ser prejudicadas na relação com os adultos e na relação com o seu corpo. Podem, por exemplo, apresentar constipação intestinal e dificuldade de controlar a emissão da urina e das fezes, tudo de ordem emocional. Esse assunto é mais uma boa oportunidade para mostrar amor, tolerância, paciência e respeito ao individualismo. Há crianças que amadurecem muito rapidamente e deixam de molhar a cama, à noite, aos doze meses de idade, e outras que amadurecem muito lentamente e só conseguem isso aos seis anos de idade.

### *ENTÃO, QUAL A IDADE?*

Lá pelos dois anos de idade é tempo de apresentar o peniquinho às crianças. É essa a idade em que elas andam, começam a correr e são capazes de perceber que a bexiga e o reto estão cheios e que é hora de fazer xixi e cocô. É essa a idade em que as crianças têm maturidade para começarem essa nova fase. Também é essa a idade em que surge um conjunto de características psíquicas: percepção da importância da higiene e a valorização de tudo o que têm e o que fazem, inclusive o xixi e o cocô. Nesse contexto emocional e afetivo dos pequenos de dois anos, é importante valorizar e elogiar as conquistas. Mas é muito importante não valorizar excessivamente os avanços. Há sempre o risco de supervalorização desses fenômenos naturais e a manipulação das diversas situações como forma de controlar os pais. Então, a época para começar é aquela em que as crianças têm capacidade de reconhecer o que está se passando em seu corpo. É evidente que existem mecanismos facilitadores. Por exemplo, se existe na casa outra criança maior usando o peniquinho, é evidente que a mais nova assista às "aulas" práticas. Mas há os mecanismos complicadores. E aqui se sobressai a ansiedade da mãe, da vovó, da "babá" que não toleram "menino sujo" com "cheiro de cocô".

### *E O QUE FAZER ANTES DISSO?*

Deixar as crianças fazerem cocô e xixi na fralda e cuidar da sua higiene com um sorriso nos lábios, sem reclamações, sem protestos, sem críticas. Se alguma coisa tem que ser falada, diga "seu cocô está lindo", "que legal é fazer xixi". As agressões do tipo "você é sujo", "menino fedorento" e coisas desse tipo são absolutamente indesejáveis, podem prejudicar o amadurecimento emocional e dificultar o controle da micção e da defecação. Assistir ao irmão mais velho, ou ao papai ou a mamãe usar o vaso sanitário, com algumas explicações muito singelas e sem discurso erudito, ajudam no processo.

### *MAS QUANDO COMEÇAR A USAR O PENIQUINHO?*

Vocês devem apresentar o peniquinho quando eles:

- → Entendem o que quer dizer "xixi", "cocô", "seco", "molhado", "limpo", "sujo" e "peniquinho"; esses significados, com exceção do último, são ensinados e aprendidos a partir de um ano de idade, de uma forma bem natural, legal, sem pressa ou pressão.
- → Percebem o significado da higiene e gostam de estar limpinhos; o valor da higiene é ensinada após um ano e a significação do banho, do cuidado com os dentes e com as unhas e do asseio após a micção e a evacuação são comportamentos aprendidos; além de trocar as fraldas e fazer a higiene após a defecação e a micção, com naturalidade e alegria, é importante reforçar com palavras do tipo "agora você está com o bumbum bem cheiroso"; mesmo dormindo, as crianças percebem a importância de estarem secas e limpas, e preferem que a fralda seja trocada.
- → Reconhecem os sinais de que está na hora de urinar e de defecar e as mães aprendem a "ler" seus filhos e reconhecem que está na "hora" quando eles: emitem sons, como grunhidos, adotam certas expressões faciais, colocam as mãos sobre os genitais, tentam tirar as roupas, andam de um lado para outro, sentam-se de cócoras, contorcem-se ou soltam gases e sentam com as pernas encolhidas; vocês devem ajudá-los a entender esses sinais perguntando da forma mais natural possível: "Quer fazer xixi? Quer fazer cocô?". Ensinem-os, estimule-os a procurar vocês nessa situação.
- → Compreendem a relação entre roupas secas e o uso do peniquinho e tem a capacidade de adiar por pouquinho tempo o ato de urinar ou defecar; é possível que nessas tentativas, de adiar um pouquinho, eles voltem com xixi ou cocô na roupa, mas que não muda a montagem do exercício de tentar exercer certo controle sobre essas necessidades fisiológicas.

### *QUAL O PENIQUINHO? E COMO APRESENTÁ-LO ÀS CRIANÇAS?*

O peniquinho deve ser montado numa base larga que permita um bom apoio e boa sensação de segurança. Imaginem o que é a criança sentar pela primeira vez num deles e ter a impressão de que o penico vai escorregar e ela cair. O peniquinho adaptado a uma cadeirinha, que permite que as crianças se sentem e levantem sem a ajuda de um adulto, é boa opção. A cadeirinha oferece mais sensação de segurança e de controle do processo, aspectos essenciais para a continuidade do aprendizado. E há os com motivos infantis, como os montados em carrinhos que ajudam muito os meninos que estão habituados a brincar com eles. Existe até um peniquinho musical. A estreia do peniquinho deve ser bem natural, simples, sem muito floreio e novamente sem discurso erudito. Para valorizar o "equipamento", a compra deve ser feita com certo ritual, como se fosse a compra de um presente, semanas antes de ser usado para sua real finalidade. É útil falar na compra de uma cadeirinha diferente, especial. A criança pode ajudar a decorá-la e a pintar o seu nome.

### *MAS COMO USAR O PENIQUINHO?*

Uma ideia muito simples é, lá pelos dois anos de idade, introduzir dois peniquinhos na vida das crianças. Um para ficar misturado aos brinquedos para as crianças fazerem dele o que quiserem: colocar na cabeça como chapéu ou usar como depósito de brinquedos. O outro para ficar no banheiro. Vez ou outra, a mãe transfere o cocô da fralda para o peniquinho do banheiro. Em seguida, lança o cocô na bacia sanitária. Isso é feito sem palavras, sem discursos. As crianças vão perceber que aquele peniquinho que fica lá no banheiro é para fazer cocô e logo, logo, vão experimentar usá-lo. E também vão logo perceber que o cocô é para ser colocado na bacia sanitária que logo será usada se existe um adaptador para uso dos pequenos. Outro esquema é ter apenas um peniquinho mantido ao lado da bacia sanitária que é usada por crianças maiores ou pelos adultos. É claro que algumas palavrinhas sobre a sua função são úteis. A observação dos irmãos maiores e dos pais usando a bacia sanitária e vendo outras crianças usando o peniquinho são excelentes mecanismos facilitadores.

### *O QUE FAZER APÓS O USO DO PENIQUINHO?*

Logo após o uso, o peniquinho deve ser lavado para que elas percebam a importância da higiene e talvez umas palavrinhas desse tipo ajudem: "O peniquinho gosta de ficar limpo. Vamos lavar bem direitinho para ele estar prontinho para a próxima vez".

### *PARTICIPAÇÃO DE COLABORADORA*

*Comecei a retirar a fralda quando minha filha completou um ano e seis meses de idade. Não tive muito sucesso no início. Mesmo sendo muito esperta e já se comunicando muito bem através da fala, o xixi e o cocô sempre saíam na calcinha e não no banheiro. Como trabalho o dia inteiro fora de casa, sempre achava difícil cobrar da babá um bom resultado.*

*Com a entrada na escola quando completou um ano e oito meses, achei que iria conseguir concluir o processo de retirada da fralda. Isso porque no colégio havia um período em que as crianças ficavam brincando apenas de calcinha e cueca, mas não observei grandes avanços em casa. Apenas quando ela completou dois aninhos (bem na época das férias escolares) que vi um grande avanço na retirada da fralda. Eu e minha mãe deixamos a garotinha sem fraldas o dia inteiro e começamos a levá-la para o penico a cada meia hora. Algumas vezes, ela fazia, outras não. Com o tempo, a fomos observando e aprendendo os horários do xixi e do coco. Assim, não era mais necessário levar a menina para o banheiro a cada meia hora. Desde o início dessas tentativas, retiramos de vez a fralda nas sonecas da tarde e nas saídas e passeios. Vimos que na rua ela controlava bem a ida ao banheiro. Mas em casa sempre relaxava.*

*Para corrigir isso, criamos uma recompensa. A cada acerto, ela recebia um adesivo da cartela que ela mesma escolheu na loja (desses bem baratinhos mesmo). Em poucos dias, ela ficou 100%. Ela sempre vibrava quando recebia o adesivo. Ainda no banheiro eu já pedia para ela escolher o próximo adesivo. E isso gerava uma expectativa nela. Várias vezes, a vimos correr para o banheiro dizendo que iria ganhar o tal adesivo. Para não ficar muito repetitivo, alternei também com uma caixa de lápis de cor e massinha de modelar. A cada acerto, ela escolhia uma cor diferente e deu supercerto.*

### *FALEM MAIS SOBRE O ADAPTADOR PARA O ASSENTO SANITÁRIO.*

Essa opção tem o inconveniente de, ao usar a bacia sanitária do adulto, a criança não poder tocar os pés no chão. Ela só pode sentar nesse assento ou sair dele com a ajuda de um adulto. Lá pelos cinco ou seis anos de idade é que as crianças poderão usar sem o apoio dos adultos os sanitários usados por seus pais. Os ambientes coletivos, como escolinhas, oferecem bacias sanitárias para os pequeninos que muito ajudam nessa fase de adaptação. Facilmente, eles estabeleçam ligação entre essa bacia sanitária pequenininha, a dos adultos da sua casa e o peniquinho.

### *PARECEU TÃO SIMPLES. É SEMPRE ASSIM?*

Essa é a orientação geral que deve ajudar a encaminhar bem a transição cocô e xixi na fralda para o peniquinho na maior parte das crianças. Mas há situações bem diferentes e mais difíceis e o pediatra deve ser consultado.

### *O QUE MAIS AJUDA A USAR O PENIQUINHO SEM TRAUMAS?*

Há filmes em DVD e livros como o *Vamos usar o peniquinho*, de Beatriz Matioti Odriozola, relatos na Internet como o excelente *Diário do Victor: largando as fraldas – NOVAS metodologias*, encontrado no blog http://diariodovictor.blogspot.com, e bonecas (*Mikinha com peniquinho*) que ajudam.

Sempre temos informado que os textos fornecem orientações gerais que podem não se aplicar a uma situação específica. Por isso, a orientação profissional é sempre importante para a discussão de problemas e condições particulares.

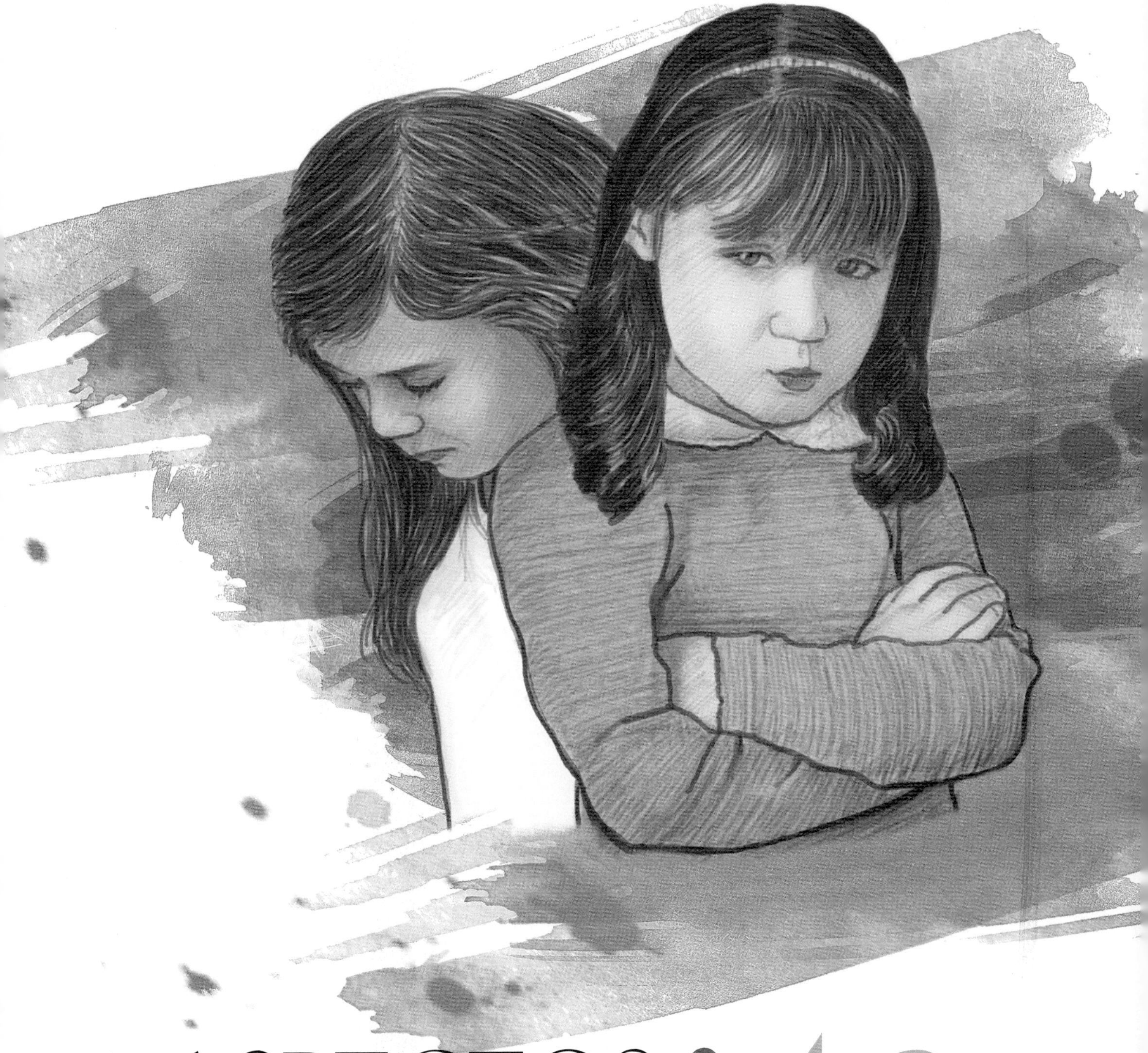

# ASPECTOS COMPORTAMENTAIS E EMOCIONAIS

CAPÍTULO 49

## Aspectos comportamentais e emocionais

O tema é o mais complexo, abrangente e importante da nossa pauta.

Distribuímos dois textos para estimular o debate. Um foi escrito pelo Prof. Zaldo Rocha, educador médico na UFPE. O outro foi escrito pela psicóloga Maria Stella Dunshee de Abranches, que participou dos grupos de mães, entre 1980 e 1990. Os dois textos foram publicados no *Conversando com os Pais*.

## A importância do comportamento materno no desenvolvimento emocional da criança

Zaldo Rocha

### O traumatismo do nascimento

Antes de nascer, o feto encontra-se num estado de completa satisfação. Não sente fome, nem frio, nem calor, nem é incomodado por ruídos, luz ou sensações dolorosas. O processo do nascimento, que separa a criança da mãe, acarreta uma transformação súbita, brusca e radical nas condições da sua existência. Tudo lhe é estranho no novo ambiente em que tem de viver. Além de ser assaltado por múltiplos estímulos que lhe são desagradáveis, é obrigado a abandonar o parasitismo da vida fetal, onde nada lhe afetava, para assumir uma autonomia relativa no que tange a certas funções orgânicas, como a nutrição e a respiração. A tudo isso, o recém-nascido reage de um modo negativo, tentando fugir desse mundo novo e inóspito, procurando reaver a todo o custo o paraíso perdido da vida intrauterina.

### A função da mãe

Desvalido e indefeso, esse novo ser pereceria se abandonado à própria sorte. Ainda que, sob uma hipótese pouco provável, viesse a sobreviver, e progredisse fisicamente, seu desenvolvimento não ultrapassaria o nível da idiotia (deficiência mental profunda, onde sequer é observada a comunicação verbal). Mais do que qualquer outra espécie, o ser humano precisa, nesse primeiro estágio da vida, de proteção e cuidados, que lhe são fornecidos, sobretudo, pela figura materna. Apenas assim pode ele vencer, um por um, todos os obstáculos encontrados no novo ambiente. Desse modo, pode cumprir, de forma harmoniosa, cada uma das etapas do desenvolvimento físico e mental. Por essa razão, é difícil até mesmo impossível, pronunciarmos a palavra *mãe*, ou simplesmente evocá-la, sem que experimentemos as implicações afetivas que em cada um de nós lhe estão profundamente ligadas. De um modo geral, os poetas e filósofos de todas as épocas e de todos os povos têm enaltecido o amor materno com tal veneração e respeito que temos sido levados a encarar, desde a nossa mais remota infância, aquela que nos carregou em suas entranhas, deu-nos a luz e guiou-nos os primeiros passos, que o pequeno vocábulo acima referido, tão pequeno quanto sublime e significativamente grandioso, jamais poderia deixar de soar aos nossos ouvidos senão como se fosse o nome de algo sagrado ou semidivino!

Tais implicações afetivas por si só bastariam para impedir de nos referirmos ao papel da mãe na educação dos filhos, como a uma função puramente técnica. Assim, os conselhos e sugestões que vamos expor jamais poderiam dar bons resultados, sem que sejam antes integrados à singular cosmovisão de cada mãe que os acolhesse. Sem que antes sejam tocados pelo amor incondicional e genuíno que cada uma delas, no fundo do coração, experimenta e nutre para com cada um de seus filhos.

### Atenção necessária

Costuma-se dizer que a criança de tenra idade recebe da mãe duas coisas que lhe são indispensáveis: *leite* e *amor*. Embora o primeiro desses dois termos tenha sido sempre levado em conta, o mesmo não acontece com o segundo, muitas vezes e ainda hoje, relegado a um plano secundário. São inúmeros os estudos e pesquisas empreendidos por vários autores. Todos eles concordam em apontar a enorme importância das primeiras relações, entre a criança e a mãe, nos estágios iniciais da vida. Criaram-se mesmo termos como "fome de afeto", "carência afetiva" e outros para referir-se a esse tipo especial de inanição, cujos efeitos funestos sobre o psiquismo e o desenvolvimento seriam tanto mais graves quanto mais precoces e duradouros. O primeiro conselho que daríamos às mães seria, pois, o de atender, pronta e satisfatoriamente, todas as necessidades do bebê. Para isso, pelo menos no primeiro trimestre, a mãe deveria concentrar a maior parte de seus interesses nos cuidados e na assistência prestados a seu filho. A esse mister, deveria dar tempo integral e, na realização do mesmo, seria desejável que não só a criança, mas ela também experimentasse, sem nenhuma inibição, todo o prazer que aquele ato de amor lhe possa proporcionar. Amamentar, ou dar a mamadeira, dar o banho, trocar os panos molhados, acalentar, consolar e ninar, são atividades que deveriam ser cumpridas integralmente pela mãe. É difícil descrever, de modo fiel, os intercâmbios afetivos implícitos em cada uma dessas atividades, e o que podem as mesmas representar como fonte de bem-estar e como estímulo ao desenvolvimento mental do menor.

Para que a criança possa aceitar o meio exterior, para que possa adaptar-se ao novo ambiente, inicialmente inóspito, faz-se necessário que, pelo menos nesses primeiros meses, todas as suas necessidades sejam pronta e integralmente satisfeitas. E, para isso, é indispensável que a mãe esteja disponível, entre no ritmo de vida do filho, não permitindo que nada se interponha entre ambos. Somente então se poderia lançar mão de certas medidas disciplinares, como por exemplo, a periodicidade das mamadas (de três em três horas), a permanência no berço por períodos de tempo cada vez maiores, o afastamento progressivo da mãe (a que trabalha) até o retorno às atividades profissionais maternas.

## Autonomia incipiente

Além de propiciar ao filho o afeto indispensável à segurança emocional, compete à mãe respeitar e estimular sua incipiente e necessária autonomia. E este seria o segundo conselho que daríamos às mães. Vimos como, no período anterior, a criança conta com a mãe e a usa. Aqui, a mesma criança deve continuar contando com ela, mas deve deixar de usá-la.

Este novo período é muito mais difícil de ser atendido, pois enquanto lá as tendências ao amor, ao carinho e à ternura, tão comuns às mulheres em geral, constituem uma ajuda ao cumprimento do primeiro conselho, neste segundo, aquelas tendências são antes um obstáculo e devem ceder lugar a um comportamento mais racional, objetivo e disciplinado. Por isso, não se deveria nunca servir à criança naquilo que fosse capaz de realizar por si mesma, mas ajudá-la com estímulo afetuoso, a que o fizesse sozinha ou, quando menos, empregando de alguma maneira os seus próprios esforços. Assim, uma criança de 18 meses, que já é capaz de locomover-se sem auxílio algum, não deveria viver nos braços da genitora sob o pretexto de que pudesse vir a cair ou machucar-se. Sabemos da Psicologia Evolutiva que durante o segundo ano de vida predominam os interesses motores. As atividades suscitadas por estes interesses proporcionam à criança uma satisfação intensa cuja finalidade biológica é o treinamento da função em jogo, no caso, a função locomotora. Nada, portanto, mais errôneo e prejudicial do que privar o menor desse treinamento indispensável ou daquela satisfação que lhe é legítima e a que tem direito, sob a alegação, piegas e leviana, de que poderia vir a cair ou a contundir-se. A criança dessa idade deve, portanto, deslocar-se livremente, ainda que esteja sendo observada indiretamente. Se cai, e não houve ferimento ou o ferimento não foi grave, a conduta materna mais adequada será consolar o menor com palavras afetuosas que lhe deem segurança ou lhe façam ver que não está sozinho, convidando-o em seguida a levantar-se por conta própria, e, por si mesmo ir até ela que, sem mover-se de seu lugar, o acolheria de um modo afável e encorajador.

Esse mesmo conselho poderia ser extensivo a outros setores da atividade na infância. Assim, a mãe que ainda alimente o filho de três anos, levando-lhe a comida à boca, para que "não suje a toalha" ou "não demore demasiado", está agindo de modo superprotetor, pois lhe está servindo num mister que ele pode realizar por si próprio. Tal criança, assim acostumada, pode exigir posteriormente aquele comportamento materno sob pena de não se alimentar. E aquela mãe que assim o fazia para que ele não sujasse a mesa, fá-lo-á então para que ele "não fique tão magro" ou "não seja acometido de uma doença grave". Estas últimas palavras são de uma mãe aflita com a saúde de sua filha de nove anos, cuja alimentação ainda lhe era dada na boca.

Considerações análogas, ainda relacionadas com o nosso segundo conselho, também poderiam ser feitas sobre os hábitos de higiene. Conheci uma criança de oito anos que, após a evacuação, ainda exigia que sua mãe a limpasse. Conheci uma outra que, em plena puberdade, e apesar de um alto quociente de inteligência, não era ainda capaz de banhar-se sozinha. Certamente, não se chegaria a esse estado de coisas se aquelas crianças, desde muito cedo, fossem, com estímulo afetuoso, iniciadas no treinamento dos referidos hábitos de higiene.

Outros pontos importantes poderiam também ser aqui comentados como o vestir-se por si mesmo, o dormir na cama do casal, a participação dos pais nas tarefas escolares, dentre outros exemplos, mas não o fazemos, pois esperamos que os exemplos dados tenham sido ilustrativos. Gostaríamos, no entanto, de nos referir ainda a mais um tópico relacionado com este segundo conselho que visa a incentivar a "incipiente autonomia" do menor.

Além de não servirmos diretamente à criança naquilo que ela seja capaz de realizar sozinha, deveríamos respeitar suas necessidades anímicas de bastar-se a si própria, ou seja, de estar a sós consigo mesma e com o mundo. Deste modo, deveria ela ter o direito de entreter-se com os seus brinquedos ou com suas fantasias, por longos períodos, sem ser arrancada desse mundo lúdico e fantástico, para o mundo nem sempre agradável da realidade. Algumas mães interferem nesse momento porque "têm pena de ver o filho abandonado". Nem sequer procuram olhar na sua fisionomia se está alegre ou não. Muitas vezes, não é a criança que se acha solitária, mas as próprias mães que, movidas pelo peso da sua imensa solidão, buscam a companhia do filho ou procuram arrancar-lhe à força, um sorriso a fim de se sentirem menos abandonadas. Referindo-se àquela necessidade de bastar-se a si mesma, alguns autores asseveram que as crianças que não se exercitam nesse sentido ou que não cumprem essas exigências carecem mais tarde de um dos fundamentos essenciais do trabalho independente.

## Socialização

Mas o que falamos anteriormente não significa dizer que a criança deva ser exercitada para o isolamento. Ao lado daquela necessidade de bastar-se a si mesma, existem necessidades de contato afetivo e social que por sua importância não podem deixar de ser atendidas e estimuladas. É preciso, pois, que a "educação" seja dosada de tal forma que uma e outra não deixem de ser atendidas no momento oportuno. A propósito, queríamos enfatizar que se o contato com os familiares (sobretudo com a mãe) é indispensável e quase exclusivo até os dois anos, a partir de então, a criança deve ir-se habituando, paulatinamente, a outras pessoas e a outros ambientes. Um menor que desde muito cedo teve oportunidade de estar em casa de outros parentes, de brincar na residência do vizinho, de estabelecer relações positivas com outros adultos que não os familiares imediatos, por certo terá muito mais facilidade de adaptar-se à escola maternal ou ao jardim de infância, do que um outro cujo relacionamento se tenha limitado ao círculo restrito de seus familiares.

É verdade que a desinserção do ambiente caseiro está ocorrendo numa idade cada vez menor. Em velhos tempos, a entrada na escola se verificava aos seis anos, época em que a criança estava pronta para alfabetizar-se. Além dos interesses intelectuais, estavam aqui em jogo os interesses sociais e a extensão dos laços familiares ao ambiente escolar. Depois, com a criação dos "jardins de infância", a idade dessa "transição" diminuiu para os quatro anos. O objetivo agora era não somente atender aos incipientes interesses sociais da criança, ao desejo de emancipação materna que já começava a ser observado, mas também, e sobretudo, exercitar certas funções que constituem, por assim dizer, a base da aprendizagem da leitura, como a percepção, coordenação motora, a organização tempo-ro-espacial, e o esquema corporal. Mais recentemente, apareceram as escolinhas maternais, cujas finalidades prendem-se muito mais aos interesses da mãe (cada vez mais chamada a participar no mercado de trabalho, ou cada vez mais necessitando de uma profissão para a sua realização pessoal) do que às necessidades da própria criança. Finalmente, construíram-se as creches que acolhem menores ainda no primeiro ano de vida para os quais a construção, os interesses e as necessidades não foram em nada consultados.

Esperamos que essa digressão que fizemos não sirva para que se pense que condenamos as creches, nem muito menos as escolinhas maternais. Não há dúvida de que elas cumprem importante papel frente à nova realidade da mulher moderna. Para isso, procuram equipar-se do melhor modo possível, a fim de atender às necessidades dos menores que se propõem assistir. Melhor educar a criança numa creche ou numa escolinha do que deixá-la aos cuidados de uma empregada doméstica, figura em extinção, que é frequentemente substituída, não possui nenhum preparo para lidar com os menores, nem alimenta, para com os mesmos, aquele afeto indispensável ao bom desempenho de sua função. Mas mesmo assim, tanto as creches como as escolinhas maternais não deixam de ser um mal menor e somente deveriam ser procuradas quando a mãe estivesse parcial ou integralmente impossibilitada de assistir os próprios filhos. Voltando agora ao tema sobre o qual orientávamos – favorecer a socialização – (e esse seria o nosso terceiro conselho) queríamos asseverar que as mães deveriam favorecer a socialização de seus filhos.

Na medida em que a criança aumenta em idade, a necessidade dos contatos sociais se torna imperiosa. Sobretudo, a partir dos sete anos (com o incremento das funções intelectuais; a "destronização" das imagens paternas, até então consideradas como imagens de seres oniscientes e onipotentes; a transformação cada vez maior da heteronomia moral numa moral autônoma), a criança é conduzida a uma ampliação cada vez mais externa de laços sociais. Esta ampliação, no entanto, é muitas vezes obstaculizada pelo adulto além de interditar o relacionamento do filho com seus contemporâneos, põe-no, por assim dizer, em guarda contra a sociedade com frases ou adágios como estes: "não te fies senão em teus pais"; "os pais são os únicos amigos"; "cuidado com tuas amizades"; "não fales com desconhecidos"; "boa romaria faz quem em sua casa fica em paz", etc.

Um fato digno de nota é que muitas mães não se incomodam que os filhos brinquem com os companheiros, conquanto que seja em casa, ou mais precisamente, sob sua constante vigilância. Muito embora os argumentos com que defendem seus pontos de vista sejam de certo modo justificáveis, em sua maioria são bem engendradas racionalizações, com as quais se defendem de receios fóbicos ou de ideias obsessivas de que os filhos possam ser maltratados ou explorados sexualmente.

## Direito dos demais

Passemos agora ao quarto conselho. Além de proporcionar à criança o afeto necessário ao desenvolvimento, como também de lhe favorecer e estimular a incipiente autonomia, permitir e incentivar o relacionamento com os companheiros, compete ainda à mãe fazer que a mesma criança "aprenda a reconhecer os limites dos seus direitos e a respeitar os direitos dos demais". Este conselho nos leva inexoravelmente à abordagem de outros temas estreitamente relacionados entre si como o da *disciplina*, o da *obediência* e o da *punição* como princípios da educação. Trataremos cada um deles separadamente.

## Disciplina

Uma certa dose de disciplina é indispensável ao labor educativo. Sem ela, seria impossível a harmonia necessária no seio da comunidade familiar. Não há dúvida de que, face a determinadas situações, deveríamos fazer com que a criança percebesse a necessidade de renunciar ao seu egocentrismo, acatar nosso ponto de vista ou mesmo submeter-se a ele. Nessas situações especiais, as nossas exigências não têm necessidade de serem justificadas. Elas fazem parte da responsabilidade dos pais no desempenho do seu papel de representante da lei moral. A criança atende daquela maneira porque não existe outra. Era como se ela atendesse a uma lei natural, a uma lei universal. Mas nós queríamos aqui distinguir duas espécies de disciplinas. Uma que é imposta, nasce do autoritarismo e alimenta-se do temor, da ansiedade e do sentimento de culpa. Outra que é aceita, nasce da compreensão e se nutre dos sentimentos de gratidão, responsabilidade e colaboração humana. Naquela, a ordem é conseguida pela coação e pelo castigo, transformando-se, quase sempre, em rebelião ou subserviência. Quando deixam de atuar a coação ou repressão exterior, na outra, a mesma ordem se consegue pelo amor, pela paciência, pela firmeza, pela empatia, pela justiça e esses elementos jamais deixarão de atuar ou de fazerem-se sentir, pois se nutrem a si mesmos, gerando sempre sentimentos semelhantes que se arraigam de modo muito profundo no coração daqueles que os experimentam. Finalmente, lá a disciplina é externa e se torna indispensável a toda e qualquer forma de governo totalitário, a toda e qualquer espécie de regime autocrático. Aqui a disciplina é interna e constitui a única e exclusiva modalidade de disciplina capaz de reger a conduta de um cidadão livre.

Um fato importante parece ter contribuído para o descrédito da chamada educação moderna, que preferíamos chamar educação compreensiva. Muitos pais, levados pelo receio de frustrar os filhos, ou pelo desejo de neles se realizar, ou ainda, por um otimismo utópico ou comodidade irresponsável, caíram no extremo oposto do autoritarismo, adotando um modo de educar permissivo, negligente e excessivamente protetor, cujas consequências são facilmente previsíveis. Mas quando falamos em disciplina interna ou em educação compreensiva, não estamos nos referindo a este modo de educar. Para a aquisição daquela forma de disciplina e para o ministério daquele tipo de educação citados mais acima, é indispensável muita renúncia, muita dedicação, muito amor, muita maturidade. Somente assim poderemos fazer com que a criança reconheça, de modo mais genuíno, o limite dos seus direitos. Apenas assim poderemos fazer com que ela aprenda de fato a respeitar os direitos dos demais.

## Obediência

Estreitamente ligado ao item anterior, este e o outro estão intrinsecamente relacionados com o "respeito aos direitos dos demais". De fato, na rotina doméstica do dia a dia, não basta que a criança se submeta passivamente a determinadas situações, mas também que ela acate certas ordens que lhe são dadas, e que as cumpra mesmo na ausência dos pais ou dos adultos que as proferiram. Isto nos conduz ao intrincado problema da desobediência. Muito embora tal problema constitua um verdadeiro tormento para muitas mães, estamos cada vez mais convencidos de que estas últimas estão mais implicadas na determinação do mesmo que a própria criança. Assim sendo, se existe um problema da criança desobediente, existe também, sem nenhuma dúvida, um problema dos "pais da criança desobediente". Muitos deles consideram como desobediência o que não deveria ser assim considerado. É o que ocorre com a criança que não concorda em comer a quantidade de alimento que lhe é imposta, ou com aquela outra que se nega a recitar, cantar, ou exibir seus conhecimento frente aos amigos dos pais, ou ainda com aquela que se opõe a beijar cada um dos parentes por ocasião de uma visita. Claro que estas crianças não deveriam ser consideradas como desobedientes. A importância que deveremos atribuir à desobediência é diretamente proporcional ao valor da ordem que se deva obedecer. Para que exista obediência, no verdadeiro sentido da palavra, é preciso que haja, da parte do sujeito que obedece, o desejo de cumprir aquilo que lhe é ordenado. Obedecer seria, em última análise, manifestar este desejo de cooperar com o adulto e a obediência jamais deveria ser concebida como um fim em si mesmo, mas um meio de que dispõe a educação para incrementar, na criança, o gosto pelo trabalho comum, a satisfação em cooperar com os seus semelhantes, o anseio de crescer, produzir, construir e afirmar-se como ser social.

Muitas mães, no entanto, não pensam dessa

forma e procuram ver em tudo uma manifestação de obediência ou de desobediência. E nesse afã de serem obedecidas, ou com o receio de não serem obedecidas, vendo neste fato o germe de um futuro comportamento antissocial, lançam-se, contra o menor, de modo tenaz e pueril, criando uma situação muitas vezes difícil de ser solucionada: a criança que não quer ceder de modo algum e o adulto a todo custo lhe exige obediência. O final desse estado de coisas é sempre desagradável – ou o adulto cede, o que compromete a sua autoridade, ou tem de usar a violência, o que seria duplamente desaconselhável, pois além de gerar ressentimentos difíceis de serem superados, nem sempre conduz ao objetivo pedagógico desejado. Sei de um menino de três anos que foi castigado várias vezes consecutivas por insistir em não obedecer uma ordem da genitora. Tal criança, logo após cada uma daquelas punições, chorando, dizia em sua linguagem ainda mal-articulada:"eu faço" e se dirigia, magoada e em prantos para o local interditado. Deveríamos, na medida do possível, evitar tais situações. Deveríamos fazer com que a criança de quem se espera obediência, fosse levada, com persuasão e paciência, a aceitar aquilo que lhe fosse ordenado e exigido. Noutras palavras, devemos dar menos importância àquela norma segundo a qual a criança não deve fazer tudo que deseja, para nos atermos mais àquela, segundo a qual a criança deve sempre desejar tudo o que faz.

## Punição

Ainda no que tange ao reconhecimento dos direitos dos demais, o que fazer quando a criança desrespeita voluntariamente aqueles direitos, ou quando voluntariamente desacata as nossas ordens? Seria conveniente castigá-la? Estamos assim frente ao discutido problema da punição. Na discussão desse problema, há duas posições extremas. Defendem a primeira aqueles que exagerando o preceito bíblico julgam "não ser bom pai o que não usa a vara" e procuram corrigir todos os erros da criança lançando mão de estímulos dolorosos, quando não da pancadaria selvagem, sacrilegicamente racionalizada. A segunda, por sua vez, é defendida por muitos que – levados por um otimismo utópico, por mecanismos patológicos de identificação ou por um comodismo irresponsável – afastam toda e qualquer forma de punição ou castigo na educação de seus filhos. Não vamos comentar aqui os inconvenientes pedagógicos dessas duas posições extremadas. Quem quer que possua bom senso (esse fabuloso guia em educação) e saiba convenientemente utilizá-lo, chegará facilmente à evidência dos efeitos nefastos acarretados por uma ou outra. Tanto a pedagogia do pau (cruel e desumana) como a educação sem repressão (inconsistente e romântica) somente são compreendidas em função dos problemas emocionais ou dos traços de personalidade daqueles que as defendem. Entre os dois extremos, existe uma punição recomendável, necessária, diríamos mesmo indispensável à educação de toda e qualquer criança. Essa forma de punição se caracteriza por ser ditada pelo desejo genuíno de beneficiar o menor, no seu processo de desenvolvimento e de adaptação. Desse modo, ela não pode ser cruel, nem desumana, nem arbitrária. No exercício da mesma, a mãe, ou o pai, ou o adulto responsável, chega mesmo a demonstrar um certo constrangimento, como se fossem forçados a precisar agir daquela maneira. A punição (ou o castigo) pareceria, assim, a consequência natural do erro cometido pela criança. Mas, para isso, é necessário que ela não induza esta mesma criança ao pavor, à humilhação ou aos sentimentos de menos-valia ou inferioridade. Que ela não seja muito frequente, pois, sabemos de reflexologia, que todo estímulo inibidor perde suas propriedades quando muitas vezes repetidos. Que ela guarde certa relação com o erro ou falta cometida (se o menor "gazeou" aula, poderia no domingo estudar as lições referentes ao dia da "gazeta"). Enfim, que seja aplicada com firmeza e com serenidade.

Se os pais, que só batem nos filhos quando perdem o controle emocional, pudessem assistir ao *videotape* de sua punição, com ênfase especial em sua fisionomia, certamente, não tornariam mais a bater nos filhos. Embora não nos oponhamos, de modo radical, ao castigo físico aplicado com moderação, somos de parecer que, na medida do possível, ele deveria ser evitado. Educar não é domesticar, nem é estabelecer reflexos condicionados a partir de estímulos dolorosos. Tais medidas só se fazem necessárias quando a educação vem, desde o princípio, elevada de erros, e todos nós sabemos como seus resultados são transitórios, contribuindo para aumentar, mais ainda, as dificuldades na relação entre os pais e os filhos. São essas dificuldades que constituem, em última análise, a base das manifestações indesejáveis. Debelar tais manifestações através da violência é querer debelar o sintoma sem lhe arrancar a causa. É cortar a planta daninha ao nível do solo sem lhe arrancar a raiz. E, do mesmo modo que a raiz da planta, entranhada na terra, fará brotar novos ramos, também o conflito intrapsíquico, não debelado pelo castigo físico, fará surgir outras perturbações nos demais setores da atividade pessoal da criança.

## O AMBIENTE EMOCIONAL E A SAÚDE DA CRIANÇA

**Maria Stella Dunshee de Abranches**

A maioria de nós, "pais modernos", se preocupa em proporcionar um ambiente familiar adequado ao desenvolvimento saudável dos filhos. Poucos desconhecem a importância de cuidar da parte emocional e afetiva da criança e a íntima relação que existe entre corpo e mente.

Estudos da medicina psicossomática nos mostram a ligação que há entre inúmeras doenças infantis e os estados emocionais. Saúde mental e física já são vistas como indissociáveis.

Questões relacionadas à educação e à psicologia povoam nossas mentes de pais interessados. As novas informações chegam aos montes, nos atordoam e exigem modificações de comportamento.

Ficamos por vezes atônitos e desconcertados, sem saber ao certo como proceder. Contestamos boa parte dos valores do passado e ainda não nos sentimos muito seguros em relação aos que adotamos para substituí-los. Culpamos as gerações que nos antecederam de assumirem uma postura de excessivo distanciamento em relação aos filhos, de exercerem uma disciplina muito rígida, de não estabelecerem com eles um diálogo franco e aberto, de reprimirem demais as suas manifestações.

Sentimos na pele os efeitos dessas condutas! E por conhecer bem as consequências, evitamos repeti-las com nossos filhos. Talvez seja por este motivo que alguns pais tenham partido para o extremo oposto. Hoje, é muito comum a existência de famílias nas quais a criança se sente perdida pela falta de limites, onde ela ocupa, por vezes, um espaço invasor até mesmo dos direitos de seus pais.

Se quando éramos crianças tínhamos que nos sentar à mesa em silêncio para não incomodar os adultos, hoje em dia, em muitas casas, se tornou quase impossível se fazer uma refeição em família com certa tranquilidade.

Se antes bastava um olhar mais duro de um pai para que o obedecêssemos, hoje vemos crianças agredindo fisicamente seus pais que, desnorteados, não sabem como reagir.

Conseguimos incutir em nossos filhos os valores da crítica, do questionamento, da liberdade. Embora, talvez, não tenhamos sido tão eficientes na transmissão das noções de responsabilidade e respeito que estes valores trazem implícitos.

Outra questão que se coloca para nós é a cobrança excessiva de um bom desempenho. Temos que ser bons pais. Temos que acertar de todo o jeito. Vamos então, atrás de informações, de receitas, de livros, de tudo enfim que possa nos auxiliar nesta nossa função. E aí, tentarmos seguir ao pé da letra aquilo que nos é recomendado.

Assumimos então comportamentos estereotipados, atitudes artificiais tão distantes da nossa realidade, que, ao invés de ajudar, acabam provocando sentimentos de incapacidade e impotência. Por não conseguirmos desempenhar nosso papel como "manda o figurino", nos sentimos frustrados e angustiados.

As receitas dos manuais não funcionam como esperávamos. E é óbvio que não poderiam funcionar mesmo. As relações entre pais e filhos são condicionadas por inúmeras circunstâncias, sendo algumas de complexa avaliação. Cada caso é um caso. Cada filho é um ser singular, que nasce num momento diferente da vida dos pais e que assume uma significação diversa naquilo que simboliza para eles. Cada criança possui fatores constitucionais específicos, ocupa uma posição diferente na família e recebe influências diversas do meio. Como esperar então que, diante de tal singularidade, pudéssemos encontrar, nas generalizações dos livros, receitas aplicáveis a todos os casos?

Não se trata, evidentemente, de negar a importância dos conhecimentos psicológicos, ou de qualquer forma de saber que possibilite uma maior compreensão da natureza e do comportamento infantil. No entanto, esta compreensão racional, que é tão útil, não deveria estar desvinculada do saber instintivo e do bom senso. Valorizamos em demasia as informações recebidas e nos esquecemos do nosso saber intuitivo. Deixamos de ouvir a voz interior para obedecer apenas a regras e critérios externos. E com isso perdemos a confiança na nossa própria intuição, na orientação do amor, na força da comunicação não verbal que este amor estabelece entre pais e filhos. É como se não acreditássemos mais em nós. Precisamos ter sempre o respaldo de algo que consideramos superior, quer seja um psicólogo, um professor, um médico, ou até mesmo um livro. Que enorme poder concedemos aos técnicos!

Alguns ainda agem como se a paternidade e a maternidade fossem profissões às quais tivessem que se dedicar com todo o afinco. E aí o objetivo principal pode passar a ser o sucesso de sua atuação, e não o bem-estar de seus filhos. Outros têm a tendência de criar os filhos que gostariam de ter. Seria mais vantajoso para eles que os ajudassem a se desenvolver em seu ritmo próprio, de acordo com o que eles querem e podem ser.

Um ambiente emocional adequado ao desenvolvimento sadio da criança não é um ambiente perfeito, mas sim uma situação autêntica de vida onde as gratificações e as frustrações se alternem de uma forma natural. Não pode ser planejado, nem artificial. Ele decorre da nossa capacidade de estabelecer com nossos filhos um relacionamento afetuoso, com respeito mútuo e limites bem definidos, e que lhes possibilite também viver responsavelmente suas próprias experiências. Implica que saibamos reconhecer e respeitar suas características individuais, as quais nem sempre serão aquelas idealizadas por nós. Esse ambiente é consequência da forma como nos sentimos em relação a eles, a nós mesmos e ao mundo que nos cerca.

É na investigação sincera dos sentimentos, na busca da realização pessoal, na compreensão das deficiências e limitações, na clara definição dos limites e na valorização de relacionamentos mais amorosos e verdadeiros, que se criam as condições para que se estabeleça entre pais e filhos uma relação sadia e facilitadora do crescimento de ambos.

Acreditamos agora poder debater algumas questões práticas de natureza psíquica, comportamental, emocional que nos afligem no dia a dia com os nossos filhos.

Quem inicia?

### *SOU PSICÓLOGA, VIA INTERNET, OPINO SOBRE UM DOS TEXTOS.*

Claro, doutora, e vamos reproduzir a sua opinião:

*O texto do Professor Zaldo é uma relíquia bela e preciosa. Ainda é atual e escrito com clareza, bom senso e elegância. Os pais deveriam decorar cada letrinha. Assim teriam menos problemas em criar seus filhos para serem bons cidadãos, mais íntegros e mais felizes.*

### *COMO É O DESENVOLVIMENTO EMOCIONAL DAS CRIANÇAS?*

As crianças são seres dinâmicos que mudam física e psiquicamente ao longo dos anos. As fases do desenvolvimento emocional, estudadas por Freud e outros, são sumariamente descritas a seguir:

→ **Oral precoce** – vai até os primeiros três ou quatro meses de vida; o sistema nervoso é maduro para garantir o choro, a respiração, a alimentação e outras funções vitais, mas tudo se passa num nível não consciente; diz-se que as crianças dessa fase são reflexas; uma característica dominante é o ciclo: sente fome → acorda, reclama, chora → mama → dorme → sente fome e tudo se repete; entre dois e três meses, aumentam os períodos de vigília e os traços da personalidade passam a ser percebidos, e são esboçados os primeiros sinais de vida social.

→ **Oral tardia** – vai dos três a quatro meses até os 12 a 18 meses; há grande amadurecimento dos órgãos sensoriais, motricidade ocular, coordenação mão / boca e marcha; no segundo semestre, as crianças ainda são seres dependentes, mas respondem às experiências prazerosas e às manifestações de afeto, embora reajam com pouca frustração e ainda não tenham desenvolvido as reações de hostilidade e defesa; o tempo de vigília aumenta e também aumenta a capacidade motora de tocar seu próprio corpo, o da mãe e os objetos do ambiente; usam os órgãos sensoriais, mas, sobretudo, a boca.

→ **Anal** – vai dos dezoito meses aos três anos; há controle sobre o funcionamento da bexiga e do intestino, e existe sensibilidade prazerosa oriunda do ânus e da defecação; as crianças reagem com obstinação e negativismo frente aos obstáculos; é a época em que mais dizem não; mostram comportamentos ambivalentes com sentimentos que oscilam ente o afeto e a repulsa; nas competições mostram preocupação com o poder.

→ **Pré-escolar fálica** – vai dos três a quatro anos até os cinco ou sete anos; o amadurecimento do sistema nervoso permite o aumento do prazer gerado no pênis e no clitóris; é contínua a maturação intelectual; é a época em que surge a masturbação no menino e na menina; há sentimentos de ambivalência em relação a ambos os pais e é essa a fase típica do complexo de Édipo; o comportamento ora é agressivo, ora não; o menino, na maior parte do tempo, é confiante, aventureiro e muito ativo, mas vez ou outra está cabisbaixo; a menina é mais recatada; as fantasias são comuns nos dois sexos e é época das bonecas, dos castelos, dos carrinhos, das cozinhas de brinquedo, das fadas.

→ **Escolar ou de latência** – vai dos cinco a sete até os oito a dez anos; o amadurecimento neurológico continua e a habilidade motora é cada vez mais coordenada; é chamada de latência porque a libido é menos marcante que nos anos anteriores; a energia é mais canalizada para os interesses físicos e intelectuais; os clubes do "Bolinha" e da "Luluzinha" são típicos; elas estão um a dois anos na frente deles quando se avalia a maturidade emocional e social.

→ **Adolescência** – vai dos dez a doze anos até os 16 a 18 anos; há intensas transformações físicas gerais e da genitália, e desenvolve-se grande capacidade de raciocínio e de abstração; o impulso sexual é direcionado intensamente ao que é visto no adulto e há marcado interesse nos amigos; o estado de humor, sobretudo, no início, oscila de forma marcante; ocorrem preferências pelos ídolos, namoros e relações extrafamiliares; com o passar dos anos, os adolescentes mudam, as amizades deixam de ser tão importantes, e os interesses passam a ser a profissão e valores dos adultos.

## *QUAIS AS CAUSAS DAS COMPLEXAS RELAÇÕES PAIS/FILHOS?*

A intensa afetividade que liga os pais aos filhos é o motor principal a sustentar a sobrevivência das nossas crias. Faz com que as mães arrisquem ou percam a vida para salvar os filhos. Faz com que elas passem fome para alimentar os seus dependentes. Os pais até roubam para alimentar seus filhos. Tudo isso somado pode justificar muitos dos erros cometidos por todos nós que temos propostas, projetos, pensamentos e ideias sempre grandiosos para os nossos sucessores. Que foram estruturados sem a admissão de erros, falhas e imperfeições os quais ocorrem mesmo que os pais tenham sempre a melhor das intenções de sempre acertar, de fazer o melhor, de não errar, de fazer para que tudo seja bem-sucedido. Para melhor falar dessa intensa relação emocional, que constrói, mas que pode prejudicar e até destruir o projeto, recomendamos a leitura do lindíssimo texto *A lua que não dei*, pelo jornalista e escritor Cecílio Elias Netto. Pelo

*Google* é fácil chegar ao texto completo. Transcrevemos o primeiro parágrafo:

*Compreendo os pais – e me encanto com eles – que desejariam dar o mundo de presente aos filhos. E, no entanto, abomino os que, a cada fim de semana, dão tudo o que filhos lhes pedem nos shoppings, onde exercitam arremedos de paternidade. E não há paradoxo nisso. Dar o mundo é sentir-se um pouco como Deus, que é essa a condição de um pai.*

### NESSE CONTEXTO, OS ERROS SEMPRE EXISTIRÃO?

Acreditamos que 100% de acertos é uma utopia, mas o nosso projeto para cada filho foi pensado sem erros. Eles ocorrem e ajudam, ensinam e aperfeiçoam a relação entre pais e filhos quando há o propósito de refletir e de corrigir. O importante é acertar mais do que errar. É valioso, sem dúvida, reconhecer o erro e pedir desculpas ao filho ou a filha. Não importa a idade da criança. Desde cedo, o erro deve ser reconhecido e a desculpa deve ser pedida. Esse é um mecanismo educacional e é esperado que mais na frente a própria criança pratique essa autocrítica e também se desculpe quando errar.

### A PARTIR DE QUE IDADE DEVEMOS IMPLANTAR NORMAS?

Desde o nascimento das crianças. Evidentemente, as normas para as crianças de um mês são diferentes daquelas para as de dois ou três anos. As diferenças se acentuam ainda mais se elas têm seis ou oito anos, ou se são adolescentes. No início da vida, são normas relativas à alimentação, vestuário, sono, higiene, estímulos, brincadeiras e outras necessidades básicas. Nessa fase, já é importante a verbalização sobre o que está sendo feito e o porquê das rotinas. As explicações, mais tarde serão essenciais, fundamentais, obrigatórias. Assim todos os pais devem começar bem cedo a exercitar esse comportamento que mais na frente será mandatório. Há a fase da explicação seguida de diálogo, de ouvir a outra parte, e de adaptação da norma ao comportamento de quem vai cumpri-la. À medida que a idade avança e outras necessidades e comportamentos vão aparecendo – prática de esportes, atividades fora de casa, escolinha, convivência com colegas, fim de semana na casa de outras pessoas, comparecimento a shows e a cinemas e... até a fase do namoro e da direção do carro dos pais, muitas transformações e adaptações serão necessárias. Mas, em todas essas fases, em todas essas práticas, que devem ser organizadas, normatizadas e controladas, os pais devem sempre manter coerência, certa uniformidade comportamental, capacidade de diálogo, de mudança e de adaptação. E nos valemos do texto do Prof. Zaldo para falar do modelo de autoridade que os pais devem manter na rotina da casa que nunca deve ser imposta, irracional, autoritária, arbitrária e irreversível. As crianças devem ter certeza de que os pais são flexíveis, são mutáveis e que qualquer norma pode ser mudada pelo diálogo e pelo entendimento. Mas também devem ter certeza de que eles são coerentes, seguros e que procuram cumprir as normas para o benefício de todos.

### OUVI FALAR QUE O NÃO É IMPORTANTE! ISSO É VERDADE?

Para nos ajudar na resposta, vamos usar trechos do texto *Pais maus* escrito pelo psiquiatra Dr. Carlos Hecktheuer. O *Google* permite a leitura do texto completo para que todo o conjunto seja valorizado e compreendido:

*Um dia, quando os meus filhos forem crescidos o suficiente para entender a lógica que motiva os pais e as mães, eu hei de dizer-lhes: Eu os amei o suficiente para ter perguntado aonde vão, com quem vão e a que horas regressarão. Eu os amei o suficiente para não ter ficado em silêncio e fazer com que vocês soubessem que aquele novo amigo não era boa companhia. Eu os amei o suficiente para vos fazer pagar os rebuçados que tiraram do supermercado ou revistas do jornaleiro, e vos fazer dizer ao dono: Nós tiramos isto ontem e queríamos pagar. Eu os amei o suficiente para ter ficado em pé, junto de vocês, duas horas, enquanto limpavam o vosso quarto, tarefa que eu teria feito em 15 minutos. Eu os amei o suficiente para vos deixar ver além do amor que eu sentia por vocês, o desapontamento e também as lágrimas nos meus olhos. Eu os amei o suficiente para vos deixar assumir a responsabilidade das vossas ações, mesmo quando as penalidades eram tão duras que me partiam o coração. Mais do que tudo, eu os amei o suficiente para vos dizer NÃO, quando eu sabia que vocês poderiam me odiar por isso (e em alguns momentos até odiaram)...*

*Agora que já somos adultos, honestos e educados, estamos a fazer o melhor para sermos* Pais maus, *como eles foram. Achamos que este é um dos males do mundo de hoje: não há suficientes pais maus!*

### NÃO É EXAGERADA ESSA CONOTAÇÃO?

Não achamos. O autor fala várias vezes que essa é uma postura educacional. Quando cita:

*Mais do que tudo, eu os amei o suficiente para vos dizer NÃO, quando eu sabia que vocês poderiam me odiar por isso (e em alguns momentos até odiaram)...* ele nos quer dizer que quem ama tem a obrigação de educar e que o pai que age como um "pai mau" para educar é um pai bom. Que o pai que atua como um "pai mau" e estabelece regras é um pai bom. Que o que age como um "pai mau" e que diz NÃO, quando é necessário e cabível, é um pai bom.

### QUAL A IMPORTÂNCIA DA RELAÇÃO AFETIVA MÃE-BEBÊ?

O vínculo afetivo entre as mães e os bebês, ocorrido nas relações iniciais, é de fundamental importância para o desenvolvimento afetivo do ser humano. Repercute por toda a vida, inclusive nas relações interpessoais e sociais futuras. A formação desse vínculo afetivo inicia-se primeiramente através do contato corporal e do significado simbólico que a mãe dá a esse contato. Instintivamente, a mãe segura o bebê, aconchegando-o carinhosamente, seja para amamentá-lo ou para ampará-lo, prazerosamente. O bebê, por sua vez, sente-se seguro e confiante, satisfazendo assim, suas necessidades vitais (proteção, nutrição, afetividade). As crianças que têm em sua experiência uma boa e satisfatória relação afetiva desenvolverão expectativas positivas em relação ao mundo, acreditando na possibilidade de satisfação de suas necessidades, de independência e de autonomia. Já as outras com uma relação escassa ou insatisfatória tenderão a desenvolver em relação ao mundo expectativas inseguras e menos positivas.

### COMO FICA A CRIANÇA QUANDO O PAI DIZ SIM E A MÃE DIZ NÃO?

Fica atrapalhada. Vez ou outra é aceitável que pai e mãe discordem sobre o mesmo assunto. E isso é bom, desde que seja em assuntos de menor importância, como tomar um ou dois picolés e desde que a discórdia não termine em tapas. A discórdia colocada com um tom de diálogo, de defesa de posição sem radicalismos, ensina. Mas a discórdia constante entre pai e mãe, principalmente se referentes a assuntos de extrema importância, como o comparecer ou não à escola sem motivo significante, e se praticada com gritos e agressões, é deseducativa, errônea. Deve ser evitada. Pai e mãe devem debater seus assuntos pessoais sem a participação das crianças e entrar em acordo sobre como proceder nos assuntos de maior importância. Quando o pai diz que o filho deve comparecer à escola, pois não há motivo relevante para essa atitude, a mãe deve manter a mesma posição. Mesmo quando os pais estão separados, essa uniformidade comportamental com relação aos filhos deve ser mantida. Seguramente, é mais difícil, nessa última situação, do que quando os pais estão juntos. Mas é importantíssimo buscar essa unidade de atitudes e de posturas. É absurdo saber que um dos pais separados agride o ex-companheiro(a) dizendo à criança para se portar diferentemente do que foi orientado pelo outro pai, mesmo sabendo que a orientação está correta.

### NA CASA DOS AVÓS, AS REGRAS SÃO OUTRAS. O QUE FAZER?

Na casa dos avós é diferente e também é assim na casa dos outros familiares e dos amigos. As crianças se beneficiam com essas diferenças que as ensina sobre a diversidade dos comportamentos humanos. Mas os erros e as distorções aprendidas lá fora devem ser corrigidos em casa. Não apenas corrigidos como também esclarecidos. As crianças após os três ou quatro anos assimilam os bons e os maus aprendizados e é absolutamente razoável que os pais digam a verdade aos seus filhos: "na casa dos avós é assim, mas na nossa casa é dessa outra forma". É aceitável que na casa dos avós os netos possuam maior liberdade, mas é importantíssimo que aprendam desde cedo o papel educativo dos pais quanto à alimentação, estudos, modo de se comportar, obrigatoriedade de tomar o alimento à mesa e não na frente da TV, dentre muitos outros exemplos que poderiam ser citados.

### *O PEDIATRA PRECISA SABER DA VIDA EMOCIONAL DOS FAMILIARES?*

O diagnóstico e o tratamento das dificuldades emocionais das crianças começam e quase sempre terminam pelo conhecimento, resolução e mudanças das dificuldades, problemas ou modelos educacionais e psíquicos vigentes no seio das famílias. As crianças são consequências e não as causas dos seus problemas emocionais. Quando removidas as causas, cessam os efeitos. Nessa ordem de ideias, o pediatra deve "cair de cabeça" na dinâmica emocional vigente em cada família para tentar resolver as dificuldades comportamentais e emocionais apresentadas pela meninada. Isso é essencial. Com frequência, pai e mãe não ditam o ritmo e o tônus emocional da casa. Às vezes, é uma avó, um avô ou mesmo um tio ou tia que fazem isso. Isso deve ser conhecido e essa pessoa, junto evidentemente com todo o conjunto que cuida das crianças, deve ser abordada e trabalhada para que se consiga algum resultado palpável. Frequentemente, o psicólogo auxilia nessa tarefa.

### *E A "BABÁ" COMO PARTICIPA DESSE ESQUEMA? E A ESCOLA?*

Há capítulos que discutem esses assuntos.

### *QUAL O MELHOR MECANISMO DE ESTABELECER LIMITES?*

É clássica a observação que criança não nasce com manual de instrução. Não é como o liquidificador. Gradativamente, aos pouquinhos, ao longo dos anos, e por toda a vida, os pais e os outros familiares mais próximos, e mesmo as "babás", os educadores, os amigos e outras pessoas, e o próprio indivíduo, vão imprimindo as características comportamentais que nos marcam. Assim, não há fórmula para estabelecer limites. O importante é saber que os limites são essenciais e novamente lançamos mão do texto escrito pelo Prof. Zaldo quando ele brilhantemente discorreu sobre o "direito dos demais". E esse estabelecimento de limites vai embutido numa série de rotinas da casa. Se há rotinas para dormir e acordar, para a higiene, tomar o alimento e ir e voltar da escola, nelas estão definidos vários limites. A própria norma é um excelente mecanismo para definir limites. Quando o pai e a mãe dizem que inexistem razões para o não comparecimento à escola, quando informam que não é aceita a agressão a quem quer que seja, quando falam que perder é desagradável, mas faz parte do jogo, quando argumentam que na casa do coleguinha é assim, mas, na nossa casa é diferente, quando estabelecem limites para as compras, quando orientam para os horários de chegada em casa, quando aconselham para andarem sempre com outros colegas e que prestem atenção à violência que anda por aí e... eles estão ensinando e estabelecendo limites. E esse estabelecimento de limite e de respeito começa desde os primeiros meses de vida. Quando os pediatras orientam para que a mamadeira seja dada numa posição que permita à mãe ou à "babá" perceber o primeiro sinal de saciedade e a imediata suspensão da oferta do alimento, significa respeito ao apetite que é um mecanismo fisiológico de estabelecimento de limites. Agora, há situações difíceis, como o adolescente de quinze anos que quer dirigir o carro dos familiares porque o amiguinho da mesma idade já está fazendo isso. Há que se ter muito pulso e determinação para falar que o pai do amiguinho errou e que as leis do país proíbem que menores dirijam automóveis. As crianças que aprenderem a respeitar os pais, os familiares e a conviver com limites certamente aceitarão na adolescência, com menos dificuldade, a respeitar às leis.

### *SERÃO MESMO AS CRIANÇAS FOLHAS DE PAPEL EM BRANCO?*

A maioria dos teóricos do desenvolvimento infantil não concorda. Eles dizem que as crianças nascem com conteúdos comportamentais herdados geneticamente. Porém, esses conteúdos são moldados pelas questões educacionais ambientais (família, sociedade, escola, cultura...) que têm grande influência no resultado emocional alcançado.

## *HÁ PAIS QUE NÃO SABEM ESTABELECER LIMITES. NÃO É MESMO?*

Existem pais mais enérgicos, mais disciplinadores, e os menos disciplinadores. E há também as crianças que dificilmente aceitam os limites e as que mais se adaptam aos regimes com normas. Assim, a aceitação das regras variará com o comportamento dos familiares e das crianças. Mas não dúvidas da importância do estabelecimento de algumas regras essenciais. Já foi dito que desde a infância mais tenra, os filhos devem conhecer limites e devem perceber o quanto eles são importantes. Já falamos sobre a importância do *não* que desde muito cedo na educação da criançada deve ser usado de forma apropriada, coerente, firme, racional. A criança fica perdida se recebe um não quando solicita um biscoito minutinhos antes do almoço e um sim no dia seguinte para a mesma situação. É claro que não somos uma linha reta e vez ou outra escorregamos como quando, por exemplo, achamos que devemos fazer uma exceção e permitir que eles façam o que antes havíamos proibido. Mas o *não* deve ser coerente, aceitável, convincente e repetido, sempre que possível para a mesma situação, inclusive por pessoas distintas. Mas cada *não* exige uma explicação. Explicação que justifique a negativa. E essa justificativa também deve ser repetida quantas vezes necessárias, sempre que o "eu quero um biscoito agora" e o agora é hora de almoçar. E quando o biscoito for dado, como uma exceção, o sim deve ser racionalmente explicado: "hoje o almoço vai demorar e por isso você pode comer o biscoitinho".

## *É CORRETO A MÃE ASSUMIR O ESTABELECIMENTO DOS LIMITES?*

"Vou falar com o teu pai" ou "Vou contar à tua mãe" são observações do cotidiano que todos nós conhecemos. É evidente que isso transfere imensa responsabilidade e respeitabilidade para o cônjuge oposto. E subtrai responsabilidade e respeitabilidade de quem assim procede e que está se definindo "incompetente". É óbvio que esse comportamento possibilitará que a criança "deite e role" nas próximas situações conflituosas em que for necessário o posicionamento de quem abdicou de sua função de educador. Outros absurdos notados e que dizem respeito a esse mesmo assunto são: "não vá ali não que tem um bicho que morde", "cuidado com o papa-figo" e outras joias desse gênero. As recomendações são que cada cônjuge tenha a mesma responsabilidade que o outro e deva estabelecer o limite, a regra. Nunca deve transferir para o outro a função de fazê-lo. Em algumas situações muito especiais, é aceitável não definir e dizer "mais tarde, vou conversar com o seu pai e nós dois definiremos o que fazer". E nunca usar essas imagens abstratas, esses monstros, para impor regras ou limites.

## *OS LIMITES NA INFÂNCIA SÃO ÚTEIS PARA AS CHEFIAS NO FUTURO?*

Sem dúvida são. O estabelecimento de limites na casa, desde muito cedo, tem relação com a aceitação da hierarquia na escola e no trabalho, mesmo anos após. O desempenho das tarefas de chefe e de chefiado é influenciado pelas experiências da infância. A aceitação das funções, das cobranças, dos controles e de tudo o que for referente às atividades funcionais será mais bem tolerado se o exercício dos limites tiver sido praticado na infância. Também a prática da chefia, vivenciada desde cedo com a autoridade equilibrada, racional, amorosa, vigente na casa, será facilitada mais na frente.

## *POSSO USAR A VOZ NUM TOM MAIS ELEVADO E DAR UNS TAPINHAS?*

Cada caso é um caso, cada família é única, cada criança tem suas características próprias, cada pai e cada mãe também são assim e é impossível que uma única orientação estabeleça o norte para todas as situações. Mas é sempre oportuno, falamos isso, que desde muito cedo toda criança seja educada. Se ela dá um tapinha na "babá" é hora de educá-la dizendo que dói e que não deve ser repetido. Se os tapinhas continuam, talvez um tapinha no bumbum mostre que isso dói. Sempre é importante a explicação. Uma "bronca" com o tom de voz mais alto, quando justificado, além de educar, demonstra que papai e mamãe tem seus altos e baixos. Se a "bronca" foi indevida ou num tom excessivo, é útil pedir desculpas. Mas se foi ajustada à intensidade da falta cometida, nada de pedir desculpas nem de chorar de arrependimento.

## *SE AS CRIANÇAS NÃO QUEREM TOMAR BANHO?*

Se vocês agirem pacientemente, devagarzinho, aos pouquinhos, amorosamente, mas firmemente, sem vacilos, se repetirem os conselhos repetidamente de forma doce e gentil, se todos na casa o fizerem e reforçarem as orientações, se os professores na escola agirem também assim, as crianças vão terminar aceitando as rotinas do banho, da alimentação e do cumprimento das tarefas escolares. Pode ser lento, mas vai acontecer. Mas há que se ter um cuidado especial. Aquilo que foi conseguido ao longo de semanas ou meses, por exemplo, sentar à mesa para fazer a alimentação junto com os familiares, pode ser perdido por uma simples afrouxada no esquema. O ganho deve ser mantido diuturnamente. com carinho, paciência e firmeza.

## *E A AGRESSIVADE?*

A irritabilidade e a agressividade podem ter razões psíquicas, orgânicas ou mistas. Existem doenças que desde os primeiros meses de vida podem tornar as criancinhas irritadas, "nervosas", chorando muito. Existem outras doenças orgânicas que ocorrem na criança de dois, três ou quatro anos, e existem aquelas que acontecem na adolescência. O que queremos enfatizar é que as crianças ou os adolescentes, irritados, impacientes, de "pavio excessivamente curto", devam ser examinados pelos pediatras. Alguns exames – função da tireoide, taxa da glicose, estudos de imagem e outros – podem ser importantes, junto com a impressão clínica dos médicos, para dizer, primeiro, antes de tudo, se existe ou não doença orgânica. Após essa fase, é que os médicos entram na discussão dos aspectos emocionais e comportamentais que inclusive incluem a genética familiar. Essa análise estuda o comportamento das pessoas – mães, pais, avós, "babás", professores, amigos – e situações – escola, lugar onde a criança brinca, falta de espaço, solidão, crianças presas em apartamentos pequenos, excesso de TV – que possam influir no psiquismo das crianças e dos adolescentes. Evidentemente, não é um estudo simples e o médico e o psicólogo, com certa frequência, não podem dizer que é "o comportamento dessa determinada pessoa que causa a agressividade". Mas os profissionais experientes podem apontar caminhos a serem seguidos: prática esportiva, espaço para as crianças brincarem, incremento do contato com coleguinhas, mudanças comportamentais dos cuidadores, troca de escola e outros. Ainda, sobre a agressividade e a impulsividade, é importante lembrar que podem fazer parte do *Transtorno do déficit de atenção e hiperatividade (TDAH),* debatido em outro capítulo deste livro.

## *MAS O QUE FAZER NA HORA, NUMA CRISE DE AGRESSIVIDADE?*

Quando a criança está agressiva, irritada ou de birra, a primeira medida, "pra quebrar o clima e acalmar os nervos", é um abraço. Isso funciona melhor que qualquer palavra, porque as crianças também se assustam com a própria agressividade, sem saber o que fazer com a emoção negativa. O adulto deve ser o "continente" no sentido de absorver o impacto sem devolver o tom. Isso mostra para a criança que a mãe, ou o cuidador, sabe lidar com os próprios sentimentos e não vai ficar machucado na situação, e assim aprenderá a lidar com o próprio tumulto interior.

## *E QUANDO MEU FILHO CHEGA EM CASA MORDIDO OU AGREDIDO?*

A melhor conduta não é estimular seu filho a revidar. Nunca recomendar "Se ele fizer de novo, bata nele" ou "Filho meu não vai para casa apanhado". O melhor caminho é dizer que o coleguinha agressor não é mau, que ele estava chateado e que o fato não vai se repetir. Agora, se o fato se repete, se a mesma criança agride seu filho várias vezes, é importante uma palavrinha com os pais do agressor ou com a professora. Por outro lado, se o seu filho é o agressor e se ele está agredindo repetidamente uma ou mais crianças, é importante valorizar o fato e revisar o que pode estar acontecendo, como citamos anteriormente. É importante determinar a idade na qual ocorre a mordida e a agressão. A mordida na fase inicial da infância tem uma conotação diferente da ocorrida nas fases mais tardias. O mesmo ocorre com os outros tipos de agressão aos colegas. No início da infância, a agressão é considerada uma forma de satisfação. As crianças pequenas podem usar ações aparentemente agressivas para satisfazerem suas necessidades e desejos – obter um brinquedo, chamar a atenção, ciúmes... Também pode ser uma forma de comunicação. Elas não sabem dimensionar sua força e podem empregar atos que consideramos agressivos para se aproximarem ou se defenderem instintivamente, não intencionalmente. Já numa fase mais adiantada da infância, elas começam a conhecer o poder de sua força, passando a utilizá-la com intencionalidade para agredir o outro, ou mesmo como defesa.

### *MAS ELES MORDEM MUITO!*

As formas de relacionamento nos primeiros anos de vida ocorrem por impulsividade e a mordida é uma das pouco elegantes. As crianças na fase inicial da infância mordem porque sua força ainda é oral e sua relação com o mundo também. Nesse contexto, a mordida é uma forma de comunicação, de busca por um objetivo, e não de agressão. A prova é que elas mordem em qualquer lugar. Até que o desenvolvimento da linguagem atinja certo estágio de comunicação, as crianças podem utilizar a mordida para se comunicar e expressar sentimentos de frustração, insatisfação, raiva, ciúmes, dentre outros. Depois dos quatro anos, mais ou menos, quando diminui o egocentrismo e elas já possuem maior poder de expressão oral, a mordida passa a ser um comportamento inadequado. Deve-se explicar que morder dói, machuca e que elas podem se relacionar ou obter o que desejam através de outros meios. O morder será superado dando lugar a outras novas fases.

### *O QUE FAZER NAS CRISES DE BIRRA?*

As crianças que esperneiam, que choram, que se jogam no chão, que gritam, que tiram a roupa e que batem a cabeça no chão quando aborrecidas ou frustradas compõem um quadro comum nas experiências das famílias. Na crise de birra, a conduta é deixar que o quadro termine, sem críticas, sem agressões, sem consolo. Podem estar tranquilos de que elas nunca batem a cabeça no chão, com força, a ponto de se ferirem. Elas encenam. Passada a fase da birra, é oportuno refletir com a criança sobre o que ocorreu. Se o episódio de birra foi induzido por uma solicitação que mereceu um não absolutamente justificado, a mãe deve deixar bem claro que da próxima vez o não vai ser repetido. A mãe deve mostrar que assim não se conseguem ganhos. Olha novamente a história dos limites e da importância do não. Uma boa estratégia para desestimular a repetição dos episódios de birra é sair de perto deixando-as sozinhas. Quando não há "público", não há "show". Quanto mais se atende ou se dá atenção, mais elas usam esse mecanismo de pressão.

### *E A CRIANÇA MUITO PARADA, MUITO QUIETA, DIFERENTE?*

Anemia, mau funcionamento da tireoide e muitas outras enfermidades orgânicas causam esses problemas. Assim, os pediatras devem examinar todas as crianças, de todas as idades, que estão paradas, sem interesse, quietas, sem brincar, sem correr e sem competir. O mesmo é recomendado quando o fato ocorre com os adolescentes. Mas há muitas situações psíquicas que causam o sintoma e é sempre importante lembrar que até as crianças de pouca idade sofrem depressão. Também é função dos pediatras rever o que pode estar causando essas anormalidades e apontar, sempre debatendo com os familiares, alternativas terapêuticas. Seguramente, o autismo tem que ser pensado nessas situações descritas. As crianças muito quietas também podem apresentar uma das formas de TDAH (*Transtorno do déficit de atenção e hiperatividade* – ver capítulo, neste livro) situação em que elas parecem estar sempre alheias a tudo ("estão no mundo da lua"), parecendo desinteressadas ou desestimuladas a participar das atividades.

### *NÃO É IMPORTANTE FALAR UM POUCO SOBRE O AUTISMO?*

É assunto importantíssimo e transcrevemos material retirado da Internet (www.psicosite.com.br):

O autismo afeta a capacidade de as crianças se comunicarem, estabelecerem relacionamentos e responderem apropriadamente ao ambiente. Algumas, apesar de autistas, apresentam inteligência e fala intactas. Outras apresentam retardo mental, mutismo ou importantes retardos no desenvolvimento da linguagem. Certas crianças com o problema parecem fechadas e distantes, outras presas a comportamentos restritos e rígidos padrões. As características mais comuns dos autistas são: *não estabelecer contado com os olhos; parecer surdos; começar a desenvolver a linguagem, mas repentinamente há uma interrupção do processo que usualmente é irreversível; agir como se não tomassem conhecimento do que acontece com os outros; atacar e ferir outras pessoas mesmo que não existam motivos para isso; ser inacessíveis perante as tentativas de comunicação das outras pessoas; fixar-se em poucas coisas ao invés de explorar o ambiente e as novidades; apresentar certos gestos imotivados como balançar as mãos ou o corpo; cheirar ou lamber os brinquedos; mostrar-se insensíveis aos ferimentos podendo inclusive ferir-se intencionalmente.* Além disso, há outras manifestações como a mais simples troca de afeto que é muito difícil. O contato visual não é valorizado, o olho no olho não existe. Toda manifestação de afeto é ignorada. Os abraços são simplesmente permitidos, mas não correspondidos. Não há manifestações de desagrado quando os pais saem ou alegria quando voltam para casa. As crianças com autismo levam mais tempo para aprenderem o que os outros sentem ou pensam. Não percebem que a outra pessoa está satisfeita porque deu um sorriso ou pela sua expressão ou gesticulação. Além da dificuldade de interação social, comportamentos agressivos são comuns especialmente quando estão em ambientes estranhos ou quando se sentem frustradas.

## *COMO É FEITO O DIAGNÓSTICO DO AUTISMO? E O TRATAMENTO?*

Após a suspeita, são importantes os pareceres de neuropediatras, psicólogos e psiquiatras de crianças. Várias doenças – auditivas, visuais, neurológicas, cromossômicas, metabólicas e outras – devem ser afastadas para que o diagnóstico de autismo seja definido. O tratamento visa a tornar os autistas o mais independentes que for possível desde que não haja, até então, possibilidade de reverter completamente o quadro. Basicamente, o tratamento é comportamental e de orientação aos pais. Raramente são usados remédios.

## *COMO POUPAR OS FILHOS DAS DIFICULDADES ENTRE OS CASAIS?*

É possível que a melhor fórmula, a mais inteligente, a mais bem orientada pelos psicólogos e a mais debatida pelos casais para ultrapassar a fase da separação, da constituição de outras famílias e do nascimento de irmãos frutos dessas novas uniões, não resolva o trauma gerado por essas situações. Mas há princípios básicos que devem ser seguidos e que podem minimizar a problemática. Assim os pais *não devem:*

- → Discutir nem se agredir mutuamente na presença dos filhos.
- → Mentir e devem informar com palavras simples o que está se passando.
- → Usar as crianças como arma para agredir o ex-marido ou ex-esposa dizendo a elas coisa do tipo "aquela mulher do seu pai é uma piranha".
- → Denegrir a imagem do ex-cônjuge; ao contrário, a imagem materna e paterna deve ser preservada com o máximo de carinho após a separação.
- → Permitir que se limite o tempo e o espaço para o convívio dos filhos com os pais e as mães; todos os pais separados devem levar as crianças às escolas, participar das festinhas infantis, enfim estar presentes; vez ou outra eles devem estar juntos com os filhos, numa mesma casa, num mesmo restaurante, falando sobre frivolidades e sobre os temas importantes relativos às crianças.

## *E O NASCIMENTO DO IRMÃO?*

Essa é uma fase crítica na vida de algumas crianças que sofrem barbaramente com o sentimento de "perda" ou de "divisão" da mãe a partir do nascimento do irmão.

Algumas crianças nada demonstram. Outras demonstram ciúmes de várias formas. Voltam a chupar chupeta, a tomar mamadeira, a mamar na mãe, a fazer xixi e cocô nas roupas, a chorar como bebê e alguns tendem inclusive a agredir o irmãozinho. Ao mesmo tempo, mostram afeto e amor pelo que acabou de nascer. Habitualmente, essa fase é transitória e logo é superada. Para minimizar essa ciumeira, as modificações que tiverem que ser feitas na vida da criança maiorzinha devem ser providenciadas muito tempo antes do nascimento. Assim, se essa dona do pedaço é mudada de quarto após o nascimento do irmão, ela vai ligar essa troca com o nascimento e mais dificuldades surgirão. Por isso, a decisão de ir à escolinha, de mudar de quarto e de tomar qualquer outra atitude que signifique alteração considerável nos hábitos da criança maior devem ser feitas antes do nascimento do outro. Outra atitude que as mães podem adotar para tentar minimizar essa ciumeira é fazer a criança maior participar da preparação para o nascimento. Ir comprar o enxoval e preparar o quarto, por exemplo. Mas algumas mães compram uma lembrancinha e levam para a maternidade. Quando o irmão chega para visitar o novinho, a mãe mostra o presentinho que o irmãozinho trouxe. Aí começa a se instalar o mecanismo de compra e venda. É válido?

## *COMO DEVE SER A PARTICIPAÇÃO NOS MOMENTOS TRISTES?*

Deve ser sem mentira. As crianças devem visitar os doentes, mesmo que seja alguém muito próximo como um avô muito querido ou mesmo a insubstituível mamãe, provavelmente após os três ou quatro anos quando os princípios do pensamento racional começam a ser montados. É importante que elas saibam e, mais que isso, vivenciem que a vida é feita de boas e alegres fases e de instantes maus e tristes. Evidentemente, há que se escolher o momento adequado para que isso seja feito. Levar as crianças ao hospital ou à casa do doente para uma visita, num momento menos crítico, acompanhadas por pessoas menos dramáticas e com mais equilíbrio emocional, é o ideal. E se elas desejarem voltar a visitar, isso deve ser providenciado. E os adultos devem responder às suas dúvidas, com palavras que possam entender, e sem dramaticidade excessiva. É claro que os adultos devem demonstrar, eles mesmos, certo grau de tristeza com o que está ocorrendo. E não há malefícios em citar a palavra morte, usando os exemplos da natureza, muitos já conhecidos pela criançada. O comparecimento ao funeral e ao enterro também deve fazer parte das experiências dessas crianças maiores. Não são aceitas as explicações enganosas para a morte, que todos ouvimos. Qualquer criança de quatro ou mais anos que não participou das cerimônias fúnebres de um ente muito querido, que sumiu sem explicações, que vai fazer muita falta e deixar saudades, dificilmente vai aceitar a explicação "vovô foi para o céu". E é assim que muitas famílias procedem para poupar a participação nesses momentos de dor. Essa criança seguramente aceitará a morte, evidentemente com certo sofrimento, se participar sem mentiras, de alguns momentos desses eventos naturais. E há algumas dificuldades emocionais vivenciadas pelo ser humano e relacionadas com a primeira postura, de omitir os fatos, de esconder a verdade, de montar uma historinha irreal.

## *COMO PROCEDER NAS QUEDINHAS DA VIDA?*

Nossa atenção maior é para impedir os acidentes graves – quedas, fraturas, traumas cranianos, intoxicações medicamentosas e por venenos, choques elétricos e aspiração de corpo estranho. Leiam o capítulo Principais acidentes nas crianças. As quedinhas ensinam. A dor que causam também ensina a se cuidar, a estabelecer limites. As crianças devem ser colocadas, a partir dos cinco ou seis meses de idade, num ambiente mais espaçoso que permita movimentação e ajude a acelerar o desenvolvimento. Não se anda de gatinhas no colo da babá. Essa exposição a um maior espaço, obviamente o chão, e mesmo que seja num piso emborrachado (tatame) que algumas lojas vendem, mesmo com todos os cuidados, vai expor a criançada a algumas quedas que são, numa última análise, o início da experiência de viver livremente. Assim está previsto que algumas quedinhas vão acontecer. E que fazem parte do aprendizado para a vida. Então, nessas quedinhas, logo após o terapêutico colo e o maravilhoso carinho, e ao se constatar que nada de mais aconteceu – não houve sangramento e nenhum outro sinal de algo mais grave – é importante devolver a criança para o chão para que continue a brincar. E se novamente cai, mais uma vez a devolva para o chão. É óbvio que cada uma vivencia a quedinha de forma diferente e também os familiares fazem isso. Mas nada de drama. Nada de criticar a babá. Nada de achar que essas quedinhas causam lesão cerebral. Logo, logo, as crianças vão desenvolver mecanismos para evitar essas quedinhas, como também estabelecer os seus próprios limites. E a vida continua, nessa fase, com mais aprendizado, com mais habilidades, com uma melhor definição dos limites.

## *QUANDO PREPARAR A CRIANÇA PARA VIVER SEM OS PAIS?*

Pensamos que a partir do desmame os pais devem deixar os filhos aos cuidados das avós ou das tias por curtos períodos – alguns fins de semana, por exemplo – para que eles aprendam a confiar em outras pessoas e também aprendam a viver sem a presença da mãe e do pai. Assim, as crianças têm um duplo aprendizado: o primeiro é confiar em outros cuidadores e, a partir daí, confiar nas pessoas de um modo geral; o segundo é começar a se acostumar a viver sem a presença constante das mães e dos pais. Certamente, os pais também amadurecem com essas separações curtas e percebem na volta que tudo se passou sem atropelos. É importantíssimo perceber que mamãe e papai são maravilhosos, mas não são os únicos. É lastimável a observação constante de que certas mães e pais têm que sair escondidos, pela porta da cozinha, para o trabalho, para que os filhos não chorem. Isso é uma atitude equivocada. As crianças têm que se acostumar com as idas e as vindas, com as presenças e as ausências dos pais. E isso deve ser preparado desde cedo, desde o primeiro ano de vida. Após esse início, alguns fins de semana sem os pais, os filhos devem ficar com as avós e as titias por um tempo maior para que se acostumem. Lá na frente, quando houver uma separação por um período longo, para um intercâmbio cultural no exterior por exemplo, ou para a mudança definitiva da casa dos pais na época do casamento, os traumas e as incertezas estarão minimizados, tanto para os filhos quanto para seus pais, por esse aprendizado anterior.

## *ESSA SEPARAÇÃO É SEMPRE UM SOFRIMENTO!*

Seguramente, a melhor mãe é como o melhor diretor de empresas: sai de férias e a firma continua a operar normalmente. Para nos ajudar a esclarecer sobre a questão, recorremos a alguns trechos do texto *A mãe desnecessária*, escrito por Márcia Neder (vilamulher.com.br). Diz a Márcia que "a boa mãe é aquela que vai se tornando desnecessária com o passar do tempo".

Dentre outras noções de grande valor, ela diz:

*Ser "desnecessária" é não deixar que o amor incondicional de mãe, que sempre existirá, provoque vício e dependência dos filhos, como uma droga a ponto de eles não conseguirem ser autônomos, confiantes e independentes. Prontos para traçar seu rumo, fazer suas escolhas, superar suas frustrações e cometer os próprios erros também...*

*O que eles precisam é ter certeza de que estamos lá, firmes, na concordância ou na divergência, no sucesso ou no fracasso, com o peito aberto para o aconchego, o abraço apertado, o conforto nas horas difíceis. Pai e Mãe – solidários – criam filhos para serem livres. Esse é o maior desafio e a principal missão. Ao aprendermos a ser "desnecessários", nos transformamos em porto seguro para quando eles decidirem atracar.*

## *E O SONO? CHUPETA? ROER UNHAS? ANEROXIA NERVOSA?*

Estes assuntos são debatidos em outros capítulos.

## *QUANDO E COMO COMEÇAR A TRATAR DAS QUESTÕES SEXUAIS?*

Transcrevemos a resposta para uma das nossas colaboradoras "internautas" que é psicóloga:

*A diferença entre os sexos deve ser tratada da maneira mais natural possível. Quando uma criança questiona porque a outra tem no corpo alguma coisa que ela não tem, a resposta deve ser a mais simples e verdadeira possível, ou seja, porque a outra criança é do outro sexo.*

*É interessante usar outros elementos que distinguem os meninos das meninas como forma de exemplificar e clarificar. Por exemplo: meninos não usam brinco, meninas usam; meninas usam vestido, meninos não usam; homens têm barba, mulheres não têm. Outras diferenças entre os dois sexos ou entre as pessoas também podem ser usadas.*

*O tempo todo a criança esbarra com diferenças. A diferença entre os sexos é apenas mais uma delas e deve ser tratada e respondida com a mesma naturalidade de todas as outras.*

*Damos um exemplo prático do banho comum de crianças de sexos distintos ou do banho delas com os adultos. Não adianta querer separar os irmãos no banho porque uma hora ou outra eles vão se dar conta da diferença e quanto mais cedo e mais natural isso for tratado com a criança, melhor. Tomar banho junto com os pais também não deve ser proibido. Mas é importante ressaltar a necessidade de a criança estar sozinha no banho para que ela se toque, se conheça, se descubra. E nesse momento é importante que ela esteja sozinha.*

*Para reduzir segredos, mistérios ou tabus, usar de verdade, mas uma verdade simples e acessível à criança, sempre limitando-se a responder só o que foi perguntado, sem explicações complexas e prolongadas.*

*É importante que a criança conheça a genitália dos pais e dos irmãos do outro sexo. Por uma questão social é bom que a exposição não seja frequente. Obviamente, é importante que os pais não tomem aquele baita susto e corram pra se esconder como se sua genitália fosse algo secreto ou vergonhoso. Isso, sem dúvida, permite a criação de mil fantasias na cabecinha das crianças e alguns traumas podem vir daí.*

*Acho importante que os pais tentem buscar na memória como foi para eles a descoberta das diferenças entre os sexos. Caso tenha sido uma experiência tranquila, é importante tentar que ela se repita com os filhos.*

*Uma dica legal é tentar devolver a pergunta para a criança, por exemplo: "Por que você acha que nasceu assim e seu irmão diferente?", ou "Quem você acha que escolhe se a gente nasce menino ou menina? Você queria ser do outro sexo, mesmo, por quê?", "Como é que seria se você não tivesse nascido menino? Você sabe quais são as outras diferenças entre meninos e meninas?". Com estes questionamentos você consegue ter um entendimento de "até onde" seu filho já sabe, quais são as fantasias dele, o que é que ele realmente quer saber.*

*Assim fica muito mais tranquilo responder e esclarecer as dúvidas dos pequenos.*

### *E QUANDO A CRIANÇA INSISTE EM TOCAR NA GENITÁLIA DOS PAIS?*

Tocar uma vez na genitália dos irmãos ou dos pais não deve causar surpresa nem susto. Isso é uma forma de conhecer e não tem significado. Mas nessa mesma oportunidade os pais devem esclarecer aos pequenos que os genitais e os outros órgãos do corpo de cada pessoa têm que ser cuidados com muito carinho e devem ser tocados apenas por pessoas confiáveis. Assim os genitais, os olhos, os ouvidos, a boca e todos os outros órgãos não podem ser tocados a qualquer momento, por qualquer pessoa, sobretudo por estranhos.

### *CONTRIBUIÇÃO DE COLABORADORA*

*Acho que o toque dos genitais dos pais até poderia ser natural desde que, para eles, não haja constrangimento. Caso seja embaraçoso, o que é bastante normal, tal atitude não deve ser permitida, pois a criança perceberá o mal-estar e poderá criar fantasias negativas a partir dessa experiência. Ter partes do corpo que são tratadas de forma particular e privativa não tem nada de mal, desde que não se passe a ideia de que elas são sujas ou pecaminosas.*

### COMO FALAR PARA AS CRIANÇAS QUEM PODE TOCAR NA GENITÁLIA DELA?

Os pediatras enquanto examinam os genitais das crianças devem dizer de forma bem simples que apenas os papais, os avós e os médicos podem tocar nos genitais delas. Eles devem falar que as crianças da rua, da escola e os outros adultos não devem fazer isso. Essa orientação do médico, formulada lá pelos cinco anos de idade, deve sempre ser acompanhada de explicações simples e acessíveis: "Você não deve deixar que uma pessoa estranha toque no seu corpo, no seu olho, na sua boca e no 'pipi'. Faz mal, pode trazer doenças" ou "Seu corpo é limpinho e a pessoa estranha pode estar com a mão suja". O médico não deve, nessa idade, dar conotação sexual. Os pais não devem ficar repetindo, com frequência essa orientação, mas vez ou outra, quando estiverem fazendo a higiene genital, o assunto deve ser abordado. Após os oito ou dez anos de idade é que a manipulação genital por estranhos e a conotação de violência sexual pode e deve ser abordada.

### EU NOVAMENTE GOSTARIA DE OPINAR.

Novamente, a nossa colaboradora que participou dos debates pela Internet vai opinar:

*Acho superimportante que não comecemos a incutir nas cabecinhas dos pequenos as questões das maldades humanas, seria terrível crescer e se constituir em um mundo tão inseguro assim, mas como vocês mesmo disseram, lá pelos 8 ou 10 anos, muito mais por uma questão de segurança, as crianças devem começar a ser alertadas de maneira mais enfática.*

*É ótima a ideia de tratarmos o corpo humano como um todo, sem supervalorizar determinadas partes, como a genitália. Dizer que não se deve tocar na genitália, como não se deve tocar nos olhinhos ou na boca para não causar doença é uma excelente maneira de informar e educar sem assustar ou traumatizar.*

*Podemos, ainda, orientar os pais a, logo que a maturação motora e cognitiva possibilite, incentivarem seus filhos no sentido de uma autonomia no que se refere a higiene dos órgãos genitais, pois percebo muitas vezes, nos relatos do consultório, que os pais não dão tanta importância a essa questão, mas ao mesmo tempo esperam que seus filhos sejam os primeiros a largarem a chupeta, a fralda, a mamadeira, etc. Não percebo os pais tão preocupados assim no que se refere à higienização autônoma dos órgãos genitais de seus pequenos.*

*Outro tema que considero interessante, apesar de não presenciar tanto esta temática no consultório é a questão incestuosa dos irmãos, que deve ser algo no mínimo desesperador para os pais que enfrentam esta situação.*

*Outro dia também me vi em uma situação embaraçosa quando ao passear com minha filha nos deparamos com um travesti. Ela imediatamente percebeu "algo de estranho" me questionando se se tratava de um menino ou uma menina. A primeira resposta que me veio à mente foi dizer que era um homem e ela, obviamente, me questionou porque ele estava vestido de mulher. Meio perdida, respondi que ele estava fantasiado de menina para ir a uma festa. Ela continuou a me olhar com ar de estranheza, mas como não fez mais questionamentos, dei o assunto por encerrado. Aceito dicas ou sugestões sobre diferentes formas de responder a estes tipos de questões.*

*Bom, audaciosamente, contrariando Nelson Rodrigues, não creio que "Toda Nudez será castigada", mas que se tratada de maneira natural, toda nudez será abençoada.*

### E AS CRIANÇAS QUE "BRINCAM" COM OS GENITAIS?

Essa "brincadeira" é debatida no capítulo *Masturbação.*

### É POSSÍVEL PENSAR EM HOMOSSEXUALISMO NA INFÂNCIA?

O fato de o menino de quatro, seis ou oito anos se interessar por brincadeiras de meninas e por apresentar certos trejeitos femininos não autoriza ninguém a falar em homossexualismo. É possível que uma presença feminina dominante no seu ambiente, junto com a ausência masculina, do pai ou de colegas do mesmo sexo, o leve a ter interesses voltados mais para as bonecas e outros itens de interesse feminino. Nesse caso, o pai deve se aproximar do filho e promover brincadeiras com meninos. Embora não se possa falar em tendência homossexual, é importante desde cedo reprimir a homofobia e respeitar a tendência sexual de todos, o que deve ser um bom exemplo aprendido em casa para tornar os filhos mais tolerantes no futuro.

### *NAS CRIANÇAS, EXISTEM AS DOENÇAS PSICOSSOMÁTICAS?*

Ocorrem nas crianças, certas situações, algumas graves e até letais, causadas por problemática emocional. Há formas graves de desnutrição causada por carência afetiva. Há crianças que ruminam e que vomitam por meses todo o alimento ingerido e nas quais nunca se consegue demonstrar doença orgânica. Algumas morrem por inanição. Isso é clássico. Há evidências de que no útero os fetos vivenciam as angústias maternas e alguns podem desenvolver doença orgânica como a úlcera gástrica. Há a asma, a enxaqueca e outros tipos de dor de cabeça, a dor óssea, articular e muscular, a dor abdominal, o vômito, a diarreia e muitos outros problemas que podem ser produzidos por doenças físicas, infecções e outros problemas. Os capítulos sobre *Rinite alérgica e asma, Dor, Dor de cabeça ou cefaleia e enxaqueca, Diarreia aguda e desidratação, Constipação intestinal, Vômitos* e outros deste livro, tratam do envolvimento emocional em várias situações clínicas.

### *QUANDO RECORRER AO PSICÓLOGO OU AO PSIQUIATRA?*

Os pediatras indicam consulta a um desses profissionais sempre que a situação extrapolar o seu nível de conhecimento e de resolução quando houver algum motivo especial para avaliação e/ou seguimento por um profissional com qualificação especial na área do psiquismo infantil. A orientação adotada pelo psicólogo ou pelo psiquiatra deve sempre ser compartilhada com o pediatra para que exista uma orientação consensual de modo que os melhores resultados sejam conseguidos. Eles têm uma função extraordinariamente importante que é definir se o cliente apresenta o que se chama um distúrbio reativo de conduta ou outra situação mais importante. O distúrbio reativo de conduta é aquele que decorre das circunstâncias emocionais que cercam a criança ou o adolescente. A maior parte dessas situações é diagnosticada e orientada pelos pediatras. Mas existem situações que decorrem de distúrbios mais complexos, até da química interior do indivíduo, que precisam da avaliação de quem foi mais qualificado para diagnosticá-las e tratá-las, os psicólogos e psiquiatras especificamente qualificados para diagnosticar e ajudar a resolver problemas do psiquismo.

### *QUANDO USAR REMÉDIOS?*

Evidentemente, as medidas terapêuticas dos desvios comportamentais que discutimos decorrem do entendimento das causas, que são também de ordem psíquica ou afetiva, e da sua correção. A fitoterapia, a homeopatia e os florais de Bach, somados às medidas de controle das causas desses desajustes ao lado de medidas auxiliam. Os remédios são usados para situações mais importantes como as formas mais críticas de depressão e do transtorno do déficit de atenção e hiperatividade. E habitualmente quem os receita são os psiquiatras ou neurologistas de crianças e adolescentes.

### *OUTRA VEZ, PELA INTERNET, OPINO.*

Obrigado e transcreveremos a sua posição:

*Sei que este é um assunto espinhoso, mas acho que vale a pena ser inserido. Há atualmente muitas crianças sendo medicadas com Ritalina. O remédio é usado para hiperatividade, quando na realidade não são crianças hiperativas, mas apenas cheias de energia, levadas, dinâmicas. Os pais usam a medicação para "dopar" os filhos e assim terem menos trabalho. É desnecessário dizer do absurdo deste expediente. Remédio não pode ser usado como "babá" e os pais precisam entender que estão, de alguma forma, drogando seus filhos.*

### *ONDE PODEREMOS CONHECER MAIS SOBRE O PSIQUISMO?*

Recomendamos alguns dos livros escritos por:

→ Tânia Zagury (*Escola sem Conflito; Limites sem Trauma; Educar sem Culpa*).

→ Içami Tiba (*Quem ama educa; Disciplina – o limite na medida certa; Sexo e Adolescência; Puberdade e Adolescência; Adolescência, o Despertar do Sexo; Seja feliz, Meu Filho; Abaixo a Irritação, O Sucesso dos Pais não Garante a Felicidade dos Filhos; Amor, Felicidade & Cia.*; *Ensinar Aprendendo*) e outros do mesmo autor.

Há programas de televisão que ajudam a conhecer sobre essa temática e recomendamos especialmente a *Supernanny*. Recomendamos ainda que vocês interajam com o *blog* da educadora e teóloga Alexandra Guerra (www. alexaguerra.blogspot.com) que apresenta excelentes textos e outros materiais sobre a educação dos nossos filhos.

Finalmente, gostaríamos de transcrever as contribuições de três das nossas colaboradoras.

PRIMEIRA – opinião de psicóloga de crianças e que fez observações sobre o que escreveu o Prof. Zaldo Rocha. Sobre o *Direito dos demais*:

*Crianças, até certa idade, são cognitivamente incapazes de reconhecer o outro como um ser diferente delas, têm a fantasiosa ideia de que tudo e todos são apenas um prolongamento de si. A capacidade de altruísmo vem em decorrência da maturidade cognitiva e das experiências sociais.*

E acerca da *Disciplina*, ela cita que:

*É importante salientar que a introjeção de valores éticos e morais vem com o tempo. As crianças inicialmente são regidas por uma "heteromoralidade e ética", ou seja, copiam àqueles à sua volta, e só após certa maturidade cognitiva e afetiva são capazes de comportar-se conduzidas por uma "automoralidade e ética". Daí o grande cuidado a ser tomado pelos pais que serão durante bom tempo referenciais diretos. É importante sempre ter em mente que as palavras comovem, mas os comportamentos convencem.*

SEGUNDA – opinião de senhora que não tem formação de psicologia, mas tem extremo bom senso para observar o que ocorreu na sua casa:

*...devido a um clima não muito amistoso em minha casa, com períodos constantes de oscilações emocionais entre meus pais, sou exemplo de que a criança pode desenvolver sintomas físicos como consequência de aspectos emocionais. Tive crises de asma intensas e frequentes até aproximadamente 15 anos de idade. Contudo, frequentei desde cedo a casa de uma amiga-irmã que tem uma família grande e acolhedora. Nesta casa, onde passei diversos finais de semana, parte de férias escolares e feriados, nunca tive uma única crise de asma, apesar de algumas vezes ficar exposta a coisas que me faziam mal...*

TERCEIRA – opinião de psicóloga clínica, com sólida formação:

*No capítulo referente à função materna, poderia ainda comentar paralelamente a todo o sentimento próprio à figura da mãe, decantado por poetas e filósofos, como escreve com muita beleza Zaldo Rocha, o lado normalmente esquecido da figura materna, relacionado às dificuldades no exercício dessa função. O bebê, em sua constante demanda de amor e de cuidados, não tem condição de perceber que a mãe nem sempre está disponível por vários motivos. Faz-se necessária uma compreensão desses sentimentos e ressaltar a importância da colaboração de alguém que permita à mãe descansar, bem como a presença do pai, em algumas ocasiões, para que a "maternagem" possa ser feita também por ele, possibilitando o início do laço paterno.*

*Quanto ao item* disciplina, *hoje tão difícil de ser aplicado, pode-se questionar como os pais lidam com essa questão, como adquiriram o sentido do limite e o que entendem quando dizem o "sim" ou o "não". Caso os pais não tenham introjetado a noção de lei, não tenham internalizado, dificilmente vão fazer com que seja colocada aos filhos de forma adequada. O "não" e o "sim" têm que ser verbalizados de maneira coerente, no momento necessário, para que o filho possa compreender e daí, posteriormente, usar durante a vida com ética e bom senso.*

*Do capítulo referente ao ambiente emocional e à saúde da criança, escrito por Stella Abranches, pode-se comentar, ainda, a importância de se saber qual o lugar que a criança ocupa na família. Muitos pais não têm a noção precisa de seus lugares junto ao filho. A mãe, por vezes, se apossa do bebê, esquecendo o seu parceiro. O filho fica num lugar que jamais deve ocupar: o lugar do pai. Muitas mães se sentem tão realizadas com a maternidade, que deixam de exercer outras funções, como a de esposa, de profissional e até a de mulher. O marido fica preterido e, sem saber o que fazer, sai de seu lugar e deixa de exercer a função de pai. O filho precisa saber que é uma criança e que não pode e não tem o direito de estar em qualquer outro lugar senão o de filho. Deste lugar, ele pode ter como referencial os pais e se sentir protegido por eles, jamais servindo para atender às carências e vazios das figuras parentais. Nesse lugar de objeto que tampona a falta, que aponta para as incompletudes maternas, tirando a ilusão de ser perfeito, como costumam dizer "não preciso de mais nada, estou realizada completamente como mãe", o bebê passa a ser um objeto de satisfação materna e, como tal, não poderá ser dono do próprio desejo, perdendo a possibilidade de se desenvolver com um ser único, separado, distinto da mãe, passa a ser um "pau mandado", como se diz no popular.*

*O auxílio da babá no desenvolvimento da criança é inegável, mas vale ressaltar que ela tem uma função de auxiliar materno, mas não pode e não deve ocupar o lugar da mãe. As obrigações dos pais jamais devem deixar de ser executadas. Isso vale também para colégios e creches, que muitas vezes são colocados para exercerem funções que não lhes são devidas. As obrigações dos pais jamais devem ser transferidas a outros.*

*No tocante a chegada de um irmão, os pais devem permitir que o filho espresse seu ciúme através da fala e devem mostrar as vantagens de ser "grande" e poder falar, passear, brincar com amigos.*

*Viver a morte de um ente querido é importante. A criança tem o direito ao choro e à tristeza própria ao luto. Não confundir sua tristeza com depressão e respeitar aquele período necessário para a elaboração da perda. Depois a criança com certeza voltará a seu comportamento anterior e falará daquela ausência como saudade, não tristeza.*

*Não se pode esquecer de que o corpo é suscetível de excitações, principalmente nas zonas erógenas. A criança ao tocar o corpo dos pais, sente intenso prazer, similar ao ser tocada, e como não há condição de descarregar a tensão daí ocorrida, sintomas diversos podem aparecer. Com relação à criança, nunca é tranquilo ver ou tocar o corpo de seus pais. Também os limites que foram falados antes podem estar ligados aos impedimentos que devem ser colocados pelos pais evitando essa intimidade desnecessária.*

*O fato de o menino brincar com objetos de meninas ou meninas com objetos de meninos não representa qualquer patologia. Pode ser apenas um indício de uma aprendizagem quanto ao universo do outro, favorecendo a compreensão e aceitação das diferenças sexuais. Pode estar dentro da normalidade e não trazer qualquer consequência para sua vida sexual futura.*

A avaliação do médico ou do psicólogo é sempre o aspecto mais importante. Os textos ajudam mas sempre há necessidade de particularizar a análise do caso para individualizar a conduta terapâutica.

PROFISSIONAIS COLABORADORES:
Zaldo Rocha (*in memorian*),
Maria Stella Dunshee de Abrandhes,
Carmem Lucia Campos Maciel,
Paola Battaglia Dias Aldeman Fonseca,
Maria Luiza Antunes Nunes,
Sheyla Betânia Veras de Souza,
Josiane Golin,
Ana Maria Paiva Beça,
Ana Claudia Zuanella,
Zaina Maria Gama Pereira

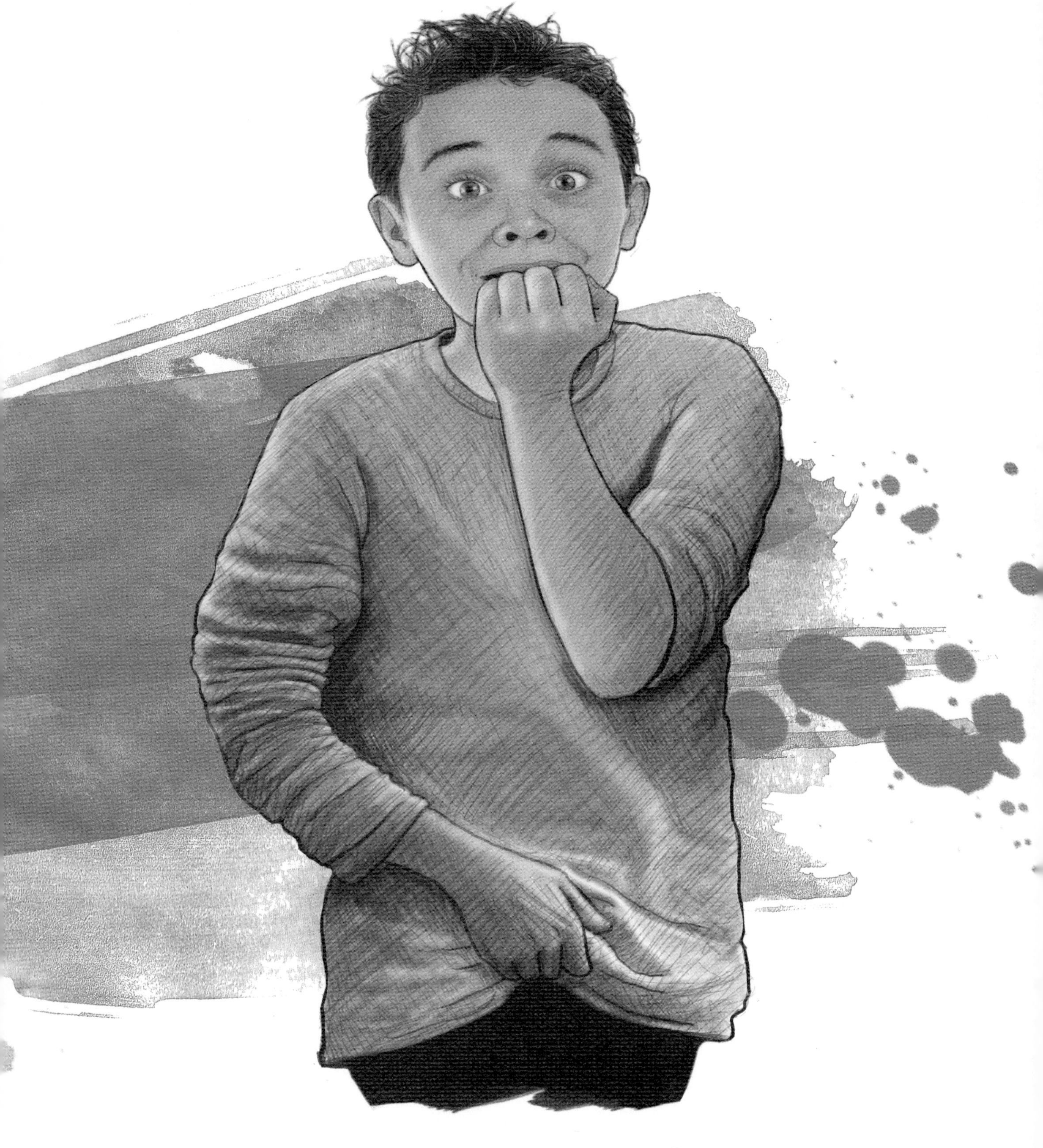

# MASTURBAÇÃO CAPÍTULO 50

## Masturbação

Abordaremos a masturbação do ponto de vista biológico. Não falaremos sobre as tradições culturais e os dogmas religiosos acerca do tema.

Os pais, vez ou outra, procuram os pediatras, pois flagram crianças de poucos anos em práticas que lembram a masturbação. Eles não procuram discutir o tema nos adolescentes e, portanto, o assunto não deve preocupá-los. Assim, veremos o tema apenas nas crianças.

Quem começa a perguntar?

### *Interessante! Crianças de poucos anos têm prazer sexual?*

A sexualidade tem raízes na infância. Prazer, erotismo, sexualidade, libido – energias vitais – estão presentes desde os primórdios da vida. Antes falamos sobre a fase oral quando a boca tem significado erotizante e a amamentação ao peito é tida como o protótipo da relação amorosa. O passar dos anos assiste à substituição da boca por outras zonas erógenas, a anal e a genital. Logo a menina e o menino identificam o pai e a mãe, respectivamente, como seus ideais sexuais. O psiquismo avança e levanta barreiras contra o pai e a mãe como objetos de desejo. Um período de latência é observado e é consequência dessas barreiras e da inibição sexual. No início da alfabetização, surgem múltiplas e novas áreas de interesse. De forma simplista, é possível dizer que a criança dessa etapa canaliza seu interesse sexual, sua libido, para esses novos objetos: pessoas, pensamentos, conhecimentos e várias outras áreas interessantes. Finalmente, os hormônios desencadeiam a puberdade com suas profundas transformações físicas e psíquicas, e a sexualidade desabrocha plenamente. E a masturbação se instala como um dos seus marcos. De forma resumida, é assim que os estudiosos falam sobre a sexualidade nos primeiros anos. Mas todos devem ler mais sobre o assunto.

### *A masturbação na adolescência não preocupa. E na infância?*

A manipulação genital, a busca pelo conhecimento do corpo, é normal em toda a criançada após os dois anos de idade. E é essa exploração normal da genitália que permite à criança descobrir o prazer que isso provoca. E esse prazer inicial é importantíssimo na montagem da vida sexual futura tão fundamental e saudável para todos nós. E tudo o que é bom, gostoso e prazeroso tende a ser repetido. A exploração dá lugar à masturbação. É mais observada ao redor dos quatro anos quando se avalia que um terço das crianças a praticam. Logo surgem outros interesses que canalizam as energias da gurizada e se instala uma fase de latência e de inibições que fazem com que a masturbação seja minimizada ou não praticada. Até desabrochar plenamente na adolescência.

### *Isso é válido para o menino e para a menina?*

Sim. Meninos e meninas se masturbam, lá pelos quatro anos. Isso é absolutamente normal e a "lenda" de que o homem necessita mais de sexo fica provada que não existe desde cedo. Uma de nossas colaboradoras diz o "prazer é um direito divino e deveria ser constitucional".

### *O que é exploração do corpo e o que é masturbação?*

Após algum tempo de observação, é possível definir o que é exploração e o que é masturbação. A observação deve ser discreta, sem críticas, sem comentários, sem "ensinamentos sábios". Vejam as seguintes diferenças:

- → A exploração da genitália ocorre em todas as crianças lá pelos dois ou três anos e é transitória; elas manipulam a genitália uma vez ou outra, sobretudo durante o banho, e não têm prazer; logo elas perdem esse interesse.
- → A masturbação não acontece em toda a criançada e é mais bem caracterizada após os quatro anos de idade; existe prazer durante a manipulação e as crianças parecem estar ausentes, absortas, aturdidas e ficam enrubescidas; o prazer justifica a repetição da prática que tende a se prolongar por meses ou anos; algumas se masturbam várias vezes ao dia, outras apenas uma vez na semana; acontece principalmente quando estão sozinhas, vendo televisão, ou sob

estresse, como quando são pressionadas para deixarem a chupeta.

### *A MASTURBAÇÃO É SEMPRE COM AS MÃOS?*

É usual com as mãos. Roupas e outros objetos poderão ser usados.

### *DOENÇAS GENITAIS OU NAS VIAS URINÁRIAS CAUSAM MASTURBAÇÃO?*

Doenças genitais (vulvite na menina e postite no menino) anais (oxiurose) ou urinárias (cistite) produzem coceira, ardor ou dor local que podem produzir manipulação excessiva da genitália. Todas as crianças que estão se tocando excessivamente precisam ser avaliadas pelos médicos. Essas doenças causam aumento na manipulação, mas nunca a masturbação que não é causada por doença. É uma manifestação saudável do organismo, da biologia das crianças.

### *O TIPO DE ROUPA AUMENTA A MANIPULAÇÃO GENITAL?*

Pode aumentar a manipulação, mas não causar masturbação. Calcinhas de tecidos sintéticos e certos produtos para asseio genital podem causar vulvites que fazem com que a criança toque mais na genitália. Fato semelhante pode ocorrer com o menino.

### *CRIANÇA SEXUALMENTE ESTIMULADA PODE SE MASTURBAR?*

As crianças estimuladas sexualmente podem desenvolver o hábito e é possível que essa iniciação sexual estimulada cause danos ao desenvolvimento normal da sexualidade. Assim, o pediatra e os familiares devem ter o cuidado de revisar esse assunto quando a criança se masturba. É importante verificar quem cuida do asseio geral e do genital em particular, pois é possível que, na hora dessa higiene, a genitália esteja sendo estimulada.

### *QUANDO CONSIDERAR A MASTURBAÇÃO UM PROBLEMA?*

Nunca. A medicina alerta sobre a possibilidade de a criança estar sendo estimulada ou sobre outras condições que favorecem o hábito: solidão, excesso de TV, falta de atividade física e de coleguinhas, tensão emocional.

### *MASTURBAÇÃO PODE SIGNIFICAR TENDÊNCIA PARA PERVERSÃO?*

A medicina e a psicologia nada conhecem que sugira isso. Algumas crianças valorizam mais essa atividade por características peculiares de sua natureza psicoafetiva ou instintiva. Cada criança tem sua forma de viver a sexualidade e isso varia até entre irmãos.

### *E QUANDO A MASTURBAÇÃO OCORRE NUM LUGAR PÚBLICO?*

Quando vocês perceberem isso, procurem de forma bem inteligente desviar a atenção delas para algo interessante. A masturbação é suspensa de imediato. Depois, lá na sua casa, vocês devem explicar a seus filhos que há coisas – fazer cocô, xixi e brincar com os órgãos genitais – que não devem ser feitas na frente das pessoas. Devem mostrar a diferença entre o público e o privado e não entre o certo e o errado.

### *DEVO CENSURAR MINHA FILHA QUE ESTÁ SE MASTURBANDO?*

Censurar, criticar, bater na mão e adotar uma série de outras ações punitivas, mesmo pessoalmente, mas principalmente na presença de outras pessoas, é errado e não educativo. A masturbação deve ser tratada de forma muito simples, natural, nunca como uma coisa feia, proibida, doentia, maléfica. As crianças que se masturbam devem sentir que você entende e respeita esse comportamento que é absolutamente normal.

### *NOSSAS ATITUDES PODERÃO ESTIMULAR A MASTURBAÇÃO?*

A melhor postura é a de neutralidade. Vocês não devem manifestar agrado nem desagrado. Não devem achar feio nem bonito. Nem estimular nem desestimular. Já foi dito que os adultos não devem proibir a masturbação, mas é óbvio que não devem estimulá-la. As duas posturas são errôneas e podem contribuir para aumentar a frequência, tornar a masturbação mais contínua e talvez dificultar o andamento da sexualidade normal.

### *É DURO ACEITAR MUITOS DESSES CONSELHOS?*

Acreditamos que o modelo vigente na época em que as senhoras e senhores foram criados é diverso do que é adotado hoje. Mas é importante acreditar no que os psicólogos e psiquiatras que estudam o assunto nos ensinam. Eles informam que a masturbação faz parte do comportamento humano normal, mesmo numa criança de cinco anos. E são extremamente enfáticos ao dizerem que a masturbação não deve ser reprimida, proibida, maculada, estigmatizada. Também falam que não deve ser estimulada.

### *QUANDO LEVAR AO PSICÓLOGO?*

Sempre que vocês estiverem com dúvida sobre a masturbação ou outro aspecto do comportamento das crianças é importante refletir sobre o tema. Vocês devem procurar ajuda se: as crianças persistem com a masturbação na presença de outras pessoas ou tentam manusear os genitais de outras pessoas; há suspeita de que alguém as tenha excitado sexualmente; elas não estão felizes; vocês não aceitam a masturbação como fato normal.

### *FALEM SOBRE OUTRAS ATITUDES CERTAS E ERRADAS.*

Vamos lá:

- → *É certo*: conversar com as pessoas da casa – babás, tios, avós – e com os professores para que uma mesma orientação seja seguida por todos; esse é aspecto essencial e é terrível que a criança perceba que a mãe aceita, mas que o pai recrimina a masturbação; falar reservadamente, com a criança que tem a prática; pai e mãe devem aumentar o contato com a criança que se masturba, pois a carência afetiva pode estimular o hábito; criar atividades físicas (natação, futebol, judô, escolinha de arte e outras) e estimular o convívio com muitos coleguinhas já que o isolamento favorece o ato; dar exemplos sobre o que deve ser feito num ambiente público (conversar, brincar) e o que deve ser feito num ambiente privado (defecar, urinar, masturbar); conseguir um acordo para que a masturbação ocorra num local privativo, por exemplo, no quarto ou no banheiro; responder às dúvidas da criança com palavras simples e apenas ligadas às perguntas formuladas; respeitar as crenças religiosas; identificar se há dados de compulsividade, de isolamento, de baixa autoestima ou de outros comportamentos atípicos que precisem de ajuda psicológica e/ou médica.
- → *É errado*: castigar, punir, censurar, criticar, humilhar e usar qualquer mecanismo repressivo que cria conflitos difíceis de reparar e provavelmente maléficos para o desenvolvimento da sexualidade normal; usar os termos proibido, sujo, feio, imoral e outros que deturpam o ato masturbatório; abordar a criança na presença de outras pessoas e passar informações sobre o assunto; ignorar o que está ocorrendo e deixar que a masturbação seja praticada em qualquer lugar; ficar vigiando a criança; dar muitas explicações sobre sexo e sexualidade e muito menos mentir sobre esse tema; auxiliar na divulgação de mitos como os que informam que a masturbação faz crescer pelo na mão, que causa doença nos genitais, que produz loucura.

Vejam o relato deliberadamente contado para acrescentar e aprofundar o conhecimento sobre esse tema:

*Tenho duas irmãs e já depois de adultas, em conversa informal e corriqueira, descobrimos que só havíamos nos masturbado depois de adultas. Todas as três! Aí tinha coisa! Minha mãe, infelizmente, teve uma vida sexual nada satisfatória e isso deve ter levado a desvalorizar o sexo, afinal, se ela não tinha prazer, achava correto "poupar" as filhas, culminando em algumas consequências que poderiam ser evitadas. Certamente, fomos prejudicadas de alguma forma. No mínimo, não nos foi permitido o "prazer" que já foi considerado um pecado para as mulheres. Este tipo de prazer era coisa para homens com profissionais do sexo. Nossa mãe certamente não teve uma educação sexual e deve ter passado também por problemas que naquela época não se resolviam como hoje. Para se ter uma ideia, ela se referia à higienização da genitália como uma desinfecção. Usava a seguinte frase: "vou me desinfetar". Já depois de mãe, flagrei a minha avó que estava ao lado da minha filha e, ao assistir a um simples toque na genitália, foi logo com um discurso repressivo e absurdo, chamando a genitália de suja, feia e fedorenta. Eu, já escaldada, dialoguei imediatamente com a minha filha, substituindo os adjetivos pejorativos por outros bem mais agradáveis e conversei seriamente com a minha avó sobre o fato. Foi importante não só esclarecer as coisas com a minha filha como alertar a avó que sua orientação educacional era outra, que eu não concordava com aquilo, explicando o máximo, com carinho e argumentos, para que o fato não se repetisse mais. Acredito que muitas mães, pelo menos da minha geração, passaram por esses problemas e o pior, acredito que isso se repete até em gerações posteriores.*

O resumo que apresentamos não esgota o tema nem substitui a avaliação médica e/ou psicológica. Todos devem ler mais sobre o assunto, o que sem dúvida implica um "mergulho" num dos mais interessantes temas do comportamento humano.

PROFISSIONAL COLABORADOR:
Carmem Lúcia Campos Maciel

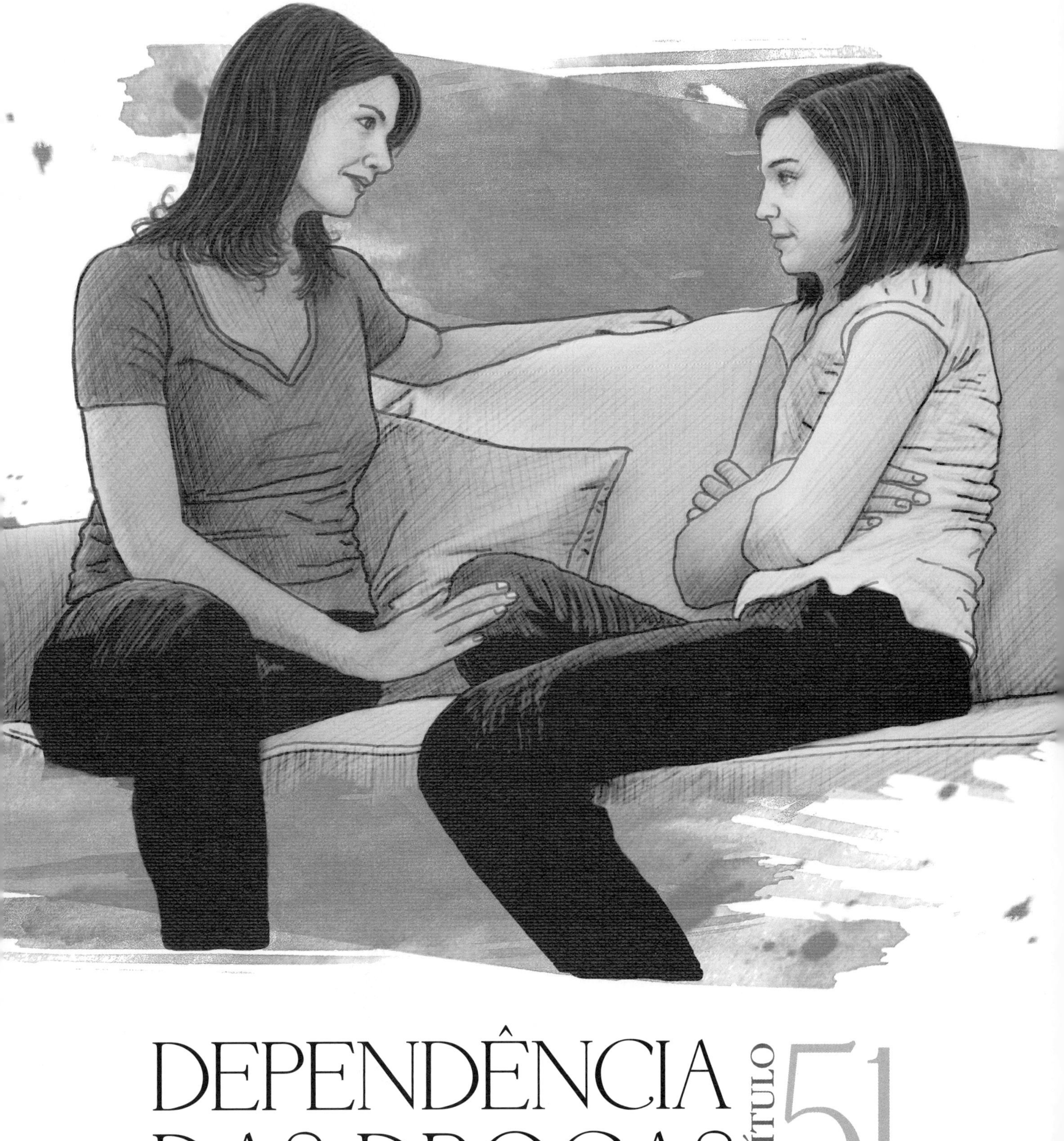

# DEPENDÊNCIA DAS DROGAS

CAPÍTULO 51

## Dependência das drogas

As drogas, inclusive o fumo, que causam dependência, afetam milhões de brasileiros e ameaçam a sociedade, desestruturam famílias, aniquilam valores éticos, abalam física, social e emocionalmente, e até matam seus consumidores.

O que preocupa é a forma insidiosa com que o uso de substâncias químicas que causam dependência vem se infiltrando entre os jovens, mesmo nas escolas, graças ao trabalho sorrateiro dos traficantes.

Mas, muito antes disso, o álcool e o fumo já penetravam nos lares. Mais recentemente, a mídia que "faz a cabeça" do povo tem estimulado o consumo desses tóxicos. Os comerciais de bebidas são muito criativos, inteligentes e sedutores. Envolvem pessoas bonitas, bem-sucedidas e sorridentes. As crianças que não tem senso crítico guardam as imagens de satisfação e de alegria associada à bebida. É lamentável que pessoas famosas façam apologia do uso das drogas. É comum pais beberem e fumarem na presença dos filhos. Nos bares, serve-se bebida alcoólica com muito pouco controle a qualquer grupo etário.

Estudo realizado numa universidade americana demonstrou que quem fuma ou bebe um drinque por mês tem dez vezes mais chance de usar drogas ilícitas do que os que não bebem e não fumam.

Assim, o assédio das drogas começa a ocorrer muito antes de as crianças terem despertado o real interesse por elas e qualquer atitude preventiva deverá envolver mudança de comportamento do contexto familiar.

Vamos então conversar um pouco sobre as drogas mais comuns, sobre seus efeitos deletérios e sobre como prevenir a dependência química.

### *Por que a dependência?*

O álcool, o cigarro e todas as outras drogas que causam dependência agem numa área cerebral muito antiga encarregada de receber estímulos de prazer e transmitir essa sensação para o corpo todo. É a área de recompensa. Nela as drogas causam uma "ilusão química" de prazer que induz ao uso compulsivo. A repetição do consumo desestrutura as fontes naturais de prazer e o viciado passa a ser "falsamente recompensado" com o uso repetitivo do tóxico mesmo que isso ameace a sua vida. As drogas interferem com a química cerebral normal e produzem seus efeitos deletérios. A dependência envolve aprendizado. O fumante fica irritado e o cigarro "normaliza" a situação. Em seguida, o quadro retorna e novamente o cigarro alivia os sintomas. A dependência é fruto desse mecanismo psicológico que induz o indivíduo a buscar o prazer e evitar o desprazer, tudo causado por alterações da química cerebral que a droga provoca. O *mix* de aspectos psicológicos e químicos determina o perfil dos sintomas. Essa é uma explicação muito simples.

### *O álcool e a maconha são drogas também?*

São e ambos causam dependência:

→ **Álcool** – O alcoolismo constitui grave problema de saúde pública; acarreta transtornos físicos, psicossociais, econômicos, familiares e interfere, inclusive, nas atividades profissionais dos indivíduos; o agravante é que seu consumo é amplamente aceito e até mesmo incentivado; os efeitos agudos do consumo do álcool vão desde a fase estimulante – euforia, desinibição e loquacidade – até a de depressão – falta de coordenação motora, sono e coma quando o consumo é exagerado; causa risco de acidentes de trânsito; a longo prazo, poderá desencadear várias doenças: digestivas (fígado gorduroso, hepatite alcoólica, cirrose, gastrite, diarreia crônica, dificuldade na absorção dos alimentos e pancreatite); cardiovasculares (hipertensão arterial, coração dilatado, arritmias e insuficiência cardíaca); neurológicas (neurite, demência alcoólica dentre outras); psiquiátricos (alucinação, amnésia, e o terrível *delirio tremens*); problemas gerais (desnutrição e deficiência de vitaminas).

→ **Maconha** – É lamentável que pessoas "esclarecidas" alimentem a ideia de que a maconha seja inócua; cresce o número de adeptos pela sua legalização, inclusive, entre grupos mais conservadores; não raro, informações banalizam seus efeitos, em detrimento do conhecimento científico que ratifica o real significado do problema; a maconha usada no passado por *hippies* continha concentrações baixíssimas do princípio ativo (tetrahidrocanabinol – THC); hoje os produtos usados têm alta concentração do THC; a maconha é a principal porta de entrada para o consumo de outras drogas; o usuário, por curiosidade ou pelo desejo de tentar "novas experiências", torna-se presa fácil dos traficantes das drogas "mais pesadas"; ela é droga psicoativa capaz de alterar a mente e o comportamento; o Professor Içami Tiba diz que "o casamento com a maconha é sempre destrutivo".

### *MAS O ÁLCOOL NÃO PODE SER COMPARADO À MACONHA?*

Um grave equívoco é a permissividade com que a sociedade trata o tabaco e o álcool, denominadas drogas lícitas. A tolerância é principalmente com o álcool, pois hoje existem importantes restrições ao uso do tabaco. O álcool é o maior produtor de dependência química. Isso faz com que ele seja a droga que provoca mais doenças, mais desajuste familiar, mais falta ao trabalho e mais acidentes de trânsito. E ainda pode induzir o usuário, principalmente o jovem, a experimentar drogas mais "pesadas". Tolerância, no caso de uso de drogas lícitas, é sinônimo de utilização precoce. Em pesquisa feita em Maceió, AL, em estudantes pré-adolescentes e adolescentes, entre 10 e 19 anos, de ambos os sexos, constatou-se que 79% (de um total de 1009) já haviam consumido bebidas alcoólicas pelo menos uma vez na vida, sendo que 64,5% deles tinham 10 a 12 anos quando experimentaram as bebidas alcoólicas pela primeira vez. A pesquisa mostrou ainda que, dessa meninada, 43% beberam, pela primeira vez, em suas casas, e 30% deles consumiram a bebida oferecida por seus familiares. O hábito de beber fora de casa aumentou com a idade. As bebidas fermentadas foram as mais consumidas por ambos os sexos e por todos os grupos etários, sendo a cerveja a preferida por 46,5%. Espantoso, não? Pois isso é o que acontece, em nosso dia a dia, com relação às bebidas alcoólicas e parece que não percebemos. E isso não acontece só em Maceió! Os números apresentados no Recife, em Salvador e em todas as regiões do Brasil são muito semelhantes.

### *QUAIS OS EFEITOS MALÉFICOS DA COCAÍNA E DO CRACK?*

A cocaína ativa o circuito da recompensa de forma excepcional. Eleva os níveis de certas substâncias cerebrais e gera enorme prazer e grave dependência. Aumenta também a frequência cardíaca e a pressão arterial. Pode provocar ataques cardíacos, derrames e psicose. O crack é cinco a sete vezes mais potente do que a cocaína e é também mais mortífero. Desestrutura a personalidade e provoca enorme dependência psicológica. Há risco de hemorragia cerebral, alucinações, convulsão, infarto do miocárdio e morte.

### *QUANDO DEVO SUSPEITAR QUE MEU FILHO ESTÁ USANDO DROGAS?*

Quanto mais precoce a detecção da drogadição, maiores serão as chances de recuperação e menores serão as sequelas físicas e psicossociais. É importante que todos conheçam os sinais de alarme que variam de droga para droga. Os usuários muitas vezes lançam mão de disfarces para enganar os pais. Em geral, somente após um a dois anos do uso da maconha é que os genitores suspeitam do problema. O uso da cocaína e do crack é descoberto mais precocemente porque os sinais são mais evidentes e os prejuízos mais imediatos. Conheça os sinais de alerta para a maconha e a cocaína:

→ **Maconha**: **Olhos vermelhos** – o THC provoca dilatação das artérias das escleróticas, do "branco do olho" e ocasiona vermelhidão que pode persistir por minutos até uma ou duas horas (o uso de colírio descongestionante ocular pode reverter essa alteração em menos de um minuto); **Hálito característico** (respiração e hálito com cheiro da droga; o uso de essências, mascar balas com cheiro forte ou fumar cigarro depois, constituem disfarces comuns); **Boca seca** – saliva escassa, ca e espumosa; para ativar a produção de saliva, o usuário, masca chiclete, bebe muito líquido, sobretudo refrigerantes, e come bastante para saciar a "larica", a fome química provocada pelo THC; **Cheiro nos dedos** – para dissimular o odor característico na ponta dos dedos, os usuários usam sabonetes fortes, perfumes ou trituram plantinhas com os dedos; **Dedos "amarelos"** – resultam da impregnação da resina do THC; os usuários friccionam os dedos na parede para dissimulá-los; **Pupilas dilatadas (Midríase)** – as pupilas permanecem dilatadas por uma a três horas; **Rastreamento e pestanejamento** – os olhos perdem a capacidade de acompanhar movimentos rápidos e o movimento de piscar os olhos se torna mais lento no indivíduo que acabou de usar a droga; **Pálpebras semicerradas** – as pálpebras não sobem completamente, ficam semicerradas; para disfarçar, massageiam as pálpebras e apertam o globo ocular; **Fala pastosa** – lembra a embriaguez alcoólica em menor intensidade; fala vagarosa e grossa. E, ainda, **rosto sem expressão, transpiração com odor característico e aumento dos batimentos cardíacos.** Os usuários podem ter **ilusões, delírios e alucinações.** É importante ter atenção para atitudes suspeitas: **evitar encontrar-se com os pais; comer exageradamente e depois deitar-se; sair de casa, após telefonema incompreensível,** e **permanecer duas a três horas fora; deitar-se no quarto com ar condicionado e ventilador ligados, a fim de dissipar o cheiro e a fumaça do "baseado"**, nome popular do cigarro de maconha.

→ **Cocaína**: *Olhos brilhantes, com pupilas dilatadas; boca seca, língua com uma camada grossa de saburra* (cobertura esbranquiçada sobre a língua); *agitação psicomotora; hábito de fungar e limpar o nariz com as costas das mãos, pois a coriza é constante; insônia; transpiração excessiva; alterações do humor – irritabilidade e agressividade; tonturas, às vezes acompanhadas de tremores* e *até convulsões; desconfiança – ideia de perseguição, paranoia; perda do apetite.*

### ONDE FOI QUE EU ERREI?

Frequentemente, os pais são os últimos a saber. E logo vem o questionamento, fruto do sentimento de culpa: meu Deus, onde foi que eu errei? Na verdade, no afã de proporcionar o melhor para os filhos, os pais, muitas vezes, se tornam demasiadamente permissivos: relevam os erros do filho, não impõem limites, – até porque não raro são ausentes, passam a maior parte do tempo fora de casa, são *workaholics* (viciados em trabalho) e, ao voltarem, procuram agradar a todo custo: cometem os chamados erros de amor. Já se foi o tempo em que as mães eram do lar e, agora, por força das circunstâncias, muitas crianças já começam a frequentar a escola aos dois anos de idade. Evoluímos do autoritarismo do passado para o liberalismo total, nos dias atuais. E o acesso à droga é facílimo, graças à ação dos mini, micro e macrotraficantes que se encarregam da distribuição das drogas, muitas vezes dentro da própria escola.

### E O QUE FAZER SE DESCOBRIRMOS QUE O FILHO USA DROGA?

A partir da suspeita do problema, o primeiro passo na abordagem é reconhecer a impotência perante as drogas e buscar a ajuda dos mais experientes: médicos e psicólogos familiarizados com o assunto, clínicas especializadas e grupos de autoajuda. Entre estes, destacam-se os AA (alcoólicos anônimos) e os NA (Narcóticos Anônimos). A participação dos grupos, o apoio e o envolvimento familiar são de grande importância para a manutenção da recuperação do dependente químico. Existem ainda os grupos de apoio aos pais e aos outros familiares, a exemplo do Nar-Anon.

### O QUE DEVO FAZER PARA PREVENIR O USO DE DROGAS?

O diálogo entre pais e filhos é fundamental. É importante preservar a autoridade paterna, estabelecer limites necessários, incutir valores éticos e morais nos filhos e evitar o uso da violência dos citados erros de amor. É muito importante monitorar o crescimento e desenvolvimento dos filhos com a ajuda dos pediatras, de outros profissionais e inclusive dos educadores. É importante acompanhar de perto as atividades escolares, comparecer às reuniões de pais e mestres, dialogar com os professores, privilegiar as atividades recreativas saudáveis e o esporte, e estimular os bons hábitos alimentares. Esteja atento e selecione as companhias dos filhos e incentive a participação em grupos de jovens. E, certamente, com a força de uma sólida estrutura familiar, você estará no caminho certo da prevenção.

### *ONDE PODEMOS LER MAIS SOBRE O ASSUNTO?*

Anotem a relação:

Cardoso Filho, P. *Álcool & drogas ilícitas.* João Pessoa, UFPB/Editora Universitária, 2004.

Marcondes, B. *Estou viva, não uso mais drogas: o inferno de Bell.* São Paulo, Semente, 2006.

Menezes, M. S. C. *O que é amor exigente.* São Paulo, Edições Loyola,1992.

Tiba, I. *Anjos caídos. Como prevenir e eliminar as drogas na vida do adolescente.* São Paulo, Editora Gente, 1999.

Tinoco, L. S. *Alcoolismo. Como entender e ajudar.* São Paulo, Paulinas, 2001.

Pareceu-nos importante debater o tema, mesmo que de forma parcial, face à importância da problemática nos nossos tempos. Recomendamos que todos busquem ajuda profissional quando houver dúvida sobre o comportamento dos filhos, pois a intervenção precoce é um dos pilares mais básicos para o sucesso.

Ainda sugerimos uma última fonte de informação, citada por uma de nossas colaboradoras. Trata-se do *site* http://www.monica.com.br onde há o texto intitulado *Uma história que precisa ter fim.* O material é útil para os familiares, os amigos, os colegas, os colaboradores e principalmente para as crianças em início de formação.

Temos que ajudar a acabar com esse mal que destrói muitas famílias.

PROFISSIONAIS COLABORADORES:
Carlos Gonçalves de Oliveira,
João Gonçalves de Medeiros Filho

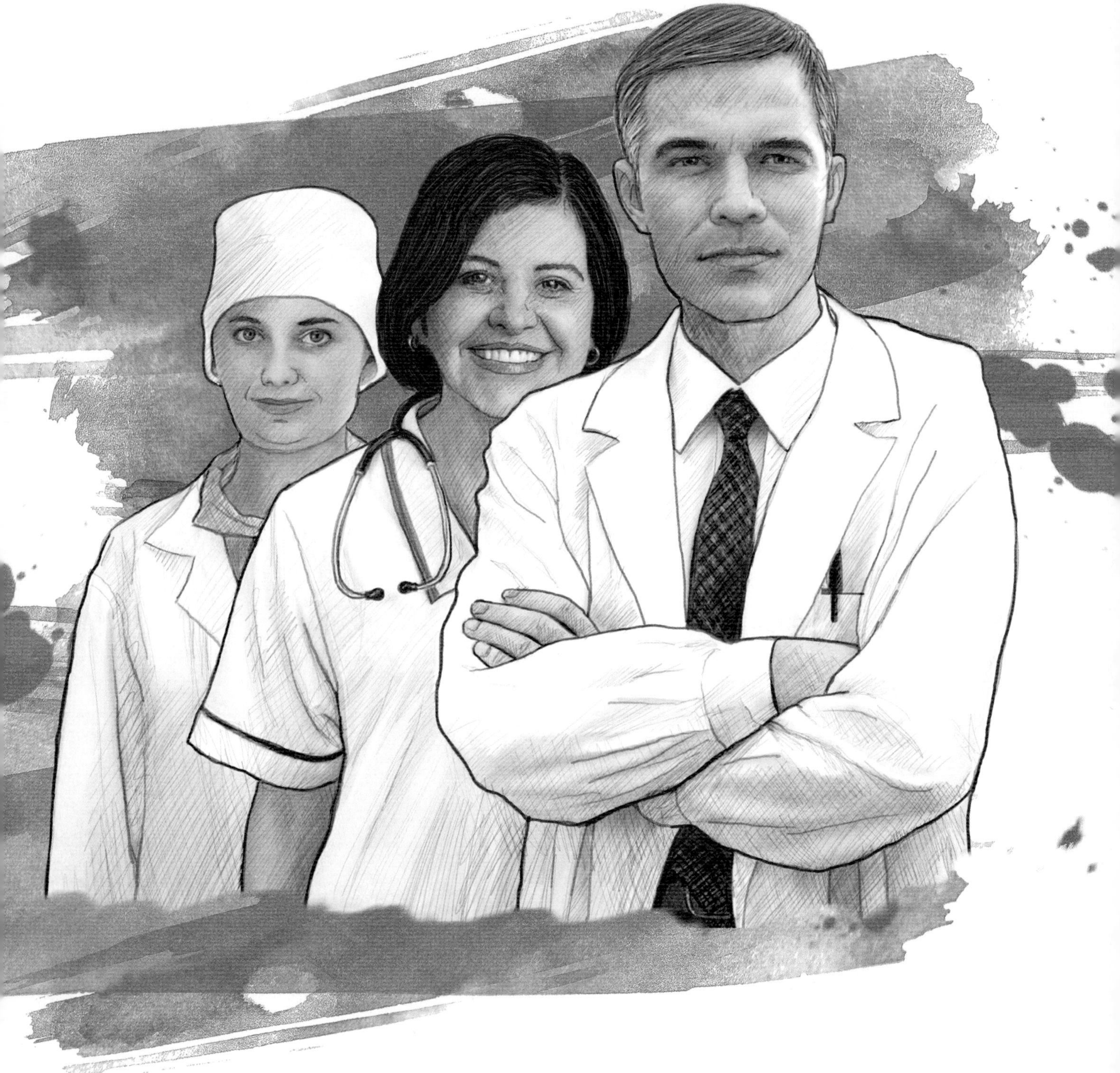

# A MEDICINA COM POUCOS REMÉDIOS

CAPÍTULO 52

## A MEDICINA COM POUCOS REMÉDIOS

O uso de remédios nas crianças deve ser criterioso pelas seguintes razões:

- → A maior parte das doenças cura naturalmente, sem remédios; cicatrização, tosse, vômito, diarreia, febre, coagulação, resposta inflamatória e imune são mecanismos que protegem e curam a maior parte dos problemas de saúde.
- → Os remédios, inclusive os fitoterápicos, podem causar malefícios; eles custam dinheiro que poderia ser mais bem usado na alimentação ou na educação.
- → Os remédios mal empregados educam erroneamente os familiares; eles podem pensar que resolveram algumas das doenças espontaneamente curadas; podem, por exemplo, admitir que o que curou uma gripe resolvida pelas defesas orgânicas foram a vitamina C, misturas de produtos denominados antigripais ou os fitoterápicos; esses familiares "mal-educados" passam a recomendar esses milagrosos produtos para toda a vizinhança que tem gripe, multiplicando o erro.

A nossa proposta aqui é a de ver práticas não medicamentosas que ajudem a enfrentar as doenças mais comuns e mais simples das crianças.

Quem começa?

### *E O TRATAMENTO DAS DOENÇAS ANTES DOS REMÉDIOS?*

Nos tempos antigos, onde não existiam os antibióticos, os anestésicos, os analgésicos, as cirurgias, os cateterismos e tantas outras maravilhas das últimas décadas, o tratamento, nas doenças simples como nas graves, era sem drogas, sem cirurgias, fundamentalmente com "passes", "banhos", "benzimentos", "meisinhas", "poções mágicas" e com o emprego dos chás e dos curativos. O entendimento que a biologia tem é que, naquele tempo, a maioria das curas ocorria pelos mesmos mecanismos naturais que ainda hoje resolvem muitas das nossas doenças. Na época em que não existiam os recursos de hoje, a gripe, a diarreia, o sarampo e muitas outras doenças, eram curadas pelos processos naturais que ainda hoje funcionam no nosso corpo. A resolução de muitos problemas da pele, como abscessos e furúnculos, continua sendo feita pelos mesmos processos de outrora. A cicatrização das feridas e a recuperação das contusões e dos entorses ocorriam do mesmo modo que acontecem nos nossos tempos. Há muitos outros exemplos. Mas muitos perderam suas vidas devido à varíola, sarampo e a outras doenças por não existirem as modernas vacinas. Outros morreram de pneumonia, meningite, apendicite e outras enfermidades por inexistirem métodos de diagnóstico e de tratamento adequados. Outros ainda ficaram com sequelas ou incapacitados por falta de medidas preventivas ou terapêuticas que foram desenvolvidas nas últimas décadas.

### *MUDOU MUITO! NÃO É MESMO?*

Não se pode perder de vista nessa discussão os extraordinários avanços da medicina nos últimos tempos. Mudou muita coisa, mas muita coisa permanece como antes. Continuam a ser válidos os princípios básicos do diagnóstico e do tratamento de muitas enfermidades que a própria natureza é que cura. Como já citado, gripe continua a ser gripe, doença viral, que o próprio corpo cura. Verruga comum, da pele, também é doença viral que tem um ciclo e que desaparece sem tratamento especial. Diarreia aguda bacteriana ou viral cura habitualmente sem drogas. Meningite viral também cura sem remédios. Mas meningite bacteriana tem que ser tratada vigorosa e precocemente com antibióticos.

### *O QUE É O EFEITO PLACEBO?*

Está demonstrado que a cura da doença depende de muitos fatores. Um é o efeito placebo que pode representar 30% ou mais da resposta ao tratamento proposto pelo médico. Confiança no profissional, certeza do diagnóstico, apoio familiar, crença no tratamento, fé, e outros aspectos do psiquismo do cliente ajudam positivamente no processo de resposta ao tratamento. Isso é o efeito placebo. O efeito placebo pode, inclusive, diminuir o poder de cura de uma técnica terapêutica. Os clientes toleram mais o desconforto e a dor dos tratamentos cirúrgicos se os médicos explicarem antecipadamente que esses problemas ocorrerão, que fazem parte da resposta do corpo agredido, mas que eles serão enfrentados com algumas medidas. O efeito placebo é, assim, a denominação técnica para esse conjunto de fatores abstratos que interferem nas respostas aos tratamentos. É possível dizer que a cura depende do *efeito placebo + do efeito real do procedimento terapêutico.* Procedimento terapêutico é tudo o que o médico recomenda para melhorar ou curar: cirurgia, remédio alopático ou homeopático, florais de Bach, psicoterapia, fisioterapia e assim por diante.

### *OS PRODUTOS "NATURAIS" PODEM FAZER MAL?*

Podem fazer muito mal. Muitos dos produtos hoje usados pela medicina tradicional foram oriundos das plantas. O curare (usado na anestesia), os digitálicos (empregados na cardiologia) e potentes drogas contra o câncer e muitos outros produtos tiveram essa origem. O algodoeiro indicado para estimular a produção do leite materno contém um potente alcaloide, o gossipol, que exerce intensos efeitos no corpo humano. Alguns chás, tidos como benéficos ou inócuos, podem conter potentes produtos que, por exemplo, podem causar graves lesões no fígado. O fato de um remédio ser considerado fitoterápico não o isenta de poder provocar efeitos colaterais. É um risco usar qualquer produto sem saber quais seus benefícios e malefícios. Alguns remédios naturais resultam da extração alcoólica de produtos existentes nas plantas. Portanto, o remédio à disposição do consumidor contém álcool na fórmula que deve ser evitado nas crianças. É importante ler a bula para verificar se o álcool faz parte da fórmula.

### *A FEBRE PODE SER TRATADA COM CHÁS PARA EVITAR OS REMÉDIOS?*

Há um capítulo que debate o assunto.

### *COMO TRATAR SEM REMÉDIOS A IRRITAÇÃO DA ERUPÇÃO DOS DENTES?*

Há um produto famoso com camomila e anestésico (lidocaína) para uso gengival. O produto expõe um bebezinho que está incomodado com a erupção dental, processo fisiológico e sem consequência, ao risco de desenvolver alergia, o que é comum após o uso do anestésico. Alergia que, no futuro, pode impedir o uso de alguns anestésicos. Para a erupção dental, não use drogas locais ou por via oral (Paracetamol). Prefira os mordedores, preferentemente resfriados. Os produtos com arnica ou matricária na gengiva podem ser empregados sem riscos. Os chás com camomila ou passiflora são aceitos.

### *E AS GRIPES? COMO TRATAR SEM REMÉDIOS?*

A medicina tradicional reconhece que não existem remédios eficazes para combater as gripes e resfriados virais. Os sintomas – nariz obstruído, coriza, dor facial, dor de garganta, febre baixa – também não podem ser melhorados com medicamentos. Muitos remédios para as gripes contêm substâncias tóxicas e os que praticam as várias tendências da medicina recomendam: hidratação adequada (sucos de frutas cítricas); mel de abelha, limão, própolis; soro fisiológico para lavar o nariz; gargarejos de água e sal; paciência e aguardar o fechamento do ciclo viral.

### *MAS NA FARMÁCIA ME MOSTRAM VÁRIOS REMÉDIOS PARA GRIPE!*

As doenças gripais são tão comuns e incomodam tanto que a indústria farmacêutica vê nisso uma boa oportunidade para vender. Estamos todos cientes das propagandas sobre esses "milagrosos remédios" que nada resolvem. A indústria oferece uma misturada enorme de drogas e as farmácias vendem aos montes. Há remédios até com quatro ou mais drogas e que aumentam o risco de efeitos colaterais. A medicina não encontra razões para referendar o emprego desses produtos isolados ou misturados. Ao contrário, a medicina teme pelos efeitos colaterais e pelos outros malefícios que possam causar.

### *E PARA A SINUSITE? A INALAÇÃO COM "CABACINHO" AJUDA?*

A medicina reconhece que os medicamentos, sobretudo os antibióticos, têm que ser usados com critério e que não devem ser usados para as sinusites gripais que ocorrem na doença viral. Como nas "gripes", pouco ou nenhum valor têm vários medicamentos ou mistura de medicamentos recomendados. Além das medidas antes indicadas para as "gripes", é possível que a inalação de vapor de água – obtido pelo aquecimento da água, por exemplo, no chuveiro elétrico – ajude. Os adeptos da medicina fitoterápica prescrevem inalação com óleo essencial de menta (mentol) e de eucalipto (eucaliptol) e "cabacinho". Mas esses remédios, tidos como inocentes, podem causar malefícios. Podem irritar as vias aéreas e agravar o quadro, ao invés de produzir alívio. Esses mesmos cuidados vocês devem ter com alguns produtos para desobstruir o nariz, em bastões para inalação nasal ou em pomadas para aplicação nas narinas.

### *O QUE FAZER PARA A DOR DE GARGANTA?*

A maior parte das dores de garganta é causada por infecção viral e o próprio corpo elimina o vírus, após um ciclo de poucos dias. A cura se faz naturalmente. Gargarejos com água e sal de cozinha ou bicarbonato de sódio ajudam a suportar o período do quadro agudo. O *spray* de própolis também auxilia. Mas, algumas vezes, a dor de garganta pode indicar uma doença mais importante como a herpangina e a amigdalite por estreptococo. Essa última é uma doença que merece atenção especial e até tratamento com antibiótico.

### *E A DOR DE OUVIDO?*

Há um capítulo sobre isso.

### *E QUAIS OS PRODUTOS NATURAIS PARA A TOSSE?*

O capítulo sobre tosse esmiúça o assunto. Mas ressaltamos que a hidratação adequada principalmente com suco de frutas, mel, própolis, xaropes de ervas (os "lambedores" do Nordeste) como os de hortelã, beterraba, mastruço, cebolinha e muitos outros, os óleos minerais e vegetais (de copaíba, por exemplo) para "arrastar o catarro" são receitas antigas e tradicionais que "funcionam". A tapotagem, manobra fisioterápica que consiste em bater com a mão em concha, várias vezes no tórax, a aplicação de produtos com mentol no tórax, também "funcionam". Isso por que a tosse, na maior parte das vezes, decorre de uma doença viral que tem um ciclo e cura entre sete a dez dias. Esse é o entendimento da medicina científica.

### *E OS REMÉDIOS PARA TOSSE QUE CONTÊM GUACO?*

O guaco é um dos exemplos de fitoterápicos que possuem reconhecidas ações farmacológicas. Nesse caso, a mais importante é a influência na coagulação do sangue. O guaco é um dos fitoterápicos mais usados para a tosse. Ele está na composição de muitos produtos usados com essa finalidade. Não deve ser empregado em menores de dois anos e nos portadores de doenças hepáticas e com tendência para sangramentos. É para, mais uma vez, lembrar a todos que muitos dos remédios da medicina alopática são derivados das plantas e que a fitoterapia não é inócua. Os produtos com guaco devem ser usados com cuidado.

### *E A TOSSE ROUCA, DE "CACHORRO"?*

Para evitar repetições, sugerimos a leitura do capítulo *específico.* (*Laringite – Crupe*)

### *E A ASMA? EXISTEM MEDIDAS NÃO MEDICAMENTOSAS QUE AJUDAM?*

As medidas não medicamentosas são as mais importantes para os que têm asma, rinite e dermatite, todas de causa alérgica. O capítulo sobre o tema deve ser consultado. Para firmarmos o aprendizado, enfatizamos as medidas não medicamentosas essenciais: não expor ao fumo e a outros irritantes respiratórios (fumaças, etc); evitar os ácaros, os fungos (mofo), os animais de pelo e pena, e outras causas de alergia respiratória; lutar contra o sedentarismo; estimular a prática de esportes e de vida ao ar livre; fazer a fisioterapia com profissional habilitado para os pacientes mais graves e estimular a fisioterapia domiciliar, como o aprendizado de um instrumento de sopro (flauta é excelente) para os menos críticos. Para os que apresentem dermatite alérgica, é importante descobrir e afastar a(s) causa(s): corantes, medicamentos, certas proteínas alimentares e outras. E também são essenciais higiene e hidratação adequadas.

### OS VÔMITOS E AS DIARREIAS SÃO TRATADOS SEM MEDICAMENTOS?

As doenças mais comuns e que apresentam esses sintomas curam espontaneamente. Tem começo, meio e fim, sem tratamento medicamentoso. E tudo isso é ditado pela natureza. Os remédios não fazem parte do tratamento usual desses dois problemas e com frequência fazem mal. Os cuidados com a hidratação e com a alimentação são os essenciais. O Professor César Pernetta, um dos mais importantes professores de pediatria, do século passado, no Brasil, dizia sempre: "A mãe paciente bem orientada e uma solução hidratante adequada são todo o tratamento da diarreia aguda da criança".

### COMO TRATAR AS CÓLICAS ABDOMINAIS SEM REMÉDIOS?

As dores abdominais da diarreia aguda ou da menstruação são bem diferentes das causadas pela apendicite ou pela invaginação intestinal. Nas duas primeiras, o tratamento sem medicamentos resolve quase 100% dos casos. As duas últimas necessitam de medidas diagnósticas e terapêuticas muito especiais. O portador de qualquer uma dessas duas últimas situações, se mantido em casa com chás e compressas abdominais, terá sua doença agravada e poderá até correr risco maior. O serviço de saúde deve ser consultado. E quando houver segurança de que o problema é bem conhecido, cólica menstrual, por exemplo, são recomendados: repouso, dieta com menos gordura animal, laticínios e ovos, insistindo na ingestão de vegetais, sementes cruas e nozes; exercício físico moderado e regular; como bolsa de água quente, banho morno e massagens relaxantes auxiliam no alívio da dor.

### OS PROBLEMAS DE PELE PODEM SER TRATADOS SEM MEDICAMENTOS?

Vários dos problemas da pele podem ser superados sem drogas, sobretudo sem corticoides. A brotoeja melhora com as mudanças no vestuário, os banhos, o ambiente fresco e as aplicações de água com goma de tapioca ou maisena. A pasta d'água, produto absolutamente natural, também funciona muito bem. Ela pode ser usada para vários outros probleminhas de pele da criança, como o eritema cutâneo, após exposição ao sol. O talco também pode ser empregado, apenas com o cuidado de aplicar com a mão no local afetado. Não usar grande quantidade de talco com esponja, que pode facilitar a aspiração e o aparecimento de quadros respiratórios. As assaduras da região das fraldas se resolvem com vestuário apropriado (as fraldas descartáveis parecem favorecer o aparecimento do problema; as de algodão ajudam na cura) e com medidas higiênicas adequadas. O impetigo, sobretudo quando existem poucas lesões, é resolvido com asseio bem feito, com muita água e sabão. Os furúnculos e abscessos são melhorados com calor local – bolsas de água morna, compressas aquecidas, "pirão quente" – e asseio local. Essas últimas lesões são resolvidas quando ocorre a drenagem do pus. Não devem ser manuseadas de forma violenta (espremidas) para tentar eliminar o pus "na marra". Deixa que a drenagem se faça normalmente é a melhor solução.

### OS PROBLEMAS GENITAIS PODEM SER RESOLVIDOS SEM REMÉDIOS?

Podem. A maior parte dos problemas é causada por asseio inadequado. O excesso ou a falta de asseio, o uso de produtos inapropriados e outros fatores da higiene causam doença no menino e na menina. No menino, o principal problema é o famigerado "exercício". A exposição a ambientes que favoreçam as doenças como a menina brincar em caixa de areia que entra na calcinha e irrita a genitália. Portanto, as medidas higiênicas apropriadas e outras medidas como o uso de shortinho quando a menina for para a caixa de areia e a extinção do "exercício" no pênis do menino ajudam muito. O asseio da menina que está com a vulva irritada e sujando a calcinha é com água e sabonete e, se isso não resolve, podem ser usados os banhos de assento de água fervida (1 litro ) e vinagre branco (1 colher das de sopa), por 5 a 10 minutos, duas a três vezes ao dia. No menino, com irritação do prepúcio, o mais importante, repetimos, é o asseio adequado e a proibição dos exercícios. Lembrar sempre que menino ou menina com problema genital pode estar sendo sexualmente manipulado.

### *O QUE ACHAM DA HOMEOPATIA, ACUPUNTURA, FLORAIS DE BACH, "BENZEDEIRAS" E "ESCALDA PÉS"!*

Todos esses métodos terapêuticos ajudam e estimulam o indivíduo doente a usar sua potencialidade biológica e sua capacidade de reagir e lutar para resolver, sem drogas, muitas das doenças que o atingem. São úteis desde que quem aplica essas terapêuticas e quem as usa conheçam as limitações de todas elas. Hoje só é admissível tratar meningite bacteriana com internação hospitalar, com todo um "esquemão" de suporte e com antibióticos potentes. Pensar, só o pensar, em usar um desses métodos para tratar meningite é absurdo e pode implicar processo judicial. Indicar exclusivamente qualquer uma dessas modalidades terapêuticas para um paciente com crise grave de asma, que está inclusive com redução do oxigênio sanguíneo, é outro absurdo, outro crime. Muitos médicos alopatas que praticam a medicina científica com muito critério, com muito cuidado, aceitam essas práticas desde que não façam mal ao cliente.

### *EXISTEM OUTRAS MEDIDAS PARA OS PROBLEMAS DE SAÚDE DAS CRIANÇAS?*

Existem e conheça alguns exemplos:

→ As doenças alérgicas são resolvidas quando evitadas as causas; as drogas minimizam a reação, mas a cura só é conseguida com o afastamento da causa.

→ Algumas crianças que entram na escolinha passam a adoecer com extrema frequência – infecções do ouvido médio, sinusites, bronquites, asma e outros problemas. Algumas delas melhoram muito quando passam um período longe da escolinha, dos coleguinhas que sempre estão com doença viral respiratória, e quando passam a ir para o sol, para as praças, para brincarem ao ar livre.

→ Muitas doenças ortopédicas são solucionadas sem medicamentos – imobilização, por exemplo; ainda se observa prescrição de medicamentos anti-inflamatórios não hormonais que apenas acrescentam riscos.

→ Os distúrbios comportamentais das crianças são resolvidos com orientações educacionais, portanto, sem medicamentos.

Finalmente, alguns conselhos que nos ajudam a agir criteriosamente:

→ Paciência é um dos componentes mais importantes para que os familiares e os profissionais permitam que as doenças se resolvam naturalmente sem excesso de drogas, de antibióticos.

→ Ela implica uma espera armada, pronta para agir; a doença que ontem parecia sem importância, hoje pode ser uma pneumonia.

→ É importante manter o médico informado sobre o andamento do quadro; assim, informe tudo a ele, converse quantas vezes forem necessárias; esse é um excelente remédio para as dúvidas e para corrigir os rumos.

→ Evite usar os remédios que as "comadres" empregaram nos filhos que estavam com um "problema semelhante" e que "funcionaram".

→ Leia a bula e evite os produtos que contenham muitos medicamentos associados; confira a fórmula do medicamento, qualquer que seja, para verificar se existe álcool; se existe, não é recomendável usar nas crianças.

→ Consulte a Internet que, afora as "porcarias", pode dar boas "dicas".

→ Procure sempre conhecer os efeitos colaterais dos remédios.

→ Nunca use antibióticos sem orientação médica.

→ Guarde os remédios em locais inacessíveis às crianças.

Consulte os pediatras que são os melhores conselheiros para as dúvidas.

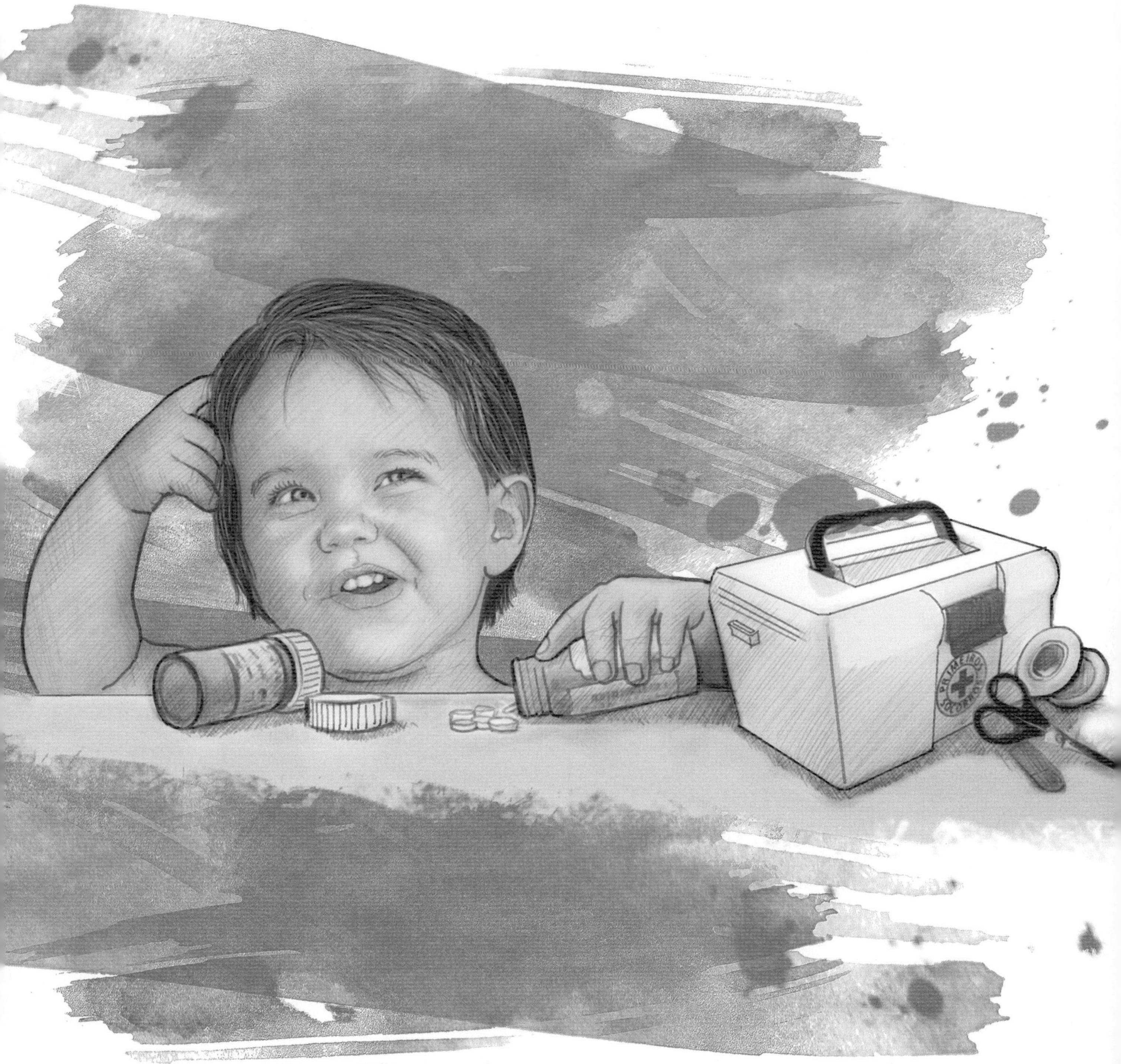

# A "FARMACINHA" DOMÉSTICA

CAPÍTULO 53

## A "FARMACINHA" DOMÉSTICA

Atendendo à solicitação de alguns familiares, vamos tentar estabelecer uma lista básica de remédios que devem ser mantidos em casa ou levados numa viagem. Evidentemente, vamos abordar apenas o que vocês devem ter para usar nas doenças ou situações mais simples, corriqueiras, menos graves.

Mas vamos deixar para a reflexão dois avisos importantes:

- → Existe maior risco de acidentes com os remédios, nas crianças, nas casas onde existam muitos medicamentos. O excesso de produtos também favorece o uso errôneo. Casa que tem Sorine Adulto e Sorine Infantil favorece o uso nas crianças do produto para seus pais. O erro pode produzir graves problemas, pois o remédio dos adultos contém nafazolina que é proibida nas crianças.
- → Os familiares devem ter consciência do seu limitado poder de reconhecer as doenças e de medicar as crianças. Essa é tarefa complexa e cada capítulo deste livro tem tentado definir esse limite mostrando os riscos de retardar a assistência médica apropriada para as doenças das crianças.

Então podemos explorar o tema. Quem começa a perguntar?

### *QUAIS REMÉDIOS CONTRA A FEBRE A "FARMACINHA" DEVE TER?*

Sigam a orientação do capítulo para selecionar os remédios para febre.

### *E O QUE DEVEREMOS TER PARA A DOR?*

Os remédios indicados para a febre são os mesmos para a dor na maior parte das situações. Dor de cabeça, de dente, de ouvido, no abdome, dor nos membros após um trauma, são aliviados pelos mesmos remédios antifebris, nas mesmas doses. Portanto, a "farmacinha" não deve dispor de outros remédios para a dor. Há um capítulo sobre *Dor*, que define ainda com mais precisão o que deveremos manter em casa.

### *O QUE MAIS DEVEREMOS TER PARA A DOR E A FEBRE?*

Os chás e outras medidas não medicamentosas são cada vez mais recomendados por muitos médicos para a febre. Assim, vocês devem ter na "farmacinha" algumas folhas, mesmo as industrializadas, para fazer chás. Camomila, canela, erva-doce, erva-cidreira e capim-santo, dentre outros, são usados com frequência. Também vocês devem ter na "farmacinha" bolsas para água fria ou quente que também são usadas nos traumas e nas dores abdominais, de ouvido e de cabeça.

### *O QUE DEVEMOS TER PARA OS DENTINHOS?*

Os produtos indicados são fitoterápicos (arnica, camomila). Remédios com anestésico não devem ser usados. Leiam o capítulo *Dentes, gengiva e língua*.

### *PODEMOS TER UM SPRAY OU PASTILHA PARA DOR DE GARGANTA?*

Podem. Um *spray* com própolis pode ser usado quando houver dor de garganta. Para os maiores, provavelmente para os de oito anos ou mais, uma dessas pastilhas simples, sem drogas, é útil. Também podem ter um antisséptico para gargarejos e bicarbonato de sódio que deve sempre existir. O uso dos *sprays* que contém anestésicos deve ser evitado. Seu uso pode induzir uma reação alérgica aos anestésicos.

### *A "FARMACINHA" DEVE TER O QUE PARA O NARIZ ENTUPIDO E A CORIZA?*

O produto básico para uso nasal é o soro fisiológico. É o mais barato, o mais útil e que não apresenta efeitos adversos. Existem no comércio ampolas (flaconetes) de 10 mL com soro fisiológico. É bom ter algumas delas, que não precisam ser estocadas no refrigerador. Quando necessário, despeje o conteúdo de uma ampola em um frasco com aplicador de medicação nasal (frasco usado de Rinosoro ou Sorine, por exemplo). Este soro fisiológico colocado em um frasco deve ser usado por no máximo 48 h. Assim, após esse prazo, é indicado desprezar o restante, lavar bem o frasco e despejar o conteúdo de outra ampola no frasco. Quem desejar pode ter uma das soluções comercializadas de soro fisiológico para uso nasal, sobretudo as que liberam um jato mais potente. Preferir sempre os soros sem conservantes, sobretudo o cloreto de benzalcônio usado para evitar a contaminação bacteriana. Esse conservante pode ser responsável pelo desencadeamento de alergia em algumas pessoas e "perenizar" os sintomas alérgicos respiratórios altos em outras. O capítulo *Rinite e sinusite, coriza e obstrução nasal,* neste livro, traz informações adicionais.

### *MAS ISSO NÃO DESENTOPE O NARIZ. O QUE DEVEREMOS USAR?*

O soro fisiológico é o que deve ser usado. Os remédios com vasoconstrictores tópicos para a desobstrução nasal são potencialmente perigosos. Contêm substâncias com intensa ação nos vasos sanguíneos (e é isso que faz desentupir o nariz), mas que podem ter significativa ação em vários órgãos corporais (coração, vasos e sistema nervoso). Essas reações podem ocasionar graves distúrbios no corpo da criança, mesmo que nas doses indicadas para desobstruir o nariz. Isto é, podem ser maléficos. E se ingeridos acidentalmente, por exemplo, se uma criança engole todo um frasco do Sorine Adulto, graves consequências e até a morte poderão acontecer. A principal e mais maléfica droga é a *nafazolina*. Guardem este nome. Procurem ler a bula e não usem produtos que contenham este perigosíssimo remédio. O mesmo é dito para os remédios antialérgicos que tem a letra D e vários outros remédios encontrados nas farmácias, todos por via oral, propagados para desentupir o nariz. Eles não devem fazer parte da "farmacinha" pelo elevado risco de grave intoxicação.

### *PARTICIPAÇÃO DE COLABORADORA.*

Lembro que minha filha usou um remédio no nariz que ela tinha mania de colocar sozinha. Não vi quando nem quanto ela colocou. Mas de repente ela foi ficando branca e "esmorecida", parecia um molambo. Acho que foi a pressão que caiu muito. Liguei imediatamenteparaomédicoqueperguntousobreasmedicaçõesque estava fazendo e eu disse nenhuma, até que ele perguntou por medicação nasal. Quando falei que sim, o médico mandou que eu visse a bula e verificasse se tinha uma tal substância da qual não lembro o nome. E tinha! De imediato, o médico mandou que eu jogasse fora e algum tempo depois falou que essa substância já tinha causado mortes. O médico ainda me recomendou que eu contasse o caso e divulgasse o nome da maldita substância para todas as mães.

### *E PARA A TOSSE, O QUE DEVEREMOS TER NA "FARMACINHA"?*

Devem ter mel de abelha e um ou dois xaropes naturais, fitoterápicos. Lembrar que o mel de abelha só deve se usado após o primeiro ano de vida.

### *E PARA A ASMA, O QUE DEVEREMOS TER NA "FARMACINHA"?*

Os familiares têm que seguir orientações precisas sobre a identificação precoce da crise, sobre a medicação a ser usada e sobre o reconhecimento da resposta. O programa para cada asmático deve ser individualizado e só o médico pode fazer isso.

### *QUAL COLÍRIO SE DEVE MANTER NA FARMACINHA?*

Apenas o soro fisiológico. As mesmas ampolas antes referidas para uso nasal também servem para quando a criança apresenta secreção ou irritação ocular. Colírios com antibióticos e outras substâncias, como a Cortisona, não devem fazer parte da "farmacinha".

### *E PARA OS VÔMITOS? O QUE A "FARMACINHA" DEVE TER?*

Os produtos para os vômitos são potencialmente tóxicos, têm eficácia duvidosa na maior parte das doenças agudas que produzem vômitos e devem ser recomendados pelos médicos após consultar as crianças. Vejam o capítulo *Vômitos*, neste livro, para mais detalhes.

### *E PARA AS DIARREIAS?*

Também não devem existir remédios para pará-las, na "farmacinha". A maior parte delas cura sem remédios. Consultem o capítulo sobre o problema.

### *E SORO PARA A HIDRATAÇÃO ORAL DEVE FAZER PARTE DA "FARMACINHA"?*

Para quem mora numa fazenda, por exemplo, é prudente ter alguns envelopes de um dos soros em pó. Se há diarreia, é só diluir o conteúdo do envelope na quantidade indicada de água fervida e ministrar às crianças. Os soros apresentados na forma líquida, prontos para usar, são menos práticos para serem guardados por longo tempo.

### *E PARA OS GAZES?*

Os produtos que estão aí comercializados e largamente usados pelos familiares, em si mesmos e nas crianças, não têm eficácia provada. Chás (boldo, preto e outros) têm efeito melhor. Assim, optem dar os chás no lugar dos os remédios.

### *E PARA O INTESTINO PRESO?*

Os supositórios de glicerina podem fazer parte da "farmacinha". Existem para as diversas idades. Não devem ser usados repetidamente, pois a criança que assim está sendo cuidada precisa mesmo é de avaliação médica para melhor definição da conduta. Vejam o capítulo *Constipação intestinal.*

### *O QUE A "FARMACINHA" DEVE TER PARA OS PROBLEMINHAS DA PELE?*

Além de água e sabonete glicerinado neutro, que são os principais produtos para a pele sadia e até para a pele doente, vocês devem ter pasta d'água que pode ser usada livremente na maior parte dos problemas da pele das crianças das regiões mais quentes. Uma pomada com Neomicina deve estar sempre pronta para uso. Mas atenção que ela contém antibióticos e deve ser empregada quando houver algum indício de infecção como secreção amarelada na lesão e vermelhidão cutânea ao redor. A maior parte das feridinhas cura sem remédios.

### *E O MERCURIOCROMO E O MERTHIOLATE?*

São potencialmente tóxicos e não devem existir no lar.

### *ENTÃO O QUE SE DEVE TER PARA LIMPAR AS FERIDINHAS?*

Água em abundância e sabão são os mais importantes elementos para o asseio da pele íntegra e também da ferida ou doente. *Água rabelo* e *elixir Sanativo* não devem ser empregados nas crianças. O *permanganato de Potássio* deve ser adquirido quando o médico prescrever e não existir na "farmacinha".

### *E A RIFOCINA* SPRAY?

É um erro usar excesso de antibióticos na pele ou em qualquer outro local do corpo (como os colírios com antibióticos e outros produtos). O *spray* de Rifocina, tão popular entre as mães, não deve fazer parte da "farmacinha".

### *PODEMOS TER UMA POMADA COM CORTISONA?*

Nas crianças sabidamente alérgicas, o médico pode orientar os familiares a ter uma pomada ou creme com cortisona. Mas esses produtos não devem fazer parte da "farmacinha" para todas as crianças. Mesmo na pele, a cortisona pode ser maléfica.

### *A "FARMACINHA" DEVE TER UM ANTIALÉRGICO?*

De rotina, não. Quando o médico diagnosticar um quadro alérgico, ele indicará um produto antialérgico e as condições de uso. E também poderá orientar sobre o futuro uso e a necessidade de manter o remédio em casa para uso em outro episódio alérgico. Então, essa é uma recomendação que deve ser programada para os alérgicos e o profissional detalha um programa específico para cada cliente. E aqui nós incluímos também os produtos com Cortisona, o mais poderoso antialérgico, que alguns médicos orientam certas famílias muito bem selecionadas para usarem em situações muito especiais, por exemplo, crise asmática importante.

### *E PARA SECREÇÃO NO OUVIDO E A SECREÇÃO GENITAL?*

Os especialistas não recomendam pingar qualquer tipo de gota no ouvido. Isso prejudica o exame e faz a criança sofrer mais quando o médico precisa retirar o que foi colocado para ver qual a doença apresentada. Para a secreção genital nas meninas e nos meninos basta o asseio adequado e, quando for o caso, a avaliação médica apropriada.

### *É PRUDENTE TER ALGUM ANTIBIÓTICO?*

Não. O antibiótico deve ser receitado pelo médico após examinar o cliente. Só após avaliar vários aspectos – órgão(s) afetado(s), necessidade de exames complementares, intensidade do quadro, bactérias envolvidas, necessidade de controles e outros – é que o profissional indica a medicação.

### *QUAL O MATERIAL DE CURATIVO QUE DEVEREMOS TER?*

Vocês devem ter sempre gaze, algodão e esparadrapo que permitem a realização de um curativo simples.

### *E A "FARMÁCIA" PARA OS ADULTOS?*

Os remédios para os adultos são potencialmente muito mais tóxicos para as crianças do que os que fazem parte da terapêutica pediátrica. Antidepressivos, sedativos, anti-hipertensivos e vários outros produtos muito perigosos são muito usados pelos adultos. Mesmo os remédios mais simples voltados para o tratamento dos adultos, que possuem componentes perigosos (Sorine Adulto) ou em doses muito altas (Paracetamol e Dipirona comprimidos), são potencialmente tóxicos para as crianças. Os remédios que os adultos devem manter em casa para eventuais "probleminhas" não devem conter componentes perigosos para a gurizada (Sorine Adulto, Afrin Adulto e outros remédios via oral para desentupir o nariz). É preferível usar apenas soro fisiológico no nariz. E os comprimidos para dor e febre (como Dipirona) devem ser guardados como os remédios que os adultos usam para problemas especiais (antidepressivos e remédios para o sono, por exemplo). Devem ser mantidos num armário bem alto, trancado a chave.

### *NOSSA "FARMACINHA" VAI FICAR MUITO POBRE, NÃO É MESMO?*

Acreditamos ser mais seguro para seus filhos que a "farmacinha" seja pequena mesmo, com poucos remédios, que vocês sabiam usar com segurança. E para encerrar, algumas palavras: A riqueza dessa "farmácia" está justamente na sabedoria de usar poucos remédios eventualmente.

### *E O QUE DEVEREMOS LEVAR NAS VIAGENS?*

Acreditamos, de início, que todos deveremos ter um seguro saúde confiável que nos assista nos problemas de saúde quando estivermos longe das nossas casas. Todos nós poderemos vivenciar situações importantes (acidentes, apendicite e outras) que devem ser resolvidas de pronto, onde estivermos, e um bom seguro saúde é uma garantia de que poderemos ser atendidos nos melhores hospitais por profissionais competentes. Nas viagens para o exterior, essa recomendação é ainda mais importante. Nesses casos, é sempre importante ter um seguro internacional que cobre apenas o período da viagem. Confiar nos seguros que nos assistem no Brasil podem causar situações indesejáveis. E os remédios que vocês devem levar são os mesmos antes recomendados para a "farmacinha" doméstica.

### *NÃO DEVEREMOS LEVAR UM ANTIBIÓTICO NUMA VIAGEM?*

Não aconselhamos. A indicação do antibiótico (tipo, dose, frequência e tempo de uso e outras variáveis) depende do diagnóstico (local afetado, gravidade da infecção, tipo de germe envolvido). E só o exame médico pode definir isso.

### *ONDE DEVEMOS GUARDAR OS REMÉDIOS? ALGUMA RECOMENDAÇÃO ESPECIAL?*

O armário para a guarda dos remédios não deve estar ao alcance das crianças e deve ser trancado com chave. Não deve ficar no banheiro, pois a temperatura elevada e umidade dificultam a conservação dos produtos e se for na cozinha deve estar longe das fontes de calor. A temperatura ideal para a conservação dos remédios é em torno de 15 a 27°c. O armário ainda deve ser ventilado e livre de muita luz.

### *ALGUMAS OUTRAS RECOMENDAÇÕES?*

Mais algumas recomendações importantes:

→ Guardar os remédios na embalagem original com a bula. Há alguns produtos que exigem refrigeração e nesse caso devem ser preservados no fundo do refrigerador para evitar as mudanças de temperatura que ocorrem quando se abre a porta do eletrodoméstico.

→ Classificar os remédios em categorias, por exemplo, para dor e febre, para o nariz, para facilitar a busca quando necessário.

→ Revisar uma ou duas vezes ao ano a "farmacinha" para avaliar quais remédios estão fora do prazo de validade.

### *ONDE LOCALIZAR A "FARMACINHA"?*

A farmacinha não deve ser localizada na cozinha nem no banheiro. O calor e a umidade prejudicam a conservação dos remédios. O excesso de luminosidade também pode atrapalhar. Um armário alto e trancado a chave para evitar que as crianças se acidentem e que atenda às condições anteriores é o melhor local para a guarda dos produtos farmacêuticos.

### *COMO SABER SE O PRODUTO QUE COMPRAMOS NÃO É FALSO?*

Esse é um dos problemas mais críticos atualmente. No Brasil, a falsificação de remédios é problema gravíssimo. A "raspadinha", aquele quadradinho com tinta branca ou metalizada, é hoje obrigatório. A tinta quando raspada revela o selo do fabricante e a palavra qualidade e isso garante a originalidade do produto.

Para terminarmos, lembramos que uma "farmacinha" organizada, pensada e bem cuidada por pessoas responsáveis e que conheçam o perigo dos medicamentos é peça importante na prevenção de perigosíssimas intoxicações nas crianças.

Lembramos sempre que este texto faz parte de uma proposta educacional e não visa a substituir a orientação médica individualizada.

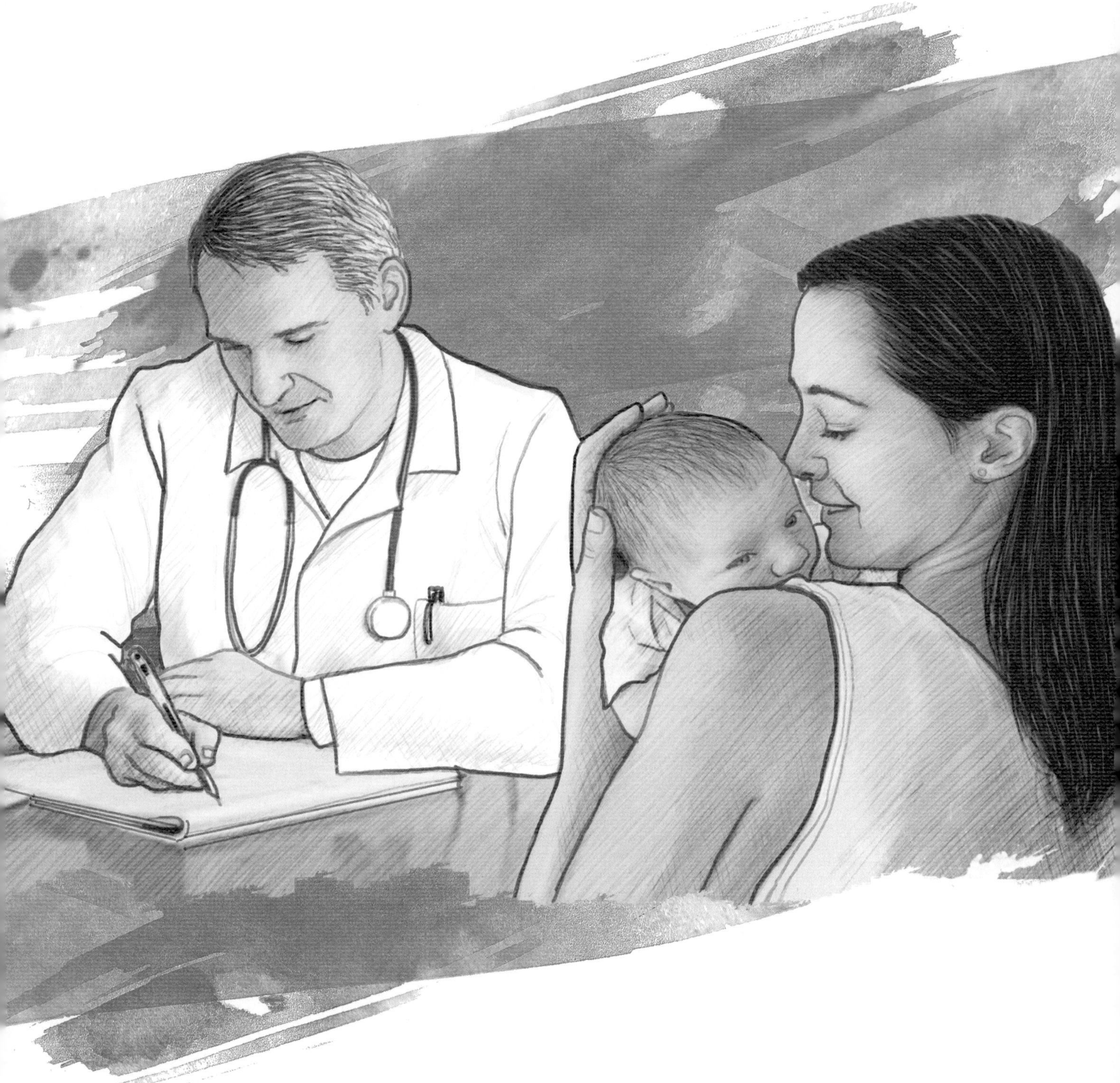

# CUIDADOS AO DAR REMÉDIOS

CAPÍTULO 54

## CUIDADOS AO DAR REMÉDIOS

Após definir a medicação para os clientes, os médicos devem:

- → Fazer prescrição legível para que os familiares e os funcionários da farmácia não cometam equívocos.
- → Fornecer informações sobre o remédio: sua função; se já vem pronto ou necessita de algum preparo; como é feito o preparo; seu modo de conservação; quais os efeitos indesejáveis; resposta esperada e outros aspectos.
- → Quando mais de um remédio for receitado, os médicos devem explicar se eles podem ser usados juntos e se existe interação entre eles.
- → Saber se os clientes já consumiram o medicamento receitado, qual foi o resultado e se houve intolerância ou reação alérgica.

Quem começa a perguntar?

### *QUAL O PAPEL DA BULA?*

A Anvisa – Agência Nacional de Vigilância Sanitária – tem feito um grande esforço para oferecer ao brasileiro bulas mais fáceis de serem compreendidas. Bulas que tragam informações que ajudem os familiares a entender a função de determinado medicamento, a usar o produto com maior precisão e a monitorar os seus possíveis efeitos adversos. O objetivo da Anvisa é envolver mais os familiares com a saúde e com o controle dos medicamentos. Isso pode ser visto na página eletrônica http://www.bulario.bvs.br, onde também é encontrada uma descrição de cada remédio usado no Brasil. Os médicos ficarão muito felizes com essa participação que tornará o seu trabalho mais profícuo, mais fácil e menos sujeito a erros.

### *E O USO DOS MEDICAMENTOS FORA DO PRAZO DE VALIDADE?*

Há vários aspectos a serem destacados:

- → Cada remédio tem *ingredientes ativos* (terapêuticos) e *inativos* (para dar sabor ou para cumprir outras finalidades); os ingredientes, sobretudo o princípio ativo, têm prazo de validade.
- → A indústria farmacêutica tem que determinar a data de validade de cada produto; isso depende de muitos fatores: característica química dos produtos ativos / inativos, apresentação (aos que têm apresentações em pó e diluídos para uso têm validade menor que os comprimidos) e de outros fatores.
- → Vencido o prazo de validade, o remédio passa a perder potência; esse é o primeiro prejuízo ao usar remédios fora do prazo.
- → Quanto mais importante a doença, mais valiosa é essa noção; imagine o que é tratar meningite com antibióticos fora do prazo de validade.
- → O consumo de produtos após a data de validade apresenta outros riscos; então é arriscado tomar remédios após o prazo de validade do produto; mudanças físicas – cor, odor, sabor, aspecto da suspensão – comprimidos, drágea ou cápsulas úmidas e/ou se desintegrando são indicadores de que o remédio não deve ser usado.
- → Sempre confira o prazo de validade dos remédios, mesmo que o produto seja adquirido hoje na farmácia: isso é mais válido para aqueles que são guardados por meses na "farmacinha" da casa.
- → Os produtos com validade vencida não devem ser despejados no sanitário, pois podem contaminar os mananciais de água; não devem ser colocados no lixo, face ao risco de serem usados por outras pessoas; o ideal é que sejam tratados como resíduos sanitários para ter um destino correto.

### *ISSO É VÁLIDO PARA AS VACINAS?*

Essas recomendações são válidas para todos os produtos usados com finalidade preventiva ou curativa. O cuidado é maior com o prazo de validade de vacinas que contêm organismos vivos como a Sabin e a antirrábica. Esses organismos morrem depois do prazo estabelecido e não funcionarão. Isso é tão importante que a vacina, antes de ser aplicada, deve ser mostrada aos familiares com destaque especial para o prazo de validade.

### *A CONSERVAÇÃO DO REMÉDIO É IMPORTANTE?*

É importantíssima. Cada produto deve ser conservado de acordo com as recomendações do fabricante. Os remédios não devem ser guardados em ambiente quente, úmido e sem ventilação. Em áreas tropicais, em função do clima, a conservação se faz mais importante, pois a deterioração pode ser mais rápida. Os produtos em pó para serem diluídos, como a amoxicilina, são mais bem conservados, após a diluição, na porta do refrigerador. Vacinas, soros e outros medicamentos devem ser conservados sob condições bem definidas. É sempre importante consultar a bula sobre esse aspecto, sobretudo quando os remédios usados são de elevada potência como os antibióticos e os para câncer. Os remédios não diluídos têm um prazo de validade maior e é o que está definido na embalagem quando estocados adequadamente. Os remédios diluídos têm um prazo de validade muito menor.

### *PODEMOS USAR O RESTO DO ANTIBIÓTICO PARA A PRÓXIMA VEZ?*

O antibiótico que resta, findo o tratamento, deve ser descartado. Os medicamentos que devem ser mantidos em casa, desde que obedecidos os prazos de validade e as condições ideais de estocagem, são os antifebris e alguns outros que são debatidos no capítulo *A "farmacinha" doméstica.*

### *E A GUARDA DOS REMÉDIOS?*

Os acidentes com remédios são dos mais graves e comuns nas crianças. Um "simples" remédio para desentupir o nariz que é deixado ao alcance de uma criança pequena, se ingerido, pode ser causa de morte. Portanto, os remédios, todos eles, sem exceção, quer sejam para uso das crianças ou dos adultos, devem ser guardados em um lugar muito seguro, como um armário alto, trancado a chave. E vocês devem manter em casa o mínimo de produtos tendo sempre o cuidado de descartar os que foram usados ou com prazo de validade ultrapassado. Nunca falar que remédio é bombom que induz as crianças a consumir o produto. Dizer que remédio é remédio. Que só pode ser dado por papai e mamãe, ou outro adulto autorizado.

### *QUAL A DIFERENÇA ENTRE REMÉDIO GENÉRICO, SIMILAR E DE MARCA?*

Os produtos genéricos seguem legislação específica e são protegidos por uma série de dispositivos para tentar torná-los baratos e confiáveis. Os similares não seguem a legislação aplicável aos genéricos e estão mais sujeitos a variações indesejáveis. Há indústrias confiáveis e que comercializam similares de alta qualidade. A amoxicilina similar é vendida por várias indústrias idôneas. Os remédios de marca são comercializados pelas indústrias que descobriram os princípios ativos. São habitualmente mais caros e submetidos a controles muito rígidos para que sua potência não seja prejudicada e para que não sejam falsificados. A nossa legislação ainda está defasada, pois ainda não compramos a quantidade a ser consumida. É inaceitável pagar por 100 mL de um produto quando a quantidade a ser usada será de 80 mL. Recomendação valiosa é adquirir os medicamentos nas farmácias confiáveis, pois a falsificação existe.

### *COMO DEVE SER A DILUIÇÃO DO REMÉDIO EM PÓ?*

Erros ocorrem quando os familiares têm de diluir um produto em pó. Muitos antibióticos são vendidos assim. Alguns fabricantes acrescentam o líquido a ser adicionado para a diluição correta. Outros acrescentam um medidor para o preparo preciso. A maioria não faz isso e os familiares encontram no rótulo um nível com informações duvidosas: "água até este nível". Não é assim. O correto é: acrescentar água com o cuidado de não ultrapassar a marca citada; agitar bem e verificar que a mistura está abaixo da marca; acrescentar mais água sempre com cuidado para que a marca não seja atingida e agitar bem; colocar mais água até que a marca seja atingida e aí a mistura está correta.

### *É IMPORTANTE AGITAR O FRASCO ANTES DE DAR O REMÉDIO?*

Todos os frascos com os remédios em suspensão devem ser agitados antes de dar ao cliente para garantir uma perfeita distribuição do produto ativo.

### *DAR REMÉDIO DE 6/6 HORAS É CHATO! PODE-SE DAR DE 8/8 HORAS?*

Todos os remédios têm que ser usados conforme a prescrição médica. Horário, tempo de uso, ingestão junto de alimentos ou não e várias outras peculiaridades são importantes e devem ser destacadas pelo profissional. A bula ajuda. Há medicamentos que devem ser dados com regularidade como os antibióticos. Têm que ser usados por período definido, na maior parte das vezes por sete ou dez dias. Há outros medicamentos, como os produtos para vermes, que podem ser usados com flexibilidade. É valioso ler a bula ou conversar com o médico sobre o assunto. "Na dúvida, não ultrapasse" também é válido para o uso dos medicamentos.

### *TEMOS QUE DAR O REMÉDIO DE MADRUGADA?*

Acordar crianças resistentes ao uso dos remédios aumenta o grau de dificuldade. O médico deve planejar os horários para que isso não ocorra. Em certas doenças – pneumonia, por exemplo – não se deve protelar o início do tratamento. Se a primeira dose foi dada num horário que complica a continuação, o médico ajusta as próximas doses para facilitar.

### *COMO MEDIR O REMÉDIO?*

As prescrições dos pediatras eram assim: "Dar uma colher das de chá de tantas em tantas horas...". Isso mudou. A indústria está facilitando muito a vida dos médicos e dos familiares ao fornecer mecanismos que garantem o uso preciso dos remédios em suspensão. As embalagens desses medicamentos oferecem mecanismos que permitem o correto cumprimento da prescrição: pipeta, seringa (os melhores), copo e colher todos graduados em mililitros. Quando isso não ocorre, os familiares devem usar uma seringa plástica (sem a agulha obviamente) para medir o produto. A seringa facilita a administração do remédio que pode ser feita pela própria criança, lá pelos quatro anos de idade. Evidentemente um adulto deve estar por perto. Os remédios em gotas devem ser empregados com mais rigor, pois a quantidade do remédio por unidade de medida é maior do que nos produtos em suspensão. Não é recomendável usar o conta-gotas de outro remédio, pois o de um pode conter 30 gotas por mililitro e de outro 20 gotas por mililitro.

### *PODEMOS USAR OS REMÉDIOS DE PELE LIVREMENTE?*

Não. Os remédios para uso local, como os para as doenças da pele, olho, ouvido e genitália devem ser usados com critério, pois podem ser maléficos. O uso dos corticoides na pele, por longo período, produz malefícios. O emprego de colírios com antibióticos no olho é um mecanismo que gera resistência nas bactérias. Qualquer remédio deve ser usado com prescrição médica por familiares conscientes.

### *COMO DAR O REMÉDIO POR VIA ORAL NA CRIANÇA REBELDE?*

Boa parte das crianças durante um período da vida, rejeita o uso de medicação oral, a nebulização, a câmara para uso dos *sprays*, o remédio de nariz e o de garganta. Lá vão alguns conselhos para tentar superar:

→ É válido usar o supositório quando existir essa alternativa; os familiares devem ter cuidado para não usar abusivamente a via retal; antes de usar o supositório, a via oral deve ser tentada até que a criança aceite o uso oral.

→ Alguns remédios podem ser repetidos se a criança vomita; a maior parte das penicilinas pode ser dada de novo sem risco; outros antibióticos e vários outros produtos como os antifebris não devem ser repetidos de forma liberal, pois há o risco de intoxicação medicamentosa; o médico indica o que fazer.

→ Misturar o remédio com o alimento não é boa norma; o alimento é mais importante que o remédio; a adição de qualquer produto muda o sabor do leite, por exemplo, o que pode dificultar a tomada do alimento; além disso, se a criança deixar de tomar todo o alimento, uma quantidade desconhecida do remédio não é ingerida; camuflar o remédio em algo que não faça parte da rotina alimentar pode ser aceitável: misturar com leite condensado, mel de abelha ou mel de ameixa são tentativas válidas; é sempre aconselhável que os familiares expliquem que o remédio está ali, misturado àquele produto, pois a "mentira tem perna curta" e deseduca.

→ É terrível quando a mãe está tentando dar o remédio e a avó se mostra insegura ou lamuriosa; é importante que quem for dar o remédio às crianças rebeldes o faça com determinação, com certeza de que isso é importante para a melhoria; a manutenção desse comportamento determinado e muito carinho, e o emprego de métodos não traumáticos de contenção, feitos repetidamente, devem vencer a resistência da criançada mais rebelde; evidentemente, algumas palavras sobre a importância da tomada do remédio são sempre muito úteis; as ameaças ("tome para não tomar injeção"; "tome ou te levo para o médico") são absurdas.

### *EXISTE ALGUM MECANISMO PARA EVITAR ISSO?*

Pensamos que grande parte das crianças não aceita tomar os remédios orais porque foram forçados na primeira vez em que foi preciso usá-los. Assim, recomendamos ser importante que os adultos:

→ Conheçam o sabor dos produtos antes de oferecê-los às crianças.

→ Procurem, quanto mais cedo melhor, conversar com as crianças e informar que vez ou outra os remédios dados pela boca poderão ser importantes.

→ Demonstrem que o sabor dos remédios não é ruim; deixem que elas toquem com o dedo nos produtos a serem usados e as estimulem a experimentar.

→ Tentem fazer com que as rebeldes, quando estiverem sadias, provem o sabor dos remédios que mais provavelmente serão usados; exemplo: escolher um remédio de febre e após passado o quadro, tentar demonstrar a elas que não é tão difícil aceitar; o mesmo pode ser feito com a nebulização; no intervalo das doenças, nebulizar as crianças com soro fisiológico para tentar fazer com que aceitem; pode ser feito também com as câmaras de inalação (ou espaçadores); as crianças devem manusear as câmaras em fases distintas daquelas em que estão doentes e os familiares podem simular a aplicação dos medicamentos e assim quebrar o receio do uso do equipamento.

→ Ensinem sempre que remédio é remédio, apesar de "docinho" e só pode ser usado com a presença das mamães e dos papais.

### *MAS OS VÔMITOS PODEM SER OCASIONADOS PELO REMÉDIO. NÃO É?*

Os vômitos e outros fenômenos digestivos e gerais podem ser provocados pelo próprio medicamento e não depender da birra ou da dificuldade de tomar o remédio. Quando a causa dos vômitos for intolerância ao remédio, o médico deve ser avisado, pois há alguns truques que ele pode recomendar – reduzir a dose, aumentar o tempo entre as dores, dar outro remédio para aumentar a tolerância – ou, mesmo, ele pode recomendar a suspensão ou a substituição do medicamento. Mas reafirmamos que os familiares sempre devem conversar com o médico.

### *E AS REAÇÕES ALÉRGICAS?*

Toda medicação apresenta efeitos colaterais. Perguntem sempre aos médicos quais as boas ações, mas perguntem também sobre as más ações dos remédios. Questionem sempre. Sobre qualquer medicação, até sobre os aparentemente inofensivos remédios contra a febre. E leiam a bula e consultem a Internet. Várias reações alérgicas na pele e em outros órgãos, estomatites e glossites (inflação da boca e da língua), diarreias e vários outros problemas podem ser produzidos pelos remédios. Atenção e cuidado são sempre remédios acessórios quando as crianças estão sendo medicadas.

### *E A INJEÇÃO?*

O emprego da medicação injetável é exceção na prática pediátrica. A maior parte dos remédios para as crianças é por via oral e raramente há necessidade de usar injeção. O uso de remédios injetáveis contra a febre que é prática comum em algumas emergências é aspecto criticável e uma das causas da febrefobia e do temor que as crianças têm dos médicos.

### *MUITOS FAMILIARES VÃO AO MÉDICO E NÃO USAM A MEDICAÇÃO!*

Isso é comum. A melhor maneira, e talvez única, de esclarecer as dúvidas é conversar com o profissional. Se vocês acham que o antibiótico não deve ser dado ou se a vovó ficou com dúvida sobre a real utilidade do medicamento, perguntem a ele. Se vocês acham que dez dias é muito tempo de medicação, perguntem a ele. Se vocês acham que é melhor dar o genérico no lugar do remédio de marca, perguntem a ele. Se vocês acham que é melhor dar o antibiótico de 12/12 h ao invés de 8/8 h, perguntem a ele. Se vocês acham que é exagero o planejamento dietético, perguntem a ele. Ou consultem outro profissional para mudar a orientação. Os médicos são os únicos aptos para prescrever medicamentos e outras condutas. Vamos exemplificar: há pessoas que "morrem de medo" dos antibióticos e chegam a não administrá-los corretamente; algumas dessas pessoas dizem: "olha doutor, ele ficou bom do ouvido sem o antibiótico que o senhor prescreveu"; isso é conhecido; muitas infecções são autolimitadas, curam sem antibiótico; isso depende da carga bacteriana e da defesa imunológica da criança; mas deve ser perguntado se vale correr esse risco; da mesma forma que o organismo venceu, poderia ocorrer o contrário; a otite média pode se complicar com osteomielite do osso mastoide ou até com meningite.

Os debates sobre o tema que agora encerramos e o texto que resume o que discutimos não substituem a consulta médica.

PROFISSIONAIS COLABORADORES:
Carlos Gonçalves de Oliveira,
João Gonçalves de Medeiros Filho,
Ivo de Oliveira

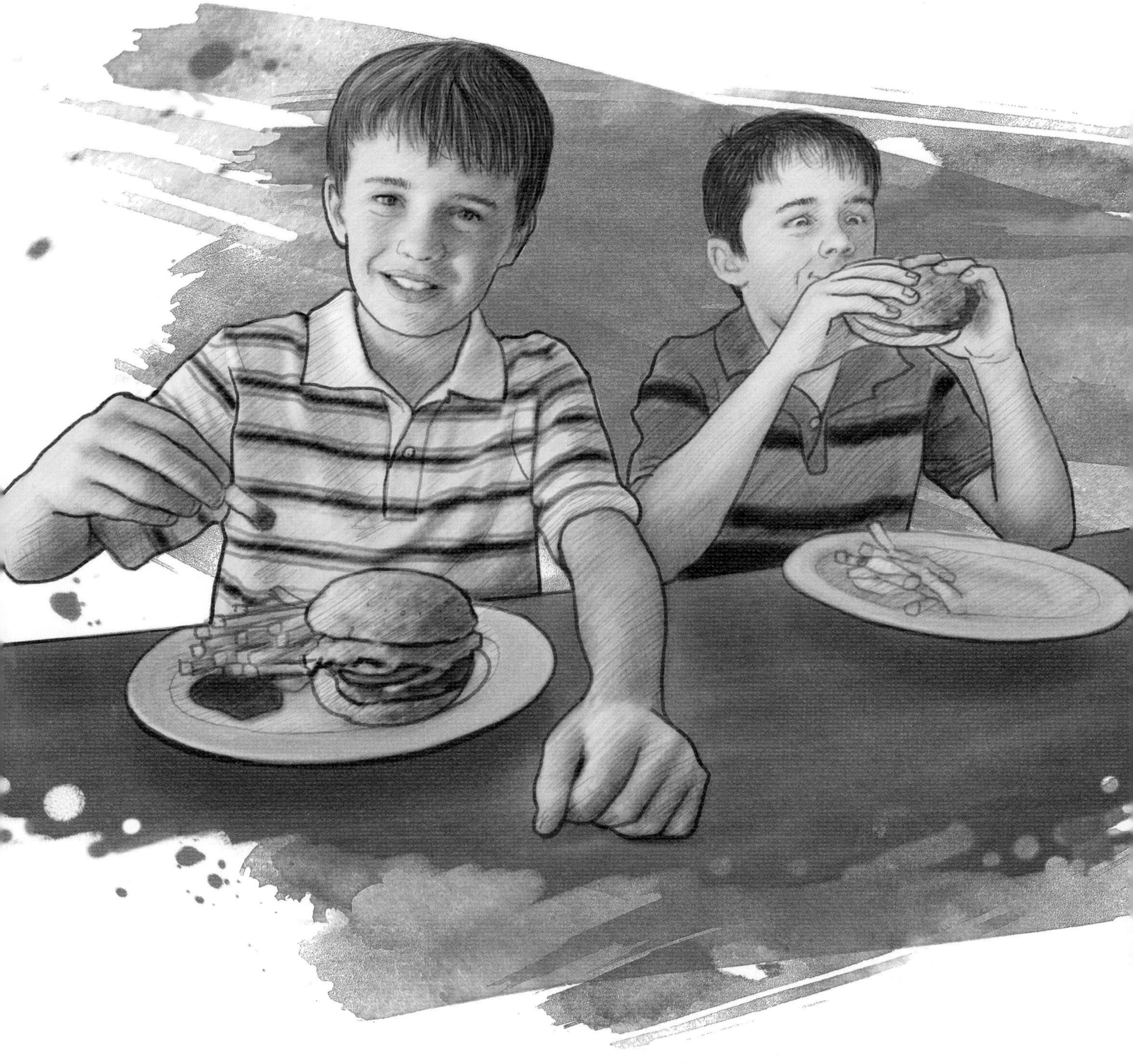

# ALERGIA E INTOLERÂNCIA A ALIMENTOS

CAPÍTULO 55

## Alergia e intolerância a alimentos

As reações adversas surgidas após a ingestão de alimentos decorrem de:

- *Infecção* – Causada por bactérias, vírus, parasitos e toxinas; é o problema mais comum.
- *Intolerância* – Causada pela incapacidade para digerir alguns alimentos; o melhor exemplo é deficiência do fermento intestinal lactase que digere a lactose, açúcar do leite; outro exemplo é a doença celíaca em que o indivíduo não consegue conviver com o glúten do trigo e de outros alimentos.
- *Ação farmacológica* – Ocorre após a ingestão de alimentos e/ou de alguns aditivos alimentares que induzem reações anormais; um exemplo é o agravamento dos sintomas do refluxo gastroesofágico após a ingestão de chás, café e bebidas gasosas; outro é a ocorrência de azia, dor de cabeça, sudorese, inchaço e pressão craniofacial produzidos pelo glutamato monossódico existente em comida oriental.
- *Alergia* – Acontece nos indivíduos geneticamente predispostos para manifestarem reações alérgicas digestivas, respiratórias e cutâneas.

Vamos discutir a alergia alimentar. Não discutiremos as outras reações.

Quem começa?

### *O que é exatamente a alergia alimentar?*

A maior parte das pessoas consome os alimentos sem problemas. Mas algumas apresentam uma reação atípica do sistema imunológico quando em contato com um alimento que é bem aceito pela maioria. A maior parte de nós ingere a proteína do leite de vaca e nada sente, mas alguns têm reação alérgica que pode ser até grave. Pode surgir urticária ou um choque anafilático. A alergia começa a ser montada nos primeiros contatos com o alimento e é específica. A reação contra o amendoim não funciona contra o leite de vaca e vice-versa. A alergia aos alimentos tem a mesma explicação da asma, rinite alérgica, eczema e alergia aos medicamentos.

### *Qual a frequência do problema?*

Estima-se que 8% das crianças e 2% dos adolescentes sofram de alergia alimentar. Fica evidente que algumas crianças alérgicas, com o passar dos anos, tolerarão o alimento antes considerado ofensivo. A alergia do lactente tende a ser transitória principalmente quando o agente causador é o leite de vaca. Os novos métodos diagnósticos e o aumento das alergias explicam a maior frequência atual do problema. O consumo de alimentos industrializados com corantes, conservantes, espessantes e outros produtos também devem explicar o aumento das alergias.

### *Quais os alimentos mais implicados?*

Cerca de 90% dessas alergias são provocadas por: proteínas do leite de vaca, ovo, amendoim e seu óleo, trigo, soja, peixe, frutos do mar (camarão, caranguejo, lagosta), sementes como a do gergelim, frutas como tomates, melões, morangos, abacaxis e outras frutas tropicais, além das castanhas e das nozes.

### *E na criança, qual o mais frequentemente implicado?*

É o leite de vaca que contém múltiplas proteínas. O problema aparece principalmente quando o leite de vaca é introduzido antes dos seis meses de idade. A frequência da alergia ao leite de vaca varia de 0,3 a 7,5 %. O aumento da idade reduz essa alergia. Do total de crianças alérgicas, 50% ao fim do primeiro ano, 75% ao fim do segundo e 90% ao fim do terceiro não terão o problema.

### *O leite de vaca que a mãe ingere pode causar alergia no bebê?*

Isso pode ocorrer. Uma pequeníssima parte da proteína do leite de vaca que a mãe ingere é absorvida pelo intestino e chega intacta até o leite do peito. A criança predisposta a apresentar alergia ao leite de vaca, ao ingerir o leite da sua mãe, com essa pequeníssima quantidade de proteína, pode desenvolver alergia e sintomas de doença, como choro excessivo, irritabilidade, vômitos e/ ou regurgitações, distensão abdominal, diarreia e sangue nas fezes.

### *E QUEM TEM ALERGIA A UM ALIMENTO PODE TER A OUTROS?*

Isso ocorre com frequência. A mesma criança pode ter alergia a camarão e lagosta, que são parentes. Existe maior possibilidade de uma pessoa ser alérgica a vários tipos de nozes e castanhas, todos relacionados. Cerca de 50% das crianças que têm alergia às proteínas do leite de vaca também apresentam problema com ovo, soja, amendoim, peixe, trigo e outros produtos. De 50 a 80% delas, apresentam alergia ao pólen, epitélio de cão e gato, mofo e ácaros.

### *E O PROBLEMA DA ALERGIA AO CHOCOLATE?*

Não é comum a alergia causada pelo cacau, o componente básico do chocolate. A explicação para a fama do chocolate é que ele frequentemente contém, além do cacau, outros componentes como leite, ovo, castanha e amendoim, que são causas importantes de alergia alimentar. E um ou mais destes outros componentes do chocolate é que podem produzir o problema.

### *E OS ADITIVOS ALIMENTARES?*

Eles foram incriminados excessivamente no passado. Hoje, não há comprovação científica que sejam causa comum de alergia. Algumas pessoas, especialmente as que não toleram AAS / Dipirona, podem apresentar alergia a esses produtos. Na Internet, obtivemos as seguintes categorias de aditivos alimentares: conservantes, corantes, aromatizantes, estabilizantes, espessantes, acidulantes, edulcorantes, umectantes, antiumectantes, antioxidantes, espumíferos e antiespumíferos. Cada categoria é composta por vários aditivos químicos. São dezenas de substâncias. Estão presentes em vários alimentos. Os aditivos que mais comumente causam reação adversa são: aspartame, benzoatos, certos corantes amarelos (tartrazina) e vermelhos, glutamato monossódico, nitratos e nitritos, parabenzeno, sulfitos, BHA e BHT. A maior parte das reações é do tipo intolerância (cefaleia, enxaqueca, irritabilidade, insônia). Raramente, causam reação alérgica com rinite, asma, urticária e o aditivo mais implicado é o corante amarelo tartrazina, muito comum em balas e biscoitos consumidos pela criançada.

### *QUAIS OS SINTOMAS DAS REAÇÕES ALÉRGICAS AOS ALIMENTOS?*

Habitualmente, os sintomas são alterações discretas no tubo digestivo, nas vias respiratórias e na pele. Podem aparecer em apenas um órgão ou em dois ou mais ao mesmo tempo. São sintomas que evoluem ao longo do tempo e que não chamam a atenção do cliente e/ou dos familiares. Algumas vezes, são alterações graves, que aparecem de forma súbita, aguda, e que colocam em risco a vida. As principais alterações possíveis são:

→ *Gastrointestinais* – Náuseas, vômitos, dados clínicos e de exames do refluxo gastroesofágico, cólicas, gases, diarreia, constipação, perda de sangue nas fezes.

→ *Respiratórias* – Coriza, Espirros e obstrução nasal, rouquidão, tosse, chiado (asma), aumento da secreção respiratória, otite média aguda e crônica, respiração bucal e até alterações radiológicas nos pulmões.

→ *Dermatológicas* – Eczema, dermatite, urticária, prurido, descamação (caspa), coceira e vermelhidão ao redor do ânus, inchaço nos lábios e nas pálpebras.

→ *Outras* – Irritabilidade, insônia, tonturas, cansaço; lacrimejamento, coceira e outros dados de conjuntivite; perda de peso, sudorese, baixo rendimento escolar, depressão e até choque anafilático.

### *COMO É FEITO O DIAGNÓSTICO DE ALERGIA A UM ALIMENTO?*

A história contada pelo familiar ou pelo cliente e o exame médico dão importantes pistas. Há exames de laboratório e testes cutâneos para ajudar. Algumas vezes, há necessidade de anotar detalhadamente os alimentos ingeridos e os sintomas apresentados para o diagnóstico. A suspensão do alimento que causa o problema e a desaparição dos sintomas fecham o diagnóstico. A suspensão de um alimento consumido esporadicamente é fácil. O camarão é um bom exemplo. A suspensão de um alimento tomado diariamente e que está presente em dezenas de produtos é um problema especial. A suspensão do leite de vaca é o melhor exemplo. Existem pessoas que não acreditam na orientação e acham que a oferta de um "brigadeiro" não faz mal. A eles não foi informado que isso pode trazer consequências muito graves para o paciente.

### *QUAL O PAPEL DOS ESPECIALISTAS?*

Vários especialistas trabalham junto com o pediatra na definição do problema e no planejamento terapêutico. O gastroenterologista é o principal. Mas o imunologista / alergista e o nutrólogo também podem ser importantes.

### *COMO É FEITO O TRATAMENTO?*

Quando o fator que causa a alergia é descoberto, o tratamento é afastar o alimento causador. Como já citado, para alguns alimentos, como o camarão, é tarefa simples. Para outros, sobretudo para o leite de vaca, é tarefa extremamente difícil que precisa ser bem planejada pelo pediatra, familiares, nutrólogo e gastroenterologista. O leite de vaca entra na composição de uma grande variedade de alimentos que as crianças consomem. Um dos segredos é fazer com que todos, até aquela avó extremamente agradável, acreditem no diagnóstico e não transgridam a prescrição.

### *E COMO CONVENCER OS ADULTOS?*

Todos devem saber, que a alergia implica um risco de reação grave se a criança for exposta ao alimento em causa. Colocar avisos pela casa, fazer uma pulseira ou medalha com a informação ajudam.

### *EXISTE INDICAÇÃO PARA O TRATAMENTO COM REMÉDIOS?*

Os medicamentos são receitados para alguns pacientes.

### *QUANDO TENTAR INTRODUZIR O ALIMENTO QUE CAUSOU ALERGIA?*

A introdução de qualquer alimento que causou quadro alérgico numa criança é assunto extremamente importante. Isso deve ser bem planejado pelo médico assistente. Como dito anteriormente, 50% das crianças diagnosticadas como portadoras de alergia ao leite de vaca passam a tolerar o alimento ao fim do primeiro ano de idade. Então, provavelmente, se a criança está indo muito bem, sem tomar leite de vaca e seus derivados e está sem alterações atribuíveis à alergia ao alimento, logo após completar um ano de idade, pode ser feito o teste. Com os outros alimentos, é possível que o mesmo aconteça. Depois de muitos meses sem o produto causador do quadro alérgico, numa criança que passou esse período muito bem, é possível testar a aceitação.

### *COMO É O TESTE PARA VER SE A ALERGIA DESAPARECEU?*

O teste deve ser feito de forma planejada, com cuidado, com gente qualificada observando a criança. O pediatra, o gastroenterologista e o imunologista / alergista são os profissionais que devem planejar o teste. E a mãe instruída pelos profissionais, sobretudo sobre as possíveis reações alérgicas, é a melhor pessoa para executar o que foi pensado. Em certas ocasiões, face ao risco de graves alterações após a introdução do alimento, o teste é feito no hospital.

### *COMO EVITAR A ALERGIA ALIMENTAR?*

O primeiro e o mais importante cuidado é a amamentação exclusiva por seis meses. A introdução dos alimentos diferentes do leite materno deve começar pelos menos indutores de alergia, como está bem descrito no capítulo sobre alimentação. Também devem ser evitados os alimentos em conservas que sempre aumentam a possibilidade de reação alérgica.

### *EXISTEM NOVIDADES SOBRE O TEMA?*

Em 2000, a Academia Americana de Pediatria – AAP – recomendou que as mães de famílias com história de alergia deveriam evitar leite de vaca, ovos, peixe, amendoim e nozes durante a amamentação para evitarem alergias a esses alimentos nas crianças. Muitos pediatras pelo mundo afora passaram essas recomendações para a sociedade. Em janeiro de 2008, a mesma AAP questionou essas recomendações. Nesse último parecer, ela concluiu que o único conhecimento seguro é o valor do leite humano para prevenir as alergias nas crianças.

## *O QUE MAIS RECOMENDOU A ACADEMIA?*

A Academia ainda observa que:

- A amamentação exclusiva por quatro meses reduz o risco de erupção cutânea alérgica ao leite de vaca; também evita as bronquites com chiado nos bebês, mas não é seguro que evite a asma.
- Não existem dados para definir o emprego de alimentos hipoalergênicos – há leites com esse rótulo – como úteis para evitar as alergias em crianças susceptíveis que não usam exclusivamente o leite humano.
- Não há dados suficientes para recomendar o leite de soja para evitar as alergias; não existem evidências suficientes para postergar a introdução de alimentos como ovos, peixe ou manteiga de amendoim para reduzir a frequência das alergias nas crianças; recomenda-se que apenas em situações muito especiais há necessidade de restringir o uso de alguns alimentos.

## *HÁ OS CONSELHOS ADICIONAIS?*

Lá vão mais dois:

- Procure fazer com que seus filhos e familiares tenham um cardápio com o máximo de produtos naturais e com o mínimo de produtos artificiais, em conservas.
- Esteja preocupado com a alergia aos alimentos, medicamentos, produtos para uso na pele com finalidade terapêutica ou cosmética e as substâncias inaladas com ácaros, fungos, pólens, epitélio de cão e gato, e outros.

Como sempre temos feito, avisamos que os textos não pretendem que os familiares tomem decisões baseadas no que está escrito. A consulta médica individualizada continua a ser o aspecto mais importante para decidir o que fazer para cada pessoa enferma.

PROFISSIONAIS COLABORADORES:
Emanuel Sávio Cavalcanti Sarinho,
João Gonçalves de Medeiros Filho,
Patrícia Tenório Bastos

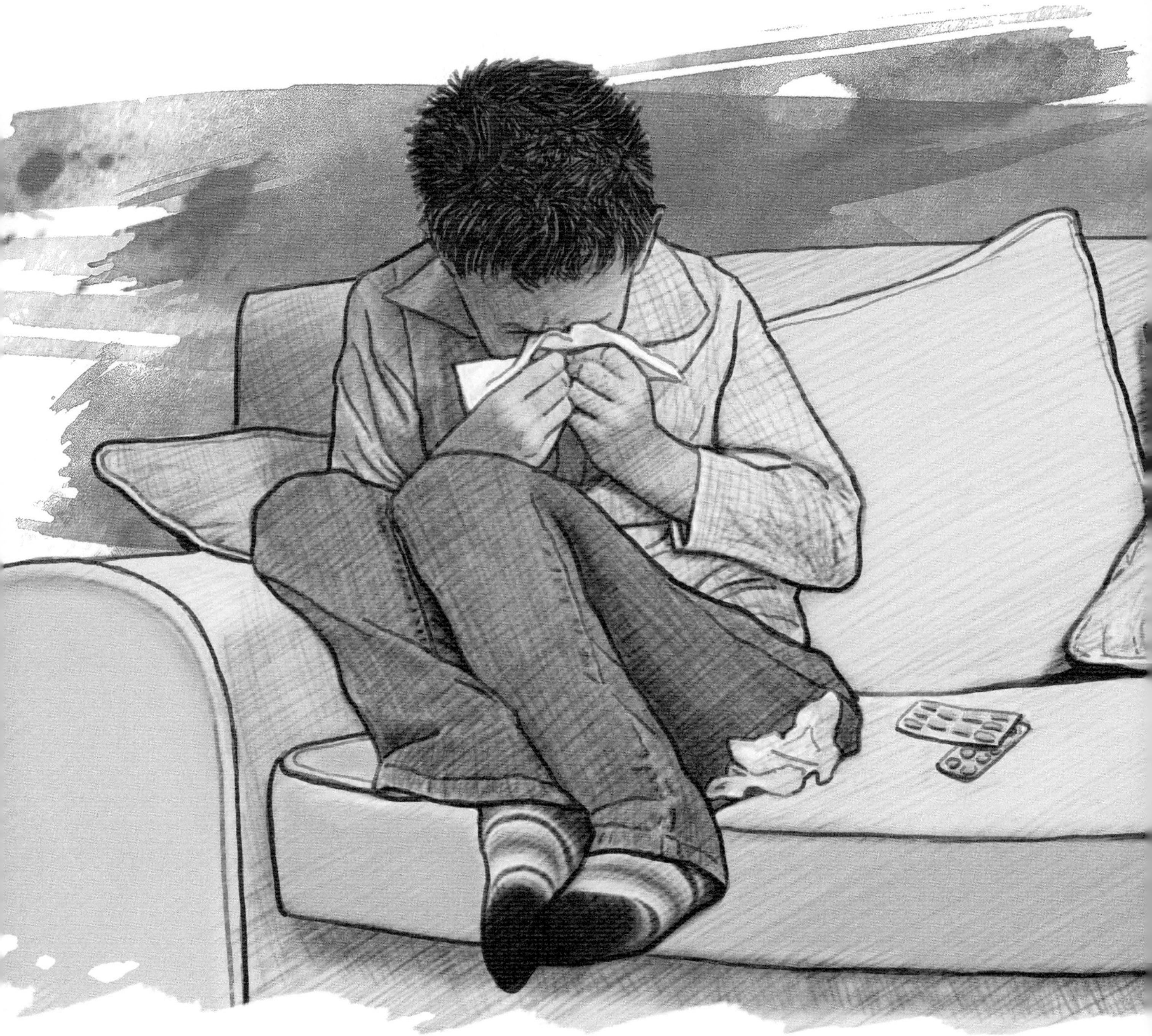

# EFEITOS ADVERSOS DOS MEDICAMENTOS

CAPÍTULO 56

## Efeitos adversos dos medicamentos

São muitas as consequências maléficas que o emprego de remédios causa ao ser humano:

- → *Reações alérgicas* – Frequentes e algumas vezes mais importantes que a doença que motivou o uso do medicamento – urticária, edema de glote, choque.
- → *Reações locais* – Frequentes e manifestas por sintomas ligados, sobretudo, à via de administração: Via oral produz, principalmente, problemas gastrointestinais (dor, vômito e diarréia); a via muscular ocasiona problemas no local da aplicação (dor e vermelhidão).
- → *"Sensibilidade individual"* – Exemplos: intolerância à metoclopramida – contra vômitos – que pode desencadear quadros neurológicos; efeito paradoxal de alguns sedativos que produzem excitação em certos clientes.
- → *Infecções por bactérias resistentes* – Exemplos: diarreias graves, pneumonias e outras doenças que dependem da substituição das nossas bactérias normais por outras altamente perigosas.
- → *Prejuízo para a resolução normal da doença* – É documentado que uma doença febril viral, que deveria durar poucos dias, poderá ter seu curso prolonga-do pelo uso excessivo de remédios de febre e de anti-inflamatórios.
- → *Mau exemplo* – Tendência a recomendar a outros o "remedinho" que "curou" uma gripe que seria curada sem drogas.
- → *Gasto desnecessário de dinheiro.*

Passemos a debater o assunto.

### *Os medicamentos "antigos" são mais seguros que os "novos"?*

Os médicos conhecem mais os remédios usados há décadas, caso da Penicilina, do que os mais recentes, como a Azitromicina. Por isso, a primeira é preferida no tratamento de infecções. Outro exemplo é a preferência que alguns médicos têm pela Dipirona e pelo Paracetamol. Eles acham que essas últimas drogas usadas há muito tempo são mais seguras que os derivados do Ibuprofeno. Este e alguns anti-inflamatórios não hormonais (por exemplo, Diclofenaco) devem ser destinados para algumas situações especiais.

### *São frequentes as alergias aos remédios?*

São muito frequentes. Cerca de 5 a 10% das pessoas que usam remédios para febre, anti-inflamatórios, antibióticos e anticonvulsivantes apresentam reações alérgicas. Repetimos: reações que podem ser muito mais graves, mas muito mesmo, que as doenças que motivaram o uso desses medicamentos.

### *Os dados pela veia são mais perigosos que os dados pela boca?*

De uma forma geral, os produtos injetados na veia ou no músculo tendem a causar as reações mais graves. Os supositórios e os produtos aplicados na pele, no olho e no ouvido também induzem fenômenos alérgicos. Os remédios por via oral, pelo fato de serem os mais usados, são os que causam mais reações. Enfim, o medicamento usado em qualquer local do corpo, sob qualquer forma, por qualquer via, pode provocar reação alérgica com potência de gravidade.

### *Qual a lista dos remédios que mais provocam alergias?*

Na pediatria, os principais são os antifebris e os antibióticos. Dos antifebris, o Acetaminofen (Paracetamol) e a Dipirona, os mais empregados, são os principais responsáveis pelas as reações adversas. Dos antibióticos, os derivados das Penicilinas, também os mais usados, produzem os quadros mais comuns. Mas qualquer remédio para febre (Ibuprofeno e outros), assim como todos os antibióticos não citados anteriormente e os quimioterápicos (Eritromicina, Sulfas, Furadantina, Quinolonas, Azitromicina, Cefalosporinas, entre outros) causam alergia. Todos os antiparasitários (Mebendazol e Tiabendazol para uso oral e até os produtos para sarna aplicados na pele), todos os anti-inflamatórios (Aspirina, Naproxeno, Diclofenaco, por exemplo) também causam. Todos os anticonvulsivantes (Fenobarbital, Carbamazepina, entre outros), os antissépticos locais (como o Merthiolate e os iodados), as insulinas, os anestésicos locais (inclusive os usados pelos dentistas), os contrastes iodados empregados pelos radiologistas, os soros (antitetânico e outros) e as vacinas (Tríplice Viral, é exemplo), para citar os mais comuns, são causas de alergia e intolerância.

### *A LISTA É ENORME! É PARA TER MEDO!*

Esse medo que leva a um estado de alerta é benéfico. Por isso a informação é importante. É inaceitável que o médico que prescreve um remédio não informe sobre os efeitos benéficos e maléficos. Daí a importância de tomar conhecimento – na bula e na internet – dos cuidados que devem ser tomados no uso de remédio. Mesmo que o remédio seja um creme ou uma pomada para a pele ou para a genitália, ou umas gotinhas para o olho ou o ouvido.

### *E O CORANTE DO REMÉDIO?*

A intolerância e a reação alérgica podem ser provocadas por componentes usados para dar cor e sabor aos remédios. Isso é comum quando o princípio ativo usado não causa alergia. Quando se emprega um xarope antiasmático, cujo componente básico não causa alergia, e surge urticária, é possível que a real causa do problema seja um dos aditivos usados no xarope.

### *O QUE OCORRE NO NOSSO CORPO QUE CAUSA ESSA ALERGIA?*

A genética predispõe o indivíduos à reação alérgica. Filhos de pais com alergia à Penicilina têm maior chance de ter o problema. É raro que a alergia ocorra na primeira vez que se usa um remédio, a exposição repetida é que causa o problema. Geralmente, após o primeiro contato é que o corpo produz o anticorpo responsável pela alergia que surgirá num próximo contato.

### *COMO É ALERGIA AO REMÉDIO?*

As reações variam de leves a graves. Pode ser apenas uma "coceirinha" e discreta vermelhidão onde foi usado um creme cutâneo. Mas pode ocorrer uma reação cutânea gravíssima, parecida com uma queimadura ou um problema circulatório com choque e risco de morte após a ingestão ou aplicação muscular de um medicamento. Vamos dividir as reações em locais, e gerais ou à distância:

- → *Locais* – Acontecem em qualquer local onde o remédio é aplicado e a reação mais comum é na pele. Podem acontecer quando os remédios são usados no olho, ouvido externo, genitália, mucosa bucal, pleura, líquor e assim por diante. O que se observa é que a doença que motivou o tratamento não cura, persiste ou se agrava. Na pele, são observados edema (inchação), secreção, vermelhidão e coceira. Esta última é o melhor marcador da reação alérgica.
- → *Gerais ou à distância* – Consistem nas alterações gerais – febre, queda da pressão arterial, coceira e placas de alergia por todo o corpo – e/ou em locais distintos daquele que teve contato com o medicamento. Surgem predominantemente, no quadro urticariano caracterizado por placas cutâneas avermelhadas que coçam intensamente. Podem ser observadas áreas inchadas nas pálpebras, nos lábios, na genitália. Manifestações de rinite e de asma também acontecem; o edema de glote decorre da reação na laringe e é grave. O choque anafilático e a doença do soro são outros quadros graves.

### *GOSTARÍAMOS DE SABER MAIS SOBRE AS REAÇÕES MAIS GRAVES.*

O problema cutâneo que parece uma queimadura é grave, e necessita tratamento médico qualificado. O edema de glote aparece subitamente, após a medicação, e o indivíduo fica rouco com dificuldade para respirar. Pode surgir até cianose (cor azulada) dos lábios e dos dedos. A pessoa deve ser socorrida rapidamente. O choque anafilático é grave. Surge subitamente, após o uso do produto, e o indivíduo apresenta sudorese, desmaio a ponto de cair, cor arroxeada nos lábios e nos dedos, torpor mental e queda da pressão arterial. É preciso socorro médico imediato. A doença do soro surge uma semana após o uso de medicamentos, soros ou vacinas. Febre, dor nas articulações e aumento dos gânglios são as principais características.

### *COMO EVOLUI O QUADRO DE ALERGIA AOS MEDICAMENTOS?*

Os sintomas decorrentes da alergia habitualmente são resolvidos em poucos dias. Em poucos casos, a melhoria é lenta e pode durar até semanas ou meses. E, nestes casos, há necessidade de orientação terapêutica contínua, com frequente participação de um dermatologista e/ou alergista competente.

### *COMO VOCÊS CONCLUEM QUE A REAÇÃO É DEVIDA ÀQUELE REMÉDIO?*

É preciso ter segurança para afirmar qual o diagnóstico. Se é definido erroneamente que a causa da alergia foi a Penicilina, está sendo eliminado do arsenal terapêutico para a criança o principal grupo de antibióticos. No futuro, quando houver necessidade, serão usados medicamentos mais tóxicos, mais caros e com mais efeitos colaterais. Se é definido erroneamente que a alergia não foi produzida pela penicilina, uma grave reação pode ocorrer se o medicamento é usado. casos, o diagnóstico é simples, fácil e definitivo. Noutros não é. É comum em pediatria o surgimento de erupção cutânea numa criança que está com febre e está usando antitérmico. O dilema é se a erupção cutânea foi causada pela própria doença que motivou o uso do medicamento, se é uma reação produzida pelo remédio ou se ainda depende duma interação dos dois. Essa última situação é comum na mononucleose infecciosa quando a erupção cutânea é muito mais comum quando o cliente está usando Penicilina. História familiar, exame clínico e exames laboratoriais podem ajudar.

### *E COMO SABER SE A REAÇÃO É DO REMÉDIO OU DOS CORANTES?*

Quando o médico pensar que os outros componentes da fórmula podem ser a causa da reação adversa, ele deve indicar outro produto com o mesmo princípio, mas com outros aditivos. As farmácias de manipulação auxiliam nessa tarefa. Isso deve ser feito com total segurança, pois se a causa da alergia for o princípio ativo, mesmo num produto especialmente formulado, poderá ocasionar reação.

### *O QUE FAZER SE FICAR COMPROVADO QUE HÁ ALERGIA A UM REMÉDIO?*

A próxima exposição ao medicamento poderá implicar uma reação mais grave, então a resposta é não usá-lo. Isso é tão importante que a informação deve ser registrada com muita atenção. É uma boa recomendação registrar:

- → Na memória dos pais e na da criança, logo que ela puder participar.
- → Na própria criança, usando uma plaquetinha no pulso ou no pescoço.
- → Na ficha do médico, na emergência e na escola.

### *E NÃO É POSSÍVEL USAR O REMÉDIO EM HIPÓTESE ALGUMA?*

Quando for imperativo usar a droga que causou reação alérgica, pode ser tentada a dessensibilização por alergista, habitualmente, no hospital. No domicílio ou mesmo no consultório médico, não é prudente dar qualquer remédio que produziu significativa reação alérgica numa pessoa.

### *UMA VEZ ALÉRGICO, SEMPRE ALÉRGICO?*

Algumas vezes, é possível depois de algum tempo usar o produto que antes havia sido rotulado como causador de reação alérgica. Obviamente, como dito antes, isso deve ser feito com extrema cautela.

### *COMO É O TRATAMENTO? QUANDO OUVIR O DERMATOLOGISTA?*

É óbvio que o primeiro cuidado é suspender o medicamento que causou o problema. O pediatra é competente para resolver a grande maioria dos casos. Ele lança mão de antialérgicos e, algumas vezes, de corticoide. Quando o caso for grave ou quando houver dúvida diagnóstica, a participação do dermatologista, se existem manifestações cutâneas, e do alergista é recomendada.

### *COMO EVITAR O EXCESSO DE MEDICAMENTOS NAS NOSSAS CRIANÇAS?*

Lá vão alguns conselhos:

- → Ler sobre as principais enfermidades da criança; estimular a ocorrência de reuniões na escola e em outros locais para debater assuntos da saúde.
- → Usar apenas um remédio quando existe febre; não cobrar do médico o uso de antibiótico e de outras drogas nas doenças mais simples.
- → Evitar o excesso de remédios na pele, nos olhos, na genitália no ouvido.
- → Usar os tratamentos mais simples. Exemplos: para tosse – mel, lambedor ou xarope caseiro, e xaropes fitoterápicos; para nariz entupido e catarro nasal – soro fisiológico; para olho irritado e com secreção – soro fisiológico ou água boricada; para secreção e irritação genital – asseio com água com vinagre; feridas na pele – água e sabão.

### *E AS MUITAS OUTRAS REAÇÕES CAUSADAS PELOS MEDICAMENTOS?*

Além da alergia, existem muitos outros malefícios produzidos pelo uso de medicamentos. Para exemplificar citamos duas situações:

- → *Uso adequado de um remédio* – Pode haver reação indesejável mesmo que todos os rigores da medicina tenham sido obedecidos. Exemplos: é possível notar o aparecimento de diarreia numa criança que está usando uma penicilina corretamente recomendada para tratar uma pneumonia; os medicamentos para as crises de asma provocam aumento da frequência cardíaca, tremores, excitação e outros efeitos indesejáveis; é sempre a relação custo/benefício que indica o caminho.
- → *Uso inadequado de um remédio* – É lastimável, mas frequentemente se observa reação indesejável numa criança que está usando um produto de indicação duvidosa ou mesmo errônea. Exemplo: o Cloranfenicol que curou milhões de pessoas com febre tifoide, produziu destruição, em muitas pessoas, da medula que gera as células sanguíneas. Contudo, o mesmo medicamento produziu menos aplasia medular do que quando usado para tratar bronquites e outras doenças de menor importância e que poderiam, inclusive, ter cura espontânea. Parece mesmo que um dos segredos da natureza é nos proteger quando os remédios são usados para as doenças a que foram destinados.

### *ESSA ANÁLISE DO CUSTO/BENEFÍCIO É INTERESSANTE.*

Todos os médicos deveriam pensar nisso quando solicitam exames e receitam medicamentos. Mas o que recomendamos que vocês façam é:

- → Em vez de solicitar antibiótico para as crianças com febre, exijam o diagnóstico preciso.
- → Em vez de exigir remédio para tosse, entendam que esse sintoma cede em poucos dias sem drogas ou apenas com mel e hidratação.
- → Em vez de cobrar dos médicos remédios antigripais, percebam a gravidade das reações produzidas pelos produtos "inventados" pela indústria farmacêutica e vendidos a "rodo" por todo o país com a "inocente" participação de vocês.
- → Em vez de cobrar ações "milagrosas" dos médicos, entendam que para a maior parte das doenças das crianças a cura ocorre sem drogas.
- → Em vez de tentar desobstruir o nariz das crianças com drogas que oferecem o risco de graves efeitos colaterais, saibam que o soro fisiológico funciona muito bem e não oferece perigo. Sobre isso leiam o dramático relato de uma senhora:

*Nunca imaginei que teria um susto tão grande por causa de um remédio que coloquei no nariz de meu filho de dois anos e cinco meses de idade.*

*Antes de mandá-lo para a escolinha, às sete horas da manhã, percebi que ele estava gripado, com o narizinho entupido. Pinguei umas duas gotinhas de Sorine no nariz dele, pois sempre achei que remédio no nariz era tudo igual. Levei o garoto para a escola e fui para a faculdade. A professora ligou e disse que havia alguma coisa estranha acontecendo, porque o meu filho estava mole, gelado e só querendo dormir. Perguntou inclusive se podia levá-lo ao hospital. Na hora nem me lembrei do tal medicamento que sempre me pareceu inofensivo. Corri para a escola e vi que meu filho parecia um boneco de pano.*

*O pediatra pelo telefone diagnosticou o que estava ocorrendo e a criança foi levada imediatamente ao consultório onde foi monitorada, pois seu batimento cardíaco estava lento. Passei um tempo angustiante e, após cerca de três horas, a situação do garoto foi voltando ao normal e ele, à tarde, estava melhor.*

*Através deste depoimento espero que vocês mães prestem muita atenção no uso dos medicamentos nos seus filhos e evitem a automedicação.*

### *O QUE OCORREU COM O GAROTO?*

Os sintomas foram causados pela Nafazolina. Pensando que todos os tipos de Sorine podem ser usados livremente nas crianças, a mãe usou a formulação para adultos que contém a Nafazolina, produto tóxico. O erro é comum. A Anvisa e a indústria devem buscar meios para evitar o erro. Para ilustrar ainda mais, transcrevemos dois alertas da Anvisa – Agência Nacional de Vigilância Sanitária:

PRIMEIRO – Sobre a Fenilpropanolamina

O Ministério da Saúde, através da Agência Nacional de Vigilância Sanitária, suspendeu por meio da Resolução 96, a fabricação, distribuição, manipulação, comercialização "e armazenagem" de medicamentos com o princípio ativo denominado FENILPROPALAMINA. A medida foi tomada depois que a Food and Drug Administration, (FDA), dos Estados Unidos, constatou que a substância vinha provocando reações adversas, FATAIS, em usuários americanos (hemorragia cerebral). No Brasil, a suspensão é preventiva, uma vez que não existem casos relatados. A Fenilpropanolamina está presente em 21 medicamentos, especialmente nos antigripais. Os medicamentos suspensos são os seguintes: Bernadryl dia e noite. Contac,Naldecon Bristol, Acolde; Rinarin Expectorante, Deltap, Desfenil, HCl de fenilpropalamina, Naldex,Nasaliv, Decongex Plus, Sanagripe, Descon,Descon AP, Descon Expectorante, Dimetapp, Dimetapp Expectorante, Ceracol Plus, Ornatrol, Rhinex AP, Contilen e Koide D.

SEGUNDO – Sobre os Fitoterápicos

Em setembro de 2011, a Anvisa proibiu o uso e a comercialização no País de nove medicamentos fitoterápicos. A decisão foi publicada no *Diário Oficial da União*. Além do uso e comercialização, a agência proibiu a fabricação e distribuição dos produtos em todo o território nacional. Na lista de proibidos, estão o Chá Sete Ervas 130g (Rouxinol Produtos Naturais), indicado para queima de gordura; o xarope Flor da Índia (500 mL), da Nutri Plantas, para prisão de ventre; o xarope Flor do Sertão (500 mL), da Elis Natus, para úlcera e pedra nos rins; Flor da Catingueira (500 mL), da Bonature Com. de Produtos Naturais; Umburana Composta (500 mL, sem fabricante informado), para infecção; Nutri Plantas – Composto de Ervas Medicianis (500 mL), da Nutri Plantas, para azia; Folha Santa (200 mL), da Natureza Natureza Viva ME, indicado para evitar derrame; Elixir de Pai João (250 mL, sem fabricante informado) e Tayucaroba (250 mL, sem fabricante informado), para eliminar cravos e espinhas.

Essas observações devem alertar sobre os efeitos adversos de produtos alopáticos e fitoterápicos. O algodoeiro usado como estímulo à produção de leite contém o produto gossipol que pode ocasionar problemas. Estejam atentos.

É importante consultar sempre os médicos assistentes dos seus familiares antes de usar substâncias desconhecidas, mesmo se rotuladas de fitoterápicas.

PROFISSIONAIS COLABORADORES:
Emanuel Sávio,
Cavalcanti Sarinho,
João Gonçalves de Medeiros Filho

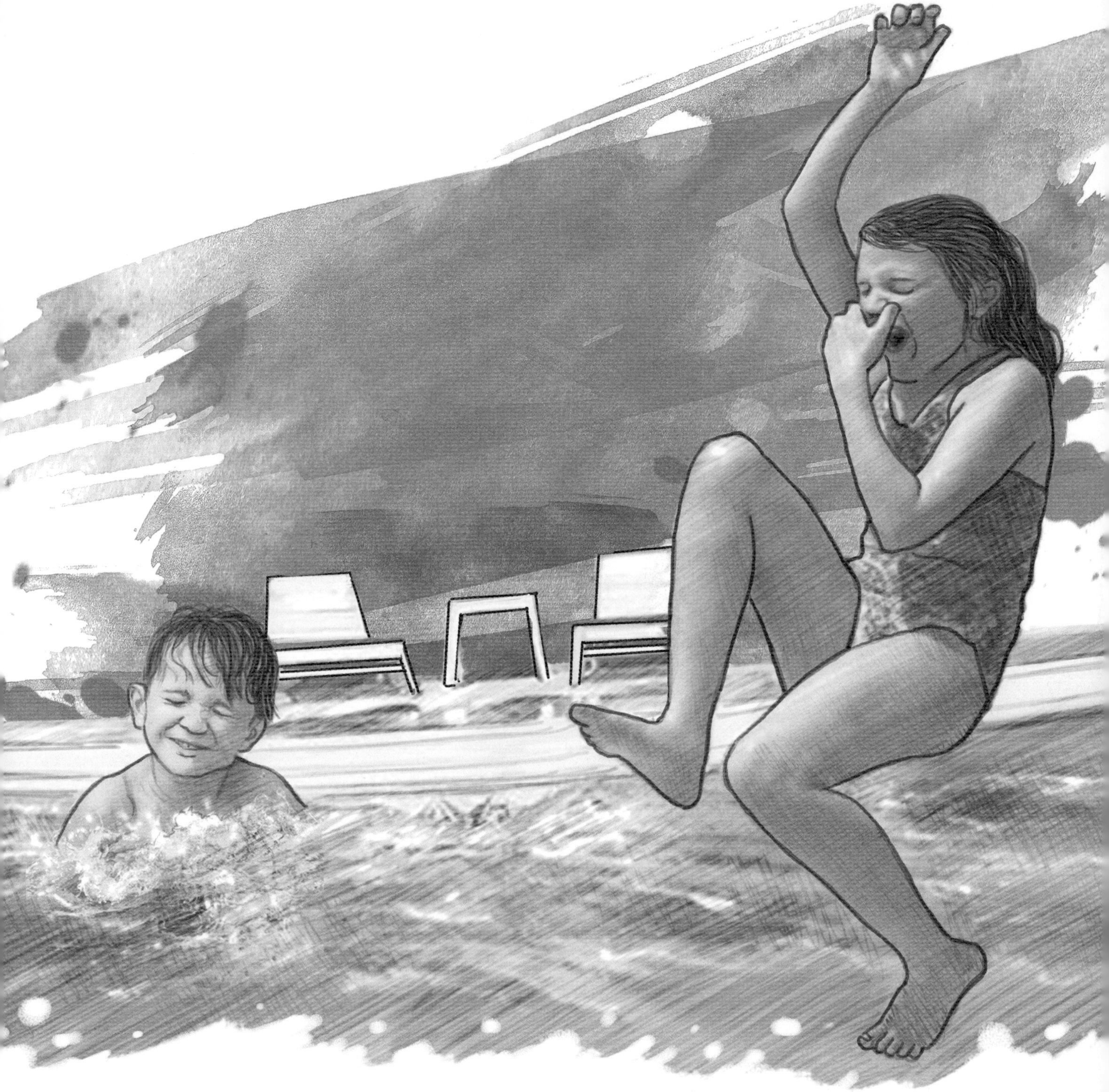

# PISCINA, ÁGUA CLORADA E SAÚDE

CAPÍTULO 57

## Piscina, água clorada e saúde

São universalmente reconhecidos os benefícios dos esportes e da natação em particular para o bem-estar e para a saúde das crianças e dos adultos. Os terríveis acidentes na água podem ser prevenidos pelo aprendizado da natação. Aprender a nadar é quase uma obrigação.

Os problemas de saúde produzidos pelo cloro usado no tratamento da água das piscinas, onde quase todas as crianças aprendem a nadar, têm sido revisados.

Acreditamos, então, que podermos começar a debater o tema.

### *O CLORO É IMPORTANTE NO TRATAMENTO DA ÁGUA QUE USAMOS!*

Destacamos alguns aspectos:

→ O cloro, na natureza um gás, e alguns derivados – hipoclorito de sódio, líquido, como na água sanitária – e o hipoclorito de cálcio, em pastilhas ou granulado –, são importantes meios para a desinfecção da água.

→ Eles são poderosos desinfetantes contras as bactérias da febre tifoide e das terríveis epidemias de diarreia. Há mais de 100 anos o cloro evita as doenças que se disseminam pela água e ainda funciona evitando milhões de quadros diarreicos e mortes. Os produtos clorados tiram sabores e odores desagradáveis e o nitrogênio não desejado da água. Eles agem contra as algas mas não agem contra todos os micróbios – exemplos: amebas e giárdia; mais de 90% da água que os europeus tomam por dia( 400 milhões de copos) é clorada.

→ Há quem diga que a cloração da água é a mais significativa conquista da saúde pública do milênio passado e é um dos mais importantes fatores para o substancial aumento da expectativa de vida observado no último século.

→ Ao lado desses maravilhosos benefícios, há a preocupação de que muitas doenças possam estar sendo produzidas pelo cloro.

### *QUAIS AS PARTICULARIDADES NA HIGIENIZAÇÃO DA ÁGUA DA PISCINA?*

A desinfecção da água das piscinas é um processo particular devido aos muitos contaminantes que a poluem. Há dois grandes grupos de fatores que degradam água acumulada nas piscinas: os ambientais e os dependentes dos usuários. Os últimos são, sem dúvida, os mais importantes. Elementos indesejáveis do ar são encontrados mais nas piscinas abertas do que nas fechadas. Mas os banhistas são os principais poluidores ao contaminar a água com variadíssimos materiais. A contribuição do ser humano é com material solúvel (urina e suor), material coloidal (secreção nasal, da pele e da faringe, cremes e óleos e outros produtos cosméticos), material em suspensão (restos de pele e pelos) e micro-organismos (bacérias, vírus e parasitos).

### *NÃO IMAGINAVA QUE PUDÉSSEMOS POLUIR TANTO A ÁGUA DA PISCINA.*

É estimado que uma pessoa, ao usar a piscina, emite 30-50 mL de urina e contribui com três gramas de material orgânico. Tudo isso é alimento para as bactérias. O banho numa piscina não devidamente higienizada pode produzir doenças menos graves – conjuntivite, rinites, faringites, otites e micoses cutâneas – mas podem ocasionar doenças mais graves – diarreias e meningites.

### *E A CLORAÇÃO RESOLVE O PROBLEMA?*

Ressaltamos alguns aspectos importantes:

→ A cloração da água das piscinas visa a matar os micróbios sensíveis a esses agentes químicos e causadores de doenças.

→ O processo de higienização da água da piscina varia com o uso, número de usuários, origem da água e vários outros fatores como até a qualidade da higiene pessoal dos frequentadores. Além da cloração que deve obedecer a controles de qualidade, há necessidade de outros processos como o uso de filtros para que a água seja considerada de boa qualidade para a prática da natação.

→ É importante que os familiares prestem atenção a esses aspectos e que façam perguntas sobre o controle da cloração para que eles se sintam obrigados a manter criteriosos mecanismos de proteção aos usuários.

→ Atualmente, há preocupação com os malefícios do contato com a água clorada. O cloro reage com os produtos orgânicos e forma compostos irritantes para os olhos e para outros setores do corpo.

→ Há recomendações para que as famílias controlem a quantidade de produtos clorados na água usada na casa, ou comprem água engarrafada não clorada ou instalem purificadores domésticos para reduzir o cloro na água consumida.

## *O ASSUNTO É ANTIGO. NÃO É MESMO?*

O Prof. Aguinaldo Jurema, destacado otorrinolaringologista que atuou no Recife, em 1992, no volume 3 do *Conversando com os pais*, livro educativo para os familiares, assim se pronunciou:

*Observo que a água superclorada (a água potável já é clorada) produz ou agrava os sintomas das doenças nasais e prejudica o funcionamento do nariz em expressivo número de crianças. O grupo que mais sofre é o de crianças alérgicas. O mau funcionamento do nariz predispõe ao aparecimento das sinusites. Também dificulta funcionamento das trompas de Eustáquio e facilita a instalação das otites médias.*

*A água de piscina não tratada com substâncias químicas irritantes não deve ser nociva ao nariz, porém o é para os ouvidos externos como qualquer água. A água do mar é mais saudável para o nariz, pois sua composição assemelha-se ao soro fisiológico. Contudo, para as crianças que têm eczema ou fungo no ouvido externo, qualquer tipo de água que provoque umidade, associada ao calor tropical, poderá causar otite externa.*

## *É PACÍFICA A ACEITAÇÃO DE QUE A ÁGUA CLORADA FAÇA MAL?*

O tema é controverso. Vamos transcrever algumas posições médicas.

→ Pesquisador dos Estados Unidos: *Há evidências de que os nadadores e os mergulhadores têm frequência maior de rinite e de sinusite. A origem não é bem conhecida e não tem havido terapia efetiva a não ser ficar fora da água clorada.*

→ Prof. José Ângelo Rizzo: *Algumas evidências científicas mostram que a água clorada das piscinas pode agravar a asma e a rinite. Isso ocorre especialmente em crianças que não têm um bom controle da respiração e permitem que a água penetre nas suas narinas. Minha experiência pessoal mostra que crianças com rinite alérgica e que frequentam piscina, quando ainda não foi atingido um controle clínico satisfatório da doença, têm o quadro clínico de obstrução e de secreção nasal exacerbados. Aumenta, assim, a possibilidade de sinusites e otites e há maior dificuldade no controle clínico. A piora da rinite pode agravar os sintomas de asma naquelas crianças que têm ambas as doenças e é estimado que 50 a 80% das crianças que tem asma também tem rinite. Após três ou quatro meses de tratamento, e se as crianças gostam, e querem nadar, liberamos a participação em natação, sempre recomendando aos pais observar o comportamento dos sintomas nasais. Se houver piora, recomendamos suspender a natação por mais tempo.*

→ Prof. Fernando Azevedo: *Tenho falado sobre os problema de saúde das crianças que têm contato com as piscinas cloradas porque há algum tempo uma das sociedades americanas de alérgicos exigiu das autoridades que as piscinas fossem ozonizadas ou que fossem usadas outras substâncias esterilizantes. Na prática, vejo relação entre natação em piscina clorada e doenças respiratórias e até dermatológicas. Professores de natação queixam-se do desgaste de suas sungas e maiôs que, às vezes, não duram 15 dias pelo ataque do cloro e, num dos artigos, a natação cria problemas em alguns pelos vapores do cloro o que também já tinha lido.*

*Quanto aos benefícios da natação para os asmáticos é inquestionável e melhor que os esportes de explosão que em muitos determina crises de asma de esforço. A natação pela gradualidade do exercício é melhor. Xuxa e Gustavo Borges eram asmáticos. Spitz era asmático e foi recordista com muitas medalhas de ouro em uma olimpíada. Quem inventou a natação para os bebês foi a turma dos acidentes na infância que continua preocupada com os afogamentos. A criança que faz natação a partir dos seis meses ou mesmo um ano tem mais chances de sobrevivência se entrar nas piscinas desacompanhada dos pais. Se pegar otite ou sinusite, a gente trata. Ainda dentro desse assunto, crianças com tubos de ventilação nos tímpanos sofrem prejuízos apenas em mergulhos profundos. A pressão de dentro para fora impede qualquer risco de penetração de água nos ouvidos numa recreação normal em praia e piscinas.*

→ Prof. Moacyr Saffer: *A mucosa nasal responde de forma idêntica, com reação inflamatória, se o agente agressor for físico (mudanças de temperatura), químico (cigarro, cloro, combustão fosseis) ou biológico (vírus, bactérias, fungos). Olha, sendo o cloro um gás irritante, não tem mais o que discutir sobre sua influência nas vias aéreas. Minha mulher é uma desportista e teve que abandonar a natação porque era sempre a mesma coisa: 15 dias de piscina e fazia sinusite purulenta. Chamo a atenção de ser em piscina fechada, o que não existe no Recife por causa do calor. Aqui no sul fica uma atmosfera com gás em suspensão que os pais reclamam do cheiro e que impregna a roupa. Uns alérgicos são mais sensíveis, mais reativos que outros e respondem com maior intensidade inflamatória ao fator agressivo, é assim que temos que pensar. Esta sim é uma evidência para a qual não precisamos juntar 1000 casos semelhantes. Pacientes que suportam a agressão do cloro ficam. Os outros vão para o futebol, ou outro esporte.*

→ Prof. Wilson Rocha Filho: *A relação entre cloro e doenças respiratórias ainda é um assunto muito controverso. É importante lembrar que não é a água clorada que entra pelo nariz a causa de sinusite e até asma. Água no nariz, mesmo em quantidade muito pequena, é uma coisa muito desagradável e felizmente acontece raramente. Caso contrário, a maioria das crianças iria detestar qualquer tipo de água. Como já foi mencionado, o cloro da piscina reage com suor e urina, e cria um gás poluente que irrita os pulmões. Por isso, é que piscinas fechadas concentram maior quantidade deste gás poluente. A fumaça do cigarro e a poluição de grandes cidades são muito piores que a poluição em volta de uma piscina. Os trabalhos que tentam relacionar a natação em piscinas cloradas com sinusite ou asma são muito controversos e não nos permitem chegar a conclusões e muito menos recomendações para serem aplicadas nas crianças de uma maneira geral. A impressão clínica e a experiência pessoal certamente são válidas para formar uma hipótese. Mas a hipótese não deve ser aceita como fato definitivo até ser confirmada cientificamente. Isto ainda não aconteceu em relação ao cloro de piscinas e doenças respiratórias. Sabemos apenas que, exposições prolongadas, acima de 20 horas semanais, não causam asma, mas podem agravar um quadro de asma existente. Portanto, há necessidade de uma exposição por pelo menos quatro horas por dia, durante cinco dias na semana, para que alguma coisa de ruim aconteça. Somente atletas de competição atingem este número de horas numa piscina. Não é necessário nadar. Professores de educação física e outros profissionais que trabalham em volta da piscina por tempo prolongado, se asmáticos, também podem piorar o seu estado clínico. Ora minha gente! Nossas crianças ficam, no máximo, entre duas e quatro horas por semana em contato com este tal gás poluente, indicando um risco mínimo de o cloro causar algum mal. Não se iludam! Piscinas ozonizadas também possuem cloro. É recomendação da Anvisa que toda piscina pública, seja ela ozonizada ou não deve conter cloro! É lei, pois o cloro previne uma série de doenças graves que podem ser transmitidas pela água da piscina.*

*É verdade que alguns tratamentos não funcionam e até prejudicam o paciente. O fato é que as conclusões médicas com frequência são baseadas em experiências clínicas e observações do dia a dia, que geralmente não são confiáveis. Está claro que a maioria dos tratamentos nunca foi avaliada por estudos bem elaborados, e são usados simplesmente porque os médicos sempre acreditaram que eles funcionam. A proibição de nadar se encaixa perfeitamente neste perfil. Em um país de clima tropical como o Brasil, onde 80% do tempo as condições são ideais para nadar, quando cada vez se faz mais necessário estimular nossas crianças a terem atividades ao ar livre, e quando a medicina está cada vez mais preocupada com a qualidade de vida dos seus pacientes; proibir natação sem que haja uma prova irrefutável do seu malefício não nos parece o caminho mais correto. É nossa opinião que proibir natação nestas circunstâncias afetará mais negativamente a qualidade de vida da criança e sua família, sem necessariamente melhorar os sintomas respiratórios.*

*Em nosso serviço, não proibimos a natação e, pelo contrário, estimulamos a sua prática. Não me lembro, em 25 anos tratando de crianças com doenças respiratórias, de deixar de controlar um quadro de asma ou sinusite de repetição simplesmente porque a criança nadava regularmente. Proibir natação no Brasil vem se alastrando como um rastilho de pólvora, baseado em meias verdades. Acontece que uma meia-verdade pode ser uma mentira inteira. E, enquanto a mentira dá a volta ao mundo, a verdade não tem tempo nem de calçar o sapato! A medicina é cheia de mitos tirados de impressões clínicas, opiniões pessoais, pesquisas defeituosas, interpretações erradas e lapsos temporários de médicos famosos. Estes mitos se tornam fatos concretos e qualquer tentativa de contradizê-los encontrará grande resistência. É exatamente o que está acontecendo com esta questão de cloro em piscinas!*

*Não torne uma criança feliz em uma criança infeliz com tratamentos desnecessários. Até que se prove o contrário, proibir natação é mais uma destas recomendações desnecessárias. Cabe àqueles que proíbem a natação o ônus da prova de sua eficácia e esta ainda não existe!*

### *AS POSIÇÕES SÃO DISCORDANTES. EM QUEM ACREDITAR?*

A modelagem terapêutica para cada situação, para cada caso, para cada criança doente, deve ser feita pelo médico. Assim, a suspensão da natação em piscina com água clorada ou a recomendação de praticar o esporte na piscina com água ozonizada se disponível, por exemplo, habitualmente faz parte de uma estratégia terapêutica global que envolve outras medidas ambientais (prática dos esportes "aéreos" como futebol, por exemplo, e redução da exposição a alérgenos e a irritantes respiratórios) e medicamentosas. Numa situação dessa, onde um conjunto de medidas foram implementadas, a melhora, quando acontece, não deve ser creditada uma medida isolada (suspensão da natação em piscina clorada, por exemplo) mas, sim, a toda a terapêutica instituída. O médico deve ter cuidado para não instalar a "fobia das piscinas", pois isso pode aumentar a chance dos terríveis acidentes nos rios, nos açudes, nos mares e nas próprias piscinas.

### *E AS OUTRAS DOENÇAS PRODUZIDAS PELOS DERIVADOS DO CLORO?*

Há dados sugerindo que doença cardíaca, câncer e asma podem estar relacionados a certas substâncias resultantes da reação do cloro com outras moléculas. Há milhares delas que surgem da reação do cloro com as moléculas orgânicas, como as existentes nos materiais em decomposição das plantas e dos animais. Alguns dos produtos cloro-orgânicos formados, como os trihalometanos (THM'S), podem ter capacidade de produzir câncer principalmente do cólon, do reto, dos rins e da bexiga. Esses aspectos estão preocupando muito aqueles que estudam os riscos x benefícios da água clorada.

### *E OS OLHOS VERMELHOS E OS CABELOS DESCOLORIDOS?*

A conjuntivite química produzida nos usuários das piscinas pelos produtos clorados é uma realidade incontestável. Algumas crianças são muito sensíveis. Aconselhamos a lavagem dos olhos com soro fisiológico após os banhos de piscina. O oftalmologista deve sempre ser ouvido, pois a causa da irritação ocular pode ser outra ou pode ser uma mistura de conjuntivite química do cloro e outra doença. Aqueles que usam a piscina por muitas horas também podem ter os cabelos descoloridos e as roupas de banho precocemente imprestáveis.

### *A MEDICINA EVOLUI. HÁ NOVIDADES SOBRE O CLORO E AS DOENÇAS?*

Destacamos dois estudos:

→ Pesquisadores suecos mostraram que as crianças que frequentam as piscinas cloradas têm alterações de células respiratórias, sendo a causa a inspiração dos gases de cloro. Essa é mais uma evidência de que a exposição aos gases como o dióxido de enxofre, o ozônio e o cloro aumentam o risco de doenças respiratórias. Os que praticam a natação competitiva parecem ter mais sinais de inflamação respiratória e até de asma pela inalação do cloro e de vários derivados, principalmente pela cloração da amônia que existe nos produtos orgânicos da água da piscina. A reação do cloro com a amônia gera cloraminas que são muito tóxicas. A natação, que é indicada para tratar o asmático, pode causar asma. O ozônio que é indicado como uma melhor alternativa que o cloro para a esterilização da água das piscinas também pode ser maléfico.

→ Um outro grupo de estudiosos informa que a camada de gases clorados logo acima da superfície da água foi responsável pela maior ocorrência de asma em quase 2.000 crianças observadas. Constataram que o risco de desenvolver doença era maior nas crianças que permaneciam mais tempo nesse ambiente.

### *AS PISCINAS FECHADAS SÃO PIORES QUE AS ABERTAS?*

As piscinas fechadas, sem ventilação apropriada, favorecem a inspiração de maior quantidade de gases de cloro. Não são as melhores. As preferidas são as abertas. Mas nos locais de clima frio, isso nem sempre é possível, e então há que se ter eficientes mecanismos de renovação do ar funcionando.

### *É O CLORO OU SÃO OS SEUS GASES QUE FAZEM MAL?*

Provavelmente as duas coisas. No ouvido externo, é provável que o excesso de umidade e não o cloro é que faça mal. Tanto é que um dos tratamentos e uma das prevenções para esse problema é desidratar o conduto com álcool absoluto. As vias aéreas superiores – nariz e seios paranasais – são agredidas tanto pela água clorada, que entra nessas estruturas durante os mergulhos, quanto pelos gases com cloro, quando o nadador está com a cabeça fora da água. A agressão das vias inferiores, onde a água não tem acesso, só pode ser produzida pelos gases clorados.

### *E AS PISCINAS QUE USAM ÁGUA NÃO CLORADA?*

Há recomendações, pelo mundo afora, para tornar a prática da natação e o uso das piscinas na recreação mais segura, com menos acidentes e menos problemas para a saúde. Têm sido divulgadas, além das condições mínimas exigidas, noções sobre a melhoria da ventilação das piscinas fechadas, sobre o aperfeiçoamento da higiene dos usuários, sobre a melhoria da circulação da água e sobre o emprego de desinfetantes não clorados. A alternativa mais usada hoje é a desinfecção da água com o ozônio que parece mais saudável que o cloro.

### *COMO É ESSA DESINFECÇÃO COM O OZÔNIO?*

Há muito, o ozônio é reconhecido como um potente germicida. Ele já substitui o cloro em vários países da Europa, nos Estados Unidos e no Canadá. Evidentemente, com a aprovação dos órgãos governamentais que controlam a oferta de água para a população, é utilizado na desinfecção da água para consumo humano. E os resultados dessa estratégia têm sido excelentes. Para a desinfecção das piscinas, desde 1980, nos Estados Unidos a ozonização é aceita como uma alternativa ao cloro. Atualmente nesse país, o ozônio é empregado no tratamento da água para o consumo da população, da água dos esgotos e da água das torres de refrigeração, para o controle do odor, para a purificação da água engarrafada, na aquacultura, na água usada na lavagem dos vegetais, frutas e legumes e em vários outros processos sanitários dos alimentos.

### *COMO O OZÔNIO FUNCIONA?*

O ozônio é o mais poderoso desinfetante. Ele destrói algas e bactérias, inativa os vírus e oxida muitos produtos orgânicos e inorgânicos contidos na água. Essas ações são mais intensas que as produzidas pelo cloro. O surgimento de bactérias resistentes ao cloro torna essa diferença ainda mais notável.

### *E AS PISCINAS COM ÁGUA DO MAR?*

A água do mar é mais saudável para o nariz por ter composição parecida à do soro fisiológico. No entanto, ela precisa ser tratada para ser usada nas piscinas.

Contudo, os ouvidos externos das crianças que têm eczema ou crescimento excessivo de fungo são muito sensíveis a qualquer tipo de umidade que, associada ao calor tropical, poderão agravar essas condições.

### *COMO PREVENIR E TRATAR AS OTITES DA PISCINA? E AS SINUSITES?*

Existem capítulos sobre as otites e sobre as sinusites que abordam os temas.

Reiteramos o conselho de ouvir o médico sempre que houver indícios de anormalidades com a saúde das crianças e dos adolescentes. Os textos fazem parte de uma proposta educacional e não têm a pretensão de substituir a consulta médica.

PROFISSIONAIS COLABORADORES:
Aguinaldo Jurema,
José Ângelo Rizzo,
Wilson Rocha Filho,
FernandoAzevedo,
Moacyr Saffer,
José de Andrade Nunes

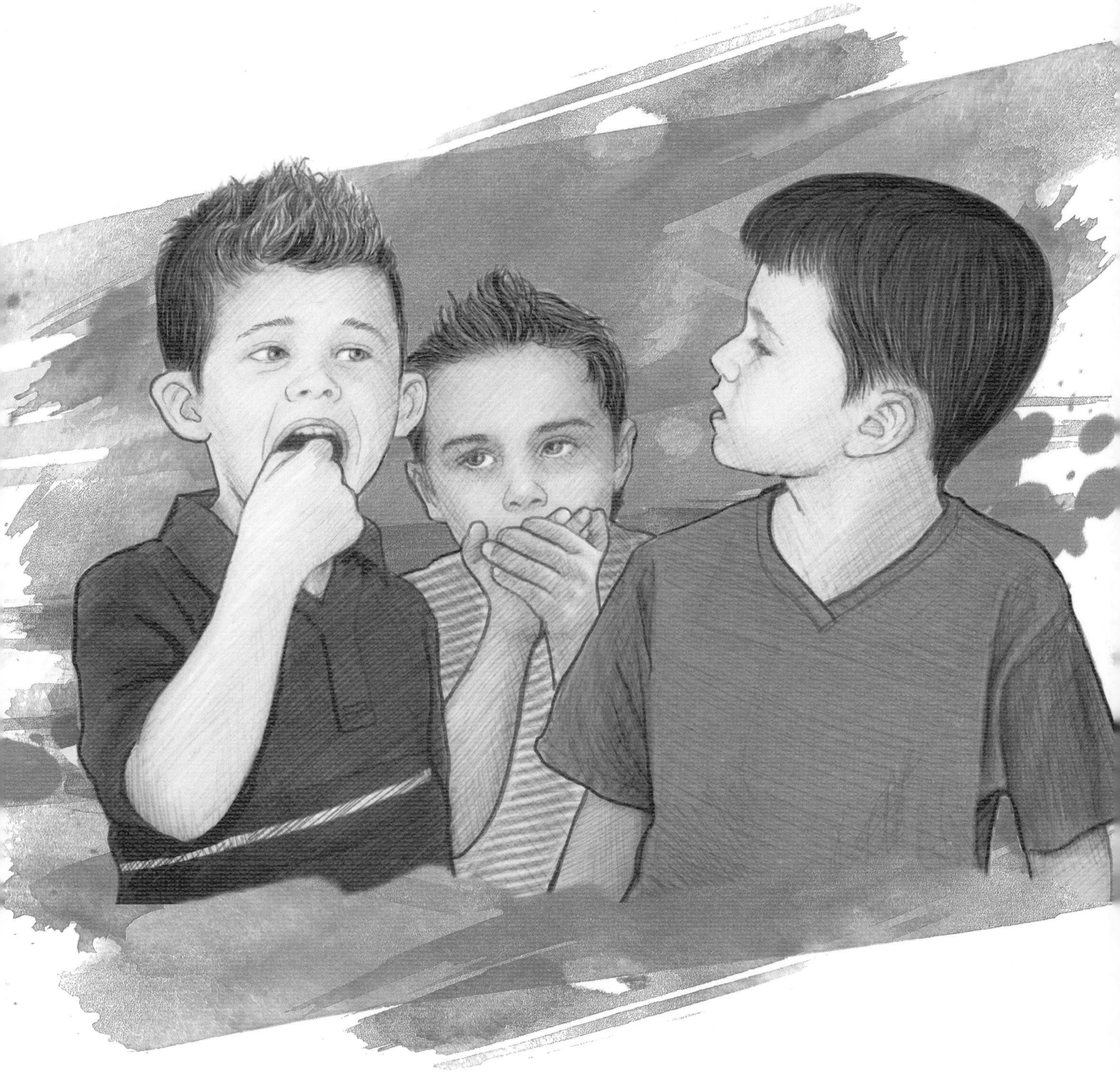

# "LÍNGUA PRESA"

CAPÍTULO 58

## "Língua presa"

A língua é pequena ao nascimento e cresce de forma lenta. No adolescente e no adulto, ela ocupa maior espaço da cavidade bucal. Esse é um dos motivos para a dificuldade de o médico falar em "língua presa" nas crianças novinhas.

No passado, o freio lingual, causa da "língua presa", foi cortado, sem necessidade, em crianças hígidas. Hoje muitas mães de crianças novinhas e mesmo de crianças com alguns anos de vida perguntam sobre o assunto.

Existe então uma "falsa língua presa" (não há doença) e uma "verdadeira língua presa" (há doença). Anquiloglossia, ou freio lingual curto, é como os profissionais se referem à "verdadeira língua presa". Mais comum em meninos, há tendência familiar e cerca 0,2 a 2% dos bebês são afetados.

O freio lingual é uma prega de tecido que une a parte inferior da língua ao assoalho da boca. Na maioria das pessoas, não causa distúrbio ou alteração nas múltiplas funções da língua. Mas, vez ou outra, ele é excessivamente curto e rígido, inelástico e dificulta a mobilidade e as funções da língua.

São múltiplas e importantes as funções da língua. A primordial é na alimentação e, nas crianças novinhas, exerce importante papel na sucção e na deglutição. Nas maiores, é responsável pela lateralização do alimento para a mastigação e pela formação e condução do bolo alimentar à parte posterior da cavidade bucal para a deglutição. É responsável pela articulação de diversos sons essenciais para a formação das palavras. Além dessas funções vitais, são citadas: participação na ingestão de líquidos com canudos; limpeza da gengiva e dos dentes; beijo; aquecimento do ar inspirado quando a respiração é bucal; mímica facial; toque de instrumento de sopro e até brincadeiras.

Existem conflitos entre os profissionais sobre o assunto e estamos reunidos, agora, para debater o assunto. Vamos, então, ao tema.

### *Mesmo no recém-nascido, a "verdadeira lingua presa" existe?*

O freio lingual pode ser extremamente curto, atrapalhar a movimentação da língua e dificultar a amamentação ao peito. É menos provável que existam dificuldades com a alimentação na mamadeira que exige menor participação dos movimentos da língua. Não é assunto fácil de definir. Há informações de que até 12% dos nenês seguidos em um centro de amamentação tinham problemas com o peito da mãe devido à "língua presa". Há muitos relatos de crianças com grande dificuldade de alimentação com leite materno que passaram a mamar muito bem após a melhoria dos movimentos linguais, após a cirurgia. Há também informações de que, aos três meses de idade, maior número de bebês submetidos à excisão do freio mamava ao peito, quando comparados com os que não fizeram a cirurgia.

### *Qual a posição do pessoal do Banco de Leite Humano?*

As Dras. Vilneide e Bernadete, que comandam o Banco de Leite Humano do IMIP, responderam que: *Na vasta experiência do Banco de Leite Humano do IMIP, que acompanhou milhares de mães amamentando, pouquíssimas foram as indicações da cirurgia do freio lingual para resolver dificuldades. Os nossos dados discordam dos apresentados pelo grupo que fala num percentual muito alto de problemas causado pela "língua presa". Mas é tema polêmico e cada situação deve ser discutida, individualmente, por quem tem experiência.*

### *E como se reconhece a "verdadeira língua presa" no bebê?*

Quando o bebê mama no peito, a seguinte combinação de dados sugere que o problema existe: lactação dolorosa + bebê não ganha peso adequadamente e apresenta sinais de fome + a ponta da língua não ultrapassa a gengiva inferior e se dobra quando ele chora ou abre a boca. Pouquíssimas vezes é indicada a cirurgia para seccionar o freio lingual. Após a análise desse quadro é que é possível avaliar se, de fato, a língua sem movimentação estava prejudicando o bebê. Nos bebês, o freio é extremamente fino, delicado, e há profissionais que advogam a operação, mesmo no consultório, e informam ser procedimento indolor e sem risco.

### *E NOS FILHOS MAIORES? QUAIS TÊM A "VERDADEIRA LÍNGUA PRESA"?*

O indivíduo afetado tem dificuldade de exteriorizar a ponta da língua, ou mesmo não o faz além dos dentes incisivos inferiores, ou não toca a parte superior dos incisivos superiores, onde começa a gengiva. Também é notado que, quando ele tenta forçar a exposição da língua além dos incisivos inferiores, ocorre uma deformidade em W que sulca a língua. Os principais efeitos maléficos, quando o problema realmente existe, são: prejuízo para o desenvolvimento da linguagem, cárie dental, gengivite, halitose, dificuldade com alimentação, deglutição e digestão. Há outros malefícios: dificuldade com a função sexual, desde que a limitação dos movimentos da língua possa alterar essa função; da aparência, sobretudo quando as pessoas afetadas são fotografadas ou filmadas em *close-up*; das brincadeiras orais, pois as crianças são impedidas de realizar os comuns gestos envolvendo a língua; problema com a autoestima, pois a criança mais velha e o adolescente poderão estar constrangidos pelo problema. Os problemas mais sérios estão na fala com grande e evidente dificuldade em pronunciar os fonemas vibrantes como o /R/ isolado ou em grupo consonantal e, em casos extremos, haverá dificuldade na articulação dos fonemas ou sons linguodentais ou linguoalveolares /t/, /d/, /n/ e /l/.

### *COMO OS PROFISSIONAIS INDICAM A CIRURGIA?*

Agora vocês sabem que é difícil falar em freio lingual curto em uma criança pequena. Naquela que conta com alguns anos de vida e, sobretudo, na época da escola ou na adolescência, os sinais de alerta são os que já foram citados. Novamente, é ressaltado que o familiar nota mesmo é a dificuldade com a fala. O pediatra avisado habitualmente revê o assunto com fonoaudiólogo com experiência no tema, que examina a amplitude dos movimentos da língua, o freio e o desenvolvimento da linguagem verbal (oral). Esse profissional também dedica atenção para a saúde oral, dental e periodontal (gengivas). Mas, também como citado antes, esses problemas são notados nos casos mais graves da enfermidade. Assim, cada caso deve ser conduzido de forma individualizada e apenas algumas crianças necessitarão cirurgia.

### *E A CIRURGIA É SIMPLES?*

É simples. Há profissionais que não aceitam, nos dias de hoje, fazer o procedimento em cadeira de dentista ou em consultório médico não equipado para enfrentar qualquer dificuldade. Eles acreditam que a operação deve ser feita em ambiente hospitalar, com anestesista e cirurgião que conhece o problema. Há outros, ainda, nos nossos dias, que indicam e fazem o procedimento cirúrgico em consultório, sobretudo em bebês, e não relatam problemas com essa postura. Falam inclusive que é simples, indolor, sem anestesia e segura. Não está provado que o freio possa se alongar ou se romper, permitindo maior amplitude de movimentos da língua, à medida que a criança cresce. Um autor mencionou que "toda criança deve ter o prazer de estirar a língua para lamber um sorvete ou para hostilizar um adulto chato".

### *SERÁ QUE OS EXERCÍCIOS AUXILIAM O TRATAMENTO?*

Ajudam após o procedimento operatório. Os exercícios objetivam desenvolver novos movimentos, aperfeiçoar os existentes e estimular os importantes para o asseio da cavidade bucal. O ideal é que essa fase do tratamento seja conduzida pelo fonoaudiólogo. Há alguns "segredinhos" que podem ser facilmente aprendidos e praticados: encorajar as brincadeiras com os lábios e língua; tentar tocar o nariz ou o queixo com a ponta da língua; colocar pequenas porções de alimentos (um creme, por exemplo) em distintas posições do lábio superior para serem tocadas pela língua; abrir amplamente a boca e tocar os dentes inferiores, sempre com a boca bem aberta, com a extremidade da língua. Há vários outros que o especialista pode indicar, após o estudo do cliente.

Estejam atentos para as informações sobre a saúde colhidas em textos como este. Elas não substituem a orientação médica.

PROFISSIONAIS COLABORADORES:
Vilneide Braga Serva,
Maria Bernadete Marques Dantas,
Claudia Marina Tavares de Araujo

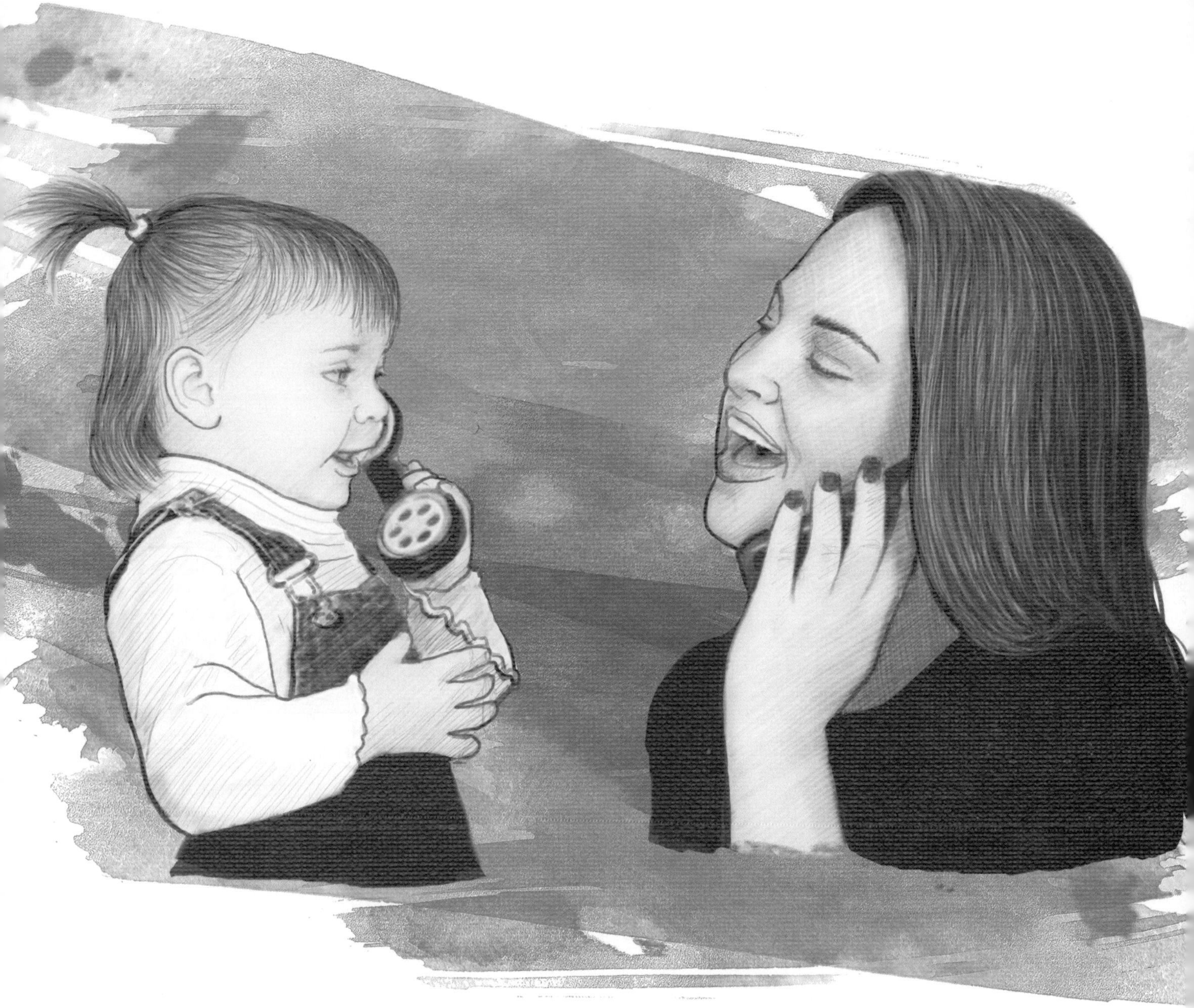

# LINGUAGEM E FALA

CAPÍTULO 59

## Linguagem e fala

Propomos abordar inicialmente o estudo do uso da musculatura que participa na emissão dos sons. Envolve mecanismos praticados principalmente durante a amamentação e a alimentação como um todo e são essenciais na emissão dos sons e no desenvolvimento da fala. Depois debateremos de forma geral as questões sobre o desenvolvimento da linguagem e da fala.

Comecemos nossa abordagem.

### *Qual a relação entre a alimentação do bebê e a fala?*

Os órgãos que usamos para comer são os mesmos que usamos para falar. Assim, lábios, bochechas, língua, dentes, palato e musculatura envolvida na deglutição são essenciais para o falar. É através da alimentação que, inicialmente, exercitamos e estimulamos a musculatura da boca e da face, que, mais tarde, será responsável pela produção dos sons da fala.

### *É importante a orientação sobre a alimentação desde o início?*

Enfatizamos que a textura e a consistência do alimento, bem como o material que será utilizado para alimentar as crianças, podem ter papel significativo no desenvolvimento das estruturas que utilizamos para comer e falar. O aleitamento ao peito é a melhor forma de nutrir seu filho nos seis primeiros meses de sua vida e favorece o desenvolvimento correto das estruturas orais. Os músculos envolvidos na sucção da mama são intensamente estimulados. O desenvolvimento da capacidade de mamar no peito é a melhor forma de estimular precocemente todas as estruturas e mecanismos que serão usados para a aquisição da capacidade de falar. A alimentação com a mamadeira, nem de longe, se compara à estimulação da sucção ao peito. Se a opção for dar a mamadeira, é aconselhável a utilização de bicos ortodônticos.

### *A introdução de outros alimentos também é importante?*

A introdução de novos alimentos requer paciência e persistência. São necessários cerca de doze a quinze dias para que um novo alimento seja aceito. A fruta e a sopa devem ser dadas de colher. Não é recomendável liquidificar o alimento. Basta amassar bem. À medida que o produto for sendo aceito, ofereçam partículas maiores, sempre com a utilização da colher. Tenham atenção ao paladar da criançada. É importante a exposição aos diferentes sabores e por isso é valioso que a refeição tenha sabores definidos. Assim, é melhor ofertar uma sopa de verdura, com predominância de sabor de um legume e não com sabores de muitos, o que dificulta a identificação de cada um. Também ofereçam uma papa de fruta com sabor determinante de uma fruta.

### *O que os médicos acham sobre o não uso da mamadeira?*

A criança que mama no peito exclusivamente por seis meses não precisa de mamadeira. A partir desta idade os líquidos devem ser oferecidos no copo. É importante que as crianças participem da refeição. Permitam que elas peguem os alimentos e tentem colocá-los na boca, usando a colher ou a mão. Assim, estarão ajudando no desenvolvimento da autonomia alimentar da criançada.

### *A chupeta favorece ou atrapalha o desenvolvimento da fala?*

Existe um capítulo sobre o tema. E se o bebê nasce "programado" para chupar o dedo é possível "desprogramar" esse hábito desde o nascimento, usando constantemente a luvinha.

### *Como a criança começa a falar?*

A aquisição de linguagem e de fala do seu bebê depende de muitos fatores que vão desde a condição orgânica e/ou saúde geral até aspectos relacionados ao ambiente físico e familiar. O bebê precisa ter o sistema nervoso e de todas as estruturas envolvidas na audição íntegros. Crianças que não escutam não entram em contato com a língua materna, no nosso caso a portuguesa, e com isso apresentam dificuldades em adquirir a linguagem oral. Diferentemente, quando encontramos crianças com má formação nos órgãos fonoarticulatórios, como no caso das fissuras labiopalatinas, podemos ver alterações no padrão de fala, mas não necessariamente na aquisição da linguagem. Logicamente, a linguagem poderá estar alterada, mas não se pode afirmar que tal alteração esteja relacionada à má formação orgânica. Seria algo associado, mas sem uma relação direta.

### *ENTÃO NÃO BASTA QUE A CRIANÇA ESTEJA BEM DE SAÚDE FÍSICA?*

São importantes a saúde física e emocional. A criança precisa ter o desejo de falar. Mas ela precisa da necessidade também. Desde o nascimento, o bebê precisa de pessoas ao seu redor para satisfazer suas necessidades físicas e psicológicas. Nestes momentos, normalmente a mãe e quem mais ajuda a cuidar dos bebês conversam, brincam, falam com eles e, muitas vezes, fala por eles. É comum o que alguns autores chamam de "manhês", ou seja, a fala da mãe falando por seu bebê, inclusive numa melodia bem diferente da sua fala habitual. Um exemplo é "que banho gostoso, adoro ficar na água, sabe mamãe?". Através desses "laços", a criança vai se familiarizando com os sons da fala, o ritmo e a melodia, bem como com os elementos linguísticos da língua que a cerca, incluindo-se aí, os gestos – dar *tchau* – e símbolos – sinal de positivo, por exemplo.

### *ENTÃO A MÃE SEMPRE PODE ESTAR AJUDANDO SEU BEBÊ A FALAR?*

Há estudos que comprovam que, ainda no útero materno, as crianças já podem ouvir principalmente a voz da mãe. Alguns comportamentos favorecem a aquisição da linguagem e uma boa produção da fala: conversar muito; chamá-los sempre pelo nome, evitando o vício de chamá-los de "mainha" ou "painho"; fazer muito contato corporal e visual; falar sempre corretamente; responder aos sons que eles emitem; dar atenção quando os bebês produzem sons; variar o local e a tonalidade de suas emissões sonoras; oferecer brinquedos que lhes interessem; chamar atenção aos diferentes ruídos que apareçam ao redor das crianças tais como: liquidificador, carro, apito, avião, campainha, telefone e animais; incentivar os bebês a fazerem movimentos com as estruturas orais: estalar língua, vibrar os lábios, fazer o bico, soltar beijo, soprar pena, bolhas de sabão (a partir do sexto mês); não repreender as crianças quando falarem "errado", não repetir o erro; falar corretamente e mostrar a elas como é a palavra. Uma outra opção é estranhar o que foi dito, favorecendo a mudança da posição de erro para a de acerto; evitar adivinhar o pensamento dos bebês e não falar por eles; esperar que eles lhe digam o que desejam, ou então que façam algum tipo de movimento linguístico, emitam algum som dentro das suas possibilidades; neste caso, é importante que as crianças saiam do silêncio; ler e/ou contar histórias infantis, falando sobre as gravuras e interagindo com prazer no discurso; responder e explicar sempre que as crianças solicitarem algum esclarecimento e lembrar que é muito comum que elas solicitem repetições de uma mesma história.

### *COMO ELAS MOSTRAM QUE ESTÃO ADQUIRINDO A LINGUAGEM ORAL?*

A resposta é complexa, mas vamos destacar os pontos principais:

- → As crianças começam a produzir sons que se assemelham à fala dos adultos. No início, elas ainda não sabem o que estão falando. Estão ensaiando o ritmo e a melodia do discurso enquanto conhecem as estruturas orais para falar.
- → É possível que a fala inicial das crianças tenha algum sentido antes mesmo de ter um significado como os adultos conhecem e usam. Com o tempo e com o uso é que elas vão entendendo o sentido do que dizem. De início, falam "bom" diante de algum alimento que lhes é oferecido sem, no entanto, desejar informar que o alimento é gostoso; podem usar essa palavra simplesmente pela associação que fazem ao receber o alimento de um adulto que costuma falar "bom". Mais na frente, esse termo estará associado ao prazeroso.

- → Quando os adultos constatam uma produção oral da criança, normalmente respondem, interagem com ela. Pode-se dizer que dessa interação, quando a partir da fala das crianças os adultos respondem e vice-versa, é que a linguagem se institui. Os adultos têm o papel de dar sentido às emissões da criançada. Com isso fica explícito que a aquisição da linguagem se dá na relação com os outros.

- → Num outro momento, as crianças começam a entender como a linguagem das palavras funciona e vão tentando usá-la a partir desse entendimento. Elas fazem os seus caminhos e, é claro, erram muito, porque ainda estão entendendo como devem combinar as palavras, os verbos, os sons. O português é uma língua difícil, mas as crianças vão entendendo aos poucos, a partir do uso. É comum que digam "eu fazi" ao invés de "fiz", já que dizem "eu comi, eu vi, eu caí". Generalizam, e estes "erros" são sinais de que estão avançando, crescendo, evoluindo.

- → No início, dificilmente uma criança atende às correções feitas pelos adultos, pois é como se estivesse fechada em si mesma, "estudando" a língua. Não precisa haver preocupação, porque mais adiante ela vai tentar falar como os adultos ao seu redor. O interessante é que estes momentos podem acontecer ao mesmo tempo, ou seja, podem não reparar a diferença da sua fala em relação à dos adultos em uma determinada palavra, e em outra sim, já apresentando uma produção correta; então, elas erram aqui, acertam ali, e por aí vai, até falarem como é aceito na nossa sociedade.

### *ENTÃO AS CRIANÇAS TÊM QUE ERRAR PARA DEPOIS ACERTAR?*

Como em tudo o que fazemos, nossa aprendizagem decorre de experiências e nestas erramos bastante até podermos chegar ao acerto. Um bom exemplo na infância é quando se começa a andar e se cai várias vezes. Quando se começa a comer e se lambuza. Quando se vai tentar andar de bicicleta, se cai várias vezes. Mas se insiste. Não se desiste até que se domina aquilo que de início era desafio. E isso é obtido com os conhecimentos advindos das experiências. Com a fala é a mesma coisa, é preciso experimentar. "Errar" para depois acertar.

### *E QUANDO ACONTECE O ATRASO DE LINGUAGEM?*

Não se deve associar diretamente atraso de linguagem à idade. Logicamente, quando as condições ambientais são favoráveis e a criança não esboça o início da fala, é preciso procurar o pediatra para investigar se existe realmente atraso da fala e, se há, buscar as causas. Por exemplo, é preciso verificar as condições auditivas, neurológicas e psíquicas que possam estar relacionadas a não aquisição da linguagem. Havendo condições favoráveis, a criança já deverá emitir algumas palavras por volta de um ano e meio, e o vocabulário aumentará gradativamente. Neurologistas, otorrinolaringologistas, fonoaudiólogos e outros especialistas são envolvidos na investigação da criança que apresenta retardo da fala, e vários exames – de imagem, como tomografia e ressonância nuclear magnética, audiometria e outros exames otorrinolaringológicos e fonoaudiológicos, genéticos para definir certos tipos de deficiências auditivas congênitas e outros – podem ser necessários.

### *E AQUELAS CRIANÇAS QUE FICAM FALANDO ERRADO MESMO QUANDO CRESCEM?*

As crianças adquirem a linguagem na interação com os adultos que doam sentido às suas emissões. Além disso, os adultos também as interpretam. Muitas vezes, eles chegam a compreender até os "erros" praticados pelas crianças. Essas, que são entendidas assim, pouco esforço fazem para corrigir os defeitos. Se um de vocês estiver num país estrangeiro, falando uma língua que não domina, e usar uma palavra de forma incorreta e não for entendido, o que fará? Tentará dizer de uma outra forma para ser compreendido. Claro! Vocês precisam ser entendido e esta será a sua única saída. No entanto, se vocês estiverem sendo entendidos mesmo usando uma palavra de forma imprecisa não imaginarão que estão dizendo algo errado. Muito pelo contrário, vão usar sempre da forma "errada" uma vez que desta forma é entendido, ou seja, o seu dizer faz sentido para o outro que escuta, e vocês são atendido em seus objetivos. As crianças que erram e são compreendidas mantêm a incorreção por muito tempo. Então, é importante ressaltar que apesar dos erros serem normais no processo de aquisição, os adultos têm papel fundamental na sua correção.

### *ENTÃO NÃO SE DEVE ENTENDER A CRIANÇA QUE FALA "ERRADO"?*

Não é que vocês não possam ou não devam entendê-las. Vocês devem estar cientes de que se as crianças falam de forma incorreta e são entendidas, elas não tem razão para mudar. Logicamente, vocês não vão deixar de entendê-las em tudo, mas é importante que lhe digam: "Eu não estou entendendo o que você está me dizendo". Isto não criará nenhum trauma nas crianças e as ajudará a tentar corrigir os erros. Um exemplo muito comum é quando as crianças trocam alguns sons que são muito parecidos, por exemplo: /v/ de vaca e /f/ de faca; /z/ de zebra com /s/ de sapo; /g/ de garrafa e /c/ de casa; /b/ de bola e /p/ de papai; /d/ de dente e /t/ de torta; /x/ de xícara e /j/ de janela. O que os diferencia é a vibração das pregas vocais. Assim, tentem fazer sssssss, como se estivessem pedindo silêncio e encostem sua mão na frente do seu pescoço. Com certeza, não sentiram nenhuma vibração na região da laringe. Agora vocês vão fazer o som zzzzzzz como se estivessem imitando uma abelha e vão perceber que há vibração nesta região, o que evidencia a vibração das pregas vocais. Então, esses dois sons são produzidos da mesma forma, diferenciando-se apenas pela vibração das pregas vocais, que dará a sonoridade dos fonemas sonoros. As crianças no início da aquisição apresentam estas trocas sem que isto seja considerado um erro. Isto faz parte do processo. Apesar disto, no entanto, é preciso não imitá-la para que ela veja no adulto o seu modelo. Muitos pais terminam falando como o filho por acharem bonitinho, só que esta conduta não ajudará a criança a se deslocar para o padrão de acerto. Seu filho fala: *eu cóstu têssi tôci* (eu gosto desse doce). Nesta produção, há "erros" que se referem apenas a um aspecto, ao aspecto de sonoridade dos sons /g/ e /d/. A falta de sonoridade termina levando a uma fala que parece infantilizada, além de parecer um erro muito maior do que é de fato. Isso acontece porque normalmente quando a criança ainda não sonoriza os sons, provavelmente apresenta "erro" em seis sons.

### *QUAIS SÃO ESSES SONS?*

É importante lembrar que estamos falando de sons e não de letras. Para representar os sons, usamos duas barras. Para melhor ilustrar, entre parênteses são colocadas falas que não representam palavras: /b/ → bola (pola); /d/ → dia, doce (tia, tôci); /g/ →gaiola, goma, guloso (caióla, coma, culossu); /v/ → vacina, vela, avó (facina, felá, afó); /z/ → casa, azul, exame (cassa, assul, issami); /j/ → jipe, gelo, gilete (chipe, chêlu, chileti). Assim, é comum haver confusão no uso dos sons das letras p/b, t/d, k/g, x/j, f/v e s/z. Mas podem haver outras trocas e é importante lembrar que as crianças usam de alguma lógica para trocarem os sons. Então, uma troca que aparentemente não faz sentido para o adulto, a criança encontra razões para produzi-la.

### *ENTÃO AS TROCAS SÃO SEMPRE LÓGICAS?*

Na maioria das vezes, sim! A criança está usando uma lógica que pode não ser entendida pelo adulto, mas ela está ativa neste processo.

### *ENTÃO QUANDO SE DEVE LEVAR O FILHO AO ESPECIALISTA?*

Não se pode falar em idade fixa para ir ao especialista. O sinalizador será a própria criança, ou seja, como ela está lidando com a fase do "erro". Se isto for um fato que a estiver isolando do convívio com outras crianças, ou até mesmo com adultos, o sinal está dado. Aqui, no entanto, é importante salientar que pais e adultos que fazem parte do dia a dia da criança é que provavelmente irão reforçar o erro criando nela uma sensação desagradável no ato de fala. Todo cuidado e atenção para evitar colocá-la em situação de desconforto.

### *COMO SE PODE AJUDAR UMA CRIANÇA QUE FALA ERRADO?*

Pegando o exemplo *eu costu tessi tôci*, encontramos dois erros: a troca do som /g/ por /c/, e do som /d/ por /t/. Para ajudar a criança a sair da posição do erro, ou seja, deslocar-se, é preciso que ela perceba que o que ela disse soou estranho para vocês. Nessa situação, a atitude do interlocutor é fundamental. Como houve dois erros e vocês precisam escolher um para estranhar, vocês podem dizer: *tôci* (doce) como quem diz, o que é isso, não conheço! Diante do fato de não ter sido entendida, provavelmente a criança tentará dizer de uma outra forma. Pode também não perceber que vocês estranharam a forma de ela dizer, achando apenas que vocês não escutaram e neste caso ela repete da mesma maneira. Depende muito de cada criança se vai haver a mudança ou não. Mas isto não deve ser fator de preocupação para os pais, que devem apenas continuar conversando bastante com os filhos, oferecendo a oportunidade de avançarem na fala, a partir da necessidade de se fazerem entender.

### *E A GAGUEIRA?*

É importante ressaltar que a gagueira pode ser evitada sem dificuldades. É preciso entender que no processo de aquisição da linguagem oral, praticamente todas as crianças passam pelo que se chama de gagueira fisiológica – não patológica, não anormal, ou disfluência fisiológica. Isso acontece com quase todas. Com alguns cuidados é uma fase que passa. Pode ser superada em dois a seis meses de acordo com o ritmo individual. Mas há outras situações que podem ser rotuladas como gagueira patológica, anormal. As duas situações, a gagueira fisiológica e a patológica, são completamente distintas, tem evoluções e abordagens completamente diferentes.

### *O QUE É A GAGUEIRA FISIOLÓGICA?*

É a gagueira que ocorre na fase entre dois e cinco anos aproximadamente e se caracteriza por repetições, hesitações e prolongamentos na fala. Importante lembrar que neste momento a criança não tem noção de que está cometendo esses deslizes. Ela quer falar e fala feliz da maneira que pode. Falar não é um problema para ela, embora ouvir uma fala disfluente (gaga) possa ser um problema para o adulto. São características dessa gagueira: *Repetições* – Eu, eu, eu, eu, eu, eu, eu, eu quero leite; Eu que que que que que que que que quero leite. Aqui a criança apenas repete palavras ou sílabas o que chama muito a atenção dos adultos. *Hesitações* – a criança hesita diante da fala, como se não soubesse o que dizer. *Prolongamentos* – também incomoda o adulto, pois chama atenção facilmente: Eeeeeeeeeeeeeeeeeeeu vou.

### *APÓS OS CINCO ANOS NÃO HÁ MAIS A GAGUEIRA FISIOLÓGICA?*

Esta faixa etária não deve ser usada de forma rígida. Podemos encontrar crianças maiores com gagueira fisiológica e outras dentro desta faixa que já apresentem características de gagueira patológica. Então, é necessário procurar um especialista que, após avaliar, poderá dará um diagnóstico preciso.

### *O QUE PODE SER FEITO NA FASE DA GAGUEIRA FISIOLÓGICA?*

Alguns cuidados são importantes, como: escutar a criança com atenção, olhando para ela; não demonstrar ansiedade diante das repetições e/ou prolongamentos; manter-se calmo e esperar o tempo que for necessário; não falar por ela: esta atitude poderá levá-la a acreditar que não fala bem e que, por isso, alguém precisa falar por ela. Não pedir que fale devagar; não pedir que respire para falar; lembrar-se de que ela está "falando muito bem", ou seja, não percebe que está hesitando, repetindo ou prolongando sons, sílabas ou palavras. O adulto é que irá mostrar a ela que há algo errado, pelo incômodo que sente ao lidar com esta fase; conversar com a escola sobre a fase em que a criança se encontra e, se necessário, solicitar ajuda de um fonoaudiólogo; observar a atitude da meninada e de adultos em relação à fala da criança. Se necessário, oriente no sentido de ignorar o comportamento "gago".

### *O QUE ACONTECE SE ESTAS ORIENTAÇÕES NÃO FOREM SEGUIDAS?*

Quando a criança começa a perceber que há algo errado com sua fala, pode reagir com medo diante de situações em que precise se expor oralmente. Então, ela deixa de falar ou fala com muito medo, o que gera muita tensão. Aí pode estar sendo instalada a gagueira patológica.

### *QUAIS AS CARACTERÍSTICAS DA GAGUEIRA PATOLÓGICA?*

Vejam as mais importantes: muita tensão corporal e facial; ocorrência de "truques" para disparar a fluência, como: piscar olhos, bater as mãos, virar a cabeça, beliscar-se, entre outros, na crença de que ao usá-los consegue fazer a fala sair; ausência de contato de olhos com o interlocutor, pois teme a sua reação; além da hesitação, prolongamento e repetições, acontecem os bloqueios.

### *EXISTE TRATAMENTO PARA A GAGUEIRA?*

Sim. Muitas vezes, mesmo diante da gagueira fisiológica, os pais necessitam de apoio do fonoaudiólogo para se sentirem seguros. Assim, a criança pode frequentar algumas sessões, os pais podem observar o atendimento ou ouvir as gravações para se tranquilizarem. No caso da gagueira patológica, o tratamento será fundamental e a família também for envolvida.

### *E A ROUQUIDÃO? POR QUE AS CRIANÇAS FICAM ROUCAS?*

Esse problema não é na fala nem na linguagem. É na voz! Para falar, é preciso que o ar que sai dos pulmões passe pelas pregas vocais produzindo a voz, que será articulada produzindo os sons. Então, apesar de ser uma questão de voz, envolve também a fala. Quando a voz é produzida de forma inadequada, por exemplo, com força ou em alta intensidade, como o grito, ela pode gerar a disfonia, que é a voz rouca.

### *O QUE GERA A DISFONIA?*

É preciso lembrar que as crianças têm necessidades diferentes e são mais, ou menos, extrovertidas, líderes, espontâneas. Apresentam comportamentos que as expõem ao abuso vocal. Algumas, pelas suas características, apresentam maior probabilidade de desenvolverem rouquidão, por estarem sempre muito ativas e precisando dominar situações. Outros aspectos podem facilitar a instalação da disfonia: falar em ambientes ruidosos; volume alto de televisão ou de outros aparelhos eletrônicos; brincadeiras competitivas em grupos e de imitar vozes de monstros ou outros personagens; prática de esportes que solicitem a produção da voz durante o esforço; hábito familiar de falar alto ou gritar; participar de corais infantis sem a orientação específica de um profissional.

### *DISFONIA TEM TRATAMENTO?*

Estamos falando da disfonia funcional, muito comum nas crianças, pelos motivos já citados. Mas essa disfonia poderá gerar algum problema orgânico, como os nódulos, que são lesões nas pregas vocais causadas pelo mau uso ou abuso da voz. A voz fica abafada e muitas vezes as veias do pescoço saltam quando a criança fala. Ela precisa fazer mais esforço para ser ouvida. No caso da disfonia funcional, torna-se necessária a orientação aos pais e à criança acerca dos abusos vocais para evitar o aparecimento de nódulos. E, no caso da disfonia orgânico-funcional, ou seja, onde já existem os nódulos, deve-se, além de modificar o padrão vocal da criança e do ambiente, com as orientações de saúde vocal, realizar fonoterapia para que haja a reabsorção dos nódulos.

### *COMO EVITAR ENTÃO O APARECIMENTO DOS NÓDULOS?*

Observem alguns cuidados básicos: propiciar um ambiente sonoro favorável à criança, isto é, reduzir o volume dos aparelhos eletrônicos da casa e modificar o hábito de falar alto e/ou gritar; evitar que a criança da use gelados em excesso (picolés e sorvetes); oferecer água natural a criança várias vezes ao dia para a manutenção da hidratação das pregas vocais.

Evidentemente o que aqui foi debatido não substitui a consulta com o pediatra que poderá solicitar estudos especiais com o neurologista, o otorrinolaringologista e o fonoaudiólogo, e até requisitar certos exames para definir com precisão o que está ocorrendo quando os familiares suspeitem de anormalidades na aquisição e no desenvolvimento da fala nas crianças.

PROFISSIONAIS COLABORADORES:
Cláudia Marina Tavares de Araújo,
Elisabeth Cavalcanti Coelho

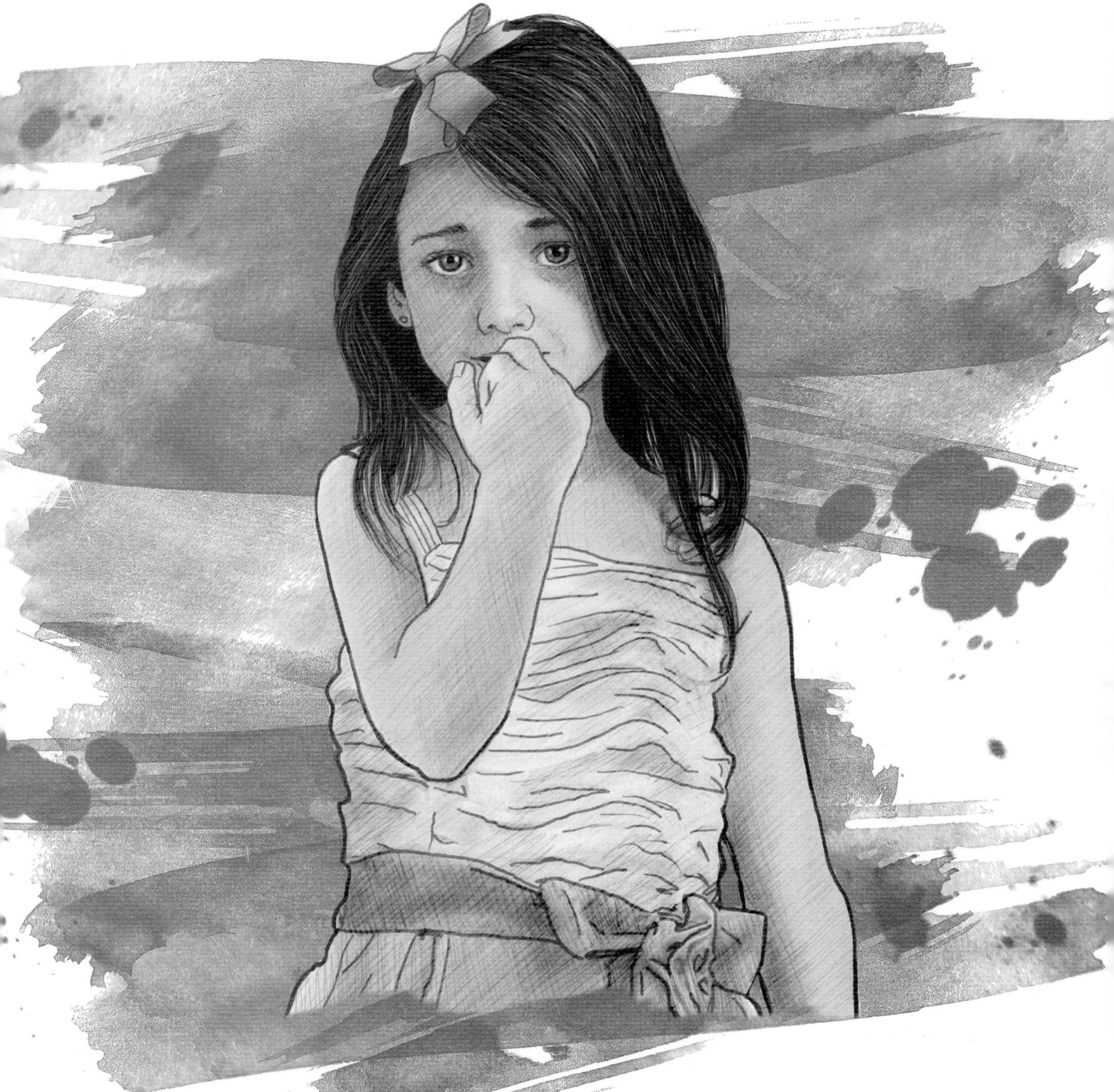

# ROER UNHAS – ONICOFAGIA
# INGERIR CABELOS – TRICOTILOMANIA
# PERVERSÃO DO HÁBITO ALIMENTAR

CAPÍTULO 60

## ROER UNHAS – ONICOFAGIA
## INGERIR CABELOS – TRICOTILOMANIA
## PERVERSÃO DO HÁBITO ALIMENTAR

Os três assuntos que escolhemos para debater estão relacionados com o comportamento de crianças e adolescentes. Vamos estudar: hábito de roer as unhas ou onicofagia; hábito de arrancar (e às vezes ingerir) cabelos ou tricotilomania; perversão do hábito alimentar que é a ingestão de substâncias habitualmente não comestíveis.

Vamos começar pela Onicofagia?

### *É COMUM O HÁBITO DE ROER AS UNHAS? O QUE CAUSA O HÁBITO?*

A **Onicofagia** ocorre em 28 a 33% das crianças de sete a 10 anos e em 45% dos adolescentes. Acomete tanto meninos como meninas e começa em geral aos três a cinco anos de idade. A maior parte rói as unhas das mãos, mas alguns roem as dos pés. Muitas crianças logo abandonam o hábito, mas outras continuam. Está provavelmente associada à ansiedade, isolamento, sedentarismo. Crianças com a vida rica de atividades prazerosas, que veem pouca televisão, que praticam esportes, têm chance menor de desenvolverem ou de manterem o hábito. A ansiedade pode estar associada à autoagressão, caracterizada por uma ação repetitiva, involuntária e compulsiva, a popular mania, que parece ser uma resposta de indivíduos que procuram descarregar suas tensões. Embora existam fatores emocionais envolvidos, não se pode afirmar que todas as pessoas que apresentam onicofagia tenham doença psíquica.

### *QUAIS AS IMPLICAÇÕES QUE ESSE HÁBITO PODE TRAZER PARA A SAÚDE?*

Ocorrem alterações estéticas e podem ocorrer infecções bacterianas e/ou fúngicas das unhas e dos tecidos vizinhos. Ocorre redução do comprimento, serrilhamento das bordas distais e fissuras ungueais. Nos casos mais antigos, a largura das unhas supera o comprimento e podem ser observados múltiplos sulcos transversais que os dermatologistas chamam de "unhas em tábua de lavar roupas". As infecções secundárias, nos casos mais graves, acometem a matriz ungueal (aquela parte mais branca) podendo haver perda permanente das unhas ou o aparecimento de verrugas ao redor ou abaixo delas. Acontecem raramente osteomielites que são infecções nos ossos das falanges.

### *HÁ CRIANÇAS QUE USAM CANIVETES PARA ARRANCAR PEDAÇOS DE UNHAS?*

Esse comportamento é mais raro e está mais associado à doença psíquica ou mental. É uma variante da onicofagia, a **Onicotilomania**. A pessoa afetada tem o hábito de traumatizar as unhas, em geral arrancando pedaços com tesouras, facas, lâminas de barbear, cortadores de unha, canivetes, etc. É um tipo de automutilação que muitos que a praticam negam e outros admitem, mas sempre com uma explicação fora da realidade, como o propósito de extrair parasitas ocultos sob as unhas. Outra variante é a **Perionicofagia**. As pessoas acometidas mordem ou arrancam a pele em volta das unhas, provocando fissuras (cortes), dor local e infecções secundárias.

### *COMO TRATAR ESSES DESVIOS DO COMPORTAMENTO?*

O tratamento de todos os problemas que estamos hoje debatendo é parecido. Não é fácil. Os pediatras têm dificuldade em lidar com o problema, pois há uma escassez de literatura científica sobre o assunto. O primeiro aspecto a destacar é que não devem ser adotadas atitudes punitivas, depreciativas, agressivas, hostis. Além de não ajudarem, agridem o psiquismo de quem as recebe. Não deve ser estipulado prazo para que o problema seja resolvido, pois isso vai atrapalhar a relação filhos/pais. Lutar contra o isolamento, sedentarismo, excesso de TV, criar atividades gostosas de serem vividas, colocar em escolinha de arte, estimular ao máximo a vida ao ar livre e a prática esportiva são atitudes que devem produzir algum resultado. Conversar, explicar os malefícios da onicofagia, vez ou outra, sem pressão, devem ser úteis. Mostrar como deve ser o asseio das unhas, periodicamente, de forma tranquila, em vocês mesmos e também na criançada, é importante. Quando o roer unhas faz parte de uma problemática emocional ou física maior, ou quando começar a causar lesões importantes nos dedos, o pediatra deverá ser consultado para que o tratamento seja individualizado. Podem ser usados remédios locais, visando a prevenir as infecções e aliviar a dor. O tratamento por psicólogos ou psiquiatras deve ser considerado em alguns casos.

### *PASSAR PIMENTA NAS UNHAS AJUDA A TIRAR ESSA MANIA?*

De modo geral não. A aplicação local de pimenta e de outros produtos – esmalte com sabor amargo – são considerados métodos arcaicos, agressivos e que não respeitam o conhecimento que se tem sobre o problema. Ainda há o risco de a criança levar os dedos apimentados aos olhos, causando um terrível ardor e conjuntivite química.

### *E ARRANCAR OS CABELOS PODE SER, TAMBÉM, UMA MANIA? E AS CAUSAS?*

Arrancar cabelos sem fins estéticos é um hábito não muito raro em crianças, adolescentes e até adultos. Mas o tricotilomaníaco pode apresentar outros hábitos, como cutucar, ferir a pele ou roer as unhas. Geralmente, a criança alisa os fios de cabelo individualmente, seleciona os que serão arrancados e os descreve como muito finos, ou muito grossos, escuros, fraquinhos, etc. Cerca de 50% delas praticam uma variedade de comportamentos estranhos com o cabelo arrancado: passam-no nos lábios ou narinas, 1/3 delas morde a raiz, 5 a 18% engolem o cabelo arrancado (**Tricofagia**), o que pode causar o **Tricobezoar** – "bola de cabelo" no estômago. A tricotilomania é um desvio de comportamento. É um problema multifatorial e frequentemente exige uma abordagem multidisciplinar. É associado à grande ansiedade, estresse, depressão, e ao distúrbio obsessivo-compulsivo. Às vezes, são detectados fatores precipitantes: problemas na escola, nascimento de irmão, separação de pais, entre outros.

### *ESSA MANIA APARECE EM QUALQUER IDADE?*

A idade mais comum é entre 9 e 13 anos. Ocorre em crianças que têm necessidade de estar sempre "trabalhando" com os dedos, preferentemente com materiais finos, pontiagudos: arrancando folhas de gramas, fios de cobertores felpudos, cabelos de irmãos, da mãe, de animais de estimação, cílios de bonecas e pelos de móveis estofados. É importante distinguir a tricotilomania do hábito de arrancar cabelos em crianças menores de cinco anos, um evento raro. Algumas dessas crianças puxam os cabelos das mães enquanto estão sendo cuidadas. Parece que este comportamento é uma exploração ambiental normal, benigna, diferente do que ocorre na fase pré-puberal. Em crianças de idade escolar, arrancar os cabelos da cabeça ocorre geralmente durante o cochilo ou ao deitar. Esse hábito não está associado a situações de estresse ou comportamento obsessivo-compulsivo, e costuma ser autolimitado. Não há diferença com relação a sexo em crianças e adolescentes. Entre adultos predomina nas mulheres.

### *OS CABELOS PODEM ATÉ DESAPARECER?*

Existem diversos graus de tricotilomania que levam desde a pequenas falhas de cabelo, à alopécia – ausência de cabelos em determinados locais – ou até à calvície total. Algumas crianças também arrancam as sobrancelhas e pelos de outras partes do corpo. Em raros casos, a tricotilomania pode ser observada em locais pouco imagináveis, como as regiões púbica, perianal, nasal e das orelhas.

### *QUAIS AS CONSEQUÊNCIAS DA TRICOTILOMANIA?*

Algumas ocorrem na esfera psicossocial. O sentimento de vergonha pelo hábito ou pela aparência leva o indivíduo a se afastarem das atividades sociais. Alguns clientes têm que usar apliques ou perucas e há queda da autoestima. Ocorrem danos físicos como infecções secundárias com formação de feridas e cicatrizes no couro cabeludo. O tricobezoar pode causar sintomas gastrintestinais: obstrução, perfuração, pancreatite, icterícia obstrutiva e anemia. Os fios de cabelo podem voltar a crescer em um período de dois a seis anos.

### *HÁ TRATAMENTO PARA ESSE DESVIO DO COMPORTAMENTO?*

Deixar os cabelos bem curtinhos, que é a medida mais popular, não funciona em todos os casos. Mas há relato de sucesso com esse procedimento. O tratamento é difícil e requer forte relação médico/paciente/família. Na criança, por tratar-se mais frequentemente apenas de desvio do comportamento, o prognóstico é melhor. Em adolescentes e adultos, onde o componente psicopatológico está muitas vezes presente, haverá sempre maior dificuldade para o êxito terapêutico. O tratamento não farmacológico, baseado em apoio familiar e aconselhamento psicossocial deve ser considerado a primeira linha de terapia. É bem-sucedido em boa parte dos casos. É importante tratar os problemas secundários: anemia, gastrite e infecções de pele. O tratamento cirúrgico ou endoscópico está indicado para o tricobezoar. Você pode obter maiores informações na Internet de um grupo de apoio chamado SOS Tricotilomania, através do *site:* http://tricotilomaniaonline.tripod.com.

### *E AS PERVERSÕES DO HÁBITO ALIMENTAR?*

Algumas dessas perversões são devidas a carências orgânicas que levam à vontade de comer qualquer coisa que contenha a substância que está faltando. O exemplo mais comum é o da criança que come terra, barro, cacos de telha ou qualquer coisa que contenha argila (**Geofagia**). É a mais frequente perversão do hábito alimentar. Essa vontade ocorre pelo fato de o organismo estar carente do elemento ferro. A carência alimentar e os vermes intestinais causam o problema e, quando a falta de ferro é muito grande, há a necessidade de consumi-lo onde ele estiver mais facilmente disponível: neste caso, na terra. Faz-se o tratamento da anemia carencial e da parasitose como descrito nos capítulos específicos. As grávidas apresentam esse problema, sobretudo em locais onde não há assistência adequada. As mulheres perdem sangue com a menstruação e as grávidas necessitam de maior quantidade de ferro porque precisam repassá-lo ao feto. Daí a importância dos exames no período pré-natal que, entre muitas outras coisas, detecta se a gestante tem deficiência de ferro.

### *HÁ OUTRAS CAUSAS PARA A INGESTÃO DE SUBSTÂNCIAS NÃO COMESTÍVEIS?*

Há. Também há uma grande variedade de substâncias que são ingeridas, algumas até difíceis de imaginar. Outras causas orgânicas mais raras, que levam à mudança no comportamento das pessoas, são os tumores cerebrais, a atrofia cerebral, etc. Além das causas orgânicas, pode haver causas psíquicas que levem a distúrbios do comportamento como alcoolismo, depressão, comportamento obsessivo-compulsivo, esquizofrenia, demência e outros.

### *ALGUMAS CRIANÇAS ENGOLEM PARAFUSOS E PREGOS?*

Esse é um exemplo de perversão do hábito alimentar causada por doença psíquica. Nesses casos, as pessoas acometidas praticam a autoagressão pela vontade irresistível de ingerir as coisas mais estranhas, inclusive fezes.

### E O HÁBITO DE COMER FEZES!

**A Coprofagia** é mais comum em animais: cachorros, macacos, ratos de laboratório e em outras espécies. Em seres humanos, é mais observada em pacientes que apresentem retardo mental, depressão e distúrbio obsessivo-compulsivo.

### *QUAIS AS CONSEQUÊNCIAS PARA A PERVERSÃO DO HÁBITO ALIMENTAR?*

São várias, a começar pela rejeição social. O hábito não higiênico de ingerir substâncias estranhas pode levar vermes aos intestinos. Outras possíveis consequências são as intoxicações. A por chumbo é uma das mais severas, causando dores intestinais enormes e vômitos que podem levar à desidratação, além de sintomas neurológicos como irritabilidade, astenia, torpor e até convulsões. O chumbo é encontrado principalmente em tintas, daí a preocupação com a criança de um a cinco anos, cujo instrumento mais importante de explorar e conhecer as coisas é a boca. O risco de intoxicações aumenta, para crianças de qualquer idade, quando existe a mania de ingerir substâncias não comestíveis como pedaços de paredes e objetos pintados. Há outras consequências que variam de acordo com o tipo de material ingerido. Pessoas que ingerem fezes estão mais expostas à infecções por bactérias e parasitas intestinais. A ingestão de moedas pode levar à necessidade de retirada por endoscopia ou até por cirurgia.

### *QUAL O TRATAMENTO PARA A PERVERSÃO DO HÁBITO ALIMENTAR?*

O tratamento depende da causa. Algumas causas orgânicas exigem tratamento relativamente fácil com a geofagia. Para outras, não há tratamento. Não há meios de tratar portadores de atrofia cerebral. Para eles, a preocupação é fazer com que, mesmo com o problema, obtenham a melhor qualidade de vida possível. Nesses casos, devem-se afastar quaisquer objetos que possam ser ingeridos. Quando a perversão é determinada ou acompanhada por componente psíquico, é importante o acompanhamento por psicólogos ou psiquiatras, que poderão usar a terapia recomendada para cada caso, a exemplo do que fazem para tricotilomania e onicofagia.

### *ESTÁ INDICADA A CONSULTA AO PSICÓLOGO PARA ESSES HÁBITOS?*

A decisão do encaminhamento ao psicólogo ou psiquiatra deve ser tomada em conjunto, pelo pediatra e familiares. Alguns estudos mostram alguma eficácia do tratamento com medicamentos, terapia comportamental e técnicas de relaxamento. Os resultados desse tratamento especializado, quando feito por psicólogos afeitos ao problema, são bons, chegando a quase 100% de êxito em crianças e adultos. Importante é que o portador do problema, como em outras situações como a obesidade infantil, aceite submeter-se ao tratamento, o que nem sempre acontece. Nos casos de tricotilomania, observou-se cura espontânea ou com o mínimo de intervenção quando o diagnóstico foi feito com menos de seis meses de sua ocorrência. Além da psicoterapia, responsável pela cura de aproximadamente 90% dos casos, o tratamento com drogas pode ser adjuvante. Alguns estudos mostram que os efeitos dessas drogas e os de placebo foram iguais.

Como sempre temos citado, este texto pretende informar sobre o assunto, mas não substitui a avaliação médica.

PROFISSIONAL COLABORADOR:
Carlos Gonçalves de Oliveira

Parte

III

# Saúde: Alimentação e seus Distúrbios

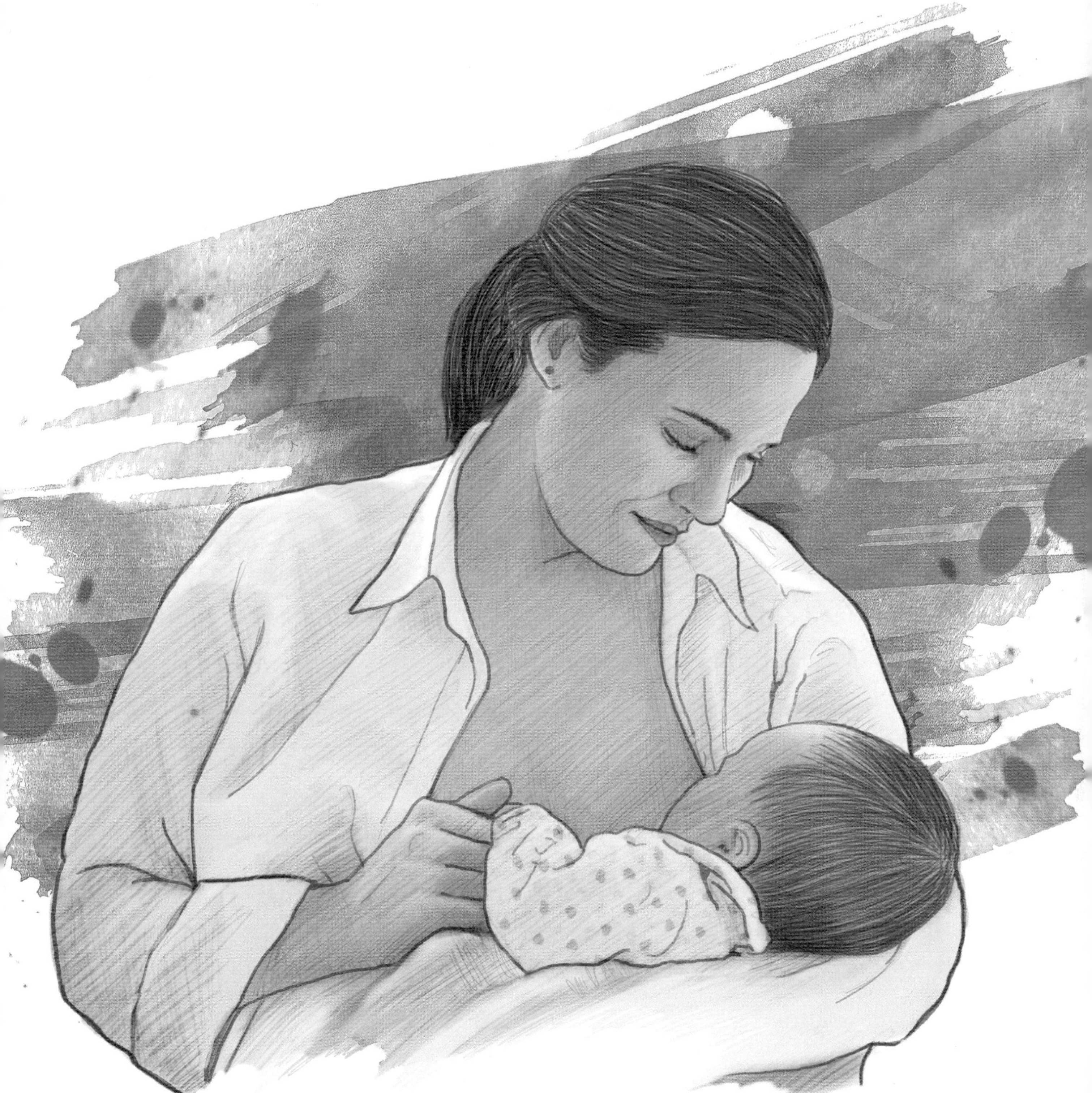

# ALEITAMENTO MATERNO

CAPÍTULO 61

## Aleitamento materno

O tema é importante e extenso de modo que pretendemos dividir este capítulo em duas partes:

*a) Pouco da teoria.*

*b) Muito da prática.*

## Pouco da teoria

### *COMO A ORGANIZAÇÃO MUNDIAL DE SAÚDE VÊ A AMAMENTAÇÃO?*

Em julho de 2009, a OMS citou que "Ensinar as mães a amamentar poderia salvar 1,3 milhão de crianças por ano". A amamentação é um dos assuntos mais importantes na pauta de preocupações da Organização Mundial da Saúde (OMS) e de todos os organismos estatais que se preocupam com a saúde pública. Nos países pobres, é assunto absolutamente prioritário e significa diferença entre o sobreviver e o morrer para milhares de crianças. Os países ricos também tratam a amamentação como prioridade maior.

### *POR QUÊ?*

Todos os que estudaram o tema, sob os vários ângulos – biológico, médico, psicológico, antropológico, sociológico, econômico e de qualquer outra natureza –, demonstraram que a amamentação é essencial, insubstituível e, o mais importante, um cuidado a oferecer às crianças nos primeiros meses de vida. A indústria de leites continua a levar uma "goleada" do antiquíssimo e atualíssimo leite materno que:

→ Fornece quantidades de água, proteínas, gorduras, açúcares, cálcio, magnésio, sódio, outros sais e vitaminas necessários ao sadio crescimento das crianças.

→ Contém inúmeros fatores anti-infecciosos, anticorpos e células vivas, tudo pronto para agir no corpo.

→ É ajustado à necessidade da criança; o leite que a mãe do prematuro produz tem composição mudada para atender à necessidade do filho; as mães de gêmeos produzem mais leite.

→ Tem mais água no início da mamada e logo aumenta as quantidades de sais e vitaminas, açúcares e proteínas; no fim, aumenta o conteúdo de gorduras o que é importante para desencadear os fenômenos da saciedade, do estar com a "barriguinha cheia"; esse é um mecanismo para proteger da obesidade.

→ Não precisa ser esterilizado e já vem pronto para ser consumido; é oferecido pelas mamas maternas que têm gosto de gente, cheiro de gente, afeto de gente; é "goleada" mesmo.

→ Permite controle natural da procriação; a mãe que amamenta têm espaço maior entre as gravidezes do que as que não amamentam e não usam método anticoncepcional.

→ Oferece ainda outras vantagens, como a instalação de flora intestinal especial.

→ Permite uma troca de estímulos afetivos entre mães e filhos que são impossíveis de serem imitados; a relação mãe/filho é tão intensa que o choro da criança aumenta a liberação do leite; essa relação intensa favorece a estruturação afetiva equilibrada.

→ Reduz a ocorrência de doenças e de mortes, no curto e no longo prazo.

### *E A INDÚSTRIA DE LEITES NÃO PODE PRODUZIR PRODUTO IGUAL?*

Se alguns aspectos são dificílimos ou impossíveis de serem copiados – (como a presença de células vivas que existem no leite humano) –, a interação afetiva que a amamentação favorece é inimitável.

### *COMO OS HOMEOPATAS VEEM A AMAMENTAÇÃO?*

A amamentação é um aglutinador de tendências. É mais uma das vantagens. Os que praticam a medicina dos últimos séculos, como os alopatas e os homeopatas, e os que praticam a medicina milenar como os acupunturistas (chinesa) e os ayurvedas (indiana) estão lado a lado defendendo a amamentação. É possível até que seja o único aspecto da prática que os coloca na mesma posição. Todos defendem a amamentação.

## *ENTÃO O LEITE MATERNO É REALMENTE O MELHOR?*

O que respondemos anteriormente tem repercussões imediatas: 22% das mortes dos bebezinhos no primeiro mês de vida poderiam ser evitadas se a amamentação fosse iniciada na primeira hora de vida; 16% dessas mesmas mortes poderiam ser evitadas se o início fosse no primeiro dia de vida.

## *O QUE É A MAMA E COMO FUNCIONA?*

O tecido glandular mamário fabrica o leite que é conduzido pelos dutos até os seios lactíferos onde é estocado. Daí, por alguns canais, chega ao mamilo onde é sugado. A ejeção do leite para a boca dos bebês é um processo ativo produzido pela contração de células musculares. A figura demonstra esquematicamente como é a mama.

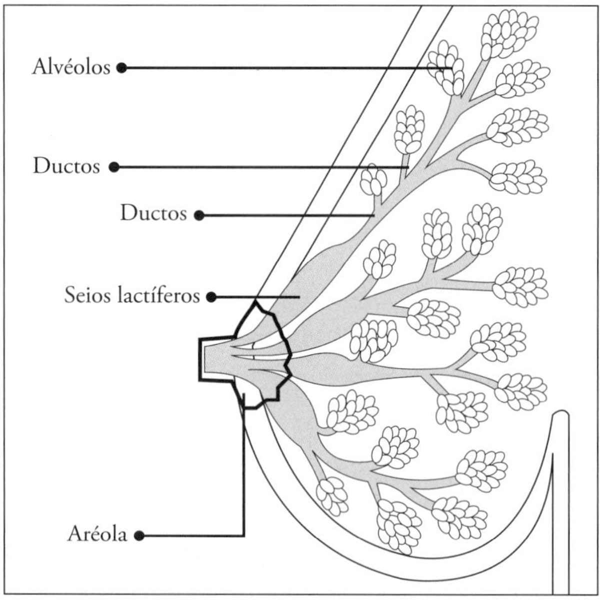


Visão lateral da mama.

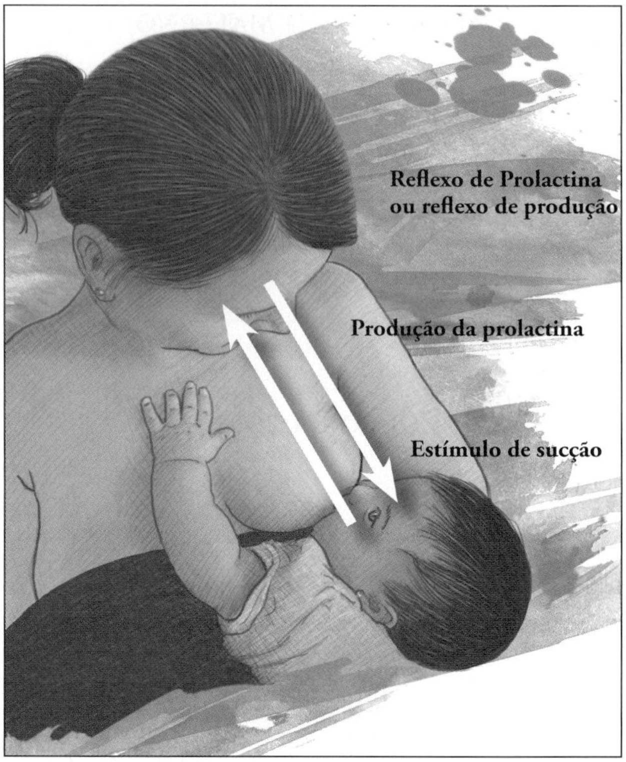


Estímulos à produção/liberação de leite materno/reflexo da prolactina ou da produção do leite.

## *COMO ACONTECE A PRODUÇÃO E A LIBERAÇÃO DO LEITE?*

A figura mostra o processo que é resumidamente assim:

→ Na gravidez, os estrógenos e a progesterona preparam o tecido glandular para a produção láctea; o tecido responde as mamas aumentam de volume e começam a secretar o leite. As mulheres durante a gestação, sobretudo no final, já secretam leite. As aréolas mamárias ficam escurecidas e ao seu redor surgem pequenos nódulos que secretam uma substância oleosa que limpa, lubrifica e protege o mamilo contra as infecções durante a amamentação.

→ Após o nascimento do bebê, a sucção estimula as terminações nervosas da aréola. Esses estímulos obrigam a hipófise da mãe a produzir prolactina que estimula as mamas a fabricar o leite.

→ Quanto mais o bebê suga, mais esse mecanismo é ativo e mais leite é secretado. As mamas funcionam em regime de demanda. Se a criança para de sugar, as mamas deixam de produzir. No caso de gêmeos, as mamas duplamente estimuladas tendem a produzir quantidade suficiente para as duas crianças.

→ A sucção do bebê estimula a secreção da ocitocina da hipófise. Ela provoca a contração das células musculares dos dutos mamários e a ejeção do leite que é essencial para a amamentação. Esse mecanismo é sensível às angústias e aborrecimentos. Mães relaxadas e felizes têm o reflexo de ejeção normal e conseguem amamentar. A figura ilustra o processo.

→ As glândulas mamárias não estimuladas reduzem drástica e e rapidamente a produção láctea. O mesmo ocorre se as mamas não são esvaziadas. Para a manutenção da produção do leite, são necessários os estímulos repetitivos e o esvaziamento das mamas.

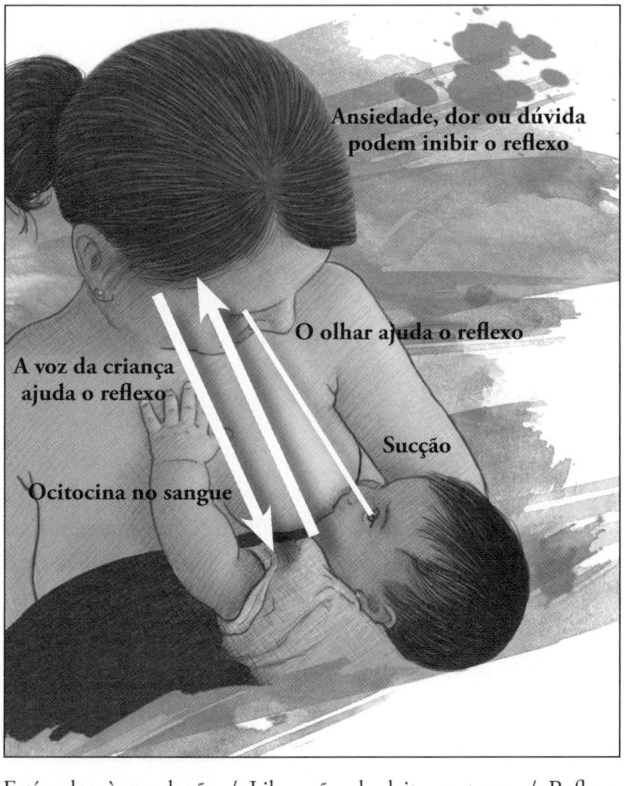


Estímulos à produção / Liberação do leite materno / Reflexo da ocitocina ou reflexo de "descida".

### *ENTÃO O SISTEMA NERVOSO É ESSENCIAL NO PROCESSO?*

A supervisão que o sistema nervoso exerce sobre todo o processo demonstra quão importante o leite humano é. O sistema nervoso assume um papel valioso na amamentação e permite que o afeto, o amor, o desejo de amamentar, o sentido de preservação da vida influam beneficamente em todo o ciclo da produção e da liberação do leite. Um estudioso do assunto diz que o leite materno também é produzido na cabeça das mães. É tão maravilhosa essa ação que mães adotivas e até as avós podem produzir leite desde que usem a energia psíquica. Também possibilita que influências negativas como o desejo de não amamentar, o medo, o insucesso de experiências anteriores dificultem a amamentação.

### *A OCITOCINA QUE VOCÊS FALAM CAUSA A CONTRAÇÃO UTERINA?*

É a ocitocina que contrai o útero no parto. Após o nascimento, por causa dela também que a placenta é expulsa, para o sangramento, restos de sangue são eliminados e o útero volta ao normal. As cólicas nas mães quando os bebês mamam indicam que a ocitocina está agindo para a ejeção do leite e para a contração uterina. As cólicas desaparecem logo.

### *AMAMENTAÇÃO É ATO INSTINTIVO OU NÃO?*

O princípio básico é o instinto que leva as mães a proteger os filhos, a lutar para que sobrevivam, a correr riscos para o seu bem-estar, a dar parte do seu corpo para que vivam. As mães de outros mamíferos também agem assim. Pode-se aperfeiçoar o que a mãe natureza construiu com tanto esmero. Pode-se estimular a prática da amamentação com maior chance de acerto, a corrigir os desvios e os erros. O que é inato, instintivo, pode ser melhorado.

### *COMO É A PRODUÇÃO DE LEITE À NOITE?*

As mamas funcionam 24 horas por dia. A secreção noturna de prolactina à noite é maior e isso justifica a maior produção de leite nesse período. Os bebês devem mamar à noite para se nutrirem e também para estimularem as mamas a produzir leite para o dia seguinte.

### *O QUE É COLOSTRO E O LEITE MADURO?*

O colostro é um tipo de leite secretado durante toda a gravidez e nos primeiros dias após o parto. Ele tem características próprias – volume, quantidade de gorduras, de células, de anticorpos e de outros fatores – porque é isso que os bebês dos primeiros dois ou três dias de vida necessitam. O colostro é o combustível essencial para que eles iniciem o "voo". E o leite maduro é o alimento, o combustível essencial, para o "voo de cruzeiro", nos primeiros seis meses da vida. É produzido a partir da segunda semana após o parto.

### *QUAIS OS FATORES QUE PROMOVEM E OS QUE ATRAPALHAM A AMAMENTAÇÃO?*

As mães que amamentam são submetidas a uma série de fatores benéficos, positivos – as vovós e as titias amamentaram, houve preparação para o aleitamento ao peito, a gravidez foi planejada, o parto foi normal, elas desejam amamentar... – e a uma série de fatores maléficos, negativos – os maridos não estimulam, as mamas estão fissuradas, a amamentação é dolorosa, os pediatras não incentivam, a mamadeira com leite artificial foi dada nas primeiras horas de vida... Se predominam os fatores favoredores, a amamentação tem alta possibilidade de ser bem-sucedida. Quando não, a amamentação tende a falhar. Mas o fator mais importante é sempre a determinação de amamentar, de dar o peito aos filhos, de aguentar as horas iniciais e mais difíceis que logo passam, de tolerar a impaciência do marido ou o pouco estímulo dos pediatras. Resumidamente, informamos a lista de fatores que agem promovendo ou dificultando a amamentação:

- → **Fatores que promovem:** experiência pessoal e familiar anterior, preparo para a prática da amamentação como a presença em cursos e em grupos de estudo sobre o assunto, preparo das mamas, apoio dos familiares e do marido, apoio dos empregadores públicos e privados, apoio pediátrico, ajuda dos grupos de promoção à amamentação, início precoce da amamentação que idealmente deve começar na sala de parto, rotinas hospitalares favorecedoras, nascimento de crianças sadias e outras condições.
- → **Fatores que prejudicam:** além da falta de um ou mais dos fatores promotores da amamentação, atrapalham o processo a opinião contrária de pessoas próximas que cobram respostas rápidas das mamas, crianças prematuras e com algumas doenças, mães preocupadas com outros afazeres e muitas outras condições.

### *ESSES FATORES SÃO MODIFICÁVEIS?*

De uma maneira geral, sim. Falta de apoio do companheiro, da família, dos amigos e dos profissionais de saúde, problemas nas mamas, medos, tabus e falta de orientação/informação, pressa, tensão, cobrança excessiva e impaciência são alguns dos principais fatores adversos que atrapalham e podem obviamente ser resolvidos.

### *ESSES FATORES SÃO OS MESMOS NAS MÃES RICAS E NAS MÃES POBRES?*

As mães pobres também sofrem a influência dos fatores antes citados. Mas, no mundo delas, há um complexo conjunto de fatores de origem social e econômica (moradias inapropriadas, dificuldades familiares, necessidade de trabalhar, muitos filhos para cuidar...) que atrapalham a lactação. Mas, todos os dias, vemos exemplos de mães pobres, verdadeiras heroínas, que amamentam e ainda doam leite para as crianças necessitadas.

### *AS MAMAS PEQUENAS DIFICULTAM A AMAMENTAÇÃO?*

Não existe relação entre o volume das mamas e a capacidade de produzir leite. Mulheres com grandes mamas não são maiores produtoras. O volume das mamas é dado pela soma das glândulas com o dos outros tecidos, sobretudo da gordura. Mulheres com seios pequenos têm capacidade de amamentar suas crianças.

### *A GRAVIDEZ PLANEJADA INTERFERE NO SUCESSO DA AMAMENTAÇÃO?*

Gravidez "curtida" favorece a amamentação e todos os outros cuidados para a sobrevivência das crianças. As mães ou os casais que programaram sua família enfrentam com muito mais tranquilidade o parto, o pós-parto, a amamentação, a educação e tudo o que diz respeito aos filhos. Mães ou casais que não pensaram na procriação, que não planejaram sua família, têm mais dificuldade com todos esses aspectos.

### *É IMPORTANTE O PRÉ-NATAL PARA QUE A AMAMENTAÇÃO SEJA BEM-SUCEDIDA?*

Sem dúvida. É no pré-natal que as futuras mães têm a oportunidade de: conhecer as extraordinárias vantagens da amamentação para elas e seus bebês; conhecer os principais problemas, aprender sobre a prevenção e a solução de alguns deles; ser instruídas sobre algumas massagens que auxiliam; aprender sobre ordenha e conservação do leite; ter as mamas examinadas; aprender sobre variados assuntos.

### *MUITA ORIENTAÇÃO, "NEURA" E EXPECTATIVA PODEM ATRAPALHAR?*

Vivenciamos situações em que as mães destinaram muita "energia" no preparo e a amamentação foi um fiasco. Conhecemos outras que tocaram a vida com o máximo de naturalidade, sem valorar muito o assunto, e a amamentação foi um sucesso. Como tudo na vida, o excesso pode ser danoso. Pode criar uma expectativa irreal e frustrar nas primeiras dificuldades. Claro que as orientações e a preparação para amamentação são importantes, mas não essenciais. As índias falam com autoridade sobre isso. Concordamos que não se deva criar expectativas, "neuras", cobrança excessiva, irracional. O ideal é que tudo ocorra de uma forma muito natural e as orientações sejam passadas com suavidade. E que as questões sejam tratadas com tolerância e sem radicalismos. Não concordamos que a orientação equilibrada, qualificada, feita por quem entende do assunto, sobre a amamentação e sobre qualquer outro assunto da saúde, cause prejuízos.

### *O PARTO NATURAL FACILITA A AMAMENTAÇÃO?*

As mães que têm parto natural se recuperam muito rapidamente e são capazes de tomar os filhos nos braços e amamentá-los logo após o nascimento. As submetidas ao parto cesariano se recuperam mais lentamente, mas isso pode não ser obstáculo importante ao aleitamento. Em ambos os casos, os bebês devem ser colocados nos peitos das mães o mais cedo possível, desde que a "dupla" esteja bem.

### *TODAS AS MULHERES SÃO CAPAZES DE AMAMENTAR?*

A mãe natureza, ao dotar as mulheres e as outras mamíferas das glândulas mamárias e ao colocá-las sob o controle do sistema nervoso central, montou um esquema excepcional para garantir a sua missão. E esse não foi montado para falhar. As mulheres física e psiquicamente normais têm alta possibilidade de amamentar seus bebês. O modelo está testado por milhares e milhares de anos e continua funcionando. Sim, vocês são capazes de amamentá-los com total sucesso. Estejam certas. Divulguem.

### *A PRODUÇÃO DE LEITE VARIA DE MULHER PARA MULHER?*

A quantidade da secreção láctea varia de mulher para mulher da mesma forma que variam outros aspectos da biologia de cada um de nós. São conhecidas as extraordinárias nutrizes que alimentam duas ou três crianças com o seu leite. Também varia de mulher para mulher a ejeção láctea e há algumas que enquanto amamentam em uma mama eliminam grande quantidade de leite pela outra. Em outras mulheres, isso não ocorre. A produção e a liberação do leite podem ser melhoradas com estímulos, apoio e orientação técnica apropriada.

### *É VERDADE QUE AS MAMAS FICARÃO FLÁCIDAS, FEIAS APÓS A LACTAÇÃO?*

Na gestação, as mamas aumentam mesmo que as mães não amamentem. O que se pode fazer é usar o sutiã 24 horas por dia e não deixar o peito muito cheio. É importante retirar o excesso de leite, fazer exercícios para os peitorais e combater o sedentarismo a partir de 60 dias após o parto. A tendência genética modula a forma das mamas e também é um fator determinante da flacidez com o passar dos anos.

### *A AMAMENTAÇÃO É BOA PARA A SAÚDE DAS MULHERES ?*

Todo órgão humano que não exerce a função sofre algum malefício. "A função faz o órgão" é um dos chavões da biologia. A mama que não é usada para lactação adoece mais. A que funciona plenamente tem menos câncer. A amamentação também diminui a incidência de câncer de ovário e a hemorragia no pós-parto, e consequentemente diminui a anemia pós-natal. O peso da mulher que pariu e que amamenta volta mais rapidamente àquela antes da gestação. É boa para a saúde do bolso, pois o gasto com alimentos artificiais é evitado. A amamentação faz com que vocês se sintam psicologicamente bem.

### *O LEITE MATERNO AJUDA NA ACEITAÇÃO DE CARDÁPIO VARIADO NO FUTURO?*

As crianças que mamam são acostumadas a experimentar um alimento que não é monótono, que apresenta texturas e sabores diversos ao longo de uma única mamada e ao longo de toda a amamentação. Ela prepara o paladar das crianças para sabores e texturas distintas. O leite artificial é monótono. Do início ao fim da ingestão do leite artificial de uma mamadeira o sabor e a textura são os mesmos. As crianças que tomam leite artificial são acostumadas a um alimento muito padronizado. Essa é a explicação para justificar porque as crianças amamentadas ao peito são mais receptivas para receberem outros alimentos no futuro. Evidentemente, há outros fatores envolvidos.

### *EXISTEM DOENÇAS TRANSMISSÍVEIS PELO LEITE MATERNO?*

Sim. Em alguns casos, é preciso pasteurizar o leite para evitar a transmissão de infecções. O caso mais clássico ocorre com a AIDS. O bacilo da tuberculose não passa pelo leite e a mãe pode amamentar. Entretanto, recomenda-se, se a mãe tem tuberculose, cuidados especiais com as secreções respiratórias e com a saliva. A mãe deve ser tratada, mas o aleitamento deve ser mantido. No caso de sífilis, a amamentação é mantida e a mãe deve ser corretamente medicada. Infecções como rubéola, caxumba, hepatite "A", "B" e "C", dengue e as gripes epidêmica e do H1N1 não contraindicam a amamentação. Se há dúvidas, consultem os pediatras. Há situações, como no caso da hepatite "B", em que os médicos indicam a vacina e a imunoglobulina específica para as crianças.

### *O LEITE MATERNO CURA DOENÇAS? E QUAIS DOENÇAS ELE EVITA?*

Sim, o leite materno é capaz de curar várias doenças. Para a diarreia aguda, é um excelente remédio. Na diarreia grave e de difícil cura, o melhor e talvez o único tratamento eficaz seja o leite materno. Mas o principal é que, se consulte o pediatra. Um milhão de mortes de crianças a cada ano poderiam ser evitadas pela amamentação. O leite humano protege as crianças contra várias doenças infecciosas (as digestivas e as respiratórias são as principais), mas também protege contra doenças crônicas futuras, como diabetes, linfoma e leucemia (cânceres dos órgãos linfáticos e sangue), excesso de peso, obesidade, hipertensão arterial, aumento do colesterol, asma, doença de Chron e colite ulcerativa (inflamações graves do intestino), e ainda protege contra hábitos bucais deletérios, os problemas dentários e fonoaudiológicos deles decorrentes.

### *LI QUE O LEITE MATERNO PROTEGE ATÉ CONTRA A PRESSÃO ALTA. É REAL?*

Veja os resultados de dois estudos: A) pesquisadores da Universidade de Bristol evidenciaram que o leite materno é tão bom para as crianças quanto a prática do exercício e a redução do consumo do sal é para os adultos no controle da pressão arterial; quanto mais tempo as crianças são amamentadas, maior é o impacto na redução da pressão arterial; B) no Reino Unido em 2004, as crianças que receberam leite materno apresentaram redução da pressão arterial. Mesmo a amamentação complementada com outro alimento protegeu as crianças da hipertensão arterial. Os estudiosos estimaram que a queda da pressão arterial promovida pela amamentação poderá prevenir a hipertensão em 17%, a doença coronariana em 6% e os acidentes vasculares cerebrais em 15%. Assim, poderiam ser evitados 100 000 eventos de doenças cardiovasculares ao ano, só nos Estados Unidos.

### *É MAIOR O RISCO DE INFARTO CARDÍACO NAS MULHERES QUE NÃO AMAMENTAM?*

Estudo recente (2009) mostra que mulheres que não amamentaram têm risco 37% maior de apresentarem infarto cardíaco quando comparadas com as que amamentaram seus filhos por dois ou mais anos. É importante registrar que o infarto do miocárdio é a doença que mais mata pessoas no mundo, inclusive no Brasil, e a frequência do problema vem crescendo entre a população feminina.

### *É RECOMENDADO USAR O LEITE MATERNO COMO COLÍRIO?*

O tema é polêmico. Os pediatras especialistas em amamentação não recomendam por temerem que o leite humano sirva como meio de cultura para o crescimento de bactérias. Há, por outro lado, pediatras que indicam o uso do leite humano como colírio argumentando que a população há muitos e muitos anos adota essa prática. Alguns dos que aceitam esta medida não têm constatado nenhum problema em uma clientela muito bem controlada, mas isso deve ser muito bem discutido com os médicos assistentes e mesmo com os oftalmologistas.

### *ALGUNS REMÉDIOS QUE USAMOS PODEM PASSAR PARA O LEITE?*

É um assunto para vocês falarem com o pediatra. A maior parte dos remédios passa para o leite em quantidades pequenas que raramente afetam a criança. Parar de amamentar é mais perigoso que os riscos atribuíveis à pequena quantidade dos remédios que passam para o leite. De uma forma geral, vocês podem usar analgésicos, antitérmicos, antibióticos, medicação tópica na pele e em outros locais, e outros remédios comuns. Mulheres que usam drogas anticancerígenas, remédios para a tireoide, substâncias radioativas e lítio não devem amamentar. Poucas drogas diminuem a produção de leite e devem ser evitadas: estrógenos (hormônios) e diuréticos. Certas associações de drogas também precisam ser avaliadas. Se tiverem dúvidas, ligar para o pediatra. Para dar um exemplo, o tratamento do hipotiroidismo com hormônio da glândula não contraindica a amamentação. E, no caso do hipertiroidismo, houve uma mudança. Antes alguns produtos para o tratamento desta enfermidade eram proibidos. Agora são liberados dependendo da dose diária.

### *POSSO DAR LEITE DE OUTRA PESSOA A MEU FILHO?*

O ideal é que as mães amamentem os seus filhos. É essencial submeter o leite a exames e à pasteurização para o uso em filhos de outras mulheres. Existe o risco de transmissão de doenças pelo leite humano. O leite pasteurizado pode ser usado.

### *PODEMOS ENGRAVIDAR DURANTE A AMAMENTAÇÃO?*

O aleitamento materno atrasa o retorno da ovulação e da menstruação e é uma forma importante de retardar uma nova gravidez. Há redução da fertilidade quando: a amamentação é de livre demanda (o bebê mama quando quiser e pelo tempo que desejar), a criança tem menos de seis meses e a mãe não menstruou no pós-parto. Se estes itens foram atendidos, há apenas 2% de possibilidade de engravidar. A liberação da produção de grandes quantidades de prolactina e ocitocina são os responsáveis por estes fatos. A eficácia depende da amamentação contínua, regular, exclusiva. As mulheres que não cumprem estes requisitos correm o risco de engravidar. Vários casais e seus médicos optam por algum método anticoncepcional caso outro bebê não esteja nos planos a curto prazo. O início do uso de algum contraceptivo deve ser após 30 ou 40 dias do parto.

### *E O USO DAS PÍLULAS ANTICONCEPCIONAIS?*

São aceitáveis apenas as que não contêm estrógeno. É possível que este hormônio possa chegar ao bebê pelo leite, o que não é desejável. As mulheres que amamentam podem, sempre a critério médico, usar progesterona. O DIU só pode ser colocado após dois meses do parto. A "camisinha" é outra opção que deve ser pensada.

### *EXISTEM LEIS QUE GARANTEM A AMAMENTAÇÃO?*

A Consolidação das Leis do Trabalho garante que as mães se afastem do emprego (licença-maternidade) por 180 dias quando elas são funcionárias das empresas estatais (federal, estaduais e municipais). A legislação também incentiva as empresas privadas a adotar a licença de 180 dias. Há ainda dispositivo legal que permite que as mães tenham dois descansos especiais de meia hora cada um durante a jornada de trabalho. Muitas mães retardam a chegada ou antecipam a saída ao trabalho, ambos por meia hora, por turno, para garantirem a continuidade da amamentação. Geralmente, elas juntam e usam esse direito de uma hora, no início ou no final do dia de trabalho. A propósito, lembramos a importância de creches em locais de trabalho. Essa é uma reivindicação que todas devem fazer mesmo sabendo-se que, na realidade, é difícil. É um direito da mulher que trabalha.

### *QUAIS AS PROPOSTAS DOS BANCOS DE LEITE?*

Os Bancos de Leite Humano orientam as mães e oferecem o serviço de pasteurização. Fornecem o leite humano pasteurizado para os portadores de certas doenças – definidas pelo Ministério da Saúde – pois o leite humano é tão valioso que não deve ser usado sem controle, sem priorização. O leite materno é o único tratamento para algumas doenças.

### *COMO FUNCIONAM OS GRUPOS DE APOIO À AMAMENTAÇÃO?*

Há aspectos a aprender para bem executar e prolongar a amamentação. A maioria das mães precisa de apoio e incentivo constantes. Assim, vários grupos se organizaram, nas Universidades e fora delas, alguns como ONGs, para auxiliar na tarefa de estimular a amamentação. Muitos estão ligados aos bancos de leite humano que são o cérebro de muitos desses movimentos.

### *TODO ESSE "AUÊ" SOBRE O USO DO LEITE HUMANO TEM FUNCIONADO?*

O aleitamento materno é objeto de campanhas em todo o mundo. Muitas entidades estatais e não estatais se engajam para o sucesso da "Semana Mundial da Amamentação", do "Dia Estadual do Aleitamento" e dos outros eventos que contribuem para informar, conscientizar e incentivar as mães, os familiares e a sociedade sobre o tema. Os resultados são perceptíveis. Há cerca de 20 anos o percentual de mães que amamentava seus filhos era bem menor que hoje. Também era menor o número de profissionais envolvidos.

### *PODEMOS TIRAR O LEITE EM CASA E LEVAR PARA O BANCO DE LEITE?*

Podem desde que vocês obedeçam às seguintes regras: ferver os frascos e as tampas por 15 minutos; não encher totalmente o frasco (como os anteriormente citados) ou, numa outra linguagem, deixar mais ou menos dois dedos do frasco sem leite: congelar por até 13 dias; levar em isopor ou caixa térmica, sem acrescentar gelo, para o banco de leite onde a pasteurização será providenciada; lembrar sempre que na temperatura ambiente o prazo de validade do leite humano é de duas horas, na geladeira é de 12 horas e no congelador é de 15 dias e pasteurizado é de seis meses.

Vamos passar para o segundo item.

## MUITO DA PRÁTICA

### *COMO PREPARAR O BICO DO SEIO?*

O Professor Fernando Figueira disse em 1920: "Prepara-se a festa para o nascimento, compram-se roupinhas, fazem-se lembrancinhas, avisa-se todo mundo, mas se esquecem do banquete". Preparem-se para o banquete, para a amamentação. Preparem-se física e emocionalmente. E um dos aspectos importantes é o preparo dos mamilos. Na gravidez, é possível e necessário fortalecer a pele dos mamilos para evitar fissuras e dor durante a amamentação. Vocês conseguem isso com banhos de sol diários, uso de sutiã com pequena abertura para expor apenas o bico do seio. Aconselha-se evitar sabonetes, hidratantes e cremes sobre os mamilos e as aréolas. O sutiã recomendado é confortável, de sustentação.

### *QUANDO COMEÇAR A DAR O PEITO?*

Os bebês sugam avidamente na primeira hora de vida. A amamentação deve começar logo após a parturição, quando a dupla estiver apta. As primeiras horas são importantes para estabelecer o vínculo mãe/filho. É essencial estimular as mães a deixar as crianças sugar, lamber, cheirar, ficar junto. Desse modo, os bebês ficarão mais alertas e com bom reflexo de sucção e a amamentação terá possibilidades de sucesso. Muitas mães estão tendo a primeira experiência com a amamentação na sala de parto.

### *HÁ PERIGO PARA AS CRIANÇAS ESPERAREM A CHEGADA DO LEITE MATERNO?*

Não. A descida do leite ocorre entre o terceiro e o quinto dia depois do parto. Nesse período, o recém-nascido está sendo nutrido com o extraordinário colostro que supre todas as suas necessidades. Nos primeiros dias, são reduzidas as exigências nutritivas. Não se deve oferecer chás, água com glicose ou outro açúcar. Isso atrapalha. O estômago do bebê fica cheio, ele solicitará menos o peito, o que não é bom para a produção de leite.

### *AS "ENFERMEIRAS" OFERECEM UMA GAZE MOLHADA COM ÁGUA ADOÇADA!*

Isso não é indicado. Os bebês podem ficar nauseados e passar longo tempo dormindo sem mamar. Há estudos que mostram que essa gaze molhada com água açucarada pode ser útil quando os bebês vão ser submetidos a procedimentos dolorosos. Sugerimos colocá-los para sugar o peito das mães ou o dedo nesta ocasião.

### *QUAL A MELHOR PEGADA? O QUE FAZER QUANDO OS MAMILOS SÃO PLANOS?*

A pegada correta ocorre quando o bebê abocanha a aréola – parte escura ao redor do mamilo – e não só o bico do peito. É ideal que os mamilos estejam fortalecidos, preparados. A boca dos bebês modela o mamilo materno. Então zero preocupação com o mamilo plano.

### *QUAL A POSIÇÃO ADEQUADA PARA AMAMENTAR?*

A melhor posição é aquela que for mais confortável para vocês e seus bebês. Vocês podem estar deitadas, sentadas, de pé, andando. À noite, muitas vezes, podem deitar de lado com o bebê e amamentar. É confortável. A criança deve ficar bem de frente para as mamas, com a cabeça e o tronco alinhados, as nádegas apoiadas, o queixo tocando o seio, a boca bem aberta e o lábio inferior evertido ("boca de peixe"). A aréola mamária deve ser mais visível acima da boca do bebê do que abaixo. As bochechas do bebê devem estar arredondadas.

### *DEVEMOS DAR A CHUPETA?*

Os bebês têm grande necessidade de sugar. Nada melhor que sugar os seios maternos para satisfazer essa necessidade. O uso da chupeta causa confusão sobre qual é o bico melhor – o da chupeta ou o do peito da mamãe. Deve ser evitada.

### *O USO DA MAMADEIRA INTERFERE NA AMAMENTAÇÃO?*

A recomendação é colocar o bebê no peito logo após o nascimento. Quanto mais cedo, melhor. Não ofereçam mamadeira, pois a "lei do menor esforço" funciona desde cedo. A mamadeira permite que os recém-nascidos, fácil e rapidamente, ingiram grande quantidade de leite ou de outro líquido. Por causa dessa facilidade, eles tendem a rejeitar o seio. Pensem como eram as coisas desde muitos anos: "peito, peito, peito". A mamadeira é invenção do nosso século e precisa ser cada vez menos utilizada. A amamentação implica luta, busca do ideal, do melhor. Envolve contato íntimo e, por isso mesmo, muita aproximação física e afetiva entre mãe e filho. Vocês se expõem aos filhos, e eles a vocês. Há entrega, doação e necessidade de que vocês vivam as suas vidas em função das dos seus filhos, por um determinado período. Os bebês aprendem a conquistar o que querem! A mamadeira qualquer pessoa dá. O peito, só vocês, as mamães. A sucção ao seio é diferente da sucção da mamadeira. A amamentação envolve vários músculos, a língua faz movimentos de ondulação para espremer o mamilo e a aréola no palato. Na mamadeira, a língua fica passiva. Quando for absolutamente necessário dar alimento que não seja no peito, é preferível usar colher ou copo.

### *QUANTO TEMPO DEVE DURAR CADA MAMADA?*

O tempo é livre. Existem os nenês "gulosos", os "preguiçosos", os "irrequietos" e os "biqueiros". Há os de "pavio curto" e os de "pavio longo". As características das crianças e também as das mães fazem variar o tempo da sucção e tudo o que envolve a relação mãe/filho. A preocupação com a duração da mamada prejudica a amamentação. Lembrem-se de que há muitos séculos, muito antes do relógio, as mães aleitavam seus filhos. Recordem-se que os animais dão leite às crias sem marcar tempo, sem alguém para dar "pitaco". Dentre muitos exemplos, o da baleia é maravilhoso. Livre nos oceanos, ela amamenta o seu "baleinho" sem opiniões, orientações técnicas, professores, aulas, pré-natal e sem relógio.

O instinto, a natureza, a necessidade de preservar o filho sadio e outros impulsos gravados na sua biologia dirigem todo o processo. Então, a lactação no ser humano também é processo natural e não deve estar submetida a esquemas rígidos. Os seus filhos podem não se enquadrar num programa que limite o acesso à mama. O relógio, como símbolo dessa limitação, atrapalha. Pensem que o peito oferece leite, amor, carinho e afeto. Se não é possível precisar a quantidade de alimento que seus filhos necessitam naquele dia, naquela mamada específica, muito menor é a capacidade de o pediatra, ou de quem quer que seja, de dizer quanto de amor, de afeto, de proteção, de "curtição" que eles necessitam! A recomendação é deixar as crianças mamarem livremente, sem horário, sem esquema.

### *EM CADA MAMADA, DEVO DAR UM OU OS DOIS SEIOS?*

Há bebês que mamam num peito e logo em seguida no outro e há os que se contentam com apenas um seio. Você deve conhecer seus filhos e atender às características deles. E para aqueles que se fartam com um peito por mamada é recomendável alternar. Agora no esquerdo e na próxima será no direito, por exemplo se o bebê sugou as duas mamas na mesma mamada, na próxima começa com a última que mamou.

### *HÁ RIGIDEZ NO HORÁRIO DA AMAMENTAÇÃO?*

É natural que no início da amamentação exista certa irregularidade no esquema. Há fases em que os bebês mamam repetidamente e outras em que dormem quatro a cinco horas. É importante sempre lembrar que a mamada frequente estimula a secreção láctea. Após três a quatro semanas, de forma natural, não imposta, começa a se estabelecer certa rotina horária. O mais comum é que a criançada queira mamar a cada uma e meia a quatro horas. Isso é flexível e adaptável para mãe e filho. Estejam sempre prontas a tolerar que o filho que nasceu recentemente tenha um comportamento bem diverso do anterior e ainda mais diferente do que ocorre com o filho da amiga.

### *E SE ELES PREFERIREM MAMAR MAIS À NOITE?*

Algumas vezes, os bebês preferem mamar mais à noite e dormem praticamente durante todo o dia. Isso cansa as mães que, às vezes, ficam exaustas e estressadas, o que pode ocasionar diminuição da produção de leite. Nesses casos, após algumas semanas de vida, talvez seja prudente orientar para que as mães tentem interferir no horário do sono diurno. Uma sugestão é permitir períodos de sono de, no máximo, três horas durante o dia. Outra recomendação importante é que durante o dia o ambiente deva ser claro e ventilado. E durante a noite deva predominar a penumbra e o silêncio.

### *MESMO NOS BEBÊS MAIORES, ISSO É ACEITÁVEL? DAR O PEITO À NOITE?*

Quando as mães estão cansadas e seus bebês já são "taludinhos", é aceitável tentar interferir nessa rotina de mamar muito à noite. Uma sugestão é ordenhar durante o dia o leite que deve ser ofertado por outra pessoa, de colher ou copo, às crianças, à noite.

### *É BOM ACORDAR O BEBÊ PARA MAMAR DURANTE A MADRUGADA?*

Quando o bebê está bem e ganhando peso normalmente, não há a necessidade de acordá-lo durante a noite. Dormir bem e não cobrar muito o peito durante a noite é um bom sinal de saúde e o que todas as mamães pedem é recarregar as baterias.

### *E SE OS BEBÊS DORMEM MUITO?*

Há muitos modelos da relação criança/peito e muitos modelos de sono. Há os que querem o peito com muita frequência e os que solicitam a cada três, quatro ou cinco horas. Há os que dormem horas seguidas e há os que dormem curtos espaços de tempo. Quando tudo está bem – bom aspecto geral, evacuações sem problemas, seis ou mais micções nas 24 horas, boa vitalidade geral e no momento da amamentação, ganho de peso esperado, exame pediátrico normal – é pouquíssimo provável que exista problema. Todas as crianças novinhas, mesmo as que mamam a cada duas a três horas, mesmo quando tudo parece estar no figurino, devem ser bem observadas. É importante falar com o pediatra.

### *AS CRIANÇAS TÊM UM PAPEL IMPORTANTE NA AMAMENTAÇÃO?*

As crianças calmas, relaxadas, tolerantes, são mais fáceis de serem amamentadas. Essas, pela vida afora, deverão ser mais fáceis de serem cuidadas. Por outro lado, as irrequietas, de "pavio curto", são mais difíceis. Dentre as tarefas que a mãe desempenha, há mais essa: conhecer as peculiaridades emocionais dos filhos e procurar mecanismos de ajustes. A amamentação favorece a adaptação mãe/filho.

### *E SE AS CRIANÇAS CHORAM MUITO? PODE SER POUCO LEITE?*

A produção de leite materno varia. Há períodos em que a mama produz maior quantidade de leite e outros em que produz menos. A liberação do leite materno estocado nas mamas também sofre variações: ora o leite materno é solto com mais facilidade, ora com menos. As preocupações, a tensão, o estresse reduzem a capacidade que tem a mama de liberar o leite produzido e a criança pode chorar reclamando. Se isso ocorre, não se apressem. Tenham paciência, não deem mamadeira precipitadamente. Com perseverança e calma, tudo volta ao normal. Lembrem-se de que o humor de seu filho varia. Há dias em que pode estar "chateado", com o "pavio menor". Não tomem medidas apressadas. Certifiquem-se de que as outras causas do choro – xixi, cocô, frio, calor – não estão interferindo. Nossa sugestão é aumentar a frequência das mamadas e esperar o outro dia, que pode ser diferente. Falem com o pediatra. Ele é capaz de orientar adequadamente.

### *É ANGUSTIANTE NÃO SABER O QUANTO AS CRIANÇAS MAMAM! O QUE FAZER?*

Peito da mãe não é "bomba de gasolina": um, dois, 10, 20 litros... Peito não tem marcador: 10, 20, 50, 100 mililitros... Peito de mãe, amamentação e saciedade são questões complexas que envolvem aspectos físicos – o volume de leite ingerido – e emocionais – troca de afeto. O fato de você não saber quanto os seus bebês estão mamando é mais uma das vantagens da amamentação sobre a mamadeira. A nutrição dos bebês com leite materno é um dos primeiros desafios que mães, filhos e familiares têm que vencer juntos. Nutrir, sem se importar com a quantidade de alimento ingerido pelo filho, é importante para toda a vida. Mães que não estão excessivamente ligadas a essa questão aceitarão melhor quando os filhos, aos dois, ou sete, ou quinze anos, estiverem comendo pouco! A mamadeira permite aferição do volume que a criança ingere e neurotiza o processo da nutrição. O importante é estar alerta para outros indicadores de saúde e não para a quantidade de alimento ingerido. Alguns desses indicadores são: nos primeiros meses, ganho de peso de 18 a 30 g ao dia, eliminação de pelo menos seis xixis no período de 24 horas, criança relaxada, calma, várias evacuações ao dia, sono regular e todo um conjunto de dados que podem acalmar e tranquilizar as mães.

### *SE TIRARMOS O LEITE E SÓ OBTEMOS 15 ML! DAMOS MAMADEIRA?*

A sucção é o maior estímulo para que o leite materno seja ejetado. Não há processo de extração que funcione tão bem quanto a boca do bebê. Os 15 mL retirados com a desmamadeira não significam escassez de leite. Pode haver muito leite que a extração por meios artificiais não consegue tirar. O que é fundamental é observar a criança e os outros indicadores de crescimento, de saúde e de bem-estar.

### *AS CRIANÇAS QUE TOMAM LEITE DE LATA DORMEM MAIS. O QUE OCORRE?*

O leite materno e o artificial, habitualmente de vaca, são distintos. O leite materno, mais fluido, tem cor, odor, sabor e características próprias. Ele é rapidamente digerido, facilmente aproveitado e logo o bebê volta a solicitar mais alimento. Isso é ótimo. Quanto mais sucção, mais leite é produzido. Já a digestão do leite de vaca é mais lenta. Ele deixa o bebê "empachado", com o leite "pesando" no estômago. O bebê que tomou o leite de lata passa horas "desmaiado", sem estimular o peito, o que é um desastre para a amamentação. Então, o leite materno não é fraco. É diferente. E são essas diferenças que o fazem maravilhoso, miraculoso, extraordinário.

### *O LEITE PODE CHEGAR A ACABAR?*

A produção do leite materno depende do balanço entre fatores promotores e inibidores da lactação. O leite diminui e pode até secar se não houver estímulo suficiente para manter uma boa secreção. Para garantir a produção, a maneira mais antiga e eficaz é colocar o bebê no peito para sugar com frequência, na hora em que o bebê quiser.

### *QUANDO O LEITE ACABA, A PRODUÇÃO ESTÁ ENCERRADA DE VEZ?*

Primeiro, é preciso derrubar um mito: o leite não acaba. O que acontece, muitas vezes, é que a falta de estímulo reduz a produção. Um trauma psicológico que afete a mulher ou simplesmente a ausência de sucção do bebê, devido à introdução de mamadeira, por exemplo, são algumas das causas mais comuns. Mas isso pode ser revertido. Para que as mamas voltem à ativa, nada melhor que o estímulo do próprio bebê. As mães não devem confundir "leite secando" com uma diminuição da produção que pode indicar que mãe e bebê estão se ajustando, que a mãe está produzindo a quantidade que o filho necessita. Se a mãe continuar insegura ou as dúvidas continuarem, é bom consultar o médico.

### *O LEITE MATERNO É BOM PARA OS PREMATUROS?*

O leite humano é o melhor para todos os bebês, inclusive para os prematuros. Para estes últimos, o leite das mães é mais importante ainda, pois contém mais proteína. Os prematuros precisam de proteína extra e ganham mais peso com o leite de suas próprias mães. Os anticorpos passados pelo leite elaboram as defesas do organismo, o que é importante para evitar infecções nos prematuros que, de uma forma geral, tendem mais a adoecer. O calor do corpo da mãe é vital para manter o neném prematuro bem aquecido. Carinho, amor, aconchego e leite materno, enfim, essa é a receita infalível para qualquer recém-nascido, sobretudo se nasceu antes do tempo. Muitas vezes, é necessário que a mães retirem seu leite e o ofereçam de colher ou até que os prematuros tenham condições de se amamentar diretamente no peito. O pediatra orienta sobre isso.

### *E QUANDO O BEBÊ QUE MAMA VOMITA SANGUE?*

A causa mais comum de sangue no material vomitado pelo bebê que mama é a ingestão de leite com sangue da mãe. Isso é muito comum quando o peito está fissurado, rachado, ferido. O sangue deglutido pelo bebê, nessa situação, não causa malefícios. Um pouco desse sangue pode ser observado no material golfado ou vomitado. Isso, geralmente, não representa problema, mas causa um montão de dúvidas. Porém, o médico precisa ser avisado, pois há outras causas de sangue no material vomitado.

### *MEU BEBÊ TOMA MEU LEITE E EVACUA VÁRIAS VEZES. O QUE FAÇO?*

Isso não é doença. Não é diarreia. É normal. O leite materno produz flora intestinal especial e provoca aumento do número de evacuações líquidas, explosivas, com gás, "coco brasileiro" verde e amarelo, e mole! Essa é mais uma das vantagens do leite materno. A criança, alimentada com outros leites, apresenta, geralmente, constipação intestinal.

### *ALGUNS BEBÊS QUE MAMAM FICAM DIAS SEM EVACUAR. NÃO É VERDADE?*

Certas criancinhas que tomam apenas o leite das mamães podem evacuar a cada três, cinco ou mais dias. Isso também preocupa as mães. Habitualmente, os bebês estão bem, sem choro, sem qualquer outro incômodo, não apresentam abdome distendido e quando evacuam, após esses vários dias, as fezes são amolecidas e eliminadas sem sofrimento. A maior parte dos pediatras explica às mães que isso é normal e que não há nada a fazer. Outros orientam as mães dessas crianças a ingerir dieta laxante com mamão, ameixa, laranja, outras fontes de fibra e líquidos. O supositório de glicerina e a introdução de suco de laranja ou outro alimento laxante para os bebês, nessa situação, não são indicados. Podem inclusive prejudicar a amamentação. Mas existem doenças que ocorrem nos bebês e que retardam a eliminação de fezes. Assim, os pediatras devem ser avisados quando as crianças novinhas passam dias sem evacuar, mesmo que tudo aparentemente esteja normal.

### *E QUANDO O BEBÊ FICA AMARELINHO, PODE SER DO MEU LEITE?*

O bebê "amarelinho", com icterícia, deve ser avaliado pelo pediatra. Existem várias causas de icterícia: diferença do tipo sanguíneo entre as mães e os filhos, o que pode provocar intensa destruição das hemácias nas crianças, doenças infecciosas congênitas ou adquiridas após o parto, defeitos das vias biliares entre outras. Uma causa de icterícia é o leite materno. **Isso não é doença**. Não causa sintomas, não retarda o ganho de peso, não produz irritabilidade, não causa qualquer tipo de dificuldade para as crianças. É produzida por substâncias de ação hormonal que existem no leite humano e que interferem no metabolismo das bilirrubinas, os pigmentos da icterícia. Ela aparece na primeira semana de vida, fica mais evidente nos primeiros quinze dias e a partir daí desaparece naturalmente. Pode durar alguns meses. **A amamentação nunca deve ser suspensa se ficar definido que a icterícia é produzida pelo leite materno.** Os prejuízos de parar a amamentação são importantes.

### *DEVEMOS OFERECER ÁGUA PARA OS BEBÊS QUE MAMAM NO PEITO?*

Durante a amamentação, o leite humano oferece a quantidade de água que as crianças precisam. As mães estão bem nutridas, bem hidratadas e se são capazes de suprir as necessidades nutricionais dos seus bebês, não é necessário ofertar água extra.

### *É NECESSÁRIO DAR VITAMINAS E FERRO DURANTE A AMAMENTAÇÃO?*

Não. As quantidades e a forma com que o cálcio, o fósforo, o ferro, os outros minerais, e as vitaminas, estão no leite materno satisfazem inteiramente as necessidades orgânicas do bebê. Nada deve ser acrescido. Quando os prematuros pesam menos de 1.500 g, estão indicadas suplementações de algumas vitaminas e sais minerais.

### *A ALIMENTAÇÃO DA MÃE INTERFERE NO LEITE MATERNO?*

Há estudos que mostram efeitos danosos no filho quando a mãe consome certos alimentos. A experiência popular também indica isso. É aconselhável que vocês tenham uma alimentação absolutamente livre. Se seus filhos apresentarem dificuldades, os pediatras deverão ser consultados e apenas eles poderão relacionar a alimentação das mães aos problemas apresentados e sugerir modificação dietética.

### *MAS QUAL ALIMENTAÇÃO SE DEVE CONSUMIR?*

Não existe um cardápio específico para as mães que amamentam. O ideal é que se alimentem da forma mais saudável possível, dedicando especial atenção aos líquidos. As mulheres sentem muita sede na fase da amamentação. É recomendado que façam cinco ou seis refeições ricas em legumes, verduras, grãos e frutas. Não é absolutamente necessário aumentar o consumo dos doces.

### *QUAIS OS ALIMENTOS QUE INGERIMOS E QUE CAUSAM PROBLEMAS NOS FILHOS?*

O alimento que a população e os próprios médicos relacionam com algumas dificuldades apresentadas pelos bebês, sobretudo os "gases", as "cólicas" e o choro excessivo, é o leite de vaca que a mãe ingere. Mas a população tem receio de ingerir crustáceos, carne de porco, café, chocolate, nozes, castanhas, amendoim e outros produtos durante a amamentação. Não há evidências científicas de que isso esteja correto e a orientação é que as mães tomem todos os alimentos que são importantes para sua nutrição. Se houver problemas mais significantes, os pediatras devem ser consultados e eles poderão orientar medidas especiais. O excesso de álcool deve ser evitado. A substância pode dificultar a absorção de nutrientes pela mãe, além de ser absorvido pela criança através do leite materno. Até duas xícaras de café por dia não causam prejuízo aos bebês.

### *EXISTEM ALIMENTOS QUE AUMENTAM A PRODUÇÃO DO LEITE?*

Não existem alimentos que de uma forma particular incrementem a produção láctea. O maior estímulo para a produção de leite é a sucção do bebê. As mamas devem ser esvaziadas, estimuladas, cobradas, para que a secreção do leite se faça de forma contínua e abundante. Isso é tão importante que se o bebê não esvaziar a mama, é importante ordenhar até que fiquem vazias.

### *MAS O POVO FALA QUE COMIDA DE MILHO AUMENTA O LEITE. É VERDADE?*

A população pensa que alguns alimentos favorecem a secreção láctea. Comida de milho, sangria de vinho, cerveja preta, caldo de cana entre outros, segundo a experiência popular, aumentam a secreção. A visão médica é recomendar alimentação balanceada, com líquidos para saciar a sede. Comam o que gostam e o que querem, mas sempre estejam atentas para evitarem os excessos alimentares.

### *PODEMOS FAZER RESTRIÇÃO ALIMENTAR DURANTE A AMAMENTAÇÃO?*

A alimentação deve ser rica, variada, mas sem exageros. É possível uma restrição dietética, bem orientada, bem pensada, que leve a uma perda moderada, sem prejuízo da lactação. A amamentação, inclusive, é uma forma natural para reduzir o peso. As dietas muitos restritivas, com baixíssimo número de calorias, não são recomendáreis. As mulheres precisam de muitas calorias para produzir o leite. Para alimentar as crianças é estimado que há a necessidade de que vocês devam consumir 20% a mais de calorias (400 a 500 calorias/dia) do que as necessárias em outra fase da vida. Isso significa a ingestão ao dia de cerca de 2,4 mil calorias. Portanto, invistam numa alimentação saudável. Mas é aceitável uma restrição alimentar bem orientada, bem pensada, que leve a uma perda moderada, sem prejuízo da lactação.

### *PODEMOS FAZER EXERCÍCIOS PARA PERDER PESO?*

Os exercícios, as atividades físicas e tudo o que seja prazeroso é recomendável. Após 30 a 40 dias do parto, vocês podem começar a caminhar. Conversem com os médicos sobre o assunto. Após o terceiro mês do parto, as mães estão liberadas para fazerem esportes normalmente. Se forem atletas, podem voltar aos treinos. Caso estejam iniciando a prática esportiva, é melhor optar por atividades aeróbicas, como a caminhada.

### *OS ADOÇANTES E OS ALIMENTOS* LIGHT *E* DIET *ESTÃO LIBERADOS?*

Não existe acordo sobre os malefícios desses produtos para a saúde da criança. A recomendação médica é fazer um uso leve ou moderado das substâncias adoçantes. Elas não são saudáveis. O melhor é usar açúcar em menor quantidade. Se vocês, mesmo assim, desejarem usar os adoçantes, o ideal é que tomem a menor quantidade (até dois envelopes por dia, ou duas colheres de café, ou dez gotas). Os produtos *light* e *diet* também não devem ser consumidos livremente. Existem produtos químicos para produzir o sabor adocicado o que pode não ser bom. Na fase da amamentação, não é prudente destinar muito tempo com as calorias. É mais importante selecionar os alimentos mais ricos.

### *E PODEMOS TOMAR UMA CERVEJINHA SE ESTAMOS DANDO O PEITO?*

Bebidas com baixo teor alcoólico, como cerveja e vinho, podem ser consumidas com moderação. Em excesso, porém, podem atrapalhar o sistema hormonal que mantém a amamentação. É só vocês não exagerarem e beberem esporadicamente.

### *AS MÃES PODEM FUMAR DURANTE A AMAMENTAÇÃO?*

Fumar durante o período da amamentação prejudica os bebês. O cigarro interfere na qualidade e na quantidade do leite materno e pode afetar o desenvolvimento das crianças. Há cerca de 4000 substâncias nocivas no tabaco e muitas passam para o leite. A concentração de nicotina no leite da mãe é maior do que no sangue. Os bebês amamentados por mães fumantes choram mais, apresentam cólicas com frequência e, às vezes, não ganham peso tão bem como os amamentados em mães não fumantes. Os bebês que vivem em casas onde se fuma têm maior risco de morte súbita e de vir a sofrer de doenças das vias respiratórias, como pneumonias, bronquites e asmas, e de otites. Um aumento de quase 60% na ocorrência de pneumonias e bronquites acontece quando um dos pais fuma, situação que se agrava ainda mais quando ambos fumam. Aproveitem o período da amamentação para largar o vício.

### *MAS SE NÃO CONSEGUIRMOS DEIXAR O MALDITO?*

Tentem, pelo menos, não fumar em casa e não deixem que ninguém o faça. Mesmo que vocês não sejam capazes de deixar de fumar, o leite materno é tão valioso que os bebês devem continuar a mamar no peito. Deem de mamar antes de fumar um cigarro. Fumem um cigarro (ou meio) após a mamada e longe dos bebês, e procurem não fumar mais até depois da próxima mamada. O Ministério da Saúde admite até 10 cigarros ao dia.

### *AS CRIANÇAS QUE TOMAM LEITE MATERNO PODEM ENGASGAR?*

As crianças novinhas alimentadas com mamadeira "engasgam" muito mais frequentemente que as amamentadas ao peito. Essa é mais uma vantagem da amamentação e mais uma desvantagem do uso do leite artificial em mamadeira. O "engasgo" que ocorre quando a criança mama no peito habitualmente é sinal de que ela não está mamando corretamente. A pega do mamilo e da aréola pode não estar legal ou outra dificuldade na técnica da amamentação pode estar ocorrendo. Algumas vezes, parece que o reflexo de ejeção do leite é tão forte que enche excessivamente a boca do bebê, o que pode causar certa dificuldade na deglutição. Nesse caso, o jeito é tirar a criança do peito, dar um tempinho e depois voltar. Mas se os "engasgos" estão acontecendo com frequência, é importante comunicar o fato ao pediatra, pois há doenças que se manifestam dessa forma.

### *AS CRIANÇAS QUE MAMAM NO PEITO PODEM TER REFLUXO GASTROESOFÁGICO?*

As crianças amamentadas podem ter refluxo, mas a ocorrência do problema é muito menor e muito menos grave do que acontece nas alimentadas com mamadeira e com leite artificial. Arrotos grandes, frequentes golfadas e o refluxo gastroesofágico ocorrem mais comumente nas crianças que usam mamadeira. Interessante é que a doença causada pelo aumento do piloro – a válvula que separa o estômago do esôfago –, a chamada estenose hipertrófica do piloro, que causa vômitos repetitivos nas crianças de menos de dois meses, é mais comum nas que tomam leite artificial na mamadeira. Esta última doença tem quase sempre solução cirúrgica.

### *DEVEMOS DAR O PEITO SE ESTIVERMOS GRIPADAS, COM FEBRE, COM DIARREIA?*

Sim, devem continuar a dar o peito. O leite materno, se vocês estiverem com esses problemas citados, evita que as crianças adoeçam ou que apresentem complicações. É pouco provável que seus filhos aleitados ao peito adoeçam, Mas se acontecer, as doenças serão mais simples e a recuperação mais imediata. Se vocês estão com coriza, dor de garganta, "virose", é prudente proteger o rosto com uma máscara e lavar as mãos. As mães doentes podem usar os remédios comuns para as doenças virais respiratórias (vitamina C, soro fisiológico nasal e analgésico) e é importante aumentar a ingestão de líquidos.

### *POR QUANTOS MESES DEVEMOS AMAMENTAR?*

A orientação atual é de, no mínimo, seis meses de aleitamento exclusivo, sem água, chás, sucos e outros alimentos. A partir daí, há necessidade da introdução de alimentos complementares. A amamentação deve continuar a ser estimulada por dois anos ou mais. Não há tempo para suspendê-la. O fim da lactação ao peito depende da dinâmica emocional "mãe e filho", da aceitação de novos alimentos, de múltiplos fatores. Há crianças que mamam dois, três ou quatro anos e não se percebem nelas distúrbios emocionais ou de outra natureza. Mãe e filho decidem juntos até quando!

### *COMO FAZER O BEBÊ ARROTAR?*

O arroto é provocado pela ingestão de ar durante a ingestão dos alimentos. Nos bebês, os arrotos barulhentos, sonoros, são mais ouvidos nos que usam mamadeira. A sucção ao peito quando feita de forma correta não permite muita deglutição de ar e assim é até possível que o bebê não arrote após a amamentação. Então, a falta do arroto deve ser lida como um sinal de boa pega do mamilo e da aréola e de boa técnica alimentar. Mas um "arrotinho" não indica erro da técnica. Por isso, é clássico que, mesmo após uma mamada com boa técnica, a mãe deva segurar a criança no colo e deixar o corpo dela o mais em pé possível, com a cabecinha apoiada no ombro, por cerca de dez minutos. Vale dar os tapinhas nas costas para agilizar o processo. Os arrotos repetidos, "enormes", são evidências de erros na técnica alimentar.

### *EXISTE O RISCO DE SUPERALIMENTAÇÃO NOS BEBÊS QUE MAMAM NO PEITO?*

O risco é inquestionavelmente maior nas crianças alimentadas com leite artificial e mamadeira. As mães e as babás sempre arranjam um jeitinho de "empurrar" aquele restinho de leite que sobra na mamadeira. E as crianças comem mais do que necessário. No peito materno, isso é impossível. Mas mesmo no peito, algumas vezes, não é comum, observarmos crianças que ganham muito peso o que provavelmente é atribuído a fatores genéticos e não à amamentação em si. A médio e longo prazos, entretanto, as crianças amamentadas mesmo que tenham ganho muito peso durante o aleitamento exclusivo tendem a alcançar um padrão ideal de peso.

### *E SE ELAS NÃO ACEITAREM OUTROS ALIMENTOS AOS SETE MESES DE IDADE?*

A situação relatada é comum e mostra o magnífico vínculo que a amamentação estabelece entre mães e filhos. As próprias crianças lutam para preservar o contato com as mamas maternas e percebem que as outras formas de ofertar alimentos são uma ameaça a essa intimidade. Quando essa dificuldade está ocorrendo, é recomendável que outras pessoas ofereçam os outros alimentos. Outra medida é não oferecer o peito imediatamente após a recusa a consumir os outros alimentos. Seguramente, essa fase é transitória e logo as mães estão ofertando, sem encrencas, os outros alimentos a seus filhos.

### *O QUE FAZEMOS COM AS PRESSÕES PARA DAR O LEITE ARTIFICIAL?*

As pressões atrapalham. As pessoas habitualmente querem soluções rápidas. Querem que as crianças fiquem saciadas de imediato. Com a amamentação, isso ocorre lentamente. Com o uso do leite artificial, isso acontece de imediato, embora depois venham as consequências danosas dessa prática. Quando o ambiente é favorável – as avós e as tias amamentaram, e existe um astral positivo –, as possibilidades de lactação bem-sucedida aumentam. Conscientização adequada sobre a importância da amamentação é capaz de levar a mãe a superar as pressões adversas. O papel do pai é fundamental nesse processo. A participação dele deve ser estimulada. O papai pode ajudar colocando o bebê no seio materno, segurando-o após as mamadas, agindo com carinho e paciência com a mãe que, nesta fase da vida, encontra-se altamente carente e frágil. Amamentar não é só para o binômio mãe/filho. É assunto que interessa a toda a família.

### *O ALGODOEIRO, A "BOMBINHA" E OUTROS REMÉDIOS AUMENTAM O LEITE?*

O algodoeiro (extrato ou chá), a lecitina e alguns chás para aleitamento podem estimular a produção láctea. Afinal, se a mulher acredita que haverá aumento na produção e mantiver a sucção no peito, não há mal em usá-los a partir de 15 (quinze) dias após o parto. Parece mesmo que, em algumas situações, incrementam a produção do leite materno. **Mas cuidado que o algodoeiro e outros produtos ditos naturais, fitoterápicos, contém substâncias químicas potentes.** O uso deve ser controlado pelo médico. A ocitocina *spray*, se não usada corretamente, pode ter efeito oposto. A "bombinha" pode ser usada como estímulo, para retirar o excesso de leite. Voltamos, enfim, ao beabá: aumentar o leite depende, principalmente, da sucção do bebê. E não há bomba melhor para retirar o leite produzido que a boca do bebê. Existem também medicações que podem ser usadas com acompanhamento médico.

### *ESSES REMÉDIOS FUNCIONAM A CALMANDO AS MÃES?*

É possível. Voltamos a ressaltar a intensa relação entre o sistema nervoso e as mamas. O exemplo citado por uma senhora de que, quando sua filha tinha três meses, um aborrecimento muito grande fez o leite desaparecer e as palavras tranquilizadoras do pediatra e o algodoeiro "na hora" fizeram tudo voltar ao normal, demonstrar isso. Tal fato provavelmente decorre mais de fatores psíquicos que podem provocar essas mudanças súbitas do que da ação do remédio que para funcionar precisa de um bom tempo.

### *E QUANDO O LEITE SE ACUMULA. O QUE FAZER?*

Se isso ocorre, as recomendações são fazer massagens suaves, no sentido tórax-mamas, retirando o leite com a mão, ou com o tira-leite, manual ou elétrico. É desnecessário o uso de compressas quentes. Algumas vezes, faz-se o uso de compressas frias.

### *PODEMOS RETIRAR O LEITE MATERNO E DAR AO FILHO POSTERIORMENTE?*

Essa é uma excelente ideia. Para isso, vocês podem esterilizar vidros com tampa de plástico rosqueado (de café solúvel ou maionese) para estocar o leite desmamado. É importantíssimo lavar bem os frascos e as tampas e esterilizar tudo. Na esterilização, os frascos e as tampas são totalmente imersos em água limpa e fria para a fervura. A fervura deve durar 15 minutos. **Mas atenção**: o leite mantém suas qualidades e pode ser usado: conservado na temperatura ambiente por até duas horas; na geladeira por até 12 horas; no congelador por até 15 dias. Após esse último prazo, o leite deve ser pasteurizado e usado por até seis meses. O leite deve ser aquecido em banho-maria e dado à criança com colher ou copo. Várias coletas durante um período de 24 horas podem ser armazenadas no mesmo frasco com a hora e a data da primeira bem destacada. Aconselhamos que vocês façam estoque a partir do momento que ocorrer uma adaptação entre mãe e filho.

### *POSSO MISTURAR O LEITE DESMAMADO COM UM LEITE DE LATA?*

Não é orientação segura. Preferimos orientar que primeiro vocês deem o materno e depois ofereçam o complemento. O leite de lata é mais adocicado, melhor oferecê-lo depois e preferentemente com colher e copo.

### *POSSO DAR O LEITE DE OUTRA MÃE?*

O leite de outra mãe só pode ser dado se for pasteurizado e submetido a exames em Bancos de Leite Humano.

### *COMO FAZEMOS PARA EXTRAIR O NOSSO LEITE?*

Coloquem a mão aberta com os quatro dedos abaixo da mama e o polegar acima da aréola e empurrem a mama em direção ao tórax. A seguir, façam movimentos repetidos, rítmicos, como se quisessem aproximar os dedos polegar e indicador. Com o aprendizado da técnica, é possível conseguir resultados eficazes. A extração de leite também pode ser feita utilizando-se cuidadosamente a bombinha manual. Outra forma de retirar seu leite é através da bomba elétrica. Todos os métodos devem ser indolores. Deem preferência à ordenha manual que minimiza os riscos de contaminação microbiana e evita problemas nas mamas como as fissuras. Lembrar que a ordenha manual deve durar 20 minutos. Qualquer das ordenhas pode ser aplicada antes da amamentação para deixar as mamas mais flexíveis e ao longo do dia, quando a mãe sentir que os seios cheios estão provocando dor.

### *EU GOSTARIA DE DAR A MINHA OPINIÃO E PERGUNTAR!*

Pode falar:

Eu me sinto muito insegura de tirar o leite para guardar porque não sei se vai dar tempo de o peito encher novamente até a hora em que ele quiser mamar. Por mais que eu saiba que quanto mais se tira, mais leite se tem, fico sem saber em quanto tempo o leite vai ser reposto no peito. Imagino que não exista um tempo certo, mas o assunto poderia ser abordado de forma a dar uma ideia. Ainda sobre ordenha, tenho utilizado uns saquinhos de plástico para guardar o leite. São muito práticos porque não se precisa esses recipientes de maionese, esterilizar. Esses sacos são próprios para isso e descartáveis. Não servem para quem vai pasteurizar. Coisa de americano, mas vende aqui nas lojas de bebê, talvez seja uma dica interessante.

Respondemos à Sra. dizendo que não vemos risco de o leite faltar para o seu bebê. Quanto ao uso dos sacos referidos, não vemos problemas.

### *AS CIRURGIAS MAMÁRIAS DIFICULTAM O ALEITAMENTO?*

As próteses com silicone não interferem na amamentação porque são colocadas por trás do músculo, distante do tecido mamário. Nessa posição, não influenciam a produção de leite. A prótese volumosa pode interferir com a anatomia e a fisiologia das mamas e prejudicar a amamentação. As cirurgias redutoras quando causam lesão na glândula interferem na produção de leite. Parece, no entanto, que o principal obstáculo que as mães submetidas às cirurgias mamárias enfrentam é de ordem psicológica, pois além de terem receio de que a produção láctea fique prejudicada, há o receio de que a estética também o seja.

### *PODEMOS DAR O PEITO SE ENGRAVIDAMOS? HÁ PROBLEMAS PARA O FETO?*

Há alguns aspectos a relatar:

- → A amamentação deve ser continuada se a gravidez é normal; se existe sangramento, dor ou outras alterações, é importante discutir o assunto com o obstetra; alguns equivocadamente têm recomendado que as grávidas suspendam a amamentação; eles argumentam que a ocitocina liberada durante a sucção estimula o útero e podem surgir contrações, ameaça de aborto e outras consequências danosas para os fetos; isso não é científico; está provado pelo mundo afora que nada disso ocorre; a ocitocina é produzida e liberada na amamentação, mas ela não produz contração uterina no início da gravidez; o útero responde ao hormônio quando o nenê está pronto para nascer.
- → Muitos pensam que os nutrientes que a gestante consome podem ser insuficientes para os três: mãe, filho que mama e feto; as grávidas que amamentam têm que ter cuidados ainda mais especiais com a alimentação; elas devem aumentar a ingestão alimentar: mais 500 calorias ao dia além do que as grávidas que não amamentam ingerem.
- → A gravidez nas desnutridas que estão amamentando precisa de cuidados especiais.
- → O leite da grávida tem a mesma composição e o mesmo sabor do leite da não grávida e pode ser usado sem receio.

### *OS DEFEITOS CONGÊNITOS DA CRIANÇA INTERFEREM NA AMAMENTAÇÃO?*

O leite materno é remédio e vacina. Lembrem-se sempre disso. Há, porém, problemas que preocupam as mães e que prejudicam a lactação. Portadores de "lábio-leporino" e "goela-de-lobo" representam um desafio especial. Esses defeitos dificultam a sucção. São barreiras que podem ser transpostas com orientação profissional e com dedicação materna.

### *POSSO SAIR COM MEU FILHO QUE AINDA MAMA?*

Vocês que amamentam não devem viver enclausuradas, sem contato com o mundo. O bebê é "portátil" e a nutrição ao peito oferece segurança e praticidade. Não é necessário levar mamadeiras e outros apetrechos. Todos os familiares, vocês e os seus filhos devem ser estimulados a sair, passar fins de semana com avós ou amigos, ou mesmo, em hotéis ou praia. Assim, vocês tornam a oferta do peito mais natural e mais feliz. Lembrem-se de que seus filhos percebem o mundo, desde o nascimento. Os passeios também serão experiências agradáveis e enriquecedoras para as crianças.

### *E SE OS BEBÊS QUISEREM TRANSFORMAR NOSSO PEITO EM CHUPETA?*

A situação relatada demonstra quanto o peito é fonte de amor, de troca afetiva, de curtição. A sucção não nutritiva é importante para o desenvolvimento afetivo dos bebês. O limite entre o tolerável, o legal e o gostoso e o que incomoda e atrapalha deve ser traçado pela dupla mãe/filho. Há relato de colaboradoras, questionados por nós, que quando notaram que estavam sendo "mãe chupeta" e "quase mortas", experimentaram a verdadeira chupeta que, algumas vezes, "faz milagre". Mas é sempre possível e desejável evitar o uso da chupeta e as mães que se sentem incomodadas com a oferta do peito devem ser avaliadas individualmente para reverem e discutirem amplamente o assunto com os profissionais que apoiam e entendem do aleitamento materno.

### *O QUE SÃO FISSURAS MAMÁRIAS?*

Logo nos primeiros dias da amamentação, os mamilos podem ficar "irritados", "assados", feridos. Há ocasiões em que se formam "rachaduras", fissuras que causam dor e sangramento. Há várias causas para a fissura. A "pega" incorreta do seio é a principal. O correto é que o mamilo e a aréola sejam abocanhados. O erro é a pega apenas do bico do peito. O ferimento e a dor decorrem disso. Outras causas de fissura são as mamadas curtas, rápidas, mamas ingurgitadas e a higienização excessiva que retira a gordura que protege o mamilo. Além da pega correta, é útil passar o próprio leite materno nos mamilos, antes e depois das mamadas. É bom também expô-los ao sol. Ainda é importante não interromper bruscamente a mamada retirando subitamente os bebês do peito. Introduzam o dedo mínimo na boca das crianças e, pouco a pouco, elas vão soltando o peito da mãe.

### *GOSTARÍAMOS DE SABER SOBRE AS MASTITES E OS ABSCESSOS.*

A mastite é comum durante a amamentação. Por alguns erros na pega do peito materno ou por outros fatores, ocorrem pequenas feridinhas na ou na(s) mama(s) que podem permitir a entrada de bactérias da pele para o interior do órgão. A mama fica avermelhada, dolorosa e pode surgir febre. É sempre importante consultar o médico. Não há o menor perigo de seus filhos adquirirem a infecção. E a doença pode se agravar com o excesso de leite. O esvaziamento da mama faz parte do tratamento da mastite. E nada melhor para retirar o leite do peito da mãe do que a boca do bebê. Além disso, devem ser feitas massagens e ordenhas. As compressas aquecidas hoje não são indicadas, pois prejudicam a evolução das infecções das mamas. O médico pode indicar o uso de antibiótico. É importante saber que todos os antibióticos usados até então não interferem na saúde das crianças que estão sendo aleitadas e nem prejudica a secreção láctea. Continuem amamentando. Caso esteja saindo pus de uma mama, desprezem o leite desta glândula e continuem amamentando na outra. Mas sempre dialoguem com o médico.

### *E COMO PROCEDER NO DESMAME?*

O tema é bem discutido nos outros capítulos que abordam a alimentação das crianças. Mas damos algumas "dicas" importantes. Ofereçam, a partir do sexto mês, os alimentos disponíveis de boa qualidade, frescos, bem conservados e disponíveis na casa. Os que são consumidos frescos, sem cocção, como as frutas, devem ser espremidos ou amassados. Os outros devem ser bem cozidos para que possam ser transformados em papa ou purê. Devem são oferecidos, paulatinamente, com colher ou copos. As crianças devem estar junto dos familiares quando estes se alimentam para aprenderem. Deixem que as crianças toquem e peguem os alimentos e, assim, sintam prazer em levá-los à boca. "Paciência" é a palavra chave do desmame. Mas fiquem avisadas. Quando vocês chegam em casa, a "paixão" abre o "apetite afetivo" e os bebês, mesmo de barriguinha cheia, solicitam a mama. O mais comum é o desmame processar-se naturalmente, de forma não traumática, e até pouco sentido por vocês, mães, e pelas suas crianças. Se, porém, a "dupla" tiver comportamento passional ou possessivo, os dois extremamente apegados à amamentação, o desmame é mais difícil. O desmame sempre deve ser conduzido com cautela, sem prazo, sem dia último.

### *CONTRIBUIÇÃO DE COLABORADORA*

*A amamentação da minha filha foi uma experiência sensacional. Mas quando ela já tinha quase dois anos de idade, resolvi que deveria engravidar e que era hora de parar de amamentar. Tentei de tudo e ela não largava o peito. Então, um dia, botei um* band-aid *em cada mamilo e disse a ela que o peito da mamãe estava dodói, que doía muito e que não era possível a amamentação. Ela passou a acariciar as minhas mamas por um ou dois dias e logo esqueceu.*

### *NO MEU CASO, NOTEI QUE QUALQUER DOENCINHA CAUSAVA UM RETROCESSO!*

A sua observação nos ajuda a mostrar mais uma maravilha da amamentação. As crianças doentes buscam mais as mamas maternas. Isso é comuníssimo. Então, se o desmame estava em curso, elas voltam a mamar com mais intensidade e frequência. É a sabedoria da natureza. As crianças sabem muito bem, muito mais que os cientistas, que as mamas maternas são conforto, segurança, proteção. Agredidas pela doença ou por qualquer outro fato – um susto, por exemplo – elas procuram o porto seguro das mamas das suas mães. Mas isso dura pouco e logo o desmame segue o seu curso.

### *E QUANDO NÃO FOR POSSÍVEL AMAMENTAR?*

Existe um capítulo para tratar do tema.

## *E SE NÓS QUISERMOS LER SOBRE O ASSUNTO?*

Além da Internet, referimos os seguintes livros:

- → *Manejo clínico da lactação*. A. Pérez Sanchez & M. Labbok. Editora Revinter.
- → *O matador de bebês*. N. Miller. Edição original por "War on Want", 1974.
- → *Como ajudar as mães a amamentar*. F. Savage King. Reeditado pelo Ministério da Saúde, 1994.

Finalmente, transcrevemos as experiências relatadas por algumas mães, pais e avós sobre a amamentação. Agradecemos a Isis, Beth, Ana Tereza, Ana Regina, Edineide, Paulo, Diana e Tereza, que em 1989, participaram da elaboração dos primeiros livros da série *Conversando com os pais*. Infelizmente, lá se vão 23 anos, e não tivemos condições de registrar os dados pessoais de alguns desses colaboradores. Mas fica a informação e o nosso agradecimento. Agora, recentemente, outros familiares participaram da elaboração do texto atual e as informações cadastrais sobre eles são completas.

Vejam os depoimentos antigos e os atuais:

### ISIS (1989)

*Com a minha primeira filha, contei com o apoio do meu marido. O início foi tranquilo. Nos dias que se seguiram, surgiram dificuldades: rachaduras, dores nas mamas que ficaram enormes e cheias, mas foram superadas essas dificuldades e a garota mamou até o quarto mês. Com a segunda filha, iniciei complemento no segundo mês. Arrependo-me por não ter insistido mais, principalmente quando comparo a saúde das duas, e a da primeira é bem melhor!*

### BETH (1989)

*Com meu primeiro filho, o leite era muito, mas a minha expectativa era grande para que não faltasse. Os palpites eram incontestáveis: "Se você se aperriar, o leite vai acabar"... Talvez a cobrança tenha me angustiado a tal ponto que só amamentei dois meses e meio. Com a segunda filha, foi tudo diferente. Eu estava mais firme e amamentei até o quarto mês. E o terceiro filho mamou cinco meses, apesar de sempre me preocupar com o leite, para que não faltasse. Consegui segurar a barra. É notável o amadurecimento vivenciado pela mãe a cada novo filho. Gostaria de lembrar, apenas, que não falta leite se o bebê mamar. É a lei da oferta e da procura, então o segredo é: "Peito neles".*

### ANA TEREZA (1989)

*Amamentar foi uma deliciosa e gratificante experiência. Eu sempre soube que iria amamentar. Com o primeiro filho, foi só peito até quatro meses. Já com a segunda filha, iniciei outros alimentos no segundo mês e parei com o peito. Entretanto, doei bastante leite para outras crianças, salvei vidas! Acho que toda mãe que tem tanto leite, a ponto de encharcar fraldas com o que vaza, deveria doar. Essa é uma forma real de ajudar alguém.*

### ANA REGINA (1989)

*Bem, minha experiência foi cheia de surpresas e incrivelmente gratificante. Eu não consegui formar bico, apesar de as mamas estarem grandes. A desmamadeira foi uma companheira importante. Embora causasse dor, o resultado foi gratificante. Muitas vezes, deixei leite na mamadeirinha para ir trabalhar. Foi corrido, sacrificado, mas com absoluta consciência de que era importante amamentar. Valeu a pena dar o melhor de mim.*

### ANA REGINA (2011)

*Como escrevi o depoimento há muitos anos, acrescentaria que, hoje aos 52 anos de idade, faria tudo de novo e que o ato de amamentar um filho é uma emoção tão sublime quanto a de vê-lo nascer.*

### LUCIANA (1989)

*Olhe, no começo, foi superdoloroso. As mamas eram volumosas, tinham excesso de leite, a criança não dava conta. Sempre, após as mamadas, retirava leite. Amamentei três crianças na época! A quem estiver lendo esse pequeno relato, quero mandar um recado: "Não desista, mesmo nos momentos mais difíceis, depois terá sua recompensa".*

BERNADETE (1989)

*Minha filha mamou até os três anos de idade. Precisei suspender a amamentação porque engravidei novamente e tive problemas que me fizeram usar hormônios contraindicados na amamentação. Expliquei tudo e choramos muito. Ela mudou bastante comigo, afastou-se por um tempo, depois, aos poucos, foi se recuperando. Insistia que os "peitinhos" eram dela e que o bebê não iria mamar. Quando o novinho chegou, ela já não quis mais mamar, dizendo que só os bebês mamam... e assim ficamos nós. Vez por outra, ela alisava, beijava os peitinhos, mostrando que a ligação profunda entre nós iria existir sempre.*

EDINEIDE (1989)

*Demorei muito a ter um filho pelo lance de liberdade, viagens, farras, cervejinhas. Achava que um filho iria cortar isso. Quando resolvi tê-lo, decidi também amamentar e foi tão gratificante! Não me senti presa como eu pensava, acho que o amor foi tão grande que tudo ficou diferente.*

PAULO (1989)

*O apoio que o pai dá é importante, principalmente nos primeiros dias. Acho que a gente tem que amenizar as coisas, acalmar a companheira e ajudar para que a amamentação seja prazerosa e não feita por obrigação.*

DIANA (1989)

*Queria dar o melhor de mim. Não tem dinheiro que pague esta ligação! Eu me sentiria impotente por ter gerado e não poder alimentá-lo. Por isso, enfrentei os problemas e consegui amamentar!*

TEREZA – Avó (1989)

*Minha filha foi mãe aos 16 anos e acho que cresceu e amadureceu com a amamentação, além de desenvolver muito a sua afetividade com o nenê.*

RAFAELLA (2007)

*Desde que descobri a gravidez, li muito sobre a amamentação e me preparei, física e psicologicamente, para amamentar meu bebê até quando fosse possível. Nos primeiros cinco dias, tudo parecia indo bem, com as dificuldades normais. Porém, a "descida" do leite coincidiu com um problema de saúde meu, e, por conta das medicações que usei, após uma semana do parto, além da ansiedade e do estresse vividos, a produção de leite começou a diminuir. Acho que o fato de meu filho ser muito tranquilo, preferia dormir a sugar o peito, também contribuiu para essa escassez. Enfim, após todas as tentativas e esforços, com quinze dias tive que complementar com o leite artificial para garantir o ganho de peso do meu filho. Mas, mesmo assim, insisti na oferta do peito e sempre dava antes do leite, nem que fossem algumas gotas. Por três meses, a amamentação não exclusiva foi prazerosa e gratificante para mim, apesar de todos os problemas. Assim, sem culpas ou expectativas, pretendo tentar novamente com o próximo filho para, quem sabe, dessa vez, conseguir resultados melhores. O importante é não desistir, jamais!*

LUCIANA E HENRIQUE (2010)

*Amamentar não é fácil. Nossa história com a amamentação foi bastante rica: mastite; pediatras ameaçando com latas de leite devido ao ganho de peso um pouco lento de minha filha; familiares às vezes insinuando que alguns choros pudessem ser de fome. Só não houve as dolorosas fissuras (ficou no "quase").*

*Amamentar é decisão. Primeiro da mulher e segundo do casal. O pai também amamenta quando traz aquela aguinha preciosa, quando acorda junto de madrugada, quando tranquiliza sobre o leite e faz cálculos do ganho de peso do bebê para argumentar em favor do peito.*

*Amamentar é ato de amor. É doação. Não têm preço aqueles olhinhos encarando, o aconchego. De início, o planejamento era de amamentar por seis meses. Depois, até um ano. Foi passando... A amamentação da nossa filha foi até um ano e dez meses quando já estava com sete meses de gestação do segundo. O garotão mama exclusivamente no peito ainda hoje, aos cinco meses de idade.*

*Mulheres, não desistam! É verdade que uma mamadeira dada com amor também vale. Mas um leitinho dado no peito não tem preço.*

ADRIANA (2010)

*Desde que descobri que estava grávida, passei a me preparar para amamentar minha filha. Li diversos livros acerca da amamentação, sua fisiologia, os mitos que a cercam e passei a participar de diversos fóruns acerca do assunto. Aprendi, na teoria, tudo o que era preciso: que não existe leite fraco; que meu leite seria suficiente para satisfazer as necessidades da minha filha exclusivamente até os seis meses, pelo menos; que, com a pega correta, amamentar não é doloroso e que deveria amamentá-la em livre demanda, sempre que solicitasse porque, quando mais ela sugasse, mais leite eu teria.*

*Passei, então, a imaginar como seria maravilhoso ter a filha em meus braços, olhando para mim tranquilamente enquanto se alimentava e recebia do meu corpo, que antes a gerou, todos os nutrientes necessários para fazê-la crescer plena e feliz. Quando ela nasceu, no entanto, percebi que tudo o que eu havia lido não havia me preparado para o que há de mais fundamental na arte de amamentar: a aceitação de que minha filha é um ser humano único, que não pode ser enquadrada em modelo algum e, mais importante, que age – desde tão novinha – sempre movida pelas suas necessidades, e não pelas minhas.*

*Pois bem. Minha filha, hoje com quase três meses, mama, mas raramente de forma tranquila. Enquanto se alimenta, minha filha se contorce, se mexe inteira, puxa o bico do meu seio às vezes de forma dolorosa até, solta o peito, ri e o procura novamente. Até hoje, houve poucas mamadas iguais as que eu imaginava – minha filha tranquila me olhando, como nas imagens que estamos acostumadas a ver. Mas se sacia. E cresce, ganha peso.*

*Ela dificilmente mama de hora em hora, ou de duas em duas, ou de três em três. Na verdade, minha filha já passou até seis horas sem querer mamar durante o dia e, quando mama, não fica no seio por mais de 3,5 minutos.*

*Eu, que havia lido demais sobre livre demanda, me questionei. Mas como pode um bebê se saciar em tão pouco tempo, depois de tanto tempo sem comer? No auge do desespero – achando que ela passava fome, imagine – quis lhe dar mamadeiras com o meu leite e insisti, por diversas vezes, para que mamasse mais, irritando-a. Acontece que, não interessa como, o fato – que hoje tento aceitar – é que a garota mama sim a cada cinco, seis horas, por dois, três minutos e se desenvolve bem. É o suficiente para ela. Ela não tem que mamar a cada duas ou três horas por vinte minutos em cada seio para apascentar meu coração. Ora, com apenas três meses, cabe a mim, sua mãe, tranquilizá-la, e não o inverso.*

*Eis hoje o meu desafio: ao ver minha filha pegar o meu peito e soltá-lo dentro de dois, três minutos, para o seu bem, para que cresça feliz e saudável, tenho de afastar de mim a ideia de que ela "mama pouco", e pensar, radiante: "eu tenho tanto leite e minha filha é tão esperta que já descobriu como mamar com eficiência e rapidez!!!!".*

*Viva minha filha, que, com menos de três meses, tem ensinado à mamãe que nem tudo pode ser tão cartesiano no mundo.*

Ao fim deste relato, mais uma vez, alertamos que o texto deve ser visto como uma proposta educacional sobre o tema que não substitui a avaliação e o aconselhamento pediátrico individualizados.

PROFISSIONAIS COLABORADORES:
Vilmeide Braga Serva,
Maria Bernadete Marques Dantas,
João Gonçalves de Medeiros Filho,
Cristiana Almeida de Menezes,
Gerusa Maria da Silva

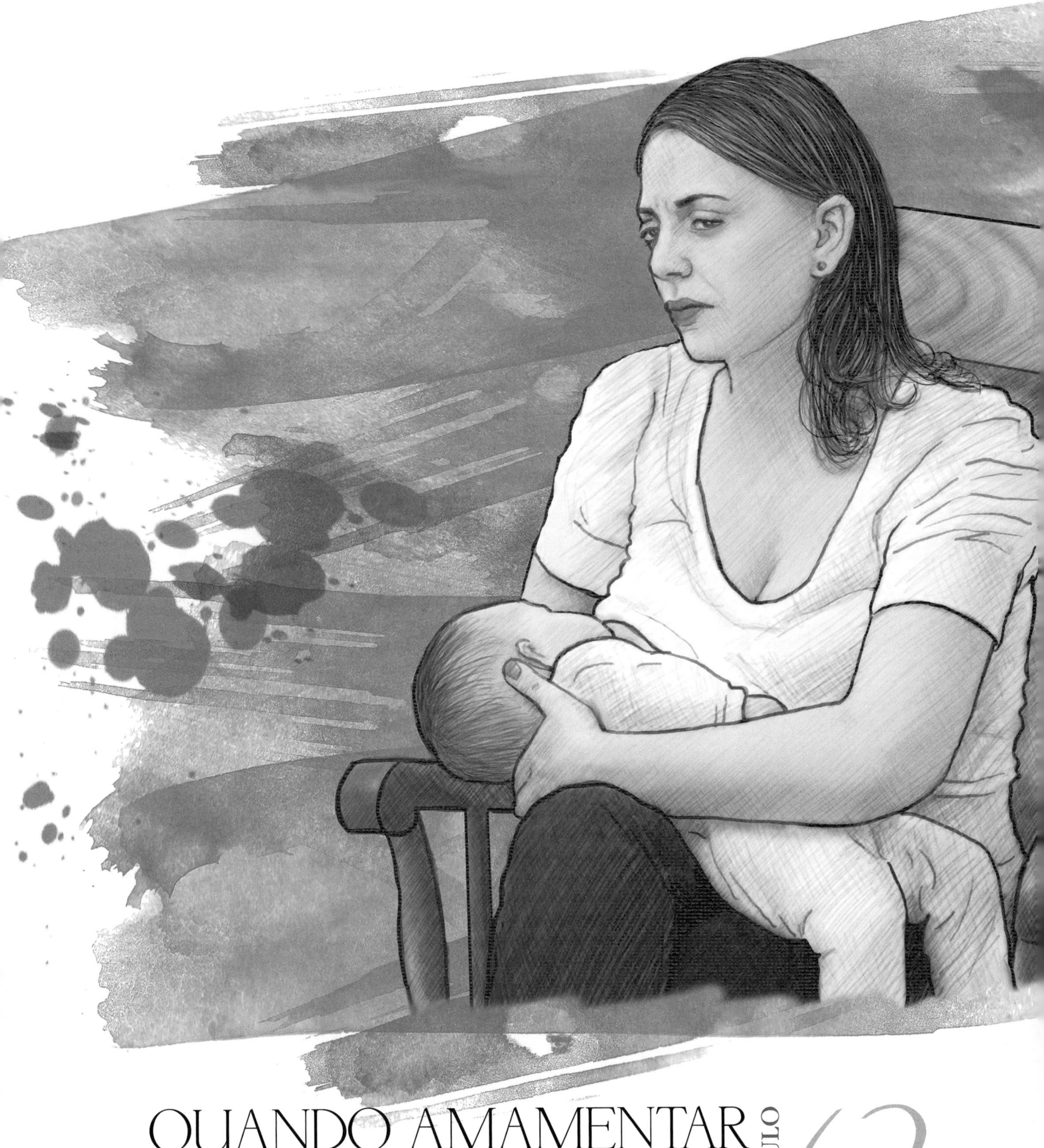

# QUANDO AMAMENTAR NÃO É POSSÍVEL

CAPÍTULO 62

## Quando amamentar não é possível

O leite humano é inigualável, maravilhoso e importante para os bebês. É difícil admitir que um deles, antes dos seis meses, use outro alimento. Mas é fato real, concreto, que certas mães não conseguem suprir as necessidades nutricionais dos filhos que devem receber outros alimentos.

### *Há crianças normais alimentadas sem leite materno!*

Muitas crianças foram alimentadas sem o leite da mãe, se tornaram adultos normais e viveram por muitas décadas. Com milhões e milhões de crianças ocorreu isso. Mas outras crianças adoeceram e morreram cedo pela falta do leite humano. Atualmente, com o que se conhece da biologia do leite materno e dos adultos que mamaram nas suas mães, é possível afirmar que aquelas crianças que não tomaram o leite materno teriam tido uma vida mais sadia e provavelmente viveriam mais tempo se tivessem amamentado. Os que não têm a oportunidade de mamar abundantemente e por muitos meses nas suas mães estão em desvantagem biológica.

### *Mas algumas vezes é necessário o leite artificial!*

A adoção é um excelente exemplo de que há situações em que é mandatório usar alimento diferente do leite humano. Se não é possível nutrir as crianças com leite materno, há que ser com outro alimento. São necessários cuidados especiais – higiene, preparo, respeito ao apetite e outros – para que o sucesso da alimentação com leite diferente do materno seja garantida. Em biologia as coisas não são absolutas, tipo tudo ou nada. Crianças que mamam no peito têm estatisticamente mais chances de serem mais sadias, inclusive no que se refere ao quociente de inteligência. Mas isso não significa que crianças alimentadas com outros leites não possam ser sadias e inteligentíssimas.

### *Quais as causas que impedem certas mulheres de amamentar?*

As causas são muitas, variadas, complexas. Muitas estão relacionadas ao corpo e ao psiquismo das mães. Outras, ao físico e ao comportamento das crianças. Outras ainda estão ligadas às circunstâncias que cercam a maternidade e a amamentação ou à ação dos médicos e dos outros profissionais da área de saúde que assistem ao binômio mãe-filho. Algumas vezes, é possível definir uma causa predominante que interfere intensamente e até impede a alimentação bem-sucedida ao peito, como por exemplo, no caso da criança prematura e do mamilo invertido. Mas, na maioria, não é possível identificar um fator decisivo. É possível que o analista arguto, que além de avaliar as questões físicas observa o comportamento das mães, dos familiares e até das crianças, e mais alguns fatores intervenientes, possa apontar um conjunto complexo de mecanismos que não favorecem ou mesmo impedem a amamentação. A problemática que atrapalha a amamentação é diferente nas diferentes famílias. E na mesma família, os problemas observados na amamentação do primeiro filho podem não se repetir no segundo.

### *Mas as mães são o fator mais importantemente, não é mesmo?*

As mães são um dos pilares mais importantes no processo. Mas repetimos que as crianças, os pais, os outros familiares, as enfermeiras do berçário, que nem deveriam existir para as crianças normais que tinham que ser mantidas nos quartos com suas mães, os pediatras, as "enfermeiras" contratadas para ajudar a cuidar dos bebês no domicílio e as "babás" também são peças importantes e que podem auxiliar, mas que também podem atrapalhar o processo da amamentação. Mas quando concordamos que as mães são um dos pilares mais importantes, estamos nos referindo a seres que não são perfeitos, que têm peculiaridades próprias que devem ser respeitadas, que podem ter características anatômicas especiais, que possuem valores que têm que ser considerados, que têm objetivos a serem preservados e quando se propõem a amamentar os filhos não têm a certeza de que tudo irá às mil maravilhas. Então dificuldades existem. E há mães que não conseguem amamentar.

### *A INDÚSTRIA DE ALIMENTOS TAMBÉM ATRAPALHA?*

O conhecimento científico permitiu que a indústria desenvolvesse produtos úteis para a alimentação do ser humano desde os primeiros meses de vida. São leites que nada têm em comum com o materno, mas que podem ser usados como substitutos quando as mães não conseguem amamentar. O sucesso desses alimentos artificiais, há décadas, é grande. Tem sido impulsionado por poderosas campanhas de propaganda que usam vários argumentos, mas que sobretudo mostram crianças lindas, nos primeiros meses de vida, que, dizem, foram alimentadas com seus produtos. Hoje essas propagandas estão sendo controladas pela Norma Brasileira de Comercialização de Alimentos Infantis, Bicos, Chupetas e Mamadeiras que muito contribui para coibir excessos.

### *ANTES DOS LEITES ARTIFICIAIS, AS MÃES AMAMENTAVAM MAIS?*

Anos atrás, a amamentação passou por uma fase de desprestígio que não foi causada exclusivamente pela existência dos leites artificiais. Mas a indústria influiu. Disso não se tem dúvidas. Há outros fatores associados como o imediatismo dos tempos modernos que impõe um ritmo muito dinâmico à vida, o que dificulta a instalação e a manutenção da amamentação que, como processo biológico, é lento, gradual. O trabalho das mães fora do domicílio é um fator inquestionável que interfere na prática do aleitamento ao peito.

### *É COMPLICADO! NÃO É MESMO?*

A interpretação dos fenômenos biológicos é sempre complicada. Sobretudo é mais difícil interpretá-los quando estão envolvidos os fatores psicológicos. Mais complexo ainda fica o entendimento se variáveis mercadológicas – a desleal competição entre os leites industrializados e a amamentação – participam do jogo. Para algumas duplas, mãe-filho, a amamentação é natural, simples, sem dificuldades. Logo que os bebês nascem, eles vão ao peito, abocanham o mamilo, e as duplas, como velhos mestres, tocam a vida, sem atropelos, sem dúvidas. Para outras duplas, embora tudo parecesse bem desenhado – mães preparadas, mamilos maravilhosos, psiquismo aparentemente legal – o processo é sofrido, difícil, doloroso, complexo. Entre a primeira e a segunda situação, há uma série enorme de graus de dificuldades superáveis com apoio, amor, paciência, orientação técnica adequada, perseverança, luta, desprendimento.

### *A PLÁSTICA DE MAMA DIFICULTA A AMAMENTAÇÃO?*

As plásticas modernas, com ou sem próteses, não interferem com a amamentação. A razão é simples: a estrutura anatômica e todos os mecanismos para que as mamas exerçam a função são absolutamente preservadas. O que se pergunta é se as mães que fizeram plástica de mama têm algum receio especial de amamentar. Será que elas têm medo de a amamentação prejudicar a estética? Será que têm medo de prejudicar o que foi conseguido com sacrifício – anestesia, cirurgia, hospitalização – e com dinheiro?

### *OS PEDIATRAS E OS ESPECIALISTAS SÃO IMPORTANTES?*

Todos os profissionais da área de saúde, desde a "enfermeira" do berçário, têm que ser devidamente preparados para orientarem tecnicamente e apoiar ao máximo para que as mães e os filhos consigam ter uma boa experiência com a amamentação. Mas, do mesmo modo que ajudam, podem dificultar prestando informações equivocadas, ao não apoiar adequadamente nos primeiros dias de adaptação. Tudo isso pode ser decisivo para o sucesso da lactação.

### *EU FIQUEI APAVORADA COM A IDEIA DE DAR OUTRO LEITE A MEU FILHO!*

Esse sentimento é comum. A amamentação é tão natural e integra tanto a dupla mãe-filho que muitas e muitas senhoras ficam tristes, frustradas, decepcionadas, deprimidas, inferiorizadas por não sentirem que os filhos crescem delas. Mas devemos evitar as "neuras" e ajudar àquelas que não podem, ou não conseguem, ou mesmo não querem, verdadeira e conscientemente, amamentar. Radicalismo faz com que muitas mães, que não conseguem amamentar, se sintam incompletas ou menos competentes do que as que nutrem os filhos no peito. É preciso ter cuidado com extremismos que estigmatizam as crianças que não mamaram e as suas mães.

### *E O QUE AS MÃES QUE NÃO CONSEGUEM AMAMENTAR DEVEM FAZER?*

Os leites industrializados, de vaca ou de soja, são a base das fórmulas infantis para nutrir essas crianças. A indústria produz várias opções. Há produtos direcionados para crianças com algumas necessidades especiais. Citaremos como exemplos as fórmulas para o prematuro e para as crianças com alergia à proteína do leite de vaca. Quase todas são enriquecidas com vitaminas, ferro e outros sais minerais. É importante informar sobre o rigorismo da assepsia e da diluição. A maioria das crianças se adaptará e conseguirá ganhar peso e crescer.

### *E OS ASPECTOS EMOCIONAIS?*

Uma boa parte do aconchego, troca de olhares, contato pele com pele e outros aspectos da troca afetiva que o peito oferece podem ser conseguidos se as mães se envolverem "de cabeça" no processo da alimentação artificial. As mães que se envolvem com a esterilização, o preparo do alimento e a oferta da mamadeira evidentemente se envolvem emocionalmente mais com os filhos. Muitas das ofertas afetivas da amamentação poderão ser conseguidas se as mães ao darem o alimento artificial, na mamadeira, tocam suas crias, permitem um contato corporal bem íntimo, olham nos olhos das crianças, acariciam e conversam ao longo da alimentação e demonstram carinho e interesse. Desse modo, as necessidades psíquicas são supridas ou as carências pela falta da amamentação são minimizadas.

### *RECEBI O TEXTO PELA INTERNET E AÍ VAI A MINHA OPINIÃO!*

Transcrevemos a sua posição:

*Como mãe, talvez a principal lição aprendida até agora é que tem sido difícil sustentar todas as minhas convicções que mudam quando a realidade muda. Se não deu para amamentar exclusivamente no peito até seis meses por um conjunto de razões, se foi o caso de ceder e deixar usar chupeta (controladamente), etc., não devo me sentir fracassada. Cada mãe, cada uma; cada filho, cada um.*

O texto que mostramos a seguir foi escrito em 1989 quando debatemos o assunto. Foi publicado em um dos volumes do *Conversando com os pais*, série de livros educativos para os familiares:

*Quando minha filha nasceu, eu tinha certeza de que tudo o que mais queria era amamentá-la. Ser mãe fazia parte dos meus projetos desde o tempo em que ainda brincava de bonecas. Só que não bastava ser mãe: era preciso ser uma boa mãe, capaz de todas as doações necessárias à total felicidade do bebê.*

*Recebi minha filha, para juntas exercitarmos a nossa vivência no mundo: a minha, de mãe e a dela, de um ser que em tudo dependeria de mim. A primeira regra básica era, sem dúvida, a amamentação. O pediatra era enfático: "peito 24 horas... toda vez que chorar, peito". Entretanto, o meu leite não chegava (nem chegou) e, enquanto minha filha chorava de fome, eu chorava de angústia.*

*Comprometida com a felicidade dela, que deveria ser total, qualquer sintoma que indicasse o contrário, além de me ver terrivelmente frustrada, deixava-me com uma dolorosa sensação de impotência. O que fazer? Buscava o pediatra que, na distância do seu consultório, era breve e lacônico no telefone e, repetindo sempre as mesmas palavras: "Nada de mamadeira, só peito".*

*A essas alturas, eu me angustiava com a minha filha e também com a espécie de mãe que estava sendo: se amamentar deveria constituir o ápice da vida de toda mulher, o sublime momento da relação mãe-filho, o que é que se passava no meu corpo ou na minha mente que me impedia de responder a esse modelo?*

*O momento exigia mais do que questionamento, exigia atitudes. Eu precisava fazer alguma coisa por nós duas. Desobedeci ao pediatra e alimentei minha filha com a mamadeira.*

*E, contraditoriamente, após todo o sufoco dos primeiros dias, eu experimentava, enfim, os prazeres da maternidade. Pude, então, ter minha filha aconchegada ao colo, dormindo tranquilamente ou, então, simplesmente contemplá-la saciada, deslumbrando-me com a beleza da minha "cria".*

*Eu tinha consciência de que, certamente, aquele não era o melhor caminho, mas era o caminho possível; o meu próprio caminho, enfim. A alimentação com a mamadeira não me criou muitos problemas. Cuidava eu mesma tanto de prepará-la como de esterilizá-la. Cada vez que minha filha tomava toda a quantidade oferecida, eu aumentava um pouco a próxima mamada.*

*Por volta dos três meses, foram introduzidos os suquinhos. O pediatra, já convencido da minha impossibilidade, orientava a alimentação dela com sugestões do que poderia ser oferecido.*

*O meu segundo filho também foi alimentado com mamadeira. Mais uma vez, os fatos se repetiram.*

*Hoje, a avaliação que faço dos meus filhos é que eles são como todos os outros, amamentados ou não! Têm as mesmas tosses, as mesmas capacidades e as mesmas dificuldades.*

*Compreendi, também, que ser mãe é um processo que se aprende e se redefine a cada dia e do qual falhas e limites também fazem parte. A amamentação é, sem dúvida, muito importante, mas não esgota esse processo, pois carinho e amor precisam ser exercitados continuamente!*

Como sempre temos feito, repetimos que as orientações que o capítulo oferece não substituem a orientação médica individualizada. Consultem os pediatras.

PROFISSIONAIS COLABORADORES:
João Gonçalves de Medeiros Filho,
Vilneide Braga Serva,
Maria Bernadete Marques Dantas

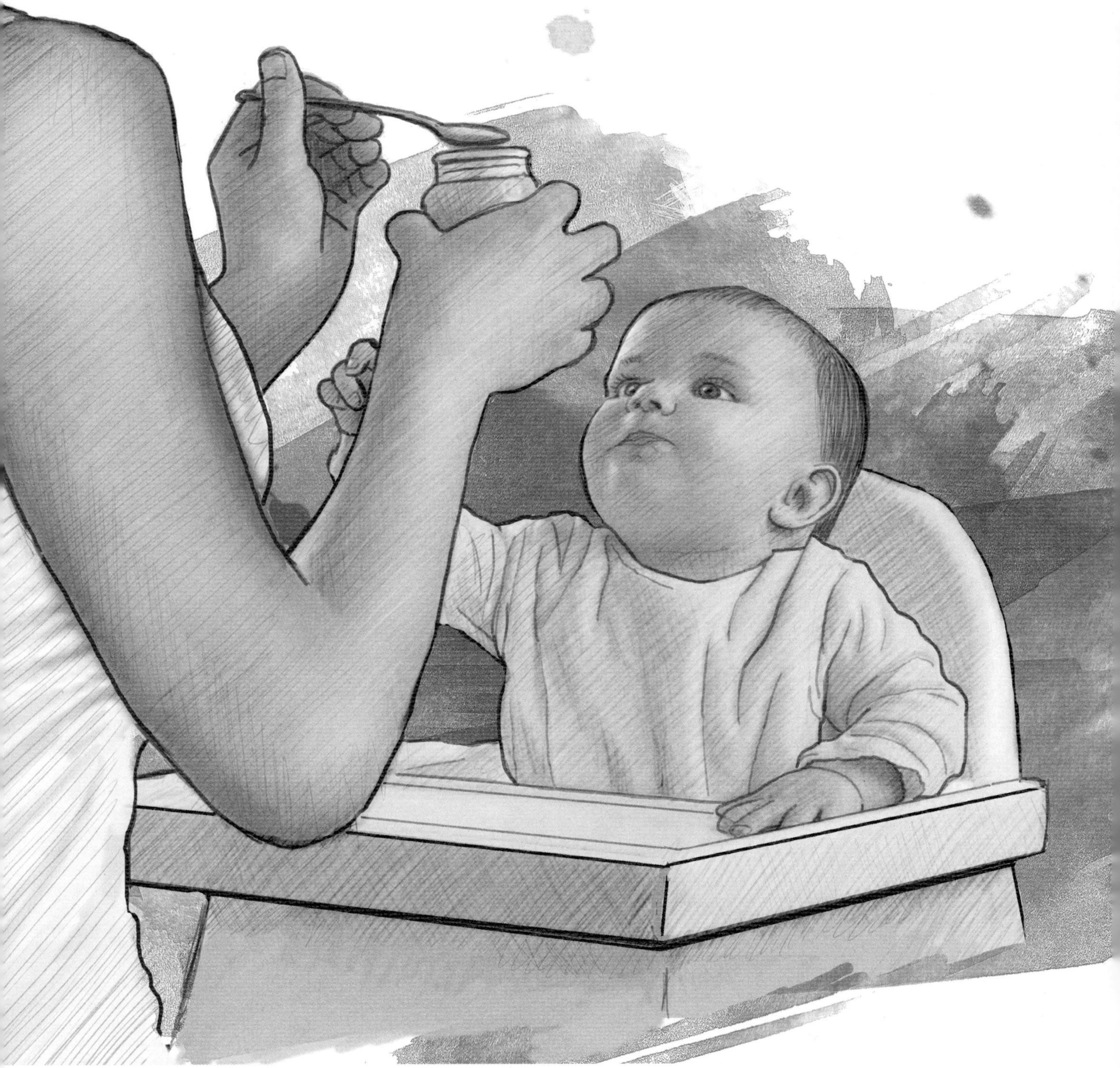

# ALIMENTAÇÃO NO PRIMEIRO ANO DE VIDA COM ALIMENTOS DISTINTOS DO LEITE MATERNO

CAPÍTULO 63

## Alimentação no primeiro ano de vida com alimentos distintos do leite materno

Propomos dividir as discussões em três partes:

- → A complementação alimentar antes dos sexto mês para as crianças que mamam ao peito.
- → A alimentação exclusiva com alimentos distintos do leite materno antes do sexto mês de vida..
- → A alimentação após o sexto mês de vida.

## Vamos começar pela complementação alimentar

### *Como agir se a mãe tem leite e precisa trabalhar fora de casa?*

Vejam alguns conselhos:

- → O leite materno, dado de colher ou copinho, é a primeira alternativa. Ver o capítulo *Aleitamento materno* para mais detalhes. Nos finais de semana e feriados, o correto é dar exclusivamente o peito.
- → Se não for possível a primeira alternativa, é correto usar um dos produtos derivados do leite de vaca. Esse leite não materno deve ser oferecido após a mamada, na menor quantidade possível e, idealmente, com colher ou copinho.

### *E quando o leite materno é insuficiente logo no início da vida?*

Se, além do leite humano, há necessidade de dar outro alimento às crianças novinhas, o correto é complementar com um dos leites industrializados apropriados para esse grupo etário.

### *Detalhe mais essa alimentação complementar! É possível?*

Cada caso é um caso. A alimentação das crianças quando as mães se ausentam de casa por quatro horas/dia é diferente da alimentação daquelas cujas mães se ausentam por oito horas/dia. Há pediatras que indicam sucos e papas de frutas e de legumes antes dos seis meses. Outros indicam a partir do sexto mês. Deve então ser montado um programa individualizado com a ajuda do pediatra.

### *Quais mudanças ocorrem quando iniciamos outros alimentos?*

As crianças que mamam no peito passam a mamar mais à noite. Como os outros alimentos são de digestibilidade mais difícil, há um espaçamento maior entre uma refeição e outra. A cor, a consistência, o odor das fezes e o número das evacuações também mudam. As evacuações ficam menos numerosas e pode começar a constipação intestinal. É possível notar maior pigmentação na urina. Mas, sem dúvida, o mais importante, é que o ganho mensal de peso, de forma geral, passa a ser maior. Isso não é bom.

### *Como monitorar se tudo vai bem com essa nova alimentação?*

As visitas pediátricas rotineiras respondem a essa dúvida.

## A alimentação exclusiva com alimentos distintos do leite materno antes do sexto mês de vida

### *O que é melhor para o bebê que não pode mamar no peito?*

No mundo, o que existe mais facilmente são os produtos derivados do leite de vaca. Os leites com a proteína da soja e com outros componentes são uma alternativa válida. Como norma geral, todo produto deve ser adaptado às necessidades nutricionais, peculiaridades digestivas, características do metabolismo e singularidades do funcionamento do corpo das crianças novinhas.

### *Os leites de outros animais criam os nossos filhos com saúde?*

Como o leite materno, não. O leite de vaca é adequado para o bezerro. Para vocês terem ideia das diferenças, a proteína do leite de vaca é quase três vezes mais pesada do que a do leite humano. Além disso, a qualidade das duas é muito diferente. As crianças novinhas não conseguem digerir bem essa proteína. Por isso, nos primeiros meses de vida, quando for imperioso usar o leite que vem direto da vaca ou do saquinho, são usados os artifícios de diluir, de ferver por bom tempo os aludidos produtos. Mesmo assim, é enorme a chance de acontecer alergia, diarreia, vômito e outros problemas. Além disso, quando o preparo é errado, com muita água ou excesso de farináceos, podem ocorrer carências principalmente proteicas com riscos de diarreia e desnutrição. Essas manipulações não são possíveis com o leite humano. Mais um ponto para ele.

### *EXISTEM LEITES NÃO HUMANOS MAIS ADEQUADOS PARA OS BEBEZINHOS?*

Existem. São os chamados leites modificados. Eles são basicamente derivados do leite de vaca. No processo de industrialização, as proteínas são selecionadas e alteradas, tornando-se mais "leves" e fáceis de serem digeridas. Além disso, são adicionados vitaminas e alguns minerais importantes como o ferro. Sem dúvida, mesmo à anos-luz de distância da qualidade do leite humano, essas fórmulas são bem menos agressivas, causam menos alergias e, portanto, são mais adequadas para o bebê.

### *FALEM SOBRE A ALIMENTAÇÃO DESSAS CRIANÇAS.*

Vejam algumas normas gerais:

→ Escolher o mecanismo de alimentar essas crianças novinhas que não mamam. Há tendência de evitar a mamadeira e de tentar oferecer o alimento com copo ou colher.

→ Cuidar da esterilização. As diarreias que matam milhões de crianças, em todo o mundo, podem ser prevenidas pelo preparo adequado do alimento.

→ Zelar para que a diluição seja exatamente a prescrita pelo médico ou a recomendada no rótulo. Não é correto colocar mais leite em pó para tornar a criança "mais forte". Também não é correto colocar menos pó.

→ Deixar que as crianças definam o quanto querem comer. Interferência para que elas comam mais, para que "tomem este restinho", é maléfica.

→ Ofertar o alimento olhando para a criança, nunca para a TV. Ao primeiro sinal de estômago cheio, retire.

→ Escolher um leite modificado apropriado ao grupo etário e o pediatra é o melhor conselheiro para isso. Há diferenças de qualidade e preço que devem ser consideradas quando da escolha do produto a ser comprado.

→ Caso não seja possível ofertar um leite modificado, e a alternativa for o leite de vaca integral, ouvir o pediatra sobre esse assunto.

→ Há pediatras que introduzem mais precocemente os sucos de frutas cítricas (laranja, por exemplo) e mais tarde a papa de frutas; sucos em conservas não devem ser utilizados.

→ Gradativamente, com orientação do pediatra, os conhecimentos das leituras e os conselhos dos que alimentaram crianças pequeninas, outros alimentos podem ser introduzidos guardando as regras da quantidade, qualidade, adequação e higienização.

→ Se a mamadeira estiver sendo usada, a colher e o copinho devem ser introduzidos após os três meses para dar as frutas líquidas e pastosas.

### *PODE SER OFERECIDA QUALQUER FRUTA?*

Não, deve-se evitar o morango e o abacaxi pela maior probabilidade de provocarem alergias. Banana amassada, maçã e pera raspadas, e sapoti, dentre outras, são frutas que podem ser ofertadas. As frutas podem ser cruas ou cozidas.

### *E O COQUETEL DE FRUTAS?*

É importante que a criança saiba qual é o sabor do mamão, da maçã, da laranja e assim por diante. É boa norma, de início, ofertar as frutas puras. Isso é válido para os sucos e para as papas de frutas. Quando a criançada conhecer bem as frutas, é aceitável misturar, fazer o coquetel usando duas ou mais delas. Até alguns legumes como a cenoura e a beterraba são associados. Há crianças que aceitam muito bem laranja com tomate, laranja com beterraba, laranja com cenoura.

### *O USO PRECOCE DE ALGUNS ALIMENTOS PODE SER MALÉFICO?*

Ultimamente, há grande preocupação para tentar evitar alergia alimentar. Há recomendações de iniciar sucos de frutas e alimentos pastosos com grãos e outros vegetais, mesmo nas crianças não amamentadas, após os seis meses de idade. Há duas considerações a fazer. A primeira é que o leite de vaca e o de soja são os principais causadores de reações alérgicas. Os leites modificados causam menos essas reações, mas podem provocá-las. A segunda é que há estudos científicos, recentes, que não mostram diminuição da incidência de alergia alimentar quando é atrasada a introdução desses outros alimentos. Uma publicação de uma importante revista pediátrica dos Estados Unidos citou – "o atraso na introdução de leite de vaca ou de outros alimentos pode não ajudar na prevenção do desenvolvimento de alergia". Assim, não há evidências provadas definitivas.

### *QUAL A CONCLUSÃO DE VOCÊS?*

É que existe embasamento científico para continuar a ofertar lá pelos três meses as frutas e logo aos quatro meses as papinhas de vegetais. E que o desenvolvimento de alergia depende de muitas outras variáveis e a principal é a herança que ainda é o principal fator predisponente ao desenvolvimento de quadros alérgicos nas crianças. Mas há pediatras que pensam de forma diferente.

### *E AS PAPINHAS? QUANDO OFERECÊ-LAS?*

Nas crianças de menos de seis meses que não mamam, alguns pediatras opinam que há necessidade de se complementar o leite com alimentos que forneçam vitaminas, proteínas de origem vegetal e alguns alimentos minerais (como o ferro) muito importantes para o crescimento. Esses alimentos podem ser oferecidos no terceiro mês de vida. Os princípios da boa nutrição não devem mudar. E faz parte desses princípios enfatizar que as papinhas:

→ Não visam a saciar a fome; o alimento que faz a criança crescer é o leite; ele não deve ser totalmente substituído, e deve ser oferecido após a papinha.

→ Objetivam o aprendizado do sabor e das texturas, experimentar a diversidade alimentar. Isso se consegue com pequenas quantidades e sem pressão. Nada de fazer aviãozinho e empurrar comida de goela a baixo. Comer tem que dar prazer, tem que ser gostoso. Há estudos que mostram que, às vezes, é necessário apresentar o mesmo alimento oito a dez vezes, para que haja aceitação, Portanto, muita paciência.

→ Pretendem estimular todo o processo de mastigação e deglutição.

Aconselhamos o seguinte:

→ Ofereçam de início a papinha de frutas com a colher, antes do leite das 14 ou 15 horas, por exemplo. O uso de banana amassada é uma boa opção. Maçã e pera raspada, também. Um pouco de leite deve ser oferecido a seguir.

→ A papa seguinte é a de vegetais – sem ou com o mínimo de sal – lá pelo quarto mês. É fácil de ser preparada, dá um prazer muito grande à mãe. Nesse caso, é importante a aceitação do sabor salgado que passa a ser identificado um pouco mais tarde que o doce. Aí vão alguns conselhos práticos sobre o preparo:

→ Usem legumes cozidos sem ou com pouco sal de modo a ficar "insosso" para quem faz. Começar com poucos legumes (dois, por exemplo) e acrescentar outros, aos poucos.

→ Comecem com legumes de cores diferentes, como batatinha e cenoura, para que diferentes nutrientes, sejam oferecidos. Após o cozimento em água e sal, refogar em óleo de milho, girassol, canola ou oliva. Nessa fase, acrescentar alho, cebola, cheiro verde, pimentão para que fique um alimento saboroso.

→ Ofertem essa papinha salgada entre 10 e 12 horas; lembrar que a papinha não objetiva encher a barriga. O leite é oferecido em seguida.

Tentem, após os quatro ou cinco meses de idade, a introdução da sobremesa: frutas machucadas ou raspadas.

→ Saibam sempre que melhor do que a insistência é apresentar o alimento outras vezes, em dias diferentes, para que ocorra o aprendizado de sabor.

### *ALGUMAS CRIANÇAS FICAM AMARELAS COM A CENOURA. O QUE É?*

A cenoura, o mamão e o jerimum contêm pigmentos – carotenos – para a formação da vitamina A. Se oferecidos em grande quantidade, pigmentam a pele das crianças de amarelo o que é bem visto nas palmas dos pés e das mãos. Não é maléfico, mas habitualmente os pediatras recomendam redução desses itens na alimentação das crianças que apresentem essa característica.

### *DOUTORES, ENSINEM A FAZER A SOPINHA!*

A nossa proposta é fornecer princípios gerais sobre a alimentação. O preparo da sopinha é conhecimento de quem pratica a culinária. Uma vovó ficará muito feliz de ensinar o preparo desse alimento. O que ressaltamos é que os produtos usados no preparo da sopinha devem ser de boa qualidade, bem selecionados, fresquinhos e tenros para facilitar a cocção, sem agrotóxicos.

### *HÁ CRIANÇAS QUE RECUSAM A COLHER. COMO FAZER?*

Essa reação é comum e normal. Existe um reflexo de defesa da criança menor que faz com que ela "expulse" da boca tudo que não for líquido. Este reflexo diminui após o 4º ou 5º mês. A persistência e o tempo farão seu filho aceitar melhor o alimento não líquido. A rejeição inicial a um alimento não implica rejeição permanente. Depois de alguns dias, com paciência e carinho, voltem a oferecer e é comum que ele sinta prazer com o que é ofertado. Mas nunca forcem.

### *ALGUMA NOVIDADE PARA O QUINTO MÊS?*

No quinto mês, a criança já está bem ativa e necessita de maior quantidade de calorias. Devem ser dadas papas com maior valor calórico como a de leite com cereais no jantar, sempre dentro dos mesmos princípios gerais: pequeno volume e leite a seguir, sem forçar. Os mais indicados são as farinhas de milho, de aveia e de arroz. Os tubérculos, como o cará e o inhame, são apropriados para essa fase.

### *É ESSENCIAL OFERECER OVO, CARNE E FÍGADO?*

Lá pelo quinto mês de vida, a criança precisa receber alimentos que contenham ferro de boa absorção – há alimentos que contém ferro não bem absorvido. Durante a gravidez, as mães passam para os fetos grande quantidade de ferro que garantirá, até cinco a seis meses, que as crianças não apresentem anemia. Mas a partir dessa idade, esse ferro já não existe e há necessidade de aporte de alimentos ricos no mineral para manter as crianças sem anemia. Por essa razão, logo após a introdução da papa de cereais, entre cinco e seis meses, a criança deve receber a gema de ovo cozida, a carne vermelha e o fígado, na papa de vegetais. Pode-se começar com ¼ da gema cozida e ir aumentando aos poucos. O fígado deve ser cozido normalmente, como para o adulto, amassado e oferecido duas vezes por semana, na papa de vegetais. Alguns comentários:

→ A gema de ovo é introduzida precocemente devido ao seu alto teor em ferro; mesmo que este não seja bem absorvido pelo organismo. Deve-se ofertar também porque possui um tipo de gordura muito importante para o desenvolvimento cerebral.

→ Não ofereçam a clara de ovo antes de um ano, pois há perigo de alergia que impede que a criança receba algumas vacinas – a do sarampo, por exemplo.

→ Algumas pessoas têm preconceito com a ingestão do fígado. Acham que é um órgão sujo, que "guarda" muitas toxinas, etc e tal. Isso não é científico. O fígado é uma das maiores fontes de ferro de boa absorção.

→ As proteínas do pescado são excelentes. Devem ser usados, desde que de boa procedência, sadios, preferentemente frescos; os crustáceos não devem ser oferecidos nessa idade.

### *QUANDO INTRODUZIR ARROZ INTEGRAL, ERVILHA, LENTILHA, FEIJÃO?*

Alguns pediatras, mais liberais, permitem a introdução de grãos a partir do quarto mês de vida. Assim, arroz integral, ervilha, lentilha, grão de bico e o nosso feijão são, por esses pediatras, incluídos no cardápio da criançada na idade citada. Devem fazer parte da papinha de legumes e carne, e ofertados em pequena quantidade. Obviamente, há necessidade de preparo diferente da papinha de vegetais desde que os grãos necessitem cocção mais longa.

### *PODEMOS USAR O ÓLEO OU A MANTEIGA?*

Nos primeiros meses em que se dá a sopinha, não se recomenda o uso das gorduras. Lá pelo quinto mês, para aumentar a oferta calórica e para ajudar na palatabilidade da sopinha ou da papinha de legumes e carnes, um pouquinho de gordura pode ser usada. Obviamente, são preferidas as gorduras menos maléficas como os óleos de milho, de canola, ou de girassol.

### *QUANDO USAR O LEITE DE SOJA?*

O leite de soja é indicado quando há alergia ao leite de vaca. As crianças que apresentam alergia ao leite de vaca têm história familiar dessa enfermidade e desenvolvem doenças alérgicas na pele, no trato digestivo e no respiratório. Parte delas também pode ser alérgica à soja. O uso do leite de soja é habitualmente mais caro que o de vaca e a indicação desde os primeiros tempos da vida, para evitar alergia, é questionável. É importantíssimo que a fórmula com leite de soja seja escolhida com critério para que as vitaminas, minerais e os outros nutrientes que a criança necessite sejam ofertados apropriadamente.

### *OUVI FALAR EM ALGUNS LEITES ESPECIAIS.*

Existem alguns leites indicados para situações especiais. Os sem lactose destinam-se a crianças com distúrbios relacionados à digestão desse açúcar. Existem leites formulados para as crianças com a doença do refluxo gastroesofágico. Nos pacientes filhos de pais alérgicos, podem-se utilizar os leites hipoalergênicos na tentativa de reduzir a sensibilização às proteínas do leite de vaca. Existem leites com as proteínas parcial ou extensamente hidrolisadas, bem mais caros que os comuns, para crianças com quadro clínicos importantes de intolerância e alergia às proteínas do leite de vaca ou de soja.

### *E AS COALHADAS, IOGURTES E OUTROS LEITES FERMENTADOS?*

Podem e devem ser ofertados, para os que consomem leite de vaca, em qualquer das suas formas, a partir dos três ou quatro meses de idade. São preferíveis os iogurtes e coalhadas feitas em casa.

### *CONHEÇO ADULTO CRIADO COM LEITE DE VACA DA FAZENDA!*

Mostrar apenas os que estão bem e esquecer os que foram prejudicados e até os que morreram com essa prática não é bom ensinamento. A melhor alternativa é sempre o leite humano. Isso será repetido inúmeras vezes, até a exaustão. Se não for possível, a alternativa é usar o leite de vaca modificado, por complexos processos industriais, para os bebês dos primeiros meses de vida. E se essa última opção não for viável, as criancinhas têm que ser nutridas com outros alimentos. Nutrição é prioridade na infância.

### *COMO PREPARAR O LEITE DE VACA* IN NATURA *PARA UM BEBEZINHO?*

O leite de vaca integral, *in natura*, é opção menos interessante. Mas se a opção que resta é essa, aí vão algumas dicas para dar aos bebezinhos: ferver um litro de leite por 20 a 30 minutos – manter o leite em movimento para evitar que transborde da panela; repor a quantidade de água perdida na fervura e diluir o leite acrescentando água fervida até que o volume final fique 1,3 litros; adicionar duas colheres das de chá rasa para cada 100 mL do leite diluído – total 26 das de chá de açúcar; acrescentar uma colher das de chá rasa de óleo vegetal – 13 colheres das de chá para o leite diluído; distribuir o leite assim preparado em um certo número de mamadeiras; aquecer em banho-maria; preparar a metade da receita se for o caso.

### *PODEMOS USAR O LEITE INTEGRAL EM PÓ?*

Não é a melhor opção. Antes dos quatro meses, para cada 100 mL do leite preparado: usar duas medidas (10 g) do pó, duas colheres das de chá rasas de açúcar, uma colher das de chá de óleo mineral e água fervida para completar 100 mL. Há fórmulas que mandam acrescentar uma colher das de chá rasa de amido. Após os quatro meses, para cada 100 mL do leite pronto usar três medidas do pó e os outros componentes são os mesmos. Como esses leites não trazem medidores, podem ser usados os de cinco gramas de outros leites.

### *ESSE LEITE ATENDE TODAS AS NECESSIDADES DAS CRIANÇAS?*

Não. Há necessidade de adicionar ferro e algumas vitaminas. O pediatra orientará sobre a adição de frutas, de outros alimentos e de remédios que auxiliem a suprir os requerimentos diários das vitaminas essenciais.

### *ELE PODE SER USADO COMO COMPLEMENTO AO LEITE DA MÃE?*

Não é o melhor, mas pode. E tem que ser preparado da mesma forma.

### *POR QUANTO TEMPO USAR O LEITE DE VACA* IN NATURA *DILUÍDO?*

Como ensinado antes, até os três meses. Após isso, a água vai sendo retirada gradualmente e lá pelos cinco ou seis meses, a meninada pode tomar o leite sem diluição. Mas a fervura continua sendo essencial para a esterilização e a adição da água perdida também é fundamental. Assim, aos seis meses, o leite que a criança ingere pode ser o com a quantidade de água que saiu da vaca. Se forem perdidos 200 mL de água na fervura, adicionar esta mesma quantidade para restaurar as qualidades originais do leite.

### *E PODE-SE COLOCAR UM "ENGROSSANTE"?*

É hábito cultural no nosso meio usar alguma farinha ou fruta para "engrossar" o leite. A luta, nos nossos dias, contra a obesidade é tão grande que não é boa conduta adicionar farináceos ou qualquer outro alimento que aumente a oferta de calorias. O ideal é não empregar os "engrossantes". Mas as avós informam que uma quantidade bem pequena, para "temperar" o leite, pode ser tornar o alimento mais gostoso. Quantidade pequena significa uma colher das de chá, rasa, para cada 100 mL do leite. Do contrário produz obesidade e convidamos todos para lerem o capítulo, sobre esse tema, neste livro. Tentar reduzir o açúcar quando for adicionar a massa ajuda a evitar o ganho excessivo de peso.

### *POSSO DAR LEITE COM CHOCOLATE?*

Chocolate na forma de confeitos, guloseimas, barrinhas, bombons, devem ser evitados. Os leites achocolatados, preparados em casa ou industrializados, adorados por muitas crianças devem ser oferecidos o mais tardiamente possível.

### *A PREVENÇÃO DO EXCESSO DE PESO COMEÇA CEDO. NÃO É MESMO?*

Falaremos sobre alguns itens para os que tomam alimento na mamadeira:

→ Antigamente, os pediatras diziam que o correto era encher a mamadeira e as crianças deveriam tomar o alimento até sobrar um pouco; eram vistas crianças de poucos meses tomando uma mamadeira inteira de leite e mais outra porção, somando 300 mL ou mais por vez. Isso causa obesidade. O ideal, desde os primeiros meses, é que as crianças se contentem com porções menores de alimentos, se acostumem a terminar a refeição com um pouquinho de fome, sem resto de alimento na mamadeira. Certamente, os dados da curva de crescimento e todos os outros indicadores de saúde devem estar perfeitos.

→ Não aumentem imediatamente a quantidade de alimento quando as crianças de alguns meses de idade esvaziarem a mamadeira. Esperem alguns dias antes que essa providência seja adotada. Existem vantagens de ensinar desde cedo aos nossos filhos que comer menos 10 mL de leite ou de outro alimento, é boa prática.

→ Observamos muitas mães dando comida aos filhos de noite, sem que eles solicitem; isso é errado; se eles não solicitam alimentos, se estão dormindo tranquilos, deixe-os dormir. As babás são mestras nessa técnica de dar alimentos à noite. Nos primeiros dois ou três meses de vida, é aceitável dar alimento à noite se as crianças manifestam sinais de fome. Os bebês que tomam o leite materno tendem a "pedir comida" a intervalos de duas e meia a quatro horas. Isso pode incluir as madrugadas. Logo esses bebês tendem a mamar menos à noite. Quando os que estão em aleitamento materno exclusivo começam a receber diferentes alimentos, é possível manejar a dieta para tentar que não comam à noite. Oferecer no início da noite, lá pelas dezoito horas, no sexto mês, uma refeição à base de tubérculos, legumes e grãos do tipo aveia e arroz integral, complementada com pequena quantidade de leite, pode permitir uma noite sem alimentos.

→ Cuidado com o açúcar e os "engrossantes" que falamos em outra pergunta.

→ A mamadeira deve ser ofertada de forma tal que todos notem o primeiro sinal de saciedade. Dar a mamadeira sem prestar atenção a esses sinais é erro.

### *EXISTEM RISCOS DE PROCEDER ASSIM?*

Os pediatras têm que ser ouvidos e acompanhar a curva de crescimento da meninada. Os familiares devem estar atentos para os sinais de fome que mesmo nas crianças novinhas são marcantes. Se há fome, tem que se ofertar mais alimento.

## A ALIMENTAÇÃO APÓS O SEXTO MÊS DE VIDA

Agora debatemos este assunto.

### *AS CRIANÇAS QUE MAMARAM NO PEITO TEM MAIS DIFICULDADE DE ACEITAR OS OUTROS ALIMENTOS?*

Falamos em outra seção que o leite materno não é tão monótono quanto o leite artificial e isso parece justificar que as crianças amamentadas são mais receptivas para aceitarem outros alimentos. Falamos que há muitas outras variáveis envolvidas. Uma delas é a extraordinária ligação afetiva das crianças com as mães. Os novos alimentos têm sabor, textura e cheiro diferentes do leite materno. A forma de ofertá-los também é muito distinta. Embora seja possível certa dificuldade na adaptação dessas crianças, parece que as maiores ocorrem nas que não mamaram. Todas, umas mais cedo, outras mais tarde, aceitarão os novos alimentos com muito prazer. Paciência e jeitinho são excelentes mecanismos de fazê-las aceitar. Alguns espertinhos preferem que esses novos produtos sejam ofertados por pessoa diferente da mãe. Muitos não aceitarão a mamadeira, o que é extremamente salutar e passarão a comer com copinho, colherzinha e com as mãos.

### *DEPOIS DO SEXTO MÊS, A CRIANÇA JÁ PODE COMER DE TUDO?*

Mesmo nessa idade, o leite materno continua sendo a melhor fonte de nutrientes. A indústria desenvolveu fórmulas lácteas apropriadas para o uso no segundo semestre de vida e todas contém ferro e vitaminas. A partir do sexto mês, o esquema alimentar passa a ser mais variado e além dos alimentos já oferecidos é importante acrescentar outros grãos – lentilha, ervilha, feijão – e vegetais – inhame, cará, batata-doce. É hora também de os garotos e garotas usarem as mãos para levarem os alimentos à boca. Dessa maneira, tirinhas de carne, de frutas e de pão, que permitem uma pegada firme, devem ser oferecidas sempre com a supervisão de um adulto. Introduzir doces como sobremesa, no sétimo mês, pode ser uma medida preventiva. Ensinem a não consumir as guloseimas nos intervalos das refeições.

### *DEEM UMA IDEIA SOBRE O CARDÁPIO AOS SEIS MESES DE IDADE.*

Lá vai uma orientação geral:

→ Se a criança mama, o café da manhã é no peito da mãe; nos que não mamam, é o leite adaptado ao primeiro ano de idade; os dois grupos devem ser estimulados a ir para a mesa e consumir os alimentos dos familiares: queijo, pão, batata-doce e outros alimentos regionais que eles possam consumir.

→ Lá pelas nove horas, o bom é um lanche: iogurte ou outro leite fermentado, biscoito; os que mamam podem querer dar uma "bicadinha" na mãe.

→ Ao meio-dia ou um pouco mais tarde, é momento do almocinho, da comida pastosa, amassada; não há necessidade de usar liquidificador ou peneira para o preparo desse alimento; a criança deverá ser capaz de desenvolver o sistema sensório-motor oral começando com o enfrentamento da diversidade de sabores, cores e texturas dos grãos, legumes variados, carne (galinha, peixe ou boi) ou víscera (fígado); o leite é sempre a melhor opção de sobremesa, sobretudo o da mamãe.

→ Por volta das 15 horas, outro lanchinho.

→ Às 18 ou 19 horas, uma sopinha, ou papa de cereais com leite; o leite continua sendo uma boa sobremesa e, os que são amamentados, não perdem a oportunidade de ter contato com os peitos das mães.

→ Entre 21 e 23 horas, alguns solicitam um leitinho para dormirem com a barriguinha forrada; os que mamam solicitam a mama e habitualmente fazem isso ainda de madrugada, o que é menos comum nos que não amamentam nessa idade.

## RELATO DE COLABORADORA

*Faço comentários sobre o texto, pois tenho garoto de dois anos e três meses de idade.*

→ *Achei inadequado colocar biscoito no lanche das nove horas. Por que não oferecer uma frutinha amassada no garfo (mamão, banana, etc.), ou raspada na colher (maçã, sapoti, por exemplo)? Até hoje, meu filho só leva frutas no lanche da escola junto com água de coco. Ele só come biscoito/bolo (tipo maisena, por exemplo) esporadicamente nos finais de semana, pois também come frutas nos lanches da tarde em casa e no final de semana.*

→ *Nunca usei peneira nem liquidificador e, no meu filho não fez falta.*

→ *Acho interessante que as nutricionistas também indiquem alimentos mais saudáveis do tipo: arroz integral, macarrão integral (sem ovos até 1 ano), soja, queijo branco (ricota, minas frescal) e orientem a composição do prato com legumes: uma porção verde (vagem, chuchu ou couve-folha, etc), uma porção branca (batata, couve-flor ou inhame, etc) e uma laranja (jerimum ou cenoura, etc) + proteína (soja, carne, frango) + carboidrato (arroz, macarrão).*

→ *Pode ser que o garoto mude o padrão alimentar. Mas até agora ele come bem e variado. Acho que alimentação é hábito e o começo certo define tudo. Ele mamou exclusivo até os quatro meses e meio, e continuou no peito até 1 ano. Só introduzi o leite de lata quando o leite materno estava bem escasso. Acho também que o segredo foi que quando o leite do peito já não era suficiente, complementei com frutinhas e depois fui introduzindo os outros alimentos. Só introduzi o leite de lata, quando o leite do peito estava pouco mesmo.*

## DEBATE COM OS FAMILIARES INTERNAUTAS E COM A NUTRICIONISTA

A peneira e o liquidificador são usados tradicionalmente no Brasil e seguramente pelo mundo afora para transformar os alimentos cozidos ou crus de diversos tipos e texturas (legumes, carnes, grãos cozidos e frutas) em papas ou purês para a alimentação das crianças de seis meses. A recomendação de não usar a peneira e o liquidificador seguramente será questionada e não seguida por muitos familiares. Para verificarmos a receptividade dessa orientação, usamos a Internet para que os pediatras, os nutricionistas e as mães que estão ajudando a elaborar e a criticar estes textos opinassem sobre o tema. Perguntamos: "O que vocês acham da orientação de não empregar a **peneira** e o **liquidicador** no preparo dos alimentos para as crianças. Há um grupo de nutricionistas aqui do Recife que tem condenado o uso desses utensílios tão tradicionais".

## Respostas dos familiares internautas

→ *Logo que indicado pelo pediatra, iniciei a dar alimentos não lácteos para meu filho. Iniciei com quatro legumes/tubérculos/sementes sempre ofertando alimentos com cores diferentes, Por exemplo: branco (inhame, cará, macaxeira), laranja/vermelho (batata baroa, jerimum, beterraba) e verde (chuchu, ervilha natural, brócolis, vagem, lentilha) mais uma carne/frango ou peixe. Nunca usei liquidificador ou peneira, mas cozinhava bastante os alimentos para facilitar a "mastigação". Resultado: sucesso total. Amassava os alimentos separados por cor, sempre que possível e ele acostumou-se com um prato colorido.*

→ *Entendo que a vida moderna não mais permite tanta complicação, especialmente quando desnecessária e sem utilidade. Ficam os meus elogios à abalizada opinião que recomenda o não uso da peneira e do liquidicador.*

→ *Quando li o* e-mail, *pensei que a restrição do liquidificador e da peneira era total e logo pensei nos suquinhos, papinhas e sopinhas. Como ficam estes alimentos? Alguma restrição à peneira e ao liquidificador? Quanto ao almoço, não vejo nenhum problema ou transtorno causado pela impossibilidade de uso do liquidificador ou da peneira, acho que porque nunca usei estes utensílios para aquela refeição.*

→ *Acho ótimo quem amassa os alimentos. Mas "peraí né, senhores médicos": não exageremos. Claro que, no princípio, nas primeiras comidinhas, jamais nenhuma mãe dará um alimento simplesmente amassado! Acho que isso deve ser introduzido aos poucos (texturas...). Já é muita diferença deixar de tomar leite e passar a comer... Bom senso e calma é sempre melhor.*

→ *Em relação à peneira e ao liquidificador, eu não sei. Aqui nos EUA, eles iniciam alimentação a partir dos quatro meses com cereal fortificado com ferro, e aos seis meses introduzem purê de batatas, bolachas para bebês e suco natural. Não existe orientação para peneirar ou liquidificar os alimentos. Entretanto, não tenho experiência com bebês/crianças. Essa é uma regra geral. No Brasil, talvez seja melhor tentar sugerir o não uso da peneira/liquidificador, mas deixar em aberto para que os pais/responsáveis não se sintam "culpados".*

→ *Mamãe ficava dizendo que era "frescura" não passar no liquidificador. Ela sempre fazia o mais prático. Ela dizia: "esses médicos inventam essas coisas de não dar comida em mamadeira, de não bater, manda ele vir dar comida de colheradas".*

→ *Na minha experiência, liquidificador é essencial! Principalmente em vegetais e frutas mais fibrosos, no caso da couve, da manga, do caju, etc. Mas sempre peço para não triturar muito e usar o botão* Pulse *(será que o nome é esse?). Porque dá uma melhorada na consistência e não deixa tão líquido. Peneira usei bastante quando eles eram menorzinhos. No caso dos meus, iniciaram a alimentação aos 3 – 4 meses. Agora aos nove meses já estão bastante habituados às diversas texturas. Exemplo: amasso o arroz junto com feijão, pico a carninha, faço um purezinho do vegetal (jerimum, batata, cenoura, etc) amassando com o garfo. Tendo alguma coisa mais fibrosa/durinha, nem penso duas vezes, uso meu amigo liquidificador! Na minha leiga opinião, o mais importante é a certeza de que eles estão recebendo uma boa variedade, de forma* segura, *sempre. Não quero meu filho entalado.*

→ *Na minha opinião, frutas e legumes podem ser amassados com o garfo sem problemas; no entanto, carnes e grãos não, pois são duros e grandes para o primeiro contato do bebê com o alimento (além do risco de se engasgar). A minha sugestão é iniciar com carnes e grãos triturados e, aos poucos, inserir pequenos pedaços de arroz, macarrão, etc.*

→ *Acredito que seja mais fácil acostumar a criança com alimentos amassados apenas no garfo. Em qualquer local, poderemos fazer isso e não necessitaremos de liquidificador ou peneira. Também não sabemos a origem ou a limpeza destes equipamentos. Esse também é um ponto muito importante. Para meu filho, sempre amassei tudo no garfo. Às vezes, encontro um pouco de resistência para fazer o mesmo com meu neto, mas sempre que estou com ele na hora das refeições, procuro fazer desta forma: o purê de inhame com queijo, o purê de macaxeira, ou mesmo de batata inglesa. Encontro mais resistência na sopa, pois ele sempre gosta de tomar na mamadeira.*

## RESPOSTA DA NUTRICIONISTA

*A questão do uso ou não da peneira e do liquidificador no preparo das dietas de bebês normais precisa ser posta de maneira não intransigente, mas firme. Existem casos específicos, em que é preciso programar a alimentação de forma particular. Eu chamo de formas "alternativas" de alimentação, como: "dieta do pó" (como eu digo): cinco medidas do leite X + três medidas dos produtos Y + duas medidas do produto Z, quatro a cinco vezes ao dia; ou a "dieta fácil" (em que as mães são* experts*...): mistura de inhame com leite ou jerimum com leite, sopa de feijão com legumes ou caldo de carne com legumes e passe no liquidificador; depois de liquidificar, peneire tudo e ofereça na mamadeira...*

*Essas práticas continuarão existindo para situações em que a criança não está conseguindo se alimentar conforme o padrão da idade e, consequentemente, não ganha o peso esperado. Nessas situações, vale tentar todas as maneiras não traumáticas de alimentar essa criança. Vencida essa etapa, a família deve ser encorajada a ir, paulatinamente, tentando modificar a textura e a consistência da dieta. Por vezes, isso só é possível, ou seja, a criança só aceita, com a intervenção da fonoaudióloga trabalhando a motricidade oral. Este trabalho pode ser necessário pois, devido à ingestão contínua da dieta líquida / pastosa / homogênea, a criança apresenta uma musculatura hipotônica e hipersensível passando a não dar conta do sólido na boca. Normalmente, a família refere que a criança apresenta "vontade de vomitar", "nojo" ou sensação de "arrepio" ao ver, sentir o cheiro ou tocar naqueles alimentos. Os alimentos campeões de rejeição são os pastosos, frutas ou feijão. Como existem graus de sensibilidade, há crianças que não suportam qualquer "comida de panela". Existem casos menos extremos em que a criança come os alimentos se "não forem misturados". Enfim, são muitas considerações sobre o uso indiscriminado e precoce de liquidificador e peneira no início da alimentação infantil.*

### *E NOS PRÓXIMOS MESES?*

Do sétimo para o oitavo mês, continuem a ofertar leite e, de forma ainda mais marcante, os alimentos que constituem a dieta da casa. É claro que se o costume é abusar de temperos (pimenta, etc), a comida da criança deve ser separada antes da entrada dos condimentos. Lembrando sempre: acostumar com pouco sal é prevenção de doença do coração e do cérebro. Serão introduzidos: feijão e arroz integral bem cozidos e amassados, carne moída, peixe e frango desfiados pelas mãos da mamãe e tudo o mais. Alimentos com proteínas "pesadas" como a clara de ovo, chocolate e derivados de peixe de carne escura (atum) devem ser oferecidos depois do primeiro ano de vida.

### *TENHO UM SOBRINHO DE SEIS MESES QUE COME TUDO ISSO!*

Isso pode acontecer, claro! As recomendações delineadas nesse capítulo derivam do conhecimento científico e refletem os conselhos sobre as práticas nutricionais para as crianças de menos de um ano em todo o mundo. O fato de uma criança de seis meses não ter problemas com a antecipação do uso de alimentos que deveriam ser introduzidos mais tarde pouco significa.

### *E PARA AS CRIANÇAS QUE MAMARAM NO SEIO ATÉ OS SEIS MESES?*

Para as que recebem leite materno exclusivo até seis meses, os alimentos (sucos, papas, etc) são introduzidos na sequência descrita, com intervalos de cinco a sete dias, a partir do sexto mês. Para crianças com aleitamento misto, essa introdução pode variar, de acordo com a quantidade de leite de vaca (industrializado ou não) oferecido. Para crianças que usem esse complemento, apenas uma vez por dia basta oferecer água (às vezes, a criança nem aceita) e sucos, pensando em facilitar o trabalho renal. Para aquelas cujas mães trabalham dois expedientes e só mamam à noite, pode-se introduzir os alimentos como para as que não mamam; nos casos intermediários, usa-se o bom senso, dentro da premissa: quanto mais leite não humano, maior a necessidade de líquidos e de outros alimentos. Mais uma vez, o lembrete: durante toda a vida, o leite e seus derivados são alimentos muito importantes, como fornecedores de proteínas de alto valor para o organismo (mesmo quando acaba a fase de lactação) e de outros nutrientes fundamentais à saúde, como o cálcio, importante contra a osteoporose.

### *E OS REMÉDIOS COM VITAMINAS?*

O uso de suplementos vitamínicos é dispensável na rotina alimentar da criança, à exceção de situações especiais. A oferta de vitaminas e minerais deve ser feita única e exclusivamente com uma dieta adequada. As principais vitaminas e suas fontes mais importantes são:

- → Vitamina A: leite humano, fígado, leite, manteiga, ovos, queijos, folhas verdes, batata-doce, vegetais e frutas de cor laranja (manga, cenoura, maracujá, abóbora, pimentão, mamão).
- → Vitamina B: carne, fígado, leite, hortaliças, frutas, feijão, cereais.
- → Vitamina C: frutas cítricas, goiaba, manga, caju, tomate, hortaliças.
- → Vitamina D: exposição da criança à luz solar.
- → Vitamina E: trigo, óleo de soja, derivados de milho.

### *QUAIS CUIDADOS HIGIÊNICOS PARA OS ALIMENTOS NÃO LÁCTEOS?*

Os principais são: lavar as mãos com sabão antes de manipular alimentos; consumir produtos preferencialmente frescos; lavar adequadamente os alimentos crus – verduras e legumes devem ser lavados em água corrente e deixados de molho, por uma hora numa solução com um copo de vinagre ou 20 gotas de água sanitária (hipoclorito de sódio) por litro de água; usar utensílios adequadamente limpos; armazenar os produtos perecíveis ou preparados em geladeira ou consumir em até duas horas quando fora da geladeira; reaquecer adequadamente os alimentos já preparados; proteger os alimentos contra animais (baratas, moscas, ratos, formigas); não utilizar mamadeiras e bicos, e sim copo e colher.

### *E O EXCESSO DE PESO CONTINUA A SER PREOCUPAÇÃO?*

Continua sim e complementamos a resposta à pergunta formulada quando discutimos o item anterior sobre as mamadeiras noturnas. Lá pelos 10 a 12 meses, até a mamadeira das 22 horas pode ser suspensa. Há duas técnicas para retirar estas mamadeiras noturnas: a primeira é reduzir gradativamente a quantidade de alimento oferecida (por exemplo: a cada dois dias, reduzir 10 mL, até zerar); a segunda é reduzir o leite em pó (por exemplo: se são preparados 210 mL de leite, com sete medidas, a cada dois dias, reduzir uma medida até que apenas exista água na mamadeira).

O texto *Dez passos para uma alimentação saudável*, editado pelo Ministério da Saúde do Brasil e pela Organização Pan-Americana de Saúde, disponível na Internet, é útil. Vejam o resumo:

#### **Passo 1**

- → Dar somente leite materno até os seis meses, sem oferecer água, chás ou qualquer outro alimento.
- → Aleitamento materno exclusivo: quando a criança recebe somente leite materno (LM), com exceção de suplementação de vitaminas e minerais.
- → Aleitamento materno predominante: quando o lactente recebe, além do LM, água ou bebidas à base de água, como sucos e chás.
- → Aleitamento materno: quando recebe LM, independente de estar recebendo qualquer outro alimento.

#### **Passo 2**

- → A partir dos seis meses, introduzir de forma lenta e gradual outros alimentos, mantendo o leite materno até os dois anos de idade ou mais.
- → Com a introdução da alimentação complementar, é importante que a criança beba água nos intervalos das refeições.

#### **Passo 3**

- → Após seis meses, dar alimentos complementares (cereais, tubérculos, carnes, leguminosas, frutas, legumes), 3 vezes ao dia, se a criança receber leite materno, e 5 vezes ao dia, se estiver desmamada.

### A) Alimentação da criança em aleitamento após seis meses

→ 6 – 7 meses: aleitamento materno; uma papa de frutas no meio da manhã; uma papa salgada no final da manhã; uma papa de frutas no meio da tarde.

→ Após 8 meses: substituir a papa de frutas do meio da tarde por papa salgada.

→ Após 12 meses: aleitamento materno; uma papa de frutas no meio da manhã; uma papa salgada no final da manhã; uma papa salgada no meio da tarde + dois lanches de frutas ou mingau de prato.

### B) Esquema alimentar para crianças totalmente desmamadas

→ Menos de quatro meses: alimentação láctea 6 – 8 vezes.

→ Quatro a oito meses: três mingaus de prato; duas papas de fruta; uma papa salgada.

→ Mais de 8 meses: substituir um mingau de prato por papa salgada.

### Passo 4

→ A alimentação complementar deve ser oferecida sem rigidez de horários, respeitando-se sempre a vontade da criança.

→ É importante que as mães desenvolvam a sensibilidade para distinguir o desconforto (sono, frio, calor, fraldas molhadas, dor, necessidade de carinho) para que elas não insistam em oferecer alimentos à criança quando esta não tem fome.

### Passo 5

→ A alimentação complementar deve ser espessa desde o início e oferecida de colher; começar com consistência pastosa (papas/purês) e, gradativamente (alimentos de transição), aumentar a consistência até chegar à alimentação da família.

PAPA SALGADA: cozinhar bem todos os alimentos; amassar com garfo; não liquidificar e não passar na peneira; a papa deve ficar consistente, em forma de purê grosso; papa salgada deve conter um alimento do grupo de cereais ou tubérculos, um das hortaliças (folhas ou legumes) e um do grupo dos alimentos de origem animal (frango, boi, peixe, miúdos, gema de ovo) ou das leguminosas (feijão, soja, etc.).

### Passo 6

→ Oferecer à criança diferentes alimentos ao dia. Uma alimentação variada é uma alimentação colorida.

→ Só uma alimentação variada evita a monotonia da dieta e garante a quantidade de ferro e vitaminas que a criança necessita, mantendo uma boa saúde e crescimento adequados.

→ Os alimentos devem ser oferecidos separadamente, para que a criança aprenda a identificar as suas cores e sabores. Colocar as porções de cada alimento no prato, sem misturá-los.

Fontes de ferro: fígado, carnes (vermelhas e brancas), carne de sol, feijão, lentilhas, soja, vísceras, folhas verde-escura, beterrada, gema de ovo, açaí, ameixa preta seca e mangaba.

### Passo 7

→ Estimular o consumo diário de frutas, verduras e legumes nas refeições.

### Passo 8

→ Evitar açúcar, café, enlatados, frituras, refrigerantes, balas, salgadinhos e outras guloseimas, nos primeiros anos de vida. Usar sal com moderação.

### Passo 9

→ Cuidar da higiene no preparo e manuseio dos alimentos; garantir o seu armazenamento e conservação adequados.

## Passo 10

→ Estimular a criança doente e convalescente a se alimentar, oferecendo sua alimentação habitual e seus alimentos preferidos, respeitando a sua aceitação.

→ As crianças doentes, em geral, têm menos apetite. Por isso, devem ser estimuladas com alimentos de sua preferência, além de aumentar a oferta de líquidos.

→ Para a criança com pouco apetite, oferecer um volume menor de alimentos por refeição e aumentar a oferta.

→ No período de convalescença, o apetite aumenta. Assim, aumentar a oferta, concedendo mais uma refeição ou aumentando a densidade calórica.

→ Nas refeições salgadas, acrescentar uma colher de sobremesa de óleo para crianças de menos de um ano e uma colher de sopa para as maiores de um ano.

Cuidados Especiais: evitar no 1º ano de vida, alimentos como amendoim, nozes, peixe, ovo, chocolate, quando houver história de alergia alimentar; introduzir mel de abelha após o primeiro ano para reduzir risco de botulismo; oferecer clara de ovo aos 10 meses se não houver antecedentes de alergia nos familiares; mamadeiras são contraindicadas; é importante a participação ativa da criança na alimentação; após os 12 meses, adotar a dieta convencional do adulto; usar suplemento de vitamina B se a mãe é vegetariana; usar suplemento de ácido fólico se há uso de leite de vaca ou cabra; usar suplemento de ferro se a criança recebe leite de vaca em pó ou *in natura* a partir dos dois a três meses até um ano – dose: 1 – 2 mg/kg/dia.

Ao fim, como sempre temos feito, salientamos que o texto faz parte de um modelo de assistência à saúde que prioriza a educação dos familiares. Não substitui a orientação profissional individualizada.

PROFISSIONAIS COLABORADORES:
Carlos Gonçalves,
Cristiana Almeida de Menezes,
Christiana Meireles

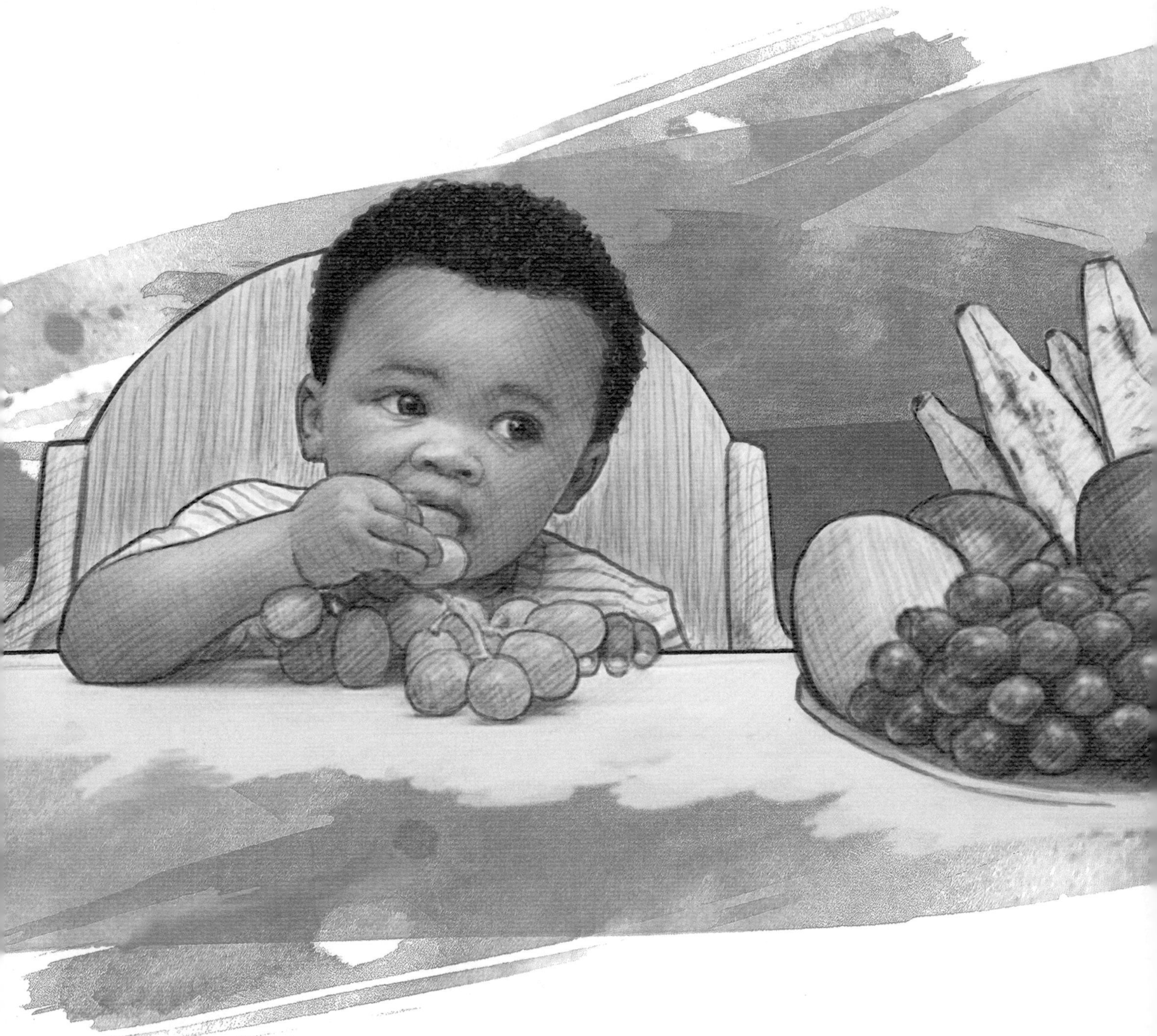

# ALIMENTAÇÃO APÓS O PRIMEIRO ANO DE VIDA

CAPÍTULO 64

## Alimentação após o primeiro ano de vida

A erupção dentária, por volta dos seis meses de idade determina o início da aquisição da competência para o corte e a trituração dos alimentos. É a hora da introdução das comidinhas pastosas. Nessa idade, a oferta das papinhas de frutas inicia o aprendizado da nutrição com alimentos pastosos que continua com a oferta das papinhas de legumes, grãos e carnes. A aprendizagem e a adaptação são processos lentos e resultam na aceitação do cardápio familiar com alimentos de diversas consistências e texturas.

Em nossa conversa, vamos abordar os aspectos nutricionais e alguns sociais, emocionais e comportamentais que cercam a alimentação das crianças que já venceram os primeiros doze meses de vida.

Quem gostaria de começar a nossa discussão?

### *COMO É A ALIMENTAÇÃO DA CRIANÇA BRASILEIRA?*

Há dados científicos mostrando que: 95% delas não comem o teor adequado de fibras, 60% não ingerem quantidades apropriadas de vitamina D, 45% não recebem o aporte diário adequado de cálcio e 22% não comem as necessidades diárias de vitamina E. Por outro lado, 100% consomem mais sódio do que o necessário. Se a análise for ampliada, é fácil constatar outros erros que precisam ser corrigidos.

### *QUANTO E COMO AS CRIANÇAS PRECISAM COMER?*

As quantidades de calorias – energia para o corpo funcionar – e de nutrientes essenciais – água, fibras, proteínas, açúcares, gorduras, minerais e vitaminas – que as crianças necessitam variam de acordo com: idade, sexo, constituição genética, o que determina importantes aspectos do indivíduo como a estatura final e a velocidade do crescimento, temperatura ambiente, atividade física e outras variáveis. A nutrição deve garantir normais o crescimento, a atividade física, as brincadeiras, a escolaridade, as evacuações e micções, evitar a anemia e outros problemas de saúde, e gerar satisfação com a tomada do alimento e vários outros aspectos. Os pais e os pediatras são os juízes do alcance desses objetivos. A pirâmide alimentar dá uma ideia de como deve ser o consumo alimentar ideal. Ela demonstra como os vários grupos de alimentos devem compor a alimentação saudável.

### *POR FAVOR, TROQUEM EM MIÚDOS!*

Os açúcares e/ou massas, gorduras e óleos são os alimentos com maior conteúdo calórico. Os açúcares e as massas devem fornecer 55 a 65% das calorias diárias. Já as gorduras e óleos devem oferecer 20 a 30% da ingestão calórica total. As calorias restantes são oriundas dos alimentos proteicos (carnes, leites, ovos, feijões e outros alimentos) e correspondem de 15 a 20% do total das calorias necessárias. A ingestão adequada de calorias, distribuída pelos vários grupos de alimentos, como citamos agora, permite que as crianças cresçam, ganhem peso e altura, façam cocô, exerçam suas brincadeiras e mantenham a saúde normal. Quando a ingestão de calorias não é suficiente, o organismo queima suas reservas de açúcares, de gorduras e de proteínas e há perda de peso. A oferta de alimentação rica em produtos vegetais (frutas, grãos, hortaliças, batatas, tubérculos e outros), em produtos animais (carnes, leite e derivados, ovo e vísceras de animais) e em água é suficiente para que as crianças se mantenham normais. Quando a ingestão de um ou de vários desses nutrientes não é satisfatória, sobretudo se por muito tempo, há sintomas de doença.

### *OS NUTRIENTES DE ORIGEM VEGETAL SÃO MELHORES?*

A boa nutrição depende de uma grande variedade de produtos animais e vegetais. Há diferenças na digestibilidade e no aproveitamento dos alimentos de origens diversas que de uma forma geral não interferem na saúde. A diferença mais importante é sobre o conteúdo do colesterol nas carnes dos distintos animais. Os peixes são os únicos animais sem colesterol nos seus tecidos. Neles existe um tipo especial de gordura recomendada para a alimentação de todos. Os outros animais têm colesterol na composição de suas carnes e vísceras o que favorece o aumento do colesterol sanguíneo.

### *QUAL A REAL IMPORTÂNCIA DA ÁGUA NA ALIMENTAÇÃO?*

O corpo das crianças chega a ter 80% de água. Os adultos têm um pouco mais de 60%. Há informações mostrando que:

- → A redução da hidratação é a principal causa de fadiga e de cefaleia; 80% dos adultos que sofrem dores nas costas e nas articulações melhoram com a oferta abundante de água. A redução de 2% da água corporal causa incoerência da memória de curto prazo e outros problemas do rendimento intelectual.
- → A pouca ingestão de água favorece o surgimento de cálculos renais. É seu consumo adequado é um dos itens no tratamento de várias doenças: renais (aumenta o fluxo urinário); respiratórias (é o melhor dos expectorantes); dermatológicas (auxilia na hidratação da pele).
- → Até alguns tipos de cânceres, como o de bexiga, são evitados com a oferta abundante de água. A oferta de água durante o dia é uma das estratégias para lutar contra a obesidade.

### *E A IMPORTÂNCIA DAS FIBRAS?*

Elas são componentes vegetais que não são digeridos. Seus benefícios: aumentam a permanência do bolo alimentar no estômago e ajudam a manter a sensação de saciedade por mais tempo; diminuem a velocidade de absorção da glicose e evitam mudanças bruscas nos níveis desse açúcar e da insulina (relacionados com a diabetes e a obesidade); retiram parte do colesterol naturalmente presente na refeição e ajudam a proteger contra o aumento do colesterol sanguíneo; servem de alimento para as bactérias boas do nosso intestino e auxiliam na proteção contra o câncer de intestino; regulam o funcionamento adequado do intestino, principalmente quando a ingestão de fibras está associada à adequada ingestão de água e outros líquidos; são importantíssimas para uma defecação normal e previnem o aparecimento de doenças intestinais (constipação, fissuras, hemorroidas, divertículos e outras).

### *QUAIS OS ALIMENTOS RICOS EM FIBRAS?*

As fibras existem nos vegetais e não existem nas vísceras, carnes, óleos, azeites, manteiga e margarina. Os grãos (milho, grão de bico, ervilha, lentilha, gergelim, aveia, arroz integral e pães feitos com trigo integral e o farelo de trigo), as verduras folhosas (repolho, alface, agrião, espinafre e outras), legumes (abóbora, abobrinha, pepino, berinjela, quiabo, maxixe, vagem, broto de feijão, aspargo, batata-inglesa com a casca, tomate, inhame, cará, macaxeira, macaxeira) e frutas (laranja, maçã, pera, uva, abacaxi, manga, tamarindo, ameixa, uva passa, abacate e figo, sobretudo se ingeridas inteiras, na forma natural, e não apenas sob a forma de sucos) são exemplos de alimentos que devem ser ingeridos. A ingestão abundante de água é importante.

### *QUAL A IMPORTÂNCIA DA MASTIGAÇÃO?*

Vejam o texto elaborado pelo pessoal da nutrição:

*A mastigação é a fase inicial do processo digestivo, que se inicia na boca e visa à degradação mecânica dos alimentos. Essas porções menores ligam-se entre si pela ação da saliva, obtendo o bolo alimentar, pronto para ser deglutido. A mastigação é um processo que precisa ser incentivado. O exercício de sucção do leite materno (do seio) ou os alimentos oferecidos em pedacinhos mesmo quando os dentes ainda não erupcionaram ajudam a musculatura da cavidade oral a trabalhar e, assim que a criança precisa "mastigar", ela aceita muito bem. Temos que ter atenção com os alimentos muito processados, muito homogeneizados, como os excessivamente cozidos, liquidificados e peneirados. Eles são fáceis de serem ingeridos e não estimulam a mastigação. O resultado pode ser uma criança "preguiçosa" para lidar com sólidos na boca. Há que se dar muita importância à textura dos alimentos no desenvolvimento sensório-motor-oral da criança pequena. Quando as crianças, desde bebês, recebem os alimentos apenas amassados com garfo (e não homogeneizados pelo uso do liquidificador/peneira), eles são estimulados a aprender a lidar com os sólidos na boca. Em alguns casos, quando recebem a comidinha muito homogênea, mais tarde não aceitam "verdurinhas como a folhinha do coentro ou a casquinha do tomate no feijão". Até os gominhos do suco da laranja são rejeitados. Assim, temos que dar "trabalho" aos pequenos para que eles cresçam aprendendo a comer os alimentos como nós comemos... Basta dar uma leve amassada com o garfo... Num pratinho de almoço, por exemplo, deve-se estimular a apresentação em separado: carne picadinha com garfo e faca bem miudinha, feijão, arroz e legumes amassados, mas cada um apresentado isoladamente. Aqueles pratinhos feito "sopinha" onde se cozinha tudo junto, devem, aos poucos, ser substituídos, evoluindo para um prato semelhante ao dos adultos, respeitando a dieta dos pequenos.*

## *COMO ESTIMULAR A INGESTÃO DOS ALIMENTOS SAUDÁVEIS?*

Há dois componentes fundamentais na resposta a esta pergunta:

- → **As crianças conhecem os alimentos que os pais comem** – Elas não vão ao mercado; as que têm a oportunidade de acompanhar os seus pais nas compras devem ser educadas sobre a escolha dos produtos saudáveis. Nossas crianças são bombardeadas por propaganda de alimentos artificiais; o sabor, o cheiro, a cor, a consistência e o rótulo são cuidadosamente estudados e testados para agradar aos "baixinhos". É zero a propaganda e quase zero a divulgação dos alimentos e cardápios saudáveis e naturais. Se continuarmos comprando biscoitos enfeitados com bichinhos, iogurtes coloridos e bem apresentados, refrigerantes sedutores, sopinhas e papinhas de frutas cheias de charme, não devemos esperar que as crianças tenham interesse pelos alimentos mais sadios e naturais.
- → **O maior exemplo para as crianças é a rotina alimentar da casa** – Familiares que não têm horário de refeição em conjunto, não comem alimentos saudáveis, permitem que os alimentos artificiais sejam expostos em recipientes transparentes ou nas prateleiras mais baixas da geladeira, não determinam um modelo alimentar a ser seguido e não estabelecem limites, favorecem o desregramento alimentar. E para marcar a importância do exemplo familiar resumimos alguns dados da pesquisa *Reunir a família nas refeições estimula a união entre pais e filhos e ajuda no desenvolvimento social e cognitivo das crianças*, publicada pela *Revista Saúde*:

*... pesquisa mostrou que 49% dos paulistanos jantavam em família todos os dias. Mas 69% se alimentavam enquanto assistiam à TV e 93% das paulistanas consideravam esse o principal momento de conversa com os filhos. No estudo global, em vários continentes, 60% dos entrevistados disseram que essa é a hora de estar com a família enquanto 79% dos brasileiros compartilhavam dessa mesma ideia.*

O texto ainda destaca que a televisão ligada prejudica a interação familiar e dificulta a cumplicidade que deve haver entre pais e filhos, prejudicando a ingestão de alimentos mais sadios. Cita que a conversa ao redor da mesa estimula o desenvolvimento social e cognitivo da criançada e amplia o seu vocabulário.

O texto cita um estudo no Reino Unido que mostrou que as crianças que faziam regularmente as refeições com os pais tinham quase o dobro de chance de tirar notas boas comparadas com as que não desfrutaram do hábito. E os adolescentes que adotavam o ritual apresentaram menores probabilidades de se envolver em brigas ou de serem suspensos da escola. Eles também ficam menos vulneráveis ao uso de drogas, sexo sem proteção e depressão.

## *ESSAS ATITUDES SÃO SUFICIENTES?*

Elas são essenciais e é possível afirmar que o desenvolvimento de um bom padrão alimentar começa por elas. Devemos ainda acrescentar que as crianças devem ter tempo para a alimentação, não se estendendo além de, no máximo, quarenta minutos. Elas podem comer sobremesas que nunca devem ser apresentadas como compensação ("se comer, ganha sobremesa") e, sim, como complementação da refeição. As sobremesas mais indicadas a serem oferecidas são as nossas deliciosas e doces frutas. Precisamos diminuir a supervalorização do doce, principalmente com as crianças bem pequenas. Elas devem tomar pequena quantidade de líquidos nas refeições. Devem ser envolvidas no preparo dos alimentos ou na montagem da mesa de refeição. Evidentemente, é fundamental variar o cardápio para evitar a monotonia alimentar. Então não é boa norma ofertar sempre os mesmos produtos apenas porque as crianças gostam. É importante que as crianças, mesmo quando almoçam em casa, sem os pais, sirvam-se à mesa e, tão logo possam, façam o seu prato, escolhendo a variedade (com ajuda do adulto acompanhante) e decidindo, de alguma maneira, a quantidade. Colocar muita ou pouca comida no prato traz uma série de experiências: "Coloque pouca comida para não estragar" ou "Se colocou no prato, coma!" ou "Faça seu prato com um representante de cada grupo alimentar", dentre outros exemplos. Caso os pais não possam participar do almoço dos filhos, durante a semana, devem deixar cardápios bem estruturados e variados para que as funcionárias sigam algum roteiro. Deixar a criatividade por conta da cozinheira e/ou babá pode empobrecer o cardápio.

### *QUER DIZER QUE AS CRIANÇAS NÃO PODEM COMER GULOSEIMAS ?*

Não, muito ao contrário. As crianças podem comer de tudo, até as guloseimas. Mas elas não devem fazer parte do cardápio rotineiro, habitual. Elas devem saber, e isso deve ser dito e praticado rotineiramente, que a bala, o sorvete e o refrigerante vão ser experimentados nas festinhas, no fim de semana, quando papai e mamãe estiverem com elas no restaurante. O que defendemos é que as crianças não têm condições, por não saberem o que é bom e o que é mau, de definir a rotina alimentar. Essa é função dos pais. Evidentemente, as crianças têm o sagrado direito de optar por uma sopinha mais ou menos espessa, têm o sagrado direito de optar pelo leite temperado por uma farinha ou uma fruta, pois estão optando por variantes de alimentos saudáveis. Assim, a rotina deve ser inteligentemente montada, ouvindo as crianças, permitindo uma certa margem de manobra. O que acontece, atualmente, é que as crianças têm uma vida social muito intensa e são frequentemente convidadas às festinhas de aniversários. Nelas, a criançada é abarrotada de guloseimas muito calóricas e de baixo valor nutricional e, ao final, ganham a famosa "lembrancinha" que é sempre uma caixinha com mais bombons e chocolates para continuar se fartando em casa. Os pais têm que estar atentos a essa "invasão" de doces que rendem a semana toda e quando estão acabando, novos eventos surgem. Há quem negocie com os filhos para que a ingestão do conteúdo da sacolinha aconteça somente no ambiente da festa.

### *COMO EVITAR AS GULOSEIMAS NAS FESTINHAS?*

Um truque praticado por algumas mães ensina que, antes de ir aos encontros sociais, sobretudo os aniversários da meninada, seja oferecida às crianças uma alimentação caseira, rotineira, rica de nutrientes. Dessa maneira, elas chegarão às festas com o "buchinho cheio" e estarão mais interessadas nas brincadeiras do que nos doces.

### *MEU FILHO NÃO COME TUDO QUE COLOCO NO PRATO. É NORMAL?*

As crianças têm, desde o nascimento, mecanismos de saciedade que devem ser muito bem respeitados. Assim quando demonstram os mínimos, os primeiros sinais de "barriguinha cheia", a ingestão deve ser suspensa e todos devem respeitar esses avisos da biologia. Ocorre que nós, adultos, por termos ideias errôneas sobre as necessidades nutricionais das crianças, por não as observarmos corretamente, por trazermos vícios da época em que éramos meninos ou meninas, por ansiedade e por outras razões, achamos que a quantidade que eles devem ingerir é a que *nós* definimos. Usualmente, quando resta algum alimento na mamadeira, no copo ou no prato, os adultos que estão observando a alimentação têm a impressão falsa de que as crianças comeram pouco e que vão ficar com fome. Por isso, a melhor estratégia é ofertar pequenas porções de alimento e permitir que elas solicitem mais.

### *COMO SEI SE MEU FILHO COMEU O SUFICIENTE NUMA REFEIÇÃO?*

Crianças que, após a refeição, ficam tranquilas, calmas, brincam normalmente, não choram e não ficam irritadas devem ter comido o suficiente. Evidentemente, as crianças que falam podem informar que ainda estão esfomeadas. Ao contrário, quando a porção não foi suficiente para matar a fome, elas sinalizam falando, ou ficam inquietas, irritadas ou pedem outra alimentação num intervalo muito curto.

### *COMO AVALIAMOS SE A ALIMENTAÇÃO ESTÁ ADEQUADA?*

Os familiares atentos têm mecanismos de ler seus filhos e para verificar, dentre vários outros aspectos, se a alimentação está sendo adequada no médio e no longo prazo. Primeiro, há o indicador do consumo alimentar. Crianças normais não são as que comem muito. O modelo ideal são as que consomem porções aceitáveis de vários produtos de forma continuada. Esse indicador é o que mais transtorna os familiares que estão sempre julgando que seus filhos comem menos do que deveriam e eles estão sempre pressionando os pediatras com a queixa de falta de apetite. Segundo, há os indicadores de saúde geral. Crianças que brincam, correm, pulam e sorriem, que estão coradas, que não adoecem excessivamente, que evacuam e urinam normalmente, que se comportam como seus coleguinhas e que nada apresentam de anormal, devem estar bem nutridas. Mesmo que os familiares achem que elas comem pouco, devem estar normalmente nutridas. Mas é sempre bom desconfiar, observar bem e relatar aos pediatras as suas observações. E mesmo que tudo pareça muito bem, é importante a fiscalização periódica feita pelos médicos, pois há problemas que eles podem descobrir no exame rotineiro. Há problemas que não são percebidos pelos familiares e que os pediatras têm mecanismos de evidenciar.

### *COMO OS MÉDICOS AVALIAM?*

É recomendação universal para que todas as crianças e adolescentes, em qualquer parte da terra, sejam assistidos de forma contínua, programada, qualificada, pelos pediatras habilitados para verificar se as crianças são normais e, portanto, se a nutrição e as outras condições para chegar à vida adulta com saúde estão sendo mantidas em nível ótimo. Os pediatras analisam: se existem doenças que causam falta de apetite; a adequação dos ganhos de peso e de altura, sobretudo pela análise dos gráficos de crescimento; como os pais lidam com os aspectos emocionais e comportamentais relativos à alimentação dos seus filhos desde o nascimento. Após essa análise, é que os médicos definem se as crianças são ou não saudáveis e se a falta de apetite é real ou faz parte de uma visão distorcida das necessidades nutricionais ou é evidência de um contexto de ansiedade familiar.

### *MAS COMO MONTAR OS CARDÁPIOS PARA AS VÁRIAS IDADES?*

Os pilares básicos para que se consiga isso são:

→ O conhecimento sobre os principais aspectos da nutrição saudável; ter "grana" e comprar os produtos errôneos é infelizmente comum.

→ A oferta de alimentos variados: leite e derivados, carnes, vísceras, feijão, produtos com trigo, arroz, ervilha e outros grãos, verduras, frutas, água; essa oferta fornece as calorias, as proteínas, as gorduras, os açúcares, a água, os minerais, as vitaminas.

→ É importante desde o início tentar fazer com que a primeira refeição, de manhã, seja abundante e rica e que ao longo do dia as refeições sejam ricas dos principais nutrientes necessários para a manutenção da normalidade; é importante que a última, antes do sono da noite, seja mais simples e leve.

→ A composição do cardápio deve respeitar a disponibilidade local de alimentos e a cultura familiar.

→ O respeito ao apetite e à sede, mecanismos reguladores que são capazes de fazer com que cada indivíduo busque se alimentar e se hidratar adequadamente.

→ O respeito à individualidade: há crianças que não gostam de leite e que consomem seus derivados; há as que comem pequenas porções de alimentos e as que comem grandes porções e os dois grupos podem ser sadios; há as que gostam de inhame e as que não gostam.

→ A fiscalização do pediatra.

### *QUANDO OFERECER O CUSCUZ, A TAPIOCA E O PIRÃO?*

Logo após o primeiro ano de idade, ou até um pouco antes, a criançada deve ser estimulada a experimentar para mais na frente consumir os alimentos tradicionais da sua região. Evidentemente, devem ser observadas a consistência e outras características dos pratos típicos e a idade das crianças para, com critério e senso crítico, oferecer os alimentos apropriados. O pirão de peixe é um excelente exemplo e pode ser ingerido pela turma de menos de um ano de idade. O pirão de ovo e o pirão ou tutu de feijão são outros exemplos. A tapioca e o cuscuz, tão típicos do Nordeste, por sua consistência, devem ser apresentados muito cedo à criançada. As crianças devem conhecer a realidade da sua região e da sua família e devem ser estimuladas a participarem da alimentação que ajuda a caracterizar a cultura de onde moram.

### *A ERUPÇÃO DENTAL INDICA A HORA DE INTRODUZIR ALIMENTOS?*

A erupção dental sinaliza a capacidade de cortar, triturar e esmagar os alimentos em suas várias apresentações. Aos doze meses de idade, já devem ter erupcionado todos os incisivos. Assim, nessa idade, as crianças devem tomar alimentos tenros (pedaço de frutas, de pão, de biscoito e tirinha de carne bem cozida) em suas mãos para cortá-los com esses dentinhos. A erupção dos caninos (16 a 18 meses de idade) e dos primeiros molares (15 a 16 meses) marcam a possibilidade de triturar e esmagar os alimentos. Então, com um ano e meio, as crianças podem cortar e triturar os alimentos e é hora de introduzir os que precisam ser submetidos a esses processos mastigatórios (grãos e pedacinhos de carne, todos bem cozidos). Os segundos molares que nascem aos vinte a trinta meses marcam ainda de forma mais definitiva essa capacidade. Evidentemente, isso é parte do processo, pois também há necessidade de amadurecimento neurológico para que as crianças peguem o alimento, levem à boca e mastiguem. Então, há necessidade da integração de várias capacidades para que essa função seja exercida e isso vai ocorrendo lentamente. Assim a competência para pegar o garfo com uma mão e a faca com a outra e cortar a carne só vai ser possível lá pelos seis anos de idade. Isso tudo é para dizer que os familiares devem observar o surgimento dessas habilidades que vão indicando os caminhos a seguir. Devemos lembrar que, mesmo antes de erupcionar, os dentinhos já estão sob a gengiva e permitem uma certa força na mordida. Observem a gengiva do desdentado: ela é atrofiada e composta basicamente por "tecido mole". A gengiva dos bebês é diferente, mais resistente, que pode até nos machucar se colocarmos nosso dedo e eles "morderem". Essa característica é primordial no domínio do alimento sólido (grão de feijão, milho, etc) na boca "sem dente".

### *QUAIS ALIMENTOS OFERECER PARA CRIANÇAS ACIMA DE UM ANO?*

A alimentação adequada deve olhar para a quantidade, a qualidade, a harmonia e a adequação do que é ofertado. Estes quatro elementos são os princípios que regem a boa alimentação. Em geral, as crianças podem comer tudo, respeitadas as regras que caracterizam a boa alimentação. A oferta ideal de alimentos para as crianças de um a três anos deve conter 45-65% de açúcares/carboidratos, 30-40% de proteínas e 5-20% de gorduras. Na idade de quatro a dezoito anos, deve conter 45-65% de açúcares/carboidratos, 10-30% de proteínas e 25-35% de gorduras. Esta noção é dada para ressaltar a importância da oferta de proteínas nas crianças de menor idade, quando elas estão com intenso ritmo de crescimento e assim com intensa necessidade deste componente nutricional.

### *A RESPOSTA NÃO É PRÁTICA. COMO DEVE SER O CARDÁPIO?*

De uma maneira geral, o cardápio é composto de:

→ **Primeira refeição** – Aproximadamente 200 mL de leite e outros alimentos do café matinal dos familiares: pão, queijo, inhame, batata-doce e frutas. O leite deve ser tomado no copo ou numa alimentação para ser dada de colher como papa de aveia.

→ **Lanche** – Deve ser uma refeição leve, não copiosa, para que as crianças cheguem com fome ao almoço: frutas ou um iogurte.

→ **Almoço** – O almoço deve ter a consistência pastosa, tipo purê, e conter fragmentos bem pequenos de carnes, vísceras ou legumes, pois a mastigação ainda não é bem desenvolvida nessa idade. Os alimentos devem ser bem cozidos para que possam ser esmagados pelo garfo ou cortados em fragmentos pequeninos;. Devem ser ofertados grãos das leguminosas (feijão, fava, ervilha, lentilha, grão de bico) + grãos dos cereais (arroz, trigo, milho), suavemente amassados + carne ou víscera bem picadinha + vegetais (cenoura, chuchu, jerimum ou abóbora, batata-doce ou inglesa, inhame, macaxeira ou aipim e outros) também bem picadinhos ou amassados. Evidentemente, esses alimentos não são ofertados todos juntos e a cada dia é possível fazer uma mistura diferente. Pouco sal, paciência, calma, tempo e persistência são ingredientes essenciais.

→ **Lanche da tarde** – Parecido com o da manhã, tendo o cuidado de variar.

→ **Jantar** – Sopa com grãos das leguminosas, cereais, carnes (peixe, frango e outras), vísceras, batatas, verduras e um pouco de leite.

→ **Refeição das 22 horas** – Nessa idade, essa refeição não deve existir.

### *MAS ESSE PROCESSO É DINÂMICO. NÃO É?*

A evolução do cardápio é um processo dinâmico e o que é aceito pelas crianças de treze meses pode ser um pouco diferente do que é ingerido pelas de vinte meses. Elas próprias vão indicando os caminhos à medida que passam a se interessar pelo que os familiares comem. Daí a importância da participação na alimentação dos adultos. As mudanças mais importantes ao longo desse segundo ano de vida é na consistência, pois o conteúdo não é muito diferente. O feijão e os outros grãos devem ser cada vez menos homogeneizados para que eles passem gradualmente a serem levados à boca como se apresentam. Os fragmentos de carnes, vísceras e legumes devem ser cada vez maiores.

### *AS CRIANÇAS APÓS UM ANO DEVEM TOMAR QUE VOLUME DE LEITE?*

Se elas conseguem tomar duas porções de leite de 200 mL por vez e mais uma certa porção de derivados do leite (queijos, iogurtes), está ótimo. Não é definido com precisão até qual idade o leite e seus derivados são importantes, e em qual quantidade, para a nutrição humana. O que se sabe bem é que até os quatro ou cinco anos o ser humano está habilitado a digerir a lactose, o açúcar do leite. Após essa idade, muitas pessoas adoecem por falta da enzima lactase que produz essa digestão. Então, esse pode ser um sinal da natureza de que leite em grande quantidade após os quatro ou cinco anos deve ser evitado. Leite, iogurtes, coalhadas e queijos continuam como uma fonte importantíssima de proteína e de cálcio, as crianças mais velhas, os adolescentes e até os adultos que consomem podem ser beneficiados por isso.

### *QUAL A POSIÇÃO DE VOCÊS SOBRE OS "POTINHOS"?*

Os "potinhos" com as papinhas de frutas ou sopinhas devem ser exceção mesmo para as crianças pequeninas. A base da alimentação das crianças após o primeiro aniversário deve ser com produtos naturais como as frutas que podem ser consumidas sem transformação especial ou com o mínimo de manipulação (sucos, saladas) e com outros produtos também naturais de origem vegetal (hortaliças, batatas e outros), ou animal preparados em qualquer cozinha domiciliar. Todos são encontrados nos supermercados e feiras por este nosso imenso país. É evidente que os pães, os biscoitos e bolachas, o leite e seus derivados, que nós consumimos, também façam parte da alimentação que pode ser consumida pelas crianças.

### *O QUE MAIS SOBRE A ALIMENTAÇÃO ENTRE UM E DOIS ANOS?*

As crianças dessa idade ainda são muito dependentes dos adultos e precisam de assistência especial durante a alimentação. Elas estão começando a usar as mãos com mais desembaraço, mas ainda não podem sozinhas suprir os seus pratinhos nem cortar os alimentos. Perto de um ano de idade, elas habitualmente recebem os seus pratinhos montados e os adultos devem estar juntos para supervisionar a tomada dos alimentos. Lá na frente, perto do segundo aniversário, é possível que elas possam escolher entre os alimentos oferecidos, no almoço, por exemplo, os seus preferidos e começar a colocá-los nos seus pratinhos. Mas, mesmo nessa idade, a importância dos adultos supervisionando, ajudando, é importante. As frituras devem ser consumidas com parcimônia.

### *E O CARDÁPIO DAS CRIANÇAS DE DOIS A QUATRO OU CINCO ANOS?*

Gradativamente, o cardápio passa a se aproximar do dos adultos:

- → **Primeira refeição** – Aproximadamente 200 mL de leite e outros alimentos do café matinal dos familiares: pão, queijo, ovo, inhame, batata-doce, frutas e alimentos da culinária regional como o muxá do Espírito Santo. A mamadeira não deve ser usada nessa fase e o leite no copo ou como uma papa com cereais devem ser oferecidos. Um sanduíche com queijo também é um alimento que as crianças dessa idade consomem com prazer.
- → **Lanche** – Habitualmente no colégio, continua sendo uma refeição leve, não abundante, como uma porção de frutas.
- → **Almoço** – Deve ser o consumido pelos adultos, pois a meninada já tem competência para bem mastigar os alimentos. Os grãos (feijão, ervilha, arroz preferentemente integral, trigo sob a forma de macarrão e outros), carnes e vísceras cortados em fragmentos não muito pequenos, são importantes. Na nossa cultura um alimento usado provavelmente de forma excessiva é o purê de batata-inglesa que fornece exclusivamente açúcares. O purê é associado a outros alimentos também ricos em açúcar (tipo arroz e macarrão). Isso é seguramente errôneo. Quando a refeição oferecer um desses alimentos, exemplo, o purê, não deve ofertar os outros. E esse é o período mais propício para a introdução das hortaliças, dos vegetais folhosos, das batatas e dos tubérculos (alface, repolho, couve, agrião, espinafre, jerimum ou abóbora, chuchu, batatas-doces, inhame e outros) sob várias formas. Podem ser ofertados em saladas ou cozidos. Há necessidade de variar o cardápio e pouco sal, paciência, calma, tempo e persistência são ingredientes essenciais. Uma sobremesa pode ser oferecida.
- → **Lanche da tarde** – Parecido com o da manhã, tendo o cuidado de variar.
- → **Jantar** – Sopa com legumes, verduras e grãos, carne e vísceras como a dos adultos. Um pouco de leite pode ser tomado, mas nunca na mamadeira. Em algumas residências essa última refeição ainda oferece sanduíches, inhame e outros alimentos da culinária regional.

### *O QUE MAIS É IMPORTANTE NA ALIMENTAÇÃO DESSA IDADE?*

A participação dos adultos passa a ser cada vez menos importante e a criança de quatro ou cinco anos escolhe seus alimentos, monta seus pratos, faz suas misturas e usa as mãos com destreza suficiente para tomar sozinha os seus alimentos. Cortar a carne ainda é uma tarefa que precisa de ajuda. As frituras devem ser evitadas. Elas, nessa e nas outras idades, e o excesso de sal devem ser evitados. Novamente, ressaltamos a importância da conservação e do preparo higiênico dos alimentos para evitar doenças.

### *QUANDO LEVAR AS CRIANÇAS PARA OS RESTAURANTES?*

O bom senso indica que devem ir aos restaurantes as crianças que podem comer os alimentos servidos nesses estabelecimentos. Ir com as de um ano ou um ano e pouco para se alimentarem em restaurantes não parece recomendável. É possível que a partir dos três ou quatro anos de idade isso seja possível. Muito importante é que o estabelecimento seja aberto, tenha espaço para a turminha dessa idade se movimentar e ofereça um cardápio que possa ser ajustado às características da meninada. Há sempre que se ter muito cuidado com a qualidade da cozinha para que elas não consumam alimentos deteriorados.

### *QUANTOS OVOS PODEM SER DADOS POR SEMANA?*

É pergunta comum dos familiares, pois há crianças "vidradas" em ovo. Acreditamos que dar um ovo de galinha por dia é uma boa norma. Mas há os que querem comer dois ou mais por dia. Para esses, talvez a boa conduta seja conversar e tentar que comam menos. Mas também não há que se armar uma encrenca por isso. Crianças são assim: apaixonam-se por um tipo de alimento e tempos após mudam. Então, para os apaixonados pelo ovo, para os que querem dois ou mais, um ou dois dias da semana deixem que comam esse número de ovos, e esperem que após algum tempo essa paixão diminua. Os ovos de galinha de capoeira e os ovos de codorna são duas boas opções.

### *E O CARDÁPIO DOS CINCO ANOS ATÉ O INÍCIO DA ADOLESCÊNCIA?*

Nessa fase, as crianças participam ainda mais intensamente e já podem tomar sua alimentação sem a presença próxima do adulto. Mas sempre é importante que alguém continue a supervisionar de longe o que está sendo consumido, pois há uma grande tendência a desvios do que é sadio. O consumo de vegetais de todos os tipos (grãos e hortaliças) e de frutas deve ser sempre prestigiado. As carnes e as vísceras devem ter um lugar especial na alimentação da turma dessa idade. As frituras e o excesso de sal devem ser evitados.

### *QUAL O CARDÁPIO DOS ADOLESCENTES?*

Os adolescentes apresentam aumento das necessidades nutricionais devido à aceleração do crescimento da puberdade e do aumento da massa corporal. O ganho ponderal e ósseo é maior e mais prolongado nos rapazes que nas moças Eles ganham mais massa muscular e menos massa gordurosa quando comparados com elas. Há aumento da densidade óssea. Como consequência de todos esses fatos, há um aumento de apetite em ambos os sexos. Eles comem o que os adultos consomem, em maior quantidade, e devem ser mantidas as regras gerais da boa alimentação e a restrição dos alimentos como *fast-foods* tão comuns e desejados pelos adolescentes. Reforçamos sobre os malefícios das frituras e do excesso de sal.

### *E O COMER NA FRENTE DA TELEVISÃO?*

A alimentação deve ser tomada à mesa, preferentemente participando de algumas, se não for possível todas, das refeições dos adultos. A rotina da alimentação – horários, lavagem prévia das mãos, local – deve conter certos rituais para que o resultado no longo prazo seja satisfatório. Comer na frente da televisão, seguramente, não faz parte dos ritos.

### *QUANDO OFERECER CAMARÃO E LAGOSTA?*

Nada há que impeça que as crianças de um ou mais anos experimentem todos os alimentos sadios consumidos pelos familiares, inclusive camarão, lagosta, sururu, ostra e outros frutos do mar. Falamos em alimentos sadios, pois eles são sensíveis às más técnicas de conservação e se deterioram com facilidade. Assim, podem ser veículo de importantes infecções alimentares.

### *E AS SUGESTÕES DE LANCHES PARA ESCOLA, CRECHE E PASSEIOS?*

Os lanches devem ser leves, compostos de alimentos naturais (sucos, frutas, doces caseiros, sanduíches leves, bolos, biscoitos), sempre adaptados ao cardápio familiar e variados a cada dia quanto ao tipo, cor, cheiro e apresentação. Algumas escolas adotam o lanche saudável e os pais são desestimulados a mandar produtos artificiais (salgadinhos, refrigerantes, etc) e oferecem alimentos naturais e leves. Vale a pena propor a escola do seu filho e aos demais pais, atitudes como estas.

### *QUAL A SUA POSIÇÃO QUANTO AOS FAMOSOS SALGADINHOS?*

Devem ser evitados e nunca deixar à critério da criança a quantidade a ser ingerida. Liberar um pacote de salgadinhos, de batata frita ou de outros alimentos é um erro grosseiro. Os salgadinhos rompem a educação alimentar e são grave empecilho à montagem de um cardápio sadio. Não devem ser comprados para a casa. O sal que contém são um problema à parte.

### *COMO CUIDAR DAS CRIANÇAS QUE COMEM POUCO? QUANDO A CRIANÇA DEVE TOMAR REMÉDIOS PARA ABRIR O APETITE? E VITAMINAS? DEVEM SER UTILIZADAS?*

Existem os capítulos para tratar desses assuntos.

### *A DIETA DA CRIANÇA TEM RELAÇÃO COM DIABETE E PRESSÃO ALTA?*

Há um capítulo para debater esse importante tema.

### *E A ALIMENTAÇÃO VEGETARIANA E A MACROBIÓTICA?*

Algumas observações sobre essa que é uma questão importante:

- → O ser humano não é exclusivamente herbívoro nem exclusivamente carnívoro. É onívoro e se alimenta de diferentes produtos vegetais e animais.
- → Todo o saber científico acumulado sobre a nutrição humana continua a referendar que é sábio nós nos alimentarmos com pequenas porções de variados produtos animais e vegetais. E que não é sábio restringir a alimentação a apenas uma linha de produtos.
- → Algumas famílias decidem **não** oferecer carnes e derivados para os filhos. Isso deve ser feito com responsabilidade, uma vez que alguns nutrientes essenciais como a vitamina B12 só está presente nos alimentos de origem animal. Uma forma de atenuar a exclusão das carnes (de boi, de frango, peixe, etc) é usar o leite e o ovo.
- → As famílias que decidem excluir as carnes da dieta do filho precisam desenvolver habilidade culinária para fazerem as combinações adequadas dos grupos vegetais (leguminosas + cereais; hortaliças cruas e cozidas; frutas diversas, tubérculos, oleaginosas, por exemplo).
- → E essas mesmas famílias devem lembrar que as crianças precisam ser bem apoiadas para não se sentirem estranhas "no ninho". Em outras palavras, enquanto as crianças são pequeninas, as famílias conseguem fazer com que elas comam uma linha de produtos. Depois, na escola e nas festas de aniversário dos colegas, elas vão ser expostas aos *fast-foods* e precisam estar muito seguras para não entrarem em conflito com o mundo que as cerca.
- → As famílias que decidem adotar uma postura alimentar muito restritiva têm que ter muito cuidado com a saúde dos filhos e os pediatras também.

### *ONDE PODEREMOS LER MAIS SOBRE O TEMA?*

As fontes de leitura sobre o tema são muito amplas e a Internet oferece inúmeras opções de leitura. Uma fonte que recomendamos para os familiares é o livro *Crescendo com saúde: o guia de crescimento da criança*, de Maria Luiza de Brito Ctenas e Márcia Regina Vitolo.

E agora repassamos as observações de uma das nossas colaboradoras:

*Quando nos tornamos pais, todos pensamos fazer o melhor para nossas crianças. Isso na educação, no quotidiano, na alimentação... Mas, muitas vezes erramos.*

*Em teoria, alimentar uma criança corretamente é muito fácil. Na prática, não é assim. Eu que nasci e fui criada em outro país, quando cheguei ao Brasil, já com um filho, entre outras coisas, tive dificuldades para lutar contra os refrigerantes, os salgadinhos, a quantidade de óleo usada pela empregada na comida. Notei também que muitas mães acham que suas crianças não comem o suficiente, que grande número de pessoas acham que uma criança gordinha é sinônimo de saúde, mesmo se depois os critérios de beleza mudam e esta criança gordinha de hoje tem que fechar a boca no futuro. Ela então sofre.*

*Então, pensei que uma reunião sobre alimentação das crianças poderia dar algumas regras básicas: → não forçar → não parabenizar a que come → definir que a gente come para se alimentar, não para agradar papai e mamãe → nada de prato cheio → cuidado com o lanche → não "beliscar" → é importante variar a comida, tentar respeitar os horários de refeições → ressaltar a importância das refeições tomadas em família, pois são um momento de convívio e de troca, que tem que ser vivido na tranquilidade, na mesa, com a televisão desligada → os pais como sempre devem dar o exemplo....*

*E, sem dúvida, vocês já devem ter feito algo igual. Isso são apenas as reflexões de uma mãe que procura ter bom senso!*

## Pirâmide alimentar

A pirâmide alimentar é um instrumento educacional para que os familiares e as próprias crianças entendam a importância de cada um dos grupos de alimentos que compõem a alimentação. Ela demonstra que há alimentos que devem ser ofertados com maior abundância e frequência e outros nem tanto. Os alimentos da base da pirâmide devem estar na mesa com maior abundância do que os que estão no ápice.

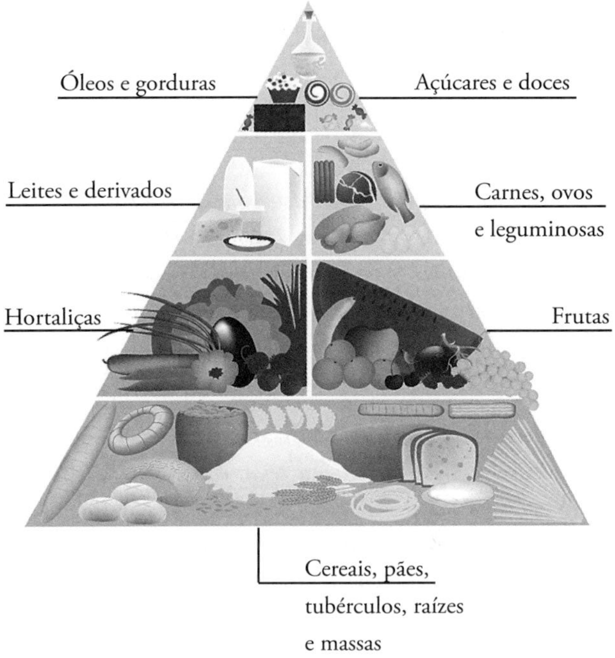


## Quantidade de alimentos que representam uma porção:

**Pães, cereais, tubérculos e raízes :** *1 e ½ colher de sopa de aipim cozido ou macaxeira ou mandioca ou 2 colheres*

Número de porções ao dia recomendada de acordo com a faixa etária, segundo grupos da Pirâmide.

| | Níveis da Pirâmide | Grupo Alimentar | Idade | | | |
|---|---|---|---|---|---|---|
| | | | 6 a 11 meses | 1 a 3 anos | 4 a 11 anos | adolescentes |
| Número de porções ao dia recomendada de acordo com a faixa etária, segundo grupos da Pirâmide Alimentar | 1 | Cereais, pães, tubérculos e raízes | 3 | 5 | 5 | 5 a 9 |
| | 2 | Verduras e legumes | 3 | 3 | 3 | 4 |
| | | Frutas | 3 | 4 | 3 | 5 |
| | 3 | Leites, queijos e iogurtes | 3 | 3 | 3 | 3 |
| | | Carnes e ovos | 2 | 2 | 2 | 2 |
| | | Feijão | 1 | 1 | 1 | 1 |
| | 4 | Óleos e gorduras | 2 | 2 | 1 | 1 |
| | | Açúcar e doces | 0 | 1 | 1 | 2 |

*de arroz branco cozido ou aveia; 1 unidade média de batata cozida; ½ unidade de pão francês; 3 unidades de biscoito de leite ou biscoito tipo* cream-cracker*; 4 unidades de biscoito tipo "maria" ou "maisena".*

**Frutas:** *½ unidade de banana nanica ou caqui ou fruta do conde; 1 unidade de caju ou carambola ou quiuí, laranja, pera, laranja-lima, nectarina ou pêssego; 2 unidades de ameixa preta, ou vermelha; 4 gomos de laranja-baía ou seleta; 9 unidades de morango.*

**Verduras, legumes e hortaliças:** *1 colher de sopa de beterraba crua ralada, cenoura crua, chuchu cozido, ervilha fresca ou couve manteiga cozida; 2 colheres de sopa de abobrinha ou brócolis cozido; 2 fatias de beterraba cozida; 4 fatias de cenoura cozida; 1 unidade de ervilha torta ou vagem; 8 folhas de alface.*

**Leguminosas:** *1 colher de sopa de feijão cozido, ervilha seca cozida, ou grão de bico cozido; ½ colher de sopa de feijão branco cozido, lentilha cozida ou soja cozida.*

**Carne bovina, frango, peixe e ovos:** *½ unidade de bife bovino grelhado, filé de frango grelhado, omelete simples, ovo frito, sobrecoxa de frango cozida ou hambúrguer (caseiro); 1 unidade de espetinho de frango, ovo cozido ou moela; 2 unidades de coração de frango; 1 filé de merluza ou pescada cozido; ½ unidade de peito de frango assado, sobrecoxa ou coxa; ½ fatia de carne bovina cozida ou assada; 2 colheres de sopa de carne bovina moída refogada.*

**Leites, queijos e iogurtes:** *1 xícara de chá de leite fluido; 1 pote de bebida láctea, iogurte de frutas ou iogurte de polpa de frutas; 2 potes de leite fermentado ou queijo tipo* petit suisse*; 2 colheres de sopa de leite em pó integral; 3 fatias de muçarela; 2 fatias de queijo minas, pasteurizado ou prato; 3 colheres de sopa de queijo parmesão.*

**Óleos e gorduras:** *1 colher de sobremesa de azeite de oliva, óleo de soja, milho ou girassol; 1 colher de sobremesa de manteiga ou margarina.*

**Açúcares:** *½ colher de sopa de açúcar refinado; 1 colher de sopa de doce de leite cremoso ou açúcar mascavo grosso; 2 colheres de sobremesa de geleia; 3 colheres de chá de açúcar cristal.*

As noções contidas nos textos deste livro apenas vislumbram a importância de educar os familiares para bem cuidar da saúde das nossas crianças e dos nossos adolescentes. Não substituem a orientação profissional individualizada.

PROFISSIONAIS COLABORADORES:
Constantino Giovanni Braga Cartaxo,
Cristiana Almeida de Menezes,
Christiane Meireles

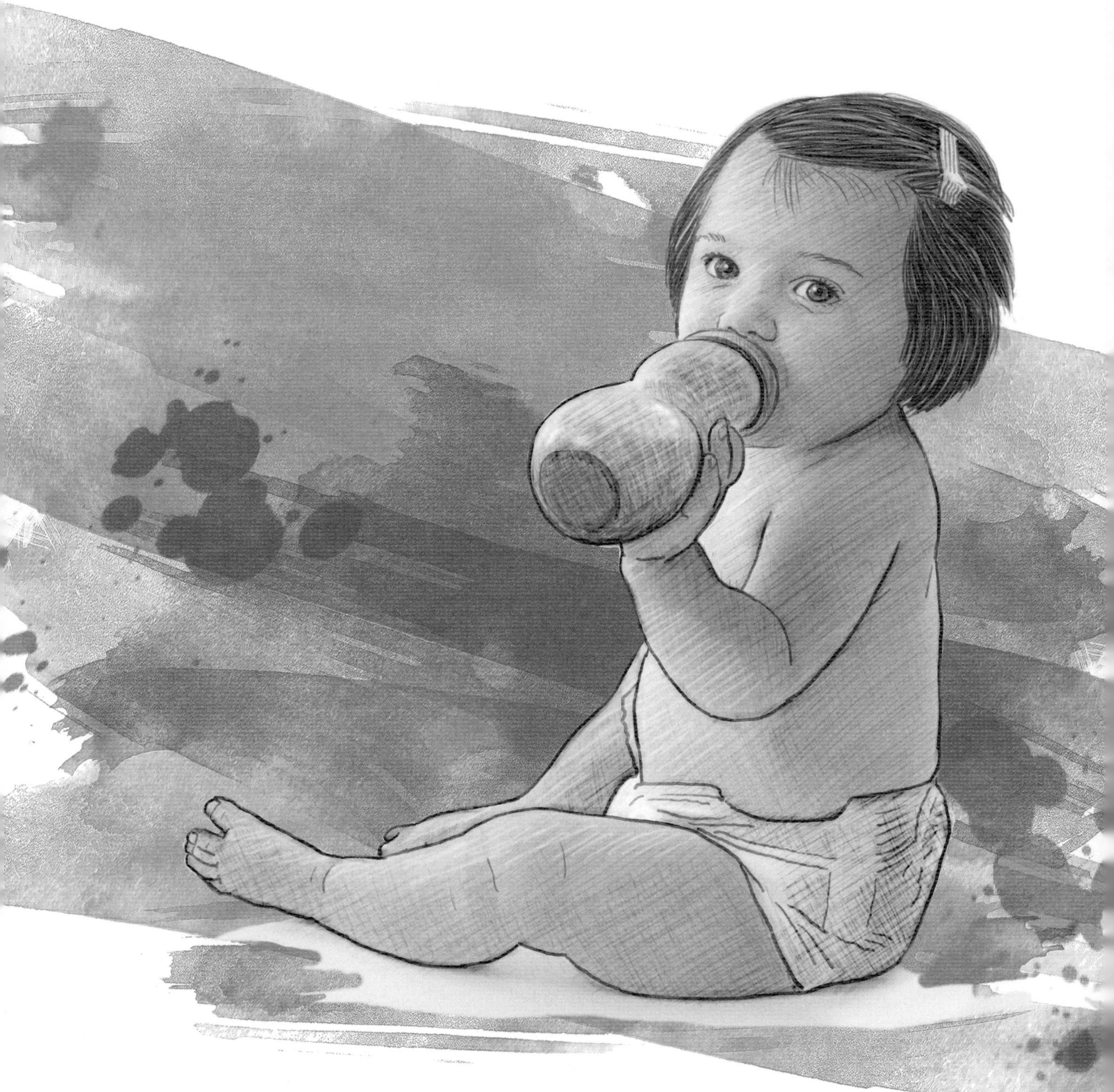

# A MAMADEIRA – ESTERILIZAÇÃO E OUTROS ASSUNTOS

CAPÍTULO 65

## A MAMADEIRA – ESTERILIZAÇÃO E OUTROS ASSUNTOS

Há vários temas a debater: os materiais de que são feitas as mamadeiras; o pensamento de que a mamadeira é de uso obrigatório; os prejuízos que causa e os vários métodos de esterilização.

Vamos começar nosso debate.

### *AS MAMADEIRAS DE VIDRO SÃO MELHORES QUE AS DE PLÁSTICO?*

O bisfenol (BPA) de alguns plásticos migra para os alimentos quando aquecidos. Pesquisas associaram essa substância a maior incidência de problemas cardíacos, hepáticos, neurológicos, endocrinológicos – diabetes – em recém-nascidos e em crianças maiores. O BPA é responsável pelo crescimento de células cancerígenas, redução do esperma e outros problemas ligados às células reprodutivas. Em vários locais do mundo desenvolvido, os produtos com BPA estão sendo proibidos sobretudo em mamadeiras, copos e embalagens de comida para crianças de até três anos. Em setembro de 2011, a Agência Nacional de Vigilância Sanitária (Anvisa) proibiu a produção e a comercialização de mamadeiras contendo o bisfenol. O ideal é que as mamadeiras e os outros recipientes usados na alimentação das crianças sejam de vidro. Para evitar que as mamadeiras se quebrem, existem capas protetoras.

### *É OBRIGATÓRIO O USO DA MAMADEIRA?*

Não.

- → *Para recém-nascidos:* O ideal é que as crianças novinhas conheçam apenas as mamas maternas e quando for preciso, é preferível usar copinho ou seringa. É fantástico verificar como as criancinhas desse grupo etário podem ser nutridas sem a mamadeira, mas ela auxilia, sem dúvidas.
- → *Para crianças e outras idades:* As que mamaram só no peito, após os seis meses, devem ser estimuladas a usar o copinho e a colherzinha. A mamadeira é desnecessária e mais prejudicial do que benéfica. O capítulo e a colher favorecem o contato com uma ampla variedade de alimentos (frutas, grãos, carnes, legumes e verduras). A mamadeira limita as experiências alimentares e prende as crianças ao leite.

### *EXISTEM CRIANÇAS QUE NÃO ACEITAM A MAMADEIRA?*

Alguns espertinhos não aceitam nada que se pareça com o peito. Aceitam o copinho e a colher, mas não o bico da mamadeira. E isto tem que ser respeitado e estimulado. Mas a mamadeira é bem aceita e prática para dar alimentos líquidos – leite, água, sucos, mas não é insubstituível. Aliás, é facilmente substituível.

### *COMO DEVE SER O FURO DO BICO DA MAMADEIRA?*

Hoje a maior parte dos bicos vem furada. Isso é importante, pois um dos erros é usar bicos com furos muito pequenos ou muito grandes. Os furos dos bicos devem permitir o fluxo de cerca de 20 gotas por minuto. O gotejamento muito lento ou muito rápido não é desejável. Para o leite puro, os furos têm que ser menores. Para o leite misturado a uma fruta, por exemplo, os furos têm que ser maiores. Os fabricantes oferecem bicos com diferentes tipos de furos. Existe legislação específica sobre o tema que pode ser vista no site da Anvisa. Os bicos de silicone são os preferidos. Os de látex podem induzir reações alérgicas. Os bicos não devem ser usados por mais de três meses. É importante ler as instruções dos fabricantes sobre a validade de cada produto.

### *A MAMADEIRA PODE SER OFERECIDA DE QUALQUER JEITO?*

A mamadeira deve ser ofertada numa inclinação que permita que o bico fique completamente cheio de leite. Isso é para evitar que as crianças engulam ar o que pode favorecer o surgimento das "golfadas". As pessoas que oferecem a mamadeira devem olhar diretamente para a face das crianças. Ao primeiro sinal de saciedade, devem suspender a oferta do alimento. Dar a mamadeira assistindo a novela não é recomendável. Tentar empurrar goela a baixo os 10 ou 20 mL de leite que ainda existem também é erro grosseiro.

### *DAR A MAMADEIRA É MAIS FÁCIL DO QUE DAR A COLHER?*

A força do tradicional, dar a mamadeira, cria dificuldades até em pensar nos outros métodos de alimentar as crianças. Talvez a alimentação de uma criança novinha com colher ou copinho exija mais trabalho, mais atenção, mais tempo. É mais fácil prestar atenção na telinha se o alimento está sendo dado com a mamadeira. Mas vencidas as primeiras experiências de ajustes, o fornecimento da comida sem mamadeira é realizado sem obstáculos. E o alimentar com colher e copinho permite uma interação maior entre quem dá e quem toma o alimento.

### *ALGUMAS CRIANÇAS FICAM VICIADAS NA MAMADEIRA.*

É comum observar crianças de quatro, cinco, seis ou mais anos tomando alimento na mamadeira. Provavelmente, foram alimentadas exclusivamente com esse método. Isso não é bom, pois pode produzir problemas dentários e de outra natureza. O uso da mamadeira deve ser desestimulado logo após o primeiro ano de vida. Significa deixar a meninada tocar nos alimentos e levá-los à boca. Significa dar alimento com a colher, com o copinho e com o canudinho. É valioso mostrar que é legal comer como mamãe e papai fazem e que o amigo come de colherzinha. Nada de postura agressiva, autoritária. Essas atitudes podem fazer com que a mamadeira seja o símbolo da resistência. Tem que ser com sutileza, sem prazo.

### *PODEMOS DAR A MAMADEIRA COM AS CRIANÇAS DEITADAS?*

Não, sobretudo se elas estiverem dormindo. A mamadeira deve ser dada às crianças acordadas, quando demonstraram sinais de fome, no colo, em uma posição semissentada. Isso evita que elas engulam ar. As crianças que tomam a mamadeira com alimento na posição deitada podem ter maior ocorrência de golfadas; grave tipo de cárie; inflamação do ouvido e pneumonia por aspiração de leite; obesidade e dificuldades emocionais. O ato de comer é voluntário. Nem muito zelosa, a mãe deve interferir. Dar alimento à criança que está dormindo é superproteção e revela preocupação excessiva, desnecessária, indesejável. Para as crianças que foram acostumadas a comer dormindo, tentem o seguinte:

- → Para crianças com de menos de três ou quatro anos, é possível reduzir a quantidade de leite à noite, por exemplo, 5 –10 mL em cada mamadeira, a cada dois ou três dias. É possível diminuir a quantidade do pó do leite – exemplo: tirar ½ concha do leite a cada cinco dias até que a mamadeira contenha apenas água.
- → Para crianças com mais de quatro ou cinco anos, falar sobre a importância de não ingerir alimentos à noite. Deem exemplos de crianças que não comem dormindo e falem com o pediatra. Para as rebeldes coloquem o leite no quarto, num copo, e digam que se eles desejarem, acordem e tomem.

### *A MAMADEIRA AUMENTA O RISCO DE OBESIDADE?*

Sim, isso é verdade. Existe capítulo sobre o tema obesidade.

### *QUAIS OS OUTROS PROBLEMAS CAUSADOS PELA MAMADEIRA?*

Há vários problemas considerados malefícios causados pela mamadeira: infecções intestinais, redução das experiências alimentares, problemas dentários, constipação intestinal, problemas das vias aéreas superiores, pneumonias, refluxo gastroesofágico e dificuldades emocionais.

### *E QUAL O MELHOR TIPO DE MAMADEIRA?*

Citamos antes a resolução da Anvisa sobre o tema. Quem tiver um tempinho é bom consultar toda a resolução que traz informações interessantíssimas. Vocês devem comprar produtos de boa qualidade. Existem vários. Os bicos que já vem com o orifício são os melhores e alguns são ortodônticos. Orifícios muito grandes ou muito pequenos aumentam a deglutição de ar e produzem cólicas. Também aumentam o risco de o alimento ir para a árvore respiratória, além de cansar e irritar o bebê. O tamanho ideal do furo é o que permite um fluxo de cerca de 20 gotas/minuto do alimento. É evidente que quanto mais espesso, "grosso" for o alimento, maior deve ser o orifício. Bebês prematuros e com doenças especiais ("goela de lobo") precisam de bicos especiais. Vejam isso com o médico. O bico tem vida útil. Substituam-no ao menor sinal de deterioração.

### *E AS MAMADEIRAS MODERNAS, QUE ARMAZENAM O PÓ E A ÁGUA EM RECIPIENTES SEPARADOS PARA MISTURAR NA HORA?*

Quando vocês sairem com as crianças que tomam leite na mamadeira, o ideal é levar o alimento já pronto, esterilizado. As mamadeiras devem ser mantidas refrigeradas, em recipiente térmico, com bolsa gelada ou gelo. Na hora de oferecer, basta amornar o leite. Esses utensílios modernos em que o leite em pó e a água estão separados na mesma mamadeira devem ser usados após os seis meses de idade. A preocupação é com a higienização que pode ser falha. O emprego do potinho para guarda do leite em pó que será usado também facilita a vida da mãe. O pó é misturado à água fervida e o leite está pronto.

### *E AS MAMADEIRAS ANTICÓLICAS E ANTIRREFLUXO?*

A indústria está sempre tentando encontrar mecanismos de diferenciar seus produtos para vender mais. Algumas mamadeiras "modernas" pretendem evitar as cólicas, reduzir as golfadas e mesmo tratar o refluxo gastroesofágico. Na verdade, o que essas mamadeiras conseguem é manter o bico cheio de leite e evitar que as crianças deglutam ar. Isso é conseguido com as mamadeiras clássicas, antigas. É só ter o cuidado de oferecer o leite com a mamadeira inclinada de tal modo que o bico esteja sempre cheio de leite. Os pediatras devem indicar as mamadeiras antirrefluxo e anticólica como placebo para acalmar as mães.

### *COMO É A HIGIENE DA MAMADEIRA?*

O alimento na mamadeira pode conter bactérias que causam diarreia. A esterilização adequada das mamadeiras, bicos e demais utensílios usados e o preparo correto do alimento minimizam esse risco. Existem duas estratégias para esterilizar as mamadeiras:

→ *Esterilização de cada mamadeira e preparo do leite* – É a prática adotada rotineiramente, não é a melhor e as principais razões são: é método mais difícil de ser padronizado por habitualmente envolver várias pessoas; facilita a ocorrência de erros na diluição do leite; favorece a contaminação bacteriana do alimento; é mais trabalhoso que o método da esterilização terminal, pois envolve a repetição seis a oito vezes ao dia de tudo o que pode ser feito apenas uma única vez; é praticado até em horas noturnas em que o sono impede a obediência às regras da correta assepsia; é mais caro; predispõe a maior número de acidentes que podem ocorrer nas atividades que envolvem fervura e trabalho de cozinha.

→ *Esterilização de várias mamadeiras – Esterilização terminal* – é o melhor esquema e possibilita a esterilização de várias mamadeiras, de bicos e dos outros utensílios, ao mesmo tempo, e o preparo do leite de forma mais metódica. O alimento assim preparado é estocado no refrigerador, rapidamente aquecido e oferecido à criança.

### *COMO FAZER ESSA ESTERILIZAÇÃO TERMINAL?*

Vejam como é prático:

→ Lavar bem mamadeiras / anexos e estocar numa caixa plástica.

→ Ferver (10 min) tudo numa panela comum ou numa que tenha grade interna para as mamadeiras (nessa última, elas fervem de boca para baixo).

→ Deixar esfriar um pouco e preparar o leite diretamente nas mamadeiras. É útil uma pinça nessa fase para o manuseio das mamadeiras/anexos.

→ Adaptar os bicos e fechar as mamadeiras; ferver (20 min) as mamadeiras com os bicos para cima; esfriar e guardar na porta do refrigerador; aquecer em banho-maria (aquecedor elétrico de mamadeira) e oferecer.

→ Respeitar cuidados básicos: mãos lavadas, água fervida para o preparo do leite, não processar outros alimentos ao mesmo tempo; algumas mamadeiras não permitem essa fervura.

→ Preparar (quatro a oito) mamadeiras para uso por 12 horas ou 24 horas.

### *ESTA ESTERILIZAÇÃO TERMINAL NÃO ALTERA OS ALIMENTOS?*

Vejam o que informam os pesquisadores Salles, Fiates, Liberatore e Jorge que estudaram o assunto: "... *o método de esterilização terminal em banho-maria é eficaz e garante um alimento seguro do ponto de vista microbiológico e adequado nutricionalmente*". Eles pesquisaram e verificaram que o leite assim esterilizado fica isento de bactérias, livre do risco de produzir infecções, e não sofre mudanças no valor nutritivo.

### *POR QUANTOS MESES DEVEMOS FAZER A ESTERILIZAÇÃO TERMINAL?*

Após os seis meses de idade, quando a criança tem contato com o chão e leva tudo à boca, a esterilização pode ser menos rigorosa. Aos nove ou doze meses de idade, aconselha-se que os utensílios da alimentação sejam cuidadosamente lavados e que o preparo e o manuseio dos alimentos sejam feitos com normas adequadas de higiene. Como são feitos para o adulto.

### *DEPOIMENTO DE FAMILIAR SOBRE A ESTERILIZAÇÃO TERMINAL.*

*Entrei em pânico quando fiz a esterilização terminal pela primeira vez. Minha bebê tinha apenas duas semanas e não tomava uma quantidade certa de leite. Algumas vezes, ela pedia 20 mL, outras vezes 30 mL e outras 40mL. Isso de hora em hora. Eu possuía um arsenal de mamadeiras, de três modelos diferentes.*

*Quando fui pôr em prática a técnica da esterilização terminal, surgiram dois obstáculos: um, não consegui encontrar o aquecedor de mamadeiras nas lojas da minha cidade e tive que recorrer à internet; e dois, algumas mamadeiras, que possuíam um sistema de rosca na base, vazaram todo o leite. Por outro lado, como optei por preparar todas as mamadeiras com 60 mL, achei que estava havendo muito desperdício de leite, pois minha bebê não tomava tudo. No entanto, ultrapassada essa fase inicial de adaptação, tudo foi se ajustando e a esterilização entrou no cotidiano.*

### *PODEMOS FERVER O LEITE DE SOJA DESSE JEITO?*

É possível usar o método para o leite sem acréscimos, de vaca ou de soja, como para o leite adicionado de farinhas de aveia, de milho ou de arroz. Os sucos não devem ser fervidos. Devem ser colocados em mamadeiras esterilizadas pela fervura. As sopinhas são introduzidas na alimentação lá pelos seis meses de idade. Portanto, numa idade em que a esterilização terminal já não é tão importante. Esta é indicada para os alimentos preparados para serem dados várias vezes ao dia e o leite é o melhor exemplo. A sopinha é dada apenas uma vez e é pouco prático usar essa esterilização para esse alimento.

### *E COMO FAZER A ESTERILIZAÇÃO DA ÁGUA QUE A CRIANÇA BEBE?*

A água deve ser fervida por dez minutos e não é necessária a esterilização terminal. Mais uma vez, falamos sobre o leite materno e lembramos que as crianças que mamam no peito não precisam de suplementação de água.

### *PODEMOS USAR OS ESTERILIZADORES DE MICRO-ONDAS?*

Não existem comprovações científicas que proíbam o aquecimento com o micro-ondas para processar os alimentos das crianças ou dos adultos. Há muita celeuma sobre o tema, embora os defensores de uma postura mais natural defendam a fervura no fogão como o método ideal para esterilizar os alimentos das crianças. Assim, embora defendamos a fervura no fogão, não é possível informar que o emprego da fervura da água e da esterilização no micro-ondas seja maléfico. A alternativa de usar alguns esterilizadores elétricos também é válida.

Mas vejam bem que a técnica da esterilização terminal, como ensinada, é para a fervura da água usando o fogão doméstico.

### *E O MÉTODO "MILTON"?*

O cloro é o agente esterilizante da solução de Milton que foi extensivamente empregada décadas atrás para a esterilização das mamadeiras. Atualmente, é pouco usado e numa pesquisa recente, na cidade do Recife, a solução de Milton não foi encontrada nas farmácias ou lojas de produtos médicos. A alternativa apresentada nas lojas é o hipoclorito de sódio a 2,5% que é a mesma composição da água sanitária. Ainda se encontram textos que citam a solução com o cloro da água sanitária para a esterilização das mamadeiras e dos demais utensílios.

### *POSSO GUARDAR O LEITE QUE SOBRA E USAR POSTERIORMENTE?*

Não. O leite que sobra, após tomada uma parte, não deve ser guardado para o uso posterior. Deve ser desprezado ou usado para outra finalidade, como fazer uma vitamina de frutas para dar ao filho maior.

Apresentamos a seguir dois comentários feitos por mães colaboradoras via Internet:

**PRIMEIRO**: *...reforçando aos pais a não necessidade do uso da mamadeira. Estou passando por isso em casa, porque meu pai insiste que comida de criança é dada na mamadeira, e não em prato, colher e copo, porque elas se lambuzam muito e porque na minha época de criança eu só comia na mamadeira. Outra* desafio *que tenho em casa é ficar dizendo que minha filha não tem de tomar mingau pra ficar forte, quando a menina está comendo de tudo. Isso é um pensamento de 20/30 anos atrás que ainda continua na cabeça de muita gente. A esterilização terminal é aprendida com a rotina. Quem dá de mamar não passa por nada disso.*

**SEGUNDO**: *Não imaginava que o plástico poderia ser tão nocivo, pois vemos em todos os lugares, com todas as pessoas esse tipo de mamadeira, e nem sabia que existia a de vidro. Fiquei um pouco assustada, pois um dos meus filhos usa a mamadeira e por enquanto me parece que não é possível tirar.*

A consulta médica é essencial e insubstituível.

PROFISSIONAIS COLABORADORES:
Cristiane Almeida de Menezes,
Rosa Regina Gonçalves de Lima

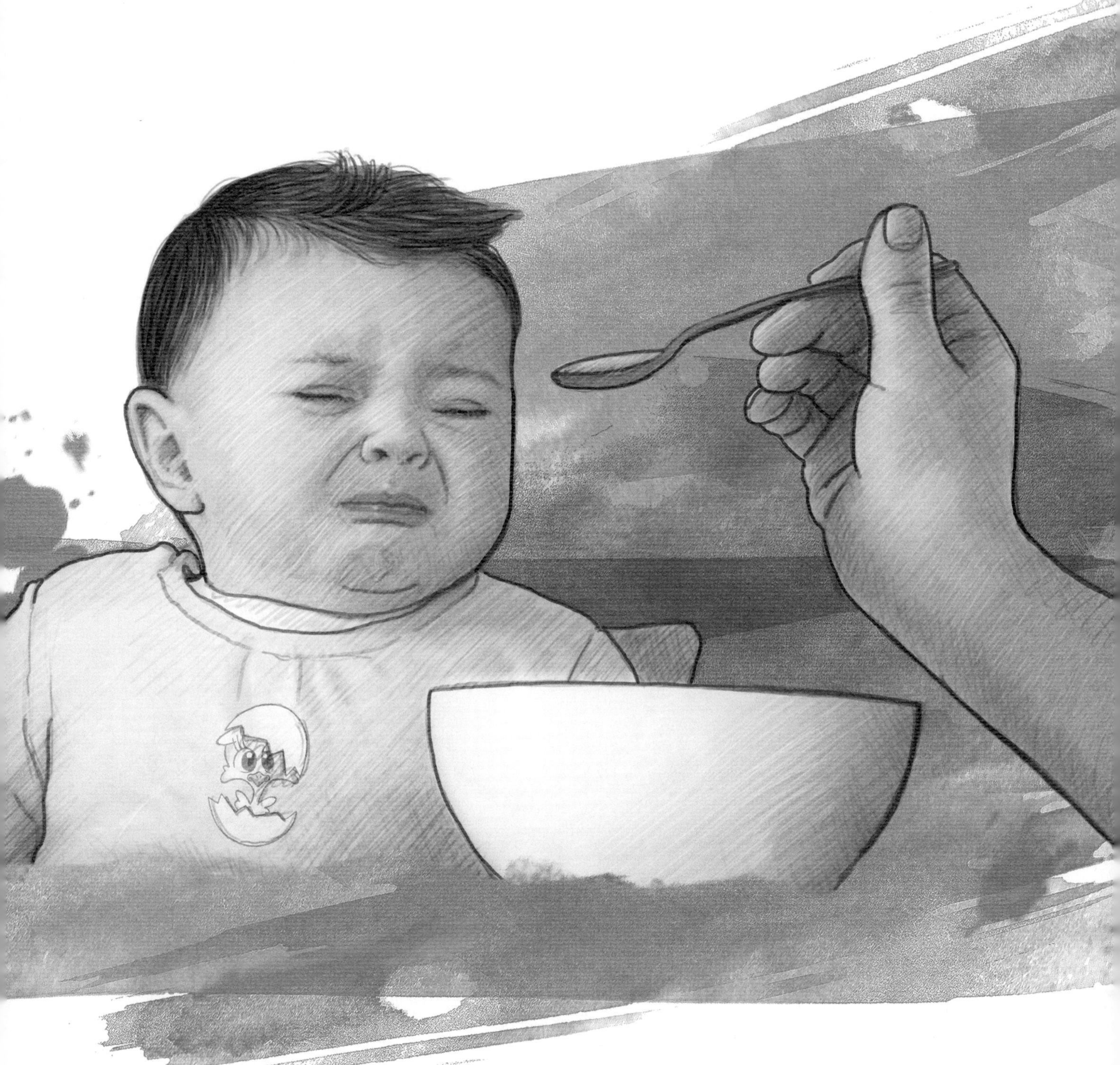

# MEU FILHO NÃO COME

CAPÍTULO 66

## MEU FILHO NÃO COME

"Meu filho não come" é uma das queixas comuns nas consultas pediátricas e envolvem aspectos físicos e psíquicos que podem ser complexos.

Este é um tema que, certamente, merece, cuidadosa abordagem.

### *É REALMENTE UMA QUEIXA FREQUENTE?*

A consulta em que a queixa é a falta de apetite é comum e uma das mais complexas da pediatria. É difícil convencer os familiares de que a maior parte das crianças que não "comem bem", é normal. É o que poderíamos chamar, a partir de agora, de *falsa falta de apetite*. Em algumas, o pouco apetite significa doença e o que chamaremos de *verdadeira falta de apetite*. Os pediatras são os profissionais mais habilitados para separar uma condição da outra e devem ser consultados sempre houver preocupação com a reduzida ingestão de alimentos. Bom apetite é indicador de saúde. Mas comer pouco não é forçosamente indicador de doença. Isso precisa ser entendido por vocês.

### *A FALSA FALTA DE APETITE É MAIS FREQUENTE QUE A VERDADEIRA?*

É muito mais comum. E para tornar todo esse cenário mais real, reproduzimos o texto escrito pela colaboradora que vivenciou essa situação.

**A plantinha que tomava leite**

*Era uma vez uma plantinha que morava numa sala, num cantinho, perto da cabeceira da mesa onde a família fazia as refeições. Se fosse só isso, ela não teria nada de diferente das muitas outras existentes por aí. Mas essa, não: era muito maior, muito mais viçosa e muito mais bonita do que as e outras sua espécie.*

*Toda essa exuberância tinha um segredo. Durante longo tempo, além da sua cota diária de água, ela tomou um copo de* Toddy *quente pela manhã e outro, à noite. Isso acontecia porque a menina que sentava na cabeceira da mesa, pertinho da planta, detestava leite.*

*Sua mãe sabia disso, pois contava sempre que desde a primeira vez, aos nove meses de idade, quando experimentou o leite de vaca, a menininha sentiu náuseas e recusou a mamadeira. Enquanto ela foi bebê, o leite foi disfarçado em forma de mingaus, papas, sopinhas de pão etc. e, de uma forma ou de outra, esse alimento foi sendo empurrado. Quando ficou maior, começaram os problemas.*

*Explicou-se à menininha como o leite fazia bem, era bom, e como era necessário para o crescimento e desenvolvimento, como ela teria lindos dentes, unhas fortes, cabelos brilhantes e compridos. Nada adiantava. O leite continuava sendo horroroso. O paladar da menina não mudava e cada copo era engolido com muito protesto. A mãe, convicta da necessidade mínima de dois copos diários e tendo esgotado os argumentos e também a paciência, passou a obrigá-la a tomar o tal leite.*

*Então, toda manhã e toda noite, preparava-se um copo de* Toddy *que era colocado na frente da menina que sentava à cabeceira da mesa pertinho da planta. Enquanto ela não tomasse todo o copo, não poderia sair para brincar. A menina começou a inventar truques para engolir o leite: tomava bem depressa, sem respirar, tapava o nariz e tomava goles grandes e corria para escovar os dentes. Mas, mesmo assim, o leite era, para ela, insuportável.*

*Até que um dia, sentada à mesa, tendo diante de si aquele enorme e horroroso copo, a menina, de repente, encontrou a solução para seu problema: esperou que todos se levantassem da mesa e rapidamente despejou aquela coisa no vaso da plantinha. Dessa forma, a plantinha passou a tomar seus dois copos diários de* Toddy *e a menina livrou-se do seu martírio.*

*Essa menina cresceu sem problemas de raquitismo, anemia, sempre teve o cabelo comprido, dentes em ordem, e tudo graças ao leite que a plantinha tomou por ela.*

### *MAS O QUE TORNA A* FALSA FALTA DE APETITE *TÃO COMUM?*

Os familiares:

→ Sabem que o apetite é um indicador de saúde; não valorizam apropriadamente a variação na ingestão alimentar e a sensação que as crianças não ingerem o que eles julgam necessário dispara uma série de preocupações; têm noções errôneas sobre a diversidade física, fisiológica e comportamental entre os normais. Isso ocasiona comparações indevidas com as outras crianças ou com o que as outras mães relatam.

→ Idealizam para cada filho um modelo físico que com frequência é inalcançável: para ser alto e forte, é preciso comer muito e aí começa a pressão.

→ Tentam repetir o modelo aplicado quando eram crianças: "a minha mãe fez assim e deu certo"; não percebem que o apetite não segue uma linha reta, há flutuações para mais e para menos justificáveis por muitas razões.

→ São ansiosos, apressados, imediatistas e as crianças não são iguais, mudam de um dia para outro e continuam assim por muito tempo. Por isso elas têm que ser cuidadas e alimentadas com método, com certa energia e controle, mas sem ansiedade, sem pressa, sem horários extremamente rígidos, sem comparações, etc.

### *ALIMENTAR CRIANÇA É MUITO CHATO! NÃO É MESMO?*

Alimentar certas crianças, não todas, é tarefa difícil. Para que tudo ande bem é necessária orientação pediátrica, tolerância, energia e método. Os fatores que citamos antes, responsáveis pela queixa de *falsa falta de apetite*, são de ordem emocional e comportamental. Mas carinho, coerência, paciência e orientação de um profissional competente resolvem a maior parte das dificuldades. Esse conjunto é complexo e provavelmente mais difícil de ser controlado e resolvido do que a maior parte das *verdadeiras faltas de apetite* onde basta diagnosticar e tratar a doença que tudo volta ao normal.

### *ENTÃO FAZ MAL UMA "PRESSÃOZINHA" PARA QUE ELAS COMAM MAIS?*

Aí está o "X" do problema. O que é cuidado normal, aceitável e útil? O que é uma boa pressão? E o que é excesso, agressão, desrespeito? É aceitável que os familiares tenham um comportamento alimentar sadio, com espaço, vez ou outra, para um refrigerante ou um alimento do *fast-food*. Assim, é ideal que haja um bom controle sobre o que é desejável e o que não é na dieta da família. Falar para que a criança não tome refrigerante quando o pai só almoça com uma bela garrafa do "dito cujo" é perda de tempo.

### *E O CONFLITO QUALIDADE* VERSUS *QUANTIDADE DOS ALIMENTOS?*

Os pediatras gostariam que os pais não falassem *Meu filho não come* e falassem *Meu filho não come bem*. Eles relatam predominantemente sobre a quantidade da alimentação ingerida. Assim, recomendamos que vocês olhem mais para a qualidade e orientamos sobre:

→ O ensinamento pelo exemplo e a oferta de leite e derivados, de frutas, de verduras, de grãos, de carnes e vísceras preparados e apresentados de uma forma que a gurizada aceite; o ensinamento do erro da alimentação com excesso de refrigerantes, bolos, doces, guloseimas e alimentos com muito sal e açúcar.

→ A importância da qualidade afetiva durante a alimentação onde a pressão, a pressa, a ansiedade sejam substituídas pelo carinho, reconhecimento da individualidade e tolerância das diferenças.

→ O mau exemplo da despensa e do refrigerador abarrotados de refrigerantes, tortas e bolos consumidos prazerosamente pelos adultos.

### *NO COLÉGIO, ELES COMEM VERDURAS!*

Isso mostra a importância do ambiente emocional que cerca a alimentação e é um dos mais notáveis exemplos da *falsa falta de apetite*. Na escola, num esquema mais livre, menos opressivo até por existirem mais crianças a cuidar e também por verem os exemplos dos coleguinhas, a criançada come o que não tolera na casa. Aceitam frutas, verduras e tudo o que se lhes oferecem.

### *E OS QUE NÃO ACEITAM FRUTAS E VERDURAS EM NENHUM AMBIENTE?*

Voltamos a bater na tecla do individualismo. Há adultos que não ingerem verduras, legumes e frutas. As preferências alimentares são um dos múltiplos aspectos do comportamento humano. Educar as crianças, desde muito cedo para que criem hábitos alimentares sadios, funciona e é uma tarefa dos familiares. Forçar nunca é a solução. Os adultos devem comer frutas e verduras e fazer "propaganda" inteligente desses alimentos que devem ser ofertados continuadamente na forma que as crianças aceitarem. Sopas bem homogeneizadas e ricas em legumes e verduras são uma opção. E gradativamente fragmentos maiores dos alimentos são deixados na sopa para que sejam identificados e ingeridos. Nunca tentar enganar ou omitir a existência desses alimentos nas sopas. Tentar que fazer com as crianças que não comem esses alimentos assistam a outras crianças comendo-os. Dar um tempo para ver se a rejeição desaparece. Nunca deixar as crianças com fome para obrigá-las a ingerir o que nós adultos achamos que é o melhor para elas. Provavelmente, mais revolta será gerada por essa conduta. Permitir que elas participem da montagem das suas refeições, desde que a escolha seja de alimentos saudáveis.

### *CERTAS MÃES NÃO MANDAM LANCHE PARA FORÇAR OS FILHOS A ACEITAR O LANCHE DA ESCOLA. ELES NÃO ACEITAM E FICAM COM FOME. É CERTO?*

Não acreditamos que vocês devam seguir esse exemplo. É radical e a vida não é assim. Essa conduta traumática pode funcionar "bem" e deixar um mínimo de traumas, mas pode funcionar mal e dificultar mais ainda a relação da criança com os alimentos. E mais uma preocupação é que as mães que assim agem, mais tarde vão invadir outras áreas e até querer escolher as namoradas deles. Acreditamos que é melhor agir de forma mais sutil, deixar que seu filho tenha liberdade desde que escolha alimentos saudáveis, e esperar.

### *QUAIS OS MALEFÍCIOS DE PRESSIONAR AS CRIANÇAS PARA COMER?*

Podem ser muito importantes, mas difíceis de serem percebidos de imediato. Às vezes, são notados apenas aos 12 anos na mocinha que é pressionada para comer desde que nasceu. Podem ser danos na área afetiva, psíquica, e não no corpo físico, mais difíceis de aquilatar. Os familiares que pressionam as crianças para comer certamente cometem desrespeitos em outras áreas do comportamento. Provavelmente, exercem pressões indevidas sobre o asseio, a escolha dos brinquedos, dos amigos, do vestuário, do colégio. Essas ações desrespeitosas e desnecessárias, de início, minam a relação pais/filhos. Podem surgir conflitos significantes em várias áreas do relacionamento com consequências imprevisíveis. Pressão excessiva, compulsiva, neurótica para que a criança ingira mais alimentos e desrespeitos de outra ordem podem transformar uma *falsa falta de apetite* numa *verdadeira falta de apetite*. Transforma uma criança sadia numa doente.

### *E O PAPEL DO MÉDICO? E SE EXISTIR DOENÇA?*

Os pediatras exploram tudo quando os familiares informam falta de apetite. Se as crianças brincam, se correm, se são criativas, se não adoecem e se estão entre as mais espertas da turma, se o exame físico é perfeito, se as curvas de peso e de altura estão normais e se os exames solicitados nada revelam, deve ser *falsa falta de apetite*. Mas se os pediatras constatam uma doença que justifica, deve ser a *verdadeira falta de apetite*. E quando se evidencia um problema médico real, infecção urinária, parasitose, aumento das adenoides, asma e outros, o tratamento, próprio para cada doença, normaliza o apetite e os outros aspectos.

### *ENTÃO É IMPORTANTE IR AO MÉDICO?*

É essencial ir ao médico toda a vez em que os familiares notarem algo na criança que os preocupa. Só ele pode dizer que a falta de apetite é falsa ou verdadeira. Adotar medidas geradas no âmbito da família ou com os vizinhos – dar vitaminas, estimulantes do apetite e remédios de vermes – pode ser prejudicial.

### *E COMO PROCEDEMOS A PARTIR DE AGORA?*

Continuem a dar importância à alimentação de todos da familiares. Mas respeitem a peculiaridade do esposo, dos dois filhos e da babá. Aí vão alguns conselhos práticos:

- → A hora da alimentação deve ser gratificante; deve ser um encontro feliz e não uma briguinha, com conflitos, pressões e agressões; a alimentação não é hora para comércio: "coma que te dou um presente". Isso é um erro grotesco.
- → A meninada deve sentir que a fome é desagradável e que a alimentação é o oposto. Não se recomenda deixar a criançada livre para comer o que quiser, na hora que quiser. É necessário que seja montado um modelo adequado de alimentação e de vivências afetivas em torno da mesa, para que o crescimento físico e o emocional se construam solidamente.
- → Os familiares devem participar do modelo adotado. Paciência, persistência, certa energia e certo controle são necessários para que o programa traçado seja obedecido e aceito.

### *TODOS ENTENDEM A MENSAGEM DOS PEDIATRAS?*

Já foi dito que a consulta pediátrica, quando a mãe e os outros familiares vão para discutir a falta de apetite numa criança absolutamente normal, não é simples. Diferentes pediatras podem adotar diferentes estratégias num cenário parecido para convencer os queixosos que a criança é normal. É evidente que cenários distintos exigem posturas desiguais. Os familiares muito ansiosos devem ser abordados de forma distinta dos menos ansiosos. Mas o pediatra deve, primeiro, definir se a criança é normal ou portadora de algum problema. Para os últimos, já mencionamos, o tratamento da falta de apetite é o tratamento da causa. Para os primeiros a conduta clássica é orientar, dialogar, mostrar as evidências da normalidade do cliente, ouvir, falar, falar de novo. Esse trabalho pode durar algumas dezenas de minutos que parecem não convencer alguns familiares. Há alguns pediatras que adotam o que poderíamos chamar de tratamento de choque. Esses profissionais, quando têm absoluta certeza de que o cliente é normal e que os familiares é que têm que mudar de atitude, falam: "Coma pouco, José. Comer muito faz mal. Mas coma um pouquinho de vários alimentos. Um pouquinho de leite, um pouquinho de frutas e verduras, um pouquinho de carne, um pouquinho de feijão e de arroz. E comam *bem pouquinho* de doces, sorvetes e salgadinhos". Alguns familiares podem entender essa mensagem direta e franca, que também deve ser direta e franca para a criança, do que muita explicação teórica sobre apetite, alimentação e tudo o mais.

### *E QUANDO VALORIZAMOS A FALTA DE APETITE?*

Alteração súbita é importante na aceitação alimentar, pode ser sinal de doença. Discutam o assunto com o pediatra. Aconselhamos que todos deixem os filhos livres para escolher quantidade e distribuição dos alimentos dentre os de boa qualidade oferecidos em casa. Atenção: boa qualidade e variedade como está dito em todos os textos sobre o assunto. O apetite é uma das mais precoces manifestações do individualismo dos filhos. Respeitar o apetite é preservar a integridade do psiquismo. Procedam desse modo desde a mais tenra idade dos filhos e estarão plantando sementes do diálogo, da compreensão e do amor.

### *E QUANDO DAR VITAMINAS OU OUTROS REMÉDIOS?*

A alimentação sadia, rica, variada contém as vitaminas necessárias. A solução para a falta de apetite não está na farmácia. Está na sua casa. Vitaminas e qualquer outro remédio como os suplementos proteicos devem ser indicados para casos especiais: criança que sofreu grave enfermidade, foi operada e passou longo período sem se nutrir adequadamente; paciente que teve diarreia grave e prolongada; adolescente com quadro depressivo. Outro prejuízo, provavelmente o maior, é desviar o foco da real causa do problema.

### *E OS ESTIMULANTES DO APETITE?*

Não existe remédio para resolver a *falsa falta de apetite*. Os produtos que as indústrias apresentam para aumentar o apetite têm efeitos colaterais significativos. O uso desses remédios também desvia a atenção sobre deve ser a abordagem do problema e da necessidade da correção da visão distorcida que muitos temos de saúde, do apetite e da alimentação. Se a criança está doente, não come, tem cólicas, diarreia e vômitos causados por vermes, a resposta é muito simples. Trate o verme, que o apetite volta.

### *E AQUELES REMÉDIOS ANTIGOS?*

Há remédios que fazem parte da denominada medicina caseira que nossos pais empregaram em nós. Não vemos grandes problemas em dar esses produtos desde que os familiares não atuem coercitivamente, pressionando excessivamente, de modo agressivo para que as crianças comam mais.

### *QUANDO IR AO PSICÓLOGO OU À NUTRICIONISTA?*

O pediatra, quando identifica um comportamento excessivamente distorcido em relação à alimentação e a outros setores da relação familiares-criança, solicita o apoio do psicólogo. E também, vez ou outra, pode indicar uma avaliação com o nutricionista, quando a família exige ou quando ele julgar oportuno. Mas a consulta com esses dois especialistas deve sempre ser comunicada ao pediatra para que ele participe da orientação.

É importante que vocês esse tema revisem nas reuniões entre pais e mestres nos colégios, em outros textos, na Internet e sobretudo com os médicos assistentes que são sempre os melhores conselheiros.

PROFISSIONAL COLABORADOR:
Carlos Gonçalves de Oliveira

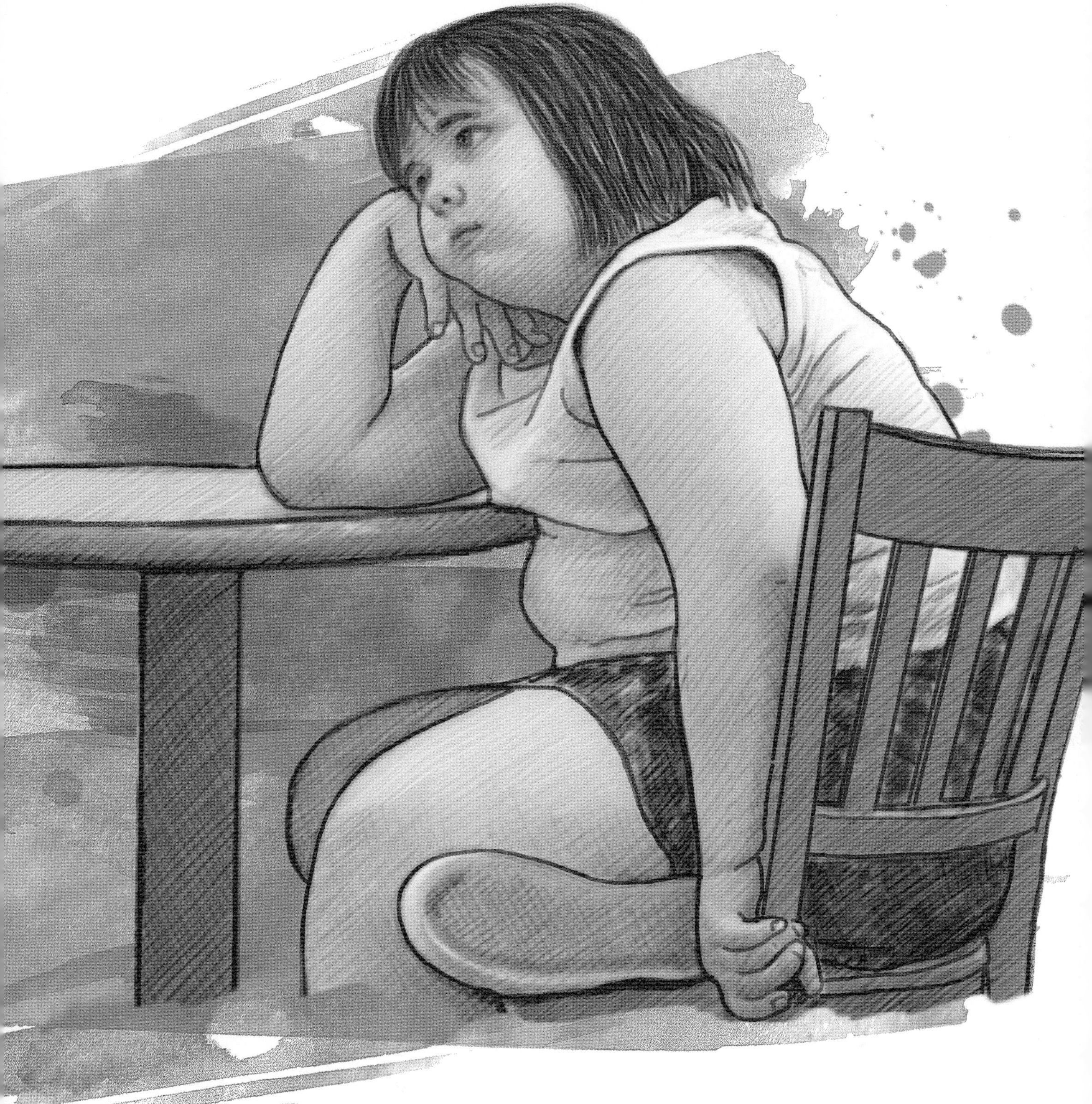

# EXCESSO DE PESO E OBESIDADE

CAPÍTULO 67

## EXCESSO DE PESO E OBESIDADE

Neste capítulo vamos nos ater aos aspectos úteis no dia a dia.

### *O QUE É SOBREPESO E O QUE É OBESIDADE?*

O excesso de peso ou sobrepeso, em seu primeiro estágio, é o acúmulo excessivo de gordura e aumento anormal do peso. A obesidade é o desvio mais intenso. São problemas de evolução crônica, de diagnóstico relativamente simples, mas, de solução complexa, difícil e frequentemente desapontadora.

### *QUAL A FREQUÊNCIA DOS DOIS PROBLEMAS NO BRASIL?*

Os dados recentes são assustadores. O IBGE, entre 2008 e 2009, mostrou "aumento explosivo" de sobrepeso e de obesidade na população e, particularmente, nas crianças de cinco a nove anos de idade. Uma de cada três crianças nessa faixa etária está com excesso de peso. Nos adolescentes, a ocorrência é de um em cada cinco. A problemática atinge os jovens de todos os grupos de renda, nas cinco regiões do país. As crianças mais ricas são as mais atingidas: 46,2 % estão acima do peso ideal e 23,6% apresentam obesidade. Os dados de 2010 da Sociedade Brasileira de Endocrinologia e Metabologia mostram que 34,8% dos meninos e 32,0% das meninas, de cinco a nove anos, estão com sobrepeso. A obesidade foi verificada em 16,6% e 11,8%, respectivamente. A partir dos 10 anos, nos meninos, o sobrepeso foi reconhecido em 21,7% e a obesidade em 5,9%. Nas meninas dessa mesma faixa etária, os percentuais foram 15,4 e 4,2. A frequência está aumentando.

### *O PESO NA CRIANÇA TEM RELAÇÃO COM O PESO DO ADULTO?*

O risco de obesidade nos adolescentes e nos adultos é maior se o problema foi detectado nas crianças. Cerca de 15% das crianças de dois a cinco anos de idade que apresentem obesidade serão obesas por toda a vida. Das crianças obesas até os dez anos de idade, 80% permanecerão com o problema pela vida afora. Existe nítida relação entre obesidade nas crianças e nos adolescentes e entre obesidade no adolescente e no adulto.

### *COMO VOCÊS DIAGNOSTICAM EXCESSO DE PESO NOS BEBÊS?*

Há fases da vida da criança em que a gordura corporal é mais abundante. Isso pode levar a uma falsa impressão de excesso de peso. Nos primeiros dois anos de vida, as crianças dos dois sexos são redondinhas, rechonchudinhas. Depois, isso muda e elas perdem essa característica. A pediatria chama isso de repleção (acúmulo de gordura) e de estirão (menos gordura). Meninos e meninas possuem diferentes quantidades de gordura corporal. Meninos têm que ser comparados com meninos e meninas com meninas.

### *COMO É O DIAGNÓSTICO DO SOBREPESO E DA OBESIDADE?*

O diagnóstico exige a comparação do paciente com:

→ A história prévia do seu peso no gráfico de crescimento – quando o pediatra sabe que o peso da criança estava na posição 50 do gráfico e subiu para a 75 e depois para a 90, ele pode afirmar que está ocorrendo ganho excessivo de peso.

→ Os indicadores normais de peso e estatura para as crianças ou adolescentes normais da mesma idade e sexo – existe excesso quando o peso é: a) maior do que o peso de 97% das crianças; b) 20% maior que o peso normal; c) posição acima de 85 no gráfico do Índice de Massa Corporal (IMC). Até 85 é normal; de 85 a 95 representa sobrepeso; acima de 95 representa obesidade.

### *O QUE É ÍNDICE DE MASSA CORPORAL? E COMO AJUDA?*

O IMC é obtido quando o peso – em quilos – é dividido pelo quadrado da estatura – em metros. Ele representa a gordura corporal. Existem gráficos fáceis de serem consultados com as posições do IMC por sexo e idade. Vejam os dados:

**SOBREPESO** – Existe sobrepeso se o IMC é maior que: *dois anos*: 18,02 para garotas e 18,41 para garotos; *cinco anos*: 17,15 para garotas e 17,42 para garotos; *10 anos*: 19,86 para garotas e 19,84 para garotos; *15 anos:* 23,94 para garotas e 23,29 para garotos; *18 anos ou mais:* 25 para moças e rapazes.

**OBESIDADE** – Existe obesidade quando o IMC é maior que: 19,81 para meninas e 20,09 para meninos de dois anos; 19,17 para meninas e 19,3 para meninos com cinco anos; 24,11 para meninias e 24,00 para meninos; 29,11 para meninas e 28,30 para meninos com 15 anos e 30 para moças e rapazes/com 18 anos ou mais.

### *EXISTE OUTRO MEIO PARA VER SE O IMC DE MEU FILHO ESTÁ NORMAL?*

A Internet (http://www.health.nsw.gov.au/obesity/youth/bmi) permite verificar se o IMC é normal. Basta colocar o sexo, a idade, o peso e a altura. Assim, o IMC é calculado e interpretado.

### *QUAL OU QUAIS AS CAUSAS DESSES PROBLEMAS?*

Estudos e interpretações se baseiam na genética, ingestão maior que o gasto de calorias, fatores ambientais, comportamentais e sedentarismo.

### *O EXEMPLO DE AMIGOS TAMBÉM GERA OBESIDADE?*

O risco de desenvolver obesidade aumenta se existe um amigo obeso. A existência de um irmão ou cônjuge obeso também aumenta a chance de ter o problema. Isso demonstra a importância do convívio social, provavelmente da aceitação do peso excessivo como padrão recomendável.

### *REMÉDIOS PODEM PROVOCAR AUMENTO DE PESO?*

Os corticoides para asma e outras doenças, os antialérgicos e alguns remédios para os problemas comportamentais são causa de ganho excessivo de peso. E ainda existe a obesidade que faz parte do quadro de algumas doenças muito especiais. É sempre importante que o médico avalie essas situações quando examina a criança obesa.

### *SERÁ QUE PODERÍAMOS SABER MAIS SOBRE A ALIMENTAÇÃO?*

No mundo todo, a alimentação oferecida à meninada que apresenta excesso de peso e obesidade é caracterizada por baixa ingestão de frutas e vegetais; elevada ingestão de doces e de alimentos com alta quantidade de calorias; consumo de sucos e de outras bebidas adoçadas que são as principais fontes de líquidos. Estudo em escolas mostra que 80% consomem diariamente alimentos com alto conteúdo de gorduras, 40% consomem mais de dois pães ao dia, 25% consomem *fast-food* (hambúrguer, batata frita e outros "salgadinhos") e refrigerantes pelo menos duas vezes ao mês.

### *E O SEDENTARISMO?*

Vejam alguns dados interessantes: TEMPO DE TV e IMC – menos de uma hora/dia IMC=15,7; mais de uma hora/dia IMC= 16,5; Prática de Esportes (sim) IMC=15,8; prática de esporte (não) – IMC = 16,2. O sedentarismo e a ausência da prática esportiva favorecem o ganho excessivo de peso. Existem dados sólidos provando que as pessoas que estão com excesso de peso, mas que fazem atividade física regularmente e que comem frutas, verduras e cereais integrais, possuem o mesmo risco de morte por doenças cardiovasculares que indivíduos magros saudáveis. O risco de problemas com hipertensão arterial e aumento do colesterol pode ser mais alto em indivíduos magros, mas sedentários, sem hábitos saudáveis, do que em pessoas com sobrepeso, mas ativas. Assim, a importância da atividade física regular e da prática esportiva deve sempre ser enfatizada.

### *IMPRESSIONANTE O PROBLEMA DA TV!*

As crianças que passam muito tempo na TV brincam pouco, correm pouco, descobrem pouco, inventam pouco. Veja os números de outro estudo que relaciona tempo de TV e excesso de peso: menos de hora/dia 1 a 2 de TV = 17 % de excesso de peso; uma a duas horas/dia = 28 %; 3 a 4 horas/dia = 30 %; 5 horas ou mais/dia = 25 %.

### *A PROPAGANDA DE ALIMENTOS PARA CRIANÇAS INFLUI?*

A sedutora propaganda de alimentos muda os hábitos alimentares da criançada gerando obesidade, cáries, hipertensão arterial, gastrite, esofagite e vários outros problemas. Mais de 50% da publicidade voltada para as crianças é de alimentos e mais de 80% deles têm alto teor de açúcar, gorduras e sódio. Divulgamos para vocês o que a Anvisa reconhece como Alimentos Não Saudáveis: os que têm em sua composição: *açúcar* – 15 g ou mais por 100 g ou 7,5 g por 100 mL; *gordura total* – 20 g ou mais por 100 g; *gordura saturada* – 5 g ou mais por 100 g ou 2,5 g por 100 mL; *gordura trans* – 0,6 g ou mais por 100 g ou 100 mL; *sódio* – 400 mg ou mais por 100 g ou 100 mL.

### *QUAL A INFLUÊNCIA DOS FATORES GENÉTICOS?*

Pesquisas com gêmeos mostram que 40 a 70% da gordura corporal sofrem a influência da genética. Se um gêmeo idêntico tem obesidade, a chance de o outro apresentar o problema é de 70 a 90%. Nos não idênticos, essa chance é de 35 a 45%. A genética explica o fato de alguns indivíduos não acumularem peso apesar de comerem exageradamente e de outros terem enorme facilidade para engordar. A influência dos fatores não genéticos – alimentação, exercício, sedentarismo, hábitos de vida – é tão forte que é sempre muito difícil estudar o assunto. O pai obeso, ou a mãe obesa, normalmente têm hábitos alimentares e de vida errôneos que tendem a ser copiados pelo filho, aspectos que dificultam a explicação genética da obesidade.

### *E QUAL A INFLUÊNCIA DE OUTROS FATORES?*

É conhecido que a obesidade de certa pessoa seja diferente da que ocorre em outra. Ultimamente, só para dar um exemplo, tem sido estudado o papel de um hormônio intestinal, a leptina, na gênese do ganho excessivo de peso. Devemos nos ater aos aspectos práticos do problema. É difícil numa proposta de trabalho como a nossa ir muito além do que discutimos sobre os fatores que causam a obesidade.

### *OCORRE A OBESIDADE NA CRIANÇA POBRE?*

Ocorre e isso pode parecer um paradoxo. A explicação é a ingestão excessiva de alimentação rica em açúcares, carboidratos, de preço mais acessível, e pobre em proteínas. Legumes, verduras e frutas são mais caros. Então, o problema é da qualidade e não da quantidade da alimentação ingerida.

### *A OBESIDADE NA CRIANÇA CAUSA HIPERTENSÃO?*

Crianças obesas têm risco três vezes maior de desenvolverem hipertensão arterial do que os não obesos. A relação entre obesidade e aumento de pressão arterial é tão acentuada que quanto maior o IMC, maior é a frequência de hipertensão arterial nas crianças.

### *O SOBREPESO E A OBESIDADE PRODUZEM DIABETES?*

Prestem atenção aos números: CRIANÇAS NORMAIS → GLICOSE NO SANGUE = 78,8 mg/100 mL; CRIANÇAS COM SOBREPESO → GLICOSE NO SANGUE = 83,4 mg/100mL; CRIANÇAS OBESAS → GLICOSE NO SANGUE= 87,6 mg/100 mL. Isso está relacionado com a quantidade de insulina – hormônio que controla o açúcar no sangue. As obesas produzem maior quantidade de insulina do que as que têm sobrepeso. Essa já produz mais que a normal. É um aspecto da desarrumação metabólica do problema.

### *MAS EXISTE REALMENTE MAIS DIABETES?*

Quanto maior o peso, maior a quantidade de açúcar no sangue. Isso é clara evidência de aumento da chance de diabetes nos obesos. Uma pesquisa mostrou que a ocorrência do diabetes tipo II, em pessoas de zero aos 19 anos, aumentou muito no período de 1982 a 1994 e que 85 % deles eram obesos. Não há dúvida quanto a essa relação. Está também demonstrado que o ganho anormal de peso ocasiona aumento de resistência à insulina, menor tolerância à glicose e a chamada síndrome metabólica, que é a ocorrência de anormalidades em vários indicadores do metabolismo normal. Nesse problema, estão com níveis anormais algumas gorduras sanguíneas – triglicerídeos e colesterol – que aumentam o risco de vários problemas para a saúde. Prevenir e tratar a obesidade significa combater o diabetes tipo II.

### *E DOENÇA CARDÍACA?*

Nos Estados Unidos, foi demonstrado que dos cinco aos 17 anos, o excesso de peso – IMC acima da posição 85 no gráfico – favorece o aparecimento de níveis altos de colesterol total (LDL e HDL) e dos triglicerídeos, hipertensão arterial e doença cardiovascular. Hipertensão, alteração das gorduras sanguíneas, aumento do coração e da pressão na artéria pulmonar secundária e apneia do sono são os problemas mais notados e relativos ao coração e aos vasos sanguíneos. A chance de o indivíduo morrer mais cedo aumenta. A Academia Americana de Cardiologia enfatiza que a obesidade é atualmente o mais importante fator de doença coronarianas e que podemos modificar e que causa doença coronariana.

### *OS PULMÕES SOFREM COM O EXCESSO DE PESO?*

A dificuldade para respirar à noite, que pode produzir a apneia do sono, com todas as suas consequências – falência cardíaca, aumento da pressão da artéria pulmonar, sonolência diurna, dificuldade escolar e muitos outros sintomas – é mais frequente nas crianças e adolescentes obesos. Neles, a respiração noturna deve ser fiscalizada. A asma e a pneumonia tendem a ser mais frequentes e de mais difícil controle nos obesos.

### *EXISTEM MAIS PROBLEMAS ORTOPÉDICOS NOS OBESOS?*

Cerca de 60% das crianças que têm arqueamento das pernas são obesas. São obesos 70% dos portadores de problema na cartilagem do quadril. As dificuldades ortopédicas reduzem a atividade física e promovem ganho de peso adicional.

### *EXISTEM PROBLEMAS GASTRINTESTINAIS?*

A doença hepática gordurosa não alcoólica é consequência da obesidade e pode causar alterações químicas, ultrassonográficas e fibrose hepática. As alterações, parecidas com a doença causada pelo álcool, são encontradas em até 70% dos adultos obesos. Elas também ocorrem em portadores de cirrose hepática. Nas crianças, o tema é pouco conhecido. Há dados apontado que 25% dos adolescentes obesos exibem elementos que sugerem sofrimento hepático e que aproximadamente 16 % das crianças com o problema têm alterações das enzimas que indicam lesão hepática e alterações na biópsia do órgão. Os cálculos da vesicular biliar são observados três vezes mais nos obesos.

### *EXISTEM PROBLEMAS RENAIS NOS OBESOS?*

Perda de proteínas e alterações da biópsia que indicam lesão renal foram demonstradas nos últimos tempos em algumas crianças obesas.

### *EXISTE MAIS CÂNCER NOS OBESOS?*

Há indícios fortes de relação entre excesso de gordura, obesidade e risco aumentado de câncer. Recentemente, em adultos obesos – IMC maior que 40 – houve 60% a mais de mortes por todos os tipos de cânceres, tanto nos homens quanto nas mulheres, em comparação com os adultos normais. Pessoas dos dois sexos com alto índice de massa corporal aos 20 anos de idade tem 27% a mais de risco de apresentar câncer colorretal. Recentemente, foi visto que a obesidade nas garotas favorece o surgimento de câncer mamário na vida adulta.

### *O EMOCIONAL DELES É MUITO AFETADO, CERTO?*

As mais importantes consequências do sobrepeso e da obesidade provavelmente estão no psiquismo. A obesidade é a mais estigmatizante e menos aceitável condição da infância. Redução da autoestima e da qualidade de vida é relatada por todos os que avaliam esse aspecto da obesidade. O desempenho nas brincadeiras que exigem algum esforço físico e nos esportes é muito prejudicado. Os sentimentos que atingem os obesos são de tal gravidade que se assemelham aos sentidos pelas crianças cancerosas em quimioterapia. A escolaridade é prejudicada e as crianças obesas têm quatro vezes mais problemas com a escola do que as crianças normais. Essas dificuldades agravam o problema e tornam o diagnóstico ainda mais complexo. Este sempre deve ser individualizado para permitir que o tratamento seja o mais personalizado possível.

### *QUAIS SÃO OS OUTROS PREJUÍZOS?*

Mais doenças infecciosas – erisipela e abscesos – e mais enfermidades que produzem perda aguda de água e de sais, como as infecções intestinais ocorrem nas crianças com excesso de peso e obesidade. O obeso tem menos água corporal que a criança normal e sua desidratação é mais significativa.

### *QUANDO IR AOS ESPECIALISTAS? QUANDO FAZER EXAMES?*

O nutricionista e o endocrinologista são os profissionais que trabalham com o pediatra na abordagem do assunto. Por alguma razão especial, pode ser necessária a intervenção do ortopedista, cardiologista, gastroenterologista, psicólogo, psiquiatra ou outros profissionais. É essencial, todavia, que o pediatra e o especialista "leiam" a mesma cartilha para traçar uma política assistencial consistente e única. Os exames de sangue são solicitados frequentemente e alguns exames especiais, de sangue ou de outros materiais, também são pedidos quando há suspeita de problemas como os distúrbios da tireoide. Os exames cardiológicos, de imagem e outros são solicitados quando indicados.

### *O TRATAMENTO É IGUAL PARA TODOS?*

O tratamento deve ser individualizado. O problema numa criança de dois ou três anos é abordado de uma forma diferente daquele recomendado para quem tem sete ou oito anos. Na adolescência, segue-se o mesmo raciocínio. Um cliente que foi recentemente diagnosticado como portador de um pequeno desvio para mais do peso tem uma proposta terapêutica diferente daquele outro que tem um problema antigo e de grande significado. Existem muitas outras variáveis, por exemplo, o grau de aceitação e de envolvimento dos familiares que precisam ser avaliados e que podem ser decisivos para o sucesso ou não do planejamento.

### *O TRATAMENTO NA CRIANÇA É DIFERENTE DO RECOMENDADO PARA O ADULTO?*

O adulto obeso deve perder peso para alcançar o seu IMC normal. Na criança, que está em fase de crescimento, o simples fato de reduzir ou estacionar o ganho ponderal, pode significar um excelente resultado. Como a estatura vai aumentando, se há redução do aumento de peso, tempos depois, o IMC pode voltar a níveis desejados. Esse é um dos aspectos que tornam o programa da criança distinto do recomendado para os adultos. Evidentemente, há outras distinções. O médico expõe a proposta terapêutica diretamente para o adulto. No caso de uma criança, ele as expõe à mãe ou a outro adulto que cuide dela.

### *MAS, NOS DEEM UMA ORIENTAÇÃO GERAL.*

Para todas as idades e graus de sobrepeso e obesidade, famílias, enfim, todos os pacientes, há um núcleo central de medidas terapêuticas que deve ser praticado que implica mudanças no comportamento e no estilo de vida. De uma forma geral, isso envolve:

- → Avaliação dos hábitos alimentares do cliente e dos familiares.
- → Implementação de um programa regular de exercícios e de atividades que produzam satisfação; redução do tempo de TV e de outras atividades sedentárias.
- → Definição de objetivos possíveis de serem alcançados e monitoramento do alcance desses objetivos usando incentivos positivos e não relacionados à alimentação.
- → Aconselhamento de como fazer um diário da ingestão alimentar e de atividades para avaliar o progresso.

→ Envolvimento de todo o grupo familiar no programa e até participação em um grupo de colegas que tenha o mesmo objetivo de perder peso.

### *MAS O QUE FAZER SE AS CRIANÇAS QUEREM COMER A TODA HORA?*

O ideal é que as crianças aprendam a controlar o apetite, a conviver com uma porção alimentar menor. Citamos alguns exemplos para a reflexão de todos:

→ Deve ser banida a prática de oferecer mais alimentos às crianças que tomaram 180 ou 200 mL de leite, algumas vezes com alta concentração de calorias (leite com farinhas e açúcar). Elas devem, desde muito cedo, aprender a limitar a ingestão alimentar de modo que isso não comprometa a saúde. É importante sempre rever o tema com os pediatras.

→ É importante montar para as crianças maiores um cardápio que inclua apenas cinco refeições: café da manhã, lanche no meio da manhã, almoço, lanche da tarde e jantar. Devem ser respeitadas as crianças que estão brincando e que não se interessem por uma ou duas dessas refeições. A imagem do lanche que corre atrás da criança deve ser abolida.

→ Nunca tenham receio de impor limites, de agir de forma educativa, de mostrar que o excesso alimentar é danoso, de instruir sobre a alimentação ideal, de falar sobre a importância do "prato colorido" com legumes e verduras. Agora, é importante que, para isso, se disponha de tempo, de paciência e de capacidade de persistir. Não se consegue isso numa única sessão; há que se repetir, repetir, repetir.

### *ESTAMOS VENDO QUE O NOSSO PAPEL É FUNDAMENTAL! NÃO É MESMO?*

O que o pessoal da área de saúde faz é diagnosticar, educar, orientar, revisar, estimular, perseverar, mudar a abordagem. É conversar de novo com o paciente, quando possível, e com os familiares, para que o programa debatido e traçado seja seguido. Os clientes e familiares, esses últimos com responsabilidade total, quando a idade da criança não permite entendimento do que está sendo proposto, devem dar andamento ao programa acordado. Sem dúvida, o papel dos familiares é fundamental para:

→ Mudar o modelo alimentar de toda a família, na lista de compras no mercado, na prática esportiva e de lazer para todos da casa e na redução da relação com a TV, com o computador e com o *videogame*.

→ Manter o entusiasmo pelo programa que é sempre de longo prazo; ler, refletir e debater o tema; seguir uma proposta confiável e não aderir a propostas enganosas.

→ Dar o exemplo na hora da alimentação e na luta contra o sedentarismo.

→ Cumprir as muitas outras tarefas para que o sucesso do programa seja alcançado.

### *É MUITA TAREFA PARA OS PAIS, NÃO É MESMO?*

Está provado que o sucesso de longo prazo – por exemplo, de 10 anos – de um programa de controle do excesso de peso e da obesidade aumenta de forma importante se a intervenção é dirigida aos pais e à criança. O programa que envolve os familiares funciona melhor do que a proposta praticada exclusivamente com a criança. E funciona ainda melhor se os pais participam ativamente.

### *O EXCESSO DE FRUTAS É PREJUDICIAL?*

Há dados mostrando que o consumo exagerado de frutas que contém a frutose, o açúcar que mais facilmente se transforma em gordura, é prejudicial.

### *CRIANÇA NOVINHA PODE TOMAR LEITES SEM GORDURA?*

O pediatra e os outros especialistas indicam o leite desengordurado e outras medidas dietéticas específicas a partir do estudo de cada cliente. O leite desengordurado pode ser empregado após os dois anos de idade. As mudanças alimentares mais radicais e as outras medidas de exceção são indicadas para os portadores dos graus mais intensos do distúrbio.

### *QUAL O PAPEL DA ESCOLA?*

É muito importante. Cada escola deveria dispor de um serviço de saúde atuante para envolver todos os educadores na luta contra o excesso de gordura no alunado; descobrir criancas e adolescentes que estejam com excesso de peso; debater com eles e com os pais alternativas de luta contra o problema; criar facilidades para que as cantinas não ofereçam alimentos que descumpram o programa alimentar recomendado para todo o alunado, e não só para os com excesso de peso; favorecer a prática esportiva; educar os familiares para que, nas férias e em todos os momentos em que a criançada não esteja na escola, as recomendações sejam cumpridas. Isso visa a evitar que nas férias as crianças engordem excessivamente, o que é fato comum.

### *E OS REMÉDIOS PARA A OBESIDADE NAS CRIANÇAS E ADOLESCENTES?*

Até agora nenhum remédio para o obeso foi aprovado para uso nas crianças e nos adolescentes. A falta de pesquisas e os efeitos colaterais potenciais dos remédios usados nos adultos é que limitam o uso nessas outras idades. E para o uso em adultos, há uma série enorme de questionamentos sobre a utilidade e a segurança de vários medicamentos para os obesos.

### *RECENTEMENTE A ANVISA TRATOU DA QUESTÃO, NÃO É MESMO?*

A Diretoria Colegiada da Anvisa (Agência Nacional de Vigilância Sanitária) decidiu, em setembro de 2011, pela retirada dos medicamentos inibidores de apetite do tipo anfetamínico do mercado. Decidiu ainda a Anvisa pela manutenção da sibutramina como medicamento para o tratamento da obesidade com a imposição de novas restrições. De acordo com a decisão dos diretores, os medicamentos femproporex, mazindol e anfepramona terão seus registros cancelados, ficando proibida a sua produção, o comércio, a manipulação e o uso. Estes três medicamentos são do grupo denominado inibidores de apetite do tipo anfetamínico.

### *A CIRURGIA PARA OS OBESOS PODE SER FEITA NOS ADOLESCENTES?*

Nas crianças, não. Nos adolescentes, com obesidades extremas, a cirurgia bariátrica é realizada, mas muito raramente. Essa cirurgia modifica substancialmente o sistema digestivo e exige mudanças radicais da dieta que pode chegar a menos de 1.000 calorias diárias. Os efeitos de longo prazo no crescimento e no desenvolvimento em face dessa intensa restrição calórica não são conhecidos e a cirurgia deve ser sempre o último recurso.

### *E OS CHAMADOS TRATAMENTOS ALTERNATIVOS?*

Há tratamentos "alternativos" que usam drogas como a efedrina, os diuréticos, os laxativos e os fitoterápicos. Essas preparações não são seguras, especialmente para crianças e adolescentes, por várias razões: aumento da frequência cardíaca, desidratação e prejuízo para a nutrição já foram relatados. A acupuntura pode ajudar em alguns casos. A meditação e a ioga também.

### *E AS COLÔNIAS DE FÉRIAS? E OS SPAS?*

Programas que envolvem essas práticas podem ser úteis na conscientização e no aprendizado do obeso. Os programas que envolvem a estada no campo, com foco centrado na educação, na reeducação alimentar e na prática esportiva, tudo orientado por equipe multidisciplinar devidamente qualificada, ajudam.

### *E OS "VIGILANTES DO PESO"?*

A luta contra o excesso de peso tem maior chance de funcionar com o envolvimento de todos. Se houver apenas a participação de médicos e nutricionistas, a chance de sucesso não é grande. O "Vigilantes do Peso" é um movimento comunitário que oferece bom apoio para as famílias, tem o grande mérito de ser um trabalho grupal, desmistifica o tema e oferece várias alternativas alimentares muito úteis. Com o acompanhamento dos pais, é possível que os adolescentes possam se beneficiar.

### *E OS ALIMENTOS* "DIETS", "LIGHTS", *"DIETÉTICOS"?*

De início, sugerimos que desconfiem de tudo que está sendo industrializado e comercializado para os gordinhos. Há muito dinheiro envolvido, muita propaganda enganosa, muitos produtos colocados à venda sem análise adequada dos malefícios, e até muita mentira. O ideal e desejável é que a dieta seja orientada por um profissional do assunto. O uso indiscriminado dos adoçantes, sobretudo, dos tidos prejudiciais como ciclamato devem ser evitados. Os ditos "diets" ou "dietéticos" podem induzir a erros. Há produtos para o diabético que de nada valem para aquele que quer reduzir a ingestão calórica.

### *QUAIS SÃO OS RESULTADOS DA LUTA CONTRA O EXCESSO DE GORDURA?*

Há algumas décadas, os médicos sabem dos crescentes índices de sobrepeso e obesidade, conhecem o desastre que o excesso de peso vem causando na saúde do indivíduo e contabilizam os gastos dos governos na tentativa de controlar ou minimizar o problema. A despeito disso, pouco tem sido conseguido em nível da saúde coletiva e individual. O sobrepeso e a obesidade continuam a ser vistos com mais frequência.

### *QUAL A NOSSA ATITUDE SE O TRATAMENTO FALHA?*

Muitos dos clientes com excesso de peso ou obesidade têm sofrido derrotas em suas vidas e o fato de não conseguirem atingirem o peso ideal não deve ser somado às suas más experiências. É essencial não acusar a criança de ter boicotado o programa alimentar e o de atividade física. Ao contrário, é sempre importante manter uma postura de confiança de que alguma vitória será alcançada.

### *É POSSÍVEL PREVENIR A OBESIDADE?*

Enfatizamos que:

→ Estimular a amamentação e o consumo de alimentos integrais – arroz integral, aveia, ervilha, grão de bico – vegetais leguminosos e folhosos; desestimular os alimentos industrializados e os com alto valor calórico – leite enriquecido com açúcar e farinhas, leite condensado com farinhas, vitamina de abacate ou de banana, sorvetes, sobremesas, *milk-shakes*, batata frita e outras frituras.

→ Respeitar o apetite das crianças; afastar a mamadeira ou a colher ao primeiro sinal de "barriguinha cheia" e não insistir para que o restinho seja tomado; oferecer as comidinhas de colher, de frente para a criança; ensinar que hora de comer não é hora de ver TV empurrando comida sem ver a reação de quem está sendo alimentado.

→ Deixar que a meninada manifeste sinais de fome para dar o alimento; alimentar durante o sono é erro; oferecer quatro a cinco refeições às crianças de cinco a seis meses; desmontar o esquema rígido de dar alimento de 3/3 horas por muitos meses.

→ Estimular desde muito cedo: atividade física, prática esportiva, brincadeiras, contato com a natureza; promover aos seis meses o contato das crianças com o seu "pedaço" de chão.

→ Lutar contra o sedentarismo e a TV; entrosar a criança numa boa turma; o professor Fernando Figueira dizia que o brinquedo é o alimento do pré-escolar; balé, ginástica olímpica, dança, "pelada", bicicleta, judô, vôlei, basquete e outros esportes educam a mente e o corpo, adestram, agilizam e ensinam a viver.

→ Ensinar tudo isso aos que ajudam a alimentar as crianças. O papel das "babás" deve ser repensado. Elas tendem a pensar que são mais competentes aquelas que conseguem que as crianças ganhem mais peso.

→ Acompanhar os indicadores de saúde das crianças, do peso e de outros dados do crescimento e do desenvolvimento, indo ao pediatra. Envolver toda a família.

### *QUAL O FUTURO DA CRIANÇA E DO ADOLESCENTE OBESOS?*

Falamos que o excesso de peso antes de um ano de idade implica o risco mais elevado de o problema continuar nas idades posteriores. Essa regra não é inalterável. Crianças com excesso de peso em uma época da vida podem voltar a uma curva ponderal normal e nunca mais apresentarem a dificuldade no futuro. Em qualquer idade, a regra mais geral é lutar contra o problema. Há crianças que estavam muito acima do peso dos 9 aos 13 anos de idade que aos 15 decidiram que não queriam ser "os gordinhos". Mudaram seus hábitos alimentares, passaram a se exercitar diariamente e se mantém magros desde então.

O texto deve ser visto como uma contribuição ao conhecimento do tema. A orientação profissional individualizada é insubstituível nessa e em qualquer outra situação que envolva a saúde.

PROFISSIONAL COLABORADOR:
Ney Cavalcanti

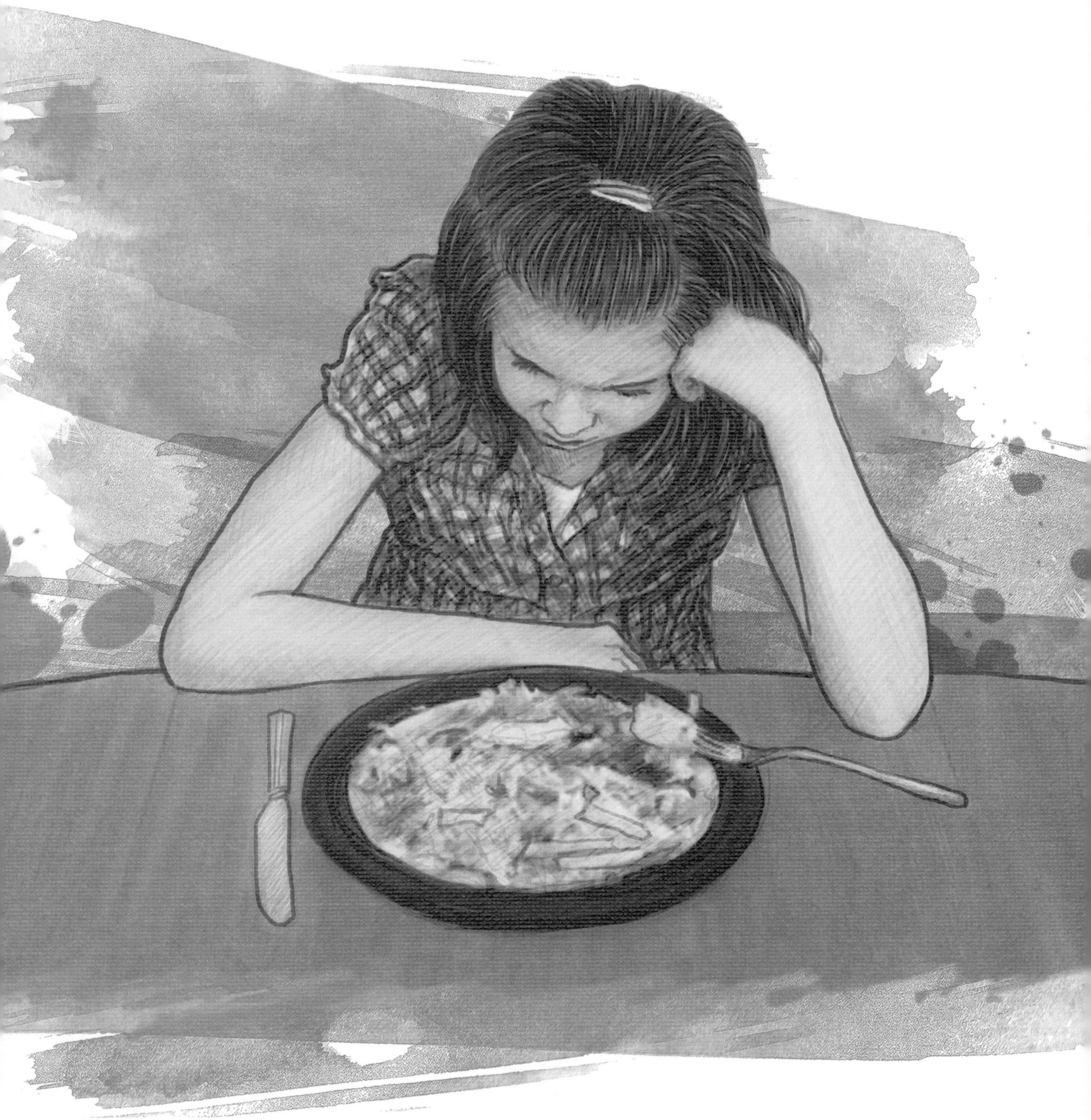

# ANOREXIA NERVOSA E BULIMIA

CAPÍTULO 68

## ANOREXIA NERVOSA E BULIMIA

*Anorexia nervosa* é a extrema falta de apetite sem que exista uma causa física. Produz gravíssima desnutrição e até mesmo a morte.

*Bulimia* é a ingestão excessiva, anormal, incontrolada, de alimentos. Habitualmente leva à obesidade extrema.

Iniciemos nosso debate.

### *A ANOREXIA NERVOSA E A BULIMIA SÃO COMUNS?*

Há cerca de 4% de pessoas com anorexia nervosa e 5% com bulimia. A maior frequência é entre os 13 e 15 anos. A anorexia nervosa ocorre em 10 a 20 moças para cada rapaz afetado. As variantes da anorexia nervosa acometem os dois sexos, com igual frequência. A anorexia atlética atinge mais os rapazes.

### *QUAIS SÃO AS VARIANTES DA ANOREXIA NERVOSA?*

A anorexia nervosa apresenta várias formas. A clássica é a mais típica e grave. O paciente chega a perder mais de 25% do peso. Tem muito medo de tornar-se obeso e distorce a imagem corporal. Queixa-se de que está gordo, mesmo quando extremamente desnutrido. Apesar de todas as investigações, não se consegue estabelecer a origem do problema. É de tratamento muito difícil. Existem as formas menores ou secundárias que são mais frequentes. Não ocasionam perda intensa de peso nem distorção de imagem corporal e é possível entender com mais facilidade seus mecanismos geradores. Essas últimas são reversíveis com tratamento relativamente simples. Existem ainda a anorexia atlética e o medo da obesidade que são tipos de anorexia secundária. Essas últimas atingem mais os grupos de risco: atletas, dançarinos, artistas.

### *QUE PESSOAS MAIS TENDEM A TER ANOREXIA NERVOSA?*

Os mais predispostos são os compulsivos, perfeccionistas, "os enquadrados", habitualmente excelentes estudantes. Nos nossos tempos, é comum que alguns adolescentes, principalmente do sexo feminino, reduzam a alimentação, o que causa significativa perda de peso e parada de crescimento. A moça deixa de menstruar. Geralmente se observa que a família ingenuamente participa da origem do mal ao contribuir na "campanha" para evitar a "obesidade". As academias de ginásticas, os *slim centers*, os *fitness clubs*, os *SPAS* e as escolas de dança, onde o culto ao corpo esbelto é a doutrina, habitualmente são o gatilho do problema. A professora de dança, o instrutor de ginástica e o treinador, sem competência para opinar sobre o que seja um corpo ou uma mente sadias, levam o jovem adolescente a nutrir-se erroneamente, a perder peso, a adoecer.

### *E A BULIMIA?*

O portador de bulimia vive períodos em que ingere excessiva quantidade de alimentos. Come de tudo, durante o dia e à noite, de forma desregrada. Em outros períodos, tenta perder peso de forma totalmente radical. Induz vômitos, usa laxantes e diuréticos, e faz restrição dietética. Oscilações de peso de até 5 kg são observados num curto espaço de tempo. Aparecem ainda acentuadas flutuações do humor. O doente é triste e tem pensamentos depreciativos na fase em que tenta perder peso. E é alegre e comunicativo no período em que ingere alimentos de forma descontrolada.

### *COMO PREVENIR ESSES DISTÚRBIOS?*

As causas da anorexia nervosa clássica e da bulimia são complexas e são discutidas no domínio da psiquiatria. Podem ser plantadas na infância, no relacionamento pais e filhos, principalmente na hora da alimentação. Atitudes superprotetoras, desrespeito à individualidade e a não imposição de limites complicam a estruturação mental adequada. As tradicionais pressões para que as crianças ingiram mais alimentos, comuns no dia a dia, podem causar descontrole do apetite. Estudos mostram que os fatores que levam à anorexia e à bulimia são a exigência cada vez maior da cultura atual de ter um corpo perfeito, de ser ideal. Uma maneira de evitar tais distúrbios seria criar nos filhos uma autoestima elevada, sólida, através da aceitação de suas eventuais dificuldades, da valorização de suas conquistas e da não perpetuação da ideia corrente que só o perfeito é aceito.

### *COMO AGIR NAS FORMAS SECUNDÁRIAS OU MENORES DA ANOREXIA?*

As formas secundárias da anorexia nervosa são evitadas pelas ações cotidianas dos familiares e profissionais adequadamente qualificados para ajudar na estruturação emocional das crianças e dos adolescentes. Os pais e outros familiares, educadores, técnicos, treinadores, instrutores de ginástica e de dança, assim como os médicos, devem fazer parte dessa equipe. Devem ser evitadas as práticas permissivas e também as castradoras. Não se deve esquecer da importância dos limites e o do respeito às regras. Essas atitudes, incorporadas ao modo de ser, ajudam no controle dos impulsos na adolescência e na vida adulta. E também participam do controle da ingestão de alimentos.

### *COMO É O TRATAMENTO DOS DOIS PROBLEMAS?*

É uma *via crucis*... O objetivo é fazer com que o adolescente volte ao peso normal quando ele próprio não aceita essa nem as outras anormalidades tão evidentes no seu corpo. Pediatras, psiquiatras, psicólogos, nutrólogos e outros profissionais são envolvidos na tentativa de reverter o processo. Internações são usadas para hidratar, nutrir e tentar convencer que existe a doença. Drogas antidepressivas e de outra natureza para os problemas psiquiátricos são tentadas. O curso da doença e a resposta ao tratamento não são previsíveis e não ocorrem rapidamente. Quando há alguma melhoria, o risco de que o problema volte, meses ou anos após, existe. É uma doença para a qual não existe uma abordagem uniformemente definida.

### *E O PAPEL DOS PAIS?*

É estar junto, não desistir, seguir uma proposta terapêutica, ler sobre o tema, ter paciência, não se incriminar nem incriminar o doente e não tentar racionalizar o processo. Dizer "eu consigo! Porque é que você não consegue?", é errado. As desordens como essa não estão sujeitas à lógica.

Recomendamos que leiam mais sobre os assuntos e o *site* da revista *Veja* oferece excelentes textos como o escrito por Natalia Cuminale – *Distúrbios alimentares aumentam entre as crianças*. Basta acessar e pesquisar o que existe sobre anorexia nervosa e bulimia.

PROFISSIONAIS COLABORADORES:
João Gonçalves de Medeiros Filho,
Ana Cláudia Zuanella

Parte

# IV

# Saúde: Acidentes

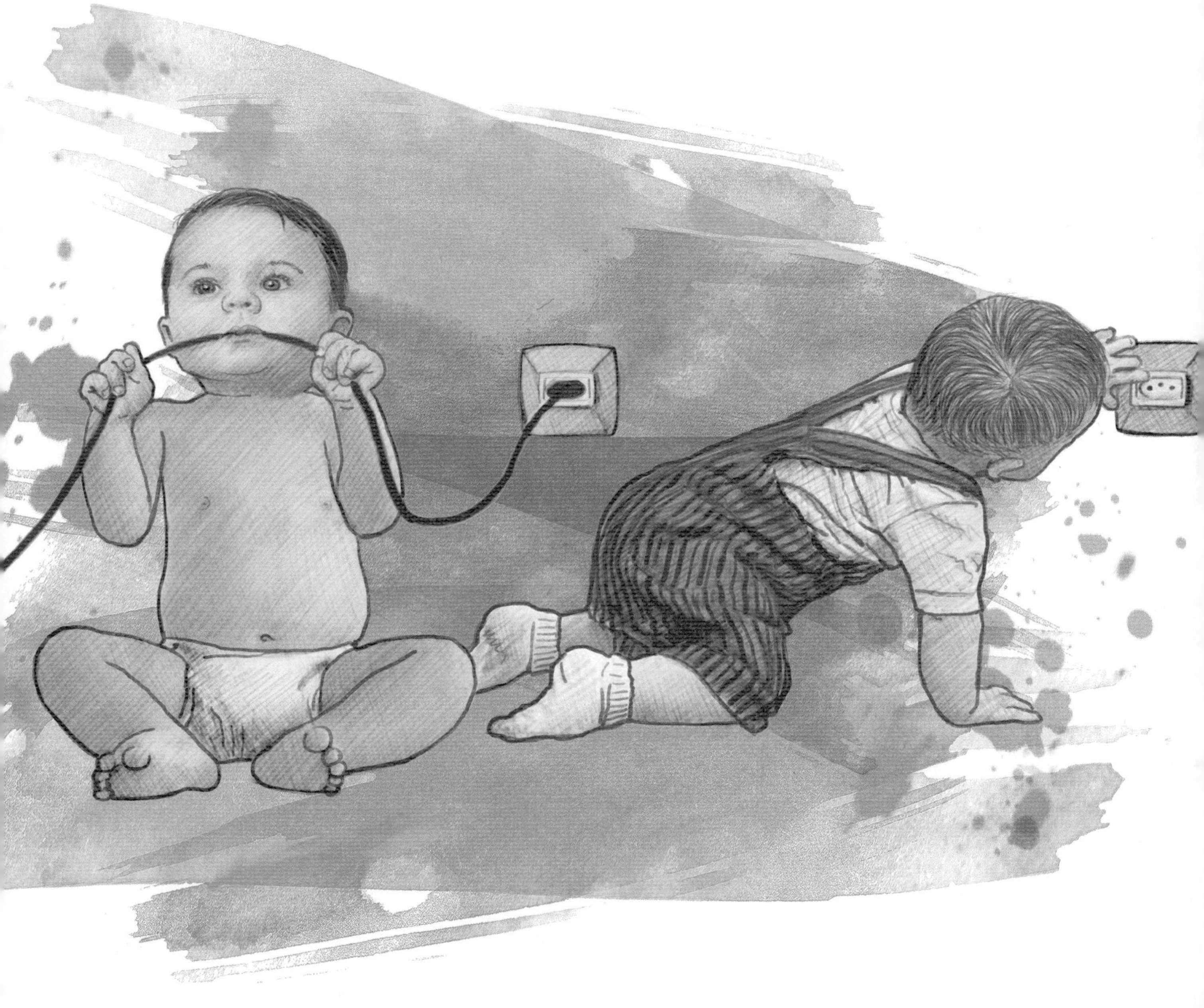

# PRINCIPAIS ACIDENTES NAS CRIANÇAS

CAPÍTULO 69

## PRINCIPAIS ACIDENTES NAS CRIANÇAS

Os acidentes estão situados entre as principais causas de doença, sequela, invalidez e morte nas crianças. Apesar das estatísticas estarrecedoras, a ONG Criança Segura, em 2008, demonstrou que muitos familiares não estão a par dos riscos que os acidentes representam para seus filhos.

Nossa proposta é explorar o tema para conscientizar os familiares. Quem começa?

### *ALGUNS ACIDENTES SÃO EDUCATIVOS. É ISSO MESMO?*

O conhecimento dos limites é importante para o viver. E não existe esse conhecimento sem vivência, sem experiência, até da dor. Os acidentes menores do dia a dia, as quedinhas e as "dorezinhas" são saudáveis. Os adultos devem exercer uma tremenda vigilância para evitarem os acidentes importantes, mas devem ter sapiência para deixarem que a meninada experimente, viva, conheça e monte seu próprio conjunto de informações que permita separar o bom, o agradável e o indolor do mau, do desagradável e do doloroso.

### *HÁ CRIANÇAS MAIS TENDENTES AOS ACIDENTES. CERTO?*

As crianças criativas, impulsivas, distraídas e hiperativas são mais tendentes a se acidentar. No consultório, o pediatra percebe isso. É um bom momento para ele alertar os adultos sobre o tema. E toda criança que experimentou mais de uma lesão acidental no ano merece atenção especial. Há certas condições médicas, como a deficiência visual, a auditiva, a motora e a ausência congênita de dor que podem predispor à ocorrência de acidentes.

### *E QUAIS AS IDADES E OS OUTROS FATORES DE RISCO?*

Estudos demonstram que 30% dos acidentes ocorrem na faixa etária de oito a doze anos. Neste período, as crianças desenvolvem atividades independentes e praticam esportes, que as expõem a maior risco de acidentes. Cerca de 18% acontecem entre os dois e quatro anos. Nessa idade, a curiosidade e o ímpeto por descobrir coisas novas e por experimentar propiciam o surgimento dos acidentes. Entre os quatro e os seis anos, as crianças ainda são extremamente curiosas e inquietas, e tendem a realizar tarefas ainda inadequadas ao desenvolvimento físico e intelectual, fatos geradores de muitos acidentes. Nas outras idades, os acidentes também ocorrem, mas em menor frequência. Aproximadamente 57% dos acidentes acometem os meninos. Cada vez mais as meninas estão também se expondo com bolas, bicicletas, *skates* e patins. As meninas ainda se queimam muito, pois os pais as deixam brincar na cozinha. Elas se machucam muito, também, ao jogarem vôlei e basquete. Os estudos mostram que mais de 60% dos acidentes ocorrem na própria casa ou na de parentes. Na escola, ocorrem 16% e na rua 10% dos casos. A grande maioria acontece na presença da mãe.

### *A PREVENÇÃO NÃO É FÁCIL. CERTO?*

Acidentes por queimaduras, afogamentos, quedas, agressões, atropelamentos, envenenamentos, transporte inadequado, entre outros poderiam ser evitados. Os acidentes graves são explicáveis, portanto preveníveis. Cada um deles é provocado por uma conhecida cadeia de eventos. Exemplo: o hábito de reutilizar garrafas de refrigerantes – que a criança conhece por ter tomado ali um líquido gostoso – para estocar detergentes, induz a criançada a ingerir tóxicos. A vacina para prevenir os acidentes é o conhecimento, é a mudança do comportamento dos adultos, principalmente dos pais.

### *COMO PREVENIR OS ACIDENTES NOS BEBÊS DE ATÉ OS SEIS MESES?*

Os acidentes tendem a ocorrer mais frequentemente quando eles adquirem a capacidade de se virar, engatinhar e pegar objetos. As quedas representam o problema mais importante. Também ocorrem: sufocação com roupa de cama, aspiração ou deglutição de pequenos objetos, queimaduras com alimentos ou água do banho excessivamente aquecida e acidentes automobilísticos. As medidas preventivas são:

→ Valorizar e estudar o tema; seguir as instruções no capítulo *Morte no berço ou morte súbita e quase morte súbita.*

→ Não deixar que fiquem sós em trocadores de fralda, banheiras, camas e mesas; eles rolam e caem, e podem sofrer graves traumas, sobretudo do crânio.

→ Testar a água do banho com o cotovelo e evitar beber líquidos quentes, como café ou sopa, com o filho no colo.

→ Providenciar para que eles sejam mantidos no berço ou no "cercadinho" quando for imperativo que eles fiquem sozinhos; no entanto, é necessário verificar se os espaços entre as barras do berço são adequados para que os bebês não passem entre eles ou não prendam as cabeças; os "cercadinhos" de malha são considerados os mais seguros.

→ Selecionar os brinquedos grandes o bastante para não serem engolidos e resistentes para não quebrarem; evitar que tenham pontas ou arestas agudas ou tintas tóxicas; respeitar as recomendações do fabricante sobre para que faixa etária os brinquedos são adequados.

→ Manter os objetos pequenos e agudos, fora do alcance dessas crianças novinhas; o mesmo deve ocorrer com os sacos plásticos, fios de telefone longos e travesseiros fofos, que podem sufocá-los.

→ Não permitir que eles durmam na mesma cama que os pais; há o risco de a movimentação normal dos adultos durante o sono causar asfixia nas crianças.

→ Não transportá-los, durante as viagens de automóvel, no colo das mães, no assento dianteiro, pois, em um acidente, o corpo da mãe pode esmagar o do filho contra o painel, sem que esta tenha qualquer controle sobre a situação; o transporte adequado para bebês é a cadeirinha no banco de trás, sempre com cinto de segurança, com a cabeça voltada para a frente do carro.

## *QUAIS OS ACIDENTES E OS CUIDADOS PREVENTIVOS DOS SETE AOS DOZE MESES?*

Essas crianças começam a engatinhar, a ficar de pé, a caminhar, e a explorar mais amplamente o ambiente, a casa, as tomadas, a cozinha, os degraus das escadas. Tudo merece ser pegado, visto, mexido, futucado, provado, colocado na boca. O repertório de acidentes é maior do que o da idade anterior. Quedas de vários tipos e em várias situações, intoxicação por medicamentos e venenos, aspiração e deglutição de objetos, choques elétricos, afogamentos, queimaduras, e acidentes automobilísticos. Os seguintes cuidados preventivos são importantes para essas crianças:

→ Continuar a ler e a estar sempre ligado ao tema.

→ Manter os cuidados que vinham sendo adotados para quando elas tinham menos de seis meses; continuar a investir na educação do pessoal que cuida da criançada; continuar a pensar nos acidentes como uma triste realidade para que se mantenha um melhor nível de vigilância e antevisão dos acidentes possíveis de ocorrer; e investir no cuidado, na atenção, na prevenção.

→ Evitar a cozinha, considerada o local mais perigoso da casa; o ideal é existir um bloqueio que impeça a passagem da criança para a cozinha, pois líquidos e alimentos quentes, fios elétricos, torradeiras, bules, garrafas e o próprio fogão são perigosos; também é perigosa a tábua de passar roupa.

→ Manter fora do alcance das crianças todos os remédios e venenos, assim como os produtos perigosos, que devem ser mantidos em suas embalagens originais.

→ Evitar quedas usando portas ou portões nas escadarias e baixar o estrado das camas a partir do momento que a criança começa a sentar ou ficar de pé.

→ Usar protetores nas tomadas elétricas.

→ Proibir o anda-já que tem causado graves traumatismos cranianos.

→ Ter especial cuidado com os riscos de afogamento e de queimaduras.

→ Lutar contra os acidentes nos automóveis.

### *E ENTRE UM E TRÊS ANOS?*

Nessa idade, as crianças são muito ativas e continuam investigando, conhecendo, experimentando. Elas adoram o movimento e, logo que podem, correm o tempo todo. Escalam, abrem portas e gavetas, retiram coisas dos armários e adoram brincar na água. São fascinadas pelo fogo e capazes de abrir a maioria dos recipientes e de explorar armários com louças, medicamentos, mesas de cabeceira, interior de guarda-roupa, geladeiras, fornos, entre outros locais que reservam perigos. Elas estão muito interessadas no que estão fazendo e tem pouca consciência dos perigos. A variedade de acidentes é maior e ainda são observados os mesmos do no segundo semestre de vida. São comuns as quedas e os cortes. Veja os cuidados preventivos:

→ Manter a postura de ler e estar sempre antenado; as babás devem participar.

→ Observar de perto e de forma diferenciada, sabendo antecipadamente quais acidentes podem ocorrer, é essencial para evitá-los; a educação do pessoal que cuida das crianças é peça fundamental para o pleno exercício desse conhecimento antecipado; estar sempre atento é a regra, pois a prática ensina que nesta idade as crianças são rápidas e imprevisíveis; elas podem arremessar e chutar bola, correr, pular e pedalar um velocípede; elas começam a entender, mas ainda não sabem o que é perigoso; elas necessitam de proteção, supervisão e disciplina firme.

→ Manter portas ou caminhos para escadas e depósitos trancados e bloqueados.

→ Usar pratos e copos de plástico, e verificar os móveis com bordas cortantes.

→ Manter tapetes não derrapantes no local do banho.

→ Instalar grades em todas as janelas acima do primeiro andar.

→ Continuar considerando a cozinha como a principal área de risco.

→ Não usar embalagens de refrigerantes ou de qualquer alimento usado pelas crianças ou pelos adultos para guardar produtos tóxicos; a reutilização de embalagens alimentícias para a guarda de produtos de limpeza é ainda um grande causador de intoxicações entre as crianças, muito fascinadas pelas texturas e cores chamativas dos detergentes, xampus e águas sanitárias.

→ Nunca dizer para elas que remédio é gostoso, é bombom, é chocolate ou coisa desse tipo; dizer que remédio é remédio e que está sendo usado para o "dodói" e que só pode ser usado pela mamãe ou pelo papai; repetir isso todas as vezes; e guardar todos os remédios da casa, independentemente do risco que representam, em armários altos, inacessíveis aos "pestinhas" e trancados com chaves.

→ Manter os cuidados para a prevenção dos acidentes de carro.

### *E DOS TRÊS AOS CINCO ANOS?*

Com essa idade, as crianças exploram a vizinhança, correm, escalam, andam com velocípede, aprendem a andar de bicicleta, brincam com outras crianças, atravessam a rua e esses movimentos precisam ser feitos sob atenta vigilância. Elas também sobem em árvores, ficam em pé em balanços, brincam com mais violência com os brinquedos, bolas pesadas, fósforos e isqueiros, além de experimentarem remédios. Enfim, os riscos de acidentes aumentam e também surgem novas possibilidades desses eventos. Nessa fase, as crianças podem aceitar e responder aos ensinamentos, porém, elas ainda necessitam de proteção. Adotar para essa meninada os seguintes cuidados:

→ Continuar a tarefa educacional; todos devem estar envolvidos; começar a tarefa de educar as próprias crianças sobre o tema; no entanto, deve haver cuidado especial para não neurotizar nem criar medos excessivos que as impeça de brincar com liberdade, explorar, experimentar e aprender.

→ Continuar a praticar os mesmos cuidados citados para os do grupo de um a três anos.

→ Persistir com os cuidados para a prevenção dos acidentes de carro.

### *E DOS SEIS AOS DOZE ANOS?*

Aí pelos seis anos, as crianças explodem em energia e movimento. Com um tempo de concentração breve, elas iniciam novas tarefas que não conseguem concluir. São autoritárias e sensíveis. Numa fase seguinte, elas ficam mais quietas, mas são mais criativas e gostam de aventuras. Logo ficam curiosas em relação ao funcionamento das coisas e tem maior autonomia para realizar tarefas. Mais na frente são observadoras, acham que sabem tudo, são energéticas, indiscretas e argumentadoras. Querem ser líderes e aceitas nos seus grupos, buscando, muitas vezes, atitudes radicais. Pensar nas seguintes práticas preventivas:

- → Persistir na tarefa de ler, de alertar todos da casa sobre o tema; incutir nas crianças o espírito de disciplina e a orientação sobre a segurança pessoal para que longe da casa, onde ficam por vezes durante horas, elas continuem a manter os cuidados preventivos.
- → Fazer com que grupos comunitários partilhem da responsabilidade de praticar a prevenção dos acidentes; com frequência as crianças estão participando de equipes esportivas, fazem parte de algum grupo e tentarão algo imprevisível que pode ser feito com segurança desde que exista o cuidado para evitar os acidentes.
- → Saber que elas idolatram e podem querer imitar heróis infantis ou uma pessoa mais velha que viva perigosamente.
- → Perceber que elas têm características que as permitam assumir responsabilidades para sua própria segurança; usar essa competência para envolvê-las nesse mister.
- → Manter um esquema de supervisão e acompanhamento até por perto dos onze anos ou mais; fazer com que participem das orientações sobre o trânsito e de como o pedestre deve se comportar na rua e continuar a lutar contra os acidentes nos automóveis.

### *EXISTE ALGUMA RELAÇÃO ENTRE O TIPO DA MORADIA E OS ACIDENTES?*

É comum ver crianças com graves lesões por quedas de lajes mal construídas ou por terem caído de terraços sem proteção. A casa ideal, além de bem construída, deve ser espaçosa, com o mínimo de escadas e desníveis e com o mínimo de vidros. Deve ser mobiliada de forma inteligente para que as crianças circulem sem estar zigue zagueando entre os móveis e tropeçando em tapetes, e decorada sem excesso de vidros, cristais, ou coisas do gênero.

### *E OS PARQUES INFANTIS?*

Os parques devem ser pensados para não facilitarem os acidentes e devem ter manutenção periódica. Os pisos sobre os quais os brinquedos são instalados e a constante atenção dos familiares são essenciais para evitar traumas em balanços, escorregadores e outros brinquedos.

### *FALEM SOBRE OS ACIDENTES COM PIPAS.*

Os acidentes provocados pelos fios das pipas são comuns. São notórias as graves lesões e até mortes em motoqueiros causadas pelo fio de uma pipa com cerol. Em alguns casos, as crianças também utilizam pó metálico, que além de tudo é condutor de energia e frequentemente causa choque quando toca na rede elétrica. Então, os adultos devem sempre orientar sobre a construção das pipas e supervisionar as crianças nesse folguedo.

### *COMO MELHORAR A SEGURANÇA PARA AS CRIANÇAS NOS AUTOMÓVEIS?*

Os primeiros aspectos são: motorista experiente, que não tenha consumido álcool nem drogas hipnóticas e esteja descansado; viagem bem programada para evitar jornadas muito longas; carro com pneus, freios e tudo o mais em perfeita ordem; rodovias em boas condições. Os outros aspectos relativos ao item segurança nos carros dizem respeito às cadeiras especiais para acomodar as crianças. Consultar o *site* www.criancasegura.org.br.

### *FALEM MAIS SOBRE O ANDA-JÁ.*

Informações de todo o mundo mostram que o sedutor, estimulante e aparentemente inofensivo anda-já pode favorecer quedas e traumas no crânio potencialmente muito graves e até fatais. Países como França, Inglaterra, Suécia, Estados Unidos e Canadá proibiram a fabricação e a comercialização do anda-já, ou andador. Também devemos entrar nessa luta.

### *E OS ACIDENTES COM CAVALOS?*

Eles acontecem e podem gerar graves lesões, inclusive com importantes traumas cranianos. Para as crianças que vão a um hotel-fazenda ou a um sítio e querem curtir uma voltinha no cavalo, alguns cuidados preventivos básicos: o animal deve ser especificamente destinado a essa atividade; é obrigatório que exista uma pessoa segurando a rédea e ela deve ter sido previamente instruída a não permitir que a criança, sozinha, comande o animal; uso do capacete de segurança. Aquelas de mais idade que já têm alguma experiência podem montar sozinhas em animais mansos, mas devem usar o capacete protetor.

### *E OS CÃES?*

Além do risco da raiva, as agressões pelos cães podem ocasionar danos importantes. São preferíveis os pássaros, os peixes, os *hamsters*, os cágados, as iguanas e outros animais não agressivos, se há que se ter algum animal em casa.

### *COMO PREVENIR OS COMUNS ACIDENTES NAS FESTAS JUNINAS?*

São muito comuns e envolvem acidentes com fogueiras, bombas, foguetes e outros fogos de artifício. Os acidentes são, via de regra, terríveis. Os com bombas podem inclusive ocasionar perdas de dedos e outras lesões gravíssimas. As fogueiras deveriam, por várias razões, serem extintas. As bombas e os foguetes são outros itens que deveriam ser banidos da face da Terra. É lastimável assistir a crianças sozinhas ou acompanhadas por adultos brincando com essas terríveis armas. Parece até que os pais não estão lendo sobre os gravíssimos acidentes que causam. A prevenção ideal é a proibição dessa desastrosa diversão. Os pais deveriam veementemente lutar para proibir essa brincadeira. Mas, até que desapareçam, os adultos devem manter vigilância redobrada quando as crianças estão participando.

### *E OS ACIDENTES COM BARCOS? E EM PISCINAS?*

A recomendação mais básica é que todas as crianças deveriam receber aulas de natação. Atividades de lazer ou esportivas no mar, nos rios, em lagoas ou açudes, em lanchas, caiaques, *jet sky* e até na "inocente" câmara de ar deveriam ser praticadas com colete salva-vidas. Aquelas brincadeiras da beira da praia, nas ondas, na criançada de poucos anos e que ainda não nadam bem, têm que ser acompanhadas por adultos vigilantes. Não é demais orientar para que as crianças sempre estejam usando boias de braço ou mesmo coletes salva-vidas. As piscinas deveriam ser bem mais pensadas e executadas do que nós vemos de rotina. Pisos apropriados para prevenir quedas. Instalações elétricas mais bem feitas para evitar terríveis e mortais choques elétricos. E, sobretudo, deveriam ser bem cercadas e até cobertas com rede de segurança, quando não em uso, para evitar o acesso de crianças que não sabem nadar e os terríveis afogamentos que todos nós conhecemos. É evidente que qualquer atividade que envolva a criançada que não sabe nadar, em piscinas, deveria ser acompanhada por adultos.

### *E OS ACIDENTES COM TÓXICOS?*

Existe material excelente elaborado pelo Sinitox – Sistema Nacional de Informações Tóxico-Farmacológicas, da Fiocruz (http://www.fiocruz.br/sinitox).

**Crianças comem e bebem quase tudo** – Mantenha todos os produtos tóxicos em local seguro e trancado, fora do alcance das mãos e dos olhos das crianças, de modo a não despertar sua curiosidade. Para ajudar a prevenir intoxicações com remédios ou produtos de limpeza adquira, se possível, produtos com trava de segurança. As mais frequentes intoxicações em crianças são causadas por remédios, produtos de uso doméstico, como alvejantes, querosene, polidores de móveis, tintas, solventes, detergentes, inseticidas.

**Remédios** – Os remédios são ingeridos por crianças que os encontram em local de fácil acesso, deixados pelo adulto; nunca deixe de ler o rótulo ou a bula antes de usar qualquer medicamento; evite tomar remédio na frente de crianças; não dê remédio no escuro para que não haja trocas perigosas; não utilize remédios sem orientação médica; mantenha os medicamentos nas embalagens originais; cuidado com remédios de uso infantil e de adulto com embalagens muito parecidas – erros de identificação podem causar intoxicações graves e, às vezes, fatais; nunca use medicamentos com prazo de validade vencida; descarte remédios vencidos; não guarde restos de medicamentos; despeje o conteúdo no vaso sanitário ou na pia e lave a embalagem antes de descartá-la; nunca coloque a embalagem com o seu conteúdo na lixeira; é importante que a criança aprenda que remédio não é bala, doce ou refresco – quando sozinha, ela poderá ingerir o medicamento; lembre-se: remédio é remédio – pílulas coloridas, embalagens e garrafas bonitas, brilhantes e atraentes, odor e sabor adocicados despertam a atenção e a curiosidade natural das crianças – não estimule essa curiosidade; mantenha medicamentos e produtos domésticos trancados e fora do alcance das crianças.

**Produtos domésticos** – Leia atentamente os rótulos antes de usar qualquer produto doméstico e siga as instruções cuidadosamente; guarde detergentes, sabão em pó, inseticidas e outros produtos de uso doméstico longe dos alimentos e dos medicamentos, trancados e fora do alcance das crianças; mantenha os produtos nas suas embalagens originais. Nunca coloque produtos derivados de petróleo (querosene, gasolina), alvejantes, em embalagens de refrigerantes, sucos.

**Plantas tóxicas** – Ensine às crianças que não se deve colocar plantas na boca; conheça as plantas que tem em casa e arredores pelo nome e características; não coma plantas desconhecidas; lembre-se de que não há regras ou testes seguros para distinguir as plantas comestíveis das venenosas; nem sempre o cozimento elimina a toxicidade das plantas; quando estiver lidando com plantas venenosas, use luvas ou lave bem as mãos após esta atividade; não faça remédios ou chás caseiros preparados com plantas, sem orientação médica.

**Em caso de acidente com plantas tóxicas** – Retire da boca o que resta da planta, cuidadosamente; enxágue a boca com água corrente; guarde a planta para identificação; ligue para o Centro de Controle de Intoxicação.

## *E O RISCO DE INTOXICAÇÕES POR MEDICAMENTOS?*

Apresentaremos para vocês o texto elaborado pelo Sinitox / Fiocrux e recomendamos que consultem a página da Internet para mais dados sobre este e outros temas relacionados às intoxicações e aos acidentes (http://www.fiocruz.br/sinitox):

*No Brasil, como na maioria dos países, os medicamentos se apresentam como o principal agente tóxico, respondendo por, aproximadamente, 28% dos casos de intoxicação humana registrados, anualmente, pelo Sinitox/Cict/Fiocruz/MS. Os benzodiazepínicos, antigripais, antidepressivos, anti-inflamatórios são as classes de medicamentos que mais intoxicam nosso país. Crianças menores de cinco anos representam, aproximadamente, 35% dos casos de intoxicação por medicamentos, no Brasil. Para ajudar a prevenir intoxicações com remédios ou produtos de limpeza, adquira, se possível, produtos com trava de segurança. Os produtos que mais causam intoxicação em crianças são os medicamentos, os domissanitários e as plantas...*

## *QUANDO IR AO PRONTO-SOCORRO E QUANDO FICAR EM CASA!*

Aí vão alguns conselhos sobre o que é **certo**:

- → O primeiro e mais importante é, **na dúvida, ir a uma emergência médica**; lá estão os profissionais e a estrutura adequada para atender os acidentados.
- → Devem ser conduzidas para avaliação médica todas as crianças novinhas traumatizadas.
- → Também devem ser levadas as que apresentem: sangramento significante em qualquer local do corpo; sangramento que continua por mais de dez minutos e que não é controlado pela compressão leve e persistente; ferida que parece importante; trauma de crânio, de olho e de genitália; lesões no tórax ou no abdome e com falta de ar ou dor abdominal que chamem a atenção; traumas nos membros e com manifestações que sugiram fraturas ou lesões significantes nas articulações; perda dental; e mais tudo o que parecer importante ao leigo, ou que o deixa inseguro, na dúvida.
- → Ainda devem ser conduzidas as que apresentem: mal-estar importante, palidez, dor significativa, tonturas, confusão mental ou qualquer outro dado que chame a atenção ou pareça estranho.

É **errado** ficar em casa, ouvindo os vizinhos, gastando tempo com telefonemas inúteis, botando gelo e adotando outras orientações sem ter certeza da gravidade da lesão.

### *O QUE FAZER SE A CRIANÇA QUE SE CORTA ESTÁ SANGRANDO?*

Destacamos o **certo** e o **errado**:

**CERTO:** tentar manter a calma, sem pânico; o descontrole fará com que as crianças acreditem que a situação é mais grave do que realmente parece e também faz com que elas entrem em pânico; providenciar um pano limpo (uma toalha ou uma fralda) e comprimir, de forma delicada e contínua, porém com firmeza, o local do sangramento; evitar força em excesso que provoca dor; assim fazendo, o sangramento parará e vocês poderão pensar com calma e providenciar ajuda para levar o acidentado a um serviço de urgência, onde o médico poderá avaliar melhor a lesão e definir a melhor opção de tratamento.

**ERRADO:** entrar em pânico, perder a calma, ficar à procura de culpados ou querendo esclarecer como o fato ocorreu; isso é assunto para depois; não ficar lamentando o fato ou julgando os seus filhos azarados; demorar a procurar atendimento médico quando a situação exige isso.

### *E SE A CRIANÇA LEVAR UMA PANCADA MAIS FORTE E FICAR COM MUITA DOR, COM DIFICULDADE DE ANDAR OU DE MOVIMENTAR UM BRAÇO?*

Pancadas fortes, com certeza, podem causar luxações ou fraturas ósseas, principalmente nos braços e nas pernas; dor e/ou incapacidade de fazer os movimentos e usar os membros são dados que indicam problema mais importante.

**CERTO:** avaliar se a dor e/ou a incapacidade funcional são reais, se existem áreas com edema (inchação) ou feridas e, sobretudo, se há desalinhamento do membro; na existência de qualquer um destes indícios, é importante levar as crianças a um serviço de urgência para serem avaliadas por profissionais competentes.

**ERRADO:** deixar a consulta médica para o outro dia; alguns tipos de fraturas requerem tratamento imediato.

### *E PANCADA NO ABDOME? É PERIGOSA? O QUE DEVEMOS FAZER?*

Pancadas no abdome são frequentes, principalmente em crianças maiores ou quando duas crianças brincam de luta, por exemplo, ou ocorrem desentendimentos entre crianças de idades diferentes. Acidentes em velocípedes, bicicletas e de carros, e nos esportes, também causam este problema. Esses traumas podem causar lesões em órgãos importantes como o fígado, o baço e os rins. O **certo** e o **errado** nessas situações são:

**CERTO:** observar com atenção os traumas de abdome, sobretudo nos acidentes mais graves; pancadas mais importantes, com queixa de dor ou associadas a vômitos, precisam de observação médica e de alguns exames.

**ERRADO:** superestimar ou subestimar as queixas da criança, dar remédios sem orientação ou demorar a buscar ajuda médica.

### *E NA CABEÇA?*

Pancadas na cabeça são particularmente dolorosas e com frequência associam-se a sangramento importante quando há feridas no couro cabeludo. A compressão do ferimento ou o uso de compressa de gelo ajuda bastante e permite que vocês raciocinem e que a criança se acalme. A associação a vômito ou sonolência é um dado importante e que recomenda uma avaliação médica. Vômitos podem estar associados com intervalo pequeno entre a alimentação e o trauma. E a sonolência pode estar associada com o cansaço por choro ou pela proximidade com o horário habitual de a criança dormir.

**CERTO:** procurar diferenciar as situações que merecem atenção imediata, não subestimar os riscos e procurar conselhos de um profissional competente.

**ERRADO:** medicar sem prescrição médica e não buscar socorro médico precocemente.

### *E NO TÓRAX?*

Os traumas torácicos produzem mais dor do que lesões importantes. A dor geralmente decorre do trauma muscular, na maioria das vezes, e pode persistir durante vários dias, requerendo o uso de analgésicos.

**CERTO**: dedicar atenção especial quando ocorre desconforto respiratório – falta de ar – situação em que a avaliação do pediatra é importante e uma radiografia de tórax pode ser necessária; aplicar compressa de gelo no local que previne hematomas e ameniza a dor nas primeiras 24 horas; a partir daí, as compressas mornas são mais indicadas.

**ERRADO:** não buscar ajuda médica na dúvida e nas situações mais significativas.

### *E NOS TESTÍCULOS?*

Os traumas nos testículos são frequentes, sobretudo na prática de esportes e em crianças maiores. E estes órgãos quando traumatizados ocasionam muita dor.

**CERTO:** após acalmar a criança, avaliar a região à procura de ferimentos, alteração na coloração (hematoma) e inchaço local; essa avaliação inicial é importante, principalmente para fornecer informações ao médico sobre a evolução e quantificação da intensidade do trauma; a persistência de dor, alteração de coloração e inchaço são importantes e requerem avaliação **imediata** por profissional competente, sobretudo para afastar a **possibilidade de torção testicular** que é um evento que precisa ser descoberto e tratado nas primeiras horas após o início; na maioria das vezes, a dor aguda e intensa cede com analgésicos rotineiros nos pequenos traumas.

**ERRADO:** não valorizar as queixas da criança e deixar para procurar o médico só quando a bolsa escrotal encontra-se muito aumentada de volume, endurecida e roxa, ou no dia seguinte, por conta de persistência da dor.

### *E OS TRAUMAS NA BOCA?*

Traumas e pancadas na boca sangram mais do que realmente doem.

**CERTO:** tentar com que as crianças se mantenham calmas e então vocês poderão avaliar a dimensão das lesões e o acometimento principalmente dos dentes – fraturas, afundamentos, entre outras situações. As feridas da língua sangram muito e a maioria não necessita sutura. A cura é espontânea. A sutura está indicada naquelas feridas que acometem a borda lingual ou que apresentam sangramento abundante de difícil solução. As outras lesões na boca requerem avaliação de profissional competente. O gelo aplicado localmente ajuda a parar o sangramento até que a lesão possa ser mais bem avaliada. Após o tratamento adequado, seja ele cirúrgico ou não, é importante o uso de soluções antissépticas para se evitar infecção. É valioso saber quando a criança ingeriu alguma coisa pela última vez, pois algumas dessas lesões requerem suturas sob anestesia geral que implica jejum antes do procedimento.

**ERRADO:** alimentar ou mesmo dar água para acalmar a criança – ela pode precisar de jejum para submeter-se à anestesia geral.

### *E QUANDO O DENTE CAI OU SAI DO LUGAR?*

Vejam o capítulo *Dentes, gengiva e língua.*

### *AS FERIDAS OCORRIDAS NAS FAZENDAS SÃO MAIS PERIGOSAS?*

As lesões ocorridas no campo, em fazendas, são potencialmente mais graves, pois o agente causador do tétano é encontrado com maior frequência nesses lugares.

**CERTO:** rever a vacinação contra tétano o mais breve possível, porém sem desespero. A aplicação da vacina, se indicada, pode ser feita no dia seguinte, sem maiores riscos. É importante limpar o ferimento com água corrente e improvisar um curativo para evitar contaminação e levar a criança a um serviço onde possa ser feita uma limpeza mais adequada.

**ERRADO:** não dar importância ao fato e à inexistência da vacinação contra tétano ou utilizar tratamentos propostos por leigos (ervas ou soluções domésticas – estrume ou esterco, pó de café, etc.).

### *QUAL REMÉDIO USAR NO LOCAL DA FERIDA?*

Todo e qualquer remédio deve ser prescrito por médico. Existem no comércio várias soluções para uma limpeza efetiva e segura do ferimento. Seu pediatra saberá orientar quanto ao melhor produto e até a confeccionar uma pequena farmácia para ser utilizada nas situações de urgência.

**CERTO:** usar analgésicos comuns (à base de Dipirona ou Paracetamol) para diminuir o desconforto da criança enquanto se entra em contato com o pediatra para uma melhor orientação.

**ERRADO:** não é correto o uso sem controle médico, indiscriminado, dos anti-inflamatórios; esses medicamentos são potencialmente perigosos, sobretudo por conta das lesões renais que causam.

### *E AS QUEIMADURAS? O QUE É CERTO E O QUE É ERRADO?*

As queimaduras geralmente ocasionam graves lesões na pele e podem ocorrer em qualquer idade e suas complicações e sequelas não devem ser subestimadas. Variam desde queimaduras superficiais por exposição solar até queimaduras graves como as provocadas por líquidos (água quente, escaldaduras) e materiais aquecidos (ferro de passar roupa, por exemplo) ou contato direto com fogo e dependem da sua extensão.

**CERTO:** imergir a área afetada em água para diminuir a temperatura local. A região queimada pode ser molhada com água oriunda de uma mangueira. O resfriamento local só deve ser evitado quando o acometimento é de áreas extensas para se evitar redução da temperatura corporal. Levar o paciente para avaliação médica, pois todo e qualquer curativo deve ser feito sob a supervisão de profissional de saúde devidamente credenciado. Rever a vacinação contra tétano.

**ERRADO:** usar pomadas ou soluções, sem orientação médica e tentar fazer a limpeza local o que pode comprometer a área e favorecer maior risco de infecção. Romper as bolhas, pois elas representam lesões fechadas e protegem contra infecções e perdas líquidas, sobretudo nas lesões graves.

### *O QUE FAZEMOS NOS ACIDENTES COM CARAVELA E ÁGUA-VIVA?*

O tratamento consiste em: lavar o local com água bem fria ou gelada (se for água do mar é melhor); em seguida, lavar o local com vinagre (ou aplicar pasta de farinha de trigo com vinagre) e usar analgésico (Dipirona ou Acetaminofen para dor); não há necessidade de outras medidas como remédios para alergia como os derivados da cortisona e os anti-histamínicos; o quadro, com as medidas recomendadas, regride em pouco tempo.

### *E COM OS ESCORPIÕES?*

Além da dor – moderada ou intensa – podem surgir, horas após a picada, sintomas mais significativos como náuseas ou vômito, suor excessivo, agitação, tremores, salivação, aumento da frequência cardíaca e da pressão arterial. As orientações para este acidente são: procurar assistência médica, mesmo sem os sintomas de gravidade antes referidos, para que as medidas adequadas sejam providenciadas, sem delongas – os médicos indicam analgésicos ou bloqueios anestésicos locais para os sintomas mais intensos como dor e formigamento; levar os pacientes, rapidamente, a uma unidade de urgência se surge um dos sinais de gravidade – para avaliação da necessidade de soroterapia antiescorpiônica; levar, quando possível, o animal agressor para identificação.

### *O QUE DEVEMOS SABER SOBRE OS ACIDENTES COM AS ARANHAS?*

Os acidentes mais graves são produzidos pela aranha armadeira. Deve-se combater a dor com analgésicos e observar cuidadosamente a pessoa agredida. A **preocupação** deve ser com o surgimento de vômitos, aumento da pressão arterial, dificuldade respiratória, tremores, espasmos musculares, caracterizando **acidente grave**. Nestes casos, há necessidade de internação hospitalar e soroterapia. Os menos graves são produzidos pela aranha marrom e pela tarântula. Há dor e inchaço local e podem surgir sinais gerais como naúseas, mal-estar geral, manchas, bolhas e até necrose local. Nos casos graves, a urina fica cor de coca-cola. Orienta-se procurar atendimento médico para avaliação. A caranguejeira não pica, mas quando ameaçada, joga os pelos em direção ao agressor. Estes causam ardor intenso no local. Analgésicos e gelo na região ajudam a reduzir os sintomas.

### *QUAIS AS MEDIDAS A ADOTAR NAS PICADAS DE COBRAS?*

Levar imediatamente o acidentado para o centro de tratamento mais próximo, para receber o tratamento específico, o soro, e outras medidas para manter a vida – UTI, hidratação e outras; levar, se for possível, o animal agressor. Os primeiros-socorros são:

- → **Não** amarrar ou fazer torniquetes, o que impede a circulação do sangue, podendo produzir necrose ou gangrena; **Não** colocar nenhuma substância, folhas ou qualquer produto na picada; **Não** cortar ou chupar o local da picada; *Não* dar bebida alcóolica ou querosene ao acidentado.
- → Manter o acidentado em **repouso**, evitando que ele ande, corra ou se locomova, o que facilita a absorção do veneno; no caso de picadas em braços ou pernas, é importante mantê-los em **posição mais elevada**.

### *E OS ACIDENTES COM LAGARTAS?*

A intoxicação ocorre pelo contato com as cerdas ou espículas da lagarta. O veneno está nos espinhos e atua no sangue provocando falta de coagulação. A manifestação inicial é dor e irritação imediatas no local atingido; dor de cabeça e náuseas; sangramentos através da pele, gengiva, urina, pequenos ferimentos, nariz. A vítima pode ter hemorragias que podem levar à morte. É importante buscar orientação em serviço médico. Lavagem da região com água corrente e compressas frias, anti-histamínico oral, creme de corticoide local e analgésicos, se necessário.

### *DEEM ALGUMAS INFORMAÇÕES SOBRE OS ACIDENTES COM PLANTAS.*

As plantas tóxicas, muitas delas ornamentais, podem ser encontradas em jardins, quintais, parques, praças e terrenos baldios. Algumas são bastante conhecidas e bonitas, mas quando colocadas na boca ou manipuladas, tendem a causar graves intoxicações, principalmente em crianças menores de cinco anos. As principais e mais conhecidas, segundo o Sistema Nacional de Informações Tóxico-Farmacológicas – Sinitox, são as relacionadas no *site* http://www.fiocruz.br/sinitox que recomendamos seja consultado.

### *PARA ONDE LEVAR OS INTOXICADOS OU ACIDENTADOS?*

Na cidade do Recife, remover o paciente para o Hospital da Restauração/Ceatox ou ligar para o 0800.722.6001(r-151) ou (81) 3421.5444 (r-151). Vejam também os telefones de alguns dos outros centros que atendem ao problema: 0800.780.200 Cit/RS – Porto Alegre, 0800.410.148 Cit/PR – Curitiba, 0800.148.110 Ceatox/SP – São Paulo, 0800.284.4343 Ciave/BA – Salvador, 0800.643.5252 Cit/SC – Florianópolis, 0800.771.3733 Cci/SP – São Paulo.

Este capítulo deve ajudar a alertar os familiares sobre a gravidade dos acidentes e informou apenas sobre alguns exemplos entre os vários que podem vitimar crianças. Como falamos muitas vezes ao longo do nosso debate, é essencial estar preparado para enfrentar esse e outros temas referentes à saúde das nossas crianças e estimulamos que leiam os textos educativos encontrados nos endereços da Internet: http://www.vidaurgente.com.br, http://www.sprs.com.br, http://www.criancasegura.org.br, http://www.sitemedico.com.br, http://www.terra.com.br/criancas, http://www.hospvit.org.br, http://www.boasaude.uol.com.br. http://www.fiocruz.br.

Quando vocês observarem irregularidades nos brinquedos comercializados para as crianças, é importante informar ao Instituto de Pesos e Medidas de Pernambuco (Ipem-PE), 0800-081.1526 ou (81) 3184.4733, das 8h às 14h de segunda a sexta feira, ou ao Inmetro, http://www.inmetro.gov.br, 0800-285.1818, das 8h às 18h, de segunda a sexta-feira.

Sempre estimulamos a consulta médica como o procedimento básico para resolver os principais problemas de saúde. O texto deve apenas auxiliar o médico na sua tarefa.

PROFISSIONAIS COLABORADORES
Lúcio Flavio Andrade de Alencar,
Américo Ernesto de Olivira Júnior,
Aníbal Augusto Gaudêncio de Melo

PARTE

# V

# TEMÁRIO GERAL

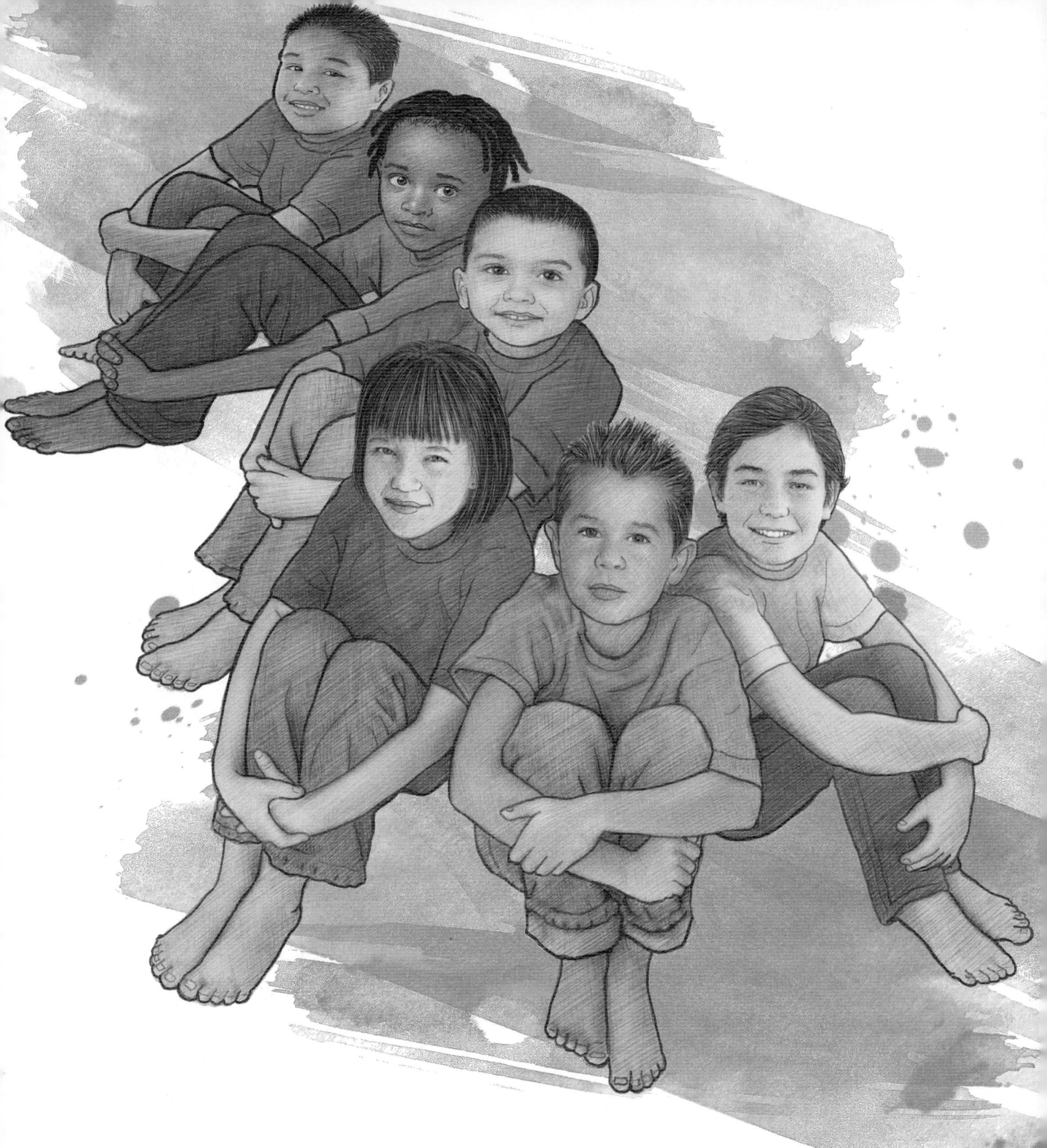

# CAPÍTULO 70

# DIREITOS DAS CRIANÇAS E DOS ADOLESCENTES MARCOS LEGAIS

## Direitos das crianças e dos adolescentes Marcos legais

Um dos mais importantes marcos legais no século XX – a Declaração dos Direitos da Criança – estabelece o seguinte em seus princípios:

### Declaração universal dos direitos da criança

Adotada pela Assembleia das Nações Unidas de 20 de novembro de 1959 e ratificada pelo Brasil.

### Preâmbulo

**VISTO** que os povos das Nações Unidas, na Carta, reafirmaram sua fé nos direitos humanos fundamentais, na dignidade e no valor do ser humano, e resolveram promover o progresso social e melhores condições de vida dentro de uma liberdade mais ampla,

**VISTO** que as Nações Unidas, na Declaração Universal dos Direitos Humanos, proclamaram que todo homem tem capacidade para gozar os direitos e as liberdades nela estabelecidos, sem distinção de qualquer espécie, seja de raça, cor, sexo, língua, religião, opinião política ou de outra natureza, origem nacional ou social, riqueza, nascimento ou qualquer outra condição,

**VISTO** que a criança, em decorrência de sua imaturidade física e mental, precisa de proteção e cuidados especiais, inclusive proteção legal apropriada, antes e depois do nascimento,

**VISTO** que a necessidade de tal proteção foi enunciada na Declaração dos Direitos da Criança em Genebra, de 1924, e reconhecida na Declaração Universal dos Direitos Humanos e nos estatutos das agências especializadas e organizações internacionais interessadas no bem-estar da criança,

**VISTO** que a humanidade deve à criança o melhor de seus esforços,

**ASSIM, A ASSEMBLEIA GERAL PROCLAMA** esta declaração, visando a que a criança tenha uma infância feliz e possa gozar, em seu próprio benefício e no da sociedade, os direitos e as liberdades aqui enunciados e apela a que os pais, os homens e as mulheres, em sua qualidade de indivíduos, e as organizações voluntárias, as autoridades locais e os Governos nacionais reconheçam estes direitos e se empenhem pela sua observância mediante medidas legislativas e de outra natureza, progressivamente instituídas, de conformidade com os seguintes princípios:

### Princípio 1º

A criança gozará todos os direitos enunciados nesta Declaração. Todas as crianças, absolutamente sem qualquer exceção, serão credoras destes direitos, sem distinção ou discriminação por motivo de raça, cor, sexo, língua, religião, opinião política ou de outra natureza, origem nacional ou social, riqueza, nascimento ou qualquer outra condição, quer sua ou de sua família.

### Princípio 2º

A criança gozará proteção social e ser-lhe-ão proporcionadas oportunidade e facilidades, por lei e por outros meios, a fim de lhe facultar o desenvolvimento físico, mental, moral, espiritual e social, de forma sadia e normal e em condições de liberdade e dignidade. Na instituição das leis visando a este objetivo, levar-se-ão em conta sobretudo, os melhores interesses da criança.

### Princípio 3º

Desde o nascimento, toda criança terá direito a um nome e a uma nacionalidade.

### Princípio 4º

A criança gozará os benefícios da previdência social. Terá direito a crescer e criar-se com saúde; para isto, tanto à criança como à mãe, serão proporcionados cuidados e proteção especiais, inclusive adequados cuidados pré e pós-natais. A criança terá direito à alimentação, recreação e assistência médica adequadas.

## Princípio 5º

À criança incapacitada física, mental ou socialmente serão proporcionados o tratamento, a educação e os cuidados especiais exigidos pela sua condição peculiar.

## Princípio 6º

Para o desenvolvimento completo e harmonioso de sua personalidade, a criança precisa de amor e compreensão. Criar-se-á, sempre que possível, aos cuidados e sob a responsabilidade dos pais e, em qualquer hipótese, num ambiente de afeto e de segurança moral e material, salvo circunstâncias excepcionais, a criança da tenra idade não será apartada da mãe. À sociedade e às autoridades públicas, caberá a obrigação de propiciar cuidados especiais às crianças sem família e aquelas que carecem de meios adequados de subsistência. É desejável a prestação de ajuda oficial e de outra natureza em prol da manutenção dos filhos de famílias numerosas.

## Princípio 7º

A criança terá direito a receber educação, que será gratuita e compulsória pelo menos no grau primário. Ser-lhe-á propiciada uma educação capaz de promover a sua cultura geral e capacitá-la a, em condições de iguais oportunidades, desenvolver as suas aptidões, sua capacidade de emitir juízo e seu senso de responsabilidade moral e social, e a tornar-se um membro útil da sociedade. Os melhores interesses da criança serão a diretriz a nortear os responsáveis pela sua educação e orientação; esta responsabilidade cabe, em primeiro lugar, aos pais. A criança terá ampla oportunidade para brincar e divertir-se, visando aos propósitos mesmos da sua educação; a sociedade e as autoridades públicas empenhar-se-ão em promover o gozo deste direito.

## Princípio 8º

A criança figurará, em quaisquer circunstâncias, entre os primeiros a receber proteção e socorro.

## Princípio 9º

A criança gozará proteção contra quaisquer formas de negligência, crueldade e exploração. Não será jamais objeto de tráfico, sob qualquer forma. Não será permitido à criança empregar-se antes da idade mínima conveniente; de nenhuma forma será levada a ou ser-lhe-á permitido empenhar-se em qualquer ocupação ou emprego que prejudique a sua saúde ou a sua educação ou que interfira em seu desenvolvimento físico, mental ou moral.

## Princípio 10º

A criança gozará proteção contra atos que possam suscitar discriminação racial, religiosa ou de qualquer outra natureza. Criar-se-á num ambiente de compreensão, de tolerância, de amizade entre os povos, de paz e de fraternidade universal e em plena consciência que seu esforço e aptidão devem ser postos a serviço de seus semelhantes.

## O contexto brasileiro

**O Brasil**, *em julho de 1990*, passou a contar com um Marco Legal elaborado após um amplo debate nacional em conjunto com a sociedade sobre os direitos fundamentais das crianças e dos adolescentes; reconhecido inclusive por toda uma comunidade internacional de defesa dos Direitos Humanos, o *Estatuto da Criança e do Adolescente.*

O Estatuto nasce a partir dos avanços significativos das décadas de 1980 e 1990 sobre a consciência dos direitos da criança, pautando-se inclusive nos marcos históricos como a **Declaração dos Direitos das Crianças de 1959, a Convenção dos Direitos da Criança adotada pela Assembleia Geral das Nações Unidas de 1989 e ainda nos avanços propostos pela própria Constituição de 1988 – a constituição cidadã**, que nos remete ao seu **Artigo 227**: É dever da família, da sociedade e do Estado assegurar à criança e ao adolescente, **com absoluta prioridade**, o direito à vida, à saúde, à alimentação, à educação, ao lazer, à profissionalização, à cultura, à dignidade, ao respeito, à liberdade e à convivência familiar e comunitária, além de colocá-los a salvo de toda forma de negligência, discriminação, exploração, violência, crueldade e opressão. Nasce para considerar as peculiaridades de uma determinada faixa etária do desenvolvimento humano e diz o Artigo 2º do Estatuto: **Considera-se criança, a pessoa até doze anos de idade incompletos, e adolescente aquela entre doze e dezoito anos de idade.**

As crianças e os adolescentes não vivem em um mundo à parte, eles fazem parte de um mesmo contexto social, histórico e cultural da vida comunitária e por isso mesmo devem ser vistos como sujeitos de direitos específicos; já que estão **em processo de desenvolvimento** e mais expostos às vulnerabilidades da vida em sociedade; tendo o direito à proteção integral garantidos por Lei, através do ECA.

Quando falamos do *Estatuto da Criança e do Adolescente*, estamos falando de um conjunto articulado de direitos e responsabilidades que atinge hoje um universo de quase 59 milhões de crianças e adolescentes no Brasil; número esse maior que muitas nações do mundo. Mas o acesso aos direitos fundamentais de crianças e adolescentes no nosso país ainda está distante do seu ideal, apesar de muitos avanços concretizados nos últimos anos. Contamos ainda, com dados alarmantes sobre violência doméstica, abuso e exploração sexual – cometidos em grande escala pelas próprias famílias ou pessoas mais próximas das vítimas – ainda visualizamos crianças em situação de trabalho, em situações totalmente desumanas; seja no meio rural ou no meio urbano. Ainda concentramos indicadores preocupantes de mortalidade infantil, principalmente quando observamos os fatores provocados pelas fragilidades e até ausências dos direitos sociais básicos, a exemplo do acesso à água de qualidade e habitação digna. Milhares de crianças morrem de diarreias e outras doenças evitáveis, principalmente nas regiões Norte e Nordeste do Brasil. Concentramos mortes por causas externas inaceitáveis, que atingem em sua maioria adolescentes e jovens, um lamentável dado para um país que em futuro próximo terá sua pirâmide etária na média dos 60 anos.

O *Estatuto da Criança e do Adolescente* alicerça e traça diretrizes do Estado para a consolidação dos direitos de crianças e adolescentes; na promoção, na proteção e na prevenção. Estabelece as responsabilidades ou corresponsabilidades entre os governos municipais, estaduais e a União. Entre o Poder Judiciário, o Ministério Público, as entidades de atendimento, as organizações sociais, as famílias, os organismos de controle e a sociedade em geral.

Apesar dos 20 anos de persistente luta pela sua efetivação, o Estatuto ainda é pouco conhecido pela sociedade e, às vezes, visto como instrumento que "salva" adolescentes que cometem atos infracionais, sendo comum verificarmos esse ponto de vista, quando chamamos de "menores" aqueles que por serem pobres ficaram longe de um "ideal" de juventude e do direito de serem chamados de adolescentes, sabendo que esses direitos lhes foram negados, muitas vezes desde o seu nascimento. Termo esse que ainda nos remete ao antigo Código de Menores.

O ideal seria colocar nas "mãos" de todos aqueles que lidam com crianças e adolescente o Estatuto; **principalmente os profissionais de educação e saúde**, que são os que mais lidam com esse tão importante universo etário; estejam eles em instituições públicas ou privadas.

Toda essa reflexão e trajetória, aqui sinteticamente expostos, nos leva a crer e a firmar um pacto de que crianças e adolescentes devem fazer parte da nossa **estratégia** de um mundo melhor, mais justo e solidário; e não podemos conceber uma sociedade que ainda trate "crianças e crianças" de formas tão distintas e com tantas iniquidades. Todas são merecedoras de oportunidades e facilidades, a fim de lhes facultar o desenvolvimento físico, mental, moral, espiritual, social, em condições de liberdade e de dignidade, e isso pode ser feito por todos nós. Todo esforço é válido para assegurar a beleza da palavras **infância** e **juventude**.

Que os Marcos Legais como a *Declaração dos Direitos das Crianças*, a *Convenção dos Direitos das Crianças*, a *Constituição de 1988* e o *Estatuto da Criança e do Adolescente* possam produzir na sociedade um sentimento de ação humana solidária e de direitos sociais plenos, efetivos e eficazes.

PROFISSIONAL COLABORADOR:
Danielle de Belli Claudino

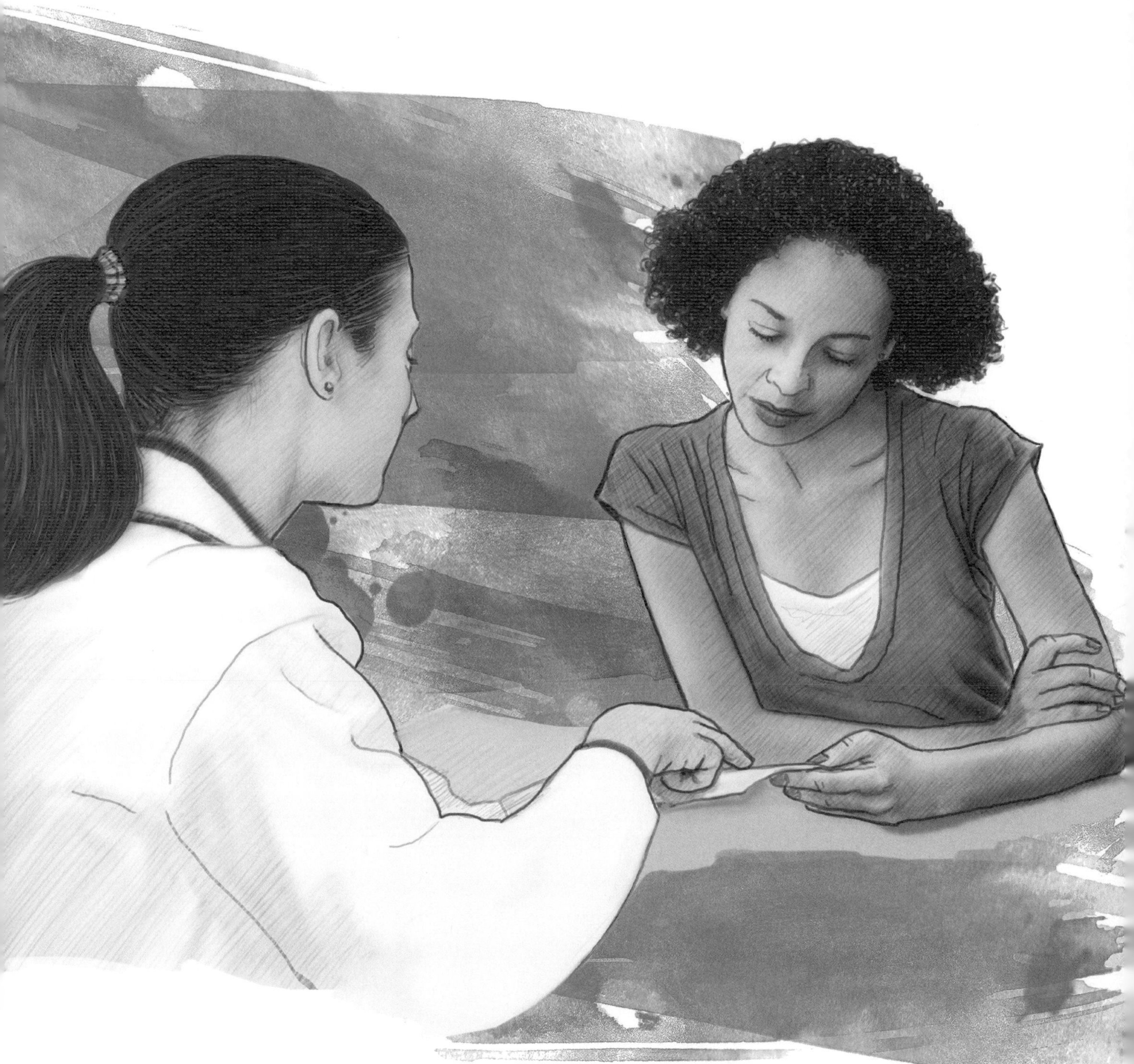

# DIREITOS DOS CLIENTES

CAPÍTULO 71

## Direitos dos clientes

O cliente que procura o médico é um consumidor. E a relação entre o médico e o paciente está sendo debatida em todo o mundo com várias finalidades. A principal é garantir ao cliente pleno conhecimento do que se passa com ele.

Participa deste capítulo o Dr. Gauderer. Ele é médico pediatra, especialista em psiquiatria da criança, do adolescente e tem estudado a relação médico-paciente.

Quem gostaria de começar a perguntar ao Dr. Gauderer?

*DE INÍCIO, SOLICITAMOS AO DR. GAUDERER QUE APRESENTE ALGUMAS DAS SUAS IDEIAS SOBRE OS DIREITOS DO CLIENTES!*

A discussão dos "Direitos do Paciente" abre uma nova área no setor de saúde. A versão mais atual do Código de Ética Médica, aprovado pelo Conselho Federal de Medicina, publicado no *Diário Oficial da União*, em 24 de setembro de 2009, estabelece normas da relação dos médicos com os clientes que devem ser do conhecimento de todos. O atual conjunto de normais continua a assegurar, como fazia o código de 1988, o acesso a todas as informações que dizem respeito à saúde e o direito a um prontuário, ficha ou registro médico, em linguagem acessível, além de receita em letra legível. É importante que você saiba, ainda que tem direito à cópia de exames laboratoriais, raio-X, notas de enfermagem, laudos diversos, avaliações psicológicas, psiquiátricas e outras. E atenção que esses direitos atendem a todos os clientes, inclusive os hospitalizados. O atual Código de Ética Médica define:

### Capítulo V
### Relação com pacientes e familiares

É vedado ao médico:

Art. 31. Desrespeitar o direito do paciente ou de seu representante legal de decidir livremente sobre a execução de práticas diagnósticas ou terapêuticas, salvo em caso de iminente risco de morte.

Art. 32. Deixar de usar todos os meios disponíveis de diagnóstico e tratamento, cientificamente reconhecidos e a seu alcance, em favor do paciente.

Art. 33. Deixar de atender paciente que procure seus cuidados profissionais em casos de urgência ou emergência, quando não haja outro médico ou serviço médico em condições de fazê-lo.

Art. 34. Deixar de informar ao paciente o diagnóstico, o prognóstico, os riscos e os objetivos do tratamento, salvo quando a comunicação direta possa lhe provocar dano, devendo, nesse caso, fazer a comunicação a seu representante legal.

Art. 35. Exagerar a gravidade do diagnóstico ou do prognóstico, complicar a terapêutica ou exceder-se no número de visitas, consultas ou quaisquer outros procedimentos médicos.

Art. 36. Abandonar paciente sob seus cuidados.

§ 1º Ocorrendo fatos que, a seu critério, prejudiquem o bom relacionamento com o paciente ou o pleno desempenho profissional, o médico tem o direito de renunciar ao atendimento, desde que comunique previamente ao paciente ou a seu representante legal, assegurando-se da continuidade dos cuidados e fornecendo todas as informações necessárias ao médico que lhe suceder.

§ 2º Salvo por motivo justo, comunicado ao paciente ou aos seus familiares, o médico não abandonará o paciente por ser este portador de moléstia crônica ou incurável e continuará a assisti-lo ainda que para cuidados paliativos.

Art. 37. Prescrever tratamento ou outros procedimentos sem exame direto do paciente, salvo em casos de urgência ou emergência e impossibilidade comprovada de realizá-lo, devendo, nesse caso, fazê-lo imediatamente após cessar o impedimento.

**Parágrafo único**. O atendimento médico a distância, nos moldes da telemedicina ou de outro método, dar-se-á sob regulamentação do Conselho Federal de Medicina.

Art. 38. Desrespeitar o pudor de qualquer pessoa sob seus cuidados profissionais.

Art. 39. Opor-se à realização de junta médica ou segunda opinião solicitada pelo paciente ou por seu representante legal.

Art. 40. Aproveitar-se de situações decorrentes da relação médico-paciente para obter vantagem física, emocional, financeira ou de qualquer outra natureza.

Art. 41. Abreviar a vida do paciente, ainda que a pedido deste ou de seu representante legal.

**Parágrafo único**. Nos casos de doença incurável e terminal, deve o médico oferecer todos os cuidados paliativos disponíveis sem empreender ações diagnósticas ou terapêuticas inúteis ou obstinadas, levando sempre em consideração a vontade expressa do paciente ou, na sua impossibilidade, a de seu representante legal.

Art. 42. Desrespeitar o direito do paciente de decidir livremente sobre método contraceptivo, devendo sempre esclarecê-lo sobre indicação, segurança, reversibilidade e risco de cada método.

## *ESSES DIREITOS CONSTAM NO CÓDIGO DE DEFESA DO CONSUMIDOR?*

Sim. O Artigo 72 explicita que o prestador de serviços, tal como o médico ou outro profissional de saúde, não pode "impedir ou dificultar o acesso do consumidor às informações que sobre ele constem em cadastros, bancos de dados, fichas e registros. Pena: detenção de seis meses a um ano ou multa". O paciente pode com isto recorrer também ao Procon de sua cidade.

## *QUAIS OUTROS DIREITOS TÊM OS CLIENTES?*

Citamos alguns aspectos essenciais:

- → Os clientes podem gravar ou filmar uma consulta médica; se a mãe grava a avaliação final do filho com diabetes, por exemplo, poderá ouvir esta fita com mais calma, com o marido, e discutir o tratamento, evitando que o médico seja mal interpretado.
- → Os pacientes têm o direito a outras opiniões profissionais e também a solicitar que dois ou mais médicos se reúnam para discutir a doença em questão; os médicos que estão seguros das suas opiniões, é claro, não farão objeções; pelo contrário, em situações críticas, muitos até estimulam esse comportamento.
- → Há, também, o direito a uma morte digna, ou seja, escolher como e onde morrer: se em casa ou no hospital.
- → Os clientes também têm o direito de recusar certos tratamentos, medicamentos, intervenções cirúrgicas ou internações; isso não deve ser esquecido e sempre deve ser respeitado.

## *E O HORÁRIO DE VISITAS? É O HOSPITAL QUEM DETERMINA?*

Como o horário de visitas é arbitrário e favorece apenas o hospital, o paciente tem o direito a receber visita quando ele assim o desejar. As crianças também têm o direito a acompanhante durante todo o período de um exame ou hospitalização. A psiconeurobioimunologia prova que isto favorece a liberação de enzimas, hormônios e células de defesa que irão mais prontamente ajudar a recuperar o organismo.

## *A QUEM RECLAMAR SE OS DIREITOS NÃO FOREM RESPEITADOS?*

O Conselho Regional de Medicina do Estado deverá ser comunicado. Não custa nada nem há necessidade de advogado. O Conselho tomará as providências necessárias, pois o Código de Ética foi aprovado por nós, médicos, interessados em melhorar a medicina para o bem comum. A meta desta conversa não é polemizar, mas sim esclarecer que, além do direito, vocês também têm o dever de cuidar do seu mais importante patrimônio: o(a) filho(a). Cabe ao paciente, ao médico e à sociedade desenvolver essa nova mentalidade e relação. Culpa e omissão não resolvem. Uma atitude de corajosa responsabilidade é o primeiro passo. Nossos filhos esperam isso de nós.

### *DEVEMOS GUARDAR OS DOCUMENTOS SOBRE A SAÚDE?*

A posse de cópias do material médico só produz vantagens:

- → A memória é fraca; rapidamente tendemos a esquecer, confundir e embaralhar informações, mais ainda quando elas são extremamente técnicas e específicas.
- → Existem distorções e complicações na transmissão de informações médicas, que podem ocorrer em um clima tenso, emocionalmente carregado, pois a nossa tendência como seres humanos, é de negação, minimização, distorção e racionalização do que está sendo dito. Isto é normal e inevitável, mas altera e modifica a percepção real dos fatos; quantas vezes já me vi na situação penosa de passar aos pais um diagnóstico doloroso com prognóstico ruim, do tipo "seu filho tem uma doença crônica e incurável", e ouvir desses mesmos pais, horas mais tarde, junto a familiares ou outros profissionais, comentários do tipo: "o Doutor não nos disse nada, absolutamente nada", apesar de possuírem cópia integral e detalhada do laudo, amplamente discutido na ocasião; é assim a natureza humana; não se trata de crítica e sim, apenas, de uma constatação de como funcionamos frente à dor emocional. É um comportamento absolutamente normal.
- → A cópia da papeleta, ou melhor, o paciente ter o seu arquivo médico completo permite economia de tempo, dinheiro e sofrimento; tempo, porque o profissional não precisa fazer e refazer certas perguntas, basta ler o que já foi levantado; a leitura, inclusive, pode ser feita em hora mais conveniente e tornará a coleta dos dados mais específica e objetiva, durante a qual podemos inclusive tirar dúvidas de questões não esclarecidas; a cópia de todo o material ou do prontuário ainda permite uma discussão e reavaliação do paciente, uma discussão técnica entre profissionais; uma papeleta bem feita é o melhor testemunho do trabalho bem realizado.
- → Quem economiza tempo economiza dinheiro; aqui a vantagem ainda é maior, pois não será necessário repetir exames já realizados, dispendiosos ou complexos; poder-se-á fazer uma reavaliação do que deu certo ou não, inclusive com relação ao uso de medicamentos.
- → Essa postura também traz consigo uma diminuição do sofrimento; é doloroso relatar de novo certos eventos trágicos e traumáticos de nossa vida; assim, por exemplo, a descrição de um parto traumático, o diagnóstico de leucemia no filho, o primeiro enfarte do marido, irão novamente causar dor.

### *GOSTARÍAMOS QUE OS DOUTORES RESUMISSEM SUAS IDEIAS.*

Apresentamos a seguir alguns dos principais direitos dos pacientes:

- → Ter uma papeleta ou ficha médica; ter acesso ao prontuário médico, ficha clínica ou similar, inclusive exames laboratoriais, laudos médicos, psicológicos ou psiquiátricos, notas de enfermagem, contas e contabilidade hospitalar.
- → Obter cópia de todas as anotações do médico para mostrar a outro médico; requerer ficha clínica após receber alta; permanecer com o acompanhante no momento da consulta.
- → Levar gravador ou vídeo para registrar a conversa com o médico; dispor de exames laboratoriais

e de seus resultados em original; reunir especialistas para discutir o diagnóstico do médico.

→ Decidir como e onde morrer: em casa ou no hospital; recusar certos tratamentos, medicamentos ou intervenções cirúrgicas.

→ Visitar no hospital um parente ou filho fora do horário de visita; segurar seu bebê no colo quando ele sofrer alguma intervenção; permitir que crianças visitem o pai, a mãe ou um irmão no hospital; acompanhar um filho dentro da sala de cirurgia.

### *ONDE PODEREMOS LER MAIS SOBRE O ASSUNTO?*

Há diversos materiais impressos ou na Internet sobre o assunto, mas recomendamos *Os direitos do paciente. Um manual de sobrevivência*, da editora Record, escrito pelo Dr. Gauderer.

A nossa preocupação de trazer o tema é de ajudar no aperfeiçoamento da relação dos clientes e seus familiares com os médicos. Muitos benefícios advirão duma relação mais franca, respeitosa e próxima. E a humanização do ato médico será, sem dúvida, uma das consequências mais imediatas dessa melhoria da relação entre o consumidor, o cliente, o profissional e o médico.

PROFISSIONAL COLABORADOR:
Ernst Christian Gauderer

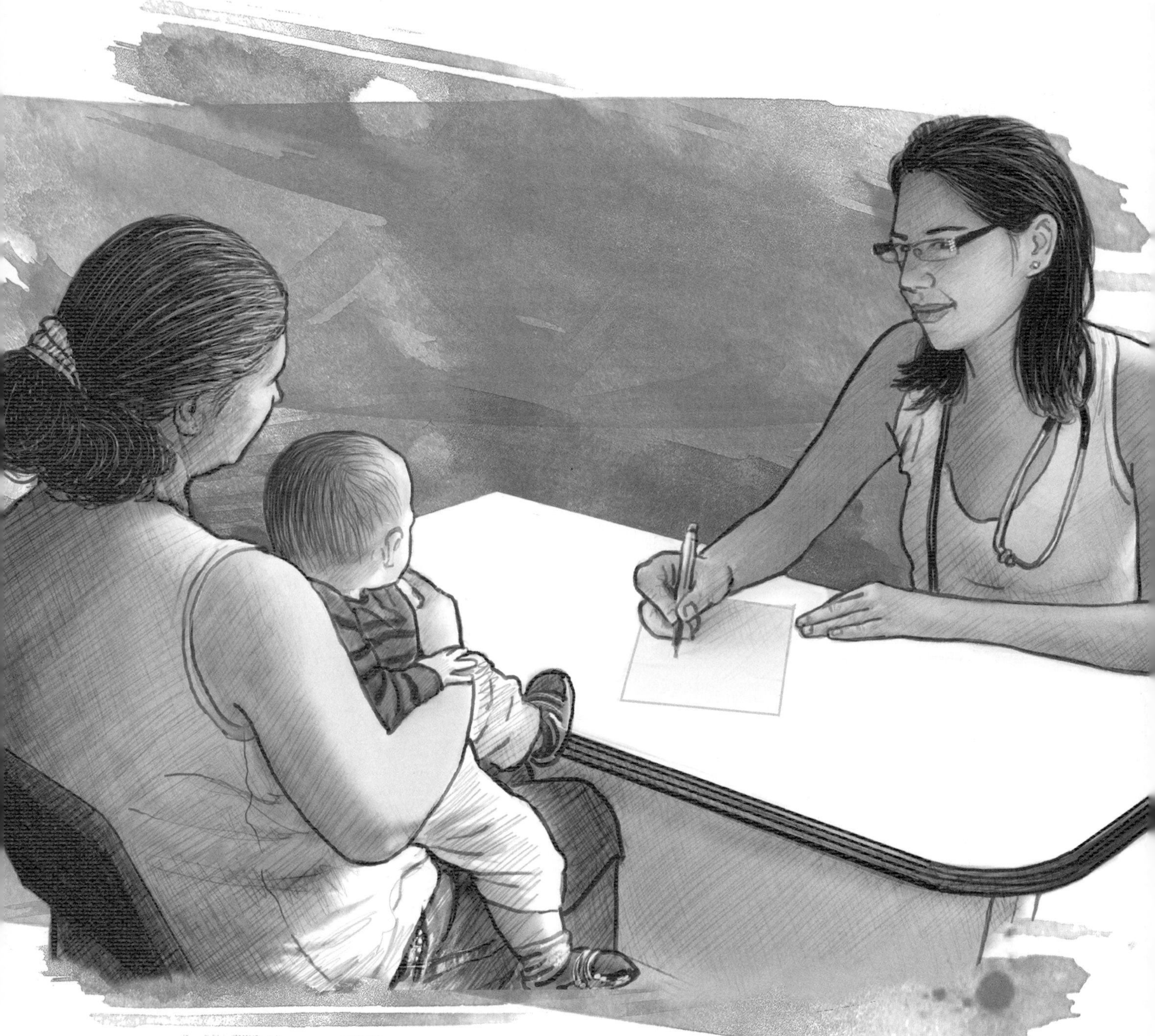

# CAPÍTULO 72

# AS CRIANÇAS, OS FAMILIARES E OS PEDIATRAS

## As crianças, os familiares e os pediatras

Imaginamos que vocês deverão perguntar sobre: escolha do pediatra ou do serviço de pediatria; a consulta pré-natal e a assistência à criança na sala de parto; a clínica e o hospital de emergência; a guarda dos dados médicos; a transferência para outra cidade; a participação do familiar no diagnóstico e no tratamento; quando ouvir outro pediatra; a sala de espera do médico; o atendimento telefônico; outros assuntos.

Quem gostaria de iniciar?

### *Como escolher o pediatra?*

A assistência à saúde das crianças deve ser pensada no longo prazo. Para isso é importante que os familiares definam o pediatra que os ajudará. O pediatra escolhido deve indicar um substituto para suas eventuais ausências e é desejável que logo exista uma relação próxima entre ele, criança e familiares. A definição do profissional deve ser baseada em critérios objetivos: experiência, proximidade, acessibilidade e até remuneração do serviço. Os fatores experiência e proximidade são evidentes por si. O profissional escolhido deve ser acessível, pois as crianças apresentam frequentes problemas de saúde e os familiares precisam de orientação próxima. Os telefones – consultório, celular e residência – e o *e-mail* precisam estar disponíveis. Os familiares e o profissional devem estabelecer as regras de contato e outras na primeira consulta. O médico experiente, para cada cliente novo, oferece seu cartão de visitas e fala sobre a acessibilidade. Pediatra assistente deve ser acessível. O entrosamento será estruturado com o passar do tempo, com as consultas, com o atendimento telefônico, com o carinho, com a resolução dos problemas, com a honestidade entre ambas as partes.

### *É necessária a participação do pediatra na sala de parto?*

É ideal que o pediatra participe do pré-natal e do nascimento de toda criança. Seria melhor ainda que essa participação fosse realizada pelo profissional que vai seguir a criança após o nascimento. Os benefícios para a criança e seus familiares e para o bom desempenho funcional do médico são extraordinários.

### *Agora também falem sobre as emergências.*

O pediatra assistente deve indicar os serviços de urgência/emergência pediátrica. Nas **situações mais críticas** – traumas, sangramentos, convulsões e outras – procurar um hospital e é essencial comunicar ao médico assistente. Nas **situações menos críticas** – vômitos, febre, diarreia e outras – é possível recorrer a estruturas menos complexas como as clínicas 24 horas e, dependendo do quadro, o pediatra assistente deve ser comunicado.

### *O que devemos saber sobre o registro dos dados médicos?*

Algumas observações importantes sobre esta pergunta:

- → Todo ato médico deve ser registrado; o registro é um dos indicadores de boa qualidade assistencial e é um direito do cliente; toda a documentação gerada não pertence ao médico nem ao hospital; ela é propriedade do cliente que terá o direito de consultá-la sempre que preciso.
- → Os familiares devem guardar o cartão de vacinas, as receitas, os exames laboratoriais e tudo o mais que se referir aos atendimentos médicos; isso facilita a continuidade assistencial quando outro médico for consultado, por exemplo, numa mudança de endereço; quando forem se transferir, peçam ao pediatra um relatório detalhado e não esqueçam de solicitar os gráficos de crescimento.

### *Como ajudar os médicos a cuidar das nossas crianças?*

Vocês ajudam os pediatras a cuidar bem das crianças:

- → Seguindo o programa de consultas periódicas estabelecido pelo profissional; esse é o melhor método para a prevenção, o diagnóstico e o tratamento precoce da quase totalidade das doenças.

→ Prestando as informações precisas sobre as anormalidades observadas nas crianças; a prática da medicina não é perfeita; todo ato médico tem alguma chance de estar errado; o aparelho do laboratório descalibra, o raio-X e o ultrassom podem ser interpretados de forma equivocada. Essa é uma das mais importantes reflexões que o cliente deve fazer; a medicina é assim; sabendo disso vocês devem ajudar o médico a enfrentar a imperfeição observando, informando, perguntando.

→ Tentando entender o diagnóstico e o tratamento proposto; quando houver dúvidas, perguntem; o profissional deve estar acostumado a responder aos questionamentos.

→ Informando a resposta ao tratamento – (exemplo: erupção cutânea após o início do antibiótico) – ou se a resposta não está sendo a que o pediatra havia referido – (exemplo: febre continua após dois dias do início do tratamento da otite média).

→ Estudando e aprendendo sobre as principais doencinhas dos filhos; os livros sobre a saúde das crianças e a Internet ajudam.

### *POR QUE AS CRIANÇAS BRIGAM AO SEREM EXAMINADAS?*

Entre um e quatro anos, a maior parte das crianças não aceita a consulta médica. As mais jovens são pequeninas para reagir, embora os pediatras às vezes encontrem algumas de seis ou sete meses muito rebeldes e esquentadas. As que têm mais de quatro anos habitualmente aceitam bem o exame médico. Por muitas razões, as crianças choram, protestam, agridem e lutam para não serem examinadas. Na idade em que são mais rebeldes, elas estão numa fase emocional particular em que o **não** domina muitas das reações. Também não são capazes de entender racionalmente a importância do exame médico. Além dessas características, os consultórios pediátricos são locais de algum sofrimento, de alguma expectativa de dor e de conversas absolutamente desinteressantes. É o local das vacinas, exame do ouvido, abaixador de língua, exame genital, muitas perguntas chatas, acusações, críticas, solicitação de exames e muitas outras más experiências. Também é o local do suplício e do castigo, pois familiares ainda usam aquele velho recurso: "**fique quieto senão te levo para o médico**" ou "**eu vou mandar te dar uma injeção**".

### *COMO AGIR PARA REDUZIR ESSA RECUSA PELO EXAME MÉDICO?*

Mostraremos sumariamente o papel dos familiares e dos médicos:

**FAMILIARES** – Os familiares nunca devem mentir; nunca devem dizer que os consultórios médicos são um lugar de alegrias, flores, pirulitos e pipocas; devem dizer que os consultórios dos médicos como os dos dentistas são locais importantes para cuidar da saúde; devem usar como exemplos as consultas que os próprios pais fazem aos seus médicos; devem falar que as vacinas e que os exames, embora desagradáveis, são importantes para combater as doenças; no caso das vacinas, é sempre importante mostrar que aquela "picadinha" pode evitar doenças que significam dor, sofrimento, hospital e algumas "picadonas" para exames de sangue e para aplicação de remédios; apresentar a consulta médica e as vacinas como castigo ou punição é absurdo.

**MÉDICOS** – Evidentemente, os pediatras devem examinar todas as crianças, mesmo as mais rebeldes, com o máximo de carinho e com o máximo de sensibilidade para tirar do exame o máximo de informações úteis; o exame, ou uma parte dele, no colo da mãe é uma medida recomendada; o Prof° Fernando Figueira sempre ensinou que colo de mãe é a melhor mesa de exame; cada etapa do exame deve ser explicada antecipadamente às crianças e isso os profissionais experientes vão fazendo à medida que o exame vai se desenvolvendo; por exemplo, antes de colocar o estetoscópio no tórax das crianças, os pediatras podem colocar o aparelho no tórax dos adultos e mostrar que o exame não machuca; o mesmo pode ser feito com o aparelho para ver os ouvidos; o uso do temido abaixador de língua sistematicamente em toda a consulta, mesmo nas crianças que não demonstram ter doença da garganta, deve ser repensado; o exame genital deve ser feito de rotina e precedido das mesmas explicações feitas quando do exame do ouvido, por exemplo; muitas vezes na primeira consulta os pediatras não conseguem examinar bem os seus clientes mais ariscos; mas um exame mais detalhado pode ser conseguido numa segunda ocasião se as crianças notam que os profissionais são pacientes e tolerantes; embora existam pediatras que executam procedimentos dolorosos em seus pacientes, como a aplicação de vacinas, a maior parte dos profissionais acha que isso dificulta a relação médico/paciente; seguramente, os médicos devem dizer com palavras simples e entendíveis pelos pequenos qual a importância das vacinas ou dos exames de sangue e nunca devem pintar o quadro com cores distintas da realidade; os médicos também devem agir com segurança; assim quando for necessária uma contenção física para a retirada de um corpo estranho no nariz ou no ouvido, isso deve ser feito com técnica apropriada, mas com determinação para que os bons resultados sejam obtidos e a relação de confiança seja mantida; com o passar do tempo e com essas ações, a maior parte das crianças passa a aceitar numa boa as consultas pediátricas e passam a ser amigos dos seus médicos.

### *QUAL É O PROGRAMA DE CONSULTAS PERIÓDICAS?*

Toda criança deve ser levada ao pediatra mesmo que não apresente o menor sinal de doença, mesmo que os pais não tenham a mínima dúvida sobre o seu bem-estar. Esta é uma recomendação internacional. A frequência com que as crianças normais devem ir ao pediatra é a seguinte: nos primeiros seis meses de vida – uma vez ao mês; dos seis aos doze meses de idade; aos nove e quando completarem um ano; de um a cinco anos de idade – uma a duas vezes por ano; após o quinto ano e durante a adolescência – uma vez ao ano.

### *PARA QUE TANTAS IDAS AOS PEDIATRAS?*

É com esse comparecimento periódico que os pediatras têm condições de acompanhar o crescimento – altura, de peso e de perímetro cefálico e de outros indicadores –, seguir o desenvolvimento motor, psicológico e cognitivo – aquisição das habilidades para sentar e andar, capacidade de falar, evolução do aprendizado escolar; e vários outros aspectos – orientar sobre a vacinação, revisar o programa alimentar, diagnosticar anemia e outros problemas, debater questões comportamentais e ajudar os familiares a decidirem sobre muitas outras situações significantes.

### *QUANDO CONSULTAR OUTRO PEDIATRA?*

É prudente referir ao pediatra sobre todas as dúvidas que vocês tenham. Esse jogo claro, franco, é essencial para que exista confiança mútua. A franqueza deve ocorrer inclusive quando vocês sentirem a necessidade de ouvir outro profissional. Pode ser difícil abordar o assunto, mas o ideal é que seja assim. Por várias razões, é melhor que os familiares e o pediatra definam o momento de avaliar a criança com outro profissional. Mas algumas vezes, por centenas de razões, os familiares ouvem outros profissionais, até não médicos, sem que o pediatra assistente saiba. Isso ocorre mesmo e é um direito dos familiares. A maior vantagem de ouvir outro médico indicado pelo pediatra é que os dois podem conversar sobre o que fazer. Evidentemente, a criança passa a ser beneficiada com a orientação de dois profissionais. Mesmo que as orientações sejam discordantes, é melhor que os dois se entendam para decidirem qual o melhor caminho. Vejam que o que recomendamos visa à saúde da criança. É possível que a conduta do pediatra titular seja a mais adequada e a criança pode ser prejudicada com uma mudança da conduta. Mas o inverso pode ocorrer.

### *QUANDO IR AO ESPECIALISTA?*

O pediatra age como um maestro de orquestra, vendo o conjunto e olhando toda a saúde física e emocional do cliente. É ele o mais indicado para recomendar o melhor momento de buscar ajuda de especialista e indicar qual profissional deve ser consultado. Se vocês, em algum momento, desejarem que a criança seja avaliada por um especialista de qualquer área, falem abertamente com o pediatra. Não é boa norma consultar um profissional especializado sem o conhecimento do pediatra. Pediatra é um pouco pai, um pouco tio, deve saber de tudo. O paciente pode ser prejudicado com essa falta de entendimento entre os profissionais.

### *QUANDO DEVEREMOS SOLICITAR UMA "JUNTA MÉDICA"?*

Esse é um recurso usado quando há uma situação importante ou mesmo grave, com risco de morte ou de outros perigos significantes, e é importante adotar condutas diagnósticas e/ou terapêuticas que possam mudar a condição existente. Os familiares têm o direito de solicitar a reunião de dois ou mais médicos para definirem o que fazer. Algumas vezes, é o próprio pediatra assistente que sugere isso. É essencial que todos os médicos envolvidos estejam presentes num determinado local e numa hora predefinida para que o trabalho se desenvolva como é o esperado de uma "junta médica". Após examinar o cliente e revisar todos os aspectos da doença apresentada, é comum que os médicos solicitem para estar a sós, sem a presença dos familiares, para debaterem livremente o que fazer. Finda essa fase, é essencial que os médicos se reúnam com os familiares para apresentarem o resultado do que foi acertado.

### *EU TENHO MEDO DE SALA DE ESPERA DE MÉDICO. TENHO RAZÃO?*

Salas de espera de consultório médico, de clínica de pronto atendimento, de hospital e de laboratório são ambientes propícios para a disseminação das doenças. Pense nos seguintes conselhos:

→ Evite salas de espera repletas de crianças doentes; muitas são transmissíveis e é possível encontrar na sala de espera crianças com coqueluche, catapora ou outras infecções importantes;

→ Procure consulta com hora marcada; os profissionais e os familiares são responsáveis por evitar o indesejável acúmulo de pacientes nesses ambientes que habitualmente são pouco espaçosos e com ar condicionado.

→ Não ir ao consultório com pacientes com coqueluche, catapora, sarampo ou outras infecções importantes; telefone para o médico quando tiver dúvida a esse respeito.

→ Tente cumprir o horário combinado; evite levar várias crianças ao consultório, ao mesmo tempo; permaneça o menor tempo possível no ambiente do consultório; não leve crianças para visitas hospitalares.

### *O ATENDIMENTO TELEFÔNICO É COMPLICADO. COMO PROCEDER?*

A orientação telefônica é uma das atividades mais importantes do pediatra. Também é uma das mais complexas e difíceis de administrar. Cada médico estabelece a rotina de atender aos chamados, mas é indesejável falar ao telefone no momento em que outra criança está sendo examinada. O ideal é responder às ligações nos intervalos ou ao fim do expediente. É evidente que as emergências devem ser atendidas. Um vasto canal de comunicação entre o pediatra e os familiares é sempre necessário. Todo profissional que assume o controle da saúde das crianças deve estar sempre solidário com o que ocorre e receptivo para responder aos telefonemas inclusive quando está na sua casa.

### *SERÁ QUE OS MÉDICOS SE LEMBRAM DOS NOSSOS FILHOS?*

Este é um dos problemas que os médicos enfrentam quando tem que orientar por telefone. É complicado o profissional orientar para o cliente errado. Essa é mais uma razão para que cada criança seja acompanhada por apenas um pediatra. Quando é o mesmo pediatra que atende à criança, é menos provável erro desse tipo. Portanto, mais uma vez, se fixe em apenas um profissional e monte com ele um esquema de cumplicidade para que tudo funcione melhor. Quando a mãe liga para o médico, é importante que ela refira alguns dados que identificam a criança: nome do cliente e da mãe, idade, peso aproximado e alguns outros dados importantes (exemplos: se é asmático, cite o fato; se tem alergia a penicilina, idem; se é convulsivo, idem).

### *O QUE OS VOCÊS PENSAM DOS HONORÁRIOS?*

Hoje, com os planos de saúde, esse assunto é de menor importância. Mas para os poucos clientes privados existentes, é importante que vocês saibam que o profissional não dispõe de mecanismos para saber a condição financeira de cada família. Os que estão em dificuldade para pagar os honorários profissionais devem falar francamente. O médico sempre encontrará mecanismo de atender ao cliente e fazendo isso estará cumprindo sua obrigação. Pensem que a maior parte dos pediatras estudou em escolas públicas pagas pelos contribuintes, por vocês. Então quando um deles atende um cliente, mesmo sem a cobrança de honorários, não estará fazendo um favor. Todo médico tem compromisso social.

### *A VOLTA DE CONSULTA É OUTRA DIFICULDADE. COMO PROCEDER?*

É tradicional que o cliente que vai à consulta médica tenha direito a voltar, sem ônus, para mostrar exames ou para algum controle programado pelo próprio médico. O retorno é um complemento da consulta anterior. Algumas famílias, por iniciativa própria, para esclarecerem dúvidas originadas da consulta anterior ou por outra razão, retornam ao consultório. Cada profissional define os critérios do que é volta e alguns estabelecem prazo para que o retorno ocorra e outros definem número de controles. Quando houver dúvida, se uma nova doença é motivo para um retorno ou uma nova consulta, ou ainda para esclarecer qualquer dificuldade sobre o tema, nada melhor do que uma boa conversa.

### *E O DIÁLOGO COM OS FUNCIONÁRIOS DO CONSULTÓRIO?*

O conhecimento dos funcionários do consultório é mais uma das vantagens da continuação do atendimento pelo mesmo profissional ao longo dos anos. Mas eles são seres humanos. Têm suas dificuldades, seus problemas. Mas todos os que trabalham no setor de saúde estão orientados a tolerar a angústia dos que estão adoentados ou com um parente nessa condição. Falem francamente, com eles e com o médico, que as eventuais dificuldades surgidas serão resolvidas.

### *O QUE MAIS OS PEDIATRAS PODEM FAZER?*

Eles podem sugerir locais para a prática da natação, escolinhas e creches, opinar sobre a escolha das "enfermeiras" e das babás, aconselhar sobre os cuidados durante as viagens, e sobre vários outros assuntos relativos ao bem estar das crianças, e até recomendar médicos para os familiares.

### *COMO HUMANIZAR A RELAÇÃO ENTRE OS PEDIATRAS E OS CLIENTES?*

A humanização das ações de todos os envolvidos na assistência à saúde – da recepcionista ao profissional mais graduado – é um valor que não pode ser negligenciado. Os gestores e as equipes técnicas e de apoio devem estar especialmente envolvidos nessa tarefa. Existem hoje estratégias montadas, desde os cursos de graduação, para habilitar todos a pensar e a praticar ações menos frias, menos impessoais. A arquitetura também deve pensar em tornar os ambientes mais humanos, mais personalizados, menos massificados.

### *COMO NÓS CLIENTES, PODEMOS PARTICIPAR DISSO?*

Mesmo as unidades mais simples montam mecanismos para colher as opiniões dos clientes sobre o atendimento. Deem suas opiniões. As unidades maiores oferecem ouvidorias para que os clientes registrem suas observações, que também podem e devem ser elogiosas. Mas ouvidores devem ser todos os envolvidos na prática assistencial à saúde e devem estar alertas para ouvir o que os pacientes têm a dizer. Um dos pediatras do grupo, com a cabeça cheia de conhecimentos técnicos, ouviu uma observação da mãe de um cliente que ainda hoje o acompanha. Na porta do seu consultório, havia uma mensagem das Edições Paulinas que dizia: "Procurei um médico e encontrei um amigo. Foi o segredo da minha cura". A mãe, após a fase mais crítica da doença do filho, olhou para o médico e disse: Procurei um amigo e encontrei um médico.... Certamente os profissionais, todos eles, médicos ou não, têm que ter competência e atitudes técnicas que a profissão exige. Mas todos eles têm que estar alertas para a prática mais amiga, mais humana, mais personalizada, mais próxima, mais cúmplice.

### *INFORMEM ONDE LER MAIS SOBRE A SAÚDE DOS FILHOS!*

Oferecemos uma lista com alguns títulos que podem ser consultados.

## Tema: Desenvolvimento – Cuidados com crianças – Aspectos emocionais

→ Série Mini-Imago (editora Imago) – há vários vários títulos: *Pedro e Carolina – Uma criança pergunta sobre nascimento e sexo* – Sten Hegeler; *Seu Bebê – Orientação psicológica para os pais* – Dina Rosenbluth e equipe da Clínica Tavistock (Londres); *Seu filho de um ano – Orientação psicológica para os pais* – Dilys Daws e equipe da Clínica Tavistock (Londres); *Seu filho de dois anos – Orientação psicológica para os pais* – Dina Rosenbluth e equipe da Clínica Tavistock (Londres); *Seu filho de três anos – Orientação psicológica para os pais* – Dina Rosenbluth e equipe da Clínica Tavistock (Londres); *Seu filho de quatro anos – Orientação psicológica para os pais* – Elsie L. Osborne e equipe da Clínica Tavistock (Londres); *Seu filho de cinco anos – Orientação psicológica para os pais* – Elsie L. Osborne e equipe da Clínica Tavistock (Londres); *Seu filho de seis anos – Orientação psicológica para os pais* – Christopher Dare equipe da Clínica Tavistock (Londres); *Seu filho de sete anos – Orientação psicológica para os pais* – Elsie L. Osborne e equipe da Clínica Tavistock (Londres); *Seu filho de oito anos – Orientação psicológica para os pais* – Edna O'Shaughnessy e equipe da Clínica Tavistock (Londres); *Seu filho de nove anos – Orientação psicológica para os pais* – Edna O'Shaughnessy e equipe da Clínica Tavistock (Londres); *Seu filho de dez anos – Orientação psicológica para os pais* – Edna O'Shaughnessy e equipe da Clínica Tavistock (Londres); *Seu filho de onze anos – Orientação psicológica para os pais* – Martha Harris e equipe da Clínica Tavistock (Londres); *Seu filho de doze a quatorze anos – Orientação psicológica para os pais* – Martha Harris e equipe da Clínica Tavistock (Londres); *Seu filho adolescente – Orientação psicológica para os pais* – Martha Harris e equipe da Clínica Tavistock (Londres).

→ *Amor e liberdade na educação da criança* – Fundo Editorial Byk – Procienx, São Paulo, 1983. Cesar Pernetta.

→ *A criança e o seu mundo* – D. W. Winnicott.

→ *A educação da criança, à luz da investigação psicanalítica* – Melanie Klein e outros.

→ *O que toda criança gostaria que seus pais soubessem* – Lee Salk.

→ *Publifolha,* vários títulos.

## Tema: Amamentação – Nutrição

*A arte de amamentar* – Karen Pryor.

## Tema: Sexualidade

*Sexo e sexualidade da criança e do adolescente* – Dr. Christian Gauderer.

E para terminarmos, reproduzimos trechos de dois textos que um dos pediatras que nos tem ajudado a escrever e rever os capítulos recebeu de uma cliente.

Vejam o primeiro:

*...Ao entrar no estabelecimento, vi aquele senhor que me parecia extremamente familiar. Ele era parecido com o pediatra dos meus filhos!! Mas de* short, *camiseta e tênis? Ele só tinha me visto duas vezes, então, provavelmente não me reconheceria entre um milhão de mães malucas que ele deve conhecer.*

*Bem, passei a perseguir o referido senhor dentro da padaria para tentar ver mais de perto. Achei que ele começou a perceber. O pior, passei a querer tirar uma foto dele no meu* IPhone *para mandar à minha mãe e ela dizer : "É ele mesmo!!". E eu jogar minha cestinha no chão e pular em cima dele!!!*

*Ele pagou as compras... foi embora e eu fiquei extremamente frustrada... terminei minhas compras... paguei... fui pra casa... Quando entrei no carro, parei e pensei... certo... mas e se fosse pediatra dos meus filhos? O que eu perguntaria a ele? Sabe que nem tinha pensado nisso?*

*Depois desse dia, decidi que, em minha mesa de cabeceira, junto com as fotos dos meus filhos, vou colocar a foto do pediatra. Assim tenho a sensação de que eles estão mais protegidos... difícil vai ser justificar ao Doutor, na próxima consulta, que quero tirar uma foto dele!!...*

Seguramente, não é necessário ter a foto do pediatra na cabeceira da cama. Basta firmar um pacto de que ele foi o escolhido, ter os seus telefones, comparecer ao consultório com a periodicidade recomendada, informar a ele as suas dúvidas, angústias e observações, seguir as recomendações e tudo deverá acontecer sem atropelos ou dificuldades.

E agora o segundo que demonstra que os pediatras e os familiares podem estabelecer uma relação respeitosa, profícua, duradoura e até afetiva:

*...citando Saint-Exupéry: "Não é a distância que mede o afastamento".*

*E não é mesmo, pois sempre me lembro do senhor na minha trajetória de educar um filho para o mundo e para a vida. Ele agora está com 16 anos e com saúde. O meu eterno agradecimento pelos ensinamentos e pelas escutas de uma mãe que por vezes era aflita demais com as "asmas", as "tosses", as "febres". O meu eterno agradecimento pelos ensinamentos mais simples como: oferecer ao meu filho aquilo que está na mesa para toda a família como arroz, feijão e carne assada; possibilitar a ele um caminhar com os pés descalços na areia da praia para "consertar" um pezinho que teimava pisar errado; tratar um resfriado com um delicioso mergulho no mar e sentir o calor do sol.*

*Obrigada por ter me ajudado a possibilitar uma infância feliz para meu filho.*

PROFISSIONAL COLABORADOR:
Danielle de Belli Claudino

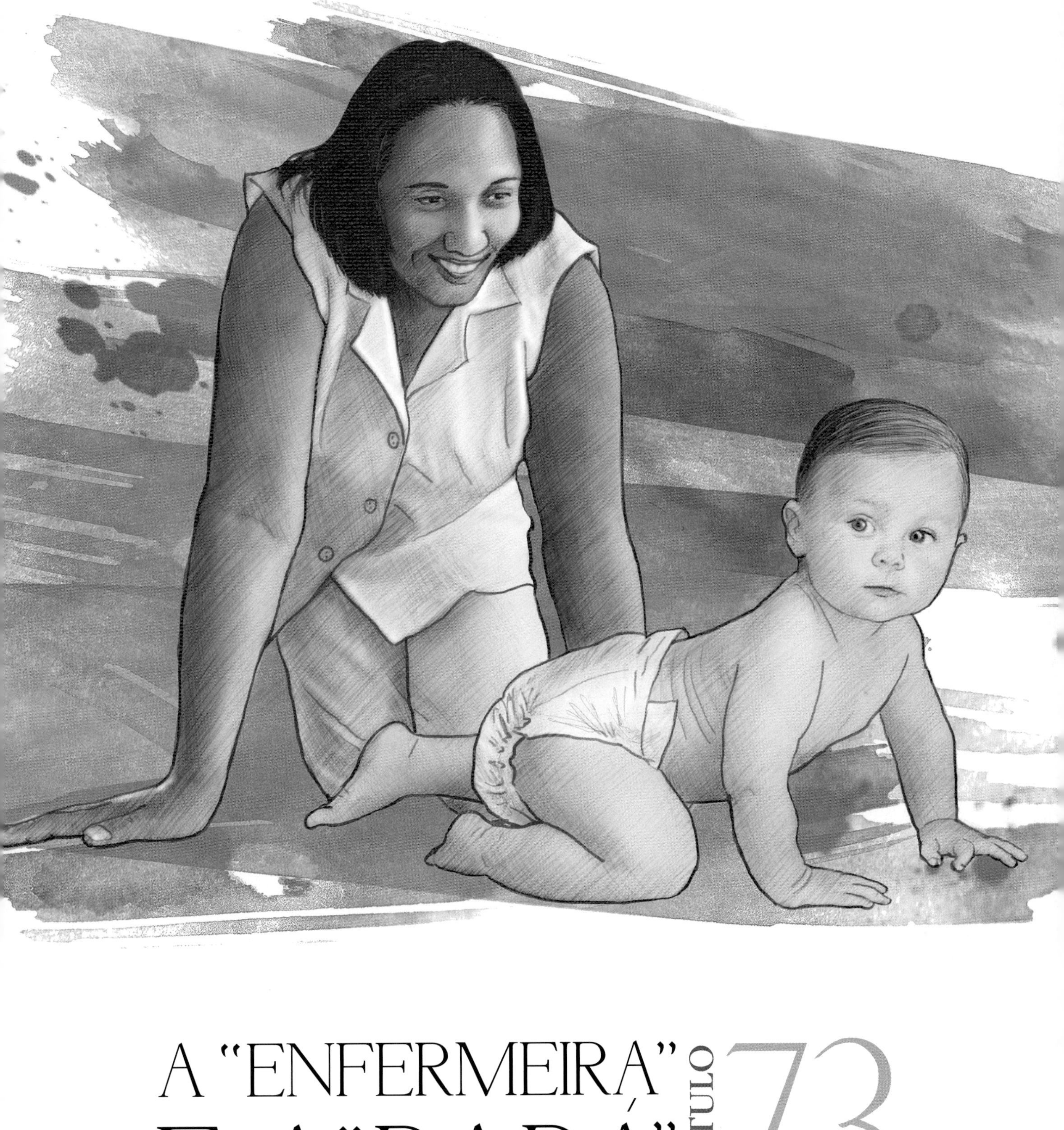

# A "ENFERMEIRA" E A "BABÁ"

CAPÍTULO 73

## A "ENFERMEIRA" E A "BABÁ"

O *Diário de Pernambuco* – 21 de fevereiro de 2010 – publicou matéria baseada em uma pesquisa sobre a influência das "babás" na vida das crianças. A matéria ressaltou que as crianças tendem a se espelhar em quem passa mais tempo com elas. Incorporam gostos musicais, alimentares, gírias, erros de português e até crenças religiosas das "babás". Identificou o estudo que falta diálogo entre as mães e as "babás" e que as primeiras sentem culpa por deixarem as crianças aos cuidados das últimas. Admitiram as mães que esse sentimento de culpa interfere na relação com seus filhos. Elas admitiram ainda abrir mão de certas normas para não perder o amor das crianças. Por outro lado, as "babás" informaram desempenhar suas funções de acordo com a relação que mantém com as patroas, que cuidam das crianças como se fossem seus filhos e que estão preocupadas com seus próprios filhos que estão em casa sem cuidados.

Este capítulo pretende discutir temas relativos ao trabalho das senhoras contratadas para ajudar as mães a cuidados de seus filhos pequenos.

Quem começa?

### *COMO SELECIONAR AS PESSOAS PARA CUIDAR DOS FILHOS?*

É essencial colher informações sobre o passado da pessoa a ser contratada. E a melhor informante é a mãe que contratou previamente. Perguntar sobre a qualidade do trabalho, higiene, cumprimento dos horários, perfil emocional, obediência às recomendações feitas, deslizes observados e outros aspectos. Até sobre problemas de saúde vocês devem perguntar. E aí vai uma lista de aspectos essenciais que devem ser abordados logo na primeira entrevista: endereço pormenorizado com roteiro de como chegar à casa; com quem mora; telefone para contato; formação escolar; se é fumante e se costuma tomar bebidas alcoólicas; se tem filhos e, se tiver, com quem os deixa para trabalhar; se tem algum problema de saúde; o que gosta de fazer no horário livre; dados pessoais como namorado e marido; pessoas que podem dar referências e telefones; contato inicial com a criança; descrição das atividades que serão praticadas; real disponibilidade para trabalhar no horário contratado; rever salários e folgas.

### *MAS ESSA ENTREVISTA NÃO É FÁCIL. NÃO É MESMO?*

Recentemente, num famosíssimo programa de entrevistas da televisão dos Estados Unidos, um especialista orientou que as seguintes perguntas deveriam ser formuladas: onde trabalhou?; qual a sua rotina de higiene pessoal?; tem envolvimento com a polícia ou com a justiça por maus tratos às crianças ou por outros problemas?; qual o seu entendimento sobre o que é mau trato para com as crianças?; quais os mecanismos que você usa para convencer uma criança rebelde que não que tomar banho, não quer cumprir a rotina estabelecida pela mãe?; qual o seu conhecimento sobre os alimentos importantes e obrigatórios para a boa nutrição das crianças e sobre os que não são importantes?; o que você sabe sobre os acidentes na infância?; quais as ações que você adotaria nas queimaduras, quedas, cortes com sangramento e convulsões?

### *COMO DEVE SER UMA "ENFERMEIRA" PARA CUIDAR DO BEBÊ?*

A primeira característica é que tenha experiência com bebês. A segunda é que aceite a norma de que a mãe é que estará gerenciando o processo. Outra boa característica é que essa "enfermeira" tenha alguma formação especializada. Deve ser uma senhora, lá pelos 40 anos, que também tenha cuidado dos seus filhos, e que tenha excelentes credenciais fornecidas pelas outras mães. Mas, entregar todos os cuidados a uma estranha, sem "os olhos" de um familiar é perigoso.

### *É MELHOR TRAZER UMA "BABÁ" DO INTERIOR?*

Não é prudente entregar a criança para quem não tem experiência. Mas se vocês não trabalham fora do lar, se a "babá" vai trabalhar fiscalizada, essa moça do interior, sem "vícios", pode ser "moldada" e útil. É evidente que ela deve ser instruída, até de como lavar a roupinha do bebê, de como esterilizar os utensílios da alimentação. Não se deve supor que as vindas das áreas interioranas sejam ingênuas e sem vícios.

### *ENTÃO É MELHOR LOGO UMA "BABÁ" EXPERIENTE?*

Sem dúvida, quanto mais experiente e mais confiável, melhor. Mas a "babá" ideal não existe. Elas são como nós. Têm qualidades e defeitos. E também é prudente admitir que a "excelente babá" numa outra casa pode não ter um desempenho tão satisfatório na casa de um de vocês. Assim, é boa norma estar com o "desconfiômetro" ligado, com um "pé atrás", mesmo que a auxiliar contratada tenha ótimas referências, tenha várias informações de ser "experiente". É obrigatório definir com ela quais são as regras da casa e montar um eficiente esquema de observação.

### *O QUE MAIS DEVEMOS FAZER PARA QUE ELAS CONFIEM EM NÓS?*

É essencial: carteira de trabalho assinada, repouso, férias e outros itens. O diálogo é a peça mais importante na montagem desse esquema respeitoso. Dar a elas, sempre, a chance de se explicar. Ouvir é o aspecto mais importante para o estabelecimento de um diálogo produtivo. Quando censurar, agir de forma não agressiva e mostrar que o mais importante é que os cuidados com as crianças sejam qualificados e confiáveis. Em todos os finais de expediente, é essencial conversar sobre o comportamento das crianças. E, seguramente, vocês devem dar atenção às observações das "babás". Essa postura valoriza o trabalho delas e orienta as mães nas consultas com os pediatras e na tomada de muitas decisões.

### *É IMPORTANTE QUE AS "ENFERMEIRAS" E AS "BABÁS" SAIBAM LER?*

As alfabetizadas terão facilidades para entenderem as ordens escritas. Mas compreendam que uma "babá" que não sabe ler poderá ser mais afetuosa, atenta, "esperta", cumpridora das obrigações e receptiva do que a alfabetizada. É desejável que as "babás" conheçam, mesmo sem ler, sobre os cuidados básicos nos acidentes domésticos – queimaduras, quedas, engasgos e outras situações comuns. As mães devem ler alguns textos básicos sobre os cuidados com as crianças. O tema *Principais acidentes nas crianças* não pode ser esquecido.

### *OS EXEMPLOS TENDEM A SER COPIADOS PELAS "BABÁS". O QUE ACHAM?*

O comportamento dos pais tende a ser imitado pelas "babás". Os bons exemplos serão copiados e transformados em boas ações. Os pais devem demonstrar segurança ao estabelecerem limites para os filhos. Devem demonstrar segurança ao instituírem horários para sono, alimentação, higiene, lazer ao ar livre e até para assistir à TV. Devem agir de forma equilibrada nos momentos de destempero das crianças. Se a criança tenta agredir a "babá", o pai ou a mãe deve agir com rigor para evitar e exigir respeito à auxiliar. As "babás" que percebem essas ações, principalmente se adotadas repetitivamente, tenderão a agir da mesma forma. Mas se os pais praticam, no cotidiano com seus filhos, o mau exemplo, o grito, o empurrão, a agressão, a falta de rotina, ora sim, ora não, para o mesmo ato executado pela criança, a desarmonia entre eles mesmos e outras ações condenáveis, o trabalho das "babás" estará tremendamente dificultado.

### *E AS ESCOLAS DE "BABÁS"?*

As "babás" que frequentaram um curso profissionalizante devem ter vários bons atributos que uma inexperiente não tem. É até possível admitir que as escolinhas de "babás" fizeram algum teste vocacional, para definirem quem tem e quem não tem o perfil para o trabalho, e também realizaram alguma triagem sobre a saúde física e emocional das alunas.

### *DEVEMOS ADMITIR "ENFERMEIRA" OU "BABÁ" QUE FUMA?*

Acreditamos que não devem. O cigarro é causador de doenças nos fumantes e nos que estão ao seu redor. As crianças, sobretudo as novinhas, são particularmente sensíveis aos malefícios produzidos pelo tabaco. Muito cuidado vocês devem ter também com o consumo de álcool e outras drogas. Esses problemas deverão ser abordados diretamente com a funcionária, antes da contratação, e também devem fazer parte das perguntas que vocês deverão fazer quando houver a possibilidade de colher informações no antigo emprego.

### *ENTÃO É DIFÍCIL. NÃO É MESMO?*

Só há um mecanismo para minimizar as dificuldades: as mães não podem abrir mão da postura de comandante e de supervisora do trabalho das "babás".

### *SERÁ MELHOR LEVAR NOSSOS FILHOS PARA CRECHES OU ESCOLINHAS?*

Com frequência, é mais seguro levar as crianças precocemente para as creches. Pode ser menos seguro entregá-las aos cuidados de "babás" leigas, totalmente inexperientes, incapazes de medir e dar 2 mL do remédio se há febre. Nas creches e escolinhas, as crianças são mais estimuladas, protegidas, socializam, competem, praticam alguma atividade física, conhecem outras pessoas. Crianças doentes, sobretudo com infecção, devem ficar em casa para não disseminar o problema para os coleguinhas. O convívio com crianças em creches causa alta frequência das doenças virais. Nas creches, a alimentação pode ser mais diversificada e é comum observar que lá elas aceitam frutas e saladas.

### *DEVEMOS PENSAR ATÉ NA SAÚDE DOS NOSSOS FUNCIONÁRIOS?*

Além de ser medida importante para a criança a ser cuidada, também é ato humanitário cuidar da saúde dessas moças, senhoras e até senhores que as ajudam a criar os filhos. E para que eles não se sintam agredidos, é útil conversar sobre o assunto para esclarecer bem direitinho que isso é bom para todos. Para a saúde deles próprios. Uma simples anemia, que causa desânimo, pode ser facilmente descoberta e tratada, pode dificultar o desempenho no trabalho.

### *COMO AGIMOS PARA CUIDAR DE PESSOAS QUE NÃO CONHECEMOS?*

O melhor mecanismo é levar a um posto de saúde para que o clínico geral indique o que fazer. Talvez ajude uma conversa prévia com o médico, que deve ser informado que um dos objetivos é proteger a criança de doenças transmissíveis, como a tuberculose. E seguramente o médico solicitará alguns exames básicos como o hemograma, a dosagem de glicose, o parasitológico de fezes, o sumário de urina, o Mantoux e, dependendo dos sintomas observados, o raio-X de tórax, a consulta com ginecologista e outros. E se há algum problema de saúde, o médico definirá o caminho a seguir.

### *"BABÁ" SUPERCUIDADOSA PODE PREJUDICAR A CRIANÇA?*

Vejam o depoimento de uma colaboradora:

*...é comum ouvir das mães que têm "pena" de seus filhos quando os veem brincando sozinhos... E quanto à necessidade de as crianças brincarem sozinhas para curtir as suas fantasias, como mãe, também gostaria de fazer um relato sobre meu filho. Quando ele tinha "babá", essas brincadeiras criativas e lúdicas não existiam, porque ele era costumeiramente monitorado por ela que o cerceava em seus atos. Também o impedia de "se virar" na alimentação e na ida ao banheiro para fazer as suas necessidades. Um dia, em visita à casa de uma amiga que não é nordestina, e cujo filho não possui "babá" em razão de os pais serem contra, observei uma imensa diferença entre meu filho e o dela. Meu filho não estava indo ao banheiro sozinho, não subia as escadas sozinho, não brincava sozinho, etc... Demiti a "babá" no dia seguinte e hoje tenho um filho com três anos incompletos que é outra criança, que se basta, pega uma cadeira para alcançar o bebedouro e realiza outras proezas inerentes à sua idade.*

### *AS "BABÁS" INTERFEREM NA ALIMENTAÇÃO. NÃO É MESMO?*

Interferem na alimentação e em muitos aspectos da vida das crianças e mesmo na dos familiares. Interferem inclusive na linguagem e em outros aspectos da cultura familiar. Não se deve desconhecer isso. Elas vêm de uma realidade social, econômica e cultural, de uma forma genérica, bem diferente daquelas das famílias, das casas, das cidades, onde vão morar e trabalhar. Elas vêm com seus comportamentos, com sua linguagem, com seus hábitos higiênicos e alimentares. E vêm com seus valores. Esses são, provavelmente, os aspectos que mais dificultam a relação delas com os familiares. E acreditamos que cabe, sobretudo, a quem contrata, tolerar essas diferenças e favorecer, facilitar e estimular a adaptação delas a esse novo ambiente. Um dos aspectos em que esse contraste mais aparece é na alimentação da criançada. Muitos dos hábitos alimentares delas, sobretudo das vindas do interior, são extremamente saudáveis. Elas tendem a ensinar aos nossos filhos a gostar de tapioca, cuscuz, inhame, jerimum, "feijão xoxa" e outros alimentos extremamente saudáveis.

### *ELAS PODEM SUPERALIMENTAR OS NOSSOS FILHOS?*

Temos a nítida impressão de que as "enfermeiras" e as "babás" tendem a medir e a demonstrar o seu nível de competência conseguindo que os bebês sejam bem gordinhos, cheios de "dobrinhas", com aquela linda "papadinha". Ao mínimo sinal de desconforto, que pode não ser fome, elas alimentam as crianças. Ao primeiro resmungado no meio da noite "empurram" a mamadeira na meninada. Tendem sempre a forçar a tomada daquele restinho de leite que sobre na mamadeira. Evidentemente, as próprias mães e os outros cuidadores podem adotar práticas semelhantes.

### *A RELAÇÃO EMOCIONAL ENTRE OS FAMILIARES INFLUI NAS "BABÁS"?*

Familiares permissivos, que não estabelecem regras nem limites, e aceitam as agressões, dificultam o trabalho das "babás". Elas que chegam às nossas casas com boas experiências de vida têm mais chance de se enquadrar na estrutura emocional dos familiares contratantes quando o ambiente é harmônico, regrado, discutido.

### *COMO ORIENTAR AS "BABÁS" NA HORA DE DAR REMÉDIOS?*

As intoxicações medicamentosas, pelo uso excessivo de remédios, estão entre os problemas mais importantes da pediatria. Os erros são cometidos por familiares e também por "enfermeiras" e "babás" pouco atentas ou precariamente informadas sobre o emprego dos medicamentos. Há produtos extremamente tóxicos como os para crise de asma, os antialérgicos, os anticonvulsivantes, os corticoides, que precisam ser usados com extremo cuidado. E há outros, como os antibióticos que, se empregados incorretamente, dificultam ou impedem a cura das doenças. Todos os que administram remédios às crianças devem ser muito bem informados sobre preparo, dose, horário, possibilidade de repetir se o produto é vomitado, principais efeitos colaterais, outros riscos e coisas assim. O ideal é que todos e quaisquer remédios fossem dados com a presença da mãe, pai ou avó. "Babás" muito bem instruídas poderão cumprir a missão. Uma boa norma é deixar em local bem visível da casa, na porta do refrigerador, por exemplo, o esquema a ser cumprido. Mas, mesmo longe, por telefone, é possível instruir, monitorar, acompanhar o emprego da medicação. Sempre fale com as "babás": "a quantidade é exatamente essa – tantas gotas, com este conta-gotas aqui; ou tantos mililitros – medidos com essa seringa –, dada à hora tal"; "se vomitarem, não repitam, telefone para eu dizer o que fazer"; "qualquer diferença que notar na criança – tremor, manchas na pele ou outras, avisem".

### *A "BABÁ" PODE LEVAR AS CRIANÇAS AO PEDIATRA SEM A MÃE?*

Apenas nas situações excepcionais, como na ausência dos pais. Na rotina, a mãe e o pai deveriam estar sempre presentes na consulta médica. A presença das "babás", junto com os familiares, na consulta, frequentemente ajuda, pois, habitualmente conhecem muitos detalhes sobre o que está ocorrendo com as crianças. Infelizmente, algumas vezes, sabem mais que os próprios pais.

### *ALGUMAS "BABÁS" AJUDAM NA MONTAGEM DO ENXOVAL DOS BEBÊS!*

Trazemos a vocês a opinião de uma "babá" que recebeu o texto pela Internet e que nos ajuda a estudar o assunto:

*Cuidar e se dedicar a um bebê não é fácil como muitas pessoas pensam. Um bebê que recebe afeto da mãe ou da "babá" torna-se um adulto bem menos exposto ao estresse e à angústia.*

*O trabalho da "babá" não é tão restrito como se acha por aí, e sim, amplo, pelo menos no meu ponto de vista e modo de agir no meu trabalho do dia a dia. Eu, particularmente, começo a me dedicar antes de a criança nascer apoiando à mãe na escolha e na compra das roupinhas e de tudo o mais que a criança precisará. Eu creio que tenho sido útil no dimensionamento das compras, pois tenho observado que algumas vezes as mães compram muito ou compram pouco o que dificulta o meu trabalho. E tenho especial cuidado na qualidade do que é adquirido para não comprar "gato por lebre".*

*Nada como uma boa orientação e prática para que o desenvolvimento do trabalho seja bem encaminhado e correto para a responsabilidade do dia a dia de uma "enfermeira" ou "babá" especializada, é assim que eu encaro e trabalho.*

### O QUE FAZER QUANDO AS CRIANÇAS SE APEGAM ÀS "BABÁS"?

As crianças apegam-se às "babás" e a quem cuida bem delas: a quem dá afeto, alimento, banho, carinho e colo. É absolutamente natural. Esse apego é importante e é uma demonstração de que as "babás" estão sendo carinhosas e atenciosas no seu trabalho. E é importante desconfiar quando as crianças não demonstram carinho para com elas. Para ilustrarmos, citamos que uma senhora que percebeu que alguma coisa estava errada na relação da criança com a funcionária quando seu filho assustado disse repetidamente: "Babá não, Babá não...!". Nas noites em que esta "babá" dormia em casa, essa mesma criança ficava muito sonolenta. Por outro lado, quando a mãe é que cuidava, a criança acordava com frequência. Foi logo descoberto que a "babá" usava métodos absolutamente inaceitáveis e até desumanos com a criança. Todas as crianças, por menor que sejam, criam mecanismos de defesa quando agredidas e criam vínculos afetivos quando bem cuidadas. É comum que elas, em situações de tensão, como num exame pediátrico, busquem o apoio e o colo das "babás". Isso é visto com frequência quando as mães trabalham fora do lar e têm pouco contato com os filhos. O contato e o apoio nos probleminhas do dia a dia são dados pelas "babás" que passam a ser referências nesses momentos. As mães têm é que tolerar isso. No entanto, quando as mães estão em casa, é recomendável que mantenham o máximo de contato com os filhos para minimizarem o apego excessivo às "babás".

### ALGUMAS CRIANÇAS SOFREM QUANDO AS "BABÁS" VÃO EMBORA!

As crianças aprendem a gostar das "enfermeiras" ou "babás" carinhosas, atenciosas, cuidadosas. E sofrem quando vão embora. É um processo normal, de quem sofreu uma perda. É transitório. E também é normal que exista uma resistência, às vezes intensa, às "babás" recentemente admitidas. É processo de adaptação e, outra vez, transitório. Cabe a vocês e às "babás" auxiliarem nessa fase de ajustes. Carinho, afeto, paciência e, em alguns dias, tudo estará bem. Além disso, os pais devem informar, desde que as crianças estejam numa idade que permita essa explicação, que a "babá" não faz parte da família, que ela tem sua casa e que estava ali provisoriamente. Ou seja, dizer a **verdade**. As crianças precisam da verdade e se sentem bem quando tratadas com sinceridade.

### COMO DIMINUIR O CHORORÔ QUANDO FOR DEMITIR UMA "BABÁ"?

A regra básica é não mentir. Dizer o que ocorreu, sem acréscimos, sem dramatização. Feito assim, é até um aprendizado para a criançada com alguns aninhos que já percebe com mais propriedade a complexa dinâmica da casa de cada um de nós. Nos tempos deles, será assim também. O chororó passará logo.

### HÁ "BABÁS" QUE DEIXAM AS CRIANÇAS A PESSOAS NÃO AUTORIZADAS!

Isso deve ser totalmente proibido. É importante que na definição das atividades isso seja enfaticamente definido e que a observação desse fato poderá implicar até a demissão.

### ALGUMAS "BABÁS" USAM REMÉDIOS PARA QUE AS CRIANÇAS DURMAM!

Infelizmente, é comum o problema das agressões e dos maus tratos na infância. Os pediatras, os juizados da criança e do adolescente e todos os que cuidam do bem-estar das crianças, e, cremos, todos nós, conhecemos esse abominável aspecto que as atinge. Pais e outros familiares e pessoas não ligadas à família agridem física e emocionalmente as crianças. Traumas da pele e dos tecidos vizinhos, fraturas, sangramentos para órgãos internos, até no cérebro, uso de remédio para dormir, manipulação sexual e transmissão de doença venérea são fatos conhecidos e causados por pessoas desqualificadas e criminosas. Até mortes são relatadas. Também é sabido que algumas crianças são rotuladas de forma depreciativa ("sugismundo", "fedorento") quando fazem cocô na roupa. Outros são obrigados a usar o peniquinho ou forçados a comer. Para minimizar tais fatos, como a maioria das famílias vive em edifícios, é importante o envolvimento com os vizinhos, com mães ou avós que ficam em suas casas.

### *E O QUE FAZER PARA EVITAR E DESCOBRIR ISSO?*

Vejam alguns conselhos:

→ Procurar saber o passado da candidata antes de contratar; dialogar na admissão e repetidamente, sempre ouvindo com atenção e sem pressa; definir as normas do funcionamento da casa; falar com precisão e clareza sobre o que é esperado dos cuidados com as crianças; informar sempre que é preferível falar o que ocorreu do que omitir ou mentir sobre qualquer evento, por exemplo, acidentes, quedas, ocorridas com a meninada.

→ Ressaltar que é preferível perguntar, sobretudo sobre o comportamento da criança cuidada – por exemplo, rebeldia – do que forçar, obrigar, castigar, depreciar, agredir.

→ Remunerar adequadamente e fornecer apoio para as necessidades individuais; evitar discriminações; ler e refletir, com as auxiliares, textos sobre violência contra as crianças, acidentes e temas correlatos.

→ E agir em caso de desconfiança sobre qualquer atitude negativa com as crianças; ouvir os vizinhos, ver a opinião de pessoas da família e utilizar meios como um gravador são atitudes aceitáveis; substituir a funcionária se há razões bem fundamentadas sobre qualquer tipo de desrespeito às regras que devem ser invioláveis, como é o dar amor e proteção às crianças, também é aceitável.

### *É UMA BARBARIDADE! NÃO É MESMO?*

Além de ser difícil evidenciar o problema, a maior parte das agressões, sobretudo as emocionais, os gritos, as rotulações depreciativas, a pressão para comer e outras coisas assim, não é descoberta. Todos nós temos visto reportagens de mães que flagraram "babás", com câmeras em locais estratégicos da casa, agredindo as crianças. Ter uma pessoa mais esclarecida na casa, como uma governanta, para os que podem pagar, é um bom mecanismo. Uma avó ou uma tia atenta é um presente dos céus. Estar sempre desconfiado é outro. Se a criança muda o comportamento, passa a dormir muito, ou a se irritar facilmente, pode ser indício de uso de drogas. Há relato de uma avó experiente que, ao notar que o neto estava excessivamente sonolento, foi na bolsa da "babá" e encontrou um comprimido raspado de um remédio para dormir. O pediatra alerta pode ajudar. A criança, sobretudo a de mais de dois anos, é um bom termômetro para qualquer agressão e a mãe deve tentar conversar com ela abordando de forma inteligente a relação dela com a "babá", e tentar tirar alguma conclusão sobre o comportamento da funcionária. Sempre a criança deve ter certeza de que a mãe a apoia inteiramente, e que a substituição da "babá" pode fazer parte desse apoio incondicional. A criança se sentirá segura e confiante junto aos pais.

### *DEVEMOS AVISAR AO JUIZADO DA CRIANÇA?*

Para responder a essa questão, vejam os comentários do pediatra Dr. Aníbal Gaudêncio que é o principal estudioso do assunto em Pernambuco:

É importante considerar duas condições distintas:

I – **Existe lesão física (equimoses, hematomas, marcas de instrumentos, dentre outros exemplos)** – Se houver suspeita ou confirmação que foi a "babá", o pai, a mãe, ou o responsável, devem denunciar em qualquer delegacia ou à delegacia especializada da criança e do adolescente ou em qualquer juizado. Nessa situação, embora o papel do pediatra assistente seja importante, pois ele poderá caracterizar melhor a lesão física, e também avaliar danos não suspeitos pelos pais (exemplos: fratura ou lesão de órgãos cavitários), a criança deverá ser obrigatoriamente examinada por médicos peritos.

II – **Não há evidências de lesão física e a suspeita, pelos pais ou responsáveis, é de maus tratos psicológicos** – É uma condição mais difícil de comprovação que a anterior para que a autoridade policial ou judicial enquadre o suposto agressor. Nesses casos, onde os pais percebem que a criança está diferente, a denúncia até poderá ser feita, porém, há o risco de a pretensa vítima iniciar um processo de falsa acusação contra os pais.

Agora, leiam os depoimentos de mães e de uma "babá" que há 27 anos trabalha nessa nobre missão:

**MÃE** – *Meu filho tem apenas três aninhos. Esse dilema creche ou "babá" também fez parte da minha vida. Ainda na gestação, estava convicta de que teria uma "babá" altamente qualificada (se é que existe) para cuidar do meu filho. Quando ele nasceu, tudo mudou. Percebi que para educar uma criança é necessário muito amor. E uma pessoa que "acabei de conhecer", sem nenhum vínculo familiar ou afetivo jamais poderia cuidar do meu filho como se fosse eu. Refleti bastante e resolvi deixar temporariamente a carreira profissional para viver plenamente a maternidade. E não me arrependo. Sei que essa atitude criticada por uns, mas muito elogiada por outros, nem todas as mães podem optar. Durante esses três anos, sendo mãe 24 horas por dia e convivendo indiretamente com "babás", porque a maioria dos amiguinhos do meu filho é criada por elas, me tornei uma "observadora de 'babás'". Aconselho realmente as mães que precisam dessas profissionais a prestarem muita atenção ou a pedirem a alguém que o façam, quanto ao comportamento delas longe das mães. Sei que não existe perfeição, mas ao se tratar de filho(a), que é tudo na vida da gente, todo cuidado é pouco. Quanto às creches, teoricamente mais seguras e educativas que as "babás", também é preciso cautela na hora da escolha. Conhecer todos os ambientes da escolinha/creche, inclusive a cozinha é legal para que as pessoas percebam o cuidado que você tem com a sua criança. Claro que tudo de forma sutil...*

**MÃE** – *Antes de o meu filho nascer, optei em trabalhar meio expediente, abrindo mão de 50% do meu salário e de muitos luxos que advinham com esses 50%. Na verdade, deixei de comprar várias coisas materiais que jamais me fizeram falta. Passei a ter uma vida mais simples,* a desejar menos *e a amar mais. Assim, pude não apenas observar as "babás" de perto, como a cuidar, eu mesma, do meu próprio filho. Com a sugestão do meu marido, e do nosso obstetra, optamos em não contratar uma "enfermeira". Tal decisão foi fundamental para a união entre esse forte elo: pai, mãe e filho. Sem a figura da "enfermeira", pudemos compartilhar os cuidados com o nosso filho e a "babá" só chegou a ser contratada quando tive que voltar ao trabalho e, mesmo assim, a mesma ficava com o meu filho somente no período em que eu estava fora, voltando ao seu lar logo que eu chegava do trabalho. Essa forma de contratação me assegurava a intimidade com o meu filho, sem interferências, sem opiniões, eu e ele... Fui amplamente criticada, não apenas em optar por não ter uma "enfermeira", como também por ter amamentado o garoto por quase dois anos. A única pessoa que me apoiava na amamentação "prolongada" era o pediatra. Outra questão muito relevante é que essa troca de amor e afeto com meu filho certamente não favoreceu somente a ele, mas muito a mim mesma, vivenciando a maternidade de forma plena, curando-me, inclusive, de problemas de carência da minha própria infância...*

**MÃE** – *Em 1968, eu tive o meu primeiro filho e trabalhava duro em dois empregos como pediatra. Quando ele estava com seis meses de idade, uma das minhas* *ajudantes foi embora e eu fiquei com apenas uma funcionária. Minha vida profissional era muito difícil e eu trabalhava no período da manhã num posto de saúde e fazia plantão às quintas-feiras. A moça ficava sozinha cuidando do meu filho, enquanto eu estava trabalhando da segunda até a sexta, eu voltei para casa, de madrugada, do plantão, devido à varicela. Pela manhã, eu apresentava temperatura altíssima e não me sentia nada bem. Apesar de estar "isolada" em dormitório separado, ouvia meu filho chorando muito. Chamei a moça e pedi para que ela fosse verificar o que estava ocorrendo. Qual não foi minha surpresa quando ela respondeu: "comigo criança dorme e se acalma é no gás". Apesar de eu não estar bem ainda, tive calma de perguntar como é que ela fazia. A resposta foi: "eu abro a boca do fogo, ponho a cabeça dele e quando ele quer dormir eu o levo pro berço e ele dorme calmo".*

*Imaginem o horror de uma mãe escutar isso. Eu estava em início de vida, com filho pequeno, sem telefone, sem interfone no prédio e sem alguém que pudesse ajudar-me. A reação que tive foi abrir a porta e mandá-la sair do meu apartamento, imediatamente. Ela ainda enfrentou-me e disse que eu não estava em condições de tomar qualquer atitude. Foi quando eu peguei a vassoura que ela estava usando e ameacei-a fisicamente. Ela saiu e eu peguei todas as coisas dela, pus numa mala e coloquei fora da porta para que a fulana sumisse da minha casa.*

*Arrependi-me desta atitude, porque eu poderia ter ido a uma delegacia e denunciá-la evitando assim que ela agisse do mesmo modo com outra criança. Na ocasião, eu não pensei nisso. Eu só pensava em salvar meu filho e a mim mesma.*

*Os meus dois outros filhos também sofreram agressão produzida por uma funcionária. Por volta de 1976, minha filha com quatro anos e meio e o menor com um ano e meio ficavam em casa pela manhã com uma mocinha que eu havia trazido do Nordeste. Eles ficavam em casa pela manhã e à tarde iam à escolinha. A minha ajudante, essa mocinha com 15 anos, também ia. Eu soube pelos funcionários do prédio, que pela manhã, enquanto eu estava trabalhando fora, ela saía para conversar com eles na portaria. Como eu iria de férias visitar meus pais, resolvi ter cautela e levá-la de volta para a mãe. Foi o que eu fiz. Ao retornar a São Paulo, minha filha disse-me que ficou feliz por não ter trazido de volta a tal garota. Perguntei e ela respondeu: "ela pôs a faca no dedo que eu chupo" e disse-me que cortaria o dedo se eu dissesse a você que ela deixava meu irmão trancado no quarto dela. Disse ainda que o irmão ficava gritando, chorando no escuro e que ela tinha que ficar vendo TV enquanto a mocinha saía de casa. Diante dessa situação, eu decidi colocá-los em escola de período integral, distante 30 km da minha casa, o que foi uma boa experiência de vida para eles.*

*Faço esse alerta aos pais para que confiem sempre desconfiando, de quem quer que seja, da pessoa que for cuidar dos seus filhos.*

**MÃE** – *Sou mãe de uma criança de três anos, tenho intensa vida profissional e resido fora do meu estado de origem. Sou pernambucana e vivo com meu esposo e meu filho na Paraíba. Como não tenho a ajuda das vovós, tenho extrema necessidade do auxílio de uma "babá" para cuidar do meu filho. Tenho tido sorte na escolha de tais auxiliares, e considero essencial à contratação: referências pessoais, certa experiência com criança, paciência, nível razoável de instrução, higiene pessoal e especialmente disposição para o aprendizado e adaptação às rotinas domésticas. Observadas estas características, cabe a nós como empregadoras, para o bom relacionamento e durabilidade da relação, o respeito para com elas, a disposição de ajudá-las, pois elas também se cansam e devem ter a permissão para que tenham momentos de lazer e, assim, trabalhem mais e, principalmente, a remuneração razoável provavelmente sempre superior ao salário mínimo legal.*

*Desse modo, havendo reciprocidade na relação, os resultados serão melhores e pais e filhos ficarão mais satisfeitos. Não se pode descuidar da constante observância da criança, dos cuidados que estão sendo dispensados e das suas reações. É essencial observar continuamente o comportamento da "babá", procurando dentro do possível, se manter próximo ou vigilante, em relação aos filhos e suas auxiliares.*

*Por fim, como experiência pessoal, e apesar de ter uma boa "babá", meu filho com um ano e meio ingressou na escola, no período da tarde, o que tenho considerado maravilhoso, para o seu desenvolvimento pessoal, comunicabilidade e disciplina. Acho importante o auxílio das "babás", mas de preferência, que as crianças, quando possível, frequentem a escola, pois assim terão mais progresso em seu desenvolvimento como pessoa, e as mães ficarão bem mais tranquilas, como eu fico.*

**"BABÁ"** – *Na vida das crianças, as famosas e tradicionais "babás" tentam representar um papel muito importante: o de mães. Elas não só limpam o bumbum, dão banho, alimentam, brincam, põem pra dormir, dão carinho e atenção, dão remédio e passam noites em claro velando o bem-estar dos bebês. Elas participam da educação e observam o desenvolvimento psíquico e motor das crianças. As mães, nem sempre estão presentes no dia a dia dos filhos e daí surge a necessidade e a importância das "babás" que possam ajudá-la.*

*Quando os pais contratam uma "babá", devem fazer de modo muito bem selecionado, com bastante cuidado. Eles devem procurar referências, verificar a pele, se tem tosse, mau hálito, fungos nas unhas, se é responsável, enfim, observar o seu desempenho. Muito cuidado com a escolha porque existem as camufladas que aparentam gostar de criança, mas que por trás agem de forma agressiva quando se encontram sozinhas com as crianças. Muitas "babás" deixam muito a desejar.*

*Uma verdadeira "babá", acima de toda sua responsabilidade, tem que gostar de criança. Isso é fundamental! Tem que ser preparada para qualquer eventualidade que possa ocorrer na ausência da mãe.*

*Portanto, minha opinião é que as "babás" qualificadas e que gostam da profissão são de fundamental importância na vida dos bebês.*

PROFISSIONAIS COLABORADORES:
Aníbal Augusto Gaudêncio de Melo,
Constantino Giovani Braga Cartaxo,
Josefa Cristina Pontes,
Rosa Regina Gonçalves de Lima

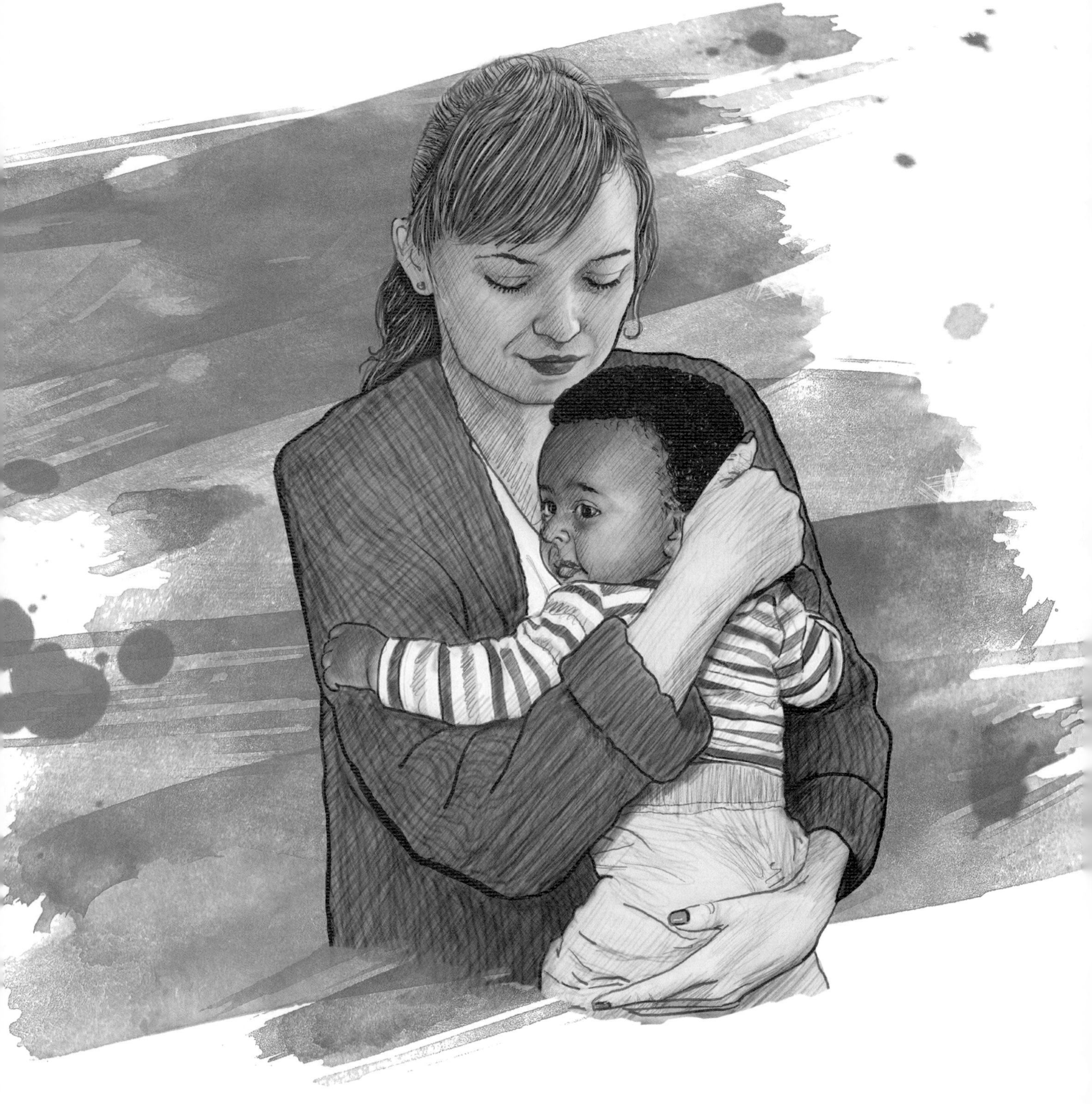

# ADOÇÃO CAPÍTULO 74

## Adoção

Acreditamos ser importante refletir sobre o texto *Meu filho é adotado. Quando e como contar?*, escrito pelo Prof. Ernst Christian Gauderer, psiquiatra de crianças e de adolescentes, divulgado na edição de 2005 do livro *Conversando com os pais.*

### *MEU FILHO É ADOTADO. QUANDO E COMO CONTAR?*

**Ernest Christian Gauderer**

Inicio transcrevendo o *Comunicado da Academia Americana de Pediatria sobre Adoção:*

Os pais devem, desde cedo, antes da idade escolar, contar aos seus filhos que eles são adotados. Eles devem considerar o estágio do desenvolvimento mental e a capacidade de compreensão das crianças. As discussões iniciais e as subsequentes devem ser ajustadas à maturidade delas. Os pais adotivos podem ser ajudados por um profissional como o pediatra. Ele tem treinamento para executar a tarefa e, assim, ajudar a orientar a família.

Geralmente, crianças com idade de quatro a cinco anos sentem a adoção como um fato positivo e especial, uma reação comum devido ao pensamento egocêntrico dessa faixa etária. Isso também evita que saibam da sua adoção acidentalmente através de outros. Melhor evitar os termos *escolhido* ou *especial* porque o uso deles tem feito algumas se sentirem pressionadas e a quererem mostrar boas qualidades em demasia. Na metade da infância, ou seja, na idade de seis a oito anos, as crianças podem ficar curiosas a respeito das circunstâncias exatas relacionadas à adoção. Podem, nessa época, vivenciar a adoção como algo desfavorável, já que são diferentes de outros filhos, que vivem com pais biológicos. O profissional deve assegurar aos pais adotivos a normalidade desses sentimentos e encorajá-los a responder sincera e honestamente às perguntas de seus filhos quando surgirem. Não é raro um adotado querer saber por que foi abandonado. Algumas vezes, pais adotivos não têm consciência de que seus filhos possam questionar a esse respeito. Por outro lado, a criança pode não querer fazer perguntas porque sente a ansiedade de seus pais a respeito da adoção e, devido a isso, preferem se calar.

Quando as crianças amadurecem, podem querer procurar seus pais biológicos. A tendência dos pais adotivos é de suprimir indagações e informações nesse sentido e de se sentirem rejeitados. Isso é compreensível.

O profissional, especialmente o pediatra, pode e deve ajudar, discutindo este problema com a família.

Este comunicado lança muita luz sobre o assunto que é polêmico, mas eu gostaria de fornecer mais alguns elementos baseados na minha vivência.

Começo a relatar a experiência com um dito popular: "A mentira tem pernas curtas...". É muito a propósito o que pensa a Academia Americana de Pediatria sobre a questão de se informar ou não uma criança de sua adoção. É surpreendente na nossa prática a quantidade enorme de pais que nos procuram, solicitando resposta para a pergunta: "Devo ou não contar ao meu filho que ele é adotado?". A citada academia, refletindo o pensamento científico atual, deixa bem claro que não só deve a criança saber que é adotada, mas vai bem mais além, explicitando que é obrigação e dever do profissional se envolver nesse assunto e ajudar objetiva e realisticamente os pais.

Vale a pena discutir o porquê do medo ou insegurança dos pais de informarem os filhos quanto à adoção. Todos nós, pais, temos medo de perder os nossos filhos de uma maneira ou de outra, seja, por exemplo, através de uma doença ou, mais tarde, através de um casamento. O medo nos ameaça e é exatamente contra isto que tentamos lutar. A diferença, porém, é que, quando nosso filho biológico de quatro anos nos olha e diz que vai sair de casa, ou que vai fugir ou que vai para a casa da avó, temos a certeza absoluta de que ele foi produto nosso. A paternidade não está sendo questionada ou posta em dúvida. Já com pais adotivos, isso não ocorre.

Soma-se a toda esta insegurança, a dor de não serem os pais biológicos. Claro que essa insegurança é normal, natural e saudável. Além disso, por nos incomodar, obriga-nos a refletir e a ponderar. "Será que meu filho tem razão em querer sair ou fugir de casa devido à atitude que eu tomei? Será que a minha postura não foi radical demais? O que devo fazer para não perdê-lo?".

Essas indagações nos obrigam a reformular nossa abordagem com consequente e provável acerto. Os pais de filhos adotivos continuam com essa insegurança, fantasiando que, talvez, essas crianças encontrem pais melhores do que eles, mais capazes, que deem algo que eles não possam oferecer.

"O porquê disso?". É simples.

A esses pais foi negado algo inalienável, biológico, que é capacidade de reproduzição. Temos a capacidade de respirar, pensar, sentir e também de reprodução. Pouco ou jamais nos questionamos a esse respeito. Já esses pais se veem e se sentem alijados dessa capacidade reprodutiva. Desenvolvem, consequentemente, a sensação de perda, de pesar, e de uma consequente e eventual depressão. Recompõem-se e decidem adotar alguém, mas a sensação de incapacidade reprodutiva, se não for bem resolvida, discutida, trabalhada, continuará a incomodar, gerando incertezas.

Quando meu filho André, aos quatro anos de idade, exclama: "Você não é meu pai", ele não chega a ameaçar a minha segurança de pai ou quanto à sua paternidade, pois é facílimo notar que ele não passa de um modelo atualizado e melhorado de mim, seu pai. O mesmo, obviamente, já não acontece com pais que têm filhos adotivos, pois esses se sentem feridos num ponto nevrálgico: não tiveram filhos. Assim, enquanto posso dizer para o André que "apesar" de você estar com raiva de mim e, por isso, achar que não sou seu pai, eu sou e continuarei sendo seu "pai", é possível que o mesmo não possa ser dito com tanta naturalidade pelo pai adotivo a seu filho adotado. A consequência é importante, pois ao passo que meu filho irá sentir a minha firmeza e segurança, apesar de sua raiva, se sentirá confortado quanto às dúvidas. Já o filho adotado sente a insegurança deste pai ou mãe, o que obviamente exacerbará a sua própria insegurança.

Desenvolve-se, assim, um círculo vicioso de insegurança com consequentes problemas na área emocional, chegando, inclusive, em certos casos, a se criarem problemas de comportamento. É comuníssimo, na minha prática, observar pais adotivos com nítida dificuldade de colocarem limites adequados para seus filhos, fazendo-lhes as vontades, dando-lhes presentes em demasia ou, de outras formas, tentando ser melhores do que realmente são. Em outras palavras, uma nítida dificuldade em dizer "não", em transmitir a mensagem de que um "não" pode ser sinônimo de amor e não de rejeição.

"Se meu filho me contesta e afirma que não sou pai dele, na realidade o que é que ele quer?". Quer que eu deixe bem claro para ele, apesar do clima de briga e hostilidade, que continuo amando-o, ou seja, continuo assumindo plenamente o meu papel de pai. Cabe a mim passar essa mensagem para ele e deixá-la bem clara. Aliás, eu diria que isso é a "pedra de toque" de uma boa educação: deixar bem claro para a criança, principalmente numa situação de crise ou de atrito, que "Eu gosto de você, estou fazendo isso exatamente porque gosto de você". É algo que fazemos com pouca frequência. Somos muito hábeis em criticar pejorativamente, em "pichar", em ralhar com nossos filhos, com nossos amigos ou colegas. Ao passo que é difícil para a maioria das pessoas, fazer um elogio, dizer uma palavra de carinho ou de estímulo. Certas pessoas têm, aliás, quase um hábito de observar em outros apenas os seus defeitos, ao invés de notar também suas qualidades e virtudes. Depois elas se questionam porque um relacionamento não dá certo...

Nós todos temos nossos momentos de dúvida, se deveríamos ou não ter tido este ou aquele filho. Nos pais adotivos, esta indagação é muito maior e mais intensa, pois o esforço que empreenderam para ter essa criança foi bem maior. Consequentemente, esta dúvida dói neles muito mais. Devido a todos esses fatores, o medo de serem rejeitados por esse seu filho é também mais intenso e mais presente, porém não procede porque, para uma criança, em última análise, não faz a mínima diferença se foi adotada ou não. O que ela deseja e quer são coisas muito básicas e fundamentais que têm a ver com carinho, afeto, cuidado, respeito e amor. O resto são detalhes.

Costumo dizer: "Criança é criança, mas não é burra". Ela vê no álbum da família que a mãe não está barriguda, sabe de histórias dos pais procurando um filho, escuta comentários. As negativas dos pais, nesse sentido, só servem para intensificar a insegurança, destruir a confiança, aumentar a curiosidade e criar um clima de inquietante silêncio. Já ouvi de dezenas de crianças, cujos pais me consultaram para discutir este tema, a observação de que "Eu já sabia. Já sabia há bastante tempo que eu era adotado". As crianças mais velhas inclusive comentam: "Pena que meus pais tenham tanta dificuldade em falar sobre isso" ou "Não vou deixar de gostar deles por causa disso, é claro".

Para falar com uma criança sobre a sua condição de adotada, deve-se levar em consideração: idade, maturidade, capacidade, percepção, nível socioeconômico da família e outros aspectos. A mãe adotiva comumente resume tudo isso na seguinte frase: "Todas as crianças nascem da barriga das suas mães. Você, meu filho, nasceu da barriga de uma outra mulher e também nasceu do meu coração. Você, meu filho, veio do meu coração!".

Acabadas essas considerações iniciais, vamos iniciar a nossa sessão de debates, embora saibamos que muitas das questões foram respondidas.

Quem começa?

### *A CITAÇÃO "FILHO DO CORAÇÃO" NÃO É ENGANOSA?*

Vejam que a resposta dada pelo texto do Dr. Gauderer não omite o fato de a criança ter nascido do útero de outra mulher. A imagem "veio do meu coração" é simbólica como também uma outra resposta apropriada "você veio do meu afeto, do meu amor". Não entendemos que exista equívoco ou informação enganosa em se falar assim. Evidentemente, a criança que pergunta tem que ser informada, repetidamente, quantas vezes perguntar, que foi outra mulher que a gerou.

### *COMO RESPONDER A UMA CRIANÇA ADOTADA QUE PERGUNTA POR QUE A MÃE BIOLÓGICA NÃO FICOU COM ELA?*

A resposta não pode macular a imagem da mãe biológica. Portanto, nunca usar imagens depreciativas nem responder de forma que permita à criança adotada criar uma má imagem sobre a mãe biológica. Imaginem o que poderá passar pela cabeça de uma criança adotada que, ao perguntar sobre isso, recebe uma resposta assim: "ela não quis ficar com você" ou "ela era muito pobrezinha e não podia cuidar de você". A primeira não diz nada e pode fazer a cabecinha da criança pensar em rejeição e coisas desse tipo. A segunda é obviamente depreciativa, pois ela provavelmente conhece filhos biológicos cuidados por pais pobres. Seguramente, a resposta tem que incluir elementos que elevem a mãe biológica. Algo desse tipo pode ser pensado: "Sua mãe estava com muitas dificuldades e pediu para eu cuidar de você" ou "Ela estava muito doente quando você nasceu e solicitou que eu cuidasse de você". Evidentemente, a resposta tem que ser coerente e a explicação tem que ser a mesma ao longo do tempo. O pai adotivo não deve dar uma explicação e a mãe adotiva dar outra totalmente distinta. Quando a adoção foi em consequência da morte da mãe, a resposta fica mais fácil e deve conter exatamente o que ocorreu.

### *COMO PROCEDER QUANDO A CRIANÇA ADOTADA TEM IRMÃOS QUE SÃO FILHOS BIOLÓGICOS DOS PAIS ADOTIVOS?*

É possível que nos confrontos do cotidiano um filho adotado seja agredido pelo biológico com o "Você não é filho do meu pai. Você é adotado". Evidentemente, não existe discurso que resolva isso. Ambos os pais têm que censurar o filho natural que assim procede para tentar evitar que o fato se repita. E têm que mostrar ao filho adotado, com atitudes contínuas, repetidas, que não existe discriminação no lar. O filho natural e o adotado devem receber o mesmo tratamento material e comportamental de modo que não exista a possibilidade de se caracterizar distinção entre eles.

### *OS FILHOS E OS PAIS ADOTIVOS PRECISAM DE ASSISTÊNCIA PSICOLÓGICA?*

É provável que antes ou mesmo logo após a adoção uma entrevista dos pais com um profissional que entenda do assunto possa ajudar. Nessa oportunidade, várias questões práticas e a melhor maneira de resolvê-las poderão ser discutidas. Muitas dificuldades poderão ser evitadas se tudo for bem encaminhado desde o início. Mas é pouco provável que tanto os pais quanto os filhos adotivos se beneficiem com a assistência psicológica rotineira. Quando surgirem dúvidas ou problemas, sobretudo quando o pediatra achar conveniente, o psicólogo poderá ser chamado a participar.

### *A CRIANÇA PODE OPINAR SOBRE A SUA ADOÇÃO?*

Informa o estudioso e advogado de questões familiares, Dr. Sílvio Neves Baptista, que após os doze anos de idade as crianças podem ser chamadas a opinar sobre a adoção. Além do consentimento dos pais, os menores com idade acima de doze anos devem dizer se aceitam ou não a adoção.

### *GOSTARÍAMOS DE SABER ALGO SOBRE A FUNÇÃO SOCIAL DA ADOÇÃO.*

A adoção exerce importantíssimo papel social. Existem milhares de crianças precisando de lares estruturados, amor, proteção, educação, alimentação, vacinação, cuidados adequados com a saúde, lazer, estimulação adequada e outros itens importantes para atenderem suas necessidades básicas. No Brasil, o Conselho Nacional de Justiça informa que há cerca de 4.000 crianças aptas a serem adotadas no país, mas existem mais de 50 mil em abrigos e que não conseguem encontrar um lar. Há também milhares de famílias sem ou com filhos que se dispõem a adotar crianças para experimentarem ou para vivenciarem de novo o doce e maravilhoso mister da paternidade e da maternidade. Os brasileiros valorizam tanto o assunto que, em 1996, em Rio Claro – SP, foi eleito o dia 25 de maio como o Dia Nacional da Adoção. Seis anos depois, nasceu oficialmente o Dia Nacional da Adoção, através da aprovação da Lei Federal n° 10.447 – 09/05/2002. A partir desta data, todos os anos, as Associações e Grupos de Apoio à Adoção, em diversos estados do Brasil, realizam atividades comemorativas, que também visam a despertar o olhar da sociedade sobre a adoção e o direito de crianças e adolescentes à convivência familiar e comunitária. Há muito a ser feito para que a adoção cumpra um papel socialmente mais relevante no Brasil. Além de agilizar o processo, nossos legisladores devem cuidar de aperfeiçoar os instrumentos jurídicos da adoção para evitarem que monstruosidades como a que ocorreu recentemente no Rio de Janeiro (abril e maio de 2010) onde uma senhora com formação universitária, advogada, procuradora, portanto aparentemente de alto nível e qualificada para adotar, foi flagrada agredindo brutalmente, física e emocionalmente, uma criancinha para ser adotada e que estava sob a sua guarda.

### *ONDE ENCONTRAR GRUPOS DE APOIO À ADOÇÃO?*

No Recife, há pelo menos duas entidades que se dedicam ao trabalho com todos os aspectos envolvidos na adoção. Um deles, o Serviço de Orientação à Filiação Adotiva (Sofia), da Universidade Católica de Pernambuco (Unicap) e o outro é o Grupo de Estudos de Apoio à Adoção do Recife (GEAD). O assunto é tão importante, nos tempos antigos e no atual, que acreditamos existir serviços como os citados, no Recife, em todas as grandes cidades do país. E não deve ser difícil conseguir os endereços. Os Juizados da Infância e da Adolescência devem orientar sobre quais entidades procurar em cada localidade.

### *TENHO LIDO QUE O BRASIL AVANÇA NO CAMPO DA ADOÇÃO DE CRIANÇAS. O QUE TEM REALMENTE OCORRIDO?*

Trazemos para você alguns aspectos da nova lei brasileira sobre a adoção, de julho de 2009, que torna o nosso país um dos líderes mundiais na abordagem do tema. A nova legislação foi recebida como uma vitória pelos grupos de apoio à adoção e pela Associação dos Magistrados do Brasil, que há anos vinham lutando para melhorar a realidade de cerca de 80 mil meninos e meninas que vivem em casas de acolhimento à espera de uma família.

Sobre os abrigos, a nova lei:

→ **Fixa** prazo de até dois anos para destituição judicial do poder familiar em casos de violência ou abandono, o que acelera a colocação da criança para adoção.

→ **Limita** o tempo de permanência das crianças nos abrigos em no máximo dois anos e, preferencialmente, em endereço próximo ao da família.

→ **Determina** que a cada seis meses a permanência da criança no abrigo seja reavaliada e que a possibilidade de reintegração familiar ou colocação em família substituta seja decidida o mais rápido possível.

→ **Permite** que entidades que tenham programa de acolhimento possam receber crianças e adolescentes sem a prévia determinação da autoridade competente, com a obrigação de comunicar o fato em até 24 h para o juiz da Infância e da Juventude.

Sobre os *vínculos*, a lei:

→ **Prioriza** o direito de crianças e adolescentes à convivência familiar e amplia a noção de família para parentes próximos com os quais convive e mantém vínculos de afinidade e afetividade.

→ **Obriga** que os irmãos não sejam separados.

→ **Exige** a preparação prévia dos pais adotivos.

→ **Determina** que o menor seja ouvido pela Justiça após ser entregue aos cuidados de família substituta.

→ **Prevê** que crianças indígenas e quilombolas sejam adotadas dentro de suas próprias comunidades.

→ **Prioriza** a adoção nacional e estabelece que a adoção internacional só será possível em última hipótese.

E sobre a **assistência** aos adotados, ela:

→ **Determina** que gestantes ou mães que manifestem interesse em entregar seus filhos para a adoção receberão amparo da Justiça a fim de evitar riscos à gravidez e abandono de crianças em espaços públicos.

→ **Prevê** a criação de cadastros nacional e estaduais de crianças e adolescentes em condições de serem adotados e de pessoas ou casais habilitados à adoção, e de um cadastro de pessoas residentes fora do país interessados em adotar.

→ **Impede** a punição por adoção informal, ou seja, sem a intermediação das autoridades.

### *O CADASTRO NACIONAL DA ADOÇÃO ESTÁ FUNCIONANDO?*

Está e já podemos ter dados concretos sobre o que está acontecendo no Brasil. Recentemente, o *Diário de Pernambuco*, na edição de 30 de janeiro de 2011, revelou dados interessantes como a informação de que no Nordeste 13,4% dos familiares somente admitem adotar crianças pardas contra 13,1% dos que informaram somente aceitar para adoção crianças brancas. Mais um dado apresentado pela reportagem indica que, em Pernambuco, há 495 pretendentes para 311 crianças abrigadas disponíveis para adoção. Essas informações mostram que já dispomos de dados para trabalharmos com mais racionalidade sobre o tema da adoção.

### *O QUE A COMUNIDADE ESTÁ OPINANDO SOBRE A LEI DA ADOÇÃO?*

A lei existe desde 2009, portanto novíssima, e é cedo, dessa maneira, para termos uma crítica mais profunda sobre o que ela tem de bom ou de mau. Mas já podemos colher alguns comentários como os vistos no *site* bebe2000.com.br.

### *A MÃE ADOTIVA TEM DIREITO À LICENÇA MATERNIDADE?*

A Consolidação das Leis do Trabalho oferece 120 dias de licença à mãe que adota crianças com menos de um ano de idade. Se as crianças adotadas têm entre um e quatro anos, a licença será de 60 dias e se têm entre quatro e oito anos esse período será de 30 dias.

## E SE QUISERMOS LER MAIS SOBRE O TEMA. ONDE ENCONTRAR?

Há uma boa literatura sobre o assunto. Muita coisa é em inglês, mas vale o esforço:

### Nacional

Altoé, S. (org.). *Sujeito do direito, Sujeito do desejo*. Rio de Janeiro, Revinter, 1998.

Andrei, D. *Reencontro com a esperança*. Londrina, do Autor, 1999.

Arola, R. L. *Casa não é lar. O abrigo como contexto de desenvolvimento psicológico*. São Paulo, Ed. Salesiana, 2000.

Berthoud, C. *Filhos do coração*. Taubaté, Cabral Edit. Universitária, 1994.

Berthoud, C.; Bromberg, M. H.; Borrego, M. R. *Ensaios sobre formação e rompimento de vínculos adotivos*. Taubaté, Cabral Edit. Universitária, 1995.

Campos, A. V. *O menor institucionalizado: um desafio para a sociedade*. Petrópolis, Vozes, 1984.

Cecif (org.). *101 Dúvidas sobre adoção de crianças*. São Paulo, Cecif, 2001.

Cezar, C. Z. *Refletindo a adoção*. São Paulo, Moderna, 1998.

______________. *A adoção de crianças com necessidades especiais*. Mogi das Cruzes, Mimeo/ Gaarmele, 1999.

Diniz, J. S. *Este meu filho que eu não tive – Adoção e seus problemas*. Porto, Afrontamento, 1993.

Emediato, L. F. *Geração abandonada*. São Paulo, Global, 1982.

Ferreira, M. C. R. *Mãe e criança: separação e reencontro. Observação em situação de grupo*. São Paulo, Edicon, 1986.

Figueirêdo, L. C. de Barros. *Adoção para homossexuais*. Curitiba, Juruá, 2001.

Flartman, A. *Os segredos na família e na terapia familiar*. Porto Alegre, Artes Médicas, 1996.

Freire, F. (org.). *Abandono e adoção I*. Curitiba, Terre des Hommes, 1992.

__________________. *Abandono e adoção II*. Curitiba, Terre des Hommes, 1995.

__________________. *Abandono e adoção III*. Curitiba, Vicentina, 2001.

Gama, I. I.; Venâncio, R. P. *Abandono de crianças negras no Rio de Janeiro*. São Paulo, Contexto, 1991.

Gomes, V. M. *Adoção. Uma história de espera e amor*. Curitiba, Juruá, 1998.

Guirado, M. *A criança e a Febem*. São Paulo, Perspectiva, 1980.

_______________. *Instituição e relações afetivas. O vínculo com o abandono*. São Paulo, Summus, 1986.

Hamad, N. *A criança adotiva e suas famílias*. Rio de Janeiro, Cia de Freud, 2002.

Levinzon, G. K. *A criança adotiva na psicoterapia psicanalítica*. São Paulo, Escuta, 1999.

Maldonado, M. T. *Os caminhos do coração. Pais e filhos adotivos*. São Paulo, Saraiva, 1995.

____________________. *Histórias da vida inteira*. São Paulo, Saraiva, 1994.

Martins, J. de S. *Internatos. Os filhos do estado padrasto*. São Paulo, Hucitec, 1991.

Motta, M. A. P. *Mães abandonadas: a entrega de um filho em adoção*. São Paulo, Cortez, 2001.

Rizzini, I. *A criança no Brasil. Desafio para o terceiro milênio*. Rio de Janeiro, Usu-Amais, 1993.

Santos, H. *Crianças esquecidas*. Campinas, Pontes Editora.

Schettini Filho, L. *Compreendendo o filho adotivo*. Recife, Bagaço, 1995.

_______________. *Compreendendo os pais adotivos*. Recife, Bagaço, 1998.

_______________. *Adoção: origem, segredo e revelação*. Recife, Bagaço, 1999.

Silva, R. da. *Os filhos do governo. A formação da identidade criminosa em crianças órfãs e abandonadas*. São Paulo, Ática, 1997.

Vargas, M. M. *Adoção tardia. Da família sonhada à família possível*. São Paulo, Casa do Psicólogo, 1998.

Weber, L. N. D.; Kossobudzki, L. H. M. *Filhos da solidão. Institucionalização, abandono e adoção*. Curitiba, Sec. da Cultura do Estado do Paraná, 1996.

Weber, L. N. D. *Aspectos psicológicos da adoção*. Curitiba, Juruá, 1999.

_______________. *Laços de ternura*. Curitiba, Ed. Santa Mônica, 2000.

_______________. *Pais e filhos por adoção no Brasil*. Curitiba, Juruá, 2001.


## Estrangeira


Achwartz, E. M. *Problems after adoption. Some guidelines for pediatrician involvement*. J. Ped. 87:991, 1978.

American Academy of Pediatrics. *The role of the pediatrician in adoption with reference to "The right to know"*. An up-date. Pediatrics, 67:305, 1981.

Davis, J. *The pediatric role in adoption*. Clin. Pediatrics, 18:438, 1979.

Dolto, F. *Os caminhos da educação*. Martins Fontes, 1998.

_______________. *Destinos de criança*. Martins Fontes,1998.

Eldred, A.; Rosentral, D.; Wender, P. el al. *Some aspects of adoption in selected samples of adult adoptees in America*. J. Orthopsychiatry. 46(2):279, 1976.

Peller, L. *About "telling the child" of his adoption*. Bull Phila. Assoc. Psychoanal., 11:145, 1961.

Schecter, M. D. & Holter, F. R. *Adopted children in their adoptive families*. Ped. N. Amer. 22:653, 1975.

Sokoloff, B. *Adoptive families: Needs for counseling*. Clin. Pediatr., 18:184, 1979.

Sorosky, A. & Pannor, R. *The adoption triangle. Anchor*, 1979.

Wieder, H. *On being told of adoption*. Phychoanalytic Quarterly, 46:1, 1977.

Wolff, S. *The life of the adopted child*. Archi. Diseases Childhood, 49:166, 1974.


Como sempre temos feito, destacamos os comentários de nossos colaboradores:

*I – A paternidade e a maternidade adotivas precisam ser internalizadas. Isso é um processo subjetivo. Quando o autor do texto fala na insegurança em relação a que poderiam ser pais melhores se fossem biológicos, penso que aí se esconde a fantasia que esse filho poderia ser melhor se fosse biológico. Dessa forma, a elaboração da impossibilidade de gerar uma criança precisa ser bastante trabalhada para que esse sentimento não seja projetado na criança.*

*Sendo assim, aproveito para opinar sobre a expressão "filho do coração". Para mim, soa preconceituosa. A criança adotiva é filho. Filho é filho. A diferença é que esta criança foi gerada por um outro homem com uma outra mulher. Esse fato tem que ficar bem claro para toda família. Ela que recebe esta criança não pode rivalizar com esses pais biológicos, porque lhe deram a vida e eles não. Isso sim tem que ser valorizado para a criança desde sempre. Houve aí um desejo triplo para que ela tenha nascido. Desse homem que a fecundou (mesmo que o desejo tenha sido momentâneo por esta mulher), desejo da mãe que a gerou e lhe deu vida e o desejo da própria criança em nascer e permanecer viva. E poderemos acrescentar o desejo dessa nova família em ter este filho.*

*Concordo que a verdade seja falada para a criança desde cedo. Chego inclusive a admitir que, quanto mais cedo, melhor. Desde bebê. Isto facilita o relacionamento entre pais e filhos. Cada casal encontrará a melhor forma de fazê-lo. Acredito no valor do trabalho psicanalítico em qualquer situação onde o desejo, fantasias, dos pais estejam dificultando o surgimento do desejo da criança, da sua singularidade como ser. Se em determinada situação de adoção ficar claro que está ocorrendo esta dificuldade, um trabalho analítico será de fundamental importância, pois como vimos existem elementos fortes de frustração, rejeição, preconceitos, rivalidade que permeiam a adoção. Esta parte bem resolvida dará espaço para o amor e seus limites.*

*II – Muito interessante a parte do texto que fala da ferida dos pais em não terem tido filhos e suas consequências na educação e na relação geral com o filho adotivo. O que ocorre é que há uma ferida narcísica nos pais – que se relaciona à autoestima deles – e, em alguns casos, pode ter como consequência uma rejeição inconsciente à criança ou à verdade sobre a adoção, pois ela representa uma constante e indesejada lembrança de que os pais adotivos não puderam exercer a função de gerar e reproduzir. É importante que o profissional esteja ciente desta dinâmica psíquica para poder ajudar os pais a verbalizar seus medos e frustrações, e impedir a repetição de um ciclo vicioso de projeções.*

*É excelente a colocação que dar limite é dar amor. Isso precisa ser repetido inúmeras vezes para os pais se comprometerem verdadeiramente na educação dos filhos.*

*Importante ressaltar que, algumas vezes, não existe uma resposta objetiva sobre a razão ou as razões por que a mãe biológica não ficou com a criança. Nesta circunstância, deve-se dizer também a verdade, nem que seja para afirmar que não se sabe a resposta, mas ao mesmo tempo, dar dados reais para a criança poder construir suas hipóteses e dar sentido à sua história. Obviamente, há um tempo mais indicado para determinadas informações (caso essas sejam questionadas especificamente), levando-se em conta a maturidade emocional da criança. No entanto, não se deve preencher lacunas de informações que ainda não se quer dar com mentiras.*

*Acredito que seja interessante enfatizar que uma criança não necessariamente precise de tratamento psicológico apenas pelo fato de ser adotada. Isso não faz dela ou dos pais, candidatos naturais à psicoterapia. Um psicólogo pode vir a ajudar muito nas orientações, mas, repito, não há a indicação de um tratamento compulsório. Uma criança pode ser filha biológica e necessitar de acompanhamento terapêutico e outra pode ser filha adotiva e não necessitar.*

*Penso também que hoje em dia seja ponto pacífico que dizer a verdade sobre adoção é o único caminho correto. O que pode ser colocado em discussão é a melhor maneira de fazê-lo. No meu entender, isso dever ser feito naturalmente e não esperar o momento de comunicar a "grande verdade", dando ao fato um mistério e caráter tal que o transforme num tabu. A verdade sobre sua vida deve ser experimentada, vivida e compartilhada com a criança desde o primeiro momento. Assim, como se fala corriqueiramente sobre o parto, o dia do nascimento, etc. com os filhos biológicos desde nenéns, pode-se e deve-se falar com a criança sobre sua história de adoção, o momento em que a viu pela primeira vez, a espera, a chegada na família, etc. desde o início. O termo "filho do coração" é uma maneira de expressar o carinho pela criança, mas é bom se ter o cuidado para não adjetivar esse papel. Como foi muito bem enfatizado, filho é filho e ponto final. Não precisa haver distinção se é adotado, biológico, do coração, do útero. Ser adotado não tem que ser o que definirá a vida e o papel dessa criança.*

III – *Trabalho no Sofia (Serviço de Orientação à Filiação Adotiva) e saliento que alguns pontos do texto chamam atenção pela pertinência, como é o caso da "obrigação" dos pais de contar ao filho sua condição de adotivo. De fato, é direito da criança saber sua origem (isto sem contar que o registro da separação com a genitora já se deu e está inscrito em seu inconsciente). O que tenho visto na clínica é a dificuldade em "revelar" (é diferente porque se escolhe um momento especial para conversar com a criança ou adolescente sobre a questão). Por aí, passam fantasias de abandono e rejeição dos próprios pais.*

*No entanto, quando se fala em adoção, é preciso refletir sobre o processo de filiação considerando o significado de adoção e o desejo de adotar. É preciso saber o que está (ou esteve) por trás do discurso de adotar, qual foi a motivação para além das justificativas conscientes.*

*É comum chegarem ao Sofia pais adotivos que se encontram com algum tipo de dificuldade com seus filhos (baixo rendimento escolar, desobediência, medo de revelar ao filho sua condição de adotado) sem se darem conta de que a origem desses problemas pode estar num frágil processo de filiação. Nesses casos, fica claro, através de uma escuta clínica, a diferença de discurso de quem adotou e foi adotado na condição de filho e pai, daquele que "pegou para criar", mas não filiou, não se colocou à disposição verdadeiramente como pai ou mãe daquele indivíduo.*

*A pertinência em refletir sobre o significado da adoção permite identificar as diferenças entre cuidar e filiar no processo adotivo, e este dado tem nos mostrado que em adoções onde o processo de filiação se deu satisfatoriamente, não há com o que se preocupar.*

IV – *Depois de quatro tentativas sofridas e frustradas de fertilização* in vitro, *resolvemos adotar. Essa foi uma decisão com apoio total de nossas famílias.*

*Primeiro, veio a garota que encheu nosso mundo de alegrias e de experiências apenas possíveis para a vivência da maternidade e da paternidade. Nós ficamos tão realizados que nos esquecemos de vez o assunto do tratamento para engravidar.*

*Tínhamos muito medo de enfrentar o processo legal, mas por outro lado não queríamos de forma alguma fazer a adoção "à brasileira". Demos então entrada no processo legal e foram quase dois anos de muitas preocupações. A maior delas era o medo de perder a criança. Essa insegurança era terrível e só foi sanada com a decisão final do juiz favorável a nós.*

*Aos três anos, a garota começou a nos pedir um irmãozinho. E aí começamos a pensar em aumentar a nossa já realizada família.*

*Não chegamos a colocar nosso nome em nenhuma instituição para adoção, porém comentamos com algumas pessoas que estávamos dispostos a adotar mais um. Nos nossos planos, seria mais um, mas nos planos de Deus seria uma dupla. E assim, na quinta-feira que antecedeu o carnaval de 2008, com a chegada dos gêmeos, de dois meses e meio de idade, nossa família ficou completa. Como era de se esperar, nosso carnaval foi animadíssimo. Houve desfile de mamadeiras, fraldas sujas, chupetas e muito choro.*

*Mais uma vez, entramos com o processo de adoção legal, porém desta vez foi mais rápido. Durou cinco meses. Acreditamos que essa diferença de tempo deu-se pelo fato de que, no caso da menina, não se sabia quem era a genitora e, no caso dos gêmeos, ela era conhecida e participou do processo.*

*Não adotamos para fazer caridade. Adotamos porque queríamos filhos e essas crianças precisavam de pais, de amor, de um lar. O assunto adoção é tratado em nossa família com naturalidade e pretendemos que eles sejam conscientes das histórias deles. Nosso objetivo é amá-los, educá-los e fazê-los felizes.*

V– *Conto um pouco da grande experiência que tive para dizer que todos sejam transparentes e que informem sempre a realidade a seus "filhos de coração". Isto é, digam sempre a verdade sobre a origem deles e não neguem nunca o que sabem.*

*Já era mãe de três filhos quando Jesus colocou nos meus braços uma linda criança, do sexo masculino. Para nós, foi uma grande alegria. Sempre coloquei que ele era meu "filho do coração" e que os outros irmãos eram meus "filhos da barriga". Ele recebeu a mesma criação, carinho, amor que os outros receberam. Nunca houve distinção entre eles.*

*Sempre estive tão segura de que deveria passar para ele todos os dados que eu conhecia sobre a sua origem que guardei, a "sete chaves", por muitos e muitos anos, uma folhinha de caderno com o nome da mãe e do pai, a data de nascimento e outras informações importantes.*

*Aos 10 anos de idade, ele indagou com muita veemência sobre sua mãe biológica. Eu sabia muito pouco sobre ela. Com o passar dos anos, a cobrança aumentava da parte dele querendo saber sua origem.*

*Depois de muito sofrimento, resolvi entregar para ele o pequeno papel com as informações sobre sua família biológica. Não nego que foi muito dolorido para mim. Sabia que ele estava infeliz. No ato da entrega, disse-lhe: "espero que esteja contribuindo para sua felicidade".*

*Não tive coragem de ir com ele buscar a outra mãe que era tão importante para o meu filho. O meu marido o acompanhou, e finalmente aconteceu o encontro com a mãe biológica. Ele era um homem de 23 anos.*

*Deixamos muito à vontade para escolher o que fosse melhor para ele. Acho que pouca coisa mudou. Segundo ele, reconhece que somos seus "verdadeiros pais".*

VI – *Sou adotado e relato aspectos da minha história para tentar ajudar aos que adotaram ou que pretendam adotar. E pretendo, sobretudo, que os adotados, como eu, entendam a beleza, mas que também compreendam as dificuldades que cercam a vida do ser adotivo.*

*O primeiro aspecto a relatar é que estou seguro ao afirmar que a adoção envolve todos os sentimentos e emoções da relação pais e filhos naturais e envolve ainda, de forma particular, alguns outros sentimentos: solidariedade, amor ao próximo, angústia, dúvida, incerteza, dor, além de outros. São sentimentos que envolvem as duas famílias envolvidas e de uma forma muito especial o adotado.*

*Sofri bastante durante 23 anos da minha vida, não por ser adotado, mas sim por não saber das minhas raízes. Recordo que quando os médicos perguntavam se existia algum tipo de doença na família, minha mãe adotiva ficava calada e após alguns instantes pedia que eu me retirasse para conversar a sós com o doutor. A partir dessa e de outras evidências, comecei a desconfiar que eu era adotado. Creio que isso começou lá pelos 10 a 12 anos. Sabia que tinha algo estranho no ar, só não sabia ao certo o quê.*

*A partir disso, comecei a "puxar" o assunto com minha família para ver se descobria algo. Numa conversa com meus pais, eles me falaram que eu era adotado e me contaram por alto como cheguei à casa deles. Soube que com dois dias de nascido minha mãe biológica simplesmente me deixou na maternidade e desapareceu. Quando descobri isso, parecia que tinham enfiado uma faca dentro do meu peito. Ficava sempre me perguntando qual a razão de uma pessoa abandonar o filho. Sentia-me "um lixo" ao saber que a mulher que me carregou durante nove meses no útero me abandonou. Passei a me considerar o "patinho feio", sempre inferior a todos.*

*Passei a travar batalhas diárias dentro do meu* eu. *Fiquei rebelde, passei a brigar com todos para chamar atenção e para avaliar se eu ainda estava abandonado. Pessoas que me amavam passaram a me evitar. Pessoas que eu não esperava que me amassem aproximaram-se para confortar minha dor.*

*Nunca gostei de comemorar o meu aniversário. Para muitos, esse é um dia muito feliz, de alegria, de comemorações, de festejos. Para mim, não. Para mim, era o pior dia do ano. Eu não sabia se realmente tinha nascido naquele dia. Ficava me perguntando por onde estava a mulher que me colocou no mundo, se ela pensava em mim naquele dia, se ela sofria como eu. Minha família tentava fazer festas surpresas, chamar amigos. Mas não tinha jeito. Era um dia somente meu e de muita dor.*

*Aos 18 anos, fui morar no Rio de Janeiro a fim de estudar artes cênicas que era meu sonho. Passei três anos e meio fugindo de mim mesmo, interpretando uma vida que não era minha, mas só assim eu não sofria por ter sido abandonado. Retornei ao Recife, se passaram alguns anos e aí conheci uma garota que se tornou minha namorada. Essa garota não entendia o porquê do meu jeito de tratar as pessoas que se aproximavam de mim a fim de me amar. Mas meu medo sempre foi o mesmo. Eu ficava com receio de me apegar às pessoas que poderiam me abandonar como fez minha mãe biológica. Quando falei com minha namorada sobre o assunto, tirei um peso das minhas costas. Ninguém sabia da minha história a não ser eu e minha família.*

*A partir disso, a minha garota começou a me dar forças para ir atrás da minha mãe, conhecê-la, saber por que ela fez isso tudo. Meu maior medo era o que eu podia escutar da minha mãe biológica. Sabia que poderia escutar coisas boas e ruins. Lutei comigo mesmo e consegui forças para ir ao encontro da minha história.*

*Numa sexta-feira, meu pai chegou de viagem. Esperei ele jantar e pedi algo, um indício qualquer, que pudesse me levar até minha família biológica. Ele me deu um papel com o endereço e o nome completo dos meus pais genéticos.*

*Que alívio, eu tinha pelo menos o* nome. *Aquilo para mim já era uma vitória. Não consegui dormir pensando no momento de encontrar meus familiares biológicos.*

*Sábado de manhã, caí no mundo em direção a eles. Fui até Ipojuca e chegando à delegacia de lá percebi que estava errado, pois minha família era do município de Joaquim Nabuco e por ser já tarde não seria interessante prosseguirmos viagem. Retornei ao Recife e no domingo cedo corri para uma usina de Joaquim Nabuco onde meu pai biológico tinha trabalhado. Colhi o máximo de informações e um cidadão disse que pelo sobrenome tinha um senhor que morava ali perto. Fui até esse senhor dizendo que era jornalista e queria encontrar o seu Luiz (nome do meu pai). Após 10 minutos de conversa, ele me passou o nome de um engenho ali próximo onde morava o primo do seu Luiz. Nesse engenho, me passei por jornalista do programa* Profissão Repórter *da Rede Globo a fim de encontrar o seu Luiz para conversar. Eu portava uma câmera e as pessoas muito humildes me deram todas as informações necessárias. Consegui enfim o endereço e o apelido que minha mãe biológica tinha. Agradeci e corri em direção a ela.*

*Chegando ao município de Palmares, percebi a gravíssima devastação causada pela enchente ocorrida em 2010. Tentei encontrar dona Marilene e nada, ninguém a conhecia. Até que me sentei e, orando, pedi a Deus que se aquilo fosse me aliviar fizesse com que a gente se encontrasse. Levantei-me e vi um rapaz, numa moto, vindo em minha direção. O motorista me perguntou o que eu fazia ali. Quando contei que estava em busca de uma senhora chamada Marilene, ele disse que ela morava ali perto. Só podia ser um sinal de Deus. Agradeci e chegando perto perguntei a um casal se conhecia quem eu procurava. Uma senhora me levou até aquela mulher que seria minha mãe.*

*Subi um morro e pude perceber ela brincando com duas meninas. Quando bati o "olho", percebi que era ela. Apresentei-me como jornalista e disse que queria fazer uma reportagem. Ela me convidou a entrar na casa e comecei a "entrevista". Disse que estávamos fazendo uma reportagem sobre adoção e que sabia que ela tinha deixado um filho na maternidade. Nesse momento, ela começou a chorar, explicou a razão e falou o quanto se arrependia daquilo.*

*Até que eu disse que poderia fazer o encontro deles dois se ela quisesse. Foi quando ela respondeu: "É a coisa que peço a Deus todos os dias, antes de eu morrer me encontrar com ele". Nesse momento, meu coração doeu e eu disse: "Abrace-me então que esse momento chegou. Eu sou filho".*

*Muita emoção, choro e mais choro... Conheci minha avó, meus irmãos, enfim.... minha família.*

*Hoje tenho contato telefônico com eles e ainda tenho dificuldade de me acostumar com esses novos fatos, coisa que ainda não aconteceu.*

*Mas a dor e a dúvida foram embora. Percebo ser outra pessoa.*

*E digo, sem dúvida, a* adoção *é uma dádiva divina para muitas crianças e para muitos familiares que adotam. E digo ainda que existem pais maravilhosos como os que me adotaram e cuidaram para que nada me faltasse. Pais que cuidaram inclusive do mais importante: guardar as informações essenciais para que eu encontrasse e completasse a minha história real.*

VII – *Sou filha adotiva e relato aqui alguns fatos da minha história que quero compartilhar. Falo sobre minha experiência e sobre os ônus e os bônus que envolvem uma adoção.*

*Começo relatando a origem da minha família adotiva. Sou filha única de um casal que, há muitos anos, por consequência do destino, perdeu três filhos. Ainda muito abalada, minha mãe foi aconselhada por minha avó paterna a adotar uma criança. Lembro-me bem dela relatando o quanto foi difícil aquele dia. Era domingo. Chovia muito e seu coração palpitava de ansiedade e medo. Sim, medo. Do inesperado, do novo. Chegando ao hospital onde eu estava, deparou-se com uma criança saudável, que tinha apenas um dia de vida e como pertences apenas uma chupeta cor de rosa, doada por uma enfermeira. Pegou-me nos braços e sentiu que tinha uma responsabilidade, para a vida inteira, no seu colo.*

*Após todos os protocolos, levou-me para casa com a missão de amar, cuidar e educar alguém que eles desconheciam. Junto a meu pai e minha avó materna, foram cuidando de mim com muito afeto. Devido à dor que já haviam passado, a perda dos outros filhos, me observavam continuamente, durante a noite, sentindo os batimentos do meu coração, para ter certeza que aquele pequeno órgão não parava de bater. Com muita luta no dia a dia, foram moldando meu caráter, em meio às dificuldades que a vida trazia, fosse financeira ou de outra forma. Sempre fizeram o melhor por mim. Na época, minha mãe trabalhava na casa de uma psicóloga que sempre se dispôs a ajudar e a orientar quando surgissem as dúvidas sobre minha verdadeira origem.*

*Cresci sabendo que era* filha do coração. *Até certa idade, isso para mim era normal, pois entendia quase nada sobre tudo aquilo. E foi a partir dos doze anos que começaram a surgir diversas dúvidas em minha mente. Às vezes, tinha vergonha de tentar esclarecer com meus pais por puro medo de magoá-los. E assim passaram-se os anos. Desde então, em todos os meus aniversários, eu acordava pensativa sobre minha "outra" família. Contudo, não posso esquecer o ano de dois mil, quando fiz quinze anos, a data mais esperada da minha vida. Uma data linda, onde minha família e os amigos esperavam para festejarmos. Porém, no meu íntimo, não era essa a sensação que eu tinha. Foi um dos dias mais difíceis que já vivi. As dúvidas rondavam minha mente. Passei o dia com uma pergunta fixa no coração – será que minha mãe legítima lembra que hoje eu estou completando quinze anos?... E assim foi o dia. Longo e eu sempre pensativa...*

*A partir daí, não consegui mais esconder a minha curiosidade sobre minha família. Sempre tinha dúvidas do tipo: será que minha mãe mora aqui? Será que ela está viva? Será que tenho irmãos? Como será meu pai? E passei a perguntar aos meus pais adotivos se eles sabiam algo sobre minha família. Minha pesquisa não teve êxito. O que eles sabiam era muito pouco e não me levava a lugar nenhum.*

*O tempo passou e guardei todas as ansiedades, dividindo-as apenas com o travesseiro.*

*Até que em dois mil e seis, com vinte e um anos, fui procurada por uma mulher que dizia ser minha irmã legítima. Falou que foi criada com mais dois irmãos e que sempre soube que sua mãe havia abandonado uma filha. Disse que sempre almejou encontrar essa irmã. Buscou até que conseguiu o máximo de informações possíveis e me encontrou. Através dela, soube notícias da minha mãe e do restante da família. Um ano depois, tomei coragem e, apoiada pelos meus pais adotivos, decidi ir ao encontro da minha mãe legítima, que mora no Rio de Janeiro. A caminho desse encontro, fui acometida por um turbilhão de sentimentos. Ansiedade, medo, curiosidade, euforia, raiva e tristeza me acompanharam durante todo o percurso. Já na chegada, no momento do encontro, o inesperado aconteceu. Eu não consegui sentir nada. É como se o meu espírito houvesse congelado por alguns minutos. Ela me recebeu com um abraço tímido e eu mal conseguia me mover. Meu corpo ficou estático. Por um bom tempo, não consegui olhar em seus olhos.*

*A família inteira aguardava para me conhecer. Aos poucos, fui vendo como eram numerosos os meus familiares genéticos. Esquivei-me da minha mãe o máximo que pude, não deixei espaço para ela se aproximar. Adiei a conversa que desejei ter minha vida inteira. Mas como já esperava, seria inevitável e chegou o dia de olharmos uma nos olhos da outra e falar tudo que sentíamos. Ela me contou como foi toda sua vida, das dificuldades que teve durante a gravidez, os motivos que a levaram a me deixar na maternidade. Justificou-se de várias maneiras. E eu não consegui dizer uma só palavra. Nada saía. Meus lábios pareciam ter colado e ela não me cobrou resposta. Parecia ter compreendido o que eu sentia naquele momento.*

*Depois disso nunca mais nos falamos, não nos procuramos mais, e apesar do meu silêncio naquele momento, eu saí dali aliviada, sem nenhum ressentimento ou angústia. Minha alma parecia mais leve, e em toda essa experiência, o melhor que aconteceu foi ter conhecido minha irmã, minha sobrinha e minha avó, pelas quais alimento um amor puro e fraterno. Somos grandes amigas. Temos uma relação carinhosa. Até parece que nunca estivemos separadas por tanto tempo.*

*Contudo, continuo minha vida com minha família adotiva. É uma relação regrada a muito amor e companheirismo. E estou aliviada por saber sobre minha origem e muito grata a Deus pelo destino que me foi dado. Tenho convicção de que não seria tão feliz se não estivesse com meus pais adotivos. Eles são os meus maiores tesouros.*

*E concluo com as palavras do padre Fábio de Melo: "Não coloque um ponto final nas suas esperanças. Ainda há muito o que fazer... ainda há muito o que plantar e o que amar nessa vida".*

VIII – *Abordar a temática da* adoção *não é uma tarefa fácil, tampouco pragmática para qualquer profissional. A adoção merece ser vista em seu necessário caráter multidisciplinar, seja na área jurídica, na área da psicologia, na área da saúde ou das ciências sociais.*

*A adoção deve ter uma reflexão diferenciada sobre os diversos atos do homem e da mulher na sociedade, pois, ela nasce efetivamente daquilo que há de mais profundo na essência humana, que é a* possibilidade de transformar um sentimento em um ato da razão. *Sua premissa parte do desejo de uma pessoa ou grupo de pessoas de iniciar ou ampliar o seu universo familiar em um processo que revisita o passado, vivencia o presente e imagina o futuro* – adoção é para sempre.

*Quando falamos de adoção, inevitavelmente falamos de ética e moral, falamos de cultura e de valores sociais. Falamos de vínculos afetivos, de cuidados, de preconceito e superação, de verdades e mentiras, de conflitos, de responsabilidades, de afeto e amor.*

*Esse caráter diferenciado e multifacetado do desejo de ter filhos é o que alimenta o debate dialético do tema de forma mais ampla, que tenta unir as partes e compreender o todo – a criança, a família, a comunidade. É fundamental que instrumentos legais estejam em consonância com o tempo histórico vivenciado, mais fortes e consolidados, a fim de garantir os direitos de quem adota e de quem é adotado; que os profissionais consigam perceber a singularidade do ato da adoção, com o "olhar" atento e cuidadoso de não "compartimentar" aquilo que é tão simples e tão complexo para qualquer família, seja ela constituída biologicamente ou socialmente, que é o desejo de exercer uma maternidade e uma paternidade.*

*É também importante ficarmos atentos à desinstitucionalização de crianças e adolescentes que estão em unidades de proteção, nos abrigos propriamente ditos; para não remetermos os nossos debates para o âmbito do assistencialismo, dos estigmas e das crianças em situação de pobreza. O "papel social" da adoção deve pautar-se nas próprias características das relações humanas. No encanto, na descoberta, na aproximação, na ansiedade da espera, no aprendizado contínuo, na amizade, no abraço apertado e no diálogo. Para que não haja distinção alguma do lugar que originou a criança ou o adolescente, se do ventre de uma mulher ou de um espaço institucional.*

*Assim, o caminho percorrido para a adoção, deve ser propício para o encontro de uma família em um espaço chamado de lar – onde se vive e se mora –, sabendo que todos trazem dentro de si, com toda a pluralidade, a construção de sua própria história.*

O capítulo faz parte de uma proposta educacional e não substitui a orientação médica ou psicológica individualizada.

PROFISSIONAIS COLABORADORES:
Sílvio Neves Batista,
Ernst Christian Gauderer,
João Gonçalves de Medeiros Filho,
Danielle de Belli Claudino,
Erica de Andrade Lima,
Ana Cláudia Zuanella,
Juliana Falcão Muniz

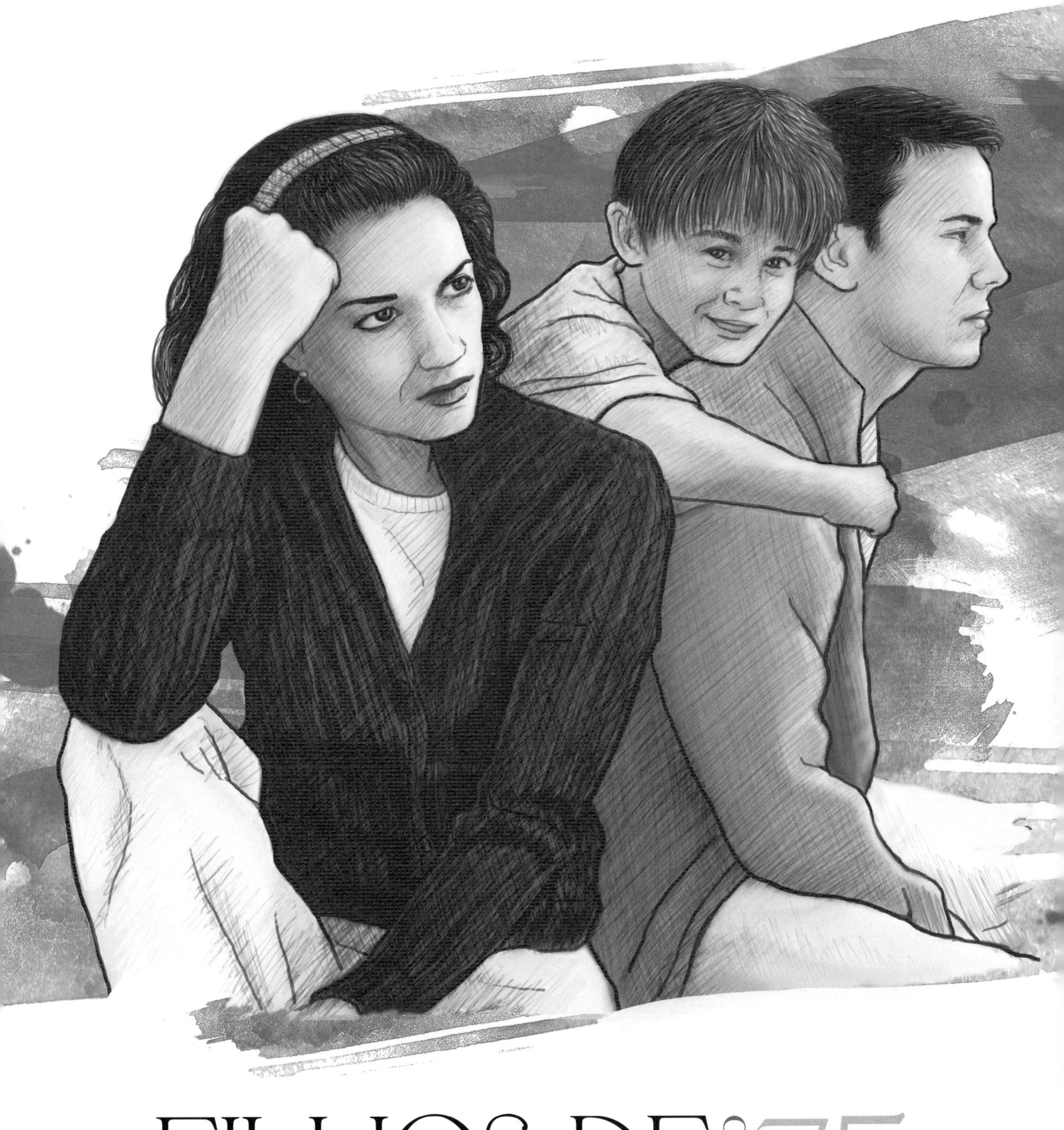

# FILHOS DE PAIS SEPARADOS

CAPÍTULO 75

## Filhos de pais separados

Planejamentos frustrados, acordos interrompidos, sonhos desfeitos, conversas e carinhos que não se repetem, certezas despedaçadas, alegrias perdidas, presenças ausentes, sons inaudíveis, perdas de todo tipo, questionamentos variados e muito mais é o que ocorre nos lares onde os casamentos desfeitos acontecem. Todos sofrem. Os filhos são os que sofram mais intensamente as dificuldades comportamentais, psíquicas e, algumas vezes, até materiais decorrentes da separação dos pais.

A problemática causada à saúde física e psíquica das crianças pode não ser percebida com facilidade, pois, enquanto brincam, correm, pulam, gritam e sorriem, nós adultos podemos pensar que inexiste qualquer sofrimento. É comum ouvir os pais atuais, sobretudo, daqueles que não são filhos de pais separados, afirmarem categoricamente que seus filhos estão muito bem, não estão sofrendo e estão da mesma forma que estavam antes de ocorrer o divórcio.

É verdade que, nos tempos atuais, os filhos de pais separados convivem com colegas na mesma situação, pois a ocorrência de divórcios aumentou muito nos tempos recentes e, entre 2004 e 2005, cresceu 15,5% no Brasil. No entanto, mesmo que a igualdade de condições possa servir de bálsamo e amenizar a dor, a separação dos pais não deixa de causar um sentimento de óbito para os filhos. Os laços que se rompem, as mudanças radicais que ocorrem em casa, no contexto social e/ou financeiro e até o convívio com outras pessoas que passam a participar da vida das crianças, por exemplo, os novos parceiros, significam um novo mundo com muitas adaptações a serem vivenciadas por seres que estão amadurecendo física e psiquicamente e que são incapazes de mudarem e de aceitarem docilmente as imposições que a nova estrutura impõe. As crianças não aceitam facilmente o novo modelo e lutam pela manutenção da **sua** família, e não da outra formada por estranhos madrastas e padrastos, por melhores pessoas que estes sejam.

Além dos mais, não é fácil falar com os filhos sobre o assunto, antes e mesmo depois de a separação ser consumada, o que complica ainda mais a convivência com o problema.

Feita essa introdução, acreditamos poder iniciar o debate.

### *É melhor a separação ou o "teatro" de pais e mães que não se entendem?*

Uma separação bem planejada e executada, que é possível, na qual os pais se comprometem a criar os filhos em conjunto, mesmo na nova condição, e assim agem ao longo de muitos anos, é um melhor ambiente para as crianças crescerem do que o "teatrinho" vivido por alguns casais que não estão em harmonia. As crianças percebem o desamor, a falta de carinho, a desatenção, as palavras ásperas, a ausência de diálogo e outros problemas que caracterizam o casal que não está bem. Por outro lado, uma separação atribulada, mal pensada e mal vivida, é uma encrenca para os filhos e é difícil opinar se isso é pior que o encenação montada pelo casal que vive separado debaixo do mesmo teto.

### *O que é uma separação bem planejada e bem executada?*

Conceitualmente, é aquela que traz menos problemas para os filhos e para os adultos envolvidos, inclusive os avós e titios. É a que traz menos encrencas, pois elas sempre existirão. Quando o casal decide romper os laços conjugais, há necessidade de muito entendimento e diálogo para traçar uma estratégia que evite que os familiares e, sobretudo, os filhos sofram danos maiores. Os conselhos dos pediatras, dos psicólogos e dos religiosos, e as discussões nos encontros de casais, podem ser usados para definir a estratégia a ser aplicada. Isso inclui, evidentemente, a comunicação do fato aos filhos. Também inclui o compromisso de o pai e a mãe marcarem presença, juntos, sempre, para cuidar dos filhos após a separação. Há muitos mecanismos para se conseguir isso. A teoria, o discurso, a palavra, são menos importantes que a prática. As crianças de pais separados precisam mesmo é do exemplo. O casal, mesmo na condição de ex-marido e ex-mulher, nunca deve se caracterizar como ex-pai ou ex-mãe. Continuam com a maternidade e a paternidade e devem ficar comprometidos com os filhos e demonstrar isso na prática, no cotidiano, por anos e anos, sem quebra de sequência, de modo confiável.

### *EXISTE MESMO ESSA SEPARAÇÃO BEM-SUCEDIDA DE QUE VOCÊS FALARAM?*

Embora raras, elas existem, quando os casais estabelecem uma convivência de forma civilizada, contando obviamente com a participação de eventuais novos(as) parceiros(as). É apenas uma questão de civilidade e bom senso. Apesar de "apenas", é raro. Mas a realidade é que a maior parte das separações sempre gera sequelas e talvez seja mais apropriado falar de *separação menos traumática*. É muito difícil, mesmo diante do grande aumento da incidência de separação de casais na atualidade, até mesmo para as pessoas de elevado nível sociocultural, considerar "bem-sucedida" qualquer separação.

### *QUANDO E COMO FALAR AOS FILHOS?*

Se ainda não houve a decisão, evite discussões, brigas e agressões na presença das crianças. Quando o casal tomou a decisão firme e irreversível de se separar, os filhos devem ser comunicados. O melhor é comunicar o fato em conjunto. É possível que uma conversa amigável no ambiente que a criança conhece, por exemplo, sua casa, seja o mais indicado. Não é fácil dizer com que palavras isso será feito nem a idade mínima que os filhos devem ter para ouvir essa notícia. Mas tem que ser feito pelo casal, calmamente, com muito amor e um nível aceitável de emoção. Evidentemente, a dramatização deve ser evitada. Uma maneira de introduzir o assunto é falando de algo que a criança já pode ter notado: que os pais já não conversam tanto entre si, que não se sentam mais perto um do outro, etc. Obviamente, estes exemplos vão variar conforme a idade da criança. Acreditamos que após os três ou quatro anos de idade as crianças devam ser avisadas. As palavras para um adolescente evidentemente são diferentes das direcionadas a uma criança de quatro anos que por sua vez diferem daquelas para um garoto de oito anos. Os adolescentes devem ser informados, pois eles já conhecem o assunto, que papai e mamãe não continuarão juntos, mas que estarão sendo cuidados pelos dois, com o mesmo carinho, com a mesma atenção. Os pequenos deverão receber uma notícia diferente, talvez com palavras desse tipo, se for o pai a se retirar do lar: "Papai vai morar em outra casa, mas vem te pegar toda manhã para levar à escola. Papai vai ver o seu jogo de futebol". Seguramente, não precisa ser enfatizado que esses compromissos devem ser cumpridos. Se isso não for possível, é melhor que não seja prometido. As crianças não devem incluir nos seus sonhos, nesse momento, o que não pode ser concretizado.

### *O QUE DEVE SER OMITIDO CONSIDERANDO A IDADE DOS FILHOS?*

Seguramente, não deve ser dito que o papai ou a mamãe está com uma namorada ou um namorado e essa é a razão da separação. Como também não deve ser informada outra razão de foro extremamente íntimo como é o desacerto sexual. Fale que o papai, se for ele que está saindo, está triste naquela casa, que o papai e a mamãe acham que não é legal dormir na mesma cama e coisas assim. Algumas coisas podem e devem ser omitidas, mas evitando-se sempre o uso de mentiras, pois mais tarde a criança irá perceber que foi enganada e perderá a confiança, que é essencial, nos pais. A presença de sintomas ou desajustes temporários varia de acordo com as características das crianças (incluindo idade) e os contextos em que ocorrem as separações.

### *QUAL A IMPORTÂNCIA DE PRESERVAR A IMAGEM DO PAI E DA MÃE APÓS A SEPARAÇÃO?*

Esse é um dos segredos da separação bem-sucedida. Tudo deve ser feito pelo casal para preservar a imagem de cada um. Mãe não deve denegrir, minimizar, aviltar e macular a imagem paterna e vice-versa. Ao contrário, cada um deve agir para preservar e mesmo elevar a imagem do outro. Infelizmente, não é isso que se observa por aí. O que se vê é mãe rotulando o pai de "cabra safado" e de outras pérolas qualificativas e o pai chamando a mãe de "bruxa" e de outros adjetivos até mais terríveis. Isso é um absurdo. Não deve acontecer. Também é comum a mãe denominar a companheira do ex-marido de "p..." o que é outro descalabro. Mas o mais importante para que as crianças e os adolescentes mantenham uma boa imagem dos pais é o cotidiano, a prática, não é o discurso. Já falamos, mas repetiremos outras vezes. Os dois, pai e mãe, devem manter vínculos estreitos e constantes com os filhos. Mesmo os que se afastaram da casa devem acompanhar de perto a rotina dos filhos. Devem estar sempre presentes. Será tarefa muito difícil, ou mesmo impossível, que a imagem de um pai palpável, próximo, constante, confiável caia por terra devido às palavras do outro cônjuge.

### *O QUE É A ALIENAÇÃO PARENTAL?*

A **alienação parental** é a denominação do ilícito quando um dos pais, habitualmente o que fica com a guarda dos filhos, denigre e avilta a figura do outro pai e o exclui, usando artifícios de todo tipo, no convívio com as crianças. Frequentemente, os avós e as outras pessoas que estão mais próximas das crianças, habitualmente parentes do pai que detém a guarda, participam desse processo de exclusão, de alienação. Agindo assim, a justiça, sabiamente, tenta preservar a imagem e a presença dos dois pais como extremamente valiosas para a vida emocional dos filhos e aplica penalidades quando o crime de **alienação parental** é demonstrado. O assunto é tema da lei sancionada pelo ex-presidente Luiz Inácio Lula da Silva, em agosto de 2010, que pune pais e mães que tentem colocar seus filhos contra o ex-parceiro. A nova legislação prevê multa, a ser definida pelo juiz, acompanhamento psicológico ou perda da guarda da criança. Para demonstrar como a justiça brasileira está tratando a relação dos pais com os filhos, agora em 2012, o Superior Tribunal de Justiça (STF) condenou um pai a pagar uma vultosa quantia a título de indenização por **abandono afetivo** de uma filha. A ministra relatora foi extremamente feliz ao enfatizar que "amar é faculdade, cuidar é dever". Há dois projetos sobre o assunto tramitando no congresso nacional.

### *AS CRIANÇAS SÃO USADAS COMO "GAROTO DE RECADO". QUAL A OPINIÃO DE VOCÊS?*

Aqui está uma das maiores broncas da separação. Realmente, e com certa frequência, pais e mães separados usam as crianças como "garoto de recado". As mensagens enviadas para os outros ou outras são habitualmente depreciativas, críticas e há até reclamações sobre falta de dinheiro. É lamentável que isso ocorra. As crianças devem ser respeitadas. E não serem portadoras de qualquer tipo de mensagem. Isso as faz sofrer e participar ainda mais ativamente das dificuldades emocionais que a separação causa. Quando for pertinente, o adulto é que deve procurar o outro adulto, "olho no olho", e debater o problema. Aproveitar-se das crianças (ainda mais de filho ou filha) para ferir ou denegrir outras pessoas (fazendo dela uma arma) é um ato amoral, antiético e de extrema perversidade.

### *E SE ELES PERGUNTAREM POR QUE PAPAI NÃO VOLTA PARA CASA?*

Arrumem uma resposta, mas, não mintam. Digam que papai e mamãe resolveram assim ou digam que o papai não foi embora. Falem que o papai está dormindo numa outra casa, mas que ele estará sempre presente. E demonstrem isso. Mostrem que vocês estão sempre junto, levando e buscando na escola, levando ao parque ou à praça, indo ao horto, ao cinema, às reuniões da escola e assim por diante.

### *OS PAIS DEVEM DEIXAR QUE O JUIZ DEFINA SUA RELAÇÃO COM OS FILHOS?*

O envolvimento do juiz na separação deveria ser restrito às questões materiais, que também poderiam ser resolvidas sem essa intermediação. Infelizmente, nós observamos a interferência do juiz de família e de advogados para todo o lado a fim de definir a participação do casal nas questões afetivas, comportamentais, psíquicas. É hora de perguntar que medidas o juiz usa para definir quantas horas semanais os filhos de um casal separado precisam de convívio com o pai? Como ele sabe das necessidades emocionais da criança X e as da criança Y? Como ele avalia as necessidades afetivas do pai e da mãe? Como ele consegue acompanhar a dinâmica emocional da criança Z que está vivendo uma fase difícil e precisa de mais apoio psíquico? Certamente, o juiz apenas sabe que são importantíssimas as participações paterna e materna. Ele deveria apenas recomendar no seu despacho: "Tenha o máximo contato com seus filhos. Leve-os à escola, ao cinema, ao parque. Compareça à escola para verificar o desempenho escolar e também compareça às reuniões de pais e mestres. Acompanhe seus filhos ao médico. Nunca os abandone". Assim, nos parece uma estupidez delegar ao juiz essa função que infelizmente é necessária face aos conflitos gerados pela separação que chegam a impedir ou limitar o sadio convívio filhos-pais ou filhos-mães. Evidentemente, esse nosso entendimento de que a participação do judiciário deve ser minimizada pressupõe que os pais e as mães envolvidos sejam emocionalmente sadios, psiquicamente estáveis.

### *MAS HÁ MUITA DIFICULDADE E O JUDICIÁRIO É CHAMADO A PARTICIPAR. NÃO É?*

Quando o casal não consegue dialogar, há inimizade que parece insuperável e o advogado ajuda a intermediar os entendimentos. Existem profissionais que possuem os dons essenciais para atuar nessa situação habitualmente conflituosa e até para tentar que o assunto necessite de intervenção de um juiz. É evidente que o profissional não é capaz de fornecer um "manual dos separados", mas ele pode auxiliar nas questões financeiras, na solução dos conflitos mais comuns e aconselhar sobre a necessidade de diálogo quando percebe que a tendência para a desagregação é muito grande. Pode até servir de portador de "recados" do ex-marido para a ex-mulher, a fim de tentar evitar que essa missão seja dada às crianças. Evidentemente, outras pessoas, um amigo comum, um religioso e até o pediatra podem servir para amortecer as angústias e reduzir a natural tendência de ocorrerem gritos e tapas.

### *EM QUE IDADE A CRIANÇA PODE OPINAR SOBRE COM QUEM DESEJA CONVIVER?*

Do ponto de vista biológico, é difícil acreditar que antes dos dez ou doze anos de idade as crianças/adolescentes tenham maturidade para exercer uma escolha desse tipo. Do ponto de vista judicial, como nos informa o Prof. Silvio Neves Baptista, um dos mais qualificados e experientes juristas em direito da família, no Recife, a lei não estabelece idade para a criança **decidir**. A decisão é sempre judicial, depois de ouvir o menor, e não há limite de idade, tendo sempre o juiz o cuidado de verificar se a criança não está sendo manipulada por um dos pais.

### *COMO APRESENTAR O OUTRO PARCEIRO AO FILHO?*

A ruptura entre os pais biológicos foi o desastre maior, já ocorreu. Simplesmente apresentar como "meu namorado" ou "minha namorada", sem muitas explicações, sem muitas justificativas, pode parecer simples, mas não é. Há que se esperar o melhor momento. O processo tem que ser preparado pelo novo casal até prevendo broncas, atitudes agressivas e intensa rejeição. E esperar que o tempo amadureça a relação entre o novo companheiro ou companheira com os filhos da antiga união. Não pode ser um processo forçado, com data marcada, com amor à primeira vista. Evidentemente, há uma estratégia sadia de captar a confiança das crianças na qual a paciência, a tolerância e o amor bem como outros ingredientes que podem ter faltado na relação anterior sejam aspectos importantes da receita. Excesso de presentes, como é observado, não é um caminho recomendável. Também é aconselhável apresentar o(a) próximo(a) companheiro(a) apenas quando for uma relação mais estável e durável, para não cair no erro de apresentar uma lista de namorados(as) aos filhos, o que dificulta a criação de vínculos com os mesmos e transmite uma ideia de instabilidade afetiva dos pais.

### *O QUE FAZER QUANDO O FILHO REJEITA O PARCEIRO E SE RECUSA O CONVÍVIO?*

O primeiro aspecto é reconhecer que ele tem o direito de recusar o convívio com o novo parceiro ou parceira. Habitualmente, essa rejeição, com o passar do tempo e com as atitudes sadias do pai ou da mãe biológicos e do companheiro ou companheira, tende a ser minimizada e há casos do nascimento de verdadeiras paixões entre filhos adotivos e madrastas ou padrastos, passada essa primeira e sofrida etapa da rejeição. A meta do padrasto ou da madrasta é a conquista. O bom senso diz que isso deve ser conseguido com compreensão, tolerância e paciência. Ficando-se atento para a criança não usar seu "veto" como forma de controlar a vida dos pais. Nesse caso, é importante também observar se há algo mais que a criança está querendo comunicar, mas não encontra outra forma de se expressar, como por exemplo, a pouca atenção destinada a ela.

### *COMO FALAR SOBRE O SEGUNDO CASAMENTO E A CHEGADA DO NOVO FILHO?*

Da forma mais natural, sem rodeios, sem mentiras. É aconselhável tolerar a reação negativa, que é legítima, natural e sempre transitória. Com palavras amorosas e atitudes pacientes, com a prática do conviver harmonioso e carinhoso, as dificuldades desaparecem. Novamente, falamos que mais importante que o discurso é a continuação do companheirismo harmonioso, equilibrado, convincente, é a tolerância, o amor e a atenção, também exercidos de forma contínua, que desmancham todas as rejeições e atitudes negativas.

### *QUAIS AS CONSEQUÊNCIAS QUE A SEPARAÇÃO CAUSA NA SAÚDE DAS CRIANÇAS?*

Os filhos, e até os adultos, podem reagir à separação com distúrbios comportamentais, psíquicos ou psicossomáticos. Problemas da alimentação (anorexia ou bulimia), do estômago e do intestino (vômito, cólica, diarreia), do sono (insônia), da pele e das vias respiratórias (eczema e asma), da escola e da atividade física (queda do rendimento escolar e desportivo), das vias urinárias (xixi na cama), do psiquismo e do comportamento (rebeldia, agressividade, tristeza, exacerbação do hábito de roer as unhas e até depressão) são descritos como decorrentes da separação. O pediatra é o melhor conselheiro quando um ou mais desses problemas forem notados. Há casos em que os pediatras precisam da ajuda de psicólogos experientes, como na constipação intestinal psicogênica, de difícil tratamento.

### *FORNEÇAM MAIS INFORMAÇÕES SOBRE OS PROBLEMAS DE SAÚDE QUE ACONTECEM!*

Vamos recorrer a um estudo da Dra.Vera Regina R. Ramires, em Maringá, que demonstrou reações psicológicas de acordo com a faixa etária:

- → **Crianças de cinco a seis anos**: desejo/fantasia de reunir a família; separação sentida como uma tormenta; conflitos de lealdade e vivência dos próprios conflitos; sentimento de desamparo.
- → **Crianças de oito a nove anos**: ansiedade; sentimento de perda e dor intensa; fantasias de abandono e conflito no processo identificatório; dificuldade de aprendizagem; distúrbio de comportamento; sintomas decorrentes de conflitos anteriores à separação; angústia, sentimento de insegurança e abandono.
- → **Crianças de dez a treze anos**: aceitação da nova união dos pais; atitude de cuidado e proteção dos pais (responsabilidade que lhes confere sentimento de raiva); baixa autoestima, depressão, sentimentos de culpa, raiva e tristeza.

### *QUAL O PAPEL DO PEDIATRA E DO PSICÓLOGO?*

O pediatra e o psicólogo são os profissionais mais próximos à família, sobretudo, o primeiro, para ajudar na reflexão do processo de separação e na busca por um ambiente saudável de maneira que as crianças cresçam emocionalmente sadias. O pediatra é consultado com frequência sobre as dificuldades que a separação está causando e é chamado a verificar os danos físicos e emocionais nas crianças. É ele que com frequência indica e dialoga com o psicólogo sobre as providências a adotar. O pediatra é o profissional que tem mais contato com os pais, inclusive pelo preconceito que ainda existe em procurar profissionais da área da psicologia. Ele, em geral, será o primeiro a ser procurado e avaliará se há necessidade de um acompanhamento terapêutico para a criança. O fato de haver tal encaminhamento pode facilitar a continuidade da boa relação do médico com os pais e a criança, já que ele não se envolverá tão particular e intimamente no processo do casal. É o pediatra que deve chamar o casal para, numa ou muitas conversas reservadas, sem a participação das crianças, tentar estabelecer um convívio sadio e favorável ao desenvolvimento sadio das crianças. Outras pessoas, como os religiosos, também podem ser úteis na busca por um esquema favorável apesar das dificuldades que a separação impõe.

### *COMO A ESCOLA DEVE SE PORTAR?*

Uma das consequências da separação é o prejuízo do rendimento escolar. É bom que os professores saibam dessa condição para entenderem e ajudarem nessa fase que pode complicar o andamento da educação das crianças. Elas ainda podem se tornar agressivas com seus coleguinhas e apresentar outros distúrbios comportamentais e psíquicos, antes descritos, como consequência da separação, que também precisam ser entendidos pelos professores.

### *FILHOS DE PAIS SEPARADOS SERÃO ADULTOS PROBLEMÁTICOS?*

Não obrigatoriamente. Depois do trauma inicial e se os pais separados conseguem manter diálogo acerca dos filhos, se a presença dos dois é marcante, carinhosa e contínua, em todos os aspectos da vida dos filhos, se as novas famílias estruturadas após a separação também mostram equilíbrio, sensatez e carinho com as crianças, o equilíbrio emocional é readquirido e elas poderão ter adolescência e vida adulta normais. Na situação contrária, em que o conflito e a disputa imperam, é possível antever prejuízos de longo prazo.

### *É POSSÍVEL FALAR-SE EM PREVENÇÃO DA SEPARAÇÃO?*

A prevenção é difícil porque implica mudança no convívio social, que depende de inúmeras variáveis. A separação de casais formalmente constituídos, ou não, é fato comum e crescente em todo o mundo ocidental. A pergunta "você continua com a mesma mulher (ou com o mesmo marido?") faz parte do repertório entre pessoas que não se veem há anos. Segundo o IBGE, de 1993 a 2003, o número de separações judiciais aumentou 17,8% e o de divórcios, 44%. Mesmo assim, apesar de cada vez mais corriqueira, deve haver prevenção que, no sentido estrito da palavra, significa evitar o mal, o prejuízo, o ato falho, pois a separação, seja ela informal, judicial ou através de divórcio é exatamente isso: algo indesejável, que precisa ter meios de prevenção. Afinal, se trata de um relacionamento entre parceiros que estão em crise e não conseguem resolvê-la. Nos Estados Unidos, proliferam os Programas de Ajuda a Casais, como o Encouraging Marriage and Discouraging Divorce (http://www.heritage.org/library/backgrounderpdf/bg).

Pelos efeitos que provoca na família e na sociedade, a separação deixou de ser uma decisão pessoal para tornar-se uma questão de saúde pública. Os programas de ajuda são importantes porque abordam amplamente as diversas circunstâncias que levam à separação, pois essa é uma questão única para cada dupla que se separa. Mesmo assim, é possível relacionar causas, o que é essencial para a prevenção. Entre estas podem ser citadas: casais que se uniram na adolescência, união entre pessoas de diferentes níveis socioeconômicos e culturais, união entre filhos de pais separados, relações extraconjugais (60% entre os homens e 40% entre as mulheres), motivos psicológicos como nascimento de filhos, surgimento de rotinas, amadurecimento desigual do casal, entre outras.

A prevenção, no entanto, depende de mudança no comportamento social e isso, todos sabemos, não é fácil. Conceitos tradicionais de educação doméstica como obediência aos pais, respeito às pessoas mais velhas, gentileza, altruísmo, etc, caíram em desuso. Foram substituídos pela irreverência (chegando até ao desrespeito), pela ausência de hierarquia, o que leva à disputa entre pais e filhos, talvez para dar a sensação (falsa, mas "moderna") de igualdade. Esse fenômeno não só concorre para os distúrbios de conduta das pessoas jovens. As pessoas mais velhas, diante da perspectiva de se igualar aos filhos e aos amigos dos filhos estão apresentando dificuldade em envelhecer, assumir a idade. É cada vez mais frequente se ver pais e mães "sarados", indo à academia de ginástica. O que é ótimo, afinal, *mens sana in corpore sano*. O que causa preocupação é vê-los assumir o comportamento dos jovens, no qual não faltam as gírias, o modo de se vestir e o enorme esforço para a equivalência física e mental. Essas pessoas podem ter aproveitado muito bem a infância, a juventude e a maturidade, mas estão na iminência de perder a velhice, a última etapa, com tudo de bom e de lindo que ela tem.

### *E A RELIGIÃO? É IMPORTANTE QUANDO SE FALA EM PREVENÇÃO?*

Claro que sim! Ou pelo menos deveria ser. O Brasil não é o país (pelo menos numericamente) mais cristão do mundo? Cristo jamais pregou a separação. Ele pregou justamente o contrário: a tolerância, o perdão e o amor. É muito difícil assumir os preceitos de Cristo. O Dalai Lama, há pouco tempo, confessou-se admirador dos ensinamentos Dele e disse não entender porque os cristãos não seguem a sua doutrina. Se a seguissem, certamente haveria grande redução na incidência de separações.

### *LI O TEXTO QUE MINHA IRMÃ RECEBEU PELA INTERNET E FAÇO DUAS PERGUNTAS*

Expomos as perguntas e as respostas dos colaboradores:

PERGUNTA: *O que fazer quando, após a separação, a criança demonstra um excesso de apego à mãe ao ponto de não querer ficar com mais ninguém? Não aceita ficar com a babá nem com os avós. Joga-se no chão quando não colocada no braço e pede o meu colo o tempo todo. Quando estou no trabalho comporta-se bem, mas quando chego, ela chora, pede atenção o tempo todo.*

RESPOSTA DO PEDIATRA: Sua criança está tendo o comportamento esperado para quem sofreu a "perda" de um ente querido. A separação deve funcionar na cabecinha dela e na de todas as outras crianças de uma forma muito simples: "meu pai foi embora e eu não posso perder a minha mãe". É isso que deve justificar o comportamento que você cita que é o esperado de um ser afetivo como é a sua criança e como somos nós frente a uma situação de perda. O que você e todos os outros adultos que a cercam podemos e devemos fazer é levá-la para brincar com outras crianças, encher a vida dela de alegrias que só as crianças sabem dar, tirá-la da frente da televisão e da vida pouco estimulante e depressiva e dar colo livremente quando ela quiser. Essa fase deve passar em pouco tempo. Nada de censura, explicações, teorias, blá-blá-blá. Dê carinho e espere.

RESPOSTA DA PSICÓLOGA 1: Não sei a idade da criança nem outros dados que são importantes para uma análise mais acurada. Assim, falo genericamente.

Pode parecer chocante ou cruel o que vou dizer, mas, às vezes (muitas vezes), as crianças usam de manipulação e sabem bem como aproveitar as oportunidades para conseguirem o que desejam e/ou "punirem" os pais. Elas notam a angústia materna causada pela separação e pelo fato de ter que deixar os filhos em casa e ainda notam as atitudes superprotetoras o que é tudo muito comum numa situação de rompimento da união do casal. E usam esse momento de fragilidade das mães para agredi-las e/ou conseguirem sua atenção, ou a do genitor que já não convive diariamente com ela.

Quando cito tais aspectos, não estou menosprezando o sofrimento das crianças frente à separação parental, mas apenas tento alertar que, em alguns casos, as manifestações de sofrimento delas são desproporcionais às manifestações de preocupação e até de sofrimento das mães.

A situação relatada me fez pensar nisso, pois foi dito que na ausência da mãe o comportamento da criança é completamente distinto, continua a ser o mesmo de antes da separação. O que seria esperado é que o comportamento "viscoso" dirigido à mãe também estivesse relacionado, obviamente em menor grau, a todos os outros personagens da cena cotidiana da criança, o que parece não ter ocorrido nesse caso.

Em alguns casos, também percebo que as crianças sofrem em demasia apenas para realizarem os desejos das mães ou dos pais, caso convivam com estes últimos, que pretendem responder a uma demanda social ou atingir a(o) genitor(a) que "deixou o lar". Aqui, apenas tento ressaltar o que não costuma ser dito. Mas é importantíssimo lembrar sempre que as crianças de pais separados estão vivenciando um "luto" e digo ainda que o mecanismo que me parece mais eficaz para resolver a questão é o diálogo honesto.

O que precisa ficar bem claro para as crianças, que têm o egocentrismo como característica marcante, e ainda são pouco moldadas pelo social, é que elas não foram culpadas de nada e nada poderão fazer para que as coisas sejam diferentes. A decisão de uma separação está muito aquém de terceiros, apesar de às vezes não parecer. A fantasia de "ser culpada ou de que poderia ter feito algo para impedir o rompimento" é muito comum na cabeça dos pequeninos e precisa ser desfeita.

É sempre fundamental ressaltar que elas sempre serão muito amadas. Isso deve ser dito e redito verbalmente e não apenas "demonstrado" como muitos acreditam. As crianças têm o pensamento primário, concreto, e precisam não só sentir, mas também ouvir de seus pais o quanto elas são importantes e amadas independentemente de qualquer coisa.

RESPOSTA DA PSICÓLOGA 2: As respostas, do pediatra e da psicóloga, são excelentes, pois permitem aos pais, naturalmente culpados, exercerem o tão necessário "limite" e não favorecerem a criação de pequenos tiranos que podem, inconscientemente e no "direito" deles, se aproveitarem de uma culpa captada nos pais fragilizados para fazerem valer todas as suas vontades. Também aproveito para reforçar que a conversa, o diálogo, o "blá-blá-blá" é fundamental. Mesmo que se imagine que a criança não está entendendo nada, ela está, ao menos, percebendo que há um interesse em explicar-lhe as coisas e está-se criando as bases para o diálogo e a verdade, duas experiências que infelizmente parecem estar cada vez mais em desuso hoje em dia

*PERGUNTA: O que fazer se a criança mostra um certo afastamento da mãe quando sabe que foi ela quem quis a separação? Não diz nada, mas nas brincadeiras morde, belisca, puxa os cabelos e mostra outros sinais de revolta?*

RESPOSTA DO PEDIATRA: Veja que outro exemplo extraordinário de ser afetivo que é a criança que você descreve. Ela simplesmente está dialogando com você e mostrando o desagrado com a situação criada. Vez ou outra, se a criança tiver uma idade tal que pode compreender o que ocorreu, que pode te ouvir, fale naturalmente as razões que levaram à separação e deixe-a falar também. Mas se a criança tiver poucos anos de vida, deixe as explicações para o futuro.

RESPOSTA DA PSICÓLOGA 1: Novamente, respondo genericamente.Há que se respeitar o momento das crianças e também verificar se as mães que estão vivenciando essa fase difícil não mudaram o modo de enxergar e se relacionar com elas. Por exemplo, é importante ver se as mães não ficam mais atentas ao comportamento das crianças e sem querer acabam percebendo como problemático um comportamento usual. É possível, com atenção, observar se o comportamento delas mudou, ou não, ou se o que mudou foi à interpretação dos que as cercam. Assim, dá para admitir que cenários de um comportamento corriqueiro passam a ser vistos de forma diferente e estão relacionados à separação dos pais.

Novamente, ressalto a magnitude do diálogo franco. Nesses momentos, nada melhor do que olhar nos olhinhos do filho e dizer: "Você está chateado com a mamãe?", "Você está triste?", "A mamãe não está entendendo porque você está machucando a mamãe. Eu estou machucando você?".

Esses questionamentos diretos mostram a seus filhos que você percebe que eles estão sofrendo, que podem contar com você e que eles não serão repreendidos ou incompreendidos por isso. É assim que se constrói um canal livre para diálogos que é imensamente importante durante todas as fases da vida que vocês dividirão juntos.

Agora, reproduzimos parte dos depoimentos de algumas colaboradoras sobre o assunto:

I – *É difícil dizer quem sofre mais quando os pais se separam. O sofrimento dos filhos é diferente do vivido pelos pais. A separação é quase um processo de luto, o fim da harmonia familiar. O papel desempenhado por cada um dos pais separados varia muito. Há os que se envolvem na educação e na nutrição dos filhos. Outros agem como meros fornecedores de dinheiro. Muitos pais que eram modelos para seus filhos passam a desempenhar um papel diferente após a separação. Alguns passam a deixar a educação formal e a comportamental totalmente sob a responsabilidade da escola. Os filhos usualmente refletem o tenso ambiente da casa que é a tônica após a separação. Os pais separados precisam estar presentes e devem falar mais com seus filhos. Eles precisam de muito afeto. Os filhos permanecem ligados afetivamente a seus pais e a presença deles diminui o sentimento de abandono que os assola após a separação.*

II – *Achei muito pessimista a visão sobre o insucesso constante da separação. Eu conheço casais que são separados e civilizados. Claro que as crianças sofreram, não existe filho que queira ver pais separados. O nível sociocultural muita vezes não interfere, mas sim a inteligência emocional.*

III – *Tenho experiência pessoal, como filha, de quão nociva pode ser a convivência desarmoniosa de pai e mãe por anos. Reflexos na saúde física e psíquica existiram por bastante tempo em minha vida, como ansiedade e asma, além de exacerbar características como timidez.*

IV – *Eu acho que é preciso ter cuidado com esta questão sobre qual seria um mal menor: uma separação atribulada ou uma encenação, especialmente num livro que servirá de modelo para tantas famílias. A meu ver, tal afirmativa coloca a separação num posto de vilã absoluta que até uma vida de mentiras (que, sem dúvida, é pior do que qualquer divórcio) seria preferível a ela. E também faz com que as pessoas que optaram pela separação (que não são poucas, como o texto pontua) se sintam mais culpadas e pesarosas do que já possam estar. Separar-se é ruim, mas em alguns casos inevitável, de nada acrescenta reforçar o quanto esse ato é prejudicial. O que acrescenta é debater o quanto esse mal pode ser diminuído, ou o problema evitado antes de se instalar. Mas dar a entender que uma vida de "teatro" é um caminho preferível a enfrentar o problema é uma afirmativa muito arriscada. Até porque para a criança é terrivelmente comprometedor para seu desenvolvimento ético, psíquico e humano viver em tal realidade onde se optou pela falsidade e pela enganação.*

*Isso sem mencionar o fato de uma decisão de continuar um casamento infeliz ter sido tomada em nome dos filhos sem que eles tenham sido consultados a respeito, sem que tenham participado desta decisão que é feita em nome deles e pela qual serão cobrados direta ou indiretamente por toda vida, esperando que retribuam o sacrifício que foi feito para o "bem" deles.*

*Nada disso diminui a responsabilidade dos pais em se separarem, ou ainda, em decidirem ter filhos. Essa decisão é para sempre e não pode ser feita de brincadeira ou em termos de uma tentativa sem consequências. Pais eles serão por toda vida, casados ou não, isso não pode ser esquecido.*

*"Planejamentos frustrados, acordos interrompidos, sonhos desfeitos, conversas e carinhos que não se repetem, certezas despedaçadas, alegrias perdidas, presenças ausentes, sons inaudíveis, perdas de todo tipo, questionamentos variados e muito mais é o que ocorre nos lares onde os casamentos desfeitos acontecem".*

*Sem dúvida, tudo isso acima descrito no texto é muito triste, mas será que só ocorre em lares desfeitos? E o que se passa em lares onde não há mais harmonia entre os casais? Onde eles se toleram por questões financeiras e ainda colocam a responsabilidade pela decisão no "bem-estar dos filhos"? Onde a criança presencia brigas ou a total indiferença entre os pais? Qual modelo de conduta está se dando a essas crianças? Onde fica o valor da verdade, da integridade das escolhas?*

*Sei que este é um assunto espinhoso, mas repito, todo cuidado é pouco com afirmativas que reduzem e simplificam demais uma situação tão complexa.*

V – *Quando meus dois filhos mais velhos ainda eram bem pequenos, vivi a experiência de ser mãe separada do marido – pelo menos foi assim que me senti.*

*Meu marido estava fazendo mestrado quando nosso segundo filho nasceu e a mais velha tinha apenas um ano e quatro meses. Ele se ausentava muito por conta das viagens para pesquisa de campo e, mesmo quando estava em casa, não tinha muito tempo livre por conta dos estudos. Pouco antes nosso segundo filho, um menino, fazer um ano, o meu esposo passou num concurso público federal e foi lotado ao interior do Pará. Achávamos que ele iria conseguir transferência logo, mas isto não ocorreu.*

*Daí, minha situação, que já era difícil, piorou muito. De repente, me vi só para dar conta de duas crianças, casa, trabalho, pediatra, etc. A menina, meu primeiro filho, sempre foi muito saudável, mas eu me angustiava muito por não lhe dar a devida atenção, pois estava muito envolvida com o menino que, além de ser menor, tinha asma. É interessante como muitas pessoas não entendiam minhas queixas, como é que eu "sofria" tanto se tinha duas ajudantes e uma estrutura familiar de apoio. Mas eu não tinha o pai dos meus filhos por perto para dividir, decidir, alegrar-se e chorar comigo. Depois de um longo e penoso ano, meu companheiro finalmente conseguiu a transferência e pudemos recomeçar a nossa história. Quatro anos mais tarde veio nosso terceiro filho, que está com dois aninhos. Finalmente, estou conseguindo curtir um bebê.*

*Foi um período muito difícil, mas de muito aprendizado. Descobri em mim inseguranças e fraquezas, mas também uma força que julgava não ter – a força das mães solteiras.*

*Desculpem-me aquelas que passam por situações bem piores e ainda assim conseguem extrair alegrias e belezas em sua vida maternal. Essa competência eu não tive e os resquícios dessa culpa ainda hoje me incomodam.*

VI – *Entre novembro de 2002 e outubro de 2003, estive afastado de minha família por motivos profissionais. Fui aprovado em concurso público federal e fui lotado a uma cidade no interior do Pará, longe do meu Recife. Minha esposa, por ser servidora pública estadual, não dispunha de lotação fora de Pernambuco e não poderia me acompanhar.*

*Naquela época, tínhamos dois filhos: a menina com dois anos e o garoto com um ano de idade. Mesmo cursando mestrado e necessitando viajar para Alagoas com certa frequência a fim de coletar dados para o projeto de pesquisa, eu conseguia conviver com minha família, pois as ausências eram relativamente curtas.*

*Juntos, decidimos que eu iria para o Pará, trabalharia e em qualquer oportunidade daria um pulo aqui em Pernambuco. Ao mesmo tempo, tentaríamos minha remoção para o Recife. Achamos que seria apenas um acirramento de uma situação que já existia. Só que, em vez de viajar de cinco a quinze dias, uma ou duas vezes por mês, eu iria passar 45, 60 e até 90 dias fora de casa e longe da família.*

*A realidade mostrou-se muito pior do que imaginávamos. Eram exaustivas 33 horas de ônibus e mais doze horas de barco até chegar à cidade onde fui lotado. Logo na primeira ausência foram mais de 45 dias sem ver a família.*

*Eu e minha esposa nos falávamos por telefone quase todos os dias. O garoto, asmático, teve várias otites. A garota começou a frequentar a escola e teve várias viroses e a minha esposa também adoeceu. E tudo eu ouvia sem poder ajudar. Era uma sensação de impotência esmagadora. Enquanto estava no trabalho tudo bem, mas à noite e nos finais de semana a saudade batia com gosto. Era uma saudade deles, de nossa vida em comum e uma profunda tristeza pelo que eu estava perdendo, como os primeiros passinhos do menino e as novas palavras que a garota dia a dia acrescentava a seu vocabulário.*

*Durante os breves períodos em que estive com minha família, meus sentimentos eram um misto de euforia, estranhamento e tristeza. A euforia vinha logo no início da visita. Reencontrar minha esposa e meus filhos, rever meus pais, irmãos, amigos. Aí batia o estranhamento, estava passando tanto tempo longe da família, como um solteirão enclausurado, do trabalho para casa, escrevendo a dissertação de mestrado, fazendo todas as refeições na rua. Estava desacostumado à rotina doméstica, a cuidar das crianças, me sentia um estranho em minha própria casa. Tomei consciência desse sentimento uma vez quando ia repreender um comportamento inadequado da menina e na hora em que fui falar me detive: Quem sou eu para repreender a garota? Que direito eu tenho de brigar com ela? Eu não participo de sua criação! Ela mal me conhece! Tais pensamentos me paralisaram e me jogaram num abismo de tristeza e autopiedade. E quanto à tristeza, esta me visitava todos os dias. Mesmo com minha família, a qualquer momento me lembrava que muito em breve viajaria novamente. Era angustiante. Era algo semelhante a um processo de luto. Essa tristeza constante prejudicou inclusive minha saúde. Provavelmente, por baixa imunidade, fui acometido por várias gripes e outras viroses, bem como por febres sem motivo aparente.*

*Minha esposa foi uma heroína nesse período. Trabalhava, cuidava dos dois, falava sempre de mim, mostrava fotos minhas para os meninos. Foi a grande responsável por eles me receberem como pai e não como um desconhecido.*

*Essa situação durou quase um ano. Finalmente, em outubro de 2003, conseguimos minha remoção para Recife. Tive que reaprender a ser pai em tempo integral, o que aconteceu bem rápido, juntamente com o fim do estranhamento que eu sentia.*

*Hoje, passados quase sete anos, tudo está bem. Nossa vida é maravilhosa. A menina e o menino estão crescidos, saudáveis e lindos e para melhorar ainda mais, ganharam um irmãozinho, hoje com dois anos. E dele eu acompanhei os primeiros passos.*

*Aproveito para agradecer a presença do pediatra das crianças em nossas vidas, cuidando da saúde delas durante estes últimos nove anos e nos ajudando principalmente durante esse período da "separação".*

VII – *Aqui segue um depoimento sobre filhos de pais separados – uma outra construção familiar contemporânea.*

*A vida das pessoas é recheada de simbologias e de ritos de passagens que são traços e construções culturais que se consolidam ou enfraquecem a depender do tempo e daquilo que interessa para as pessoas. Muitos são os ritos que vivenciamos desde que nascemos e eles são, em muitas circunstâncias, visivelmente materializados. A formatura do ABC de uma criança é um rito de passagem, os 15 anos de uma adolescente é um rito de passagem, a chegada da maioridade, a entrada na universidade e a conclusão de um curso também são ritos de passagens.*

*Nesse trajeto, o casamento assume para a família e para a sociedade o ápice dos ritos de passagem. No casamento, uma pessoa "deixa" a família primária, para em consciência, construir, em comum acordo com uma outra pessoa que também "deixa" a sua família, uma gama de interesses pessoais e sociais, com a perspectiva, inclusive, de que essa convivência se perpetue por longos anos, acompanhando o envelhecimento biológico de ambos.*

*Por isso, não podemos falar de separação, sem falarmos um pouco de casamento que foi, e ainda, é fortemente alicerçado pelo imaginário coletivo como o modelo ideal de felicidade, como se a partir do casamento as etapas da vida estivessem totalmente consolidadas no plano das satisfações idealizadas. Contudo, as coisas na realidade não funcionam exatamente assim. Quando nos casamos, não nos tornamos uma só pessoa. Cada parceiro leva consigo, para o ambiente doméstico, seus valores e sua maneira de ser; o que pode fomentar um ambiente de harmonia ou de conflitos, a depender dos "acordos", "pactos" e "interesses" comuns de ambos. No caso do conflito, o modelo ideal de felicidade se "rompe" e o desgaste é muitas vezes irreversível.*

*Nessa família, ora constituída, estão os filhos de todas as idades, de todos os lugares, de todas as crenças e credos, de todas as classes sociais e de todas as raças/etnias. Para eles – os filhos – é gigantesco o desafio que se apresenta com a separação dos pais. Para eles, essas são – pai e mãe – as pessoas que referenciaram os primeiros aprendizados das relações sociais e principalmente afetivas. É como se eles tivessem que dividir, em duas partes, um bloco único de sentimentos.*

*Observa-se também que o sofrimento da separação dos pais não escolhe a faixa etária entre uma criança ou adolescente para dizer se "essa ou aquela" é a "melhor" fase para a compreensão e aceitação da separação. A criança de dois anos de idade sente de uma forma e o adolescente de quinze anos sente de outra forma a ausência de um dos pais, pois será rara para esses filhos a presença de seus pais juntos novamente, mesmo que a separação seja a mais "civilizada" possível. Uma nova rotina terá que ser construída. Uma nova semana, um novo domingo, um outro natal. Os filhos sentem a ausência, inclusive, no processo, ou seja, no percurso entre uma fase e outra do seu desenvolvimento, que pode se estender até a fase adulta.*

*Alguns pontos também devem ser ressaltados sobre a separação dos pais como: o papel da religião, da escola dos filhos, dos médicos/pediatras e também o papel da mulher na sociedade contemporânea.*

*O primeiro aspecto: é pertinente que a religião permaneça no patamar do respeito aos dogmas e preceitos de cada uma. Cada pessoa deve buscar apoio – caso deseje – naquilo que mais lhe auxilie, independentemente da crença/credo de cada um, para não corrermos o risco de analisarmos a separação sob a ótica do "juízo de valor" dessa ou daquela religião. Essa é uma decisão essencialmente pessoal para todos, incluindo-se as crianças e os adolescentes.*

*No patamar da relação escolar, é importantíssima a comunicação entre os pais e a comunidade escolar, em especial com os próprios mestres e professores das crianças e dos adolescentes. Os professores podem observar uma possível apatia ou queda de rendimento de seu aluno/aluna e buscar conhecer os motivos para apoiá-los e ajudá-los no que for possível. Uma simples conversa amiga com o aluno é muito importante e por vezes é capaz de ajudar na reversão do quadro; além da conversa com os próprios pais. Os psicólogos e os psicopedagogos também são profissionais importantíssimos para assegurarem essa atenção especial, a fim de não comprometer o desenvolvimento escolar da criança e do adolescente. Também é importante abrir um parêntese para uma reflexão – sobre outro assunto que diz respeito aos filhos de pais separados no âmbito da escola – que são as homenagens dos Dias dos Pais e das Mães. Algumas escolas já não fazem mais essas homenagens dentro do espaço escolar, porque elas colocam em exposição os filhos de pais separados, com a possibilidade de não contar com a presença do pai ou da mãe naquele momento; o que é bastante frustrante para qualquer criança, além de toda a ansiedade e expectativa gerada. Às vezes, até filhos de pais que são casados ficam também frustrados pela ausência de um dos pais, por motivos até mesmo de trabalhos inadiáveis. Assim, a escola deve ter o "olhar" sobre as novas composições familiares que se apresentam na sociedade e buscar fomentar sempre o bem-estar de seus alunos, com uma práxis pedagógica e democrática, que enxerga os seus alunos como um todo e não em partes, se adequando ao momento vivido por eles social e pessoalmente.*

*Da mesma forma, mas com o universo de atenção singular, porque seu universo de atenção é a saúde das pessoas, estão os médicos pediatras para as crianças e os adolescentes. É provável que muitos aspectos e problemas de saúde apresentados pelas crianças (doenças de repetição) tenham sua origem no íntimo, no emocional e no que não está presente na razão. É também o diálogo e a conversa franca que pode fazer "a diferença" nesse momento de ruptura dos laços familiares e da necessidade de continuar caminhando com saúde. Os médicos podem se propor ajudar e ser ajudados tanto quanto os profissionais da educação podem orientar as famílias, caso necessário, para um apoio psicológico dessas pessoas.*

*E para finalizarmos a nossa última reflexão, acrescentamos a temática da posição da mulher na sociedade contemporânea que, após a separação, passa a assumir um papel extremamente delicado na continuidade e administração da vida doméstica dos filhos, absorvendo sozinha uma grande quantidade de responsabilidades, que antes, normalmente, eram ou poderiam ser divididas com o marido/companheiro.*

*Mesmo quando a separação é feita em consenso, sem a necessidade de interferência e/ou arbitragem judicial, com visitação livre, com a escuta das crianças e dos adolescentes; a participação do pai, ex-marido/companheiro, ainda é muito pequena nas atividades diárias dos filhos quando comparada ao papel da mãe – como levar ou pegar na escola, levar ao médico, ajudar nas tarefas escolares, orientar na alimentação, etc. Muitas vezes, esses momentos – entre pais e filhos – ficam restritos ao lazer de fim de semana, o que provoca um "distanciamento" da intimidade doméstica com o pai. Contudo, é sabido também que a sociedade vem colocando essas questões em debate, inclusive legal, com a guarda compartilhada, provocando e fazendo com que os pais possam e devam assumir essas tarefas da mesma forma que as mães.*

*Concluímos reforçando a necessidade de olharmos por todos os aspectos apresentados, mesmo que sinteticamente. Essas questões nos apontam para as singularidades dos modelos de família que se apresentam na sociedade contemporânea com a separação dos pais; com os novos arranjos, composições e papéis. Contudo, esse trajeto, entre o casamento e a separação de um casal não deveria estabelecer o fim de uma relação. O que acabou foi o afeto, mas a relação humana de um pai e de uma mãe deverão se perpetuar com a busca do bom senso e em prol do pleno desenvolvimento das crianças e adolescentes. Cada casamento concretizado, família que se estabeleceu e casamento que se desfez são partes importantes da história de um conjunto de pessoas, entre elas, as crianças e os adolescentes. Que haja espaço – sempre – para a escuta das crianças e dos adolescentes nessa outra construção familiar.*

PROFISSIONAIS COLABORADORES:
Silvio Neves Baptista,
Danielle de Belli Claudino,
Carlos Gonçalves de Oliveira,
Ana Cláudia Zuanella,
Paola Battaglia Dias,
Aldeman Fonseca

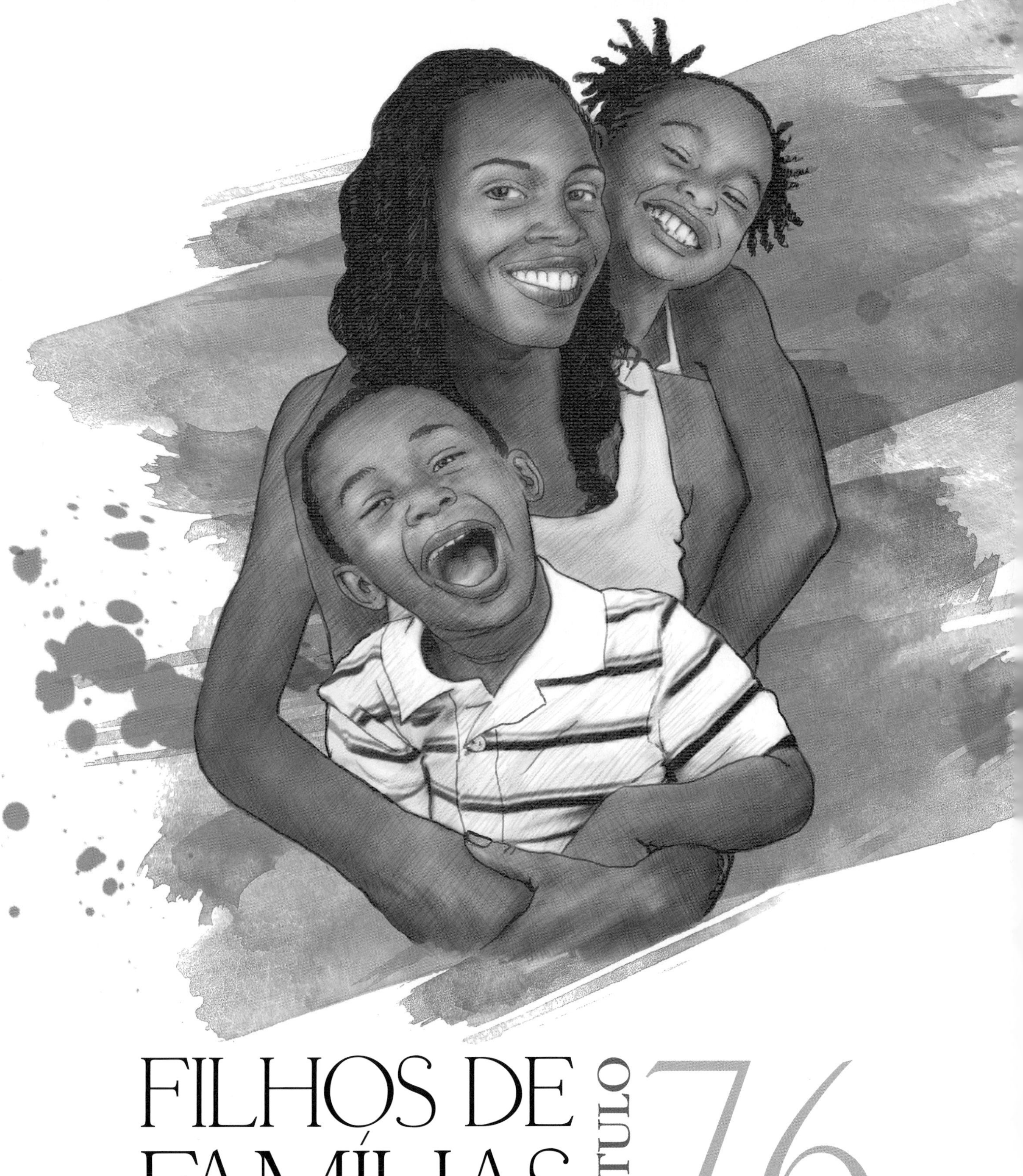

# FILHOS DE FAMÍLIAS MONOPARENTAIS

CAPÍTULO 76

## Filhos de famílias monoparentais

Uma das mudanças notadas na composição familiar, nas últimas décadas, é o extraordinário aumento da frequência de famílias compostas exclusivamente por filhos e um dos pais. A maioria das famílias monoparentais é de mães e filhos. A fertilização *in vitro* (FIV) favoreceu de forma marcante a ocorrência dessa composição familiar. Contudo, estão sendo cada vez mais comuns os núcleos familiares compostos apenas por pais e filhos.

Na Inglaterra, uma de cada quatro famílias com filhos é composta por apenas um pai ou uma mãe e seus filhos. Cerca de 9% dessas famílias monoparentais são de pais e filhos. Nesse país, 47% das famílias com apenas um dos pais são consideradas pobres o que repete a experiência internacional de que as famílias monoparentais têm alto risco social.

No Brasil, não encontramos dados sobre o assunto. A observação do cotidiano mostra que a temática é relevante mesmo aqui no nosso país. A realidade do Brasil mostra ainda outra realidade preocupante. A gestação não programada, portanto, com risco de a família ser composta apenas por mãe e filho, ocorre com alta frequência em adolescentes.

O tema que adentra valores da religião, da moral, da sociologia, da saúde psíquica e física, da justiça e de outros aspectos da nossa vida não é simples de ser debatido. O fato é que a situação existe e causa alguns problemas de saúde física e psíquica nas crianças. Portanto, mesmo difícil, o tema precisa ser debatido.

Assim a nossa proposta de trabalho reservou um espaço para abordar o tema e enfocar primordialmente a problemática de saúde das crianças que podem estar relacionadas à falta da função do pai ou da mãe no contexto familiar. Evidentemente, não existe uma "receita de bolo" para todos os casos. É possível relacionar e debater sobre princípios gerais que devem e podem ser aplicados e é isso que nos interessa.

Este capítulo enfocará as famílias monoparentais lideradas pelas mulheres que, biologicamente, engravidam (hoje até via FIV), gestam, parem, amamentam e, por isso tudo, estão mais ligadas a seus filhos do que os homens. Mas abordará também as famílias uniparentais lideradas pelos pais, homens, que pelo menos buscam dar a mesma atenção e cuidar tão bem das crianças como, via de regra, fazem as mamães.

### *COMO A LEI TRATA ESSE ASSUNTO?*

Embora não seja nossa proposta abordar aspectos diferentes da saúde, citamos que a Constituição de 1988 mudou o conceito que a legislação do início do século XX tinha sobre a família. O conceito antigo era altamente restritivo e produziu muitos malefícios aos adultos e às crianças envolvidas nas famílias monoparentais. A atual Constituição enumera três tipos de famílias que merecem a proteção jurídica e do Estado: **as advindas do casamento, as oriundas da união estável e as caracterizadas pelas relações de um dos pais com seu filho, a uniparental.** Assim não há dúvidas de que a mãe ou o pai solteiro, viúvo, separado ou divorciado, que vive com o seu filho ou filha, é uma família com direitos e deveres assegurados. É uma família como outra qualquer. Não há diferença jurídica entre as famílias constituídas por um casamento em que homem e mulher cuidam dos filhos e as compostas apenas pelo pai ou pela mãe e as crianças. Essas noções sumaríssimas são fornecidas para lembrar que o risco social que pode produzir danos à saúde das crianças dessas famílias pode ser minimizado pela atual proteção jurídica. E veja muito bem que até a união entre homossexuais está sendo vista de uma forma muito mais natural do que era décadas atrás.

### *QUAIS OS PROBLEMAS QUE AFETAM AS CRIANÇAS NO AMBIENTE MONOPARENTAL?*

Os problemas são de ordem social e/ou psicológica:

→ A experiência mundial mostra que os filhos de famílias monoparentais estão em maior risco de adoecer em consequência da condição social desfavorável. Essa condição ocorre mais no caso das mães solteiras adolescentes e ainda mais se a condição econômica delas já era desfavorável antes de ter a criança. Os principais problemas de saúde dependem dessas circunstâncias e não pelo fato de a família ser uniparental. As crianças têm maior risco de morarem em casas insalubres, sofrerem problemas nutricionais como anemia e desnutrição, terem mais infecções como a tuberculose e as parasitoses intestinais, mais desajustes emocionais, contato com o crime e educação menos qualificada.

- → Mesmo quando não são importantes os problemas sociais, há dificuldades emocionais a serem evitadas e enfrentadas. Ainda existe muita discriminação, desinformação e práticas errôneas que afetam a vida emocional da criançada e dos seus pais nessa condição. De uma forma genérica, a ausência do pai é menosprezada e a falta dele é um dos principais geradores de dificuldades. Seguramente a ausência da mãe, também subestimada, causa mais problemas ainda. Inquestionável que homem e mulher que geraram um filho devam ter compromisso com a sua formação para ser um cidadão com futuro e perspectivas, e obviamente com a sua manutenção e saúde. A forma com que as mães ou os pais que sozinhos cuidam e educam materialmente e afetivamente os filhos vai influenciar muito no comportamento deles. Essa influência é tanta que de forma genérica pode-se afirmar que se eles forem cuidados e informados sobre a situação, de forma planejada, apropriada, serão crianças e adolescentes normais. Mas se isso não ocorrer, muitos problemas de saúde poderão ser gerados.

- → Quando o filho nasceu da FIV, que custa algum dinheiro e já seleciona os clientes, são menos comuns os problemas sociais decorrentes da débil estrutura econômica da família. As mulheres que optam pela FIV têm elevado poder aquisitivo e "cabeça-feita".

## COMO AGIR PARA PREVENIR OS PROBLEMAS?

A máxima "cada caso é um caso" é extremamente válida. Espera-se que qualquer formulação geral para evitar os problemas observados em todas as situações deva contemplar:

- → Estrutura material que garanta moradia, alimentação, acesso ao serviço de saúde, educação, lazer e outros itens para reduzir ou abolir o risco social que ameaça a criançada das famílias monoparentais. É esse o espírito das pensões a que as crianças têm direito e a razão que faz com que os juízes das varas de família sejam tão rigorosos no seu cumprimento.

- → Conhecimento da verdade, explicações simples, mas confiáveis para os que perguntam pelos papais ou pelas mamães que existem nas casas dos coleguinhas. Se desde o início tudo for falado com clareza e simplicidade à medida que as inquietações dos filhos sobre o assunto sejam sentidas, poucas dificuldades eles terão para entender por que as suas famílias são diferentes das dos amiguinhos. Eles entenderão que os papais e as mamães namoraram e que eles nasceram desse namoro. É importantíssimo que as mamães e os papais definam repetidamente que queriam ter a alegria de curtir a maternidade e a paternidade e as crianças nasceram. Elas nunca devem ter dúvidas sobre os sentimentos dos pais na fase em que foram geradas. Também devem ser dadas explicações convincentes sobre a razão da ausência do pai ou da mãe no contexto familiar. Alguns conselhos gerais como os expostos no capítulo *Filhos de pais separados* ajudam a seguir os caminhos a serem percorridos.

- → Estratégia para evitar as fantasias enganosas do tipo "seu pai viajou" ou "seu papai já morreu", ou pior, paternidade para os avós. Nos casos de família monoparental surgido de viuvez, a mesma postura deve ser adotada: falar a verdade e nada de "faz de conta".

- → Informação precisa e no tempo certo, se o nascimento do filho resultou de uma FIV. Se o esperma for de banco e não for possível indicar o pai, isso também deve ser informado. Escolha do momento certo, idade certa, palavras certas, emoção certa, ambiente certo e... para informar a verdade. Isso é válido para todas as situações.

- → Confiança de que se tudo for encaminhado como manda o "figurino", a situação habitualmente termina com o entendimento e com a aceitação do que ocorreu, principalmente quando a turma já é maior ou adolescente, e sem prejuízos para a saúde emocional.

## *MAS COMO CONTAR E EM QUE MOMENTO?*

Como já foi dito em outros capítulos que tratam de assuntos correlatos (*Filhos de pais separados* e *Adoção*), isso vai depender muito do amadurecimento das crianças e de como as mães, os pais e os outros familiares envolvidos enfrentam o assunto. A importância do tema justifica a repetição de conceitos já emitidos. Lá vão algumas observações:

→ A "regra de ouro" é: a verdade deve ser dita; a mentira e a fantasia são sempre as piores soluções. Ao longo da vida da criança surgirão inúmeras oportunidades para falar da maternidade e da paternidade. É importante falar da figura paterna ou materna, de dizer os seus nomes, de informar onde eles moram, de falar das profissões que exercem, de relatar sobre as suas famílias e dos seus outros filhos, se existentes. E falar com o máximo respeito e nunca de forma depreciativa.

→ Outro aspecto é que as informações devem ser dadas de forma muito natural, sem emocionalismos exarcerbados e de forma convincente. É terrível que uma criança hoje saiba que seu pai é José e amanhã seja informada que é João. Existem momentos críticos como é o dia dos pais, com todos os apelos de marketing. É difícil administrar uma época como essa; mas nada é impossível. Se os pais convivem, fica melhor. Se não convivem, é mais difícil. As mães podem orientar as crianças no sentido de fazerem algo para os papais ausentes. Isso é feito, em geral, na escola. E adicionalmente podem sugerir que elas escolham alguém para dar a "lembrança" ou que guardem para quando conhecerem os papais, deixando claro, para os que podem entender, que isso pode não acontecer.

→ Entre nove e doze anos, as crianças tendem a pensar nos opostos bom/ mau e correto/incorreto. É importante explicar-lhe que não há nada de excepcional numa família em que falta na casa o pai ou a mãe. É bom falar-lhes de como são comuns as famílias monoparentais. É sempre muito importante falar sobre os pais ou as mães ausentes de maneira que atendam às questões suscitadas. De forma que elas se orgulhem deles e que possam dizer aos coleguinhas os seus nomes e o quanto eles são bons.

→ Nos casos em que as mães enfrentem sozinhas a maternidade e que os meninos(as) nunca conheceram os pais ou nunca estabeleceram vínculo afetivo com eles, é difícil criar uma imagem positiva e de bondade que as orgulhe. Afinal de contas, a oportunidade de conviver com um modelo favorável a uma boa qualidade de vida material e afetiva para os filhos não se esgota na figura paterna. É possível que, na vida diária, meninos e meninas tenham acesso a outros modelos, tanto masculinos como femininos, que ofereçam a eles excelentes oportunidades para serem felizes e se estruturarem como adultos equilbrados.

## *E ALGUNS CONSELHOS ESPECIAIS PARA AS MÃES?*

Repetimos que, em tese, estamos abordando os problemas das famílias uniparentais "tocadas" pelas mulheres ou pelos homens. Lá vão alguns conselhos "ideais" que podem ser teóricos, mas são verdadeiros:

→ Enfrentar a situação e todas as dificuldades com coragem, estoicismo e esperança de que os filhos poderão verdadeiramente se transformar em pessoas úteis, produtivas e felizes.

→ Evitar se colocar como vítima. Filhos não são gerados por um só. Cabe a dois a responsabilidade de evitá-los quando não desejados. O mercado oferece vários métodos anticoncepcionais eficazes. Portanto, se a gravidez aconteceu, foi falha ou desejo de um dos parceiros e isso deve ser racionalizado.

→ Procurar não falar mal dos pais ou mães biológicos ausentes. O arrependimento é um direito de todos e muitas vezes os pais mudam de ideia e procuram os filhos ou estes, mais maduros, buscam pelos genitores que com frequência não se negam e até têm muito prazer de manter contato com eles. Isso será dificultado se as mães ou os outros familiares tiverem criado imagens negativas e depreciativas dos pais. Toda e qualquer imagem e impressão sobre os pais deve partir das crianças e não das mães ou dos outros familiares. Na maioria das vezes, existe mágoa, raiva e esses sentimentos devem ser guardados pelas mães e jamais repassados para os filhos.

→ Proporcionar às crianças as informações necessárias sobre os diferentes tipos de família e, em particular, sobre as famílias monoparentais. Transmitir aos filhos a noção firme que é absolutamente normal essa configuração familiar e de que é possível alcançar todos os mesmos direitos e deveres que qualquer outra família. Através de uma pauta previamente estabelecida, é possível sugerir que elas falem a respeito dos muitos tipos de configuração familiares: famílias nas quais convivem filhos(as), pai, mãe e avós; famílias de pai, mãe e filhos(as); famílias nas quais convivem os filhos(as) unicamente com o pai ou que podem ser constituídas a partir de maternidade ou paternidade biológica, adoção, morte de um dos conjuges, separação, divórcio ou anulação do vínculo enquanto casal.

→ Tentar não buscar apressadamente um outro companheiro ou companheira com a intenção de resolver suas necessidades afetivas a fim de "normalizar" sua situação como família e proporcionar ao seu filho(a) uma figura paterna ou materna. Como se o fato de encontrar uma outra pessoa o mais rápido possível fosse a garantia para a solução de todos os problemas. O sensato é pensar que um novo relacionamento é uma opção, não uma solução. Para que as pessoas possam se vincular afetivamente, é necessário que as relações se desenvolvam ao longo do tempo e que as pessoas desejem assumir conscientemente alguns compromissos. As mães solteiras e os pais solteiros podem, perfeitamente, educar sozinhas os seus filhos(as) com resultados bastante satisfatórios.

### *NÃO POSSO NEM DIZER QUE O PAI É FEIO?*

Mais uma vez, repetimos que estamos abordando as duas situações: famílias monoparentais tocadas pela mãe ou pelo pai. O respeito à figura paterna e, por outro lado, o respeito à figura materna são pilares muito importantes para a saúde afetiva dos filhos das famílias monoparentais. Não há dúvidas sobre isso. Alguns estudos indicam que os meninos pertencentes às famílias nas quais a figura paterna não está presente são menos competitivos. Eles se interessam menos pelos esportes, são mais dependentes, mais agressivos, têm problemas de disciplina e, inclusive, enquanto são pequenos, podem ter problemas de identidade sexual. As meninas nessa mesma situação geralmente têm dificuldades para relacionar-se com pessoas do sexo oposto e podem inclusive tornarem-se mulheres que definam sua felicidade em função do êxito obtido com os homens. Por outro lado, foi demonstrada, de maneira consistente, que um dos melhores preditores da adaptação das crianças com relação à separação, é a capacidade da mãe na hora de enfrentar os problemas e também de continuar encarregada da educação dos seus filhos(as).

### *E OS AVÓS E AS TIAS? COMO DEVEM AGIR?*

O papel desses e dos outros familiares, é agir apoiando, ajudando, não criticando, não interpretando, não oferecendo soluções irreais. Evidentemente, é importante que também atuem no sentido de reduzir o risco social ajudando na oferta de condições materiais e afetivas. Se a ausência for a do pai, o vovô poderá servir como referência masculina. É evidente que deve haver uma clara e consciente disposição do cumprimento desse papel, pelo vovô, para que funcione. Se os avós e titios agem normalmente em relação a filhos adotados, por que razão rejeitar netos ou sobrinhos nascidos do corpo dos seus ancestrais? Infelizmente, ainda existem muitos preconceitos que são baseados não no afeto, mas na preocupação "moral". Com frequência, os parentes estão mais preocupados com a "imagem" da família em relação ao que os outros vão dizer. Deveriam sim dar exemplos e distribuir todo seu amor e afeto, venham de onde vierem as crianças. Cabe aos pais e às mães conversarem com seus parentes mostrando que o caminho do amor é muito mais forte e saudável do que o da rejeição fundamentada por falso moralismo.

### *E AS PROFESSORAS? COMO DEVEM PROCEDER?*

Os professores devem ser orientados a não conceder tratamento diferencial às crianças. Eventos como "Dia das Mães" e "Dia dos Pais" podem provocar dificuldades especiais e, por exemplo, a coordenação do colégio deve ser contatada com antecedência para se avaliar como sera a festividade. O ideal é que o corpo docente da escola esteja envolvido na tarefa de mostrar que existem famílias em que os pais ou as mães não estejam presentes. As crianças das famílias monoparentais nunca devem ser excluídas das festividades. Evidentemente, é esperado que os professores nunca discriminem nem atrapalhem por qualquer ação a vida das crianças dessas famílias.

### *EM TERMOS DE SAÚDE, O QUE MUDA QUANDO O FILHO É DE MÃE SOLTEIRA?*

Há algumas questões particulares. Muitas vezes, as mães desconhecem doenças da família dos pais e esta é uma informação importante para ajudar no diagnóstico de alguns problemas. Afora as doenças citadas de cunho social, as principais dificuldades são as de ordem psíquica e afetiva. Não existem muitos estudos sobre o tema, mas a prática indica que surgem distúrbios do sono (insônia e outros), do apetite (anorexia, ingestão alimentar excessiva e obesidade são os principais), da escolaridade (não cumprimento das obrigações escolares, por exemplo) e do comportamento (rebeldia, irritabilidade e outros) como consequência ou relacionados a essa condição. Certamente, estes problemas são mais notados quando o assunto não é tratado de forma adequada. As dificuldades, de início predominantemente da na esfera psíquica, podem atingir a física. Episódios de asma, de dermatite, de gastrite, de diarreia, e outros, podem ser mais frequentes nas crianças de famílias uniparentais. Mas isso não está claro e é muito difícil de ser demonstrado.

### *E A FERTILIZAÇÃO* IN VITRO*?*

A FIV é outra forma de ser mãe e permite, inclusive, o anonimato do pai, o que é legal em alguns países. Nos últimos anos, aumentou de forma notável o número de mulheres solteiras que conceberam através da FIV. Dados pesquisados indicam que apenas 30% das crianças concebidas com esperma doado conhecem a identidade do pai. A decisão por este tipo de fertilização, com esperma desconhecido, tem que levar em consideração os riscos e as surpresas genéticas. Já foi relatado caso de um único doador transmitir uma enfermidade grave a cinco filhos, nascidos de quatro casais. Esses filhos têm 50% de chance de transmitir a doença para seus filhos. As mães que recorreram à FIV o fizeram voluntariamente, opcionalmente, conscientemente. Assim, as dificuldades surgidas com a condução da família devem ser menores do que as observadas na mãe solteira que engravidou de forma desprogramada, inesperada.

### *E OS PAIS SOLTEIROS?*

As famílias uniparentais lideradas por pais, por viuvez ou outro fato, são menos comuns do que as lideradas pelas mães. Notam-se mães que admitiram não ter o utópico e discutível instinto materno e simplesmente deixam a responsabilidade da criação com os pais. As orientações para estes casos são praticamente as mesmas. Sinceridade, afeto e nada de influenciar a criança no sentido de denegrir a imagem da mãe. Afeto só pode ser "medido" com o convívio.

### *E QUANDO OS AVÓS NÃO ACEITAM ESSA SITUAÇÃO?*

Fica obviamente muito mais fácil encarar a responsabilidade com, pelo menos, o apoio moral dos pais. Nessa condição e apesar da ausência materna ou paterna, as crianças estarão cercadas de carinhos dos tios, avós, bisavós e por aí vai. Claro que sempre existirá a ausência paterna ou materna, mas na medida em que os avós e os outros familiares entendem a situação e participam dos cuidados com as crianças, inclusive oferecendo a sua moradia, ficará muito mais fácil dar um futuro decente para as crianças.

### *MAS NÃO É SIMPLES ASSIM. ACEITAR, TOLERAR E AMAR PODE NÃO SER FÁCIL!*

Infelizmente, existem casos de moralismo exacerbado, quando as famílias das mães e dos pais que cuidam dos filhos sem o outro parceiro não admitem e até insinuam que teria sido melhor não ter tido a criança, que teria sido melhor um aborto. Tudo isso em nome da "moral e bons costumes". Cabe às mães e aos pais que assumem sozinhos suas crianças lutar contra essas e outras rejeições, tentando ao máximo "suprir" os filhos de todo carinho e atenção, sem enchê-los de mimos ou de falta de limites. É importante levantar que a "culpa" materna ou paterna leva muitas vezes a uma orientação educacional equivocada, quando os pais que cuidam sozinhos dos filhos "pretendem" e acreditam que poderão resolver os problemas afetivos com excessos de presentes e de liberalismo. Isso se aplica a todas as situações que produzem famílias uniparentais.

### *OS RELIGIOSOS PODEM AJUDAR?*

Podem. O catolicismo tem uma posição clara sobre o assunto e o Catecismo Católico admite que "uma criança é um dom" e não pode ser considerada como um objeto de propriedade. O dogma fala bem da importância das crianças que não são propriedade de A nem de B. São um dom, um bem, e como tal devem ser cuidadas. Seguramente, as religiões devem encampar essa visão. Se não, estão erradas, devem mudar. Certamente, os religiosos com cabeça aberta, de "cuca fresca" podem auxiliar os familiares, mães, pais, avós, tias, a entender melhor a situação das famílias uniparentais, a aceitar a situação e a cooperar para que as crianças se desenvolvam em ambientes favoráveis.

### *E OS PEDIATRAS, PSICÓLOGOS E PSIQUIATRAS?*

Eles também são uma fonte importante de apoio e de tomada de decisões. Os pediatras, habitualmente mais envolvidos com o cotidiano das crianças e dos seus familiares, são os que melhor conhecem a dinâmica emocional envolvida e que podem ser conselheiros e críticos úteis. De uma forma ideal, eles, os pediatras, é que deveriam indicar e acompanhar o trabalho dos outros profissionais, por exemplo, dos psicólogos.

Vocês devem ter sentido nossa dificuldade em responder às questões formuladas, nossa incapacidade de fornecer uma fórmula para conduzir o debate. É muito mais fácil para nós fazermos um encontro para tratarmos das diarreias, das amigdalites e de muitas outras doenças. Mas pensamos que algumas ideias apresentadas podem ser úteis para minimizar as agressões às crianças.

Colocamos o tema em debate, na Internet, várias vezes, até para saber se os familiares e os profissionais da área da saúde concordariam, ou não, com a inclusão do texto neste livro que pretende mostrar assuntos de saúde. Vejam algumas das respostas:

I – *Acho que o tema deve ser abordado. A situação discutida é cada vez mais crescente em nosso meio e inquestionavelmente pode trazer consequências à saúde das crianças.*

II – *Francamente, não acho que o assunto deva ser, incluído no livro, até porque situações "monoparentais" são achadas nas mais diversas condições sociais. E muitas crianças com pai e mãe dentro de casa sofrem todos os problemas de saúde descritos para os pobres filhos de situações monoparentais.*

III – *O tema pode até ser debatido, se for do interesse, mas, com certeza, uma criança nascida de fecundação* in vitro, *mesmo que sem pai, não estaria sujeita aos, desmandos das condições ambientais em que vivem as famílias pobres. Não vejo a criança em situação monoparental como sujeita a um risco maior de doenças físicas, e emocionalmente isto ainda é discutível.*

IV – *Acho que o tema, apesar de interessante, não possui qualquer correlação com o título do livro. O fato de um indivíduo ser filho(a) de mãe/pai solteiro não implica "problemas de saúde das crianças e dos adolescentes", podendo até mesmo parecer algo discriminatório. Sou filha de mãe solteira e tal fato não trouxe, em absoluto, qualquer problema com a minha saúde, ainda que mental. Por isso, acho que o texto não deve fazer parte do livro, salvo se houver alguma parte relativa a anexos ou algo parecido.*

V – *Em uma das respostas à consulta pela Internet, a pessoa afirma que o fato de ser filho de mãe solteira "não implica problemas de saúde". E a medicina psicossomática? E a cobrança nas escolas, principalmente nas épocas de apelos comerciais como o Dia dos Pais? Ela afirma que é filha de mãe solteira e "que isso não trouxe problemas de saúde, ainda que mental". Achei curioso esse "ainda que mental", como se a saúde mental fosse menos importante, quando ela é a principal. Creio que ela está equivocada e "acredita" que não tem problemas. Eu mesma carreguei esta certeza porque minha mãe se separou quando eu tinha quatro anos. Depois de bem madura é que vamos perceber o "buraco". O filho da fecundação* in vitro *pode também não saber nunca quem é o pai, mas não existe aí um sentimento muito importante que permeia a maioria dos filhos de mães solteiras: "a rejeição" do pai. Eu, quando decidi que seria mãe, mesmo solteira sabia que carregaria o peso dessa decisão sozinha. Nunca me coloquei como vítima, como é dito neste capítulo, ninguém faz filho sozinho. Minha filha sempre soube que foi fruto de um amor muito bonito, mas que o pai não queria mais ter filhos. "Minha conversa com ela foi muito boa, nossa relação idem, mas não há quem impeça que a criança em algum momento se toque que existe uma pessoa no mundo que não quer conhecê-la, que não quer saber dela e esta pessoa é seu pai". Isso não deve ser nada fácil na cabeça de alguém, principalmente de uma criança.*

*Eu achava que era onipotente, que minha filha não iria precisar de pai nenhum, que pai era apenas um condutor de espermatozoide. Quanta ignorância, meu Deus! Não fui filha de mãe solteira, mas minha mãe se separou quando eu tinha quatro anos de idade e não convivi com meu pai. Durante muito tempo, eu dizia toda orgulhosa que não fez falta. Mais uma vez: santa ignorância! Claro que deve ter feito falta só que nunca encarei uma terapia. Um pai é importantíssimo, por pior que seja e existem até estudos sobre isso. Não desestimulo quem queira ser mãe solteira, mas acho que se deve ter consciência de que não se trata de brincadeira de boneca. No dia em que o meu companheiro decidiu assumir a paternidade da minha filha, ela ficou numa felicidade sem limite. Ela saiu mostrando para todo mundo aquela "nova" certidão de nascimento. Aparentemente, era uma "menina bem resolvida", mas essa reação mostra o quanto esse "bem resolvida" era discutível.*

*Da forma que foi abordado "filhos de pais separados" e "adoção" por exemplo, creio que este capítulo cabe sim. Só estou achando ele meio "duro, seco, pesado". Não sei explicar. Acho também que é fundamental a opinião de um bom profissional da psicologia ou psiquiatria e também de psicossomática. Não é para ser feito "drama", entende? Mas não dá para ignorar. Conheço uma pessoa que teve dois filhos, um na chamada produção independente e outro de uma relação estável. O primeiro é uma pessoa muito mais leve, solta, alegre, carinhosa, ama a vida e o segundo é uma pessoa reservada e de difícil relacionamento.*

*Dei este exemplo apenas para deixar claro que não acredito que necessariamente a criança que seja filha de mãe solteira vá ser um eterno adulto num divã de um psiquiatra. Mas o fato deve ser tratado, principalmente quando se trata de camadas sociais mais elevadas onde cada vez mais isso é uma opção. A mulher deseja ter um filho, pode ter este filho e não quer um compromisso com ninguém.*

*Mas para finalizar, acredito que estes tópicos aqui apresentados provocaram uma "polêmica" altamente sadia em torno da publicação ou não do capítulo. Acredito que foi sadia porque demonstrou mais uma vez que cada caso é um caso, que onde existem questões que envolvam moral ou religião, ou qualquer tipo de juízo de valor, sempre existirão diferenças e elas enriquecem o diálogo e, certamente, também refletirão na criançada.*

*Temos que lembrar ainda que duas colegas de colégio podem estar na mesma situação monoparental e terem orientações completamente diferentes. Desde cedo, elas aprenderão a conviver com essas diferenças. Por vezes, cedo demais, mas na maioria, creio que na idade em que já dá para entender as coisas, principalmente nos dias de hoje nos quais novelas e filmes mostram tudo de forma muito clara.*

VI – *Achei muito boa a introdução deste tema no livro e a equipe está de parabéns pela iniciativa. Pais e mães solteiras existem, isto é um fato, então não há porque evitar falar sobre eles. Tenho sabido de livros nas escolas que tratam do tema naturalmente para nos prevenirmos e tratarmos suas consequências desfavoráveis. Achei o texto claro e direto, não vi o que acrescentar ou criticar. A colocação das narrativas pessoais dá a clara noção de como o assunto é polêmico.*

VII – *Não ficou claro para mim a distinção entre famílias monoparentais de baixa renda e aquelas que foram fruto da decisão do genitor(a), especialmente na descrição das doenças correlacionadas. Penso que os dois casos são diferentes e poderiam ser diferenciados no texto.*

VIII – *Na condição de psicóloga, com muito tempo de vivência clínica, destaco que o tema aborda questões pertinentes e de grande importância. As informações e afirmações são, sobretudo, mais da área da saúde mental do que da saúde física. Destaco alguns aspectos:*

→ *A questão dos valores hoje é tão séria que me arrisco a considerar que as dificuldades e mudanças não param na gestação não programada (e muito séria) de adultos e de adolescentes pobres, mas chegam aos lares mais abastados onde, mesmo existindo o casal, o homem é quem está assumindo tarefas domésticas e cuidados com os filhos. As mulheres afastam-se comodamente de sua atuação e entregam aos pais: alimentação, banho, acordar a noite, etc. As mulheres preferem academias e salões de beleza.*

→ *Com relação à condição monoparental, eu vejo que psicologicamente a resolução emocional dessa nova família vai depender das saídas que a triangulação edipiana oferecer. Em outras palavras, a substituição dos pais biológicos (pais ou mães) por outras figuras, que eu chamo de resolução transferencial, implica a ocorrência de importantes ajustes internos nas crianças envolvidas no processo. Nunca podemos esquecer que, ao lado do processo de educação, é importantíssima a semente que as crianças trazem em qualquer tipo de situação. E só se desenvolve o que está contido na semente original. Cabe aos pais, a escola, a sociedade apenas o estímulo.*

→ *Do ponto de vista econômico, concordo no risco social maior e no adoecer por conta de condições desfavoráveis. Desconfio que numa situação planejada e pensada, em certos contextos familiares, poderão ocorrer resultados mais satisfatórios, mas não necessariamente resultarão em crianças e adolescentes "normais" como o texto cita. Além disso, o normal é sempre uma abstração.*

→ *Pergunto se os filhos nascidos da FIV, por serem fruto de mães com maior poder aquisitivo e de "cabeça-feita", estão protegidos contra os problemas que ocorrem nas gestações não planejadas. Nessa situação, FIV, muito do sucesso ou do insucesso pode ser creditado aos segredos genéticos.*

→ *Acredito que em qualquer situação o mais importante é a verdade: responder o que for perguntado com a linguagem própria para cada fase. Não fantasiar.*

→ *Discordo que as explicações dadas a turma maior (adolescentes) sejam mais convincentes. Quanto mais cedo, melhor.*

→ *Não concordo com a sugestão de que a criança escolha outra pessoa para dar a lembrança do pai e pior é guardar para o futuro (que futuro?).*

→ *Se a criança for crescendo na verdade e na simplicidade dos fatos, ela viverá a ausência de um dos cônjuges com naturalidade e passará isto adiante. Claro que a escola poderá ajudar bastante.*

→ *Acho simplista a questão, e muito complicada para se afirmar, se as crianças terão ou não problemas de identidade por conta da criação paterna. Concordo que quando pai e mãe enfrentam com naturalidade os problemas, diminui a complexidade.*

→ *Acho pouco prudente apontar mais dificuldades nos filhos de famílias monoparentais. O básico é o bom trato do dia a dia com as sérias questões que se apresentam, a personalidade equilibrada dos pais, o seu discernimento diante das dificuldades e, acima de tudo, o bom senso.*

→ *Não entendi porque o pediatra seria o coordenador do acompanhamento do trabalho de outros profissionais. Ele pode indicar, dialogar, mas o comando é dos pais, pois cada vez mais, eles farão menos.*

→ *Vejo, apesar das observações, que as "dicas" relatadas no texto são interessantes.*

O texto é parte de um projeto educacional e não substitui a avaliação individual pelo médico e/ ou pelo psicólogo.

PROFISSIONAIS COLABORADORES:
Silvia Regina,
Gondim Farias de Andrade,
Ana Cláudia Zuanella,
Maria Luiza Antunes Nunes

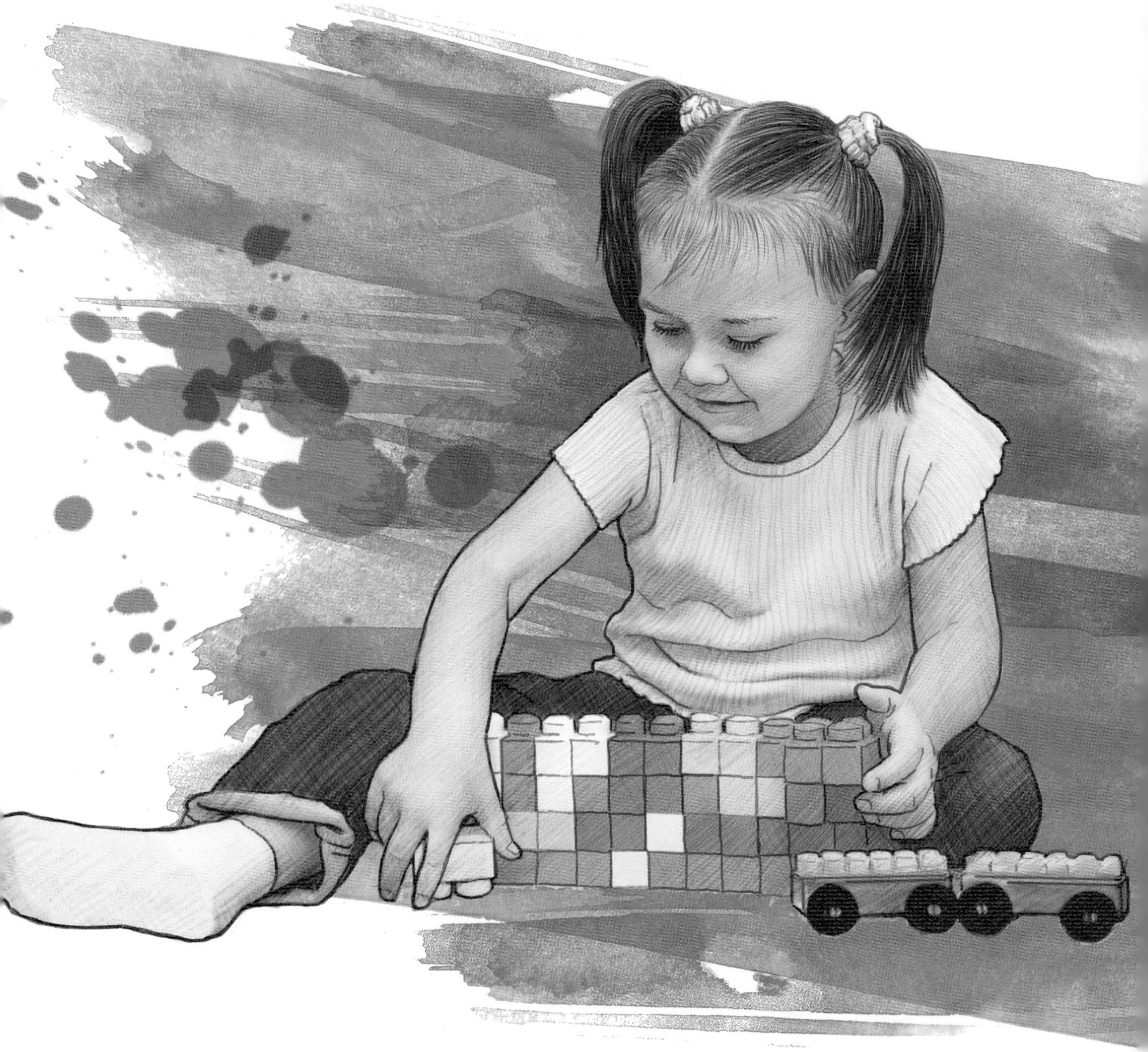

# BRINCADEIRAS E BRINQUEDOS

## A IMPORTÂNCIA DO BRINCAR

CAPÍTULO 77

## BRINCADEIRAS E BRINQUEDOS – A IMPORTÂNCIA DO BRINCAR

O Professor Fernando Figueira que marcou a educação de toda a atual geração de pediatras de Pernambuco sempre dizia que as crianças que brincam estão trabalhando, estão produzindo.

Vamos ver esse tema importante. Quem começa a perguntar?

### *QUAIS OS REAIS BENEFÍCIOS DO BRINCAR PARA AS CRIANÇAS?*

As crianças que brincam estão:

→ Estimulando o sistema nervoso, os ossos, as articulações, os músculos e todos os outros órgãos corporais a se desenvolverem e a funcionarem de forma adequada; isso é conseguido, sobretudo, nas atividades ao ar livre, onde há espaço para correr, pular e transpor obstáculos.

→ Favorecendo a alimentação saudável e evitando a obesidade.

→ Interagindo com o meio e demonstrando seus pensamentos e sentimentos.

→ Experimentando e criando situações e encarando a possibilidade do sucesso ou do fracasso, aprendendo a lidar, desde cedo, com cada uma delas; aprendendo a solucionar os problemas à medida que eles aparecem, além de aprender a prever situações.

→ Estabelecendo seus limites e aprendendo a respeitar os limites dos seus colegas.

→ Descobrindo a incerteza e o prazer de desafiar e transpor o obstáculo de forma prazerosa.

→ Ampliando seu círculo de amizades e também favorecendo a interação com os pais deles.

→ Mantendo, desde cedo, o contato com as regras, inclusive com as que definem os ganhadores, os perdedores e as penalidades; recebendo outros benefícios, como por exemplo, o convívio com instrutores, treinadores, arte-educadores e profissionais de distintas áreas.

### *QUAIS OS BRINQUEDOS E AS BRINCADEIRAS PARA OS MENORES DE UM ANO?*

O primeiro brinquedo de todas as crianças é o rosto dos familiares, principalmente da mãe.

Os órgãos faciais, a mímica e a voz são estímulos importantes e chamam a atenção dos bebês. Vejam as fases por que passam as crianças de menos de um ano:

→ **Zero a três meses** – Elas se interessam visualmente pelos objetos, percebendo inicialmente grandes contrastes (preto e branco); as crianças fixam o olhar no chocalho e posteriormente acompanham o objeto na horizontal, preparando, assim, a musculatura cervical para um melhor controle da cabeça; o chocalho produz sons que as crianças passam a perceber e a associar com a brincadeira; os brinquedos que emitem sons mais agudos é que chamam mais atenção; nessa idade, é fundamental que o móbile esteja posicionado na altura do campo visual e que elas, ao movimentarem os braços e as pernas, tenham a possibilidade de tocarem o objeto; as de três meses movimentam os braços e as pernas e tocam involuntariamente nos objetos; logo aprendem e voluntariamente passam a tocar e a apreender; assim, se desenvolve a coordenação olho-mão; a voz humana, sobretudo a da mãe, é estimulante e auxilia no processo de maturação neuroauditiva e emocional; as mães devem cantar ou solfejar, e estimular a percepção dos vários timbres da voz humana.

→ **Quatro meses** – As crianças passam a segurar voluntariamente objetos e os levam à boca; elas descobrem e brincam com as mãos; quanto menores as crianças, maiores devem ser os brinquedos; além disso, os brinquedos devem ser de um material mais natural para que as crianças tenham a experiência com as diversas texturas, temperaturas e tamanhos.

→ **Cinco a seis meses** – Elas descobrem os pés, conseguem segurá-los levando-os à boca e em seguida rolam; as crianças adoram esse movimento do corpo; na posição sentada, olham o objeto e tentam pegá-lo, mas a principal função de suas mãos é de apoio; pegam o brinquedo e o levam à boca; deixam que caia e observam o seu movimento; elas adoram o esconde-esconde; é necessário que a pessoa apareça no local esperado, pois se isso não acontece elas perdem o interesse; tudo isso promove um sadio desenvolvimento da motricidade ocular.

→ **Sete e oito meses** – A brincadeira preferida é retirar os brinquedos de um determinado local; ao engatinhar podem observar uma formiga no chão e com o dedo indicador apontar para ela.

→ **Nove e dez meses** – O esconde-esconde evolui e as crianças passam a procurar o objeto de onde desapareceu; são capazes de se virar na posição sentada, pois já possuem um melhor domínio nesta posição; avançam da postura de estar sentado para o engatinhar com facilidade; engatinhando vão buscar o objeto; abrem gavetas e caixas de sapato, e retiram os objetos aí guardados. Iniciam o guardar; entram numa caixa de papelão grande; tentam entrar no vão entre dois sofás; seguram no sofá e tentam ficar na posição de pé; essa é uma fase perigosa; elas podem ir até a cozinha, brincar no armário e correr riscos de puxar a toalha da mesa e derrubar o que está lá sobre sua cabeça; durante o engatinhar podem achar algo no chão (formiga e outros animais, caroço de feijão e outros objetos) e levar à boca ou colocar no nariz ou no ouvido; é uma fase em que a presença dos adultos para supervisionar a brincadeira é de suma importância para evitar riscos.

→ **Onze e doze meses** – Elas estão mais ágeis e engatinham com mais rapidez; começam a ficar de pé e a ensaiar os primeiros passos; é importante que tenham contato com texturas diversas (areia, tapetes, emborrachados) para estimularem a planta do pé preparando para o caminhar.

### *O QUE MAIS É IMPORTANTE NOS MENORES?*

Lá vão mais alguns conselhos:

→ O melhor horário para estimular as crianças, principalmente nos primeiros meses, é antes da mamada; após a alimentação, todos os bebês vão preferir descansar; um pouco antes da mamada (em torno de 20 a 30 minutos), vocês observam que seu bebê se movimenta, emite alguns sons, embora pareça dormindo; nessa fase, vocês podem acordá-lo aos poucos para conversar e brincar; vale ressaltar que não estamos recomendando que o estimule de madrugada; isso deve ser feito de dia; vocês também devem repetir esses estímulos aproximadamente no mesmo horário.

→ É importante o estabelecimento de uma rotina para estruturação e organização do comportamento dos bebês; com as rotinas, as crianças aprendem e acabam prevendo o que acontecerá; a adoção desse comportamento também permite o desenvolvimento de segurança, confiança, tranquilidade e método.

→ Vale a pena ressaltar que as brincadeiras devem ser prazerosas e não devem cansar ou entediar a criançada; devem ter uma duração de poucos minutos nos primeiros meses; com o passar do tempo e à medida que as crianças mostrem alegria e prazer, o tempo das brincadeiras e dos estímulos é progressivamente alongado.

→ Quando forem observados bocejos, franzimento da testa ou qualquer outro dado que mostre desconforto, as brincadeiras devem ser cessadas; diferentemente, manifestações de satisfação, como sorriso, mão na face, sucção, extensão da língua, emissão de sons e outros sinais de alegria são convites à continuação das brincadeiras.

→ A posição para brincar no início da vida (zero a três meses) deve ser de barriga para cima ou de barriga para baixo sempre com supervisão do adulto; a posição barriga para baixo é importante, pois as crianças usam e estimulam melhor a musculatura. Isso é importante para o desenvolvimento da coordenação motora.

→ O "anda-já" ou andador é proibido; ele perturba o uso natural da musculatura e dificulta a experimentação montada para o normal desenvolvimento motor; a exploração livre é o melhor mecanismo para toda a musculatura que favorece a marcha; as crianças devem desenvolver vontade e perseverança com o cair, levantar e tentar mais uma vez, e mais uma vez e mais uma vez; é algo aparentemente simples que traz benefícios emocionais; além dos inconvenientes citados, o "anda-já" favorece a ocorrência de acidentes.

→ Utilizando brinquedos adequados, a criançada é estimulada a desenvolver a marcha; nesse sentido, sugerimos estimular a meninada a brincar de empurrar cadeirinha, carrinhos grandes com um peso em cima; também orientamos estimular a criançada a empurrar outros brinquedos com peso; a maioria dos brinquedos é de plástico, muito leves, e podem virar quando empurrados; a ideia de colocar um peso, a lista telefônica, por exemplo, em cima do brinquedo funciona.

→ A partir dos quatro meses, as crianças podem brincar na posição sentada com apoio nas costas; aos seis meses, elas podem brincar na posição sentada, mas podem cair para trás ao tentarem alcançar objetos à sua frente; aos sete, oito ou nove meses, elas brincam deitadas, sentadas e em algumas vezes de "gato"; aos dez, onze ou doze meses, elas já brincam na posição sentada, deitada, de "gato" e em pé.

## *PODEMOS JOGAR AS CRIANÇAS PARA CIMA A TÍTULO DE BRINCADEIRA?*

Para começarmos, recomendamos que vocês leiam na Internet alguns textos sobre a *síndrome do bebê sacudido* que pode causar problemas cerebrais graves. O quadro é produzido por adultos que agridem as crianças sacudindo-as violentamente. Esta condição é cercada por choro e sofrimento. Então isso faz parte da síndrome da criança espancada. É diferente do que está sendo perguntado. O que a pergunta pretende discutir é a brincadeira que os adultos fazem jogando as crianças para cima, uma ou mais vezes, e as pegando centímetros abaixo. Isso não causa dor nem sofrimento. Causa sorrisos e alegrias. E não há indícios científicos de que a brincadeira cause problemas para as crianças. Mas há sempre o risco de acidentes, quedas, que podem ser evitados não praticando a brincadeira.

Não satisfeitos com essa resposta, em março de 2010 colocamos o assunto para um debate mais amplo com os nossos colaboradores, via Internet. Vejam as respostas:

I – *Eu acho essa prática uma temeridade, até pelo perigo de o bebê "escapulir" das mãos dos pais e ir parar no chão.*

II – *Achei a resposta boa e esclarecedora.*

III – *Eu mesmo fiz diversas vezes com meu filho a brincadeira citada. Arranquei inúmeros sorrisos nesta idade entre um ano e os quase três atuais. Acredito que antes de um ano, a criança ainda não é firme para tentar esta brincadeira, mas depois desta fase é brincar, sem excesso. O ideal, que é o que faço, é não largar a criança, acompanhar a trajetória da subida e descida segurando a mesma. Como se fosse uma gangorra.*

IV – *O tema em questão é altamente "embananável". Na resposta, vocês falam, falam, mas não se colocaram e eu entendo. Acho perigoso afirmar, como vocês citam que: "Causa sorrisos e alegrias. E não há indícios científicos de que cause problemas para as crianças". Não há indícios que cause, mas não há indícios que não cause. A afirmação do autor citado: "Não importa se a sacudida é para brincar ou para dar uma bronca no filho que não para de chorar. O resultado é o mesmo: faz mal de um jeito ou de outro". Pensando nessa linha, como o cérebro vai discernir: esta sacudidela é do bem, aproveite ou eita!, essa sacudida foi de uma cueldade... arquive e ela vai passar a fazer parte do mal. Entendem?*

*Acho que vocês devem investigar mais sobre* o fato de os cientistas divulgarem uma pesquisa que deu *um nome à doença provocada por essa mania: Síndrome do Bebê Sacudido. Que cientistas são estes? Quais as evidências e confiabilidade dos resultados? Onde foram feitas? Em que condições? Só assim se terá segurança para aconselhar ou opinar.Eu, particularmente, também sacudi, mas concordo com o autor. Não deve ser nada agradável para a pobre criança, nem essas sacudidas nem outras coisas que os adultos fazem. Eu costumo dizer que os bebês devem nos achar babacas e chatos.*

V – *Aproveito o tema para sugerir que sejam abordadas as práticas de balançar a criança para ela dormir, balançar o bumbum do bebê no berço ou dar aqueles leves tapinhas no bumbum. As minhas crianças já não estão mais nessa fase, mas enquanto bebês, eu morria de medo de as babás os "sacudirem", procurava sempre um balanço levinho, devagar, apenas caminhar devagarinho com o bebê no colo. Certa vez, vi na televisão uma reportagem sobre uma invenção japonesa, eu acho, que era uma cadeira com mola que fazia um movimento vertical. A justificativa era que o balanço do bebê na vertical fazia mal para o cérebro, mas na horizontal não. Mas temos que aceitar um fato: os bebês adoram um balancinho...*

VI – *É difícil dar uma resposta adequada à pergunta feita, pois, como em tantos outros casos, a ação exige bom-senso. E nem todos sabem agir adequadamente, dentro do que se chama bom senso. Fiz esta "brincadeira" com minhas duas filhas sem imaginar que pudesse prejudicá-las de alguma forma. Talvez possa acrescentar em sua resposta alguma reflexão como a que foi feita quanto a não exposição das crianças a germes, o que as deixa indefesas. Podemos cair na mesma armadilha se afirmarmos que tais brincadeiras com as crianças não devem ser feitas de forma alguma e as prejudicarmos de outra forma, com a perda dos momentos deliciosos com seus pais, a espontaneidade das risadas e, acredito, que deva contribuir para o seu desenvolvimento emocional.*

VII – *Não tenho uma opinião formada para o assunto e confesso que fico insegura e nervosa quando vejo este tipo de brincadeira. A meu ver, algumas crianças parecem se divertir, outras não, demonstrando estarem assustadas e temerosas. Como mãe não sou a favor deste tipo de brincadeira.*

## *O QUE VOCÊS ACHAM DOS ANIMAIS COMO GATOS, CACHORROS, PEIXES E OUTROS?*

Os animais domésticos distraem e estimulam as crianças. Os animais as alegram, reduzem as suas horas ociosas, ajudam a tirá-las da frente da TV, aceleram o seu desenvolvimento motor, as obrigam a ter responsabilidade como é a de alimentar os peixinhos e as auxiliam a tocar a vida. Evidentemente, os melhores animais para ter em casa são os que não agridem. Assim, os peixinhos são imbatíveis. Eles não têm defeitos, não latem, não criam desordem e são muito educados. Quem opta por ter cão ou gato em casa deve avaliar a potencial agressividade desses animais e sobre a provável necessidade de vacinar as crianças contra a raiva quando forem mordidas por um deles. Também nos lembramos da extraordinária experiência que é o convívio com animais em granjas e fazendas, nos zoológicos e nos hotéis-fazendas. A vivência do montar a cavalo, desde que tomados os cuidados para evitar os acidentes, é inesquecível. É sempre importante lembrar que alguns animais de pelo e pena podem agravar a alergia em algumas crianças.

### DUAS MÃES FALAM SOBRE OS ANIMAIS EM CASA E SOBRE O ANDA-JÁ

Primeira- *Nunca ofereci o "anda-já" aos meus dois filhos porque sempre achei que eu poderia estar favorecendo um duplo aprendizado. Um com o apoio do equipamento e outro sem ele. Sempre achei que o primeiro não faz parte da natureza, tornando-se um aprendizado falso e absolutamente dispensável.*

Segunda- *Meu filho resolveu andar de verdade quando o estimulei a correr atrás das gatas da minha mãe. Acho que, para algumas crianças, esse objetivo a alcançar é importante para criarem coragem e darem os primeiros passos sozinhas.*

## *QUAIS OS BRINQUEDOS E AS BRINCADEIRAS PARA AS CRIANÇAS DE MAIS DE UM ANO DE IDADE?*

Lá vão algumas informações básicas:

→ As crianças de um a dois anos de idade ficam em pé, de cócoras, sentam, correm, sobem em objetos de pouca altura, descem, entram e saem de carrinho, exploram tudo sem ter noção de risco; é uma fase em que precisamos ficar atentos principalmente na cozinha face à existência de panelas com líquidos quentes e objetos cortantes; nessa idade, elas jogam, pegam, empurram, puxam e carregam objetos; quando entregamos um livro para as crianças dessa idade, elas viram as páginas, apontam para os desenhos e nomeiam as figuras.

→ As crianças de dois anos de idade se movimentam mais livremente e exploram tudo ao seu redor; são interessadas principalmente no ambiente no qual convivem; exploram as pessoas de seu convívio, sobretudo pais e irmãos; elas têm a consciência da existência das outras, mas ainda brincam apenas ao lado delas; é o que se chama brincadeira paralela; interessam-se por quaisquer brinquedos que façam com que utilizem o corpo inteiro nas atividades; são fascinadas pelos movimentos da coordenação motora global (movimentos grandes entre braços e pernas, andar, pular subir e descer...) e da coordenação motora fina (pegar objetos pequenos, movimentar os dedos das mãos...); curiosas, exploram tudo que é desconhecido; adoram motoquinha, bola, balanço, pirâmide de argola, quebra-cabeça simples (de duas partes); imitam as rotinas dos adultos e gostam de brincar de boneca, de dar a comida e banhos nos seus "bebês", varrer a casa, dirigir o carro, martelar e telefonar; nessa idade, as crianças passam gradualmente a mudar o ato de brincar; por exemplo, primeiro imitam e depois conseguem imaginar que uma caneta pode virar uma pessoa e começam a dar vida aos símbolos (jogo simbólico); adoram livros e estórias, ouvem as mesmas por várias vezes e passam a colocar palavras e frases no contexto; produzem rabiscos nas folhas e nomeiam o que produziram ao terminarem; os contos curtos e repetidos várias vezes são importantíssimos, pois estimulam a linguagem e o imaginário; devem ser contos curtos, pois a atenção das crianças nesta faixa etária é rápida e a repetição também lhes traz a certeza de que não há o inesperado.

→ As crianças de mais de três anos passam a compreender que determinados brinquedos são delas e que aqueles outros não lhes pertencem; a partir de então começam a dividir e compartilhar os brinquedos em companhia de outras crianças; a curiosidade já não é apenas em seu ambiente imediato (pais, irmãos, quarto, sala...) e é ampliada para o ambiente mais amplo e fora do ambiente familiar (parque, creche, priminhos...); lá perto dos quatro anos de idade as crianças possuem movimentos corporais mais coordenados, conseguem correr e desacelerar, praticam brincadeiras com esses movimentos principalmente o de pular com os dois pés; por exemplo, pulam corda amarrada na cadeira, correm até determinado local e param de uma vez, e vão de um canto a outro repetidamente; têm interesse em nomear as cores; são interessadas por animais e coisas da natureza e adoram os zoológicos, os sítios e as fazendas; elas brincam com as outras e dividem os brinquedos, porém ainda não se organizam para obterem um objetivo em comum, por exemplo não adianta brincar com jogos de regras simples com objetivo de ganhar; nessa fase, estão mais preocupadas nos outros. Imitam, observam, falam sobre a ação dos colegas.

→ As crianças de quatro e cinco anos gostam de quebra-cabeças, são capazes de montar um jogo de até dez peças; fazem desenhos específicos; adoram comparar seus trabalhos com os dos colegas e gostam de ter os desenhos expostos; brincam com grupos organizados de até três crianças para atingirem o mesmo objetivo; na brincadeira de faz de conta, assumem papéis diversificados; as crianças dessa idade ainda possuem dificuldades de aceitar em perder e assim não são recomendadas as competições; dessa forma, recomendamos os jogos cooperativos, pois, nessa idade, elas são muito egocêntricas; um jogo como dominó pode ser oferecido uma vez que já podem compreender suas regras simples; porém, como elas não entendem os valores da competitividade, não devem ser determinados os vencidos e os vencedores; elas, ao se sentirem fracassadas e frustradas, podem ter sua autoestima arranhada; nessa fase, elas trazem para as brincadeiras a sua realidade; as crianças brincam imitando o cotidiano familiar; imitam os adultos que as cercam, suas falas, seus gestos...

→ As crianças de cinco e seis anos têm mais domínio do corpo e melhor coordenação de braços e pernas; ficam em pé de uma perna só, saltam, dão cambalhotas, patinam, pulam alto e adoram velocípedes e bicicletas; embora possam começar a se interessar pela tesoura, são mais recomendadas as brincadeiras de picotar com as pontinhas dos dedos, isso trará benefícios para a pega-pinça muito útil para o manuseio do lápis; os trabalhos manuais também são atividades lúdicas benéficas para o desenvolvimento motor fino, concentração, atenção, raciocínio lógico; o tricô de dedo e o alinhavo são práticas interessantes; é importante também que sejam lidos os contos de fadas, de preferência os dos irmãos Grimm; é interessante que sejam escolhidas as boas traduções dessas obras e os contos mais interessantes que devem ser repassados para as crianças sem a dramatização que nós adultos impomos para o "lobo mau" e para as "bruxas"; os contos têm a função mitológica, arquetípica, de trabalhar o inconsciente, o que produz muitos benefícios; a música, o canto e as brincadeiras de rodas devem ser estimulados; as atividades domésticas, como tirar uma mesa, ajudar na arrumação de uma gaveta, varrer e outras, são educativas e lúdicas; além de promoverem valorização do trabalho do outro, ensinam a valorizar o seu próprio labor e a imitar algo positivo; assim, estamos promovendo atividade física para as crianças que estão muito paradas e com o hábito de receber tudo na mão; as práticas da culinária são atividades interessantes, desde que bem orientadas; ensinam inclusive os rudimentos da matemática; a confecção de bolos, pizzas, pães e biscoitos ensinam a importância das rotinas, dos rituais, de copiar e de se preocupar com detalhes; na construção dos desenhos, ficam atentas aos olhos, ao nariz, aos dedos, às unhas; elas se interessam em tornar as brincadeiras mais próximas da vida real; observam os acessórios, as marionetes e os trajes importantes para dar ênfase às histórias; as crianças dessa faixa etária se organizam para brincar com jogos de regras mais complexas e iniciam a compreensão do ganhar e perder; quanto mais estimularmos jogos cooperativos, ainda nesta idade, teremos crianças com menos "ranhuras"; elas ainda não têm maturidade para as perdas.

→ As crianças de sete anos têm a coordenação dos braços e das pernas bem desenvolvida; andam como os adultos, correm, pulam de um pé só, são capazes de realizar a prova de colocar, de olhos fechados, o dedo na ponta do nariz, e de executar rápida e alternadamente movimentos opostos, como mudar rapidamente a posição da mão para cima e para baixo; têm a coordenação motora bem desenvolvida, sendo capazes de coordenar o movimentos complexos das mãos; elas se interessam por jogos com regras e competitividade; durante o brincar permanecem por maior tempo participando da mesma brincadeira; não é recomendável estimular a competição muito cedo; na idade dos sete anos, ainda é mais significativo estimular a cooperação; lá pelos nove anos é que se percebe um comportamento mais "amadurecido" para a competição; com dez anos, é mais perceptível essa necessidade de competir para ganhar; o estímulo exagerado para a competição que está sendo observado muito cedo na vida da criançada pode ter relação com o desenvolvimento de comportamentos egoístas.

### *POSSO FAZER UMA OBSERVAÇÃO SOBRE O QUEBRA-CABEÇAS?*

Claro que sim:

*A faixa etária em que as crianças começam a se interessar por esse brinquedo é a partir dos três anos. Observei isso nos meus filhos e nas crianças da escola. Meu filho, que completará cinco anos em março de 2010, já monta quebra-cabeças com mais de 25 peças. Minha filha, que completará três anos em novembro de 2009, monta quebra--cabeças com mais de 12 peças. Ambos brincam com jogos de regras simples em que há objetivo de ganhar e perder, e demonstram conhecimento seguro das regras, embora às vezes quando estão perdendo queiram "trapacear", como jogar duas vezes seguidas. Há jogos adequados para essa faixa etária disponíveis no mercado enfatizando o conhecimento de cores, números, coordenação motora (equilíbrio), contagem, e entre outros elementos.*

### *EU TAMBÉM GOSTARIA DE FAZER UMA OBSERVAÇÃO.*

Pode falar, mãe:

*Acho interessante ressaltar a importância de toda criança aprender a brincar sozinha. Eu, que sou psicóloga, tenho recebido alguns pais que se queixam da preferência do filho por brincar sozinho. Isso em si não é problema. Todo ser humano terá ao longo da vida momentos de solidão que devem ser vivenciados de forma absolutamente tranquila.*

*E isso começa na infância. Portanto, o brincar sozinho não é problema. Ao contrário, é muito saudável e estruturante, desde que não seja uma escolha exclusiva. Ou seja, o que pode preocupar é o fato de a criança brincar sempre sozinha, de nunca se associar a outras, de não ter interesse comum. Isso pode lembrar autismo e outros problemas.*

*É importante salientar também que o ato de brincar não deveria ser unicamente das crianças. Deveria estender-se até a vida adulta como um dos raros momentos em que o ser humano consegue ser verdadeiro e livre para se expressar. Crianças e adultos quando brincam recriam a si mesmos e o mundo, dando aos objetos novas formas.*

*Quando os pais me questionam sobre qual o melhor tipo de brinquedo a dar a seus filhos, costumo responder que deem a si mesmos como parceiros em uma aventura lúdica. Isso aproxima pais e filhos, fortalece a relação, faz bem a ambos e não pesa nada no bolso.*

*Brincadeira é saúde. A ausência do brincar é indicativo de que algo não vai bem. É importante que os pais fiquem atentos às brincadeiras de seus filhos e que não os inibam priorizando a organização, a limpeza ou um desenvolvimento acelerado.*

### *EU TAMBÉM GOSTARIA DE FALAR?*

Estamos ouvindo, senhora:

*Meu filho de dois anos adora desenhar com lápis de cera em grandes folhas de papel. Ele também adora brincar com massinha de modelar e tocar piano ou flauta. E acho que tudo isso é muito bom para ele. Tento estimular o gosto pela música e sempre coloco algo apropriado para a idade que ele tem.*

### *E NAS OUTRAS IDADES? E NA ADOLESCÊNCIA?*

As práticas esportivas – natação, judô, capoeira, futebol de campo e de quadra, vôlei, basquete, tênis de quadra ou de mesa, entre outras outras – devem ser estimuladas. O ideal é que todas as crianças frequentem escolinhas de esportes para que os valores esportivos, sociais e humanitários sejam estimulados. Nesses locais, as crianças e os adolescentes podem, além da prática esportiva, brincar, se divertir, conhecer e interagir com colegas. Montar quebra-cabeças mais elaborados e participar de jogos que exigem raciocínio (dama, xadrez e outros) são práticas saudáveis. O comparecimento aos parques e praças e o envolvimento com brincadeiras que exijam movimento grupal ("pelada" de futebol, "amarelinha", "esconde-esconde", entre outras outros) são sempre extremamente agradáveis.

### *O CONVÍVIO COM OUTRAS CRIANÇAS É UMA GOSTOSA BRINCADEIRA. NÃO É!*

Seguramente, o brinquedo mais importante e a brincadeira mais fantástica para as crianças são as outras crianças. O principal brinquedo para uma criança não é encontrado numa loja. E criança rola, pega e disputa os objetos, emite sons, chora, faz movimentos de todo tipo, corre, anda, joga bola, faz o inesperado, brinca de boneca e faz mais um montão de outras coisas como fonte de alegria, prazer e estímulo. Desde muito cedo, as crianças devem conviver com outras. Quanto mais, melhor.

### *GOSTARÍAMOS DE OUVIR MAIS SOBRE ISSO.*

Aí vão algumas informações sobre a relação das crianças quando brincam entre si:

- → Antes de um ano, os bebês aprendem por meio do conhecimento e da vivência do próprio corpo; numa creche, as crianças de até um ano buscam os outros bebês, mas estão interessadas nos brinquedos ou nos outros objetos que esses últimos estão usando.
- → A partir dos dois anos, as crianças necessitam conviver com outras da mesma idade até mesmo para vê-las; elas, no princípio, imitam os adultos e em seguida as da mesma idade; convivendo com os coleguinhas, elas se movimentam melhor, se desenvolvem mais rapidamente, se defendem mais prontamente, inventam brincadeiras mais precocemente, aprendem mais coisas, desenvolvem a fala mais rapidamente e tendem a se socializar de forma mais adequada.

→ A partir dos três anos, elas iniciam a interação, o brincar com as outras; nessa fase, as brincadeiras se tornam mais produtivas, pois a interação que gera um pouco de competição é altamente estimulante.

→ Na adolescência, a competição é um grande motivador de qualquer brincadeira e no caso de jogos de conhecimentos gerais; ganhar de um adulto é extremamente gratificante e motivador.

→ Isso foi mais uma vez ressaltado para mostrar que as crianças nas diversas idades são diferentes na sua vida interior e na sua relação com o mundo e com as outras crianças; quando muito jovens, elas têm dificuldade para a socialização; assim, as crianças de três anos se comportam como se tudo fosse continuidade delas e emocionalmente têm que ser vistas dentro de um universo menor; mas, mesmo nessa idade, a noção de que as crianças são as principais fontes de estímulo para as outras crianças continua válida.

### *E AS BRINCADEIRAS NAS PRAÇAS, PARQUES, PRAIAS, FAZENDAS?*

As brincadeiras nas praças e ambientes externos são fundamentais. As crianças nas praças, parques, praias e fazendas têm contato com coisas – areia, terra, água do mar, sons, balanço, túnel, girador, escorregador e outros – que a casa não oferece. O contato com diferentes texturas é importante estímulo tátil. As crianças de dez meses de idade necessitam desses estímulos principalmente na região plantar, preparando-as para a postura de pé e posteriormente para o andar. O túnel é importante para organização, orientação espacial e conhecimento do próprio corpo no espaço. Quem nunca brincou no girador de olhos fechados, simplesmente para sair dele e perceber que tudo fica girando? Essa sensação favorece o desenvolvimento do sentido de equilíbrio. As crianças de três, quatro e cinco anos necessitam brincar de ficar em um pé só, o que favorece enormemente o desenvolvimento do andar e do correr. O brincar de pular corda é outra atividade importantíssima por permitir a associação dos movimentos dos braços e das pernas. Além disso, as brincadeiras fora da casa, permitem que elas explorem outros ambientes e facilitam o encontro com colegas. A socialização e o convívio com as outras crianças devem acontecer desde muito cedo. As crianças de um ano de idade não brincam com os coleguinhas como as de quatro anos fazem, contudo, devem ser expostas aos da sua idade e mesmo as crianças um pouquinho maiores, para facilitar a vida em comum. Vale ressaltar, mais uma vez, que as crianças de um ano não brincam com as outras. Elas brincam ao lado das outras, cada qual com seu brinquedo. As de quatro anos interagem com as outras.

### *QUAL A POSIÇÃO DE VOCÊS SOBRE OS JOGOS NA TV E NO COMPUTADOR?*

Nossa opinião é que brincar com os joguinhos na televisão, no computador e nas outras telinhas eletrônicas não deve ser estimulado. Opinamos inclusive que deve ser desestimulado. Que deve haver controle sobre o uso dos jogos eletrônicos com suas guerras, corridas de carro e competições repetitivas e monótonas. Quando falamos em certo controle, admitimos que a criançada deve ter contato com o mundo dos eletrônicos e que os joguinhos no computador podem inclusive servir de iniciação a essa ferramenta essencial dos nossos tempos. As crianças trocam ideias sobre o que fazem e aquelas que não conhecem um pouquinho dos jogos eletrônicos podem se sentir excluídas das conversas com os amiguinhos. Mas permitir que as crianças e os adolescentes passem horas praticando corridas de carro, ataque e defesa, e outros jogos em casa ou nas famosas *gamestations*, barulhentas e aparentemente neurotizantes, não é recomendável. Um dos aspectos mais criticados desses jogos eletrônicos é que eles impedem a livre busca por atividades lúdicas, dificultam o exercício da criatividade, favorecem o imobilismo, estimulam o consumo dos *fast-food*, favorecem o desenvolvimento da obesidade e atrapalham a socialização. Esses jogos são apenas criança e máquina, e nada mais. Outro aspecto que chama a atenção é que o tamanho das telas de alguns aparelhos que as crianças brincam (*videogames* e telefone celular) são pequenas, o que provoca um esforço visual intenso e contínuo e leva à cefaleia e prejuízo visual.

### *COMO PAI POSSO DAR MINHA OPINIÃO SOBRE OS BRINQUEDOS ELETRÔNICOS?*

Evidentemente que sim:

*Minha contribuição vai mais no sentido dos jogos eletrônicos, tipo* videogames. *Concordo com a abordagem feita de não estímulo a este jogos. Porém, eles são uma realidade e não se pode negar que estarão mais e mais presentes na vida das famílias no futuro. Ao invés de "condenar" uma prática convencional de qualquer profissional quando consultado, seria muito bom orientar os pais em como administrar e conviver com esse tipo de brinquedo. Além disso, jogos eletrônicos como o Nintendo Wii (interativo e com muito movimento), por exemplo, podem ser sugeridos como substituição aos jogos convencionais e que favorecem o imobilismo. Não sou um* expert *no assunto e acredito que alguém poderia explorar mais sobre ele. Sei é que tenho me divertido muito e interagido bastante com meu filho nas noites durante a semana, brincando com estes jogos interativos. Durante o dia, por sermos privilegiados e morarmos num condomínio com muita área verde e de lazer, o mundo eletrônico fica automaticamente de lado. Caso isto não fosse possível, a definição dos limites seria fundamental.*

### *EU, QUE SOU VOVÓ, TAMBÉM GOSTARIA DE OPINAR.*

Pois fale, vovó:

*Eu, como avó de um garoto de um ano e poucos meses de idade, percebo que ele demonstra grande interesse em DVDs de músicas infantis educativas. Na consulta de dois meses, o pediatra mandou estimular com os DVDs com temas para crianças. Desde muito cedo, ele presta muita atenção aos palhaços Patati Patatá, a Xuxa, etc., e hoje, apenas com um ano e quatro meses, ele já imita os movimentos de dança das crianças. Gostaria de saber se esse hábito que ele tem de assistir a DVDs é bom ou ruim, pois às vezes sinto que ele sente falta e manda ligar a TV. Creio ser importante abordar o tema.*

### *O QUE VOCÊS MÉDICOS ACHAM DESSAS DUAS OPINIÕES?*

A TV, o computador e seus recursos adicionais são uma realidade e não há como fugir deles. Quem não conviver com esses recursos tecnológicos, desde cedo, poderá estar em desvantagem para enfrentar os estudos, o trabalho e tudo o mais na vida. O importante é saber usar esses equipamentos. Dividir o tempo ocioso para o lazer entre as atividades ao ar livre, a prática de esportes, as brincadeiras criativas e as atividades na frente da TV ou do computador permite realiza tarefas estimulantes. O tipo de atividade física ao ar livre para uma criança de um ano é diferente daquela programada para uma de cinco anos. O mesmo ocorre com os filminhos nos DVDs. Indicamos *Meios eletrônicos e educação, uma visão alternativa*, da editora Escrituras, escrito por Valdemar W. Steger.

### *EXISTEM PREJUÍZOS VISUAIS PARA A TURMINHA MUITO LIGADA NA TELINHA?*

O uso exagerado das telas de TV e de computador cobra dos nossos olhos o que eles não estão preparados para oferecerem. Surgem problemas conhecidos como síndrome visual do usuário de computador ou fadiga visual que pode atingir até 70 a 90% dos que ficam muitas horas por dia na frente da tela. Eles podem apresentar: dor de cabeça, olhos vermelhos, lacrimejamento em excesso ou olhos secos, sonolência e "vista cansada". Pesquisa recente mostrou que os que usam o computador mais de doze horas por dia têm aumento da dor de cabeça, olho seco e miopia nas crianças. Estejam seguros que o excesso de horas na frente do computador ou das telas dos brinquedos eletrônicos é maléfico para a visão e que são comuns o desencadeamento da miopia transitória nas crianças e a vista cansada (presbiopia) nos adultos.

### *E O USO DA TV COMO DISTRAÇÃO?*

Temos um capítulo sobre o assunto.

### *QUAIS OS RISCOS DOS BRINQUEDOS E DAS BRINCADEIRAS?*

Todos os brinquedos e todas as brincadeiras oferecem riscos. Quem adquire brinquedos deve verificar suas propriedades (cor, forma, tamanho, peso, textura e temperatura) e deve responder a algumas questões básicas: O que é o brinquedo? Para quem ele se destina? Quando ele deve ser oferecido? Como oferecer? Vamos dar alguns exemplos. Uma criança de oito meses deve brincar com objetos pequenos para trabalhar a coordenação motora, mas é preciso que um cuidador esteja supervisionando, pois ela pode tentar engolir o brinquedo ou parte dele e engasgar-se. Mas reforçamos o que foi dito antes quando citamos que nos pequenos são preferíveis os brinquedos grandes que poderão ser apreendidos por toda a mão e estimularão mais os músculos, o tato e a visão. Uma criança mais velha que está andando de bicicleta, *skate* ou patins deve estar devidamente protegida (cabeça, joelhos, cotovelos) para minimizar os traumas das quedas além de praticar a brincadeira em locais apropriados, longe do tráfego de carros. A que não souber nadar e vai passar um fim de semana numa granja que dispõe de piscina deve ser muito bem vigiada para evitar o terrível acidente que todos conhecemos. Quem leva um menino para um parque público para brincar nos balanços e escorregadores deve verificar o estado dos brinquedos. Deve olhar, por exemplo, se não existem objetos cortantes nos escorregadores e deve verificar o estado das correntes dos balanços. O adolescente que vai numa fazenda e experimenta andar a cavalo deve estar protegido com o capacete especial, pois as quedas tendem a produzir graves lesões cerebrais. Quem acompanha as crianças e adolescentes em suas brincadeiras, no seu lazer, deve estar sempre pensando nos possíveis acidentes causados pelas brincadeiras e pelos brinquedos e deve estar atento para evitá-los.

### *GOSTARIA DE OPINAR SOBRE ISSO.*

Muito bem mãe. Dê a sua opinião:

Creio que deve ficar claro que devemos levar em conta a possibilidade dos acidentes, mas nunca devemos proibir ou impedir que nossos filhos corram alguns riscos. Mamãe dizia que ela foi criada para ter medo de tudo e me criou assim também. Portanto, subir em um muro, numa árvore, era praticamente um suicídio. Acho que é bom deixar bem claro que devemos deixar os nossos "medos" escondidos e estabelecermos apenas o comportamento de acompanhar para prevenir um acidente de maior gravidade. Quebrar um braço ou uma perna não mata ninguém. A vida é um risco e a superproteção só faz aumentar a população dos covardes que passam toda a vida com medo de experimentar o "novo". Pior que isso não se restringe a brincadeiras apenas.

### *COMO ESTIMULAR A CRIATIVIDADE? QUAL O PAPEL DAS ESCOLINHAS DE ARTE?*

Infelizmente, as crianças das cidades são pouco estimuladas a inventar seus brinquedos, a fazer suas pernas de pau, a construir seus carrinhos por mais toscos que sejam, a fazer uma bonequinha ou uma bola de meia. Os brinquedos são quase todos eles comprados prontos. Existem materiais didáticos que orientam os familiares a estimular seus filhos a construir brinquedos simples e também a participar de brincadeiras antigas e tradicionais (passar o anel, amarelinha e outras, pião, bola de gude, pular corda, esconde-esconde e outras). Nesse contexto, as escolinhas de arte são um achado, pois estimulam as crianças a modelar no barro, a fazer colagens, a construir figuras e brinquedos. É importantíssimo saber que os familiares são essenciais no desenvolvimento da arte de brincar. As crianças pequenas imitam o que os adultos fazem. Se as mães ou os pais procuram desenvolver suas habilidades para a confecção de dobraduras, trabalhos manuais para confecção de brinquedos como bolas de meia, de crochê, bonecas de pano, cavalos de pau, as cinco marias, entre outras, as crianças valorizarão mais os brinquedos que fazem. As bonecas sempre tiveram lugar especial na infância. O cuidar das bonecas é a resposta natural que as crianças dão àquilo que receberam. Bonecas e bonecos não precisam ser confeccionados de forma rebuscada. Existem vários livros que devem ser consultados:

- → Clouder, C.; Nicol, J. *Brincadeiras criativas para o seu bebê.* (Os textos falam e ensinam algumas coisas simples).
- → Santos, S. M. P. dos. *Brinquedo e infância – Um guia para pais e educadores em creche.* Ed. Vozes.
- → Berkenbrock,V. J. *Brincadeiras e dinâmicas para grupos. Diversões para dentro e fora de sala de aula, encontros de grupos, festas de família reuniões de trabalho e muitas outras ocasiões.* Petrópolis, Rio de Janeiro, Ed. Vozes, 2002.

→ Machado, M. M. *O brinquedo-sucata e a criança. A importância do brincar, atividades e materiais*. Edições Loyola.

→ Friedmann, A. *Brincar: crescer e aprender. O resgaste do jogo infantil.* São Paulo, Moderna,1996.

→ Cunha, N. H. S. *Criar para brincar a sucata como recurso pedagógico. Atividade para a psicomotricidade.* São Paulo, Ed. Aquariana, 2005.

→ Zatz, S.; Zatz, A.; Balaban, S. *Brinca comigo!: tudo sobre o brincar e os brinquedos.* São Paulo, Marco Zero, 2006. (Este livro é simples e próprio para pais).

→ Maturana, H.; Verden-Zollen. *Amar e brincar.* Ed. Palas Atenas.

### *QUAL O PAPEL DOS FAMILIARES?*

Os familiares devem criar oportunidades para que as crianças brinquem e explorem os objetos e o meio ambiente. Devem também ser estimuladores e mediadores das brincadeiras. É comum encontrarmos familiares, cuidadores que encaixam os blocos pelas crianças, que fazem por elas, não permitindo que elas errem e tentem novamente. A tentativa e o erro no brincar é a maneira de descobrir a forma correta. O familiar mediador da brincadeira deve ser orientado pelo terapeuta ocupacional para discernir o exato momento de ajudar a criança a executar a atividade, para que a criança não se frustre, por não conseguir.

### *COMO LUTAR CONTRA O EXCESSO DE BRINQUEDOS NAS NOSSAS CASAS?*

É complicado dar presentes e não estimular o consumo nas crianças. A mídia transformou datas de grande significado como o dia das crianças em evento para presentear. O verdadeiro significado que deveria ser o da confraternização onde predominassem o convívio, as brincadeiras e os jogos entre filhos e pais é pouco estimulado. O Instituto Alana (http://www.alana.org.br) tem informações de como lidar com o assunto. Um dos aspectos lá destacados é o de reduzir o tempo de televisão da meninada e uma medida importante é não permitir TV no quarto. Outros aspectos referidos são selecionar a qualidade das mensagens consumidas pelas crianças e participar com elas de conversas sobre o assunto.

### *QUAL A IMPORTÂNCIA DA PREMIAÇÃO NAS BRINCADEIRAS?*

As crianças devem entender que a brincadeira, em si mesma, é que é o grande presente. É a alegria de estar com os colegas, sorrindo, que é o maior valor a ser preservado. A competição e a premiação não devem ser estimuladas como se fossem o objetivo principal das brincadeiras. Não há malefícios em criar regras prévias que definam que quem chega primeiro ao obstáculo, ou quem dá o maior pulo, ou quem acha a "prenda" que está escondida recebam presentinhos simbólicos. É importante que as regras sejam respeitadas pelos "competidores" e que o "juiz" as cumpra fielmente. Servem de ensinamento sobre a importância da obediência ao que foi antecipadamente definido.

### *O QUE ACHAM DAS VISITAS AOS MUSEUS, PARQUES TEMÁTICOS, PRAÇAS E MONUMENTOS, ZOOLÓGICOS, JARDINS BOTÂNICOS?*

Evidentemente, são atividades de grande interesse cultural e também representam atividade lúdica prazerosa que devem ser estimuladas ao máximo. Dependendo da idade das crianças, há que se oferecer informações sobre o que representa o monumento visitado, o que significa o jardim botânico, qual a importância do zoológico e assim por diante.

### *EU GOSTARIA DE OPINAR SOBRE ISSO.*

Perfeito senhora. Vamos ouvi-la:

Acredito que levar uma criança muito pequena ao cinema só faz com que ela se irrite e cause aborrecimento aos demais espectadores. Creio que no caso de músicas, há de se respeitar os valores individuais, sem impor aos filhos o que os adultos acham que é o "melhor".

### *E AS BRINCADEIRAS PARA AS CRIANÇAS COM NECESSIDADES ESPECIAIS?*

Elas têm o direito de brincar, se alegrar, serem felizes, conviverem com outras crianças e montarem seu patrimônio de experiências. Elas devem ser expostas ao máximo de atividades lúdicas, sem superproteção, medos ou limitações exageradas. Há crianças com necessidades especiais que precisam que a equipe profissional que as assiste e os terapeutas ocupacionais definam quais atividades são permitidas e produtivas face às condições existentes.

### *QUAL A IMPORTÂNCIA DAS BRINCADEIRAS NA RECUPERAÇÃO DA SAÚDE?*

A internação hospitalar é uma experiência desagradável e traumatizante principalmente nas crianças. As crianças internadas nos hospitais, sobretudo quando estão no curso de problemas agudos, são subitamente retiradas da sua rotina do seu dia a dia, e seu ambiente corriqueiro é intensamente modificado. Vejam se vocês conseguem perceber o que se passa na cabeça das crianças que imaginam que a todo instante que a porta do quarto se abre é para a entrada de pessoas que vão agredir seu corpo. Acreditamos que todos ainda estão marcados pelo filme *Doutores da alegria* e por muitas reportagens que citam a importância das "brinquedotecas" e do estabelecimento de uma estratégia que permita que as crianças brinquem enquanto estão internadas. A alegria é um bálsamo para a alma, da criança e do adulto, e melhora o funcionamento de todos os órgãos corporais, inclusive melhora a imunidade, facilitando a recuperação. As brincadeiras no ambiente hospitalar fornecem às crianças momentos agradáveis e conhecidos. Os brinquedos trazidos de casa fazem com que as crianças resgatem um pouco de sua rotina antes do internação. Brincar no hospital traz para a criança um momento prazeroso e saudável. Os brinquedos trazidos de casa são os mais indicados para bebês que levam tudo à boca. Sugerimos que sejam brinquedos laváveis. Devem ser evitados brinquedos como ursinho de pelúcia, por exemplo. O contar histórias, a depender da idade, é uma boa pedida. Ler um bom livro, entoar cantos e cantigas que se reportam a uma fase feliz e tranquila ajudam. A montagem de quebra-cabeças e a prática de jogos lúdicos também são úteis. Evidentemente, tudo vai depender da idade e das circunstâncias para que se possa escolher o procedimento lúdico mais adequado a cada situação. Os terapeutas ocupacionais, que alguns hospitais têm em seus quadros, são uma resposta prática à agressão da internação. Eles podem fazer com que as crianças entendam que as furadas, todos os procedimentos médicos e da enfermagem são necessários para a cura. Brincar de médico e paciente, de enfermeira e paciente, de fazer comidinhas para as crianças que não querem comer, praticar jogos competitivos fazendo com que elas ganhem, ajudam na recuperação. Os terapeutas ocupacionais ajudam os outros profissionais da área da saúde a avaliar a escala da dor e a adotar medidas apropriadas quando o quadro doloroso é significativo.

PROFISSIONAIS COLABORADORES:
Andreia Yuriko Obana,
de Andrade Lima,
Janise Araujo de Paiva,
Maria Luisa Antunes Nunes,
Paola Battaglio Aldeman Dias Fonseca,
Constantino Giovani Braga Cartaxo

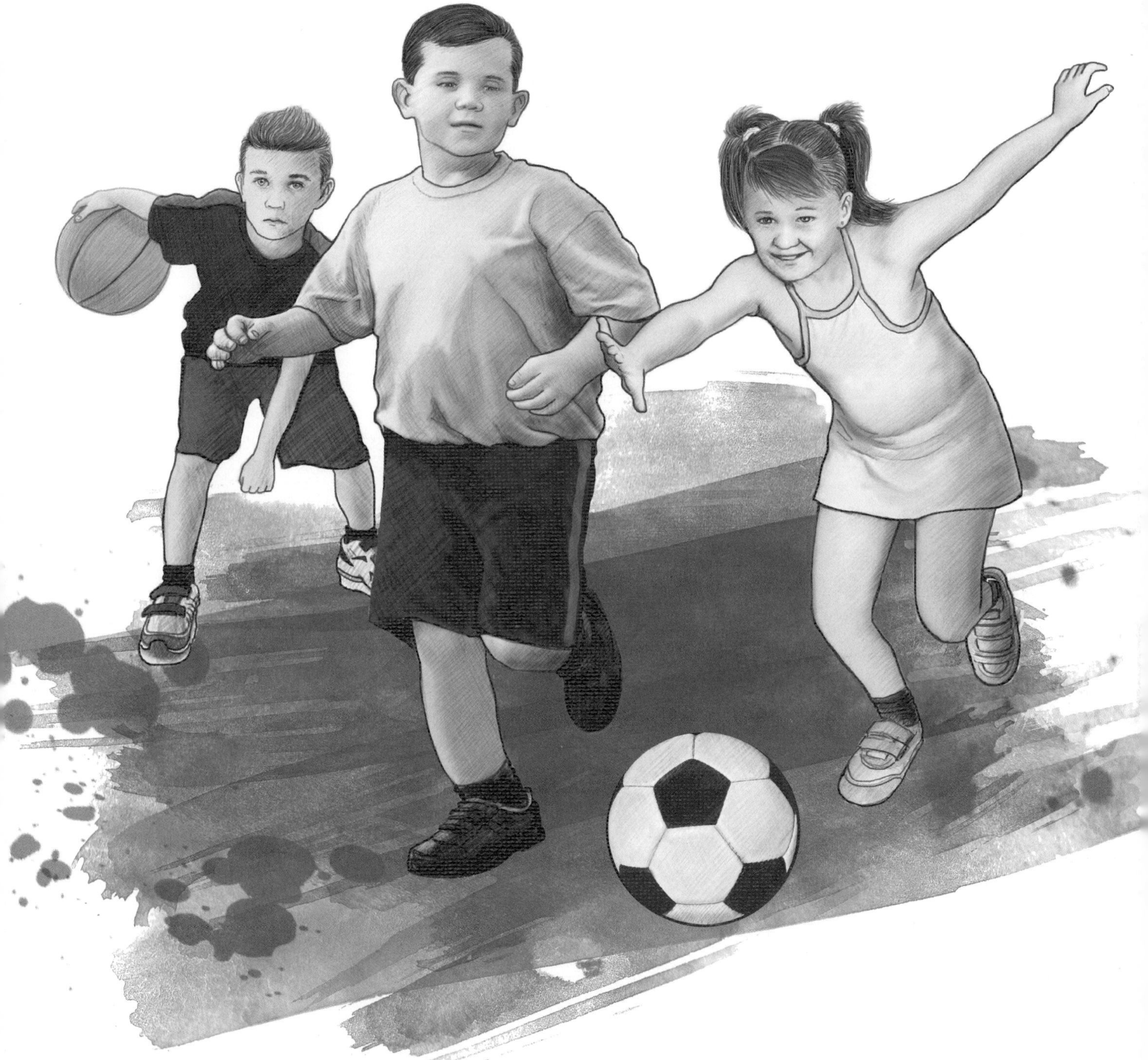

# CRIANÇAS E ESPORTES

CAPÍTULO 78

## Crianças e esportes

Este capítulo está baseado no texto *A criança no esporte* escrito pelo extraordinário pediatra Prof. Miltom Medeiros. Publicado no terceiro volume da série *Conversando com os pais*, em 1992. O Dr. Miltom foi pediatra competente e professor de pediatria e de radiologia pediátrica. Foi criador do departamento de radiologia do IMIP, atleta e professor de natação. Como as noções expostas naquela época continuam valendo ainda hoje, e provavelmente valerão para sempre, acreditamos ser útil que todos reflitam sobre tal texto.

### A criança no esporte

**Prof. Miltom**

O ser humano precisa ter atividade física durante toda a vida.

As crianças devem praticar esportes. Isto será útil para o seu bem-estar físico e também para sua integração na sociedade, desenvolvendo qualidades como sociabilidade e espírito de cooperação.

Quando começar?

Pondo de parte os exageros, apenas um esporte deve ser começado logo no primeiro ano de vida, mais como medida de segurança do que pelo esporte em si. Este esporte é a natação. Vejamos por quê.

Aprender a nadar é, para a criança, tão importante quanto fazer as vacinações, pois é um seguro de vida, contra afogamento acidental, inclusive na própria residência.

Atualmente, com o número de piscinas domiciliares cada vez maior, a morte por afogamento na própria residência já é preocupante, tanto que em alguns lugares já consta de lei que piscinas residenciais sejam cercadas.

Há alguns anos, em João Pessoa, uma professora estava dando um passeio de bote com um grupo de alunos na lagoa do centro da cidade. O bote virou e diversas crianças morreram afogadas a poucos metros da borda, tragédia esta perfeitamente evitável se as crianças soubessem se locomover na água alguns metros.

O bebê pode se tornar seguro na água em alguns meses, o que não quer dizer que tenha se tornado um nadador, mas o importante é que ele adquira a capacidade de se locomover na água, sem pânico, podendo se dirigir para onde quiser.

Mais adiante, quando a criança já estiver no colégio, vai poder praticar diversas atividades físicas, e deverá ser estimulada.

Quanto ao esporte competitivo propriamente dito, as crianças são divididas em categorias para que haja uniformidade nos grupos, e deste modo se evitem as lesões traumáticas, o máximo possível.

Uma pergunta frequente é:

O esforço pode fazer mal ao coração?

A resposta é: não, desde que a criança não tenha uma lesão cardíaca congênita ou adquirida, isto é, se a criança tiver um coração normal, não há perigo algum de uma insuficiência cardíaca, por maior que seja o esforço. O músculo cardíaco é muito mais resistente do que o músculo esquelético.

Naqueles casos noticiados de atletas adultos que tiveram uma crise cardíaca e morte durante o esforço físico, ficou sempre demonstrado que eles tinham lesão cardíaca anterior.

Entretanto, no mundo atual não é raro que crianças estejam competindo sob a ação de estimulantes, o que é triste e vergonhoso, mas infelizmente é verdadeiro. Nestes casos, pode haver perigo real, porque sob a ação de substâncias estimulantes do sistema nervoso central, o limiar natural de defesa pode ser ultrapassado, e haver perigo de morte.

Os pais ou responsáveis pelas crianças que tomam parte em competições devem se informar se seus filhos tomam comprimidos ou outras substâncias para competirem, e consultarem seus médicos.

Agora podemos debater o tema.

## *ESTÁ DIFICIL É ARRUMAR ESQUEMA!*

As casas com seus grandes quintais desapareceram das cidades e a vida tumultuada dos dias de hoje está dificultando o comparecimento das crianças às praças e aos outros locais onde possam brincar, correr, pular, praticar amarelinha, jogar peteca, bater uma bolinha e exercer outras atividades físicas, livremente, sem compromissos. A tendência para o sedentarismo, na frente da TV, é um destino inquestionável. É importante que todos procurem criar esquemas, horários e oportunidades para que as crianças tenham atividade física. E, se possível, é importante que os pais criem esquemas para que elas, quanto mais cedo melhor, exerçam uma prática esportiva regular adequada a seu grupo etário.

## *QUAL O PAPEL DOS PAIS? É IMPORTANTE TER TREINADOR?*

As atividades como correr, pular, jogar amarelinha e muitas outras são atribuições dos pais. Essas atividades são estimuladas, diversificadas e mais bem desenvolvidas por recreadores. Basta espaço e algumas crianças juntas para que vários jogos e brincadeiras entrem na pauta do dia. A geração das crianças atuais é provavelmente acostumada aos "jogos enlatados", jogos de Internet, *videogames* e excesso de brinquedos que inibem a criação livre das atividades e das brincadeiras. Certamente, pais e mães podem e devem exercer o papel de estimulador. Há material impresso e eletrônico na Internet que ajuda os familiares nessa função. Basta também os pais voltarem à sua infância para repetirem e ensinarem à criançada as brincadeiras que brincaram. Mas o melhor instrumento é a boa vontade. O treinador ou instrutor é importante para o aprendizado de algumas práticas físicas especiais, como a natação, que também pode ser muito ajudada pela mãe ou pai. Mas ele, o treinador, é essencial se a atividade física começar a ter as características de esporte que visa à formação de uma equipe e que objetiva a competição.

## *O TREINADOR E O LOCAL DAS ATIVIDADES MERECEM ATENÇÃO ESPECIAL?*

O recreador, o treinador e o local para o exercício livre das brincadeiras devem ser bem escolhidos. Os pais devem acompanhar o desenvolvimento da programação esportiva. Mais do que o desempenho físico, é importante que os pais aquilatem a satisfação que a prática esportiva está produzindo na criançada. Também é importante observar a conduta do treinador perante o aluno ou equipe. Alguns itens devem ser olhados com mais atenção: forma de falar, de exigir cumprimento de metas e desafios, cuidado com possíveis lesões principalmente nas práticas mais vigorosas ou treinos mais intensos. Seguramente, há que se ter cuidado com os valores pessoais e com o caráter desses profissionais. Estamos assistindo à cada momento notícias sobre pedofilia.

## *O QUE FAZER COM OS QUE PREFEREM FICAR VENDO TELEVISÃO?*

Anemia, alteração da tireoide e vários outros problemas podem justificar essa preferência pelo sedentarismo. Os pediatras devem ser consultados. Outra questão é verificar se essas crianças estão sendo estimuladas a correr, a brincar, a ter amigos que sempre estimulam para a prática física. Com frequência, o erro é dos familiares que não se preocupam com a questão, pois, por natureza, todas as crianças adoram correr, pular, cair na água, andar de "motoca" ou de bicicleta e a conviver com colegas. Mas o diverso comportamento humano explica que há indivíduos mais afeitos às atividades intelectuais, à leitura, ao sedentarismo. E há os esportistas. Afora a avaliação médica, estimulação, criação de oportunidades e estímulo ao convívio com outras crianças, há que respeitar os que não têm espírito esportivo, que não gostam da competição e que preferem outras atividades.

### *É PRECISO EXAME MÉDICO PARA A PRÁTICA ESPORTIVA?*

Para as atividades físicas comuns e mesmo para o início de qualquer prática esportiva, basta o exame pediátrico rotineiro. Mas, à medida que a atividade esportiva passa a ser mais competitiva, a exigir mais esforço no treinamento e nas disputas, há necessidade de um planejamento especial para a saúde geral e particularmente para a nutrição.

### *QUAIS SÃO OS PRINCIPAIS BENEFÍCIOS DA ATIVIDADE FÍSICA?*

Os principais produtos da atividade física contínua e regular são a satisfação e a alegria de viver. O desenvolvimento e/ou o aperfeiçoamento de muitas outras características úteis por toda a vida e em todas as atividades humanas – companheirismo, espírito de equipe, solidariedade, aceitação da hierarquia, disciplina, paciência, convívio com a vitória e com a derrota, obstinação, cumprimento de horários, definição de metas a alcançar e muitos outros aspectos – também são observados na meninada. Menos tristeza, menos solidão, menos obesidade e mais saúde geral também são produtos de extraordinário valor.

### *E O VALOR PARA O CONTROLE DO PESO?*

A prática esportiva e a atividade física são importantes para o controle do peso e para outros aspectos que tipificam a boa saúde. Vários estudos têm demonstrado que indivíduos obesos ou que estão com excesso de peso, mas que fazem atividade física regularmente, que comem frutas, verduras, cereais integrais, possuem o mesmo risco de morte por doenças cardiovasculares que indivíduos magros saudáveis. O risco de hipertensão arterial e hipercolesterolemia pode ser mais elevado em pessoas magras, mas sedentárias, sem hábitos saudáveis, do que nas que apresentam sobrepeso, mas são ativas.

### *O EXCESSO DE ATIVIDADES FÍSICAS PODE SER MALÉFICO?*

O que preocupa é a falta e não o excesso de atividades físicas. Mas o excesso de atividades físicas que mais exijam demais dos músculos, dos ossos, das articulações, podem produzir lesões corporais. Estão sendo observadas nas crianças e nos adolescentes algumas lesões antes vistas nos esportistas adultos, como é o caso da lesão do ligamento cruzado anterior do joelho. Essa lesão é produzida quando as crianças parecem se exceder na prática de vários esportes extremamente competitivos – judô, futebol. Certamente, a dedicação abusiva aos esportes pode causar até outros prejuízos como é a desatenção com o aprendizado geral.

### *COMO SABER O QUE É EXCESSO?*

É difícil ou impossível situar com precisão. Mais complicado ainda é dizer às crianças e aos adolescentes que estão felizes com os esportes que eles estão exagerando. Pode haver o excesso de exercícios quando surgem: dores nos membros, hematomas e outras lesões traumáticas, insônia, baixo rendimento escolar e mudanças comportamentais. É claro que a avaliação médica deve ser feita. O pediatra, dentre tantas outras tarefas, deve revisar quantas horas semanais estão sendo usadas para a escola, o esporte, a televisão, o computador, o lazer, e as outras atividades. É uma queixa comum na adolescência o excesso de atividades que pode causar insônia ou excesso de sono durante o dia, irritabilidade, dificuldades alimentares e escolares, e outros sintomas.

### *QUAL ESPORTE SELECIONAR?*

Para a saúde, para a vida, para o bem-estar, qualquer um vale. Quando os familiares, sobretudo os pais, praticam um esporte, esse tende a ser o preferido pelos filhos. Quando há um campo de futebol disponível perto da casa, isso obviamente favorece a prática desse esporte. Assim, a prática esportiva a ser desenvolvida depende das facilidades disponíveis e de vários outros fatores facilitadores ou não.

### *QUAIS AS IDADES PARA AS VÁRIAS ATIVIDADES FÍSICAS?*

Citamos para entendimento que:

→ A prática das várias atividades físicas depende da idade das crianças; deve ser estimulada a partir dos seis meses quando elas devem ser colocadas no chão; de início num local que as proteja das inevitáveis quedinhas ou que minimize seus efeitos; existe um material emborrachado apropriado para forrar o local onde os nenês de seis meses devem ser colocados; é evidente que além do espaço precisam de outras crianças, bolas e outros brinquedos que as estimulem.

→ Logo o piso antes referido vai ficar pequeno e toda a casa deve ser o palco para a atividade física; é a época em que as quedas e outros probleminhas passam a preocupar; lá pelos nove ou doze meses as crianças ficam de pé e começam a ensaiar os primeiros passos.

→ Após o estabelecimento da capacidade de andar com certa firmeza, em torno de um ano e seis meses de idade, a casa passa a ser pequena; é a idade dos parques, das praças; nessa idade, a casa não é suficiente para que as crianças brinquem, corram, chutem, pulem e rolem.

### *E QUAL A IDADE PARA A NATAÇÃO?*

Alguns indicam que após os seis meses as crianças sejam colocadas em contato com as piscinas. Não para aprender natação. Mas para sair dos apartamentos cada vez menos espaçosos, ter contato com outras pessoas, conviver com a água, com o sol e com o ar livre que geram aprendizado e experiências úteis. O aprendizado real da natação, que exige amadurecimento motor muito fino, que só é alcançado após os quatro anos, só deve ser estimulado após esta idade.

### *MAS A NATAÇÃO NÃO É INDICADA PARA EVITAR ACIDENTES?*

Isso não está provado. O contato com as piscinas, nas crianças de menos de quatro anos, é tido, por muitos estudiosos, como uma atividade de lazer e de adaptação para o início do aprendizado que só deve ser estimulado após o quarto aniversário. Assim, o contato com a água antes dessa idade não é para transformar as crianças em nadadoras nem capacitá-las para sobreviver na água. Os estudiosos inclusive falam que antes do quarto ano as crianças são incapazes de reconhecer os perigos da água e de usar as estratégias de segurança apropriadas. Falam ainda com muita ênfase que a habilidade de nadar é diferente da capacidade de se manter na superfície da água para evitar o afogamento. Ao redor do primeiro ano, as crianças, muito bem treinadas, podem realizar apenas movimentos rudimentares de natação. Há inclusive o receio de que o agradável contato com a água, mesmo que orientado por instrutores ou familiares habilitados, possa representar um risco ao estimular as crianças a entrar sozinhas na água.

### *ENTÃO O QUE FAZER?*

É prudente pensar nas recomendações da Academia Norte-Americana de Pediatria: as crianças estão aptas ao aprendizado da natação após o quarto ano; seus programas aquáticos não devem ser desenvolvidos para reduzir o risco de afogamento; os pais não podem ficar seguros que seus filhos que frequentem esses programas não sofrerão afogamentos; as crianças ao redor da água devem estar a um braço distante de um um adulto; todos os programas que envolvam o contato com a água para as crianças devem incluir informações sobre as limitações cognitivas e motoras das crianças, sobre os riscos do afogamento, sobre as estratégias para prevenir esse acidente e sobre o papel dos adultos no cumprimento desses objetivos; outros problemas produzidos pelo contato com a água – intoxicação hídrica, hipotermia e doenças infecciosas – devem também fazer parte dos cuidados a ter com as crianças.

### *A DANÇA É RECOMENDÁVEL COMO ATIVIDADE FÍSICA?*

As danças populares e o balé clássico são extraordinários na formação do caráter, na elevação do nível intelectual e na melhoria do corpo como um todo.

### *A EDUCAÇÃO FÍSICA NAS ESCOLAS CONTA?*

Conta, sem dúvida. Mas é uma pena que a educação física na escola não seja mais bem trabalhada, mais exigente. Alguns familiares chegam ao consultório do pediatra solicitando atestado para justificar as faltas ou o afastamento das atividades físicas escolares. É uma lástima que façam o pedido, como também que alguns pediatras atendam.

### *E AS ACADEMIAS DE GINÁSTICA?*

Os adolescentes e seus familiares sempre perguntam sobre isso. Sem dúvida, o melhor é a atividade física livre, desprogramada, espontânea: brincar, pular, correr, bater uma "pelada". Excelente também é a atividade esportiva regular: futebol, voleibol, basquetebol, natação, equitação, ciclismo, dentre outros. Essas atividades praticadas ao ar livre, numa turma ou numa equipe, permitem as importantes experiências que o convívio em comunidade oferece. Mas aqueles que não aceitam esse tipo de atividade e preferem a academia devem ser estimulados a participar. Evidentemente, as academias e as atividades físicas a serem desenvolvidas devem ser selecionadas com critério. Os familiares devem vez ou outra dar uma chegadinha lá na academia para ver o que está se passando.

### *QUAL A IDADE EM QUE LIBERAMOS OS ADOLESCENTES PARA IREM À ACADEMIA?*

A resposta é ainda mais difícil do que a anterior. É difícil definir a idade mais adequada para os adolescentes frequentarem academias. Talvez, assim fala o bom senso, seja prudente recomendar que eles possam fazer ginástica na academia lá pelos 15 anos anos de idade.

### *E AS VITAMINAS, AMINOÁCIDOS, PROTEÍNAS E SUPLEMENTOS NUTRICIONAIS?*

Chamamos a atenção para:

→ Frequentemente, o pediatra é consultado, sobretudo pelos familiares dos adolescentes que vão às academias, sobre a necessidade de suplementação alimentar, vitamínica e coisas assim. São levados ao consultório enormes frascos de produtos vindos do exterior, bem apresentados e caros, que "contém maravilhas capazes de criar massa muscular e de melhorar o desempenho físico". Isso é mentira pura. É propaganda para vender produtos sem nenhuma fundamentação. É mecanismo de obter lucro.

→ Os familiares devem estar atentos a essas academias que permitem e até promovem esse tipo de comércio, pois alguns desdobramentos como o consumo de hormônios podem ser estimulados.

→ Apenas os superatletas precisam de cuidados nutricionais e médicos especiais. Neles tudo é medido, avaliado e corrigido para que o rendimento seja ótimo. Médicos que fazem medicina esportiva, fisiologistas que estudam cada item do corpo, psicólogos que apoiam os atletas, nutricionistas especializados em nutrição esportiva e vários outros especialistas compõem o time para que os resultados sejam ótimos.

→ As crianças e os adolescentes que fazem atividade física livre e praticam esportes sem visar a "recordes olímpicos" devem receber apenas os cuidados nutricionais normais, vitaminas e minerais de alimentação rica, proteínas de dieta sadia da casa e os outros componentes de refeição saudável e nada mais.

### *E OS HORMÔNIOS? E OS ESTIMULANTES?*

Temos assistido a uma série repetitiva de exemplos de atletas e até de pessoas normais que usam hormônios e várias outras substâncias para obter melhores resultados nas competições ou simplesmente para ficar com o "corpo sarado". Temos visto jovens falecer com o uso de produtos para uso veterinário. Temos visto cânceres e vários outros problemas ocorrerem como consequência do uso descontrolado de hormônios nos jovens. Temos visto jovens de nível universitário, com um brilhante futuro, que de repente surgem com uma massa muscular anormal que antes não tinham, por estarem usando derivados da testosterona. Sabemos que alguns inescrupulosos instrutores das atividades físicas vivem do tráfico dessas substâncias ilegais e seduzem os jovens a consumi-los. Existe o que é bonito, elogiável e que deve ser reproduzido, mas também existe o que é condenável e que deve ser reprimido e punido. Os familiares devem estar atentos.

## *COMO EVITAR ACIDENTES DURANTE AS ATIVIDADES FÍSICAS?*

A atividade física de qualquer tipo expõe aos acidentes de vários tipos e de várias intensidades e gravidades. Um item essencial é que a criançada deve estar sempre supervisionada por adultos quando pratica seus exercícios físicos. Outro é: os familiares, "babás", recreadores, instrutores, professores de educação física e todos os que supervisionam as atividades físicas e esportivas devem estar preparados para tentar evitar os acidentes e para prestar os primeiros-socorros se eles acontecerem. Eles devem estar avisados para os tipos de acidentes que cada atividade predispõe. Por exemplo, quem supervisiona a natação deve estar alerta para o afogamento. Isso é o mais valioso. E a criançada deve estar protegida. A equitação exige equipamento de proteção especial. O hóquei e a patinação idem. A natação requer o uso de boias até que a criançada esteja apta a sobreviver por alguns minutos na água sem problemas.

Novamente citamos que os nossos textos não substituem a orientação especializada dos profissionais que estudam cada um dos temas que temos debatido.

Orientamos finalmente que todos leiam também o capítulo *Brincadeiras e brinquedos – a importância do brincar* que complementa o que debatemos.

PROFISSIONAL COLABORADOR:
Miltom Medeiros

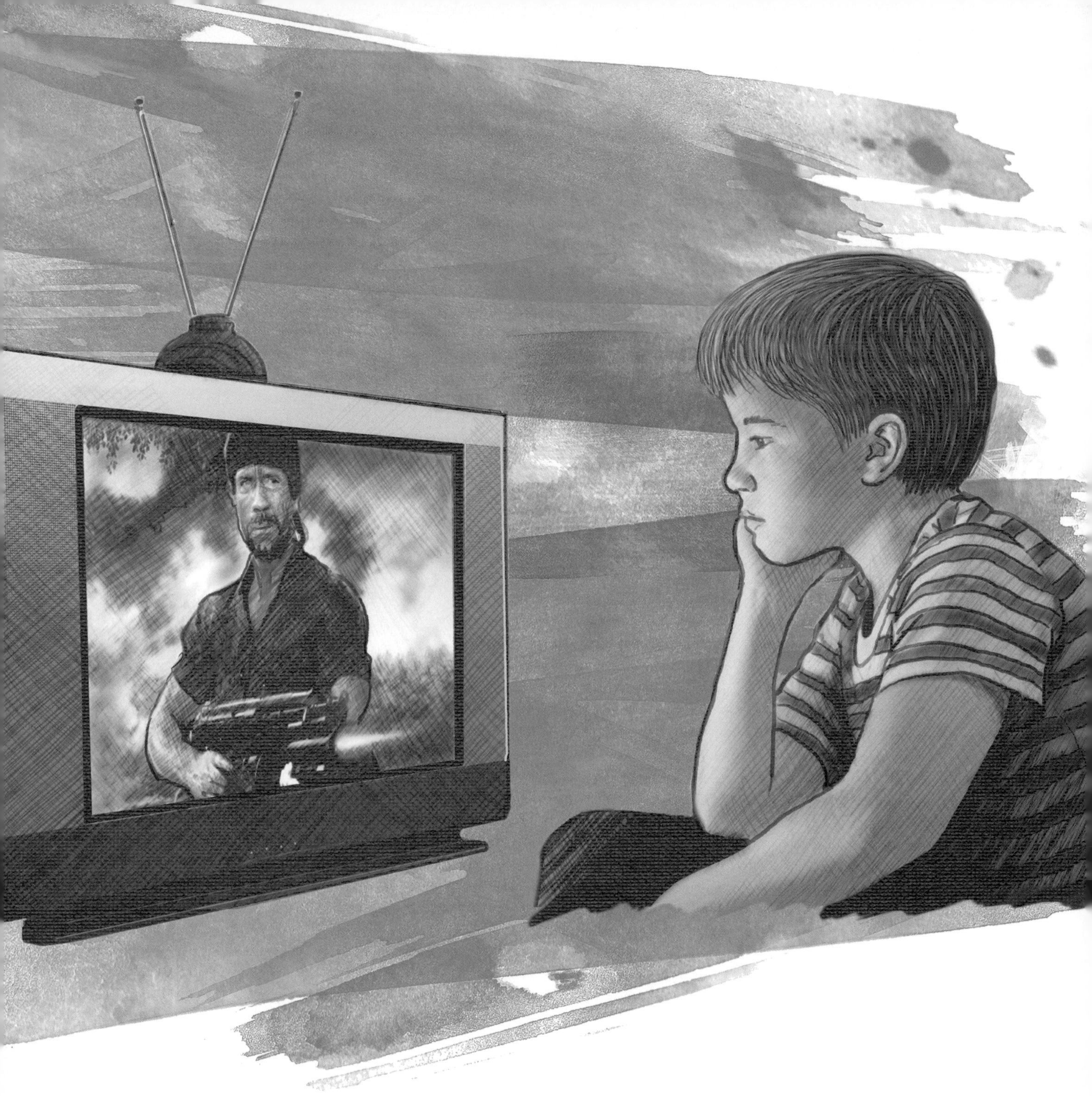

# A TELEVISÃO E O COMPUTADOR: AMIGOS OU INIMIGOS?

CAPÍTULO 79

## A TELEVISÃO E O COMPUTADOR: AMIGOS OU INIMIGOS?

O uso da televisão e de tudo o que se relaciona com ela – reprodutores de DVD, *blue ray*, *gamestation* – e o uso dos computadores e da sedutora Internet têm sido debatidos por pediatras, educadores, fisiatras, terapeutas ocupacionais, psicólogos, comunicadores, sociólogos, políticos, entre outros profissionais e familiares. As opiniões dos que têm se dedicado aos temas são baseadas mais em posturas doutrinárias do que em fundamentos científicos.

Teremos dificuldade de abordar o tema sob a ótica científica. Mas vamos tentar, mesmo que tenhamos que apelar mais para os nossos conceitos sobre a vida e sobre o uso que fazemos dela.

### *É DIFÍCIL CRITICAR O QUE FAZ PARTE DA ROTINA DIÁRIA!*

Antes era o rádio, fantástico rádio. Agora são a televisão e anexos, o computador e a Internet. São os mais importantes meios de divulgação cultural que a humanidade tem. A televisão, ao transmitir a imagem em movimento com sonorização simultânea, favorece o aparecimento de um clima de magia que suplanta o do próprio cinema. Assiste-se comodamente, "à vontade", o tempo e na hora que se quiser, dentro da própria casa. A cada dia, por todo o mundo, milhares e milhares de crianças, adolescentes ou adultos de todas as idades passam horas assistindo a programas transmitidos por esse eficiente meio de comunicação de massa. No Brasil, mais de 75% das casas dispõem de TV e a criança paulistana passa pelo menos 40 horas semanais na frente do vídeo. A tecnologia inova continuadamente. A transmissão digital da imagem e do som, os vídeos de LCD e de plasma, e outros avanços são evidências do caminhar tecnológico. Muitos outros aspectos da vida humana atual, alguns de extremo valor para o bem-estar do ser humano, como a telemedicina que é beneficiada por essa constante busca para que tenhamos melhor imagem e som, num único aparelho, na nossa casa. A televisão é, indiscutivelmente, fonte de informação e de entretenimento. E também poderia ser um fabuloso mecanismo de educação em todas as áreas do conhecimento humano. E é possível que seja essa a principal crítica à televisão: não ser usada mais amplamente para a divulgação do saber.

### *É DESEJÁVEL QUE TODAS AS CASAS DISPONHAM DE COMPUTADOR?*

O computador e a Internet são as maiores fontes de transmissão rápida, eficiente, múltipla, diversificada e atualizada do saber. É essa a razão para que os governos falem tanto em inclusão digital. Quem não dispõe dessas ferramentas fica em desvantagem. Tem menos oportunidades educacionais, menos experiências culturais, menos intercâmbio de ideias. É preciso saber sobre vampiros, por exemplo? Sobre pulgas? Sobre sua cidade? Acesse a Internet. Com certeza, vai encontrar tudo sobre a Idade da Pedra, a Idade Média, os tempos atuais. É só saber como pesquisar, coisa que se aprende com o uso e a necessidade, sem grandes dificuldades. Diferente da televisão, onde as atividades são programadas (os programas ao vivo são poucos e mais para entretenimento), o computador está disponível a qualquer hora. Por outro lado, o monitor do computador é outra telinha capaz de "fixar" na cadeira crianças que mal deixaram de fazer xixi na cama e gente de todas as idades. Essa "mania" pode causar sedentarismo e as doenças relacionadas a essa condição. Além disso, a Internet também pode deseducar, desviar a criançada para atividades indesejáveis, produzir vícios comportamentais.

### *AS CRIANÇAS SÃO MAIS VULNERÁVEIS AOS MALEFÍCIOS DA TV?*

Embora a questão não tenha sido cientificamente respondida, lançamos mão de um ditado que nos ensina que "não precisamos ser meteorologistas para saber a direção do vento". Assim, podemos afirmar que as crianças sofrem mais que os adultos as consequências danosas da TV. Elas devem brincar correr, competir, praticar esportes, interagir com a natureza e com os colegas. Essas atividades estimulam as habilidades motoras e o imobilismo na frente da TV as prejudica. As atividades ao ar livre favorecem a socialização, capacidade de vibrar com uma vitória ou de aceitar a derrota, competência para se defender, desenvolvimento do sistema imunológico e da criatividade, dentre outros aspectos benéficos. A televisão não estimula a aquisição dessas habilidades. A estrutura psicológica das crianças é influenciável pelas questões ambientais desde a mais tenra idade. Elas têm mecanismos para escapar da robotização do comportamento, mas essa capacidade tem limites. As que não se sentem relacionadas de forma agradável e criativa com as famílias, podem sentir-se abandonadas e nessa solidão procurar algo mágico que lhes levem para a fantasia. Com um simples toque, essas crianças pouco estimuladas ligam a TV, passam a interagir com a telinha que exibe um mundo fantasioso, lindo, maravilhoso, e com outro toque, sem esforço, sem luta, mudam para outro tema, e assim passam horas. Acrescentamos ainda a incapacidade crítica da criança. O que ela vê ou ouve na TV passa a ser verdade absoluta. Cabe aos educadores e aos pais impedir para que os temas impróprios às crianças e adolescentes sejam vistos. Embora possa haver algum debate sobre essa ótica, acreditamos que esses programas influenciem no desenvolvimento dos bons costumes e da integridade moral. Quando se trata do uso do computador, os cuidados devem ser maiores ainda. Os joguinhos lá disponíveis são fantásticos e estimulam o desenvolvimento, mas não deixam de ser uma tentação ao vício. Portanto, há que se acompanhar as atividades da meninada no computador. A Internet, da mesma forma que traz o mundo com toda a sua cultura, todos os seus avanços científicos, suas curiosidades, traz também os perigos da ilegalidade, da perversão sexual, do uso de drogas e de todos os desvios comportamentais. Os jovens precisam dos ensinamentos dos pais e responsáveis sobre o bom uso desses instrumentos e, também, do seu exemplo.

### *O "BULLYING" TAMBÉM TEM SIDO EVIDENCIADO NA INTERNET?*

Crianças e adolescentes estão difamando ou intimidando seus colegas através da grande rede ou do telefone celular. O *"cyberbullying"* é mais uma triste realidade dos nossos tempos. A frequência é muito elevada e há estudos mostrando que um terço dos jovens ativos na internet foram vítimas. Cerca de 16% dos jovens internautas do Brasil conhecem e estão preocupados com o problema. Há grupos internacionais buscando alternativas para evitar e / ou combater esse tipo de *"bullying"*. Uma entidade britânica (www.beatbullying.org) criou uma alternativa para combater esse tipo de comportamento, e tanto aqueles que buscam orientações como aqueles que dão conselhos têm a mesma faixa etária, que vai dos 11 aos 18 anos. Alguns pais têm sido judicialmente punidos por isso, e essa é mais uma razão para que eles estejam extremamente ligados no que a turminha está fazendo quando estão com seus computadores ligados.

### *O EXCESSO DE TV E DE COMPUTADOR CAUSA PREJUÍZOS PARA A VISÃO?*

Os prejuízos visuais pelo uso excessivo das telas dos computadores estão provados. O uso exagerado das telas do computador e dos *videogames* tem cobrado dos nossos olhos o que eles não estão preparados para oferecerem. E surgem problemas que hoje são conhecidos como síndrome visual do usuário de computador ou fadiga visual que pode atingir até 70 a 90% dos que ficam muitas horas por dia na frente da tela. Eles podem apresentar: dor de cabeça, olhos vermelhos, lacrimejamento em excesso ou olhos secos, sonolência e "vista cansada". Pesquisa recente com mais de duas mil pessoas que usam o computador mais de doze a quatorze horas por dia mostrou a relação direta entre o mau uso do computador e o aumento da dor de cabeça, do olho seco e até da miopia entre crianças. O problema é causado por muitos fatores entre os quais se destacam a redução dos movimentos oculares e dos fechamentos e aberturas das pálpebras (isso reduz a lubrificação dos olhos pelas lágrimas) e o excesso de estímulos gerados pelas telinhas (o monitor de vídeo gera 16,7 milhões de cores) que sobrecarregam a musculatura responsável por regular a entrada de luz até a nossa retina. Então esteja seguro de que o excesso de horas na frente do computador ou das outras telas dos brinquedos eletrônicos é maléfico para a visão e que são comuns o desencadeamento da miopia transitória nas crianças e a vista cansada (presbiopia) nos adultos.

### *QUAL A IDADE PARA A CRIANÇADA COMEÇAR A VER TV?*

Infelizmente, é comum constatar que as "babás" e as mamães alimentem os bebês ao mesmo tempo em que veem suas novelas preferidas. Então eles, hoje, estão assistindo à TV a partir das primeiras horas de vida. Isso é inquestionável e provavelmente imutável. Mas, isso que foi citado, o que também é maléfico, é o participar dos programas selecionados pelos adultos e não pela criançada. Elas começam a mostrar desejo de assistir aos programas de TV a partir dos seis meses de idade e os "danadinhos" antes de um ano já sabem ligar e desligar o aparelho e a mostrar uma interação muito grande com ele. Provavelmente, o ideal é tentar conseguir que a partir dos seis meses alguns "filminhos" sejam vistos.

### *QUAIS AS INTERFERÊNCIAS DA TV NA SAÚDE?*

Estudos para embasar cientificamente as discussões foram dirigidos para elucidar a relação entre o sedentarismo e a obesidade, bem como entre o sedentarismo e as doenças do coração (infarto do miocárdio) e outros problemas vasculares, com acidente vascular cerebral, que estão relacionados à falta de atividade física. Os que dedicam muito tempo à TV e ao computador são indiscutivelmente sedentários. Assim os críticos do uso abusivo desses equipamentos acham que existe uma relação entre o estar parado diante da TV e/ou do computador e essas terríveis doenças que começam a atingir os jovens e até os adolescentes.

### *A TV INFLUENCIA NO CONSUMO DE ALIMENTOS PELAS CRIANÇAS?*

Sobre esse assunto, não há discórdia. A sedutora propaganda de alimentos é capaz de mudar, de forma marcante, os hábitos alimentares da criançada o que gera obesidade, cáries, hipertensão arterial, gastrite, esofagite e vários outros problemas. Mais de 50% da publicidade voltada para as crianças é de alimentos e mais de 80% deles têm alto teor de açúcar, gorduras e sódio. As informações nutricionais dos alimentos voltados para o público infantil, de uma forma geral, têm como padrões referenciais as necessidades do adulto. É comum que apenas um desses alimentos propagados ofereça à criança a quantidade de gordura e de açúcar que deveria consumir em um dia. Leiam mais no capítulo sobre obesidade.

### *OS PROGRAMAS DA TV CAUSAM DISTÚRBIOS DO SONO?*

É absolutamente possível que os programas que excitem as crianças, com muito movimento, muita luz e cenas de suspense e de violência causem, como em nós adultos, dificuldades durante o sono. A TV e o computador, através de filmes, vídeos, bate-papos pela Internet (*Skype* – comunicação com voz e imagem entre quaisquer lugares do mundo) podem levar ao êxtase, ao prazer desmedido e incansável. Assim, é lógico supor que possam interferir no sono e no comportamento das crianças e adolescentes. Queixas que façam levar a essa relação são cada vez mais frequentes nos consultórios de pediatria. É evidente que a programação, sobretudo para os não adolescentes, por essas e por outras razões, deve ser bem escolhida. E após as 17 ou 18 horas, devem ser evitados os programas que potencialmente possam dificultar o sono. Os distúrbios observados podem ser devidos a fatores emocionais e a algumas doenças.

### *O QUE ACHAM DAS RELAÇÕES DOS PROGRAMAS DE TV COM A ESCOLA?*

A televisão é a mais importante "escola paralela" dos tempos atuais. Alguns têm dito que ela concorre "deslealmente" com a escola tradicional. Não há dúvida de que a TV interfere nas atividades educacionais como um todo. Interfere em toda a dinâmica que deve ser respeitada na escola, inclusive na aceitação da hierarquia, nos aspectos emocionais e valores. E essa interferência acontece inclusive nas funções precípuas da escola que são a transmissão do conhecimento acumulado e o desenvolvimento cognitivo. A discussão sobre o quanto ela é benéfica e o quanto ela é maléfica é interminável e inconclusiva. Os canais de conteúdo educativo têm usado esse instrumento de divulgação do saber e têm prestado um enorme serviço à educação. As emissoras comerciais apresentam poucos e excelentes programas educativos que infelizmente são divulgados nas madrugadas da vida, nos horários em que as crianças estão dormindo. Os educadores, entidades, e políticos com sensibilidade para a temática têm tentado sensibilizar os governos e os empresários para um uso mais apropriado da extraordinária tecnologia de geração, transmissão e recepção televisiva. Cabe, sobretudo, aos familiares, usar esse recurso para desenvolverem nos filhos o amor pela cultura regional e nacional, pelas artes, natureza e ciência.

### *O EXCESSO DE TV INTERFERE NA RELAÇÃO PAIS-FILHOS?*

Essa interferência é um dos assuntos que mais tem preocupado os observadores da relação pais/filhos na atualidade. As preocupações são que os diálogos e as experiências, até mesmo os enfrentamentos, tão importantes nessa relação estão ocorrendo cada vez menos face à intromissão da TV na vida familiar. Pais e filhos têm que conseguir dias e horários para conviverem livremente, para se cconhecerem, se enfrentarem, estabelecerem limites, saberem das preferências e das ojerizas de cada um. Não há outro mecanismo para o alcance desses objetivos que não sejam esses citados. Certamente, o excesso de TV impede esse conhecimento por impedir o contato entre pais e filhos.

### *O EXCESSO DE TV DIFICULTA O GOSTO PELA LEITURA?*

Já foi dito na nossa reunião que a TV e o computador competem com a literatura escrita, com os livros. E nos parece importante incentivar a leitura desde cedo. Na mesma época em que os meninos e meninas começam a ficar interessados pela televisão, desde antes de um ano, é valioso apresentar a eles os livros repletos de imagens coloridas. É essencial que nessa idade manuseiem livremente os livrinhos. E é importantíssimo que os adultos procurem dizer o que aquelas figuras representam. Logo, logo, eles estarão adorando o contato com esse material e sempre perguntarão pelas suas estorinhas preferidas. Existem até nos supermercados livrinhos bem baratos das histórias clássicas.

### *OS PROGRAMAS DE TV ESTIMULAM A VIOLÊNCIA NAS CRIANÇAS?*

É controvertido se o hábito de assistir à televisão induz à violência. Mas é provavelmente certo que os telemaníacos aceitem a violência como algo natural. Nesse aspecto, as cenas mais reais, como a das novelas e dos noticiários são bem mais prejudiciais que a dos desenhos animados, e do "Homem-Aranha" e dos outros heróis modernos. É complicado saber o que fazer. Até nós, os adultos, maduros, vividos, estamos desencantados com tanta violência, mortes, sequestros, rebeliões nos presídios, fugas das Fundajs, guerra no Iraque, acidentes de avião, casos de assassinatos e outras notícias frustrantes acerca dos nossos políticos. Infelizmente, notícias más dão audiência e muitas vezes são mostrados detalhes sórdidos de determinados fatos. Acreditamos que uma vigilância na hora de programas jornalísticos possa ser exercida, mesmo porque hoje em dia os apresentadores anunciam o que vem no próximo bloco. Não que se deva esconder a realidade da vida, mas dependendo da idade da criança, isso pode trazer consequências mais na frente, como por exemplo, medo de viajar de avião. E também é importante mostrar que o sensacionalismo diante de tragédias é uma coisa inaceitável.

### *E O EROTISMO?*

Vamos entrar numa seara complexa. Há um grande debate sobre isso. Existem os que se mostram preocupados com a divulgação maciça de comportamentos e de valores erotizantes que são inapropriados às crianças e aos adolescentes. Vestuários, diálogos, gestos, danças e letras de músicas são apresentados como exemplos dessa erotização precoce e inadequada. Citam esses pensadores que certos programas passam a impressão de que esses comportamentos além de naturais são próprios de uma vida alegre, feliz, vitoriosa e "moderna". Por outro lado, há os que falam que esses conteúdos exibidos na TV brasileira fazem parte de uma sociedade naturalmente erotizada. E dizem que a exposição das crianças e dos adolescentes a esses programas não interfere no amadurecimento da sexualidade que de toda a forma seria desenvolvida. Embora o debate exista, é possível que o pensamento dominante seja o de poupar as crianças e os adolescentes do excesso de atitudes, diálogos e outros itens que exacerbem a erotização. Provavelmente, o pensamento dominante prefira as crianças brincando de boneca, de carrinho, jogando bola, correndo ao ar livre, pulando, competindo, disputando, inventando, criando e "trelando" do que assistindo aos rebolados exibidos na TV. E que os adolescentes usem suas horas livres para a prática esportiva, o convívio com os colegas e outras atividades que não envolvam o erotismo. É bom lembrar que programas aparentemente direcionados às crianças, muitas vezes trazem danos maiores. Na época dos Trapalhões, o Mussum era tratado como macaco, até porque em um filme todos terminaram com uma mulher e ele com uma macaca. O Renato Aragão, em alguns personagens, ficava passando a mão nas nádegas das empregadas domésticas sempre belíssimas, saradas e de saia curta, claro. O preconceito é estimulado no caso de raça, um comportamento "machista" é passado indiretamente à criança, como se ser homem de verdade fosse ficar olhando pernas e passando a mão nas empregadas. Mas foi Didi, o grande embaixador da Unicef no Brasil, portanto, é permitido. Que mundo é esse? O homossexualismo também era colocado de forma descaradamente discriminativa. Portanto, é preciso prestar atenção não no nome do programa e na faixa etária sugerida, mas no conteúdo de baixíssimo nível que muitos deles trazem.

### *CRIANÇAS QUE VEEM MUITA TELEVISÃO TENDEM A FICAR SOLITÁRIAS?*

Ocasionalmente, as crianças assistem aos programas de TV com os colegas. Elas veem sozinhas os programas. Isso estimula os comportamentos estereotipados e embota a criatividade e o desenvolvimento da crítica. Também induz a hábitos alimentares exagerados e artificiais, sendo bastante correlacionados à "videomania" a obesidade e o sedentarismo. Comer vendo televisão "dissipa" o prazer da alimentação e favorece o acúmulo exagerado de gorduras no organismo.

### *E O COMPUTADOR INTERFERE NO COMPORTAMENTO HUMANO?*

Recentemente, pesquisadores da Universidade de Leeds, na Inglaterra, demonstraram, de maneira muito clara, que os adolescentes e os adultos que são "vidrados" na Internet apresentam significativos índices de depressão. Muitos, inclusive, têm depressão que exige tratamento médico. Observaram os autores do estudo que esse excesso de contato com a Internet causa uma forma de exclusão social, de isolamento. Eles não chegaram à conclusão sobre quem veio primeiro, se o ovo ou a galinha. Não definiram se os indivíduos depressivos buscam mais a Internet que é, para eles, uma busca pela convivência com fatos e pessoas, ou se é a grande rede que causa o problema. Evidentemente, uma associação de fatores pode existir. Mas concluíram de forma difícil de questionar que os pais dos adolescentes devam estar muito atentos quando seus filhos usam excessivamente o computador.

### *QUAIS OS OUTROS PROBLEMAS CAUSADOS PELA TV ÀS CRIANÇAS?*

Todos nós sabemos que a quase totalidade dos grupos que exploram a televisão no Brasil visa prioritariamente ao lucro. Não objetivam a educação do nosso povo, não pretendem divulgar os riquíssimos aspectos culturais da nossa nação e não visam a falar sobre a nossa variada natureza. O objetivo primário dessa telinha mágica é estimular o consumo e com esse objetivo oferecer algum entretenimento. É notório o apelo consumista dos programas para a meninada e os seus pais. E, como tudo se passa muito rápido, não há tempo para críticas nem reflexão, havendo basicamente uma recepção passiva do que é mostrado. Isso se agrava quando se usa o chamado *merchadising* que é a propaganda indireta, inserida na própria, novela, filme, seriado, seja o que for. Um ídolo ou um personagem querido usa ou consome determinado produto, a criançada que ainda não tem censo de crítica tem a tendência de querer fazer exatamente a mesma coisa, ou seja, consumir o mesmo produto. Este produto nem sempre é adequado ou permitido para algumas crianças. Comportamentos do tipo adulto podem ser passados precocemente para a mente infantil e as crianças maníacas por TV, talvez, corram o risco de ter a infância artificialmente encurtada perdendo muito de molecagem, criatividade e brincadeiras, sendo rotuladas como avançadas para a idade e quando frequentemente, na realidade, são "chatas" e pouco inventivas. A televisão leva à massificação, interferindo no jeito de se comportar, no jeito de falar das pessoas, tendendo a acabar com o regionalismo, a marca registrada entre as pessoas das diversas regiões e dos diversos Estados da federação, que representa um belíssimo diferencial em um país tão vasto e que fala uma única língua. Já observaram o jeito de falar dos repórteres de todas as TVs afiliadas da Rede Globo em qualquer lugar do país? Onde estão os sotaques pernambucano, mineiro, alagoano, maranhense? Ôxente! Onde já se viu, uai?! Além disso, é importante a censura de papai, mamãe ou responsáveis, na escolha da programação a ser vista, que deve ser ainda mais rigorosa quando se trata do uso do computador, como já foi dito.

## *QUAL A RELAÇÃO ENTRE O QUE É MOSTRADO NA TV E O HÁBITO CONSUMISTA?*

A criança é um grande consumidor e muito se tem investido e conseguido nesta área com propagandas extremamente benfeitas. Cabe aos pais estabelecer limites e saber dizer não, quando algo for supérfluo ou mesmo prejudicial. Determinados discos infantis deseducam o ouvido, para o que se pode qualificar de boa música. Portanto, quem sabe escolher, não compra tudo que aparece na TV. A maioria das crianças que foi embalada ou criada ouvindo música clássica, desenvolve desde cedo o censo do que é realmente música. Boas músicas da MPB, com letras de poetas e escritores como Vinícius de Moraes, Clarice Lispector, Chico Buarque, enfim, também devem ser "divulgadas" dentro de casa, habituando o ouvido das crianças e ajudando na sua formação. Infelizmente, existem mães e pais que acham muita graça nos filhos de dois aninhos cantando e dançando músicas do mais baixo calão. Sentem-se orgulhosos. Poucos ensinam frevo, muitos ensinam a dança do "créu". É conhecido o caso, por exemplo, de uma criança que ouvia "Fascinação" com Elis Regina na hora de dormir e cresceu adorando esta cantora fabulosa. Aqueles que foram criados com "Aviões do Forró" ou algo do gênero, certamente terão mais dificuldade de descobrir que existem músicas de verdade. Existem casos de adolescentes que estudam ouvindo Vivaldi, Mozart e, infelizmente, deve haver aqueles que estudam (será?) ouvindo "na sua boca eu viro fruta". O Instituto Alana (www.alana.org.br) tem uma série de sugestões sobre como lutar contra o uso errôneo da televisão.

## *SERÁ QUE É ASSIM MESMO? NÃO ESTÁ HAVENDO EXAGERO?*

Não pensamos que exista exagero. Inclusive o tema ainda não foi valorado como deveria ser. E para enriquecer mais ainda o debate, estimulamos acessar o texto publicado em novembro de 2010 no jornal *Folha de São Paulo*. É o depoimento de um jovem pai, que, aflito, relata sua experiência com a filha que solicitava repetidamente o *laptop* da Xuxa que ela havia visto na televisão. O texto com ilustração pode ser encontrado em: www.officinadamente.com.br/blog/Powerpoint/consumismo_inf.pps.

## *QUANTO TEMPO AS CRIANÇAS DEVEM ASSISTIR À TV?*

O mínimo possível. Quanto mais tempo elas estiverem longe da TV, brincando nas praças, nos parques, nos clubes esportivos e nas escolinhas, melhor. Quanto mais ficarem distantes da TV, interagindo com as crianças de outras famílias, conhecendo outros comportamentos e esquemas de valores, expressando seus pensamentos e seus sentimentos, competindo em jogos educativos, aprendendo a vencer e a perder, experimentando e treinando para a vida, melhor. A TV e o computador podem ser valorosos instrumentos de aprendizado. O uso racional e não o abuso pode proporcionar avanço no conhecimento geral e proporciona lazer. O importante é que esteja previsto tempo para aquelas atividades feitas ao sol (ou à lua ou à chuva), ao ar livre, com espaço para correr e que são imprescindíveis para o desenvolvimento físico e mental das crianças.

## *MAS QUANTO TEMPO?*

Há estudos mostrando que muitas crianças passam quatro horas por dia na frente da televisão. Absurdo.

Mais de quatro horas por dia de TV ou computador produzem fadiga mental e cansaço dos órgãos dos sentidos pelo excesso de estímulos. Mas o que fazer se as mães e os pais têm que participar na manutenção da casa e assumem responsabilidades fora do lar? O que fazer se a insegurança dos grandes centros urbanos dificulta a saída em busca por espaços públicos para brincar, correr e jogar? O que fazer se esses espaços públicos são pouco numerosos e os que existem habitualmente são despreparados para proteger e para oferecer lazer à criançada? As crianças que mais assistem à TV são as que ficam trancadas em apartamentos e que convivem basicamente com as empregadas domésticas. Como resolver isso? Incutindo na cabeça de pais e educadores a necessidade de combater o sedentarismo precoce? Talvez sim. Todos nós sabemos que o sedentarismo pode levar à obesidade, com todas as suas consequências: hipertensão arterial, doença cerebral, doenças cardiocirculatórias e diabetes. Sabemos que uma alimentação saudável – não aquela que a criança costuma comer quando está sentada à frente da TV – e uma atividade física regular são "remédios" preventivos contra essas doenças. Assim sendo, vamos colocar isso na pauta do nosso dia a dia! Se isso for feito, deverá resultar em mudança, mesmo com os pais à distância.

### *E ASSISTIR À TV À NOITE? E A TV NO QUARTO?*

O hábito de assistir a programas até tarde da noite pode prejudicar bastante o rendimento escolar e nas brincadeiras livres tão importantes para a socialização e o aprendizado da vida. Portanto, pensamos, a não ser num fim de semana, deve ser evitado esse hábito. Nessa mesma linha de ideias, não recomendamos a disponibilização de TV no quarto. Isso favorece o isolamento e prejudica o diálogo com o resto da família. A televisão no quarto separa mais as pessoas da casa e evidentemente tolhe a discussão, o debate e o confronto de ideias sobre o que está sendo divulgado na televisão e sobre o que ocorre no cotidiano. E, seguramente, favorece o uso abusivo da TV e o fácil acesso a filmes na madrugada.

### *HÁ CRIANÇAS VICIADAS NA TV E NO COMPUTADOR?*

Há especialistas que falam que há pessoas dependentes da televisão ou do computador, o que pode ser considerado um vício. Todos nós conhecemos pessoas que ao entrarem na casa, antes de dar bom-dia a quem estiver lá, antes de perguntar se está tudo bem, ligam logo a televisão ou o computador. Pessoas que tomam banho com a televisão ligada. Que almoçam com a televisão ligada. E essa dependência pode se iniciar na infância. É fácil perceber que o uso excessivo da TV e do computador tende a formar um ciclo que, cada vez mais, leva a um maior uso. Os próprios meios de comunicação estimulam os espectadores a permanecerem ligados à TV e alheios ao que está ao seu redor até nos intervalos dos programas, nas mensagens comerciais.

### *O QUE É MAIS IMPORTANTE? O TEMPO VENDO TV OU A PROGRAMAÇÃO?*

Pensamos que o ideal é ver o mínimo de TV e uma programação bem definida que deva ser ajustada a cada faixa etária. Não é fácil escolher e definir os programas a serem vistos pelas crianças, sobretudo nas TVs chamadas abertas, pois nelas quem define a programação é o interesse comercial, o lucro. Nesse sentido, é importantíssima a colaboração atual dos DVDs. Os familiares podem oferecer aos filhos uma programação educativa de excelente qualidade. Ao fim do capítulo, apresentaremos, uma lista de DVDs.

### *E AS NOVELAS?*

Acreditamos que as novelas que estão sendo exibidas na TV são para os adolescentes e adultos e, mesmo assim, os pais deveriam exercer alguma censura, pois o temário e a forma de explorá-lo têm sido objeto de muitas críticas. Assim, os pais deveriam evitar que as crianças pequenas, assistissem a novelas, sejam brasileiras, mexicanas ou oriundas de quaisquer outros países.

### *QUAL A OPINIÃO DE VOCÊS SOBRE A TV POR ASSINATURA?*

Ela oferece maiores oportunidades educacionais, de enriquecimento cultural e de lazer do que a TV aberta. Há canais dirigidos ao público infantil (*Discovery Kids, Cartoon Network*) e outros com programação esportiva, cultural e científica. O canal *Discovery Kids* é bem conhecido pelas crianças e adultos que conhecem muitos dos extraordinários programas apresentados. A programação é interessante, pois cada desenho ensina alguma coisa à criança como: não ser preguiçoso, ser solidário, ser generoso, ser obediente, ser criativo, aprender com os erros, gostar dos animais, respeitar à natureza, enfim, sempre têm uma lição a oferecer. Além disso, são bem coloridos, com músicas atrativas, enfim, divertem e ensinam ao mesmo tempo. É claro que o excesso faz mal, mas a TV por assinatura, se bem explorada, com limitação de tempo diário, pode ser uma excelente ferramenta de ensinamento e entretenimento para as crianças. Mas também existem muitos desenhos animados que não são educativos. São engraçadíssimos, mas nada educativos. E, infelizmente, existem outros com guerras, mortes e muitas lutas corporais.

## *OS PAIS QUE VEEM MUITA TV PODEM CRITICAR OS FILHOS?*

O hábito dos pais em relação à TV é da maior influência para os filhos. O exemplo é fundamental. Ser criativo é programar outros tipos de diversão. Participar de atividades esportivas, passeios ou mesmo o "simples" brincar e conversar com os filhos são caminhos para encontrar e estimular outras opções de lazer.

## *QUAL O PAPEL DOS PAIS?*

É responsabilidade dos pais controlar o tempo que as crianças passam assistindo à TV e, sobretudo, verificar a programação que está sendo vista, dialogando sobre os temas abordados ou o conteúdo. O ideal é que a escolha do programa de TV seja feita da mesma maneira que se escolhe um filme no cinema ou uma peça para o teatro. Programas que transmitem emoção devem ser preferidos. Discutir e estabelecer opções de programas, bem como de horários, é de grande importância. O DVD pode ser grande aliado neste aspecto. Da mesma forma, os pais devem acompanhar os filhos quando estiverem navegando na Internet, acompanhando os *sites* visitados e mostrando os maravilhosos recursos oferecidos. As emissoras de TV, por necessidades comerciais, ouvem muito os pais. Telefonar ou escrever críticas e elogios pode ser um caminho para melhorar a qualidade do que é mostrado. Apesar dos estudos atuais, ainda são imprevisíveis muitas das influências da TV sobre crianças, havendo necessidade senso críticoe cuidado com este hábito. Enfim, é a questão de saber usar a TV e o computador como algo proveitoso. Sempre que possível estar junto ao filho e conversar sobre o assunto pode fazer com que as telinhas mágicas – TV ou monitor – sejam amigos que enriqueçam a vida da família. Procurar perguntar a opinião deles, destacar os comportamentos positivos abordados, fazer articulações entre o que está sendo visto com a realidade que os cerca. Mostrar as consequências, desfavoráveis ou não, de determinados comportamentos. Instigar a capacidade de argumentação e questionamento deles, colocando em foco, por exemplo, o papel da mídia, para perceber o que está subentendido nas informações transmitidas e procurar trazer à tona outras versões, outras interpretações para o que está sendo divulgado.

## *QUAL A SITUAÇÃO DO USO DA INTERNET PELAS CRIANÇAS NO BRASIL?*

É preocupante o uso desregrado que as crianças e os adolescentes fazem da Internet. Pesquisa recente, divulgada em outubro de 2008, no Brasil, pela Safernet em parceria com o Ministério Público Federal, mostrou dados preocupantes: 87% das crianças e jovens informaram que usam a Internet sem restrições; 54% disseram ter tido contato com conteúdos que consideravam impróprios para sua idade e 10% sofreram chantagem enquanto usavam a rede; a maioria dos pais (63%) disse não adotar medidas restritivas para o uso do computador e 64% das crianças e dos adolescentes informaram usar um computador instalado no quarto; 77% falaram que os pais não limitam o tempo de uso; 27% dos adolescentes informaram ter se encontrado presencialmente, pelo menos uma vez, com alguém após o contato pela Internet; 72% das crianças e adolescentes disseram ter divulgado suas fotos na rede e que 51% divulgaram o nome e o sobrenome; 21% disseram o nome da escola e do clube que frequentam. Os dados completos são obtidos no endereço: www.safernet.org.br.

### *QUAL A LISTA DE DVDS EDUCATIVOS PARA AS CRIANÇAS?*

A oferta é muito grande, mas oferecemos uma lista básica de DVDs educativos: *Cocoricó*, *Baby Einstein*, *O urso da casa azul*, *Barney*, *Clifford*, *Ninoca*, *Branca de Neve e os sete anões*, *Alice no país das maravilhas*, *Madagascar*, *Alvin e os esquilos*, *A princesa e o sapo*, *Pica-Pau e seus amigos*, *A era do Gelo*, *Pocahontas* e *Bolt, o supercão*.

Uma colaboradora informou que: *Cheguei a duvidar que meu filho fosse gostar de um DVD que tratasse da mudança da fralda para o pinico. Ele adorou.*

PROFISSIONAIS COLABORADORES:
Carlos Gonçalves de Oliveira

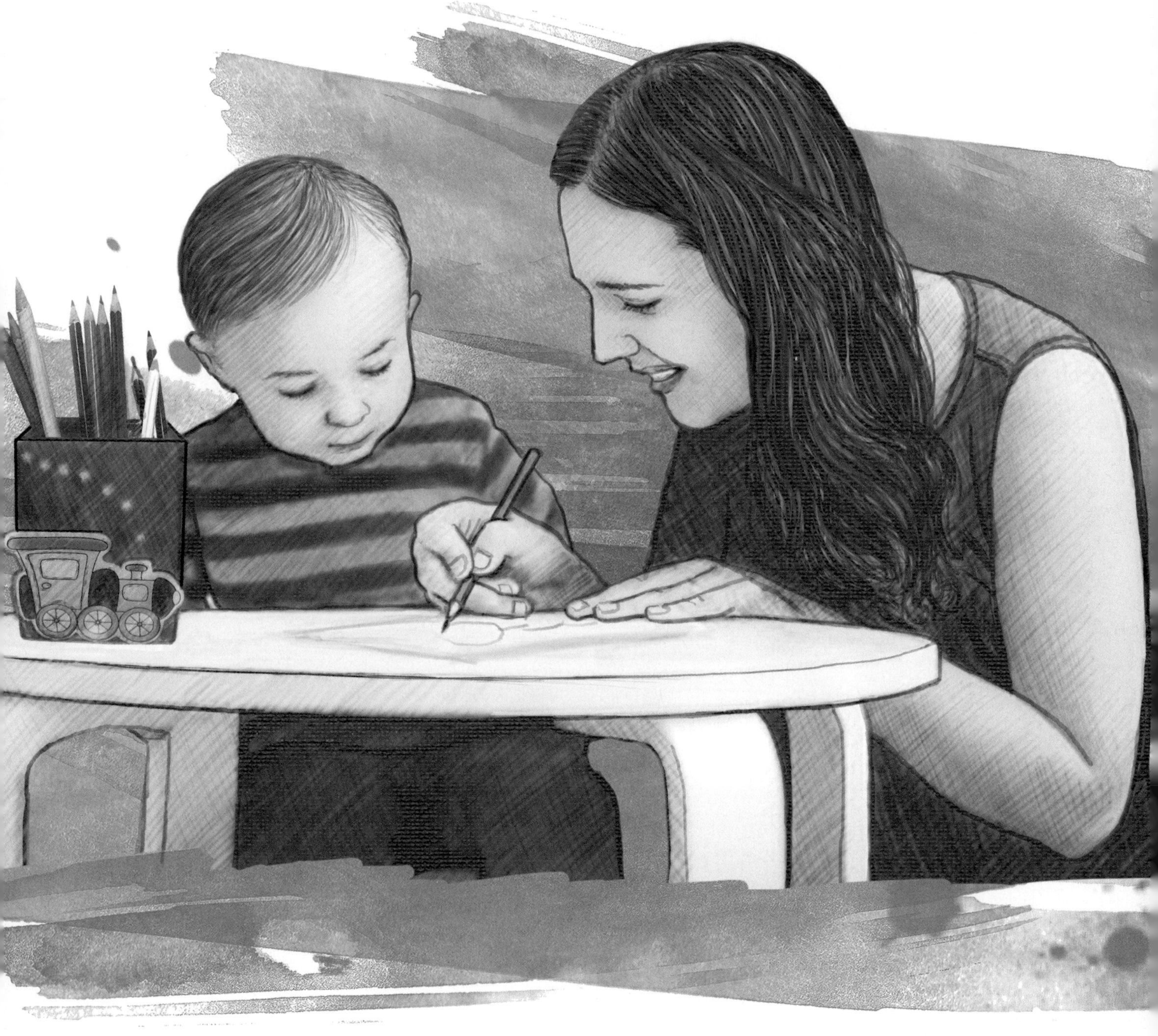

# A ESCOLA E A CRIANÇA

CAPÍTULO 80

## A escola e a criança

O texto a seguir foi escrito pela educadora Professora Raquel Crasto e divulgado em 1992, no terceiro volume do *Conversando com os pais*. Citamos as informações sobre a autora: "A Profa. Raquel de Crasto é uma das principais educadoras do Recife. Criou o Instituto Capibaribe, juntamente com Paulo Freire e outros educadores. Esta obra inovou a educação e contribuiu para formar gerações de pernambucanos".

## A escola e a criança

Raquel Crasto

### *1- Qual a idade ideal para mandar a criança para a escola?*

A nossa experiência mostrou a conveniência de não levar a criança à escola antes dos três anos, por várias razões: primeiro, necessidade de permanecer um pouco mais entregue aos cuidados individuais da mamãe, basicamente por necessidades psicoafetivas; depois, antes disso, ainda não se estabeleceram definitivamente o controle dos esfíncteres e o processo de linguagem necessário à comunicação com os adultos da escola e também com os companheiros. Isto sem falar em um mínimo de socialização, que garanta a confiança absolutamente necessária ao convívio com as pessoas da escola.

Por isso, entre nós, estabelecemos o limite de três anos e meio para entrada das crianças, tendo-se o cuidado de lhes oferecer o mínimo de sistematização possível, na qual sejam garantidas a socialização, a educação sensorial, a espontaneidade, a formação de certos hábitos úteis e indispensáveis ao convívio escolar.

Consideramos de fundamental importância a convivência da criança pequena com a mãe. Mas houve uma mudança na organização e na rotina familiar; a mãe nem sempre é a pessoa que está disponível para acompanhar o crescimento da criança em todos os sentidos. Tornou-se, melhor, então, deixar a crianças aos cuidados da escola maternal, encarregada de promover os cuidados essenciais ao seu desenvolvimento integral, a deixá-la com pessoas, muitas vezes, desconhecidas e pouco preparadas para a função.

### *2 - Um problema para muitas mães: deixar a criança em casa com a empregada assistindo à televisão ou levar para a escola?*

Reconhecemos a situação conflitiva na mente e na consciência de uma mãe, tendo-se em vista a quase impossibilidade de encontrar pessoas de confiança com quem deixar seus filhos e a necessidade imperiosa de trabalhar.

É claro que, entre "deixar" o filho ou filhos com uma empregada"... muitas vezes inadequada para a função "e levá-los para a escola mais cedo do que se pensava", a segunda hipótese prevalece. Aqui, dos males, o menor. Tendo-se, porém, o cuidado de escolher uma escola que concilie as exigências essenciais de instalações com as necessidades psicológicas das crianças. Na escola, a criança encontrará outras crianças, jogos e brinquedos e estará longe da televisão, num período em que ela é dispensável.

### *3 - Quais os critérios para a escolha da escola?*

Sabemos que não é nada fácil escolher a escola do filho. Claro que não deverá ser a criança a responsável por essa escolha. A de uma criança obedeceria sempre a critérios afetivos e nunca deverá ser por aí. Serão os pais que deverão fazer a opção, seguindo sempre critérios psicopedagógicos.

Psicopedagogicamente, todas as escolas deveriam ser simples, porém dotadas de aspectos essenciais indispensáveis. O primeiro deles, o mais importante, é um clima psicológico favorável à segurança, à espontaneidade, à alegria, à simplicidade, à tranquilidade emocional. Ao lado disso, que, repetimos, é realmente o mais importante, vale destacar a adequação pedagógica com as instalações, que variam com o tipo de aluno. Daí, no Pré-Escolar, por exemplo, devemos contar com áreas verdes, presença de salas amplas e arejadas, móveis leves e simples, jogos variados, tabuleiros de areia, coisas de boneca, etc., sanitários e filtros adequados.

A experiência nos mostrou que as aparências são muito relativas, comparadas com o espaço psicológico, ou seja, a compreensão, a alegria, a receptividade, a competência, a motivação que os mestres oferecem no seu dia a dia escolar.

Se pudéssemos unir o útil das boas instalações com o agradável do clima psicológico, seria sempre o melhor. Entretanto, em nosso meio, é raramente possível essa conciliação. Sendo assim, entre as duas opções, exigido o que for essencial, deverá prevalecer a que favoreça um melhor atendimento psicológico.

Muitíssimo importante é a unidade de orientação entre a família e a escola. Caminhando lado a lado com a escola, seja ela tradicional ou progressista, haverá esperança de acerto. Caso contrário, a criança ficará em conflito, em ambivalência, o que gera insegurança.

### *4 - DEVE HAVER UM MODELO IDEAL DE ESCOLA: ÁREA VERDE,* PLAYGROUND, *BANHEIROS APROPRIADOS PARA AS CRIANÇAS, ETC?*

Um modelo ideal de escola inclui vários aspectos: instalações, localização do prédio, mobiliário, arejamento, iluminação, condições sanitárias, desde o terreno salubre, distante de centros barulhentos e de poluição. Além dessas condições que favoreçam o físico, poderíamos lembrar aquelas condições psicológicas que advêm de um corpo docente competente, dedicado e responsável, condições estas que permitam a compreensão, a alegria, a tranquilidade emocional, o acolhimento.

Uma escola assim muito contribuiria para o desenvolvimento integral do aluno.

Penso que esse conjunto não deveria ficar muito diferente da realidade vital do aluno, para não levá-lo ao desajustamento social de desejar e amar coisas que estariam longe de suas possibilidades. Um luxo refinado, por exemplo, nas instalações, não lhe seria nada útil.

Entretanto, seria possível e muito ajudará se juntássemos o útil ao agradável. A sobriedade aliada à simplicidade e ao bom gosto certamente contribuiriam para a educação do seu espírito.

Na verdade, a escola deve buscar sempre a adaptação da criança à vida. É todo um problema social muito sério. A criança deverá amar a escola e a família, gostando de uma e de outra, em ambas sentir-se bem.

Uma escola modelo, ideal, imodificável, padrão para todos os tempos seria uma contraposição ao desenvolvimento da própria educação, que deverá aperfeiçoar-se, adaptando-se às modificações de cada momento histórico.

### *5- E QUANDO A CRIANÇA NÃO QUER IR PARA A ESCOLA? QUAL DEVE SER A POSIÇÃO DOS PAIS E DA ESCOLA?*

Depende do caso. É importante a convicção dos pais ao mandarem ou não a criança à escola. Não havendo motivo explicável, caberá a família levá-la para a escola e esta recebê-la, mesmo que a criança reaja fortemente à entrada. Aqui, deve funcionar a firmeza sem violência. Deve vencer a verdade, isto é, o benefício de frequentar a escola, a qual garante a sociabilidade, o desenvolvimento da inteligência e das outras capacidades da criança.

Casos há, porém, em que se faz necessária uma introdução gradual, ponderada, uma conquista psicológica ou pedagógica periódica, até a permanência definitiva.

Algum erro anterior, da família ou da escola, poderia tê-la traumatizado e causado nela essa resistência, como por exemplo, do lado da família, contemporizando demasiadamente ou, do lado da escola, uma superexigência, ou um certo exagero de conteúdos, etc.

Daí, cautelosamente, devemos considerar que cada caso está a merecer uma atenção especial, ou podendo até receber um cuidadoso atendimento psicológico.

### *6 – EXISTEM ORIENTAÇÕES E MÉTODOS DE APRENDIZAGEM DIFERENTES? QUAL O MELHOR?*

Existem orientações e métodos os mais variados e os mais diferentes. Não queremos agora discutir os seus méritos e possíveis erros a corrigir.

Poderíamos dizer que os melhores métodos serão sempre aqueles que procurem desenvolver a mente do aluno, a sua capacidade de reflexão, aqueles cuja preocupação seja levar o aluno a descobrir a verdade, a autodeterminação, que busquem verdadeiramente formar e não simplesmente informar, que busquem a educação integral da personalidade.

Detectar essas preocupações nos vários métodos é trabalho muito particular dos pais e educadores. O que importa é a unidade de orientação família-escola, é a adesão da família, porque disto dependerá a segurança da criança. Cabe, portanto, aos pais, decidirem sobre qual a orientação a seguir. De sua coerência dependerá o êxito a obter.

É claro que esta decisão deverá ser consequência de uma escolha muito consciente.

Por mais paradoxal que pareça, tem mais repercussão, para a segurança da criança, essa unidade de orientação do que mesmo a diferença para melhor entre dois métodos. A ambivalência é mais prejudicial: entre duas atitudes diferentes, a criança, no seu pouco discernimento, não sendo capaz de distinguir com clareza o que é mais certo, vem tornar-se conflitiva, ambivalente e insegura, o que na formação de sua personalidade é mais prejudicial do que a diferença para mais ou para menos na excelência de um método ou de outro.

### *7 – EXISTEM ESCOLAS ESPECÍFICAS PARA DETERMINADAS CRIANÇAS?*

Sim, tendo-se em vista que as crianças podem apresentar dificuldades especiais que devem ser atendidas individualmente ou em pequenos grupos, por toda a vida ou por determinado espaço de tempo. Misturadas em escolas comuns, poderão passar sem a atenção devida e se instalar definitivamente em suas dificuldades em sentimentos de inferioridade.

Hoje há toda uma gama de profissionais especializados na solução de problemas especiais. Entretanto, é ainda pequeno o número de escolas especiais oferecidas pela sociedade, Muitas vezes, chegam a ser raras e precárias.

Atualmente, a ideia de escola específica foi substituída pela da escola inclusiva, onde o convívio entre crianças diferentes favorece o desenvolvimento e aprendizagens de conhecimentos e atitudes, necessários para a vida em sociedade, sabendo que há casos que requerem profissionais devidamente preparados para atender-lhes em suas necessidades específicas.

### *8 – O ESPORTE NAS ESCOLAS DEVE SER ESTIMULADO A PARTIR DE QUE IDADE?*

O desenvolvimento físico, um dos aspectos da educação integral, deverá ser considerado desde cedo. Assim o exige o crescimento harmonioso de todos os aspectos da personalidade.

No decorrer do 1° grau deve merecer atenção especial, dentro ou também fora da escola, acompanhada por especialistas no assunto seguindo metodologia adequada.

Um cuidado especial: a preocupação não deverá ser **formar atletas**, nem exagerar a competição, mas usar a educação física como meio de educação.

No jardim de infância, as atividades recreativas se encarregam da ginástica natural.

Na adolescência, porém, é indispensável a prática de esportes para descarga de energia, higiene mental, desenvolvimento do espírito de grupo, do respeito mútuo, do exercício da legalidade, da justiça, do companheirismo.

### *9 – COMO A ESCOLA DEVE PROCEDER PARA EVITAR MAIOR INCIDÊNCIA DE DOENÇAS?*

A escola deve contar com a **consciência da família** em caso de suspeita da presença de doenças. É necessário um bom entendimento entre a família e a escola para detectar os males desde o início e contar com a suspensão da frequência até segunda ordem.

São importantes os cuidados higiênicos da escola: objetos individuais, uso da água devidamente filtrada, uso de copos descartáveis na merenda, instalações sanitárias bem cuidadas.

Manter um canal de comunicação permanente com o sistema público de saúde, Secretaria de Saúde do Município e do Estado, é fundamental para a prevenção e superação de problemas de saúde coletiva.

### *10 – O LANCHE NA ESCOLA DEVE SER INDIVIDUAL (CADA UM LEVAR O SEU) OU COLETIVO (O MESMO PARA TODOS)?*

"Por uma série de razões, preferimos o lanche coletivo:

- → ajuda a desfazer tabus alimentares;
- → estimula a alimentação das crianças com pouco apetite, pela força do grupo;
- → é uma grande economia de tempo e de dinheiro para as famílias;
- → socializa a criança.

Estas são vantagens muito importantes. Entretanto, o lanche coletivo supõe uma série de exigências: orientação de uma nutricionista para proporcionar às crianças uma refeição balanceada, de acordo com as necessidades do grupo a ser atendido; local para o preparo que garanta limpeza total e facilidade de confecção; não transigir na permissão de merenda individual, a não ser por determinação médica; rigor na determinação dos horários para evitar perturbação no andamento das classes. A merenda aqui tem função simplesmente complementar, não substitui a refeição essencial".

### *11 – DEVE HAVER TAREFAS PARA CASA A PARTIR DE QUE IDADE?*

"As tarefas de casa são uma atividade auxiliar que atinge três fins: desenvolver o senso de responsabilidade, fixar alguma noção aprendida, estimular o hábito de estudar sozinho, futuramente necessário. Exige cuidados especiais quanto à época, à dosagem, e às circunstâncias ambientais.

Quanto à época em que poderá ser cobrada, podemos dizer, com segurança e por experiência vivida, que nunca deverá ser no pré-escolar nem na 1ª série... Pela própria imaturidade e pelo fato de que, não estando ainda alfabetizadas, as crianças não têm condições de ler ordens para executá-las, tendo, por isso, necessidade de recorrer a terceiros para leitura das ordens e sua interpretação, estabelecendo-se uma indesejável dependência.

A partir da 2ª série, já dominando a leitura, os estudantes poderão ler e interpretar as ordens dadas, geralmente por escrito, e assim realizá-las **sozinhos** para apresentá-las na sala de aula.

Não é necessário que sejam longas, essas tarefas. É importante que as crianças as executem prazerosamente. Muito longas, poderiam ser encaradas como castigo. Nunca mais de quarenta minutos e não precisam ser diárias. Tudo deve variar com a classe, a idade, o grau de responsabilidade e de maturidade, o que vai aumentando progressivamente.

As condições ambientais têm muita importância. Cabe aos pais combinar com seus filhos o momento de realizá-las e fazê-las cumprir religiosamente o combinado. Criar um clima de silêncio, de compromisso aceito para cumprir, sem a presença permanente de uma pessoa ao lado.

Ser indiferente às tarefas é prejudicial. É importante o acompanhamento discreto, o estímulo, a alegria de ver as tarefas cumpridas e até chegar a olhá-las quando solicitado.

Quanto à correção, ficará a cargo dos professores no momento para isso destinado – a sala de aula.

### *12 - QUANTO AOS HORÁRIOS NA ESCOLA, DEVEM SER RÍGIDOS (ENTRADA, AULAS, RECREIOS)?*

Achamos que a pontualidade, a assiduidade e a ordem muito ajudam na formação do caráter. Poderíamos, pois, dizer que a inconsistência nos horários levaria à pouca seriedade e também à inconsistência na formação de hábitos de vida.

Os horários deverão ser cumpridos seriamente. A inflexibilidade, porém, levaria a uma rigidez insuportável. Havendo motivos justos deverão estes ser atendidos.

A rigidez não constrói. Em se tratando de educação, ela somente prejudica o crescimento harmonioso da personalidade.

Agora começamos a debater:

### *O QUE OS EDUCADORES MODERNOS PENSAM SOBRE ESSES ENSINAMENTOS?*

"A educação, que deverá aperfeiçoar-se, adaptando-se às modificações de cada momento histórico", enfatizou a Profa. Raquel". Um dos assuntos atuais é a importância ou não do comparecimento à escola logo nos primeiros anos de vida. Nos Estados Unidos, uma pesquisa recente demonstrou que as crianças que foram à escola antes dos cinco anos renderam mais nos estudos nos anos seguintes. Os autores ressaltaram que a partir dos três anos é bom que as crianças sejam levadas ao jardim de infância. Foram evidenciadas vantagens do contato com a diversidade encontrada na escola e desvantagens do contato com o ambiente mais monótono, menos estimulante, menos variado da casa. Aos 12 anos de idade, o vocabulário das crianças que foram mais cedo para a escolinha era mais amplo do que o daquelas que não foram. Mas elas eram também mais agressivas nessa idade como se a ida mais precoce para a escola tivesse também desencadeado um espírito competitivo mais intenso. Os pesquisadores concluíram que o melhor ambiente para o desenvolvimento do aprendizado nas crianças é a soma dos estímulos familiares e escolares.

### *QUAL O NÚMERO IDEAL DE CRIANÇAS NUMA SALA?*

As crianças de três a quatro anos são dinâmicas e necessitam de muito espaço. Também são muito turbulentas e não conhecem limites e perigos. Há necessidade de muitas professoras e muitas pessoas de apoio para ajudar a cuidar delas. Evidentemente, quanto mais espaço e quanto menos crianças numa mesma sala melhor. No entanto, a dura realidade da relação custo/benefício, impede que a maior parte das escolinhas tenha espaço suficiente para a gurizada. Mas, nessa idade, não mais de dez crianças numa mesma sala é o ideal. As crianças de sete a dez anos têm autonomia e independência mais estruturada e, consequentemente, o direcionamento e o acompanhamento dos professores satisfatório com aproximadamente 25 crianças por sala.

### *EXISTEM PROBLEMAS DE MATRICULAR OS IRMÃOS NA MESMA ESCOLA?*

Não vemos dificuldades para o aprendizado ou para o comportamento causados pelo fato de os irmãos serem educados no mesmo colégio. Ao contrário, vemos benefícios. O transporte, o uso do material educacional e outros são aspectos positivos. Também é facilitada a negociação, se for colégio particular, pois é possível conseguir mensalidades mais em conta. O diálogo dos familiares com os diretores e os professores é outro aspecto que poderá ser facilitado se os irmãos estudam no mesmo colégio. Enfim, não vemos aspectos negativos.

### *E QUAL A POSIÇÃO DOS ESPECIALISTAS SOBRE OS IRMÃOS GÊMEOS NA MESMA SALA?*

Essa questão é diferente, pois os gêmeos habitualmente estão no mesmo ano escolar e podem inclusive ser colocados na mesma sala como as mães habitualmente desejam. Frequentar a mesma sala pode interferir no comportamento e na formação da personalidade de cada um. Em salas separadas, os gêmeos desenvolvem todas as suas potencialidades, características, formas de ser e de agir e até desenvolver atividades pedagógicas independentes de comparações, críticas e competição exarcebada. Evidentemente, isso não é uma postura definitiva. Imagine gêmeos que moram numa pequena cidade do interior e têm que frequentar uma escolinha que tem apenas uma sala para a idade deles. Eles frequentarão a mesma escola e receberão as lições na mesma sala. As facilidades e as dificuldades não podem ficar restritas a um ou a poucos aspectos. É importante ver o todo que inclui as características emocionais da família, peculiaridades psíquicas das crianças e as particularidades da própria escola como determinantes do resultado final obtido.

### *O QUE ACHAM DA ESCOLA EM TEMPO INTEGRAL?*

Hoje, é uma necessidade premente da família que pode contar com um local confiável, produtivo e educativo onde as crianças exercitem um convívio social mais intenso através de atividades lúdicas, esportivas e pedagógicas. Não é apenas uma escola integral que produzirá adultos mais brilhantes ou não. Certamente, as vivências escolares mais intensas e contínuas geram estímulos, experiências e conhecimentos que podem ser extremamente importantes no futuro. A experiência de países como a Coreia do Sul que exige que a escolaridade seja em tempo integral reforça essa postura. A escola em tempo integral deve reservar um bom tempo para o lazer, para as brincadeiras livres e para os esportes. Assim, esse modelo, em si, não deve ser a causa de cansaço se for inteligentemente implantado.

### *E O ESTUDO NAS FÉRIAS?*

O Prof. Cláudio de Moura Castro comentou em um dos números da *Veja* de junho de 2010 que as férias poderiam ser mais bem aproveitadas. Informou que as perdas no período de recesso podem ser "devastadoras" para as crianças mais pobres. Observou o citado professor que dois terços das vantagens acadêmicas acumuladas pelos alunos mais ricos nos primeiros anos da escolaridade resultam das leituras nas férias. O Prof. Moura Castro disse ainda que cada período de férias provoca o esquecimento de até 2,6 meses do aprendizado da matemática. Assim, pais e educadores deveriam planejar o que as crianças deveriam fazer para evitarem esse prejuízo e até para realizarem algum ganho de aprendizado nas férias. É interessante ler a crônica integralmente para ver outros aspectos citados. Mas existe o outro lado da moeda. As férias têm a função de permitir que os estudantes descansem, de possibilitar que pais e filhos possam interagir mais intensamente, como viajar juntos, de permitir que a própria estrutura educacional pare um pouquinho para planejamento e descanso. E uma excelente opção de leitura, que ainda oferece a chance do uso mais inteligente do computador, é o acesso ao portal http://www.dominiopublico.gov.br que oferece literatura para os pequenos (Literatura Infantil em Português) e para os maiores, pois o *site* oferece, em PDF, 732 obras só da literatura portuguesa.

### *QUAL A OPINIÃO SOBRE O ENSINO EM ESCOLAS BILÍNGUES?*

É uma situação conflitiva. Como tudo na vida, as crianças que estudam em escolas bilíngues são expostas a benefícios e a malefícios. Cada família deve julgar de acordo com seus valores, sua proposta de vida, seus objetivos futuros qual o melhor modelo a seguir. Não acreditamos que, no longo prazo, possam advir dificuldades comportamentais ou emocionais pelo fato de as crianças estudarem numa escola desse tipo. Certo afastamento da realidade cultural do país de origem, que é o argumento de muitos, é real. Mas isso pode ser vencido.

### *A ESCOLA PODE AJUDAR A FORMAR HÁBITOS ALIMENTARES SADIOS?*

Há colégios envolvidos na formação mais completa dos estudantes e que se preocupam até com a formação de bons hábitos alimentares. Muitas têm hortas para que as crianças se acostumem com a plantação dos legumes e verduras. Outras oferecem aulas de culinárias para estimular a criançada a valorizar os alimentos mais sadios. Há as que proíbem, nas cantinas, a venda de refrigerantes, de frituras e de outros alimentos que devem ser evitados. Tudo isso pode ajudar os familiares a implantar nas suas casas hábitos semelhantes. As escolas também têm a função de estimular: as boas práticas higiênicas pessoais e ambientais, o respeito com os colegas, a preservação do patrimônio, o cumprimento dos horários e das obrigações escolares, a prática esportiva, o lazer sadio e tudo o mais que diga respeito à boa saúde e ao bom comportamento.

### *E A ESCOLINHA DE ARTES?*

Toda escola que se preza deve destinar um espaço no calendário para a prática e o convívio com as várias formas de arte (música, teatro e outras). A frequência a uma escolinha de artes é válida, se houver um expediente livre na semana que as crianças usariam para ficar em casa vendo filminho. Lá elas modelam no barro, pintam, cantam, dançam e fazem outras atividades culturais e artísticas extremamente agradáveis, sem avaliação, teste, prova, nota, competição, que podem ajudar na valoração dessas atividades transcendentais do ser humano. A escolinha de arte ajuda a descontrair as crianças irritadas, tensas e hiperativas, pois os que elas lá desenvolvem pode ser tão gostoso e convidativo que age como terapia.

### *QUANDO CONTRATAR PROFESSORES PARA "AULAS DE REFORÇO"?*

Isso não é desejável. A própria escola deve identificar as crianças que apresentem uma evolução cognitiva mais lenta e tentar montar mecanismos que as apoiem.

### *O EXAME DE VISTA E DE AUDIÇÃO É IMPORTANTE?*

Numa visão mais global, todas as crianças na escola deveriam ser avaliadas por pediatras para que as curvas de crescimento, o estado nutricional, a pressão arterial, a coloração das mucosas (em casos de suspeita de anemia) e outros indicadores gerais de saúde fossem fiscalizados. Os exames de vista e de audição fazem parte dessa vigilância constante.

### *COMO VOCÊS VÊM O PROBLEMA DA AGRESSÃO NA ESCOLA?*

A problemática da agressão física e psicológica na escola (*bullying* *) é um tema que vem crescendo de importância face aos recentes relatos sobre a frequência com que ocorre e às múltiplas feições com que se apresenta. Os estudantes vítimas das agressões têm um perfil definido: são tímidos, sensíveis, quietos e de poucos amigos. Os agressores também são bem tipificados: são os "mandões", os brincalhões, os extrovertidos e os "populares". Muitas vezes, as agressões são vistas como "brincadeiras de crianças" e "sem importância". A violência física é mais fácil de demonstrar. Puxões na orelha e no cabelo, beliscões, socos, rasteiras e agressões mais violentas são vistas. A violência emocional é mais dissimulada e vai desde a colocação de apelidos até a exclusão total do grupo. As crianças agredidas fisicamente manifestam ou não as consequências físicas. As agredidas emocionalmente manifestam de várias maneiras as consequências das violências que vêm sofrendo e uma das mais comuns é a rejeição à escola. Os pais, os educadores, pediatras, os psicólogos, os psicopedagogos e os juristas devem estar alertas para o fenômeno e devem manter uma postura de controle e de repressão contra essas ocorrências. Maiores detalhes sobre o assunto são obtidos na Internet e basta pesquisar com algumas palavras-chaves (exemplo: educação + violência) para que se obtenha riquíssimo material. A psiquiatra Ana Beatriz Barbosa Silva estuda o assunto e é a autora do livro *Bullying: mentes perigosas nas escolas* que oferece excelentes noções sobre o problema. No portal http://www.dominiopublico.gov.br, o item *Pesquisa sobre discriminação no ambiente escolar* oferece dados interessantes sobre o assunto. O grupo de estudo *Ger Vitae*, do Recife, pesquisa e publica material de elevado interesse sobre a temática. A promotoria de educação dos Ministérios Públicos pode ser usada como fonte de denúncias e em Pernambuco o acesso é feito no *site* http://www.mp.pe.gov.br. No mês de outubro de 2010, o Conselho Nacional de Justiça entrou firme na luta contra esse tipo de agressão e elaborou uma cartilha sobre o tema. A cartilha pode ser obtida gratuitamente no endereço www.cnj.jus.br.

* O inglês coloquial define *bullying* para descrever uma forma de assédio moral interpretado por alguém que está, de alguma forma, em condições de exercer o seu poder sobre alguém ou sobre um grupo mais fraco.

## *O QUE OCORRE QUANDO UMA CRIANÇA NÃO SE ADAPTA A UMA ESCOLA?*

A entrada das crianças na escola é, sem dúvida, uma fase muito delicada. A primeira escola é um mergulho num mundo novo, desconhecido, embora um mundo onde elas adquirirão conhecimentos necessários para a vida em sociedade e para o desenvolvimento pessoal. Com a chegada à escola, dá-se início à primeira separação real da mãe e da sua casa, até então seus maiores vínculos. Para minimizar esse primeiro impacto, pais, crianças e professores, necessitam de um espaço de tempo e de certo grau de paciência para que ocorra uma boa adaptação. O sucesso dessa fase depende basicamente da reação dos pais ao entregarem seus filhos à nova realidade. Os pais devem sentir-se seguros, e para isto, precisam conhecer a escola, sua filosofia, seu método, seus profissionais, confiando e aceitando-os. Isso gera nas crianças expectativa positiva e segurança. Somente assim as crianças sentir-se-ão capazes de enfrentar esse novo ambiente com menos insegurança. A escola, por sua vez, deve procurar receber as crianças amorosamente, proporcionando-lhes um ambiente acolhedor, dinâmico e prazeroso, onde possam sentir-se motivadas a descobrir e a construir novos conhecimentos. A educação é um processo de relações permanentes, é fruto da ajuda mútua entre escola, pais e crianças com o meio que as cerca. Quando todos se integram, com objetivos e comportamentos comuns, a adaptação flui naturalmente, fortalecendo as relações e a base para o desenvolvimento futuro.

## *AS ESCOLAS ESTIMULAM A FREQUENTAR MUSEUS?*

Visitas a museus, monumentos históricos, praças da cidade, shows populares, teatros, jardins botânicos, estações de tratamento da água devem ser realizadas continuamente.

## *O QUE ACHAM DA INTEGRAÇÃO FAMÍLIA-ESCOLA?*

Este aspecto precisa ser melhorado. Infelizmente, muitos pais nunca comparecem à escola onde os filhos estudam. Isso não é exceção. Os familiares devem se aproximar da escola, conhecer o professorado, participar das festividades, prestigiar as competições esportivas, perguntar sobre o rendimento das suas crianças, integrar o conselho de pais e cumprir outras tarefas que poderão resultar num melhor rendimento escolar. Evidentemente, as escolas devem ter modelos de atuação que favoreçam essa participação dos familiares. Devem promover debates educacionais, culturais e sobre a saúde das crianças, por exemplo. Devem promover semanas da ciência, do meio ambiente, da pátria e sobre outros temas sempre com a participação dos pais.

## *QUAIS SÃO OS MÉTODOS DE AVALIAÇÃO USADOS ATUALMENTE?*

Segundo Raquel Crasto, a avaliação escolar deve ser um processo global e contínuo, abrangendo a pessoa do aluno(a) em toda a vida escolar (nível de conhecimento, atitudes e habilidades), e do professor como forma de analisar seu trabalho. Global porque considera o aluno(a) em todos os seus aspectos: emocional, social, afetivo, intelectual e mental. Contínua porque deve acontecer durante todo o ano, sem que haja um período específico para avaliação, e seja, ela mesma, ponto de partida para definição de objetivos do próximo planejamento, do que se vai ensinar/aprender. Do mesmo modo que Napoleão disse que a guerra era importante para ficar exclusivamente com os generais, podemos dizer que a educação e a avaliação do aprendizado são extremamente importantes para ficar exclusivamente com os professores. O que queremos é dizer que os familiares devem "cair de cabeça" em todos os aspectos da educação dos filhos. Devem acompanhar o andamento do aprendizado e mesmo de uma forma não sistematizada, não profissional, podem e devem avaliar, pelo menos grosseiramente, se seus filhos estão somando conhecimentos que é uma das missões principais da escola. Obviamente, quando os familiares tiverem dúvidas sobre a evolução do aprendizado das crianças, os professores devem ser contactados para rever o assunto.

### *COMO OS PROFESSORES PERCEBEM QUE UMA CRIANÇA É SUPERDOTADA?*

Transcrevemos trechos de uma reportagem publicada na revista *O Globo*, que circulou na Internet e que oferece bons elementos para nossa reflexão:

*O seu filho "viaja" quando ouve algo que não lhe interessa na aula? Ou vira-se para um papo-cabeça com o colega? Ele parece desatento e distraído, mas fica horas superconcentrado no que gosta, como jogos de computador, futebol ou teclados de um piano? Ele é rebelde, respondão e detesta injustiças? Precisa que você lhe explique com todo o carinho os motivos para que obedeça?*

*Pois seu filho pode ser um "índigo", rótulo criado por especialistas americanos para designar uma criança hipersensível, cujo cérebro recebe muito mais estímulos que a média dos mortais.*

A seguir, a matéria tenta mostrar como lidar com o "índigo".

**Sem imposições:** *Os pais do "índigo" não devem fazer imposições só por necessidade de obediência. Essas crianças sensíveis, talentosas e inteligentes não aceitam explicações do tipo "porque sim" ou "porque não", respostas, segundo elas, tidas como de criança, mas muito usadas por pais autoritários. Essas crianças não funcionam assim e exigem que os pais, com calma, expliquem o porquê de suas ordens.*

**Castigos absurdos:** *As ameaças de castigos absurdos, como o "homem do saco vai pegar", "vão passar pimenta na boca" ou "o papai do céu vai castigar", podem fazer o feitiço virar contra o feiticeiro. O "índigo" vai ver que esses castigos não acontecem e perderá o respeito por esses pais.*

**Discussões fechadas:** *Nunca se deve discutir a respeito do "índigo" na frente dele. Ele vai querer participar da discussão. Até mesmo uma questão marido-mulher, do tipo você demorou a chegar, dá ao "índigo" o direito de se intrometer.*

**Pais divergentes:** *Se o "índigo" percebe que os pais discordam em muitas questões – e ele percebe tudo – vai acabar manipulando a família inteira. Os pais devem divergir longe do "índigo".*

**Pais atualizados:** *Os pais do "índigo" devem se atualizar em questões de alta tecnologia para poder acompanhar a criança e conversar com ela. Os "índigos" preferem revistas de ação, desenhos mais elaborados como os do* X-Men, *de tecnologias mutáveis, jogos eletrônicos hiperativos como* The Sims, *que é uma simulação da vida real; o* Civilization, *que cria estratégias para a civilização desde o começo do mundo e leva meses para terminar. Se os pais não se atualizam, rapidamente os "índigos" deixarão de falar com eles, com a convicção de que não entendem nada mesmo.*

**Redação na escola:** *Nos Estados Unidos, as escolas tentam há algumas décadas a lidar com os "índigos", estimulando suas potencialidades. Uma sugestão é a de redações de temas livres e variados. O "índigo" escreve com pressa, come palavras e teria mais facilidade em escrever sobre o que mais lhe agrada.*

**Professor aliado:** *As turmas do "índigo" devem ser pequenas e o professor não deve ser um superior, mas um aliado. Uma maneira de trazer a atenção do índigo é lhe passar tarefas significativas, papéis de responsabilidade. Ele deve ser convidado para ser o monitor, um auxiliar do professor e jamais deve ser repreendido em público, muito menos de maneira estúpida ou severa.*

E, finalmente, a matéria faz algumas considerações importantes:

A neurociência comprovou que aquela parte do cérebro, que filtra os estímulos externos, trabalha mais devagar nessas crianças. Isso significa que as demais partes do cérebro recebem mais estímulos e trabalham mais rapidamente. Essas crianças são hiperestimuladas e, por isso, são mais inteligentes, sensíveis, intuitivas, criativas e ativas.

Na visão ultrapassadíssima da neurologia, o exame era o encefalograma e o diagnóstico era de lesão cerebral e disritmia, com prescrição de drogas como o Gardenal. Hoje sabemos que os portadores do Transtorno de Déficit de Atenção e Hiperatividade (TDAH) e os "índigos" são apenas diferentes na velocidade do funcionamento cerebral e precisam apenas de ajuda para desenvolverem suas potencialidades que são geniais. As drogas, como à base de ritalina, são indicadas só em casos raríssimos de extrema dificuldade de concentração e devem ser usadas em períodos de um a dois anos no máximo.

Hoje sabemos que o cérebro tem uma enorme plasticidade. Assim como uma terapia altera o seu funcionamento, a droga também o ensina a regular a produção de certas substâncias químicas, o que equilibra a impulsividade dos portadores de TDAH.

Os "índigos" sempre existiram, mas nem sempre foram compreendidos como gênios do tipo Einstein, que chegou a ser considerado uma criança burra por seus professores. Mozart, Beethoven, Leonardo da Vinci, James Dean e Marlon Brando estão na lista de gente lilás tida como louca.

### *EXISTE APOIO OFICIAL PARA ESSA SITUAÇÃO?*

A Secretaria de Educação de cada estado do Brasil deve ter um núcleo de apoio para essas crianças e adolescentes. No Recife, existe um centro que tem feito um trabalho elogiável nesse sentido. A seguir, reproduzimos um texto produzido pelos profissionais que orientam o trabalho nesse núcleo especializado, publicado na edição de 05 de dezembro de 2010 do *Diário de Pernambuco:*

Para o estudioso norte-americano James Gallagher, referência internacional em educação especial, o fracasso da escola em proporcionar o desenvolvimento de crianças com deficiência é uma tragédia pessoal tanto para elas quanto para suas famílias. O fracasso em ajudar crianças com altas habilidades, no entanto, é uma tragédia para a sociedade. Essa, de extensão imensurável. Diz o pesquisador: "As crianças superdotadas são parte das diferenças entre o que somos e o que poderíamos ser enquanto sociedade".

Graças ao maior acesso de informações de hoje, o Núcleo de Atividades de Altas Habilidades / Superdotação (NAAH/S) no Recife registrou uma procura 40% superior a do ano passado. Cerca de 62 crianças e adolescentes de até 16 anos são acompanhados pelos profissionais do local.

Foi na instituição, localizada no bairro de Casa Amarela e ligada à Secretaria de Educação do Recife, que Marília de Lima Saatmam, de apenas cinco anos, descobriu que era especial. "Levei Marília à pediatra porque achava que ela era hiperativa. Mas a médica desconfiou e disse que minha filha poderia ter altas habilidades. Pesquisei na Internet e vim parar no NAAH/S. Nós estamos aqui há um ano e, desde então, Marília tornou-se mais espontânea e comunicativa. Acho que ela se **encontrou**", comemora a mãe da menina, Risolene Lima da Silva, de 28 anos. A garota frequenta a turma de crianças precoces do núcleo. Na salinha, sempre em duplas, elas interagem e realizam atividades diversas, acompanhadas por professores especializados.

Marília ainda não pode ser chamada de superdotada mas, desde que tinha um ano e oito meses, já conhecia as letras e os nomes das cores. A superdotação só é avaliada a partir dos sete anos, idade em que os pequenos superdotados começam a desenvolver interesse específico por alguma área de conhecimento. A superdotação não é graduada apenas por testes de QI (quociente de inteligência). Em alguns casos, a partir dessa idade os prodígios estacionam e acabam tendo um desenvolvimento igual ao de outros colegas da mesma idade.

Aos cinco anos, Marília escreve com facilidade e, por isso, está cursando o 2º ano do ensino fundamental numa escola particular. Nesta série, a faixa-etária é sete anos. Os educadores, no entanto, não recomendam o adiantamento desses alunos. O ideal é manter a criança na série correspondente, mas oferecendo atividades e estímulos extras. Porque, apesar de precoce, o emocional dela ainda não acompanha certas responsabilidades. Marília é o bebê da sala. E isso chega a incomodar. A criança sente que é **diferente**, alerta Risolene.

Ao contrário do que muita gente pode pensar, ser pai ou mãe de crianças precoces ou adolescentes superdotados não é fácil. O caminho é de surpresa, orgulho e, em seguida, preocupação. Afinal, como deve ser a educação e o tratamento de uma criança **diferente**? A maioria das escolas não está preparada para recebê-las e podem frustrá-las ou, pior, inibir a capacidade desses pequenos.

## Susto

É aí que entram as atividades do núcleo de atendimento. Além de oferecer oficinas de áreas diversas como artes visuais, desenho de humor, geometria do origami, jogos teatrais, robótica e comunicação, o NAAH/S dá, sobretudo, ajuda aos pais. "Saber que meu filho era diferente foi assustador. Ele aprendeu a ler aos dois anos. Na época, achei que ele decorava marcas. Depois vi que ele realmente lia. Por isso, decidi matriculá-lo em uma escolinha de bairro e me arrependi. Kauan se transformou na atração do colégio. Alunos e até professores pediam para ele ler no recreio. Foi quando ele começou a mentir e dizer que não lia coisa nenhuma", relata a mãe de Kauan Lucas Rangel, Vanessa Rangel, 29 anos.

O menino tem seis anos e um interesse bem diferente das crianças de sua idade. Ele é fã de política, gosta de ler jornais e assistir ao horário eleitoral gratuito. Diz à mãe que, se pudesse, queria votar. Agora que está no NAAH/S, o menino está trabalhando sua capacidade motora. É que, apesar de ler com a fluência de um adulto, ele ainda encontra dificuldade para escrever. Lá, ele se tornou mais sociável na escola.

## Habilidades

Como perceber se seu filho/aluno possui habilidades especiais? Essas crianças são muito questionadoras, curiosas, investigadoras e gostam de afrontar as regras dos pais e dos professores. Por isso, várias vezes, elas levam o rótulo de rebeldes. "Mas é preciso especificar. A criança que não tem limites domésticos não aceita diálogo com o professor. Já o aluno com altas habilidades tem um poder de argumentação lógico e embasado", explica a coordenadora do NAAH/S, Jussara Vieira.

Em Pernambuco, de acordo com o último Censo Escolar, 50 crianças e adolescentes matriculados como superdotadas estudavam na rede regular de ensino. No Brasil, estima-se que existam até 2 milhões de pessoas.

Para atender ao aumento da demanda, o MEC implantou núcleos de assistência em vários estados brasileiros. Os recursos foram poucos, R$ 2 milhões para todas as unidades. O único NAAH/S existente no estado funciona de forma modesta, em quatro pequenas salas do prédio da Associação dos Pais e Amigos dos Excepcionais (APAE). Lá trabalham 11 profissionais entre psicólogas, professores, assistente social, arte-educador e psicopedagoga. O atendimento é gratuito.

## Futuro

O futuro de uma criança superdotada é incerto. Embora as altas habilidades lhe garantam **status** perante os colegas e até mesmo os adultos, tudo vai depender de como a família e a escola desenvolvem essas potencialidades. Não se pode cobrar de mais nem de menos, para não desestimular os pequenos prodígios.

Aos 13 anos, João Paulo Lima Tabosa quer ser designer. Percebendo seus "dons" para o desenho, uma professora da rede municipal encaminhou o menino para o núcleo de superdotação. Hoje ele é uma das "estrelas" da turma de desenho de humor. O mesmo aconteceu com João Victor da Silva Oliveira Bezerra, de 15 anos. O jovem é "fera" em artes e até ganhou um concurso nacional de poesias para superdotados. Ele ganhou uma bolsa de estudos no curso de pintura a óleo, no ateliê do artista plástico Gilson Braga.

### *COMO OS PROFESSORES PERCEBEM QUE UMA CRIANÇA NÃO ESTÁ RENDENDO O ESPERADO E O QUE FAZEM?*

Vamos dividir a resposta em duas partes:

→ O corpo docente deve usar o máximo de informações para avaliar o andamento do aprendizado de cada aluno; não basta fazer uma avaliação formal, uma prova de conhecimentos, de qualquer tipo, com certa periodicidade para avaliar o rendimento do estudante; qualidade das tarefas de casa, o próprio desenrolar das atividades de cada educando no dia a dia da escola, no contato com os colegas e com os professores e o nível de comprometimento com as atividades de sala de aula devem somar no conjunto de dados avaliados. A avaliação global depende de muita atenção do corpo docente, depende assim de uma boa relação entre o número de educandos para cada educador. Os familiares também participam da avaliação da evolução do aprendizado e é muito fácil observar, por exemplo, a evolução da alfabetização. A aquisição de conhecimentos gerais também pode e deve ser monitorada pelos familiares.

→ A primeira atitude dos professores quando notam que o aluno não está rendendo bem é revisar com os familiares as possíveis causas do problema. A dificuldade pode estar na saúde da criança (anemia, alteração da função da tireoide, deficiência da visão e da audição e outros problemas), na dinâmica emocional dos familiares ou na própria escola.

### *E AS CRIANÇAS COM SÍNDROME DE* DOWN*?*

O entendimento atual com relação à inclusão de crianças com dificuldades especiais em escolas é um importante avanço social que contribui para o desenvolvimento de atitudes fundamentais à convivência em sociedade. Salvo alguns casos em que o nível de comprometimento tenha uma gravidade que impossibilita a interação de um sujeito com o grupo, a inclusão traz vantagens para todos. Ganha a criança que tem o problema porque conviver com outros que não apresentam o mesmo problema vai estimulá-la a superar-se. Ganham as ditas "normais" porque ampliam seu conhecimento de mundo e desenvolvem atitudes que as tornarão mais habilitadas à vida.

### *QUAL A POSIÇÃO DOS EDUCADORES SOBRE A INFLUÊNCIA DA TV?*

"Se buscamos uma escola viva em que as crianças sintam a realidade do seu meio geográfico e social, e que, ao mesmo tempo, lhes ofereça um clima de espontaneidade e segurança" (Raquel Crasto), tudo que esteja na realidade caberá na escola. A TV e os demais equipamentos tecnológicos que vão sendo criados pela humanidade, precisam ser incluídos, de forma crítica e educativa, no cotidiano escolar.

### *EXISTE O PROBLEMA DO EXCESSO DE ESTÍMULOS EDUCACIONAIS?*

Esse é um tema habitualmente esquecido e, para marcar bem a sua importância, citamos o texto *Estímulo no ponto certo escrito* pela médica psiquiatra, de Brasília, Maria Célia Couto Mello. É só acessar num *site* de busca na Internet.

Mais informações sobre o assunto são obtidas em: http://www.terra.com.br/istoe/especial_bebes, e em outros locais e textos especializados sobre a educação da criança e do adolescente.

PROFISSIONAIS COLABORADORES:
Raquel Crasto, Josiane Golin,
Ana Maria Paiva Beça,
Josiane Golin,
Ana Maria Paiva Beça,
Vera Lúcia de Andrade Lima Andeson,
Maria Mônica Abtunes Sales de Melo,
Christiana Figueiredo Cruz

Parte

VI

# ÍNDICE REMISSIVO

# ÍNDICE REMISSIVO

## A

## B

## C

# D

# F



# G

# H



# I

## K



## L



## M

# N



# O

# P

# Q



# R

# S



# T

## U



## V



## X



## Z

Impresso em São Paulo, SP, em outubro de 2013,
em papel em couchê 80 g/m².
nas oficinas da Arvato.
Composto em Adobe Garamond, corpo 10,5 pt.

Não encontrando esta obra nas livrarias,
solicite-a diretamente à editora.

**Escrituras Editora e Distribuidora de Livros Ltda.**
Rua Maestro Callia, 123
Vila Mariana – São Paulo, SP – 04012-100
Tel.: (11) 5904-4499 – Fax: (11) 5904-4495
escrituras@escrituras.com.br
vendas@escrituras.com.br
imprensa@escrituras.com.br
www.escrituras.com.br